건강의 공공성과 공공보건의료

건강의 공공성과 공공보건의료

Publicness in Health and Health Care
From Agents to Health Regime

김창엽 지음

한울
아카데미

이 책을 쓰고 내는 과정에서 절실하게 깨달은 것. "지식을 생산하고 축적하는 과정은 사회적이고 집합적이다." 이 책에 조금이라도 새로운 지식이 포함되어 있다면 그것은 지금까지 여러 사람과 같이 논의하고 고민한 결과다. 글을 쓰고 논문을 낸 연구자와 전문가뿐 아니라 갖가지 현실을 고민하고 토로한 사람들이 모두 결과를 내는 데 이바지했다. 참여자의 의도와 무관하게 이 책은 그 사회적 공동 작업의 산출물이라고 해야 공정하다.

아쉬움도 이런 지식의 사회성과 연관이 있다. 이 책이 그동안 논의한 것을 정리한 의의 정도는 있을지 모르나, 아직 공동체가 요구하는 깊이와 넓이에는 턱없이 모자란다. 변명 삼아 말하자면, 이 또한 사회적이고 집합적인 지식의 숙명 같은 것이 아닐까 싶다. 지식이 시대적 문제의식과 지향, 그리고 공통의 역량을 토대로 하는 것이면, 공공성에 대한 지식도 당연히 그 제약에 묶인다. 이 책의 이론과 지식 수준은 더도 덜도 아니고 '우리'의 그것을 반영한다.

개인 책임과 의무를 모면하려는 것은 아니다. 꽤 오랜 기간 이 작업에 작은 역할은 했던 셈이라, '촉진자'로서 역할을 제대로 하지 못한 것은 아닌지, 반성한다. 이러한 개인의 책임은 또한 사회적 역할과 그 책임으로 이어지는 것. 앞으로 새로운 지식을 생산하고 축적할 것, 그리고 협력하여 같이 더 노력한다는 다짐이기도 하다.

이 책의 목표는 완성된 이론(지식)보다는 이론의 중요성과 이론화의 과제를 제안하려는 것이다. 살아 있는 이론은 현실을 이해하고 개혁의 방향을 제시하며 그 길의 장애물과 과제를 드러내는 힘이 있다고 믿는다. 영국의 문화비평가인 테리 이글턴Terry Eagleton의 말대로 "핵심은 세상을 해석하는 것이 아니라 바꾸는 것이다. 그런데, 이해하지 못하는 세상을 바꾼 사람이 있었던가?" 좋은 이론과 그 지식은 세상을 이해하는 눈과 실천의 토대가 되어야 한다. 이론의 완성도로 보면 초보 수준에 지나지 않는 이 책의 여러 글이 이론의 중요성을 드러내고 여러 사람의 이론화 작업을 촉진하는 마중물이 되기를 바란다.

내용의 한가운데는 공공성과 공공보건의료를 새롭게, 더 넓게 규정하자는 제안이 있다. 지금까지 오랜 기간 공공성 강화는 곧 '공공기관 강화'를 의미했으나, 이제는 이를 넘어 '시스템 강화', 나아가 '레짐 강화'로 전환해야 한다고 주장한다. 기관과 인력, 서비스는 말할 것도 없고 재정과 관리, 거버넌스를 함께 고려하며, 이에 정치, 경제, 사회문화적 환경과 조건을 통합해야 한다는 것이 레짐 개념의 요지다. 이론을 더 정교하게 가다듬는 것은 과제로 남아 있으나, 공공성 문제를 시스템과 레짐 수준으로 전환해야 한다는 제안만큼은 진지하게 검토할 것을 부탁한다.

레짐으로 확대하면 공공성 논의는 체제 전체의 문제가 되는 것을 피하기 어렵다. 이번 작업을 통해 얻은, 그리고 독자들의 글 읽기에서 기대하는, 또 한 가지 (작은) 결과가 바로 이것이다. 공공보건의료 강화는 사실 건강체제와 보건의료체계 '개혁' 프로젝트와 분리되지 않는다. 보건소나 공공병원을 더 좋게 하자는 차원을 넘어 한국 건강체제와 보건의료체계를 두고 고민해야 하는 보편적 과제라고 생각한다. 이 책이 그 방향을 논의하는 데 물꼬 역할을 할 수 있기를 희망한다.

개인적으로는 공공성을 공부하는 과정에서 몇 가지 새로운 관점을 얻고 내면화할 수 있어서 다행스럽고 고맙다. 첫째는 '사람중심의 관점people's perspective'에 조금은 확신이 생겼다는 점이다. 정책과 체계를 생각하되 국가권력이나 정부, (전통적 의미의) 정책 결정자의 눈이 아니라, 주로 보통 사람(주민, 시민, 국민, 인민, 세계 시민)의 관점을 더 의식한다. 자신 있게 말하지만, 덕분에 전에는 알 수 없었던 공공성의 많은 문제와 과제를 새로 깨닫게 되었다.

둘째, 현상과 현실 경험보다 심층 구조와 메커니즘에 더 많은 관심을 두게 된 것도 관점 또는 강조점의 이동이라 할 수 있다. 구조와 메커니즘을 중심에 두는 존재론과 인식론이 새삼스럽지는 않지만, 그전에는 그냥 이론으로만 그랬던 면이 강했다면 이제 현실과 실천에 좀 더 밀착했다고나 할까. 특히 중요한 결과물은 공공성과 공공보건의료를(또는 더 넓은 범위의 건강체제를) 현재의 사회경제체제와 연결해서 통합적으로 인식하는 태도이자 방법이다. 이런 맥락의 이론 틀을 더 정교하게 다듬고 실재實在를 더 잘 이해하는 것이 아마 다음 차례 과제가 되지 않을까 한다.

아직 많이 미흡하나 젠더 관점을 가다듬을 수 있었던 것도 개인적 성과다. 정책과 정치를 비롯한 '사회적인 것'에서 젠더 편향이 더 강한 것을 고려하면, 공공성과 공공보건의료에 대한 이해 또한 젠더 주류화mainstreaming라는 과제를 피하기 어렵다. 주로 지식을 다루는 처지에서는 특히 페미니즘의 인식론과 방법에서 큰 자극과 도움을 받았음을 기억한다. 공공성뿐 아니라 건강과 보건의료를 인식하는 토대가 무관하지 않다는 점에서, 젠더 관점은 작은 성과인 동시에 앞으로의 큰 가능성이며, 그런 점에서 중요한 도전이기도 하다.

이 책에 포함된 글 대부분은 처음 내놓지만, 학회나 강의를 통해 발표한 몇 가지에 관해서는 늘 어렵고 추상적이라는 비판을 들었다. 아마 이 책을 보는 독자들도 비슷하게 느끼고 평가하지 않을까 예상한다. 상당 부분 합당한 비판으로 생각하고 동의하며, 앞으로 기회가 닿는 대로 고칠 것을 약속한다. 공부가 부족해서 쉬운 내용을 어렵게 쓴 것이야 무슨 다른 핑계가 있을 수 있을까.

내용이 어려워 글도 어려운 것은 이와 다른 문제로, 여기서 '어려움'은 다시 사회적이다. 지식이 사회적으로 생산, 유통, 실천, 축적되지 않으면 그 (허약한) 지식과 이에 기초한 글은 당연히 어렵다(정확하게 말하면 지식이 불분명하다). 자주 생각하고 논의해본 적이 없는 지식, 그런 의미에서 과학성을 얻지 못한 지식을 손에 잡히고 눈에 보이게 '물질화'하는 묘수가 어디에 있겠는가. 공공병원이라는 말이 생소하면 공공병원의 역할에 대한 지식을 생산하기는 그만큼 더 어렵다. 이런 어려움의 문제는 다시, 협력과 연대를 통해 줄여나갈 수밖에 없으니, 여러 독자의 동참을 바란다는 말로 다짐을 대신한다.

보잘것없는 생각과 글이 책으로 나오기까지 또 세상에 폐를 끼치고 신세를

졌다. 이 책이 그만한 값이 있는지는 모르겠으나, 짧은 감사의 말로 벌충하는 것을 용서하기 바란다. 먼저, 그동안 더불어 생각하고 공부하며 논의한 여러 동학과 동료, 동지同志(뜻이 같은 사람이라는 풀이가 새삼스럽다)들에게 고맙다는 말을 전한다. 바라건대, 과거를 되새기기보다는 새로 뜻을 가다듬고 나누자고 말하고 싶다. 노파심에서 적자면, '최전선'에서 때로 노력하고 때로 투쟁하는 여러 의료전문직, 활동가, 노동자들도 당연히 동학, 동료, 동지이다.

고맙다는 말을 하면서 여러 기회에 문제를 제기하고 도전하는 젊은 연구자와 활동가를 빼놓을 수 없다. 그나마 긴장을 유지하고 자세를 다잡을 수 있는 것이 모두 이들 덕분이다. 아울러 교정과 교열의 수고를 다한 몇 사람은 따로 언급해야 하겠다. 비교적 자주 교류하는 젊은 연구자들인 김새롬, 김선, 박유경, 정성식 씨가 원고를 미리 읽고 잘못을 지적해준 덕분에 책이 나아질 수 있었다. 이 책과 지식이 이들의 앞날에 작은 디딤돌(또는 극복 대상)이라도 되면 더 큰 보람이 없을 것이다.

채산이 잘 맞지 않는 책을 도맡아 내는 한울엠플러스(주)의 김종수 대표와 윤순현 차장에게는 뭐라고 감사를 표현해야 할지 잘 모르겠다. 아무쪼록 앞으로도 큰 어려움 없이 이 중요한 일을 계속할 수 있기 바란다. 책으로 만드는 과정에서는 생소한 글을 읽고 고치느라 편집자 배유진 씨가 이루 말할 수 없는 고생을 했을 것으로 짐작한다. 그 노동에 특별히 감사하다는 말씀을 드려야 하겠다.

사람중심의 관점에서 볼 때 이 책의 공공성 프로젝트는 아직 출발선에도 이르지 못했다. 막상 주인이 되어야 할 사람들에게는 한마디 말도 가닿을 수 없으면 이 책은 그냥 자연을 '수탈'한 것 이상의 의미가 없다. 이제부터가 더 중요한지도 모른다. 보다 나은 삶과 공동체, 특히 고통을 묵묵히 견디는 사람들이 더 행복하게 살 수 있는 세상이 되는 데 이 설익은 글과 말이 희미한 불씨라도 되기를 진심으로 바라며 또 다짐한다.

2019년 7월
김창엽

PART

1

서론

제1장
들어가며

먼저, 2018년에 나온 한 일간신문의 기사를 인용한다.

　문재인 정부가 혁신성장을 하겠다며 내놓은 정책은 박근혜 정부가 추진하던 '의료영리화' 정책과 다르지 않다.

　27일 서울 여의도 국회 의원회관에서 열린 '문재인 정부의 보건의료 혁신성장론 무엇이 문제인가' 토론회에 참가한 보건의료 및 시민단체 인사들은 정부가 내놓은 의료분야 규제완화 방안이 의료 공공성을 위협한다며 한 목소리로 비판했다(《한겨레신문》, 2018년 8월 28일).

　이 기사는 '공공성'을 무슨 뜻으로 썼을까? 자세한 설명은 나오지 않지만, 인용한 내용만으로도 영리화에 반대하는 뜻은 분명해 보인다. 공공이나 공공성이란 말은 '공공성이 없는 상태의 반대' 또는 '영리화의 반대'를 가리키는 것 같다.

　언론이 이런 방식으로 공공성을 다루는 것은 한 가지 사례에 지나지 않는다. 말하고 싶은 것을 짐작할 수는 있으나 뜻은 대체로 모호하다. 한국 보건의료에서(나아가 모든 영역에서) '공공'은 말과 개념이 혼란스러운 상태에 있다. 더 중요한 현상은 말과 개념, 이론, 연구 등에서 나타나는 불확실성이 바로 현실과 실천의 혼란으로 이어진다는 점이다. 생각을 공유해도 지식과 생각을 전파하고 그

것을 현실을 바꾸는 힘으로 활용하기가 쉽지 않다. 말과 개념이 서로 달라 기초적인 의사소통마저 어렵다면 온갖 논의와 주장은 공허해진다.

줍게 생각해도 공공성이나 공공보건의료는 사회적 지분 또는 발언권을 확보하지 못한 것처럼 보인다. 한국사회에서 건강과 보건의료의 '공공성'이나 '공공보건의료'는 보건소와 일부 공공병원의 범위를 벗어난 적이 거의 없다. 많은 분야에서 오래전부터 공공성을 논의했지만, 이것이 보건의료와 결합한 것은 비교적 최근의 일이다.[1]

'공공병원'이라는 이름도 일상적이라 할 수 없다. 과거에는 도립병원, 시립병원이라는 말이 익숙했고, 공공병원이라는 용법은 최근에야 조금씩 대중성을 얻어가는 중이다. 2013년 진주의료원 폐쇄사태 때 많은 사람이 공공병원을 말했으나, 일부 전문가와 당사자를 제외하고는 이 말과 개념을 제대로 공유했을지 의문이다. 특히 기관의 존폐를 넘는 '공공성 강화' 주장은 일부 지역이나 직종, 집단에 한정된 일시적 현상 정도가 아니었을까 싶다(예를 들어 교육 분야의 공교육 주장과 비교해보라). 건강과 보건의료의 공공성, 공공보건의료, 공공보건의료기관이 충분한 대중성을 확보했는지, 또는 중요한 정치적·사회적 관심사가 되었는지, 확신하기 어렵다.

건강이나 보건의료 내부 사정은 조금 다른 것 같다. 지난 10~20여 년을 두고 볼 때, 공공(성)과 공공보건의료는 보건의료 내에서 가장 많이 논의된 말이자 개념에 속한다.[2] 공공병상 비중이 국제 평균보다 적다는 데서 시작해 보건의료비의 공적 부담 비중, 보건소와 민간의료기관의 역할, 메르스 사태 때 공공병원의 기능, 의료영리화와 영리병원에 대한 반대 등이 모두 공공보건의료 논의와 연결되어 있다. 동질적이고 체계적이라 할 수는 없으나, 한국 보건의료 내부에서

---

1 보건과 의료(서비스), 보건의료(서비스)의 내용과 경계를 명확하게 하기는 쉽지 않다. 여기서는 잠정적으로 보건을 인구집단 대상의 건강서비스population health services로, 의료는 개인에 대한 건강서비스personal health service를 가리키는 것으로 본다. 보건의료는 이 둘을 합친 것이다.

2 '공공의료'가 흔한 용법이지만 여기서는 '공공보건의료'로 통일한다. 의료보다는 보건의료가 좀 더 넓은 의미로 쓰이는 것을 고려하고, 공공과 공공성을 논의하는 범위가 의료를 넘어 보건의료에 걸쳐 있다고 생각하기 때문이다.

이처럼 오랜 기간 끊이지 않고 현실에 영향을 미치는 개념과 지향성은 많지 않다. 사회적으로는 주변부에 머물러 있으면서 보건의료 내부에서는 핵심 의제를 벗어나지 않은 드문 사례라 할 것이다.

공공(성)과 공공보건의료를 둘러싼 보건의료 내·외부의 틈은 작지 않다. 틈과 간격은 내부와 외부 사이에만 있는 것이 아니라, 내부에서도 이론과 실천, 현실과 지향, 방법 등에서 일관성과 명료함을 찾기 어려운 상황이다. 오랜 기간, 그리고 지금 영향력을 가진 논의라는 사실과 그것이 충실하고 풍부하며 명확하다는 것은 별개의 문제라 해야 한다. 보건의료에 종사하는 많은 사람과 공공 분야를 다루는 다수 전문가는 보건의료의 공공성이나 공공보건의료의 개념과 내용이 모호하다는 데에 동의한다. 현실에 존재하는 것과 지향, 규범 또는 이상형이 뒤섞여 이해와 판단을 힘들게 한다는 것도 흔한 지적이다.

크게는 이론이 빈약한 것, 좁혀 보더라도 여러 관련 개념에 대한 검토가 미흡하고 불충분한 것이 당면한 혼란과 '약함'의 중요한 이유라는 것이 이 책을 펴내는 기본 문제의식이다. 사회적으로는 많은 사람이 '공공'을 비슷한 뜻이라고 말하고 주장하지만, 구체적으로는 다양하고 복잡하며 혼란스럽다.

중요한 한 가지 특징은 공공성이나 공공보건의료 이해가 대체로 좁다는 점이다. 적어도 한국에서는 공공보건의료를 국가 또는 이에 버금가는 주체가 운영하는 기관과 그 활동으로 이해하며, 이는 기관과 조직의 소유 주체가 누구인가를 기준으로 공공보건의료를 범주화함을 뜻한다. 인천의료원이나 천안의료원은 개인이 아니라 지방정부(공적 주체)가 운영한다고 이해하고, 이 조직이나 활동을 가리킬 때 자연스럽게 공공이라는 말을 쓴다. 어떤 때는 이보다 범위가 더 좁다. 중앙정부가 관장하는 국립대학교병원(예: 부산대학교병원이나 전남대학교병원)은 소유 주체를 기준으로 분류하면 공공이지만, 흔히 '대학병원'으로 생각하고 공공병원이라는 의식은 약하다. 공공보건의료는 병원을 중심으로, 그것도 중앙정부가 직접 운영하는 몇 군데 국립병원(국립정신병원이나 결핵병원 등)이나 지방의료원의 기능 정도를 벗어나지 못한다. 공공보건의료를 최소주의적으로 이해하는 태도가 널리 퍼져 있다 할 것이다.

공공보건의료를 좁은 범위로 이해하는 것이 꼭 단점만 있는 것은 아니다. 보건소와 공공병원을 말할 때 그 공공(성)이 명료한 의미를 드러내는 것은 큰 장점이다. 예를 들어 공공병원인 지방의료원은 경영수지나 효율성만 따져서는 안 된다는 주장이 강력한데, 이에 반대가 많지 않은 이유는 효율성과 경영수지보다 공적 기능을 우선하는 국가기구의 책무성을 인정하기 때문이다. 행려병자나 불법체류자 진료, 인구과소 지역 응급의료 등 민간의료체계가 실패한 기능에 공공병원의 공공성 개념이 쉽게 결합하는 이유도 비슷하다. 공공기관이자 흔히 보건기관으로 불리는 보건소 또한 비슷한 장점을 공유한다. 보건소라는 조금 낡은 이름을 가지고 있지만, 전염병이나 재난대비 같은 공적 기능 때문에 누구도 존립의 의의를 무시하지 못한다.

공공이 소유 주체로서 국가와 분리되지 않고 국가기구가 축적해온 단점까지 공유해야 하는 것은 약점이다. 비효율적이라거나 관료주의적이라고 공공보건의료를 비판하는 것은 상당 부분 국가기구에 대한 오랜 비판과 연결된다. 공공병원이나 보건소를 제외하면 넓은 의미의 공공이 구체적인 의미를 드러내지 못하는 점도 중요한데, 건강이나 보건의료가 갖추어야 할 바람직한 속성 모두가 공공의 이름으로 불리는 일도 흔하다. "모든 보건의료는 그 자체로 공공적이다"라고 한다든지, 또는 "민간병원도 하는 일은 공공성이 있다"라고 주장하는 것이 대표적이다. '민간의료의 공공성 강화'나 '공공보건의료를 민간에 위탁'하는 것이 무엇을 목표로 하며 어떤 의미가 있는지 혼란스러운 이유도 다르지 않다.

공공보건의료=공공소유 기관이라는 관계는 기회인 동시에 딜레마이다. 공공보건의료를 최소주의적으로 이해하는 것이 어떤 기준과 측면에서 보든 오늘날 한국 공공보건의료가 '빈사' 상태에 빠진 한 가지 이유인 것은 분명하다. 보건의료를 제공하면서 공공과 민간의 차이를 인식할 수 없다면 굳이 공공에 더 큰 가치를 부여할 이유가 없고, 한정된 국가재정을 공공에 투입할 명분은 줄어든다.

공공을 국가나 공공부문이 소유한 기관이나 조직, 또는 그런 조직이 하는 기능으로 좁히면, 공공을 강화하는 것도 기관을 중심으로 생각해야 한다. 노무현 정부 시기에 공공의료 강화를 정책목표로 제시했지만, 대부분 사람은 이를 공공기관, 그것도 병원과 병상을 늘리는 것으로 받아들였다. 기관을 중심으로 공공을 이해하면 공공성의 의미는 다시 순환적으로 더 좁아져, 공공의료기관이 수행하는 몇 가지 특별한 기능이 공공성을 상징하게 된다. 민간이 잘 하지 않거나 할 수 없는 기능, 예를 들어 특수한 전염병을 치료하거나 노숙인 등 '취약계층'을 치료하는 역할을 공공의 기능이라 이해하기에 이른다.[3]

공공보건의료에 대한 이러한 이해가 딜레마일 뿐 아니라 기회라고 하는 것은 공공보건의료의 기능, 역할, 가치와 연관되기 때문이다. 공공보건의료를 공공기관이 제공하는 보건의료로 한정하면, 민간이 실패하거나 후퇴한 보건의료를 보완해야 한다는 명분은 오히려 더 뚜렷해진다.

공공성 개념은 좁아졌을 뿐 아니라 좀처럼 모호함을 벗어나지 못하는 상태다. 공공기관의 고유성을 찾다 보면 민간기관과는 다른 공공만의 기능과 역할이 무엇인지 물어야 하는데, 이론과 실천 모두 명확한 답을 내기 어렵다. 보건(서비스)과 의료(서비스)는 이질적이고 연속적이며 또한 개방체계 속에서 작동한다. 가난한 노인 당뇨병 환자는 의원과 병원, 보건소를 모두 이용할 수 있으며 식사와 운동은 보건과 의료, 복지체계를 넘어 생활세계에 통합되어 있다. 이 환자(사람)에 해당하는 민간 또는 공공의 고유한 역할을 정할 수 있을까?

개인이 이렇다면, 체계 수준에서 공공성이 높은 보건의료나 제대로 작동하는 공공보건의료가 무엇을 해야 하는지 정하는 것은 더욱 어렵다. 한국 보건의료의 문제와 대안을 다루면서 흔히 공공성의 결핍과 강화를 말하지만, 개념과 내용이 모호해 규범적이거나 형식적인 표현에 그치는 일이 많다. 예를 들어 공공의료를 강화해야 한다는 주장은 강하지만, 보건소와 몇 군데 공공병원을 제외하고는 구체적인 정책이나 활동과 잘 연결되지 않는다.

명료하지 않고 공유하기 어려운 개념은 현실에서 쉽게 무력해지는 문제가 있다. 2013년 진주의료원 폐쇄를 막지 못한 이유 중에는 이런 사정도 있지 않을까 생각한다. 전국에서 반대 여론과 운동이 일어났지만, 결정권을 가진 경상남도

---

3   '취약' 개념은 바람직하지 않지만, 편의상 일반적 용법을 그대로 따르기로 한다. 가장 중요한 문제는 개인, 집단, 국가, 사회, 계층을 가릴 것 없이 '약함'을 주체의 탓으로 돌릴 가능성이 크다는 것이다. "변화하는 환경에 취약한" 개인이나 계층에 대한 대책은 환경을 바꾸기보다는 그 개인이나 계층이 환경에 견디도록 강화하는 방향이 되기 쉽다.

는 폐원을 강행했다. 정치적·사회적 압력은 충분치 않았고, 공공의료기관을 옹호하는 힘은 일부 집단의 의견에 국한된 약한 것이었다. 힘의 균형은 기울어져 있었고, 지식과 지향, 이념은 '물질적' 토대를 확보하지 못했다.

이런 분열적 상황에서도 공공보건의료가 실재하고 현실에서 가치가 줄지 않는 것은 하나의 역설이다. 특히 지향이나 이념으로서 공공보건의료나 공공성은 지금도 강한 잠재력과 설득력이 있고, 대중성에 바탕을 둔 도덕적 기초가 어떤 지향과 비교해도 더 튼튼하다. 대중이나 환자를 설득하고 보건의료의 어떤 특별한 성격을 강조할 때 공공 또는 공공성보다 더 좋은 명분은 찾기 어렵다. 보건의료에 어떤 문제가 있을 때마다 보건의료의 공공성을 끌어오는 언론의 접근이 대표적인 예다. 농어촌 지역에 전문인력이 없어 분만을 제대로 할 수 없다는 지적에도, 건강보험이 지급하는 진료비(수가)가 낮아서 흉부외과를 전공하는 의사가 없다는 진단에도, 공공의료나 공공성은 중요한 판단 기준과 지향으로 활용된다. 제도와 정책의 문제가 드러날 때마다 공공성을 강화해야 한다는 주장이 흔하고, 시장기전을 적극적으로 옹호하는 사람들조차 보건의료의 공공성 주장에 크게 반대하지 않는다.

공공보건의료나 공공성은 위축되어 있지만, 다른 한편으로 많은 사람이 기대를 거는 역설적 상황, 한마디로 공공성과 공공보건의료는 다중적 딜레마에 빠진 것이 자리 잡고 작동하는 현실이다. 모든 측면에서 상황은 복잡하고, 생각할 거리나 논의의 맥락도 간단치 않다. 예를 들어 같은 현실과 미래를 드러내는 말과 개념만 하더라도 공공, 공공성, 공공보건의료, 공공의료, 공공기관, 공공병원 등이 어지럽게 뒤섞여 있다. 현실은 더 복잡하고 모순적이다. 누구나 공공성을 강조하지만, 현실의 공공보건의료기관은 공공기업이며 또한 개혁 대상이다.

여러 종류의 혼란과 불규칙성, 불안정성이 공공보건의료 또는 보건의료의 공공성이 내포한 이론적·실천적 어려움을 반영한다. 논의는 혼란스럽고 효과적이지 못하며, 보기에 따라서는 기초 작업도 부족하다. 특히 어려운 조건은 한국의 공공보건의료가 탈맥락적·보편적 가치를 공유하면서도 한국이라는 사회적 맥락 안에서 변형을 거듭한다는 점이다.

공공부문의 비중과 기능이 큰 대부분 유럽 국가에서는 공공보건의료라는 개

넘이 따로 없다. 국가나 사회 전체의 '건강체제(레짐)'와 보건의료에 공공성 개념이 통합적으로 내장되어 있기 때문이다. 민간부문이 우세한 미국과 일본도 한국과는 사정이 다르다. 이들 나라에서는 시장구조와 체제가 한국보다 일찍 성숙기에 접어들었고, 민간이 본격적으로 성장하기 전에 공공부문이 자리를 잡았다. 한국보다 일찍 '나라 만들기' 작업이 마무리되면서 공공성 또는 공공보건의료는 사회적으로 중요한 의제가 되는 일이 드물다.

이런 조건 속에서 한국의 공공성과 공공보건의료를 해명하려면 추상적·규범적 가치를 명료하게 하면서도 실재와 실제를 고려하고 그 조건을 존중하지 않으면 안 된다. 공공병원이나 보건소와 같은 현실의 공공주체와 그 역사적 경과를 염두에 두면서 아울러 보편적 차원에서 공공성 이론과 실천을 새로 구축해야 한다. 공공을 논의하면서, 진단과 비판이든 아니면 대안이나 변혁이든, 구체성과 규범성을 동시에 얻지 못하면 이런 과제를 달성하기 어렵다.

제2장
논의의 배경: 왜 공공을 말하는가

한국적 맥락을 고려하고 사회적 관점을 택하면, 건강과 보건의료를 말할 때 공공 또는 반反-공공을 완전히 피하기 어렵다. 겉으로 드러나는 현상이 그렇든 또는 현상의 원인이든, 공공과 그 대응 개념으로서 민간은 건강과 보건의료의 속성을 설명하는 가장 중요한 요인 중 하나이다(공공과 민간이 정확하게 대응되는 개념인지는 일단 유보한다).

이런 맥락에서 그리고 이런 방식으로 공공을 말하는 중요한 이유는 공공성이나 공공보건의료가 현실을 평가하고 변화를 만드는 준거가 된다는 점이다. 즉, 공공의 잣대로 현실의 잘잘못을 가리고, 그 평가와 판단에 비추어 좀 더 나은 대안이 구성된다. 이때 공공은 가치이자 규범이며, 한편으로 현실 문제를 해결하는 구체적 대안이기도 하다.

공공과 공공성을 이념으로 말할 수 있다면, 칸트Immanuel Kant가 말하는 구성적 이념인 동시에 또한 규제적 이념이다. 그가 말하는 구성적 이념과 규제적 이념이란 무엇인가? 가라타니 고진柄谷行人은 이렇게 해석한다(가라타니 고진, 2016: 43~44).

칸트는 세계사에 관해 이제까지의 과정을 보면, 그것이 '목적의 나라(도덕법칙이 실현된 세계)'를 향해 조금씩 나아가고 있다고 간주해도 좋다고 말합니다. 그는 그것을 역사의 이념이라고 생각했습니다. 이념이란 초월론적 가상입니다. 또 칸트는 이념을 '구성적 이념'과 '규제적 이념'으로 나누었습니다. 역사의 이념은 규제적 이념입니다. 그것은 '구성적 이념'과 달리 실현되지는 않지만, 우리가 그것에 다가가려고 노력하는 지표로서 계속 존재합니다.

평가와 대안의 기준으로 공공(성)을 적용하는 범위는 부분적일 수도 전면적일 수도 있다. '작은' 공공성은 구체적이고 부분적인 문제에서 출발하여 그 대안으로 공공보건의료를 제시하는 경우를 말한다. 조류인플루엔자나 메르스가 유행한 후 자연스럽게 등장한 공공보건의료 강화론이 대표적 예로, 현재의 민간 중심 체계로는 신종 전염병 유행에 적절하게 대비하기 어려워 공공병원이나 공공병상을 늘려야 한다는 주장이다. 빈곤층이나 노숙인 의료대책, 취약지역 응급의료, 중증외상환자 치료를 위해 공공병원이나 공공보건의료의 역할을 강화해야 한다는 제안도 비슷하다.

전면적으로 공공성과 공공보건의료를 강화해야 한다는 '큰' 공공성 주장은 복잡하고 중층적이다. 지금까지 제기된 주장 가운데 가장 적극적인 지향은 '체계의 공공성'을 옹호한다. 이는 건강과 보건의료의 상업화, 영리화가 심화하고 불평등이 악화하는 것으로 진단하며, 그 대안으로 공공성 또는 공공보건의료를 강조한다. 공공성과 공공보건의료는 몇몇 보건의료서비스의 문제 또는 개별 의료기관의 소유구조나 분포를 문제 삼기보다, 인력과 시설, 재정, 정책, 거버넌스 등을 모두 포함한다. 이때 '공공보건의료 강화론'은 사실상 '보건의료 강화론'과 같다.

보건의료(서비스)를 넘어 건강과 '건강결정요인'까지 포함하면 공공성 논의는 더 확대된다. 건강은 보건의료서비스와 체계의 영향을 받지만, 건강의 사회적 결정요인은 이를 넘어 소득, 교육, 고용과 노동, 주거, 지역사회까지 아우른다. '건강의 공공성'은 이들 사회적 결정요인의 공공성과 떨어질 수 없고, 이때 공공성에는 다른 사회정책과 함께 전체 사회경제체제의 성격도 포함해야 한다. '공공보건의료 강화론'은 보건의료를 넘어 '사회경제체제 개혁론'까지 확장될 수 있다.

부분적이든 전면적이든, 공공성이나 공공보건의료가 건강과 보건의료의 현실을 평가하고 대안을 구성하는 기준이 된다는 점이 중요하다. 공공성과 공공보건의료를 논의해야 하는 핵심 이유는 그것이 현실을 판단하고 대안을 구성하는 기준, 즉 구성적 이념이자 규제적 이념으로 역할을 하기 때문이다.

1. 공공보건의료를 논의해야 하는 현실

공공보건의료나 보건의료의 공공성은 사회적·역사적 축적물이며, 그 결과로 나타난 현실이자 넓은 의미의 제도라 불러도 좋다. 공공보건의료를 주장하고 옹호하는 이론이 현실을 견인했든, 또는 반-공공적인 현실이 더 강한 영향력을 미쳤든, 역사적 경로를 따른 결과 현재의 공공성과 공공보건의료가 취약하다는 사실은 크게 달라지지 않는다.

공공성과 공공보건의료가 정치적·사회적·역사적 현실과 밀접한 관계에 있다는 것은 공공을 둘러싼 문화와 이해도 함께 고려해야 한다는 뜻이다. 객관적 지식과 무관하게 대중은 자신의 방식으로 공공성과 공공보건의료를 인식하고 이해하며 내면화한다. 공공병원이 첨단 의료장비를 갖추지 못하고 '명의'도 없는 상태라면, 유명한 대학병원이나 서울의 '빅5'보다 당연히 의료의 질이 낮다고 생각할 것이다. 행정부가 주도하는 정책도 공공을 둘러싼 정치, 사회, 문화의 현실을 벗어나기 어렵다. 보건의료를 전담하는 부처인 보건복지부는 전체를 관통하는 원리가 아니라 '공공'이란 이름이 붙은 부서를 따로 둔 것이 현실이며, 예산부처는 공공병원에 재정을 투입할 이유가 없다면서 예산 배정에 소극적이다.

이 책에서는 지금까지 익숙하게 해왔던 규범적 접근보다는, 먼저 현실에서 출발해 공공보건의료와 보건의료의 공공성을 이해하고 규정하고자 한다. 일정한 속성과 요건을 갖추어야 '공공적'이다 또는 '공공성이 높다'라고 규정하는 것이 적극적·규범적 방식이라면, 공공성에 반反하는 것에서 출발해 추상 수준의 공공성을 이해하는 것이 소극적·경험적 방식이다.

후자로 접근한다고 반드시 가치가 덜하거나 의미가 작은 것은 아니라는 점을 강조한다. 이런 접근은 좀 더 실제적이라는 점 외에도 역사적 경로와 현실에 기초를 두고 '힘'과 '운동'을 설명할 수 있다는 장점이 있다.[1] 하지만 경험적 접근만으로는 당연히 문화적 상대주의를 피할 수 없고, 보편적 의미의 공공성도 모두 포괄하지 못한다. 규범적 접근으로 이를 보완하되, 이 또한 초월적으로 주어진 것이 아니라 반-공공성으로부터 도출되는 것으로 본다.

'사람중심성people-centeredness'이 필요한 것도 이런 접근의 또 다른 이유다. 공공성과 공공보건의료의 근거와 정당성은 살아 움직이는 사람들과 사회의 필요에 근거해야 하며, 이론과 실천은 삶이 나아지는 데 이바지해야 한다. "이미 현실에 사람, 기관, 활동이 존재하기 때문에", "외국과 비교하여 어떻기" 때문에, "보건의료체계가 선진적이려면", "공공부문이 취약해서", "민간부문 비중이 지나치게 커서" 등을 말하지만, 이들은 공공성과 공공보건의료에 관심을 두어야 하는 부차적 이유에 지나지 않는다. 일차 목적이 없는 가운데 이런 이유만 작동하면, 그 결과는 자폐적이거나 물신화된 자기 완결성 추구를 벗어나기 어렵다.

1) 반-공공성의 경험

한국의 공공성 논의는 보건의료 현실에서 출발하여 주로 바람직하지 못한 현실의 반대 개념 또는 인식을 기초로 전개되었다는 것이 이 책의 기본 인식이다. 개인 차원의 경험뿐 아니라 문화나 규범도 비슷한 방식으로 형성되었다고 본다. 이런 접근 방법은 귀납적이면서 구성적이다. 개인 또는 사회적 경험(현실이기도 하다)에 기초하여 그것과는 반대 특성을 가진 건강 또는 보건의료를 대안으로 생각(상상)하고 이를 공공성으로 이해한다고 해석한다.

현실을 이해, 해석, 진단하는 데 공공이 등장하는 일차적 이유는 보통 사람들

---

1   연역적-귀납적이라는 익숙한 방식 대신 적극적-소극적이라고 개념화한 것은 논리 구성의 목표가 다르기 때문이다. 연역-귀납은 완결된 논리 또는 지식을 추구하는 방법이나, 현실의 공공성 논의는 부분적·구성적·잠정적 지식을 추구해야 하므로 적극-소극이라는 접근 방법 또는 태도로 대신한다.

의 사회적 경험이 고통스럽고 부정적인 데서 연유한다. 비용이 너무 비싸든가 기대하는 질과 인간관계를 충족하는 진료를 받지 못하는 것, 과잉진료를 의심하는 것 등이 대표적인 고통과 부정적 경험이다.

부정적 경험이 바로 공공 또는 반-공공으로 연결된다는 뜻은 아니다. 개인은 지식과 정보를 통해 자신이 실제 경험하지 못한 것까지 간접적으로 경험하며, 이는 다시 사회화되고 해석되는 과정을 거친다. 이 과정에서 '프레임'이 만들어지고framing, 개인과 집단은 고통과 문제를 해석하거나 대안을 받아들이면서 공공성과 공공보건의료라는 틀을 채택하여 활용한다.

많은 사람이 의사들의 불친절과 짧은 진료시간을 불평한다. 의원이나 작은 병원이 실력은 모자라면서 장삿속만 차린다는 불만과 불신도 흔하다. 이들은 의사나 병원이 그렇게 하는 이유를 무엇으로 이해할까? 개인 차원에서는 본래 그런 사람이 의사가 되었다든지 또는 교육이 잘못되어 그렇다든지 하는 설명이 먼저 등장한다.

경험이 집단화·사회화하는 과정은 체계와 구조를 포함하는 프레이밍 과정이기도 하다. 예를 들어, 과잉진료라고 개인 의사와 병원을 비판하는 데서 출발해 "이렇게 병·의원이 많고 경쟁적으로 투자했으면, 돈을 벌어야 하고 어쩌면 과잉진료까지 할지 모른다"라는 식으로 인식이 확대된다. 체계와 구조까지 인식하면, 겉으로 드러나는 현상은 구조와 그 메커니즘의 결과로 해석하기에 이른다. 공공성 또는 그 결핍은 대중이 구조와 체계의 특성을 이해하는 데 동원할 수 있는 강력한 이유이며, 프레이밍 과정을 거치면서 공공성은 문제를 정의하고 대안을 상상하는 중요한 틀이 된다.

건강과 보건의료 현실에서 고통과 부정성이 실재한다고 볼 때, 공공성 프레임은 근거가 있는 것일까? 보건의료 현상이나 서비스에서 경험하는 모든 문제를 공공성 탓으로 돌리는 것은 과학적 태도가 아니다. 고통과 부정성에 동의하더라도 그것을 유발한 원인은 한둘이 아니고 그들 사이의 인과관계를 밝히는 것도 간단치 않다. 현실에서 나타나는 여러 가지 바람직하지 못한 보건의료 공급자의 행동은 한 가지 원인만으로 설명하기 어렵다. 공공성 개념이 아직 명확하지 않다면, 공공성이라는 단일 요인의 직접적 결과를 설명하기도 쉽지 않다.

합리적 근거를 제시하지 않은 채 공공성 여부가 핵심이라거나 유일한 원인이라고 답하는 환원주의적 접근은 피해야 한다.

일원론적 설명이 정확하지 않다고 해서, 공공성으로 프레이밍되는 경험이나 판단이 현실적 토대 없이 오로지 '구성된 것'으로 보기도 어렵다. 다른 어떤 이유보다, 현실에서 공공보건의료기관과 서비스가 존재하며, 공적 기능이나 역할이 때때로 사람들이 대안으로 상상하는 공공성을 선취先取, prefiguration하기 때문이다. 공공성이나 공공보건의료가 현실적 기반이 약한 가운데 동요하고 불안정한 개념이라고 해도, 서로 다른 현실이 역설적으로 새로운 상상을 하게 한다. 많은 사람이 경험과 학습을 통해 현실과 공공(성)을 연결하는 것은 적어도 두 가지의 고리를 통한 것이다.

첫째, 공공(성)이 취약하고 무력한 것이 현실 문제 또는 고통을 유발하는 원인이라고 인식한다. 현실에는 다양한 문제와 고통이 존재하며, 의료서비스도 높은 비용과 불평등, 낮은 질 문제, 상품화 등 여러 문제에 당면해 있다. 사람들은 이런 문제가 발생하는 원인을 흔히 취약한 공공성 탓으로 돌린다. 또는 그렇게 이해하고 해석하며 믿는다. 원인을 정확하게 인식하는지 아닌지보다 고통을 어떻게 받아들이고 해석하는지, 즉 문제와 원인의 사회적 의미가 더 중요하다. 물리적 힘뿐 아니라 해석과 의미 부여도 사람을 움직이고 더 나은 미래를 추구하는 힘으로 작용하기 때문이다.

둘째 고리는 공공을 대안으로 인식하고 받아들이는 것으로, 이는 처음에 말한 문제의 근원으로서 공공성 결핍이란 인식과 분리되지 않는다. 현실이 문제이고 고통인 한, 그것의 대안을 모색하는 것은 자연스러운 인간활동이다. 그 과정에서 문제에 대한 인식과 그 해석이 대안의 토대를 형성하고, 공공은 새로운 대안의 기초를 구성하는 한 가지 핵심 요소가 된다.

공공과 공공성을 말하고 주장하는 근거로서 문제와 고통은 무엇인가? 여기서 말하는 문제와 고통은 어떤 병의 진단이나 의학적 '필요'처럼 모든 구성원에게 꼭 같이 해당하는 동질적인 것은 아니다. 시간과 공간의 제약을 받는, 그런 의미에서 맥락적인 것이기도 하다. 크기를 정확한 양으로 나타내는 것은 불가능하고, 경중과 우선순위를 매기기도 어렵다.

문제와 고통은 동시에 객관적이고 '사회적인 것', 그리고 단순히 느낌이나 인상이 아니라 실재하는 것을 가리킨다. 맥락의존적이고 개인에 따라 다르지만, 어떤 문제와 고통이 있는지 객관적 지식이 존재한다는 점이 중요하다.

그동안의 논의와 경험을 종합할 때, 다음과 같은 고통이 존재한다는 것이 우리의 지식이다.

불평등과 부정의

불평등과 부정의는 개인과 사회를 고통스럽게 한다.[2] 지나친 불평등은 사회 구성원의 통합과 유대를 해치고, 전체 사회의 건실한 발전을 가로막는다. 불평등이 심할수록 한 사회의 갈등은 커지고 이로 인한 비용을 치러야 한다. 자유지상주의의 시각에서 불평등이 오히려 성장과 발전을 촉진한다는 주장도 있으나, 명확한 근거를 찾기 어렵다는 것이 보편적 의견이다. 미시 수준에서는 불평등이 사회의 유지와 발전을 위한 인간활동의 효과와 효율을 떨어뜨리기 쉽다. 불평등한 사회일수록 사회적 신뢰(개인 사이의 신뢰와 제도나 정부에 대한 신뢰를 모두 포함한다)가 낮고 이에 따라 사회 구성원의 협력적 행동을 끌어내기 어렵기 때문이다.

건강과 보건의료의 불평등과 부정의도 크게 다르지 않다. 현실에서 볼 수 있는 건강 불평등과 부정의의 사례는 지나칠 정도로 많아서 더 설명할 필요가 있을까 싶다. 이 책이 공공성을 비롯해 주로 보건의료를 다룬다는 점을 고려하여, 여기서는 보건의료뿐 아니라 건강의 불평등과 정의 또한 중요하다는 점만 지적하고자 한다.

지금까지 공공성은 흔히 보건의료를 중심으로 논의되었으므로 불평등 논의도 보건의료에 치우치기 쉽다. 이 책에서 강조하고 싶은 것 한 가지는 건강 불평등과 그에 대한 개입도 중요하다는 점이다. 생명, 그리고 그 기초로서 건강수

---

2   여기서 '정의'는 주로 가치 있는 것을 배분하는 과제를 의미한다. 건강에도 정의 개념을 적용할 수 있으며, 이는 건강 불평등과 밀접하게 연관된다. 본격적으로 정의를 논하는 것은 다른 과제이므로 여기서는 자세하게 다루지 않는다.

준이 불평등하면, 예를 들어 수명이 짧거나 건강하지 못하거나 기능에 제한이 있으면, 그 개인은 당연히 고통을 겪는다.

건강과 그 불평등에는 도구적 의미도 있다. 질병이나 장애가 있으면 '좋은' 삶 또는 '옳은' 삶을 성취하는 데 어려움이 따르고, 전자의 불평등은 후자의 불평등으로 이어지기 쉽다. 인위적이고 사회적인 요인, 따라서 고칠 수 있는 이유, 예를 들어 가난이나 실업이 불평등의 원인이면 고통은 더 커진다.

사람들이 불평등과 부정의를 어떻게 인식하고 얼마나 중요하게 생각하는지는 다른 문제다. 빈곤이나 미충족 필요가 물질화된 개인 경험이라면, 인구집단과 사회를 전제하고 그 안에서 '가치 있는 것'의 분포를 인식하는 과정인 불평등과 부정의는 추상적인 지식에 가깝다. "돈이 없어서 내가 치료를 받지 못한" 개인 경험과 비교하면 "상위 소득계층과 비교한 낮은 소득계층의 의료이용 불평등"이라는 지식이 초래하는 고통이 더 작을지 모른다.

지식 형태의 불평등과 부정의가 고통이 덜하고 따라서 사람을 움직이는 힘이 약하다는 뜻은 아니다. 과거 권위주의 정권에서 '독재정권'은 분명 지식에 속하는 것이었으나, 그 지식은 프레이밍 과정을 통해 개인의 고통과 부정성을 설명하는 틀이 되었다. 대중을 동원하고 '민주정부'라는 대안으로 발전하는 힘도 원천적으로는 지식으로 포착한 고통에서 나온 것이다.

비용과 접근성

건강과 보건의료는 또한 경제이고 경제활동이다. 특히 자본주의 사회경제체제에서는 보건의료를 비롯한 사회서비스를 상품으로 팔고 사거나 생산과 소비를 매개로 거래한다. 건강은 노동이나 소득과 직접 관계가 있다. 사회경제체제의 성격에 따라 경제활동의 의미나 중요성이 달라지는데, 이때 경제활동은 사회적인 동시에 개인적이다. 어떤 체제에서도 필요한 모든 물질적 토대를 완전히 사회화할 수는 없다. 개인과 가계가 일부 또는 전부를 부담해야 하면, 이 비용의 크기와 형태는 일상생활에 심대한 영향을 미친다.

보건의료에 지나치게 큰 비용을, 그것도 한꺼번에 지출해서 경제적 곤란을 겪는 것이 가장 직접적 고통이다. 그 정도는 아니라도 의료비 지출이 많아서 다른 재화나 서비스에 쓸 수 있는 돈이 크게 줄어드는 것도 문제다. 어느 한 영역에 과다한 비용을 지출하면 삶의 질이 낮아지고 심하면 기본 생활을 위협한다.[3]

비용부담과 직결되면서 동시에 또 다른 중요한 문제가 보건의료에 대한 접근성이다. 고통을 줄이거나 건강을 회복하는 데 필수적인 보건의료에 접근하지 못하면, 건강이 나빠지고 삶의 가치는 훼손된다. 많은 사람이 건강을 중요한 가치로 받아들이는 한, 접근성을 확보하고 개선하는 것은 또한 사회적 과제다.

건강 변화와 연관성이 뚜렷하지 않은 보건의료서비스도 적지 않은데, 이 문제는 좀 더 복잡한 측면이 있다. 많은 비전문가는 감기나 단순 복통을 진단하거나 치료하는 것 또한 중요한 보건의료 '필요'로 여기지만, 이 중에는 궁극적인 건강결과와 큰 관계가 없는 것도 많다. 건강결과에 직접 영향을 미치지 않는다고 해서 이런 필요와 서비스를 '비필수'로 분류하면, 접근성은 큰 사회적 문제가 아니다. 현실에서 나타나는 보건의료의 필요는 '필수'보다 훨씬 폭이 넓고, '무엇에 대한' 접근성을 보장해야 하는지 논란이 끊이지 않는다.

논쟁이 벌어지는 일차적 이유는 필수성과 접근성의 정의가 윤리적 현실 감각 또는 판단 기준과 부합하지 않기 때문이다. 전문가는 필요하지 않다고 판단하는 많은 보건의료서비스를 대중은 필수적인 것으로 받아들인다. 이들은 감기나 설사처럼 생명과는 직접 관련이 없어도, 또는 증상이나 고통을 호전하는 마땅한 방법이 없을 때도, 적시에 원하는 의료를 이용할 수 있는 조건(즉, 접근성)을 중요하게 생각한다. 생명을 연장할 가능성이 거의 없는 보건의료, 예를 들어 임종기 치료는 상당 부분 필수 보건의료가 아니지만, 이때도 그런 보건의료가 전혀 필요하지 않고 아무 의미가 없다고 하기는 어렵다. 사람들은 의학적 필요보다 더 넓은 의미에서 '삶의 질에 관련된quality of life related' 필요도 충족되어야 한다고 생각한다.

의학적 필요성과 삶의 질에 관련된 필요를 넘어 비필수 보건의료도 다른 관

---

3   한 분야에 과다한 비용을 쓰는 것만으로 문제라고 할 수 없다는 주장도 있다. 서로 다른 영역에 쓰는 비용의 크기와 비중이 변하는 것을 경제학적으로는 흔히 개인의 효용함수로 설명하는데, 이런 관점에서는 어느 특정 분야에 많은 지출을 한다고 큰 문제가 되는 것은 아니다.

점에서는 필수적이라는 논리가 있다. 무엇을 왜 필수로 볼 것인지에 관해서는 여러 철학적·윤리적 근거를 검토할 수 있지만, 여기서는 새로운 제안을 겸해서 한 가지 측면을 지적하는 것으로 그친다. 그것은 경제학자이자 철학자인 센 Amartya Sen이 말하는 가치 있는 삶을 살 '능력capability' 또는 자유와 연관된 것이다. 그는 실제 성취, 예를 들어 수명이나 건강, 기능도 의미가 있지만 이에 못지않게 가치 있는 삶을 추구하는 능력(=자유)도 중요하다고 주장한다.

건강을 가치 있는 삶의 결과로 보면, 보건의료는 이를 추구하는 능력 중 하나, 때로는 거의 유일한 능력이라고 할 수 있다. 생명이나 건강에 영향을 미치는 다른 요인들은 바로 실천할 수 없거나 시간상으로 멀리 떨어져 있다. 필요할 때 보건의료에 접근할 수 있는 능력은 삶의 핵심 가치를 추구할 수 있는지 결정하는 중요한 '자유'이고, 그런 의미에서 보건의료와 그에 대한 접근성은 결과적으로 건강수준이나 회복, 질병 예방에 직접 관련이 없을 때도 좋은 삶을 위한 필수요소라 할 수 있다.

지금까지 접근성은 비용 또는 경제적인 이유가 가장 중요한 것이었으나, 관련 요인은 경제에 한정되지 않는다. 거리가 너무 멀거나 말이 통하지 않는 것, 나아가 의료를 찾는 사람들이 느끼는 심리적 장애도 접근성과 관련이 있다. 차별을 받는 집단이 말이 잘 통하지 않고 경제적으로도 어렵다면, 접근성은 때로 권력관계가 '서로 교차하는intersectional' 차원에서 이해해야 할 것이다.

기본적인 접근성 문제가 개선되면서, 최근에는 '양질'의 서비스에 대한 접근성도 중요한 문제로 등장했다. 필요한 때 어떤 서비스에 접근할 수 있는지를 넘어, 필요하다고 인식할 때 '좋은', '적절한', '믿을 만한' 제공자에 접근할 수 있는지 관심이 커진 것이다. 어떤 질병을 진단하거나 치료하려고 할 때 널리 알려지고 환자 스스로 규범과 기준을 내면화한 좋은 병원과 의사의 치료를 받을 수 있는지가 이런 종류의 접근성에 해당한다. 어느 경우든, 접근성에 문제가 생기고 불만이 있으면 개인과 사회 모두 문제로 받아들이고 해결해야 한다는 압박을 받는다.

질

질質, quality 문제는 보건의료 제공과 이용을 둘러싼 문제 가운데 사회적으로 가장 덜 알려지고 관심도 적다. 어떻게 정의하든 질은 보건의료의 특성을 구성하는 가장 중요한 한 가지 요소로, 건강을 유지하고 회복하는 데 큰 영향을 미친다. 건강을 지키고 회복하는 실천 과정에서, 즉 보건의료 때문에 오히려 손상과 다른 병이 생기는 것이 가장 나쁜 경우다. 질이 낮으면 건강이 나빠지는 것 외에 비용이 들고 사회적 부담도 늘어나므로, 이 피해와 고통은 사회적인 것이기도 하다.

어느 사회든 질 수준이 어느 정도인지 또 어떤 문제가 있는지 분명하게 알기 어렵지만, 한국에서는 기초적인 문제 진단도 미흡하다. 가장 극단적인 질 문제인 안전과 사고도 제대로 파악하지 못하는 상황이다. 의료 제공자나 지역에 따른 질 변이variation도 일부 측면만 알려져 있다.

단편적으로 드러나는 질 문제만 해도 가볍게 볼 수준이 아니다. 사회적으로 널리 퍼진 개인 경험은 주로 주관적이라 하더라도, 객관적인 분석 결과에서도 의료 제공자와 기관 사이에 질의 편차가 심하고 여러 지표에서 낮은 질이 문제로 드러난다(OECD, 2012). 극단적으로 드러나는 낮은 질 문제는 의료과오와 의료사고로, 개인과 사회가 유·무형의 고통을 받는다.

여기서 질과 관계가 있는 문제를 모두 다룰 필요는 없으나, 공공성과 공공보건의료의 맥락에서 제기되는 두 가지 논점은 중요한 의미가 있다. 첫째, 질을 어떻게 정의할 것인지가 중요한데, 이 문제는 특히 한국 공공보건의료에 대한 논의(또는 과제)와 밀접한 관계가 있다. 질을 어떻게 정의할 것인지에 따라 공공보건의료의 초점도 달라진다.

많은 사람이 보건의료의 질을 좁은 범위에서 의학적·과학적·기술적 질로 이해하는데, 이유는 달라도 전문가와 비전문가 사이에 큰 차이가 없다. '과학적'이란 예를 들어 산전진찰을 할 때 얼마나 좋은 초음파 기계를 써서 얼마나 정확하게 태아의 상태를 관찰할 수 있는지에 따라 질을 다르게 인식하는 태도를 가리킨다. 과학적인 것이 무엇인지도 문제지만, 더 중요한 것은 이런 이해가 질의 한 가지 측면만 강조한다는 점이다. 바람직한 산전진찰, 즉 질적으로 수준이 높은 보건의료는 좋은 초음파 기계와 뛰어난 기술에 그치지 않는다. 충분한 상담과 교육, 심리적 지지, 규칙적 방문과 진찰, 응급대응 태세 등 많은 요소가 전체 질을 구성한다.

두 번째 중요한 질 문제는 불평등이다. 하나의 지표로 표현하는 질은 전체의 평균값에 지나지 않으며, 둘 이상의 집단 사이에 평균이 같아도 분포는 달라질 수 있다. 평균값만으로는 좁은 범위에 분포하는 경우와 넓은 범위에 분포하는 경우를 구분할 수 없고, 분포가 얼마나 넓은 범위에 걸쳐 있는가(차이가 얼마나 큰가)도 나타내기 어렵다. 집단 내에서의 분포는 흔히 집단 특성에 따른 경향성을 나타내는데, 어떤 사람과 집단에게는 질이 낮고 또 다른 어떤 사람과 집단에서는 질이 높다. 질의 불평등에 영향을 미치는 집단 특성으로는 소득이나 직업, 지역, 인종 등이 중요하다.

질 문제가 내포하는 한 가지 중요한 사회적 특성은 정보와 지식의 불균형이 심하다는 점이다. 개인은 극단적인 사례, 예를 들어 의료과오나 의료사고가 생겨야 비로소 질 문제를 인식할 수 있다. 친절이나 진찰 시간과 같은 인간관계의 질, 또는 편의시설과 같이 겉으로 드러나는 질은 비교적 쉽게 알 수 있지만, 이는 질을 구성하는 한 가지 요소일 뿐이다. 대부분 비전문가는 흔한 진단이나 치료를 포함해서 의료의 핵심적인 질, 특히 겉으로 잘 드러나지 않는 질 정보를 얻고 이해하며 판단하기 어렵다. 질 문제가 공론이 되지 못하고 전문가들만 이해하는 영역이 되기 쉬운 것은 이런 이유 때문이다.

2) 지식 또는 규범 측면의 반-공공성

앞서 말한 경험과 여기서 말하는 지식이나 규범을 명확하게 구분할 수 있는지는 불분명하다. 좁은 의미에서 이해하더라도 경험과 규범은 서로 영향을 주고받는다. 예를 들어, 어떤 보건의료체계가 양질의 서비스를 제공해야 한다는 규범은 개인이나 사회가 경험하는 질과 무관하게 형성되지 않는다. 효율성이라는 규범도 마찬가지다. 일반 사람들은 처음에는 잘 모를 수 있으나, 결국 개인의 행동과 인식, 판단에 영향을 미친다. 규범적 측면이란 순수하게 규범만 작동한다는 의미보다, 상대적으로 규범의 특성이 더 강하게 영향을 미친다는 뜻으로 이해해야 할 것이다.

경험적이라고 모두 개인적이지 않고, 규범적이라 해서 꼭 사회적이라 할 수는 없다. 사회적·집단적 경험도 얼마든지 있을 수 있으며, 한 개인도 때로 경험의 범위를 벗어나 규범을 형성하거나 규범을 기준으로 판단한다. 의사는 환자의 고통에 공감하는 능력이 있어야 한다는 규범은 개인적일 수도 사회적일 수도 있다.

비용과 효율성

개인이나 집단은 비용(부담)을 '경험'하는 경우가 많다면, 국가 차원에서 비용과 효율성을 따지는 것은 '규범'에 가깝다. 한국 보건의료체계를 비효율적이라거나 낭비형이라고 표현하는 것이 규범적인 것에 해당한다. 이런 판단은 한 사회의 보건의료체계가 지나친 비용을 들이지 않고 충분히 효율적이어야 한다는 규범에 토대를 둔 것이다.

경제 규모와 비교한 보건의료비 지출(이때 경제 규모는 흔히 국내총생산으로 나타낸다)을 기준으로 할 때 한국 보건의료체계의 효율성은 비교적 괜찮은 편이다. 경제협력개발기구OECD의 『2017년 중요건강통계Health at a Glance 2017』를 보면, 2016년 국내총생산 대비 보건의료비 지출은 7.7% 수준으로, OECD 평균(9.0%)보다 상당히 낮다(OECD, 2017: 135). 효율성 기준을 건강수준(예: 평균수명)으로 해도 투입한 비용과 비교하여 산출(건강) 수준이 더 높다.

총량 지표로는 효율성 수준이 비교적 높지만, 세부적으로는 비효율적인 영역이 적지 않다. 약품 사용이 지나치게 많고 전체 보건의료비 중 약제비 지출 비중도 높다. 인구 대비 고가 의료장비 보급률도 비효율적이라는 평가가 많다. 높은 외래 방문율, 재원 기간, 일부 수술의 높은 빈도도 낮은 효율성을 나타내는 지표로 해석한다.

보건의료비 지출 가운데 공공부문 지출의 비중이 낮은 것은 따로 지적해야한다. 공공성이나 공공보건의료의 시각에서는 동어반복이라 할 수 있지만, 공공부문 보건의료비 지출은 재정의 공공성을 나타내는 대표적인 지표다. 앞서 인용한 자료로 OECD 회원국들을 비교하면, 한국의 공공재원(정부지출+사회보험) 비중(56%)은 회원국 평균 수준(71%)보다 훨씬 낮다(OECD, 2017: 137).

상업화와 영리화

상업화와 영리화가 무엇을 뜻하는지 엄밀하게 정의하기는 어렵지만, 한국 보건의료에서 이런 현상이 심화한다는 데는 반론을 찾기 어렵다. 상업화, 영리화가 바람직하지 못한 추세 변화라는 점도 대다수가 동의한다.

상업화, 영리화를 문제 삼는 시각에는 이것이 바람직한 보건의료가 갖추어야할 특성과 어긋난다는 판단이 깔려 있다. 자본주의 사회경제체제라는 기본적인조건 속에서도, 건강과 보건의료는 상품 교환의 논리를 그대로 따라서는 안 된다는 사회적 규범이 존재한다. 물론, 어떤 건강과 보건의료인지에 따라, 또는어떤 상황인지에 따라 규범의 강도는 차이가 크다. 미용 목적의 성형수술과 응급처치가 필요한 교통사고는 비상업적·비영리적 규범을 요구하는 강도가 크게다르다.

3) 규제적 이념: 공공성이라는 대안과 지향

문제와 고통, 그리고 규범에서 '어긋남'은 단지 잠재적인 것이 아니라 여러 가지 형태와 강도로 현실에 존재한다. 어떤 현실이든 문제를 일으키고 고통을 주는 것이라면, 고통의 당사자와 그런 사람들로 구성되는 사회에서는 현실을 바꾸고 개선하겠다는 지향성이 나타난다. 문제와 고통이라는 소극적인 측면이 현실을 고치고 재구성하려는 유일한 동력일 수는 없으나, 개인의 삶과 사회의 구성에 영향을 미치고 현실을 변화시키는 촉매로 작용하는 것은 분명하다.

문제와 고통은 존재 여부뿐 아니라 크기도 무시할 수 없다. 고통의 크기가 클수록 변화 에너지도 커진다. 예를 들어, 먹고 입는 문제를 비롯해 물질적 고통의 크기가 클수록 그 고통을 받는 사람들이 현실에 저항하는 힘은 강하다. 이와반대로 경제가 발전하고 삶의 물질적 조건이 좋아질수록 어느 정도 충족한 물질적 요구가 변화를 밀고 가는 힘은 감소한다고 봐야 한다.

더 넓게 보면 인간 삶의 문제와 고통은 물질적 조건 한 가지에 전적으로 좌우될 정도로 단순하지 않다. 특히 물질적 조건의 수준으로만 모든 고통을 설명하기 어렵다. 물질적 조건이 가장 중요하다면 어느 정도 그 조건을 충족한 사회에서는 사람들이 겪고 느끼는 고통이 훨씬 적어야 할 것이다. 소득이 늘어난 이 시대 한국인의 삶이 30~40년 전보다 훨씬 덜 고통스러워야 한다. 임금만 같다면 정규직과 비정규직이 겪는 고통도 큰 차이가 없어야 하지만, 과연 그렇다고 자신 있게 말할 수 있을까? 삶과 사회가 당면하는 고통은 단지 직접적이고 물질적인 것만은 아니며, 조건과 맥락에 따라 다르게 형성되고 규정된다.

문제와 고통이 실재하고 그것이 현실을 바꾸는 힘으로 작동하더라도 그것으로 끝이 아니다. 세계적으로 통용되는 강력한 규범이 있어도 그것만으로는 합리적·논리적 변화가 일어나지 않는다. 현실을 바꿔야 한다고 해서, 그리고 그렇게 해야 할 근거가 뚜렷하다고 해도 마찬가지다. 변화를 가능하게 하는 또 다른 조건은 대안이 있는지 하는 점, 그리고 그 대안을 실현할 수 있는지 하는 점이다. 우리는 앞에서 이미 공공을 염두에 두고 현실의 문제와 고통, 규범을 설명하려고 했다. 공공성과 공공보건의료가 현실을 보는 준거로 작동했기 때문에 그대로 대안으로 연결되는 것은 자연스럽다. 지나친 비용부담이 미흡한 공공성 때문이라고 이해하면, 공공성을 확보한 보건의료가 가장 유력한 대안이 된다.

다음 문제는 고통을 줄일 좋은 대안으로 충분한가 하는 점이다. 현실 문제의 원인에는 흔히 다차원적이고 이질적 요소들이 혼재한다는 사실을 먼저 지적해야 하겠다. 보건의료에 불평등이나 질 문제가 있는 것이 명확해도 공공이나 공공성의 결핍을 유일한 원인이라고 할 수는 없다. 조금 덜 중요하지만 해결하기는 더 쉬운 요인이 있다면, 이 요인을 해결하는 대안이 더 강력한 힘을 발휘할지도 모른다.

대안의 위계적 수준도 중요하다. 공공과 공공성의 결핍이 문제의 중요한 원인이라 하더라도, 이 원인은 더 심층의 구조와 기제, 그리고 그것이 갖는 힘과 연관되어 있다. 민간이 압도적 비중을 차지하는 보건의료 공급 구조가 있으며 바로 이어서 사회서비스 공급체계, 그리고 더 심층에는 공공부문의 역할을 규제하는 한국의 사회경제체제가 존재한다. 유력한 직접 원인이 있다고 해서 대안이 바로 도출될 수 없는 이유다.

공공이 문제라 하더라도 공공이, 비슷하게 무엇이라 부르든, 대안임을 주장하는 것은 동어반복일 뿐이다. 공공의 논의를 촉발할 수 있는 현실에서 출발했지만, 이것만으로는 대안이 되기 어렵다. 대안은 현상을 설명하는 개념이나 가치보다 더 높은 수준의 체계를 갖추어야 한다. 예를 들어 '충분한 공공성'만으로는 '미흡한 공공성'의 대안이 될 수 없다. 구체적인 개념이나 가치는 물론이고, 대안의 내용과 그에 이르는 과정도 같이 제시되어야 한다.

이상과 같은 조건을 갖춘 대안, 그러한 공공성 또는 공공보건의료는 어떻게 도출되고 어떻게 그 근거를 찾을 수 있는가? 여기에 대한 답을 구하는 것은 사실상 건강과 보건의료 개혁 또는 변혁이나 대안의 일반이론을 구성하는 과제다. 한국 사회경제체제 전반의 변화와 연결되어 있으며, 나아가 국제 수준의 체제 변동과도 분리되지 않는다. 유감스럽지만, 지금까지 사회적으로 생산되고 축적된 지식과 이론 수준에 비추어 이 과제를 당장 달성하기는 어렵다. 이론뿐 아니라 경험도 충분치 못하다. 집단적 경험이 이론 축적의 기반이 된다는 것을 받아들이며, 지금 우리의 공공성 경험은 체계적 이론을 구성하는 데에 미치지 못한다.

결과적으로 건강과 보건의료의 대안에 대한 '일반이론'을 구성하는 것은 이 책이 다루려는 작업 범위를 넘는다. 대안을 구성하는 한 요소(부분)가 될 것으로 보이는 공공(성)의 성격과 구성, 위상, 가능성을 검토하는 것으로 한계를 정해야 한다. 특히 공공(성) 논의가 현실과 고통에서 출발했다는 것을 염두에 두고, 문제와 대안을 관통하는 중심 개념으로 공공(성)을 해명하고 이론화하는 데에 초점을 두고자 한다.

인식의 방법도 중요하다. 한국에서 공공(성)이라는 역사적·맥락적 실재가 경험과 실천에 크게 의존한다는 점에서, 현실과 이론을 연결하는 인식론적 틀로 롤스John Rawls가 말하는 '성찰적 평형reflective equilibrium'을 응용하고자 한다. 성찰적 평형이란 일련의 연속적인 숙고의 과정을 거쳐 도달한 잠정적 결론으로, 일반원칙(또는 지식이나 규범)과 구체적인 판단 사이에서 상호조정을 거쳐 균형된 상태를 달성한 것을 가리킨다(롤스, 2003: 56). 이를 공공과 공공성의 과제에 그대로 적용하기는 어렵지만, 현실과 규범(대안)이 계속 상호작용하며 균형을 찾아갈 수 있다는 점 때문에 활용성이 있다고 판단한다.

성찰적 평형의 문제의식을 응용하면, 건강과 보건의료의 현실과 문제는 구체적인 판단의 재료로, 공공(성)을 말하게 하는 규범이나 대안은 일반원칙으로 볼 수 있다. 이 둘 사이에서 상호조정이 일어난 결과가 현실의 균형이다. 성찰적 평형의 구조에서는 현실 문제를 공공의 결핍 또는 반-공공의 과잉이라는 일반원칙으로 설명할 수 있는지가 기본이 된다. 이 과정을 통해 공공이라는 일반원칙으로 현실을 설명할 수 있는지, 그리고 현실의 문제와 과제를 적용할 때 공공이라는 일반원칙을 어떻게 확대하고 수정해야 하는지의 문제를 다룬다.

덧붙여 생각해야 할 것은 이런 과정을 거친 대안의 구성과 그것의 완결성이다. 일반이론이 아니라 부분적 수준이라고 했지만, 이에 대해서도 상세함과 완결성을 목표로 삼는 것이 필요하다. 여기서는 이 또한 일부 성취에 만족해야 할 것으로 예상한다. 이루어야 할 목표인 대안을 완전하게 구성하는 것은 어렵고, 특히 모든 변화는 미래에 개방적이기 때문에 그렇게 하는 것이 불가능한 점도 있다. 완전한 공공성이나 완벽한 공공보건의료가 무엇을 뜻하는지 규정하고 구성할 수 없다는 뜻이다.

'완전한 대안'이 불가능하다는 것이 곧 모든 대안이 불필요함을 뜻하지는 않으며, 지향의 불확실성을 의미하는 것도 아니다. 센의 말대로 완전한 이상을 그릴 수는 없더라도 어떤 것이 더 정의에서 거리가 먼지, 어떤 것이 더 개선될 수 있는지는 알 수 있다(Sen, 2009). 방향과 지향의 측면에서 라이트Erik Olin Wright의 말처럼 어디를 향해 간다는 나침반은 있을 수 있고 또 있어야 한다(라이트, 2012).

마지막으로 지적할 것은 변화의 어려움이다. 현실의 문제와 고통, 그리고 방향과 대안이 명확해도, 실제 변화가 일어날 수 있는가는 또 다른 문제다. 엄청난 크기의 고통이 있고 변화의 지향성이 뚜렷해도, 같은 상황을 지속한 역사적 사례는 많다. 변화가 일어나려면 문제와 대안 외에도 주체인 인간과 그의 실천 활동을 보태야 한다.

2. 이론의 필요성

공공보건의료와 보건의료의 공공성을 논의하는 배경에는 현실의 요구뿐 아니라 이론적 필요성도 있다. 좋은 이론을 기반으로 해야 현실의 요구에 부응할 수 있다는 것은 상식에 속한다. 이론이 현실의 문제와 도전을 해결하는 데 지침이 되는 것은 더 적극적인 역할이다. 현실이 어떠한지는 다시 논의하겠지만, 한국의 공공보건의료 또는 보건의료 일반이 실천 측면에서 중대한 분기점에 이른 것은 의심할 수 없다. 이런 판단이 옳다면, 현실을 이해하고 실천의 지향을 명확하게 하는 데 '좋은' 이론이 해야 할 역할이 크다.

이론과 관련된 또 다른 문제의식은 보건의료의 공공성과 공공보건의료를 둘러싼 현실의 논의가 보편적 또는 일반적 이론과 큰 괴리를 보인다는 점이다. 보편과 특수를 나누는 것이 좋은지, 그리고 그렇게 할 수 있는지는 따로 다룰 문제지만, 건강과 보건의료에서 말하는 공공보건의료와 공공성이 일반이론으로서 공공성 논의와 차이가 큰 것은 분명하다. 지금까지 공공보건의료 논의의 대부분을 차지한 것은 한마디로 공공병원(2013년 진주의료원 폐원을 둘러싼 논의를 기억할 것)에 대한 것이었다. 공공성과 공공보건의료는 곧 공공병원, 그것도 좁은 범위의 지방의료원을 의미하는 경우가 많았고, 결과적으로 일반 수준의 공공성 논의가 개입할 틈은 거의 없었다.

보건의료가 보편적 수준에서 공공성이나 공공영역, 공론 등이 논의되는 영역(또는 추상 수준)과는 느슨하게 연결된, 말하자면 특수하고 구체적인 영역이어서 그럴 수도 있지만, 이론이 현실을 잘 설명하지 못하는 상황은 보건의료에 한정된 것 같지 않다. 대표적인 예로, 2000년대 초반 노동운동이 내건 '사회공공성 투쟁'이나, 2014년 4월의 세월호 참사 후 일부에서 제기한 공공성 문제만 봐도 그렇다. 현실은 '민영화 반대'처럼 구체적이지만, 이론적 논의는 추상적이고 모호하다.

현실의 공공성 논의는 공공과 공공성의 유력한 주체인 국가 문제와 밀접하게 연관되어 있지만, 이론은 이 문제에 명확하게 답하지 않거나 답하지 못한다. 특히 공공성을 지나치게 넓게 규정함으로써 모든 사회적 현실을 공공성의 이름으로 해소하는 결과가 자주 나타난다. 추상성이 높은 이론이 모든 현실 문제를 설명할 수 있어야 하는 것은 아니지만, 현재의 이론적 논의는 그 틈새가 지나치게 크다. 현실에서 공공성 문제는 국가와 날카롭게 부딪치고 있는데, 공공성을 주체의 문제로 다루면서 개인과 자유주의를 출발점으로 삼으면 현실과의 거리가 더 멀어진다.

이런 맥락에서 현실(특히 한국적 현실)에 기초를 두고 공공성 이론을 구축하거나 재구축하는 일이 시급하고 중요하다. 이는 규범적으로 구성될 수 있는 공공성 개념과 현실의 공공성 실천이나 담론이 지속적인 상호작용을 거치면서 평형에 도달해야 하는 과정이다. 공공성 논의의 흐름을 실용과 이론으로 나누면(김동노, 2014), 실용에서 출발해서 이론을 구성하는 방법이라고 할 수 있다.

평형이라는 말이 의미하듯이, 이는 한 방향으로만 진행되지 않는다. 실용을 토대로 해서 잠정적인 이론이 구성되고, 그 결과가 실용으로 되돌아가 반성을 거쳐 새로운 이론으로 구성되며, 이 과정이 반복되어 평형과 안정에 도달한다. 공공성 이론이 평형에 이르는 것을 하나의 과정으로 보면, 공공성을 둘러싼 현실이 상호작용의 출발점이 될 것으로 예상한다.

건강과 보건의료의 현실에서 출발하는 만큼 일차 목표는 이 영역의 현실을 설명하는 공공성 이론을 구축하는 것이지만, 특수성을 넘어 보편성을 지향한다. 세부 영역의 현실을 다룬다고 해서 이론 범위와 내용이 저절로 특수한 것은 아니며, 특수한 현실을 설명하는 이론 또한 얼마든지 보편적 특성을 포함할 수 있다. 구체적인 현실을 소재로 하여 보편성에 도달하려는 것은 모든 이론화 작업의 당연한 목표이자 책임이다.

지금까지 서술한 이론의 필요성과 목표는 규범적 측면에 주안점을 두었지만, 어느 정도까지 연구자의 개인적 경험이 반영된 결과인 것도 부인하기 어렵다. 이 책에서 서술한 이론과 논리의 전체 흐름을 이해하는 데도, 스스로 겪은 경험과 이론의 상호작용을 간단하게 설명하는 것이 좋을 것 같다.

돌이켜보건대, 공공보건의료를 탐색하게 된 출발 시기(1990년대 초)에는 이론은 물론이고 경험의 범위도 매우 좁았다. 이는 개인적인 상황인 동시에 집단적·사회적 상황이기도 했다. 이 시기에 공공 또는 공공보건의료의 책임은 사회적·

역사적으로 이미 주어진 공적 주체(소유를 기준으로 한)의 특성, 구조, 기능과 역할 등을 다루는 것이었다. 국공립병원이나 보건소, 보건지소의 기능이 무엇인지, 무슨 역할을 해야 하는지, 어떻게 하면 그 구조와 기능이 개선될 수 있는지 등의 질문이 중심을 차지했다. 실제적이고 실무적인 문제였고 이에 조응하는 이론도 같은 차원이어야 했다. 더 중요한 것은 공공은 처음부터 소유 주체인 공공부문 또는 국가와 연관된 문제였다는 사실이다.

현실에서 과제가 나왔기 때문에 새롭게 요구되는 이론 또한 당연히 현실 변화를 반영해야 했다. 실무적인 관심이 공공보건의료의 차별성 또는 고유성을 규명하는 과제로 확대된 것은 그 시기에 공공의료기관이 당면한 현실과 밀접한 관련이 있다. 당시 공공보건의료는 사실상 공공보건의료'기관'과 구분되지 않았다.

문제는 민간의료기관이 늘어나고 커지면서 공공기관은 단독으로 존재할 수 없고 민간기관과 같은 생태계에 위치하며 공존하도록 변화했다는 점이다. 그 결과 공공기관의 기능이 공적 주체가 아닌 조직이나 기관(민간병원)의 기능·역할과 어떤 차별성이 있는지, 그리고 어떤 고유한 역할과 기능을 해야 하는지 하는 의문이 생기게 된다. 이 과정에서 민간부문이 양적·질적으로 우세해진 상황을 고려해야 했고, 불균형이 더 커지면서 공공-민간의 상호관련성이 과제이자 탐색의 주제가 되었다. 안정되거나 균형을 이룬 상태에서는 상호관련성이 잘 드러나지 않는다는 점을 고려하면, 민간의 성장과 공공의 위축이라는 '변화'가 공공-민간의 상호관련성에 관심을 두게 된 계기가 되었다고 할 것이다. 이론, 연구, 연구자 모두 마찬가지다.

상호관련성 중에는 특히 공공부문과 공공기관의 상대적 '부진성'이 두드러지는데, 이때 공공기관은 공공성을 독점하기보다는 일부를 분담하는 것으로 바뀌게 되었다. 건강과 보건의료의 핵심 가치 중 하나인 공공성을 공공기관만으로는 보장할 수 없게 된 것이다. 공공보건의료기관과 공공보건의료(또는 공공성을 가진 보건의료)가 자연스럽게 분리되고, 공공기관은 공공성을 실현하는 여러 주체 중 하나로 축소되었다. 어떤 역할을 해야 공공기관이 공공성을 발휘하는 것인지 하는 질문은 바로 이런 '틈'과 연관된 것이다. 공공성과 공공기관이 분리되면서 건강과 보건의료에서 공공성이란 무엇인가 하는 이론적 질문의 필요성은 더 커졌다.

현실에서는 공공보건의료기관이 절대적·상대적 기준에서 그리고 양적·질적으로 좀처럼 발전하지 못하는 양상이 계속되었고, 이는 공적 주체에 영향을 미치는 조건과 환경이 무엇인가 하는 관심을 불러일으켰다. 공공기관은 전체 보건의료체계의 한 요소인 동시에 국가기구에 속해 있으므로, 이런 조건과 환경을 벗어나지 못하는 요인이 무엇인가 하는 것, 즉 기관 외부까지 인식이 확대된다. 전반적 환경으로 보건의료체계를 주목하게 된 것은 이에 따른 당연한 변화였다. 같은 보건의료체계 내에서 공공병원인 지방의료원은 민간병원과 같은 건강보험수가를 받고 의료인력 시장에서 경쟁해야 하는 처지였다. 공공보건의료는 단지 공공의 소유나 조직의 문제가 아닌 것이 되었고, 소유 주체와 기능은 분리되게 된다. 그 결과, 이론적으로 공공성의 문제가 더욱 중요해지고 이는 공공성이 실현되는 환경과 조건으로 확대되었다.

민간의 공적 기능이라는 새로운 가능성이 더해진 것은 당연한 귀결이지만, 이렇게 되어도 소유 주체와 그 기능 사이의 긴장을 완전히 해소하기 어렵다. 특히 한국 상황에서 민간이 공공성을 실현할 수 있는지는 아직도 중요한 이론적 질문이다. 예를 들어 한 개인이 설립하고 키워온 민간병원이 공적 기능을 할 수 있는지는 그냥 지나칠 수 없는 중요한 의문임이 틀림없다. 시장과 자본에 완전히 편입된 민간이 아니라 새로운 형태(주체)의 민간과 그 가능성을 검토할 필요성이 생긴 것은 이런 맥락이다. 공공성을 구현하는 다양한 주체라는 문제가 과거와는 다른 형태로 제기되게 된다.

공공과 결합한 인식의 범위가 공적 주체, 구체적으로는 공공기관이라는 물리적 실체를 넘게 되면서 공공성을 다시 한 번 새롭게 규정할 필요성이 생겼다. 공공보건의료와 공공성이 분리되면서 공공성을 과거보다 훨씬 넓게 규정해야 했다. 공공기관-공공보건의료-공공성으로 이어지는 개념이자 실천의 내용을 새롭게 구성하거나 재구성해야 한다는 요구가 제기되었음을 뜻한다. 이는 다시 왜 공공(성)을 논의해야 하는지 하는 질문으로 순환한다. 공공성 논의가 좁은 의미의 '공공'을 벗어나는 순간에 다다른 것이다.

3. 논의 범위와 목표

보건소나 공공병원의 현상을 제대로 이해하는 것은 그 자체로 그리고 전체 공공을 해명하는 데도 중요하다. 현재 눈에 보이는 공공보건의료의 당면한 문제를 진단하고 해결해야 하는 것도 마찬가지다. 공공보건의료나 체계의 이름으로 지금까지 관심과 실천을 집중한 대상도 대체로 여기서 크게 벗어나지 않는다. 고민은 한국에서 건강과 보건의료의 공공성, 그리고 공공보건의료를 해명하는 작업이 단지 보건소와 공공병원을 비롯한 공공기관의 경영이나 '공공의료 체계' 개선에 머무를 수 없다는 점이다.

현상과 함께 구조 또는 심층에 있는 실재를 이해해야 하는데, 이는 한국의 건강과 보건의료를 규정하는 기본 토대이자 환경, 그리고 그것을 만드는 구조와 기능을 뜻한다. 현재 공공기관이 운영되고 개별 정책이 수행되는 맥락은 심층의 구조에서 비롯된 것이며(유일한 원인이라는 의미는 아니다), 그런 점에서 구조에서 실마리를 찾지 않고는 개별적이고 구체적인 해결 방안을 구하는 것도 불가능하다. 이 구조는 전체 보건의료체계는 물론이고 보건의료를 넘어 건강과 연관된 모든 체계를 아우른다.

공공(성)과 공공보건의료를 모색하면서 현존하는 공공기관이나 공적 체계를 기술적으로 개선하는 것으로 범위를 한정할 수 없는 이유다. 이 글은 그보다는 보건의료체계를 넘어 전체 건강체계를 근본적으로 다시 검토하고 새롭게 구상하는 것을 목표로 한다. 또한, 건강과 영향을 주고받는 여러 영역, 전통적으로는 건강이나 보건의료 영역에서 논의하지 않던 영역까지 직간접으로 논의 대상에 포함할 것이다.

이 과정은 보건의료의 공공성에 앞서 일반적인 의미에서 공공과 공공성을 이해하는 것에서 시작해야 한다. 자연스러운 논리 순서이기도 하지만, 여기에는 건강과 보건의료의 공공성을 사회의 보편적 문제의식 안에 위치시킨다는 의도도 들어 있다. 부분과 보편의 전통적인 관계와 마찬가지로, 이 둘 사이에는 통일성과 긴장이 함께 존재한다. 건강과 보건의료의 공공성이 보편적 의미의 추상적이고 체계적인 공공성에 당연히 영향을 받지만, 그 영향은 한 방향으로만 작동하지 않는다. 건강과 보건의료의 공공성은 전체, 또는 보편적 차원의 공공성에 한 부분을 차지하면서 동시에 영향을 미친다. 체제로 보면, 영향을 미친다는 표현보다는 체제의 공공성을 구성한다는 표현이 더 정확하다.

공공성 논의에서 단연 핵심을 차지하는 과제는 공공성의 주체 문제이다. 한국적 현실과 경로에서는 국가가 가장 중요한 공적 주체였으며, 이 글에서도 국가가 가장 중요한 검토 대상임이 틀림없다. 그중에서도 새롭고 도전적인 과제는 국가의 주체성과 공공성 간의 관련성을 재검토, 해체, 재구성하는 것으로, 익숙한 영역과 그 경계를 넘으면 공공성은 형식적이고 법률적인 공공부문의 범위에 한정되지 않는다.

공적 주체로서 국가를 재구성하는 것은 동시에 반-공공성 개념과 반-공적 주체, 그리고 잠재적인 공적 주체에 대한 논의로 이어져야 한다. 이런 맥락에서 주체로서 민간, 시장, 자본이 공공과 어떻게 연관되고 그 안에서 공공성이 확보될 수 있는지를 논의할 것이다. 그동안 공공성 논의가 부진했던 민간과 자본의 영역에서, 그리고 시민사회 안에서 공공성은 어떻게 규정되고 실천될 수 있는지 검토하고 다시 구성한다. 이 과정에서는 각 주체의 상호 권력관계와 그를 매개로 한 정치경제가 중요한 탐구 대상이 될 것이다.

논의 범위를 관통하는 공통 과제는 새로운 맥락에서 공공성을 새롭게 규정하는 것으로, 여기에는 이중, 삼중의 과제가 있다. 하나는 그동안 축적된 공공보건의료 논의를 어떻게 확장하고 재구성하는가 하는 것으로, 건강과 건강결정요인을 포함하고 기관이나 정책뿐 아니라 제도, 체계, 레짐 또한 포괄해야 한다. 건강과 보건의료에서 말하는 공공성의 특수하고도 고유한 특성을 명확하게 하면서도, 다른 영역과의 관련성 아래에서 보편적 의미를 획득하는 것도 과제다.

실천을 고려하면 당연히 현실의 공공성과 공공보건의료를 분석해야 한다. 문제를 파악하고 구조를 이해하며 새로운 방향을 모색하는 것은 가장 현실적인 과제다. 특히 누가 실천할 것인지를 중심에 놓으면 현실성이 새로운 행동의 중요한 동기로 작용한다. 다만, 좋은 이론이 뒷받침되어야 현실을 정확하게 분석하고 장애물을 이해할 수 있다는 과제가 남는다. 새롭게 규정된 공공성으로 현실을 이해해야 하고, 이러한 이해는 다시 이론을 건실하게 만드는 데 이바지할 것이다.

이해해야 하는 현실에는 현재 시점뿐 아니라 역사적 현실로서 과거도 포함된다. 공공성 개념이 역사적으로 구성된 것이라면 역사적 방식은 새로운 이해와 성찰의 기초가 될 것이다. 공간적으로도 우리 현실과의 거리와 외부자 시각이 한국의 현실을 더 잘 이해할 수 있는 또 다른 자료를 제공해줄 것으로 본다. 비교체제론comparative systems의 방법이 항상 유용한 것은 아니지만, 적어도 한국적 관점을 절대화하지 않는 데는 충분히 도움이 될 것이다. 강조하고 싶은 것은, 비교체제론 관점의 분석은 단순히 여러 나라를 평면적으로 비교하여 비슷한 점과 다른 점을 찾아내는 것 이상이어야 한다는 것이다. 한국과 무엇이 같고 무엇이 다르다는 식의 비교에는 큰 의의가 없다. 자본주의 체계의 심층적 실재와 관련성 속에서 공공과 민간, 그리고 정책과 현상이 어떻게 작동하고 현상하며 그 친화성과 긴장이 어떤지 탐색하는 것이 필요하다.

공공(성) 논의는 이론과 실제를 넘어 새로운 대안을 모색하는 것까지 포함해야 한다. 이론-실제-대안은 서로 긴밀하게 연관된 과제로, 대안의 기초가 되는 가치는 따로 떨어진 것이 아니라 현재를 진단하는 데 직간접 기준이 된다. 대안의 내용, 주체, 변화의 과정 또한 분리되지 않고 긴밀한 상호작용 속에 있다. 시간의 축에서는 지속적인 순환의 고리를 통해 현재와 미래, 과거가 서로 영향을 주고받는다.

이론과 실천에서 공공(성)을 해명하고 새로운 대안을 모색하는 것은 결과적으로 한국의 건강과 보건의료체계 전체를 어떻게 개편해나갈 것인가 하는 질문과 떨어질 수 없다. 건강이나 보건의료와 연결된 다양한 영역의 대안적 전망과도 관계가 있다. 예를 들어, 노동시장이나 비정규직 문제를 어떻게 할 것인지는 건강이나 보건의료의 공공성과도 분리할 수 없는 질문이다.

대안의 틀 안에서 개편이나 개혁 또는 변혁이 의미하는 것은 단지 현상의 부분을 기술적으로 개선하고 보완하는 것이라고 할 수 없다. 변화는 다양한 층위에 실재하는 구조와 메커니즘을 어떻게 바꾸어갈 것인가 하는 과제다. 근본적으로는 자본주의 사회경제체제의 변화를 전망하면서 건강과 보건의료를 어떻게 바꾸어갈 것인지 묻는다. 자본주의 사회경제체제는 단지 건강이나 보건의료의 조건이나 환경이라는 의미를 넘는다. 건강과 보건의료체계가 변화하는 과정에서 동시에 서로 영향을 주고받으면서, 사람들의 더 나은 삶을 위해 변화하고 극복되어야 할, 더 큰 보편성으로 파악할 것이다.

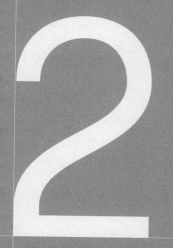

PART

2

공공성의 이론

제3장
이론의 틀과 방법

공공, 공공성, 공공영역, 공공조직 등 '공공'이 붙거나 포함된 용어와 개념은 다양하다. 문제는 공공장소, 공공미술, 공공주택, 공공기관 등이 가리키는 공공의 뜻이 일치하지 않는다는 것이다. 최소한의 공통 요소가 있으나 '공공'기관과 '공공'미술로부터 통일된 '공공(성)' 개념을 도출하기는 쉽지 않다. 분야와 용법에 따라 공공이라는 말과 개념이 다양하게 쓰이는 현실에서 이를 무시하면서 개념을 일관되게 정의하는 것은 불가능하고 또한 무용하다.

공공(성)을 명확하게 개념화하기 어려운 한 가지 이유는 이 개념이 내포하는 뜻이 사회적·역사적 맥락에 따라 달라지기 때문이다. 미국 철학자 듀이John Dewey는 공공(성)은 언제 어디에도 같은 모습으로 출현할 수 없다고 주장했다(듀이, 2014: 33). 공공 개념은 형성기부터 근대 자본주의의 산물인 시장과 상호의존적 관계였고, 역사적으로 서로 다른 관계적 맥락을 피할 수 없었다. 한국에서 공공(성)을 논의할 때 자주 동원되는 하버마스Jürgen Habermas의 이론에 따르면, 서구에서 공공영역은 (적어도 출발선에서는) 공권력과 구분되고 대비되는 가운데 시장 또는 사적 영역과 더 친화적이었다. 정치적 공론장, 문화적 공론장이라는 말에서도 알 수 있듯이, 하버마스는 공론장이 본래 사적 개인들의 공론장이라고 주장한다(하버마스, 2001: 98~99). 그는 국가의 사회화, 사회의 국가화 현상과 더불어 영역의 경계가 불분명해진다고 지적하면서도 공론장을 사적 영역으로 분류했다.

　유럽적 맥락의 공공영역 또는 공론장은 한국을 비롯한 후발 자본주의 국가의 그것과 다르다. 유럽과 비교할 만한 시장과 사적 영역이 존재하지 않은 사회에서 공공은 대부분 '주어진' 또는 '만들어진' 것이라고 해야 할 것이다. 흔히 국가가 자본주의 시장을 조성하고 개입하는 상황을 고려하면, 공공은 시장보다는 국가와 친화적일 가능성이 크다. 사회주의 국가가 이해하는 공공(성)도 크게 다른데, 국가와 구분되는(사적 영역과 연결되는) 공공 개념이 아예 존재하지 않을 수도 있다.

　여기서 다루는 공공성과 공공보건의료는 이론의 맥락으로서 대한민국(남한)이라는 지리적·정치적·사회경제적 공간을 전제한다. 공공 개념과 이론이 맥락에 의존할 때 가장 먼저 만나는 도전은 이론의 보편성과 특수성 문제다. 예를 들어, 한국 보건의료의 공공성과 미국 보건의료의 공공성은 어떤 점이 같고 어떤 점이 다른가 하는 질문은 보편적 이론의 여부와 가능성 문제를 제기한다. 즉, "두 나라의 공공성을 모두 포함하되 그를 넘어서는 보편적 이론이 존재하는가"라는 질문에 답해야 한다. 공공(성)과 공공영역을 다루는 이론은 보편적이어야 하지만, 사회적 맥락을 제거하지 못하는 한 그 보편성은 '부분적 보편성'을 넘을 수 없다. 이는 사회와 사회 현상을 다루는 모든 이론이 비슷하게 겪는 문제다.

　건강과 보건의료의 공공성에 한정하면, 이론의 보편성은 그 이론이 무엇을 어떤 범위로 다루는지 하는 대상과 범위의 특성과 밀접한 관계가 있다. 우리가 주로 다루는 이론 대상이자 범위인 공공성의 내용은, 비판적 실재론이 말하는 사건과 경험 또는 구조와 과정으로, 보편성보다는 특수성이 더 강하다는 특성을 보인다. 한국과 일본 사회가 공공의료기관에 기대하는 것은 큰 차이가 있으므로, 보편적 이론으로 공공보건의료의 기능을 규정하기는 쉽지 않을 것이다. 단지 현상과 경험에 그치지 않고 이런 결과를 산출한 특정 구조와 메커니즘에 차이가 나면, 이론적으로는 보편성보다는 특수성이 더 두드러진다.

　특수성에서 출발하여 보편이론을 탐색하는 것이 불가능하지는 않다. 특수성에 기초한 보편성은 주로 사회과학 이론에 대한 것으로, 이는 특수한 '일상의 개념과 의미'에서 출발하여 '사회과학적 서술'이나 '사회이론(관점)'으로 나아가고자 한다(블래키, 2015: 172~173). 건강과 보건의료의 공공성 이론도 이런 의미의 보편성을 추구하며, 이 과정을 거치면 예를 들어 '경로의존성'이나 '통치성'으로 공공성의 인과관계를 설명할 수도 있을 것이다. 한국의 경험과 현상은 물론 이와 관련된 구조와 메커니즘 또한 보편적 이론을 구축하는 데 활용될 수 있다.

공공성 이론이 다루는 대상을 어떻게 개념화하고 범주화할지도 중요한 과제인데, 여기서는 이 또한 한국적 맥락과 경험, 그중에서도 건강과 보건의료의 경험과 실천, 이론을 반영하려 한다. 우리가 관심을 기울이는 연구 대상인 공공성과 공공보건의료는 ① 건강과 보건의료를 대상이자 목표로, ② 행위자 또는 주체인 '공적 주체'가, ③ 체계와 그 구성요소의 상호작용을 통해 (공적) 가치를 실현하려는 과정으로 이해할 수 있다. 따라서 공공성은 대상, 주체, 실현된 어떤 상태, 실천 과정을 모두 포함하는 것으로, 앞서 구분한 각각의 범주로 환원되지 않는다. 공적 주체에 대해서만 공공성을 말할 수 없고, 대상, 내용, 추구하는 가치 등도 한 가지 측면만으로 공공성을 가늠할 수 없다.

이 글에서는 이러한 범주 구분을 바탕으로 하되, 논리 전개의 편리성과 가능성을 고려하여 네 가지 요소, 즉 ① 건강과 보건의료, ② 공공(공적) 주체, ③ 공공(성)의 내용, ④ 공공의 지배로 나누어 분석하고자 한다. 공공 또는 공공성(내용)은 공적 주체와 공공의 지배라는 과정, 그리고 이를 통해 실현된 가치 또는 결과물 모두를 뜻한다.

공공성을 둘러싼 과정과 결과는 단순하지 않으며, 서로 다른 주체와 지배 사이에서 조응과 긴장관계 아래 형성된다. 공공성은 하나의 제도로서 의료나 보건의료를 넘어 건강과 이에 영향을 미치는 여러 사회적 요인을 아우르는, 말하자면 다분야multi-sectoral, 초분야trans-sectoral 현상이자 실재reality이다. 이들 이론요소는 연역적이면서 동시에 귀납적으로 서로 작용한 결과물로도 생각할 수 있다. 그동안 한국사회와 공공영역에서 진행된 논의를 반영하는 점에서는 역사적·경험적·귀납적이지만, 어느 정도까지는 이미 정립된 이론과 지식, 규범에 의존한다는 점에서 규범적이고 연역적이다.

앞서 제시한 범주와 요소를 분석하고 설명하는 순서는 열거, 병렬 형식보다는 일정한 논리와 위계를 따르되, 한편으로 한국적 경험을 함께 반영한다. 공적 주체, 공공성의 내용, 공적 지배, 결과인 공적 가치 실현 등의 관계는 여러 요소를 단순 배열한 것일 수 없다. 예를 들어, 공적 소유는 공공성에 영향을 미치는데, 공적 소유가 저절로 공공성을 보장하지 않지만 서로 무관한 것도 아니다. 공적 소유는 이를 둘러싼 공적 지배의 체계(예: 중앙정부와 지방정부)가 어떤지에 따라 공공성을 산출하는 데 영향을 미치는 정도가 다르다. 서로 구분되는 개념을 위계에 따라 차례로 검토하고, 개념 사이의 내포와 외연을 최대한 명확하게 하는 것이 중요하다. 현실에서는 논리적 순서와 위계가 명확하지 않고 자주 서로 겹치거나 불분명하지만, 서로 다른 층위에 위치하는 요소들 사이의 복잡하고 유동적인 상호관계 자체가 중요한 분석 대상이다.

논리적 구조와 더불어 한국적 경험을 반영하면, 공공(공적) 소유에서 논의를 시작하는 것이 편리하고 이해가 쉬울 것으로 판단한다. 이론적으로는 공공성이 더 추상 수준이 높지만, 소유 주체, 예를 들어 국가나 공공기관에 따라 공공을 규정하는 것이 논리적으로 쉬울 뿐 아니라 현실에서 제기되는 문제들과 연관성이 더 높다. 소유 주체의 다음 단계로, 그보다는 추상성이 높은 공적 지배와 공공성을 다루는 순서를 택한다. 추상성 수준에서 이들은 다른 층위에 있지만, 서로 밀접하게 연관되고 또한 서로 의존적인 관계에 있다.

아직 공유하는 용어와 개념이 명확하지 못한 것이 한계이자 과제라는 점을 미리 밝혀둔다. 무엇보다 큰 도전은 대부분 주제에서 용어와 개념이 불명확하여 의사소통과 논의의 공통 기반이 취약하다는 점이다. 예를 들어 공, 공공, 공적, 공중 등의 말들은 일상에서 흔히 다른 명사와 함께 쓰이는데, 구체적으로 어떤 차이가 있는지 구분하기 어렵다. 개념과 용어의 혼란상이 개인 차원을 넘어 사회적 영향을 미치는 문제가 더 중요하다. 일부 국공립기관이 제공하는 보건의료만을 공공으로 포괄하는 관점과 모든 의료서비스는 본래 공적 가치를 지닌다는 시각 사이에 접점을 찾을 수 없으면, 논의와 실천을 둘러싼 혼란과 갈등을 피하기 어렵다.

여기서는 현실적 한계를 인정하고, 무리하게 한 가지 말과 개념으로 통일해 오히려 혼란을 초래하는 것을 피하고자 한다. 맥락에 따라 적절하다고 판단하는 말을 골라 쓰고, 필요하면 공통 기반을 위한 조작적operational 정의를 활용한다.

1. 공공성의 범위: 보건의료와 건강

이 글에서는 공공과 공공성의 범위를 보건의료를 넘어 건강, 그리고 건강에 영향을 미치는 다른 요인, 즉 건강결정요인까지 확장하려 한다. 이러한 범위는 이미 쓰는 말 또는 개념인 '공공보건의료'나 '공공의료'라는 영역의 경계보다 더 넓다. 확장된 범위를 표현하면 지금으로서는 '공공건강' 또는 '건강의 공공성'이 비교적 가깝겠으나, 아직은 생소한 표현인 데다 논리와 이론도 미숙한 문제가 있다. 건강결정요인까지 포함하면 공공건강이라는 범위를 넘는 것도 고려해야 한다.

건강에 앞서 보건과 의료를 구분하는 문제를 다룰 필요가 있다. 일반적으로는 보건, 의료, 보건의료가 모두 쓰이지만, '공공보건'보다는 '공공의료'가 익숙한 것이 사실이다. 이제 보건과 의료를 종합하여 '공공보건의료'로 표현하면, 의료뿐 아니라 보건까지 포함해 공공성을 논의해야 한다는 주장으로 보이기 쉽다. 그동안 의료와 비교하여 보건의 공공성 문제가 크게 주목을 받지 못했으므로, 공공보건 또는 보건의 공공성 문제는 이것만으로도 논의할 만한 충분한 가치가 있다. 이는 단지 이론 차원의 과제가 아니라 현실적 요구이기도 한데, 그동안 '보건정책'과 '의료정책'을 구분하고 분리하는 경향이 강했고 이는 다시 보건과 의료를 점점 더 엄격하게 분리하는 결과를 초래했다. 예를 들어, 보건소는 의료에서는 손을 떼고 보건에 집중해야 한다는 주장이 대표적이다.

여기서는 보건과 의료, 보건의료를 따로 정의하는 대신, 기존 논의를 공공성과 연결하여 비교적 간단하게 개념을 규정하고자 한다. 전통적으로 보건은 영어의 'public health'와 상응하는 것으로 이해했으나, 둘이 완전히 일치하지는 않는다. 아직 '공중보건'이라는 말도 쓰이고 'health services'가 보건서비스를 뜻하는 때도 있다. 이러한 맥락에서 '보건정책'은 주로 공중보건정책 또는 집단을 대상으로 하는 정책을 가리킨다. 최근 용어로는 개인 건강서비스personal health services와 대응되는 개념인 집단보건population health services을 다루는 정책을 가리킬 때가 많다.

개인 서비스와 집단보건을 구분하면, 예를 들어 예방접종은 개인 서비스인 동시에 집단보건의 대상이자 실천이기도 하다. 각 개인이 받는 예방접종은 보건의료서비스와 그 편익이 모두 개인에게 귀속되어 개인 건강서비스의 속성이 있지만, 집단면역을 달성하려는 사회나 집단의 집합적 실천(기획, 정책, 사업, 평가와 모니터링 등)은 집단보건서비스로 분류해야 한다. 같은 논리로, 개인 서비스에 영향을 미치는 대부분 사업과 정책, 개입은 집단보건(서비스)에 해당한다.

보건과 의료를 명확하게 구분하지 못하는 상황도 많다. '보건의료'라는 용어를 쓰는 것은 일차적으로는 보건과 의료를 구분하기 어려운 개념 차원의 문제지만, 사회적·집합적 실천에서 개인 건강서비스와 집단보건이 흔히 연속선상에 있다는 점도 고려한 결과다.

개인 건강서비스로서 의료와 집단보건으로서 보건을 모두 포함하여 '보건의료'의 공공성을 다루어야 하고, 이는 '공공보건의료'로 개념화할 수 있다. 보건의료의 특성에 기초해 공공보건의료 개념을 도출하는 이런 접근은 논리적으로는 타당하지만, 현실에 그대로 적용할 수 있는지는 또 다른 과제다. '공공보건'이 그리 익숙하지 않은 용어라는 데서도 알 수 있듯이, '공공의료'와 '공공보건'은 바로 '공공보건의료'로 수렴되지 않는다.

보건과 의료가 분명하게 나뉘는 것은 한국적 현상으로, 의료보험제도 시행으로 (개인) 의료이용과 제공이 늘어난 것이 중요한 계기로 작용했다. 개인 건강서비스를 담당하는 민간부문의 역할이 커질수록 민간과 공공(=정부)이 담당하는 역할은 더 명확하게 나누어지고, 결과적으로 의료=민간, 보건=정부=공공의 등식이 굳어졌다. 집단보건의 가장 중요한 주체는 제도적으로 정부(중앙과 지방)이고, 보건의 '정부성政府性' 또는 그런 의미에서의 공공성은 굳이 공공이라는 말을 덧붙이지 않아도 보건의 의미에 통합되었다. 이런 상황에서 공공보건의료라는 개념을 적용하면, 지금까지 크게 관심을 기울이지 않았던 공적 주체의 공공성 문제, 즉 주체인 공공과 정부가 담당하는 보건이 내용적 공공성을 실현하는지 묻는 효과가 있다.

공공성을 탐색하는 이 글에서 보건과 의료를 구분하는 과제보다 더 중요한 관심사는 건강과 보건의료의 경계, 그리고 그 상호관계를 규정하는 것이다. 결론부터 말하면, 공공(성)과 관련된 논의 범위는 보건 또는 보건의료를 넘어 건강까지 확대되어야 하며, 이는 보건의료의 공공성뿐 아니라 '건강의 공공성'까지 연구 범위에 포함해야 한다는 것을 뜻한다. 건강을 공공성의 잣대로 논의하는 이유는 기술적이기보다는 공공성이 처음부터 어떤 특정한 결과나 과정을 지향하는 '가치'로서의 특성을 포함하기 때문이다. 공공성은 어떤 가치를 달성하는 수단(도구)으로서의 속성을 포함하지만(예: 접근성과 비용부담), 여러 내재적 가치, 예를 들어, 참여, 민주주의, 권리를 포괄한다.

이런 범위로 공공과 공공성을 말하고 실천하면, 공공성을 보건의료의 경계 안에 가두는 것은 처음부터 불가능하다. 공공보건의료나 보건의료의 공공성을 중요한 가치로 생각하고 주장하는 이유는, 보건의료 이용이 되었든 보건의료 과정이 되었든 공공성이 어떤 중요한 가치를 성취하는 것과 연관되기 때문이다. 이 가치는 보건의료에 내재한 것일 뿐 아니라 더 좋은 삶, 그리고 그 조건과 맞물린다. 예를 들어 보건의료의 형평성이 공공성이나 공공보건의료의 한 가지 핵심 특성이라면, 이는 그 자체로 중요한 가치일 뿐 아니라 결과로서 건강의 형평 그리고 좀 더 넓은 의미에서 배분의 정의와 관계가 있다. 공공성은 좀 더 바람직한 어떤 가치를 의미하고, 이는 보건의료가 독점할 수 있는 것이 아니다.

'건강의 공공성' 개념을 정립하는 것은 도전적 과제다. 건강의 공공성은 보건의료의 공공성과 비교해도 더 추상적이고 모호하다. 공공성을 어떻게 정의하든 이것이 집합적 특성을 나타내는 것이면, 최종적으로 개인의 속성에 속하는 건강에 이런 개념을 적용할 수 있을지 의심스럽다. 추상 수준의 이론으로 성립할 수 있을지는 일단 미루어둔다.

건강의 공공성이 어떻게 구성되어야 하는지는 차후 작업으로 남겨두더라도, 어떤 보건의료인가를 묻는 것과 꼭 같이 어떤 건강인가를 묻는 것은 필요하다. 이때 건강의 공공성을 수용해야 하는 논리적 근거는 보건의료의 공공성과 크게 다르지 않다. 즉, 건강의 공공성 또한 어떤 특정한 규범과 가치, 또는 부정적 현실의 대안이나 이상형으로 볼 수 있다. 건강의 공공성을 말해야 하는 의의, 그리고 결과에 대한 것인가 과정에 대한 것인가도 보건의료의 공공성과 큰 차이가 없을 것이다. 건강결과(예: 건강의 형평이나 조기 사망을 피하는 것 등)와 건강을 성취하거나 실현하는 과정(예: 참여, 자기 결정 등)에 모두 공공성 개념을 적용할 수 있다.

건강의 공공성 개념에서 특히 중요한 것은 '건강의 사회적 결정요인social deter-minants of health'이다. 보건의료에서는 보건의료서비스에 대한 접근이나 질, 비용, 불평등이 공공성이나 공공보건의료와 밀접한 관련이 있는데, 접근성이나 질과 같은 공공성의 요소는 보건의료의 목적이나 목표를 무엇으로 보는지에 따라 과정일 수도 결과일 수도 있다. 어느 쪽이든 보건의료의 공공성은 여러 결정요인(투입)이 함께 만들어낸 결과이고, 그 결정요인이나 투입물(예: 인력이나 시설의 분포), 과정 또한 공공성을 판단하는 대상이다. 지리적 접근성을 보장하는 것은 공공성의 한 특성이지만, 이를 가능하게 하는 인력과 시설, 재정 또한 공공성 개념으로 설명할 수 있어야 한다.

같은 논리를 활용하면, 건강의 공공성은 여러 사회적 결정요인에 영향을 받고, 특히 그 요인들의 공공성에 의존한다. 한 가지 예로, 건강 불평등 정도를 건강의 공공성을 나타내는 한 지표라고 할 때, 여기에 큰 영향을 미치는 요인인 소득이나 교육도 공공성 개념에서 빠질 수 없다. 보건의료가 중요한 건강결정요인에 속하고 여기에 공공성 개념을 적용하는 것이 이상하지 않듯이, 같은 맥락에서 교육이나 소득에도 '건강의 공공성' 개념을 적용해야 한다.

공공성을 건강결과, 그리고 여기에 영향을 미치는 사회적 결정요인까지 넓히면, '체계' 수준에서 공공성을 논의하는 장점이 있다. 예를 들어, 건강수준이 나쁘고 보건의료에도 접근하기 어려운 취약지역 저소득층에 대한 과제를 보건의료의 틀에 한정하지 않고 건강과 결정요인까지 확대할 때 이런 장점이 드러난다. 건강과 보건의료의 공공성은 의료이용을 보장하는 수준을 넘어 공중보건, 교통, 소득, 지역사회까지 넓어질 수 있다. 건강 영역 이상으로 공공성 개념을 확대할 수도 있는데, 이는 공공성을 체계 전체의 지향과 가치로 이해하는 것이다.

공공성 개념을 확대하는 접근에는 단점도 있다. 특히 건강과 보건의료를 다룰 때 공공의 범위가 지나치게 넓어지고, 그 결과 실천 대상과 영역 또는 목표가 불분명하다는 것이 대표적 비판이다. 이런 문제의식은 단순히 영역 구분, 즉 보건과 의료, 공공과 민간, 보건의료와 다른 영역 등을 구분하고 역할을 분담해야 한다는 요구에서 나온 것이 아니다. 더 중요한 근본 질문은 공공 또는 그와 관련된 과제를 따로 이론화할 가치와 필요가 있는지 하는 것이다. 여러 요인과 체계를 통합적으로 다루어야 하면, '체계'나 '체제'에서 범위를 좁혀 굳이 모호하고 불안정한, 그리고 때로 실무와 기술의 차원처럼 보이는 공공이나 공공성 개념을 동원하는 의의가 있는지 물어야 한다.

건강의 공공성 개념에서 나타나는 한계와 비판은 공공성을 한 기관이 아니라 체계 수준에서, 그리고 이분법적 특성이 아닌 연속적 개념으로, 또한 보건의료 내부 관점이 아닌 포괄적 관점에서 이해하면 어느 정도까지는 극복할 수 있을 것으로 생각한다. 어떤 실천이 필요하고 그것이 어떤 의미가 있는지 하는 문제는 남지만, 건강의 공공성 개념은 건강과 보건의료에 영향을 미치는 공공성의 범위와 접근 방법을 최대주의적으로 구성하는 데 유용하게 활용할 수 있다.

어떤 지방의료원이 진료의 공공성을 높이는 것과 지역의 건강 불평등을 줄이는 것은 서로 다른 활동이지만, 건강과 보건의료의 공공성을 높이는 기능이자 역할인 것은 마찬가지다. 의료 불평등이 아닌 건강 불평등은 보건의료만으로는 영향을 미치기 어렵고, 소득, 교육, 주거 등을 모두 대상이자 목적으로 포괄한다. 지역의 건강 불평등을 다루는 것은 보건의료기관과 서비스를 넘어 보건의료의 공공성으로, 보건의료를 넘어 건강의 공공성으로, 그리고 건강을 넘어 다른 사회적 요인의 공공성으로 확장하는 의미가 있다.

2. 공공의 주체(공적 주체)

한국에서 공공은 흔히 소유 주체를 중심으로 규정하나, 여기서는 원칙적으로 소유 주체를 기준으로 공공을 정의하지 않으려고 한다. 공공이나 공공보건의료는 정부와 공공부문이 소유, 재원, 서비스 공급, 운영과 관리, 거버넌스의 주체라는 뜻이 아니다. 이는 공공성을 논의하는 의미를 주체 중심에서 가치 중심으로 옮기는 시도이기도 하다. 공적 주체가 공공성을 실천하고 실현하는지가 주된 관심이라기보다 공공성을 어떻게 실천하고 실현할 수 있는지, 어떤 주체가 어떤 방법으로 이런 역할을 할 수 있는지, 관점을 이동하는 것이다. 결과적으로는 주체가 바뀌지 않더라도 관점을 바꾸는 것 자체가 중요하다는 것을 강조한다.

공공성은 어떤 사회적 가치, 지향, 특성을 뜻하고, 공공과 공공보건의료라고 하려면 이러한 공공성을 실천하고 실현한다는 전제를 충족해야 한다. 사회적 가치는 개인의 이익보다는 사회 구성원 다수의 이익과 좋은 삶을 보장하려는 지향성을 가리킨다. 공공 또는 공공성은 이런 가치와 그 가치가 실현되는 과정, 또는 그런 과정을 거친 결과(산출물)를 의미하고, 공적 주체는 과정과 결과에 영향을 미치는 한에서 공공성과 관계가 있다.

공공 또는 공공성의 내용과 가치는 소유, 실천, 지배의 주체와 저절로 그리고 완전하게 연결되지 않는다. 공공부문이 소유하거나 지배하더라도 반드시 공공성을 실현할 수 있는 것은 아니며, 공공영역에 속한 주체가 아니라도 공공성을 실천하고 실현할 수 있다. 예를 들어, 국립대학병원과 민간대학병원의 의료서비스에 공공성의 차이가 있느냐는 의문이 소유 주체와 공공성이 일치하지 않는 것을 드러내는 대표적 사례다. 주체와 공공성 실현은 언제 어디서나 일치와 불일치의 긴장관계에 있으므로, 어떤 주체의 어떤 특성이 공공성을 실현하는 조건이 되는지 물어야 한다.

소유 주체를 어떻게 구분할 수 있는지 하는 질문도 피하기 어렵다. 자본주의 사회경제체제에서 소유의 문제는 또한 권력과 지배의 문제로, 가장 거칠게 구분하더라도 '국가'와 '경제'(또는 시장이나 자본)를 나눠야 한다. 뒤에서 더 자세하게 분석하겠지만, 국가와 경제를 따로 구분하는 것보다는 국가와 경제를 제외한 제3의 영역을 구분하는 것 또는 그 경계를 정하는 문제가 더 어렵고 복잡하다.

국가, 경제와 구분되는 제3의 영역은 주로 '시민사회'를 가리킨다. 홍윤기의 주장을 빌리면, 시민사회 논의는 계급주의적 또는 계급사회론적 해석에 한계가 있다는 판단에서 출발한다(홍윤기, 2002). 계급이라는 실재와 그 영향력에 토대를 두고 전체 사회 현상과 생활 과정을 설명하려는 계급주의적 방법으로는 현대 사회를 제대로 해명할 수 없다고 보는 것이다. 이런 관점에서는 경제보다 주로 국가를 어떻게 규정하는가가 문제가 된다. 국가를 다시 국가-시민사회로 나누는 것이 헤겔, 마르크스, 그람시로 이어지는 고전적 구분이라면, 하버마스는 국가-공중영역-시민사회로 나눌 것을 주장한다(홍윤기, 2002). 이와는 조금 달리 국가-경제-시민사회로 나누는 삼분법은 서구 포스트 마르크스주의 관점을 반영한 것으로, 코헨과 아라토가 확립한 분류로 유명하다(Cohen, 1992). 최근 '리얼 유토피아'를 주장하면서 유명해진 라이트도 이 삼분법을 따른다(Wright, 2010).

어떤 분류가 옳은지 따지기에 앞서 각각의 구분이 개념적으로 무엇을 의미하는가를 물어야 한다. 라이트의 말대로 국가, 경제, 시민사회를 엄밀하고 명확하게 정의하기 어려우면 최소한 공통의 이해 기반이라도 필요하다(라이트, 2012: 175). 각각을 구분해 정의하는 데는 이론과 경험 영역 모두에 어려움이 존재하는데, 예를 들어 전업주부가 가족 내에서 시부모의 요양을 담당할 때 이를 시민사회 영역으로 볼 것인지 경제 영역으로 볼 것인지 쉽게 답하기 어렵다. 구분도 쉽지 않지만, 비영리 조직의 경제활동처럼 어떤 사회활동이 고정되지 않고 경계를 넘나드는 것도 개념 규정을 어렵게 한다.

실용적으로는 라이트가 시도한 접근을 따르는 것이 문제를 쉽게 하는 한 가지 방법이다. 그는 주체를 구분하여 각각의 경계와 그 내용을 엄밀하게 논증하는 것을 목표로 하지 않고, 각 주체의 개념을 '관례적'으로 정의하는 방법을 택했다(라이트, 2012). 관례를 따른다는 의미는 경험과 현실, 현실에서 제기되는 과제, 그리고 사회 구성원의 일반적 이해에 기초하여 각 주체를 구분하고 그 특성을 정의했다는 것을 뜻한다. 한 가지 예로, 한국사회에서 시민사회를 공적 주체의 하나로 구분할 것인가 하는 질문에 관례를 적용할 수 있다. 명확한 정의와 엄밀한 분석을 거치지 않더라도 현재 시민사회가 공적 주체의 하나로, 특히 경제와는 구분되는 독립적 주체로 실재한다는 것을 부인할 사람은 많지 않을 것이다. 이런 관례는 1980년대 말 이후 시민사회가 형성되면서 실천과 상호작용을 통한 역사적 경험이 축적되고 사회적 이해가 확대된 결과, 즉 역사적 구성물이다.

이 글도 공적 주체를 설명하는 분석 틀로 국가-경제-시민사회라는 삼분법을 활용하고자 한다. 본격적 논의에 앞서 먼저 검토할 것은 경제라는 개념이 적절한가 하는 점이다. 우리 사회에서 관례로 써온 방식으로는 시장 또는 자본이라는 개념이 경제보다 더 적합할 수도 있으나, 많은 이론과 논의가 이미 경제를 쓰고 있는 현실도 무시하기 어렵다.

용어의 적절성은 개념의 명확성만으로 판단할 수 없다. 경제와 자본 모두 명확하게 정의하기 어려운 점은 비슷하다고 할 때, 삼분법 분류로는 국가와 시민사회 모두 경제활동의 주체와 시장참여자가 될 수 있는 점이 더 혼란스럽다. 일단은 기존 논의를 좇아 넓은 개념인 '경제'로 통일하기로 한다.

주체란 곧 권력과 사회적 상호작용의 주체를 의미한다. 즉, 국가, 경제, 시민사회는 공공기관이나 조직의 관점에서는 소유와 지배의 주체인 동시에 모든 권력과 사회적 상호작용의 주체이기도 하다. 공공성과 그 주체는 저절로 일치하지 않으며, 공공성은 국가, 경제, 시민사회 모두와 상관이 있다.

세 주체가 공공성을 실천하거나 실현할 가능성은 서로 다르다. 대체로 국가가 이를 실현하는 정도 또는 잠재력이 가장 크겠지만, 이론적으로는 시민사회와 경제도 어느 정도까지 공공성의 주체가 될 수 있다. 주체의 역할과 그 강도는 결국 공공성을 어떻게 이해하는지에 따라 달라지는 것으로, 공공과 공공성을 이론적·실천적으로 정립하려면 국가, 경제, 시민사회라는 세 주체와 그 상호관계를 해명하는 것이 중요한 과제가 된다.

공적 주체 또는 공공성을 실천하는 주체를 국가, 경제, 시민사회로 나누었지만, 공공성 관점에서 이들에 접근하는 목표와 과제는 서로 다르다. 국가는 어떤 조건에서 공공성을 실현하지 못하는지가 중요한 관심사라면, 경제는 그와 반대로 어떤 조건에서 비로소 공공성을 실현할 수 있는지가 더 큰 관심사이다. 국가나 경제와 비교하여 시민사회라는 주체와 공공(성)의 관계는 더 복잡하다. 시민사회가 바로 공적 주체라는 주장부터 아주 한정된 조건에서만 공적 주체가 될 수 있다는 주장까지 범위가 넓은 것이 현실이다.

3. 공공성의 내용

공공성의 내용이 어떻게 구성되는지는 다른 장에서 따로 구분하여 자세히 검토했다(주로 제6장을 참조할 것). 이론체계를 구성하는 한 요소인 공공성의 내용을 검토하기 전에, 소유 주체를 유일한 기준으로 삼아 공공성의 내용을 구분, 정의하지 않는다는 것을 다시 명확하게 해둔다. 공적 소유 주체가 주도하거나 관장하는 보건의료가 공공보건의료이며 이들이 곧 공공성 실현의 주체라는 것이 관행적 이해지만, 공적 소유뿐 아니라 국가-경제-시민사회라는 삼분법적 주체가 모두 공공성을 실천하고 실현할 잠재력이 있다.

공공성이 포괄하는 내용을 명확하고 특징적으로 규정하기 어려운 점은 비슷하다. 공공성이 본래 명확하지 않은 데다, 그마저 맥락과 상황에 따라 달라진다는 점을 이미 지적했다. 건강과 보건의료에서 공공성을 논의할 때도 비슷한 어려움이 따르는데, 공공성의 내용은 초월적 규범이나 공리로부터 연역적으로 도출되기보다 역사적 경로와 경험에 바탕을 두고 구성된 결과의 성격이 더 강하다.

1) 구조와 기제, 그리고 내용의 다차원성

먼저 검토할 것은 건강과 보건의료의 공공(성)을 결과 또는 결과적 특성으로 볼 수 있는지 하는 점이다. 앞서 표현한 방식을 따르면, 이는 "건강의 공공성 또는 보건의료의 공공성이라는 개념이 성립할 수 있는가?"라는 물음으로 요약된다.

이에 대한 한 가지 관점은 공공(성)을 '좋은' 건강결과나 보건의료서비스를 산출하기 위한 외재적도구적, extrinsic, instrumental 조건 또는 특성의 하나로 이해하는 것이다. 이때 공공(성)은 어떤 결과를 얻기 위한 투입이나 과정의 특성을 가리킨다. 이와 대조적으로, 건강이나 보건의료라는 결과에도 공공(성) 개념을 적용할 수 있다는 관점은 공공성을 내재적 가치로 보는 태도에 해당한다. '보건의료의 공공성 강화'라는 익숙한 표현은 이런 관점에 기초한 공공성 이해의 대표적 예이다. 이론적으로는 구분할 수 있지만, 공공성의 핵심 내용이 도구적 가치인지 내재적 가치인지 판단하는 것은 간단하지 않다. 공공성을 어떻게 규정하는가에 따라 타당성이 달라질 뿐 아니라, 타당성을 둘러싼 현실은 다시 공공성의 내용에 영향을 미친다.

성찰적 평형의 관점에서 공공(성) 이론을 구성하고자 할 때 과제는 현실의 용법을 벗어나 개념을 확장하고 정교하게 하는 것이다. 공공성 개념이 주로 공공병원(그것도 주로 지방의료원)에 한정되어 쓰이는 현실 감각과 달리, 이론적으로 공공(성)은 불확실하고 유동하는 개념에 가깝다. 공공(성)은 구조를 비롯해 조건과 환경의 특성을 나타내는 데는 물론이고, 어떤 가치와 의미, 그리고 (이런 여러 가지가 영향을 미친) 과정과 결과에 이르기까지 두루 사용된다.

실제 용법을 보면 이런 현상이 더 잘 드러난다. 보건의료의 공공성이라고 할 때 흔히 접근성, 포괄성, 지속성, 효율성, 비용과 같은 가치가 등장하지만, 보기와 달리 하나하나가 간단하게 정의할 수 있는 개념이 아니다. 개념 자체의 본질적 특성이기도 하지만, 서로 겹칠 뿐만 아니라 조건이나 환경과 잘 분리되지 않는다는 점도 크다. 예를 들어, 형평성이 높은 보건의료(결과)는 비용이나 자원의 분포(조건이나 환경, 도구)와 밀접한 관계가 있다. 보건의료의 공공성 강화라는 주장이 공공병원의 확대와 연결되는 예는 공공(성)이라는 가치가 결과나 조건 어느 한 가지에 한정되지 않는다는 것을 보여준다.

다양한 용법이 이론의 개념 구성으로 이어진다고 할 때, 공공(성) 개념은 반드시 다면적이고 다차원적multi-dimensional이다. 여기서는 공공성의 내용이 다면적이고 다차원적이라는 사실을 지적하는 정도로 그치고, 더 자세한 내용은 제6장의 이론 부분에서 다루기로 한다.

다면성과 다차원성을 전제하면, 서로 다른 측면과 차원, 그리고 다른 연관 가치나 특성 사이의 관계를 명확하게 하는 것이 큰 이론적 과제이다. 이런 어려움은 역사적으로 형성되고 활용된 현실의 공공(성) 개념이 처음부터 이질적이고 다차원적 요소를 포함한 데서 나온다. 예를 들어 보건의료의 접근성이나 적절한 비용이 공공성의 한 요소라면, 이것이 가능하도록 인력과 시설을 배치하고 건강보험제도를 운영하는 것은 공공성이라고 할 수 있는가? 인력, 시설, 재정은 그 자체로 공공성(공적 성격)의 영역이면서 동시에 접근성이나 비용의 공공성을 결정하는 투입요소로 해석할 수 있다. 그렇다면 접근성이나 비용의 공공(성)은 인력, 시설, 재정의 공공(성)과 무엇이 얼마나 다른가?

접근성을 비롯한 여러 개념을 모두 공공성으로 포괄하는 것은 환원주의적이고 과잉 개념이라는 비판을 받을 수 있다. '좋은' 또는 바람직한 건강결과나 보건의료를 모두 공공(성)으로 환원하면서 서로 다른 가치의 차이를 보지 못하게 한다는 지적과 같다. 예를 들어, 건강수준이나 보건의료 이용에 불평등이 크지 않은 상황을 생각해보자. 가치나 이념 수준에서 이런 상태를 좀 더 높은 수준의 형평과 공공성이 실현된 상태라고 할 수 있지만, 공공성을 강조하면 형평은 말할 것도 없고 양질, 바람직함, 옳음 등의 가치가 모두 공공성으로 환원된다. 개념을 지나치게 넓히면 여러 관련 요소를 모두 건강으로 끌고 들어온다는 뜻에서 이른바 '건강 제국주의health imperialism'로도 비판받을 수 있다.

지나친 포괄성의 위험을 피해 구체적이고 개별적으로 규정한다고 해서 문제가 모두 해결되지는 않는다. 좋은 결과를 산출하는 여러 요인이나 조건(예: 접근성이나 질) 가운데 한 가지로 공공성을 축소해도 되는지가 무엇보다 중요한 문제다. 축소한다는 것은 개념의 차이나 위계를 인정하지 않고 공공성을 다른 조건이나 요인과 같은 차원에서 병렬적으로 열거한다는 뜻으로, 이런 '평면화'는 이론적인 난점도 난점이지만 무엇보다 공공성과 공공보건의료를 다루는 현실 감각과 일치하지 않는다. 비용이나 접근성, 질 등의 과제를 흔히 공공성이라는 개념으로 포괄하는 현실을 고려하더라도, 공공성은 다른 가치나 특성과 병렬적으로 구분된다기보다 하나의 상위 개념으로 여러 개별 가치나 특성을 아우른다. 공공(성)은 현상적 요인들을 통일되게 설명하는 좀 더 심층적인 한 가지 원인(요인, 조건)이며, 형평, 비용, 질 등을 설명하는 다른 층위의 구조라 할 것이다.

지나친 포괄성과 평면화 사이의 딜레마를 피하는 한 가지 접근법은 공공(성)의 내용을 중위meso 수준에서 구성하는 것으로, 공공성 개념에 연관된 여러 가치(예: '양질')를 함께 포함하면서도 고유한 가치(예: '사회적', '제도적', '구조' 등)가 살아날 수 있도록 실용적 관점을 보강하는 방법이다. 최종 결과보다는 그것이 산출될 수 있는 조건(또는 그중 하나)을 중심으로 공공성의 내용을 구성하는 것이기도 하다.

이런 맥락에서 공공성은 잠정적으로 다음과 같이 정의할 수 있다.

주어진 자연적·기술적 한계 안에서 가장 좋은 건강결과를 달성하거나 가장 양질의 보건의료서비스를 생산·제공·이용할 수 있게 하는 '건강레짐'의 사회적이고 제도적인 구조와 과정, 그리고 그 특성.

여기서 건강레짐은 제도와 체계보다는 더 포괄적인 범위에서 건강과 보건의료를 결정하고 규율하는 환경을 뜻하며(체계적인 정의는 제10장의 논의를 참조할것), '사회적·제도적 구조와 그 특성'은 건강과 보건의료에서 나타나는 여러 현상의 원인이 되는 구조, 그리고 그러한 관계(인과관계 또는 메커니즘)를 가능하게하는 특성을 가리킨다. 비판적 실재론의 관점에서 구조와 메커니즘은 실재하는것으로, 하나의 층위가 아니라 여러 층위에 걸쳐 있다. 예를 들어, 비용 문제가가장 얕은 층에 있는 것이라면, 한 단계 더 심층에는 건강보장제도가, 그리고 그다음 단계의 심층에 한국의 경제, 사회, 노동 등의 구조가 자리한다.

여러 층위 중 가장 심층에 있는 구조로는 한국의 자본주의 사회경제체제를지목하고자 한다. 이를 구조라 하는 이유는 자본주의 또는 자본주의 시장경제체제가 토대로부터 건강과 보건의료를 규정하고 제약하기 때문이다. 물론, 사회경제체제의 틀이 비슷해도 자본주의와 시장경제체제의 구체적 특성은 다르고,건강과 보건의료에 영향을 미치는 방법과 강도도 편차가 크다. 건강과 보건의료에 영향을 미치는 심층 구조가 자본주의 사회경제체제 한 가지라 할 수는 없지만, 자본주의와 시장경제체제가 건강과 보건의료에 영향을 미치는 중요한 요인, 특히 공공(성)의 관점에서 근본적인 사회경제적 조건이라는 점은 자명하다.

구조와 메커니즘으로 사회경제체제까지 고려하면, 건강이나 보건의료의 공공성은 여러 층위의 구조 또는 실재와 조응하는 여러 요소(특성)를 함께 포함해야 한다. 예를 들어, 사회경제체제의 전반적 특성이라 할 수 있는 상업화 경향이 건강레짐에 영향을 미치고, 이는 다시 건강과 보건의료의 공공성을 위협하는 조건으로 작용한다. 서로 다른 층위의 구조인 사회경제체제, 건강레짐, 건강결정요인, 보건의료서비스 등이 모두 공공성의 내용과 관계가 있다. 공공성의내용을 구성하는 데는 건강과 보건의료뿐 아니라, 건강레짐이라는 포괄적 환경(조건), 그리고 사회와 제도의 구조와 특성이 함께 영향을 미친다.

이런 방식으로 공공성의 내용을 규정할 때 어떤 문제가 있을까? 중위 수준을지향할 때 흔히 그렇듯, 자칫 장점은 얻지 못하고 단점만 모아놓은 결과가 되는문제가 가장 심각하다. 특히, 공공성의 고유한 가치가 드러나야 한다는 의도와비교할 때, 개념 정의가 갖추어야 할 조건인 특이성specificity이 미흡할 가능성이 크다. 바람직하지 못한 결과를 초래하는 조건과 환경 모두를 공공성의 이름으로 포괄하면, 공공 개념에 모든 것을 담는다는 비판을 감수해야 한다. 앞서 건강 제국주의라는 표현을 썼지만, '공공성 제국주의'라는 비판을 들을 수도 있다.

한계를 인정하면서도 공공성 규정의 의의와 가치를 강조하고자 한다. 먼저, 공공성의 범위를 공공병원과 공공의료를 넘어 건강과 보건의료 전반으로 넓히려고 한 시도 자체가 의미가 있다고 판단한다. '건강레짐' 개념은 앞으로도 많은 이론적 도전을 견뎌내야 하겠지만, 적어도 공공(성)의 범위를 어떻게 설정할 것인가 하는 문제를 제기하는 의의가 있다. 최근까지 공공성과 공공보건의료를 주로 현상과 개인 수준에서 이해했다는 점을 고려할 때, 개념의 타당성과 무관하게 공공(성)을 총체적인 사회, 제도적 구조와 특성으로 확장한다는 점이 중요하다.

공공성과 그 개념을 심층 구조와 연결하면서 건강과 보건의료의 한국적 구조와 맥락을 특히 자본주의 사회경제체제와 관련해 설명하려는 것, 그리고 그것의 의의도 강조하고 싶다. 한국 보건의료에서 나타나는 다양한 부정성을 공공(성)의 부재absence나 결핍 때문으로 해석할 수 있다면, 공공성의 내용은 시장과 민간, 나아가 한국 자본주의의 근본 구조와 뗄 수 없는 것으로 구성된다. 부정성을 극복하고 부재를 없애는 것absenting이 공공성의 내용이자 의미일 수도 있다. 이런 맥락에서, 공공성을 현상으로 이해하는 데서 나아가 심층 구조와 기제, 특히 자본주의 사회경제체제와의 연관성 속에서 해석하고자 한다.

공공(성)과 공공보건의료가 해결해야 할 또 다른 과제는 실질과 과정의 문제이다. 민주주의를 다룰 때도 비슷한 문제가 생기는데, 공공성을 실질적 내용을 중심으로 규정할 것인지 아니면 과정이나 형식도 공공의 특성으로 보아야 하는지, 구분해서 검토할 필요가 있다. 공공(성) 개념에서 흔히 과정과 형식에 해당하는 개방성(모든 사람에게 열려 있다는 점에서), 투명성, 민주적 참여의 보장 등을 동시에 연상한다. 공공(성)의 내용을 규정할 때 흔히 이런 과정과 형식의 특성을 중요하게 생각하는 점을 고려하면, 공공의 실질적 내용을 어떻게 구성하든 과정이나 형식적 특성을 공공의 속성에서 제외하기는 어려울 것이다.

2) '구성되는' 공공성

공공(성)의 내용과 범위는 하나의 틀로, 규범적·연역적·선험적으로 정하기 어렵다. 건강이나 보건의료로 비교적 범위를 좁게 잡아도 마찬가지여서, 이를 둘러싼 사정은 더 상세하게 논의할 필요가 없을 것이다. 공공과 공공성이 시간적·공간적 맥락에 의존하는 것이 분명한 만큼, 공공과 공공성 논의가 특수성의 제약을 쉽게 넘어서기 어렵다는 정도로도 충분하다.

공공(성)의 내용은 '주어지는' 것이 아니라 '구성된다'라는 점을 강조한다. 공공(성)의 내용과 이에 대한 이해는 일상 경험을 통해 사회적으로 만들어지고 변형되는 것으로, 대중은 삶에서 만나는 문제의 현상과 원인의 측면에서 공공(성)을 이해하고, 또한 문제를 해결할 하나의 대안으로 인식한다. 건강보장제도가 있는데도 큰 비용을 부담해야 하는 것이 현실 문제라면, 공공성은 비용이라는 문제 그리고 그것을 해결하는 새로운 전망과 연결된다. 공공성의 근거를 현실에 둘 때 공공성을 이해하고 가능성을 탐색하는 과정에서 몇 가지 장점이 있을 수 있다.

첫째 장점은 공공성의 내용을 비교적 쉽게 구성할 수 있다는 것이다. 공공(성)이 내포하는 속성이나 개념적 요소를 선험적 가치나 보편적인 규범에서 도출하기는 쉽지 않다. 개념은 시공간의 맥락에 따라 달라지고, 누구나 동의할 수 있는 고유한 구성요소를 도출하기도 힘들다. 예를 들어, 투명성이 공공성의 구성요소라고 말할 수 있겠지만, 왜 그런지를 연역적으로 설명하기는 어렵다.

현실을 토대로 공공성을 이해할 때, 공공성은 흔히 바람직하지 못한 현상이나 이유의 반-사실적counterfactual 대비를 통해 규정된다. 공공성이 그 자체로 어떤 고유한 속성을 포함하기보다, 바람직하지 못한 현상(이나 그 원인)을 반-공공 또는 비-공공적으로 규정하고 그것이 극복된 상태나 특성으로 공공성을 구성하는 것이다.

또 한 가지 장점으로는 현실성을 꼽아야 하겠다. 현실에서 출발하기 때문에 문제를 진단하고 대안을 제시할 때 좀 더 쉽게 구체적인 답을 찾을 수 있다. 공공성을 둘러싼 갈등이 접근성에 대한 것이라면, 공공(성)은 인력, 시설, 재정 등을 통해 접근성을 높여야 하는 지향이자 내용으로 이해할 수 있다. 비교적 쉽게 현실 과제의 구체성을 확보한다.

현실에서 출발하여 공공성을 구성하면, 현실 문제를 해결하는 것을 넘어 궁극적으로 무엇을 지향하는지를 다시 규정해야 하는 문제가 발생한다. 특히 공공의 가치가 내재적이기보다 외재적(도구적)인 것, 즉 현실을 개선하기 위한 것이라면, 현실에서 출발하여 무엇을 지향하는지가 중요하다. 현실을 그대로 반영하는 것이 아닌 한, 어떤 가치를 지향하는가 하는 과제는 계속 남는다.

한 가지 덧붙일 것은 공공성의 내용이 구성되는 것이라고 해서, 이것이 실재하지 않는 것, 즉 허구의 현상이나 가상이라는 뜻은 아니다. 비판적 실재론이 주장하듯이, 의미와 이해, 문화, 이유 등도 단지 현상이 아니라 실재하는 힘으로서 경험과 사건의 원인이 될 수 있다(Maxwell, 2012: 38~41). 공공성 개념과 그 내용은 사회 구성원이 현실에 부여하는 의미이고 이해이며, 현실을 설명하는 이유로 실제로 존재, 즉 실재한다. 외부의 실재가 아니라 경험으로부터 지식과 의미를 구성하는 구성주의적 태도와 갈라지는 곳이 바로 이 지점이다.

4. 공적 주체와 공공성을 연결하는 과정: 공적 지배(통제)

공적 주체(구조)가 공공(성) 산출(=결과)과 직접 연결되지 않는다는 점은 앞서 지적한 것과 같다. 공적 주체가 공공(성)을 구현하려면 어떤 대상에 대해 활동과 작용을 하는 것(과정)이 필요하다. 예를 들어 국가가 구성원들에게 적은 비용에 질 높은 의료서비스를 공급하는 것이 의료가 갖추어야 하는 공공성의 하나라고 생각하자. 여기서 공공성의 내용을 실현하는 일차 주체가 당연히 국가라고 할 때, 국가는 어떤 활동과 작용을 통해 이를 실현할 수 있을까?

국가가 하는 일은 다양하고 범위가 넓다. 한국에서도 국가는 공공병원을 운영하면서 서비스를 직접 제공하는 것과 함께, 건강보험제도를 통해, 또는 진료비 수준(진료수가) 등을 통제하거나 민간병원을 규제함으로써 공공성이라는 목표를 이루려고 한다. 문제는 활동에 따라 산출되는 결과(공공성)가 달라진다는 점이다. 직접 서비스를 공급하는 것과 법의 명령으로 어떤 의무를 지우는 것은 공공성 수준이 다르다. 같은 주체라도 어떤 활동과 방식으로 영향을 미치는지에 따라 실현 정도에 차이가 나는 것이다.

미시 수준에서 생각하면, 결과가 달라지는 데에 적어도 세 가지 이상의 다른 요인이 작용한다. 하나는 공적 주체의 특성이 영향을 미친다. 공공성 실현이라는 목표가 얼마나 강한지, 또는 그런 목표를 추구할 능력과 조건은 갖추고 있는지 등 여러 가지 주체의 특성이 작용한다. 두 번째 요인은 공공성을 실현하거나 영향을 미치는 방법이다. 단순 권고, 정보 제공, 규제와 처벌 등의 방법이 영향을 미치는 정도가 다르다. 마지막 요인은 공공성을 실현해야 할 영역이나 대상의 특성이다. 예컨대, 가격이 대상이라면 규제를 통해 비교적 쉽게 목표를 달성할 수 있으나, 무형의 품질(예: 친절한 서비스)이 대상이라면 규제만으로는 쉽게 영향을 미칠 수 없다. 이런 미시요인들은 그 자체도 중요하지만, 근본적으로는 제도나 체계가 운영되는 환경인 거시체제의 특성에 좌우된다.

주체가 공적 결과에 영향을 미치는 과정을 개념화하는 목적은 이들의 상호관련성을 해명하려는 것이다. 여기서는 공적 주체가 공공성을 산출하거나 산출하게 하는 실질적인 힘과 그 방식을 통틀어서 공적 지배 또는 공적 통제control로 정의하고자 한다(이하 '공적 지배'로 줄여 부름). 즉, 공적 지배는 공공성을 실현할 수 있게 하는 실질적인 권력이자 그것의 작동 방식이라 할 수 있다. 이를 공공성의 결과에 영향을 미치는 요인에 적용하면, 공적 지배가 공공성을 산출할 수 있는지는 공적 주체와 그 특성, 지배 방식, 대상의 특성에 따라 결정된다.

공적 지배는 활동과 방법, 과정에 그치지 않는다. 공적 주체와 공공성 사이의 관계를 설명하면서 이미 '과정'이라는 표현을 썼지만, 사실 여기에 구조-과정-결과라는 개념적 도식을 적용하는 것은 꼭 적절하다고 보기 어렵다. 공적 주체와 공공성 실현을 위한 활동과 작용은 명확하게 분리하기 힘들다. 활동이나 방식은 공적 주체의 성격(예: 신자유주의적 국가)으로부터 직접 영향을 받는데, 아예 주체와 구분하기 어려울 때도 있다. 이는 공적 주체가 동질적인 것이 아니라 다양한 성격을 가질 수 있다는 데서 연유한다. 민주적 의사결정 과정에서도 볼 수 있듯이, 공공성의 내용을 어떻게 규정하는가에 따라 작용과 활동, 방식 역시 결과로서의 공공성에 포함된다.

한편, 공적 지배는 공적 주체에 대한 통제 개념까지 포함해야 한다. 공적 주체와 과정, 산출이 상호작용적이라고 할 때, 공적 주체의 특성 또한 고정되지 않고 공공성과 그 과정의 영향을 받는다. 공적 주체는 실천과 활동을 지배하지만, 반대로 공적 지배가 공적 주체와 이들의 특성을 바꾸기도 한다.

공적 지배는 "공공성을 실현할 목적으로 공적 주체에 영향을 미치는 한편, 공적 주체가 실천하고 활동하는 전체 과정에 개입하는 것"으로 정의할 수 있다. 공적 주체는 지배(통제)하는 동시에 지배받는다(통제받는다)는 것이 중요하다. 상수도를 공급하는 공적 활동을 예로 들면, 지방자치단체는 직접 서비스를 제공하거나 규제(요금, 수질 기준, 지역 등), 즉 공적 지배를 통해 공공성을 실현하지만, 동시에 이들 주체는 자신이 만들어낸 공공성에 기초한 또 다른 공적 지배의 대상이 된다. 상수도를 민영화하면 비판하는 시민이나 조직이 생기고, 선거를 통해 그런 결정을 한 지방정부가 교체될 수도 있다. 이들은 아무런 제한 없이 행동할 수 없으며, 사회권력을 비롯한 다양한 행위자나 규범, 가치의 영향을 받는다. 이런 의미에서 공적 지배는 "공동체 구성원들이 공공의 일에 대한 참여와 심의를 통해 공동의 결정을 내리는 것"까지 포함한다(조승래, 2010: 6).

제4장

공적 주체 또는 공공성의 주체

사회적 차원에서 공공(성)에 관한 관심은 어떤 계기, 주로 공공성이 '낮다'라거나 '없는 것', 그리고 그와 연관된 편익과 고통 등 '결과'에 대한 관심에서 출발한다. 예를 들어, 2015년 메르스 사태 때 나타난 여러 문제가 결국 의료체계에 공공성이 부족하다는 비판으로 수렴된 것은 공공성 문제가 제기되는 맥락이 주로 결과에 대한 것임을 의미한다. 이런 결과가 그냥 우연히 발생하지 않는다는 점이 중요하다. 시스템 관점에서 볼 때, 어떤 결과는 명시적 목적을 가진 사회활동, 실천, 개입, 정책의 산출(물)이다.

사회적 실천이 곧 인간활동임을 전제하면, '주체'가 없는 실천은 생각할 수 없고 공공(성)도 공적 주체 없이는 성립할 수 없다. 공공성을 어떻게 정의하든 그것이 사회적 실천인 한, 투입, 과정, 결과의 모든 측면에서 당연히 주체를 물어야 한다. 예를 들어, 교육의 공공성을 목표로 설정하면, 그러한 결과를 성취하도록 하는 주체는 누구(무엇)이고, 또한 그는 어떠한가가 중요한 질문이다.

주체는 여러 층위에 걸쳐 다원적으로 존재한다. 공공성과 관계가 있는 공적 주체는 국가 외에도 다양하다. 국가와 정부, 시장, 시민사회, 교육을 제공하거나 받는 당사자, 아니면 이들이 결합한 또 다른 복합적 행위자들이 교육의 주체가 된다. 한 주체 안에서도 세부적으로는 나뉜다. 정부 안에서는 교육부와 경제부처가 다르며, 경제와 사회권력 안에서도 행위자에 따라 가치와 지향, 인식, 문화, 이해관계, 경험, 행동에 차이가 난다.

한국 현실에서 공공보건의료의 주체는 비교적 익숙한 질문에 속한다. 최근까지 공공성과 공공영역, 공공보건의료를 규정하는 것은 주로 주체에 따른 것이었고, 그중에서도 소유가 핵심 기준이었다. 누가 소유하는지를 기준으로 공공과 민간을 나누는 것은 가장 간단하고 흔한 방법으로, 공공은 국가 또는 공공조직이 소유하거나 이에 귀속되는 주체, 속성, 물질을 의미한다. 공공기관, 공기업, 공사 등을 공공(영역, 부문, 기관, 주체 등)으로 분류하는 것은 이런 구분을 따른 것이다. 이론적으로 민영화는 단일 형식이 아니지만, 한국에서는 주로 소유주체를 이전하는 문제로 수렴된다.

특히 보건의료에서는 공공(성)을 소유 중심으로, 그리고 공적 소유를 국가나 정부(준정부를 포함)가 소유하는 것으로 이해하는 경향이 강하다. 민간병원의 '공공성 강화'라는 표현에서도 알 수 있듯이, 많은 사람이 공공성을 소유 중심으로 생각하는 데는 역사적 경험이 중요한 역할을 한 것으로 보인다. 오랫동안 국립·시립·도립병원이 실재했고, 이들은 모두 국가라는 공적 주체가 소유한 기관이었다. 그동안의 공공보건의료 논의도 대부분 보건소 등의 보건기관과 지방의료원을 비롯한 공공병원을 중심으로 진행되었다. 2014년 진주의료원 폐업을 둘러싸고 사회적으로 논란이 벌어졌을 때 공공보건의료와 공공병원이 구분되지 않았던 것도 그 결과였을 것이다.

소유 주체를 중심으로 공공성을 이해하고 규정하는 경향은 국가 수준, 정책 영역에서도 크게 다르지 않다. 예를 들어, 노무현 정부가 제시한 공공의료 강화라는 정책목표의 핵심은 공공부문이 소유하는 병상을 늘리는 것이었다. 몇 년 전부터 민간의료기관이 공공보건의료 기능을 하는 정책이 추진되었지만, 공공(성)이나 공공보건의료를 소유 중심으로 보는 사회적 이해는 크게 달라지지 않았다.

공공보건의료를 소유 중심으로 보는 시각이 여전한 가운데 한편으로 공공(성)이나 그 주체에 대한 이해가 동요하는 조짐도 나타난다. 예를 들어, 최근의 만성질환 관리에 대한 논의에서는 공적 기능을 강화하려면 공공부문보다 훨씬 더 많은 인력과 시설을 갖춘 민간부문을 활용해야 한다는 주장이 늘어났다. 현실의 요구 때문에도 공공보건의료를 새롭게 이해하고 소유 중심의 공공성 시각과 소유 주체에 관한 규정을 바꾸어야 한다는 압력이 커지는 셈이다. 주체가 바뀌면, 새로운 주체는 누구이고 이들의 특성은 무엇인가를 다시 물어야 한다.

새로운 공적 주체를 논의하는 데 영향을 미치는 요인에는 과거와는 다른 외부 환경이 있는가 하면 거의 바뀌지 않는 상황과 조건도 있다. 먼저, 과거와 다른 환경으로는 세 가지 변화가 특히 중요하다고 본다. 하나는 과거와 달리 공공 또는 공공소유라고 할 때의 공공 개념이 국가와 전적으로 일치하지 않게 되었고(공공≠국가), 다른 하나는 소유 주체라고 할 때의 소유 개념이 1970년대 이후 크게 바뀌었다는 사정이다. 소유 개념만으로는 어떤 주체가 가치를 실현하는 방식을 충분하게 설명하기 어렵다는 것도 또 다른 이유로 꼽을 수 있다.

변화하지 않는 현실 또한 공공성을 둘러싼 주체 문제를 새롭게 이해하도록 압박하는데, 이는 앞의 세 가지 변화와는 다른 맥락에서 연유한 역설적 상황이라 할 수 있다. 현실이 바뀌지 않기 때문에 오히려 주체를 새롭게 규정해야 실질적인 공공성 강화가 가능하다는 것이다. 보기에 따라서 과거의 이해나 가치 부여에서 후퇴했다고 할 수도 있는데, 전통적 의미의 공공주체를 늘리는 데 실패한 것이 전환의 핵심 이유다.

지속해서 공공의료 강화를 말하면서도 공적 소유를 확대하지 못한 것이 변화하지 않는 현실을 대표한다. 김대중 정부와 노무현 정부 시기에 공공병원 확대가 처음으로 정책 대상이 되었으나, 공공보건의료는 당위와 담론에 그쳤을 뿐 현실 정책으로 성립하지 못했다. 양적 확대의 전망이 사라지면서 그전까지 사실상 '공공병원 증설' 또는 '공공병상 증설'과 같은 의미였던 '공공보건의료 강화론'이 더는 대안적 지위를 유지할 수 없게 되었다는 점이 더 중요하다.[1] 공적 주체를 다시 규정하자는 주장은 부분적으로는 이런 역사적 경험에서 비롯된 현실

---

[1] 공공이 소유하고 운영하는 병원과 병상이 전체 병원과 병상의 최소 30%는 되어야 한다는 주장이 '강화론'의 대표적인 내용이었다. 정확하게 말하면 대부분의 '강화론'은 다른 정책과 제도를 포함한 '체계'에 대한 주장이었으나, 정치적·사회적으로는 주로 병원과 병상 증설론으로 수용되었다.

론이자 수정론이라 할 수 있다.

1. 공적 주체의 변화

공공(성)과 공공보건의료가 전제하는 공적 주체 또한 시간과 공간에 따라 달라지는, 즉 맥락적으로 규정되는 개념이다. 과거 한국사회가 이해했던 공적 주체와 18세기 영국이나 프랑스에서 이해했던 공적 주체가 같을 수 없다. 유럽과 미국이 이해하는 공적 주체도 다르다.

그동안 한국사회에서 공적 주체가 주로 국가를 의미했다면, 새로운 사회경제적 조건 속에서 형성되어야 할 새로운 공적 주체는 전통적 경로에 의존하면서도 단절적으로 구성되어야 한다.

1) 행위자, 소유 주체, 또는 공적 주체

모든 종류의 실천(행위)이 그렇듯, 공공성과 공공보건의료를 둘러싼 실천(행위)에도 행위자actor가 존재한다. 정책 결정자가 있고 참여자가 있으며, 구체적인 사업이나 프로그램을 실행하는 당사자도 있다. 옹호하거나 주장하는 사람이 있는가 하면, 반대하거나 저항하는 행위자도 있을 수 있다. 정도는 다르지만, 이들 모두가 공공성과 공공보건의료에 영향을 미친다.

모든 행위자가 같은 권력이나 영향력을 미칠 수 있는 것은 아니다. 어떤 행위에서 '영향'이나 '참여'는 적극적인 주도자 또는 '주권자'가 존재하는 것을 전제로 한다. 이런 맥락에서, 지금까지 공공성과 공공보건의료 논의를 주도한 주체는 넓은 의미에서 제도화한 공공보건의료 내부 행위자였다. 행정부, 공공보건의료 정책 담당자, 기관과 그 종사자, 또는 관련 이해 당사자와 연구자가 그들이다. 이들을 제외한 시민, 지역사회 주민, 일반 대중, 언론, 다른 분야 연구자와 학자 등도 행위자 역할을 하지만, 대체로 소극적 참여자에 지나지 않는다.

공공보건의료의 적극적 행위자 중 일부, 예를 들어 국가, 정부, 공공기관 등은 '소유 주체'로 불리고, '주체'는 법률적 의미에서 누가 공공보건의료기관을 소유하는지를 뜻한다. 법률적 소유는 '소유권' 문제로 귀결되는데, 소유권은 "법률의 범위 내에서 그 소유물을 사용, 수익, 처분할 권리"를 가리킨다(대한민국 민법 제211조). 예를 들어, 지방의료원의 토지와 건물, 장비에 대한 권리를 누가 행사할지 좌우하는 권리가 바로 소유권이다.

유의할 점은 소유 주체인 국가나 정부가 보유하는 소유권은 민법이 정하는 개인이나 집단의 권리라기보다는 공적 소유권public property의 뜻이 강하다는 것이다. 대의제 민주주의에서 공적 소유권은 개인에 적용되는 법률적 권리를 넘어 주로 정치적·사회적 책무성을 요구하는 근거가 된다. 예를 들어, 공적 소유인 대중교통 시스템에서 소유 주체인 공공부문은 이를 사용·수익·처분할 권리를 주장하기보다 적극적으로 대중교통의 공공성을 보장하라는, 즉 의무를 다하라는 요구를 받는다.

공적 소유가 권리보다는 의무를 뜻한다 하더라도, 이것만으로는 공적 소유가 곧 공공성 실현임을 보증하지는 못한다. 주권자로부터 위임받은 권리(공적 소유권) 또는 주권은 때로 주권자를 배제할 수 있으며, 공적 소유권을 가진 공적 주체가 반드시 적극적으로 의무를 다하는 것도 아니다. 진주의료원 폐쇄에서도 볼 수 있듯이, 소유 주체인 지방정부 스스로 공공보건의료기관을 없애고 줄이며 반-공공성을 드러내는 예도 흔하다. 국립대학병원과 같이 소유 주체가 명확해도 공적 주체로서의 자기 인식과 행동이 약한 경우도 적지 않다.

행위자와 소유 주체만으로 실천 주체를 규정할 수 없는 더 중요한 이유는 공공성과 공공보건의료가 단지 어떤 종류의 보건의료서비스나 대상에 한정되지 않기 때문이다. 공공성은 가치이자 지향이며 또한 과정으로, 특정한 병원 소유 형식이나 자기 충족적 체계(예: 공공보건의료체계), 또는 재정의 크기와 저절로 일치하지 않는다. 공공성이 '건강레짐'이나 '공적 지배'와 관련된 특성이라면, 이의 주체를 단지 소유관계를 중심으로 한 국가권력이나 공식적인 정부 부문, 공공부문에 묶어둘 수 없다. 소유관계와 무관하게 국민, 시민, 인민the people이 공적 지배의 주체가 될 수 있으며,2 이런 의미에서 법률적 소유권을 기준으로 한 공적 주체 개념을 바꾸어야 한다.

이 연구는 이런 맥락에서 공적 주체 개념을 다시 정의하고자 한다. 공적 주체
는 소유 주체로서 국가권력이나 공공부문에 한정되지 않고, 특정 개인이나 기
관을 가리키지 않는다. 국가권력, 경제권력, 사회권력, 또는 국민·시민·인민이
라는 외재적 형식과 1:1로 대응되지 않으며, 역사적 계기와 권력관계에 따라 유
동한다. 공적 주체는 공공성과 공공보건의료를 변화시키려 하는 모든 권력을
포괄하면서, 국가권력-경제권력-사회권력의 관계에서는 '사람중심'을 강조하는
주체 개념이다. 기존 이론의 표현을 빌리면, 주인-대리인 이론의 그 '주인principal',
그중에서도 공적 가치를 실현하고자 하는 주체가 바로 공적 주체라 할 수 있다.

2) 공적 주체의 확대

공공미술이나 공공장소, 공공단체라는 말에서 보듯, '공공'은 국가나 공공부
문에 속하는 주체만 의미하지 않는다. 공공미술에서 주체는 창작자나 생산자보
다는 미술에 접근하고 미술을 즐기는 주체나 그 과정을 뜻한다(접근성이나 개방
성). 공공장소나 공공단체에서의 공공도 개방성, 접근성, 다중성 등의 속성을 가
리킨다고 할 것이다.

이론적으로는 개방되고 유연한 것이 분명하지만, 그동안 많은 영역에서 공적
주체는 주로 국가를 가리키는 것이었다. 특히 한국사회에서 공공 개념은 비교
적 좁은 범위로 이해되었고, 공공주체(공적 주체)는 국가나 이와 연관된 공적 기
구를 의미했다.[3] 공공(성) 개념도 국가나 그와 연관된 공적 주체의 역할과 기능,
특성을 가리키거나 설명하는 것이 대부분이다. 법률이나 행정에서는 이런 경향

---

2 '인민'은 국가나 국적을 전제하는 시민권과 '시민' 개념보다 범위가 더 넓은 규정이다. 국민국가
　에 비합법적으로 체류하는 사람이나 난민도 어떤 권리나 의무의 대상이 된다는 점에서 때로 인
　민 개념이 더 정확할 수 있다. 예를 들면, 건강할 권리나 보건의료에 대한 권리는 국민과 시민을
　넘어 인민에게 적용되어야 할 권리다.

3 공공과 연관된 '국가'는 특히 한국적 상황에서 정부나 행정부와 잘 구분되지 않는다. 여기서는
　논지 전개를 위해 필요한 경우를 빼고는 일반적인 용법을 따르기로 한다. 국가에 대한 자세한
　논의는 다른 장으로 미룬다.

이 더 강한데, 예를 들어 「공공기록물 관리에 관한 법률」에서 '공공'기록물은 넓은 의미에서 공공성을 가진 기록물이 아니라 공공기관에 속한 기록물을 뜻한다. 이때 공공은 국가와 구분되지 않는다.

일종의 한국적 현상이라 볼 수 있는 국가와 공적 주체의 등치성이 더는 유효하지 않는다는 점이 중요하다. 공공성을 실현하고자 하는 주체라는 관점에서 공적 주체를 보면, 한국에서 공적 주체가 구성되고 그 의미가 사회적으로 공유되는 방식, 그리고 그 결과인 '국가 독점' 내지 '국가 친화성'은 처음부터 도전을 피할 수 없었다. 공공(성)과 공적 주체라는 과제가 국가 형성과 불가분의 관계에 있었기 때문이다. 만들어진 근대국가와 주어진 공적 주체성은 국가의 성격이 변화하고 다른 권력(경제권력, 사회권력)과의 관계가 변동하면서 다시 규정되고 재구성되어야 했다. 확대되는 사회운동과 노동운동, 비정부기구NGO, 다양한 이해집단들이 새로운 공적 주체를 자임하면서,[4] 공적 주체로서 국가의 의미는 변화하고 축소된다. 자본주의 사회경제체제가 고도화되면서 이른바 사회권력 뿐 아니라 경제권력도 공적 가치에 관심을 기울이게 된 것이 가장 중요한 변화다. 결과적으로, 공적 가치를 실현할 수 있는 공적 주체는 국가, 경제, 사회권력을 모두 포함하고, 국가와 시민사회는 물론 공적 가치를 어떻게 정의하는가에 따라 경제와 자본도 공공성을 산출하는 주체가 될 수 있다.

공적 주체를 새로 규정한다고 할 때, 사회권력이 그러한 공적 주체가 될 수 있는 데는 견해차가 없는 것처럼 보인다. 이론적으로도 그렇지만 실천에서는 그러한 경향이 더 강하다. 최근 들어 주목을 받는 많은 비정부기구 또는 시민사회조직civil society organization: CSO은 원칙적으로 국가(좁은 의미의)와 정부에 속하지 않은 '민간'기구를 뜻한다. 비국가 또는 비정부는 민간에 속하지만, 민간이라는 말을 공유하는 경제권력이나 기업, 또는 영리를 추구하는 민간주체와는 구분해야 한다. 비정부기구나 시민사회조직이 수행하는 활동이나 사회적 실천은 원칙적

---

4   일단 이를 '사회권력'으로 범주화한다. 국가권력-경제권력-사회권력의 '삼분법'은 별도로 다루었다. '권력'과 '행위자'가 완전히 일치하는지는 좀 더 자세히 검토할 과제지만, 여기서는 일반적인 용례를 따른다.

으로 사익私益 실현을 목표로 하지 않으며 자기중심적 이해를 관철하려고 하지 않는다. 넓은 범위에서 공적 가치를 추구하는 공적 기능이라 한다면, 이를 실천하는 주체는 당연히 공적 주체라 해야 할 것이다. 공적 가치를 바탕으로 공적 기능을 수행한다고 판단하기 때문에 많은 국가와 국제기구가 시민사회를 공적 주체로 인정한다.

사회권력의 공적 주체성은 처음부터 자명한 것이 아니라 구성되고 형성된다. 한국에서 시민사회는 스스로 공적 가치를 규정하고 실천을 통해 가치를 실현하려 했고, 그 과정을 통해 공적 주체임을 증명하고 주체성을 강화했다. 1980년대 후반 이후 한국사회에서 시민사회라 부를 수 있는 다양한 사회적 주체가 만들어진 과정이 이에 해당한다.

주목할 것은 공적 가치를 실천하고 실현하는 과정에서 공공성을 매개로 사회적 권력이 강화되었다는 점이다. 어떤 권력이 강화된다는 것은 곧 다른 권력과의 관계가 변화했다는 의미로, 국가권력이 정부를 운영하는 과정에서 시민사회 참여를 강조하게 된 것이 대표적 관계 변화라 할 수 있다. 권력관계 변동이라는 점에서 해석하면, 사회권력은 정치, 경제, 사회, 문화의 다양한 영역에서 새로운 공적 주체로서 국가권력이나 경제권력과 경쟁하고 서로 영향을 주고받는다.

경제권력이 공적 주체가 될 수 있는지는 좀 더 자세하게 검토해야 한다. 공공성을 무엇으로 보는지에 따라 판단이 달라지기 때문이다. 가장 넓은 범위에서, 예를 들어 사회적 편익을 산출하는 모든 인간활동에 공적 가치를 부여하면, 경제권력도 중요한 공적 주체임이 틀림없다. 스미스Adam Smith의 말대로 이기심에 기초한 시장참여자도 결과적으로 어떤 공적 가치를 만들어낼 수 있고, 이기적 동기에서 출발한 경제적 실천도 결과적으로 공공의 복리를 개선할 수 있다. 최근 들어 경제권력이 내세우는 공공성은 시장을 통한 결과적 가치에 머무르지 않는다. 사회권력에 영향을 받는 경제권력은 사회적 경제, 공유경제, 사회적 투자, 기업의 사회적 책임 등을 표방하면서 스스로 공적 주체임을 주장한다.

경제권력이 공공성과 사회적 가치를 강조하지만, 경제권력이 공적 주체인지 또는 그 공공성이 무엇인지에 대해서는 해결해야 할 이론적 과제가 많다. 크게는 경제권력을 어떻게 규정할 수 있는지 명확하지 않은 부분이 많은 데다, 좁게 정의해도 경제권력이 현실적으로 공적 주체가 될 수 있는지 불확실하다. 경제 주체가 공적 가치를 실천할 수 있는지, 가능하다면 어느 정도나 그런지, 그리고 이들 주체의 실천 결과를 공적 가치 또는 공공성이라고 할 수 있을지 단정하기 어렵다.

결론과 대안이 명확하지 않은 상태에서도 공적 주체를 새롭게 규정해야 할 필요가 있는 것은 분명하다. 과거와 달리, 사회적으로 관심을 가질 만한(그런 의미에서 사회적 논의의 대상이 되는) 공적 가치나 공공성을 만들어내는 주체가 국가에 한정되지 않는다는 점이 가장 중요한 상황 변화이다. 경제가 포함되는지는 판단을 미룬다 하더라도, 국가 외에도 다양한 공적 주체가 이미 존재한다는 점은 인정해야 한다. 국가 외의 공적 주체로는 일차적으로 비정부기구와 시민사회조직을 포함한 시민사회가 가장 유력하다.

공공성을 실천하고 실현할 공적 주체를 확장하면, 공공소유와 공공부문 등 공공과 관계가 있는 전통적 정의, 규정, 내용 구성은 모호해진다. 법률에 근거하여 국가나 공공부문이 소유하면 공적 기능을 하고 공공성을 실현할 수 있는 것으로 보는 단선적 구분과 규정은 이제 유효하지 않다. 공적 주체와 국가의 결합을 해체하고 소유 중심의 구분, 특히 법률적 의미의 소유를 넘어서야 하며, 현실에서 대립하는 용어이자 개념으로 쓰이는 공공과 민간을 여러 측면에서 재구성해야 한다.

공공이 반드시 국가(정부)를 의미하지 않는다면, 공공성 관점에서 공공과 민간은 대립 또는 반대 개념이 될 수 없다. 비정부기구, 사회조직, 시민사회는 민간영역에 속하지만, 영리를 추구하는 회사나 상업 조직과 달리 공공성을 실현하고자 한다. 소유를 기준으로 한 공공과 민간은 실현하고자 하는 가치를 기준으로 한 공공(성) 규정과 일치하지 않는다.

3) 소유 방식의 다양화

공적 주체를 전통적 시각으로 좁게 보더라도 공적 소유를 중심으로 공공성을 규정하는 데 어려움이 남는다. 최근 들어 소유 방식이 다양해지고 복잡해져 공적 소유의 의미가 모호하고 혼란스럽기 때문이다. 1970년대부터 신자유주의 정부 개혁, 특히 신공공관리론New Public Management이 정부조직과 운영의 주류 흐름이 된 후, 영국을 중심으로 정부기관 중 상당수가 독립정부기관 또는 준정부조직quasi-autonomous non-governmental organization: Quango으로 바뀌었다.[5] 비정부 공공기관은 정책을 수행하는 역할을 하되 직접 정부에 속하지 않은 채 일정한 자율성을 가지고 운영되는 조직을 가리킨다. 전통적인 정부조직의 관점에서는 비정부-공공이라는 모순적 요소가 동시에 존재한다. 영국에서 출발한 조직과 운영 방식은 캐나다의 서비스청 또는 특별운영청, 프랑스의 공공기관과 독립행정청, 독일의 연방청, 네덜란드의 독립행정기관 등으로 퍼졌다(조택 외, 2005: 8).

정부조직이 변화하는 추세를 개념화하는 데는 OECD의 '분산적 공공 거버넌스distributed public governance'라는 틀이 유용하다. OECD는 정부와 공공부문의 변화를 권한위임과 권한이양으로 나누었는데, 공공소유를 기준으로 하면 권한이양이 더 중요하다. 법 형식으로는 권한위임이 정부에서 분리되지 않는 것과 비교하여, 권한이양은 국가에서 분리된 법인체가 정부에 속하는 상급 기관과 계약을 맺는 것을 뜻한다(조택 외, 2005: 10). 권한을 이양받은 공공기관은 일정한 정도의 자율성과 독립성, 법률적 권한을 갖고 별도의 책임성의 원리에 따라 공공부문과 민간부문 두 영역에 걸쳐서 공공기능을 수행하는 기관으로 정의된다. 주요 선진국에서 이런 성격을 가진 공공기관은 중앙정부 예산과 피고용인 수의 50%(어떤 나라에서는 70%)를 넘을 정도로 비중이 크다(Organisation for Economic Co-operation Development, 2002: 16).

소유가 문제가 되는 것은 분산된 거버넌스의 목적과 실제 운영 방식이 그 전(직접 소유하던 때)과 달라지기 때문이다. 정부 부문이 드러낸 한계와 문제점을 해결하는 것, 특히 효율성을 높이는 것이 새로운 거버넌스를 추구하는 핵심 이유인 경우가 많다(Organisation for Economic Co-operation Development, 2002: 14). 공공부문은 이런 목적을 달성하려고 민간기업의 운영 원리를 활용하는데(Osborne

---

5   Quango가 부정적인 의미를 내포한다고 해서 최근에는 비정부공공기관Non-Departmental Public Bodies: NDPB으로 부른다.

and Gaebler, 1992), 국가 소유에서 멀어질수록 운영 원리는 기업형으로 바뀐다. 전통적인 공공부문과 민간부문의 경계가 허물어지고, 공공조직은 어떤 측면과 기준으로든 민간기업에 접근하게 된다. 법률상 소유권을 공공(정부)이 가지고 있어도 이런 방식으로 거버넌스가 바뀌면, 소유의 의미는 과거와 다르다.

신공공관리론에 영향을 받은 한국의 공공부문도 1990년대 중반 이후 비슷한 변화를 시도했다. 사회적으로는 민영화가 큰 주목을 받았지만, 민간주체(자본)에게 일부 기능을 수행하게 하는 외주contracting-out나 전체 운영을 맡기는 위탁운영도 흔히 볼 수 있다.[6] 외주나 위탁운영을 하면 민영화와 달리 공적 소유라는 법률적 지위는 달라지지 않는다. 공공(성)의 실현이라는 측면에서 주목할 것은 거버넌스와 운영 방식, 원리가 국가가 직접 소유하고 운영하는 때와 차이가 없는가 하는 점이다. 이론과 경험 모두에서 검토할 과제이나, 공적 소유인지 아닌지로 공적 주체가 가진 특성과 그 차이를 모두 설명하기 어렵다는 점은 명확하다.

국가 소유보다 비중이 작지만, 민간 소유가 다양해진 것도 언급할 필요가 있다. 시민사회가 형성되고 확대되는 것과 함께 공적 활동에 참여하는 민간주체도 분화한다. 비정부기구 또는 시민사회조직은 물론이고 많은 협동조합과 사회적 기업도 공적 가치 실현을 표방하는 것이 현실이다. 주로 대기업이 내세우는 기업의 사회적 책임corporate social responsibility: CSR 활동도 부분적으로는 공적 가치 실현을 목표로 하는 것처럼 보인다. 이와 같은 활동이 공적 가치와 공공성에 부합하는지 좀 더 자세하고 정확하게 평가해야 하겠지만, 과거와 비교하여 공공성 실현의 주체와 소유 방법이 다양하고 복잡해진 것은 분명하다.

---

6   민간인 원광대학교병원이 군산의료원을 오랫동안 위탁운영했고, 민간인 이화여자대학교의료원이 서울특별시가 운영 주체인 서남병원을 운영한 적도 있다. 흥미로운 것은 법률상 공공병원이 다른 병원을 위탁운영하는 형식도 있다는 점이다. 예를 들어 서울대학교병원이 서울보라매병원을, 부산대학병원이 부산의료원을 위탁운영한다. 서울의료원이 서남병원을 위탁운영하는 개념은 더 혼란스럽다.

4) 공적 소유와 공공성 실현의 불일치

공적 소유와 공공성이 일치하지 않는 것을 드러내는 대표적 개념이 '과시적 공공성repräsentative Öffentlichkeit, representative publicness'으로, 이는 하버마스가 지위를 공공적으로 과시하는 의미로 사용한 것이다(하버마스, 2001: 68~70). 주로 근대 이전에 나타난 현상을 가리키지만, 지금도 이에 해당하는 상황을 쉽게 발견할 수 있다.

과시는 어떤 주체가 지위와 권력을 가지고 있는 것을 드러내기 위한 것으로, 여기서 공공성은 겉으로 보이는 속성, 즉 상징이나 겉모습, 행동, 말 등의 양식과 결합해 있다. 대표성이나 내용이 아니라 단지 지위나 권력을 상징하는 공공성은 모두 이에 해당하는데, 내용이 없거나 공적 가치와는 다르므로 실제로는 공공성이라 할 수 없다. 과시적 공공성 외에도 공공 또는 공적이라는 것을 선언하거나 공적 주체가 소유한다고 해서 저절로 공공성이 보장되지 않는 예는 많다.

공적 소유와 공공성 사이에는 괴리가 있을 수 있고, 공적 주체와 공공성을 각각 어떻게 규정하더라도 어느 정도까지는 불일치가 나타나기 마련이다. 공적 소유와 공공성 실현이 일치하지 않을 수 있다는 것은 분명해 보이지만, 이를 이론으로 체계화하기는 쉽지 않다. 이론과 현실 어느 쪽에서나 공적 소유와 공공성의 내포와 외연이 명확하지 않다는 것이 중요한 이유다.

공적 소유와 공공성 실현의 상호관계에 대한 시각은 넓은 범위에 걸쳐 있다. 한쪽은 공적 소유가 아니면 공공성을 실현할 수 없다고 주장하는가 하면, 다른 쪽은 공공의 소유나 지배 여부가 내용으로 공공성을 산출하고 실현하는 것과 무관하다고 본다. 국가(와 정부)를 지배적인 공적 주체로, 특히 권력관계가 불평등하다고 볼수록 후자의 경향이 두드러지는데, 이념적으로 좌파와 우파 모두에게 나타난다.[7] 양자 사이에 방향은 다르지만, 국가와 공공이 공적인 것이 아니라 특정한 이해관계를 대변하는 것으로 본다는 공통점이 있다.

전통적 마르크스주의의 시각에서는 아예 공공성 또는 공적 가치의 가능성을

---

7   여기서 좌파와 우파의 구분은 엄밀하게 정의된 것이 아니나, 공공 논의를 전개하는 데에는 이 수준으로도 충분할 것이다.

부인한다. 이들이 보기에 국가(또는 그 행정의 집행 주체인 정부)는 자본가 계급의 정치적 지배 도구이고 따라서 공공성이나 공익이라는 가치는 이데올로기적 허구에 지나지 않는다. 국가와 정부는 피지배계급의 진정한 이익을 보호할 수 없고, 이들이 공공성을 목표로 하거나 이를 실현하기는 처음부터 불가능하다.

우파의 시각에서, 특히 공공선택이론은 사회 구성원 다수의 보편적 이익이라는 의미의 공익을 부인한다. 이들에게는 정부도 하나의 이해 당사자이며, 정부 정책은 공익을 추구하기보다는 각 구성원의 이익(즉, 사익)을 보호하는 것이 목적이다. 공적 소유라 하더라도 그 주체는 사사로운 경제적 이익을 추구할 뿐이며, 따라서 공공성을 추구하거나 실현하는 것은 불가능하다. 공공선택론은 시민사회나 사회권력의 공익성도 인정하지 않는데, 정책결정과 자원배분에 영향을 미치는 비정부기구 또한 이해 당사자로 본다. 시민사회와 비정부기구 등은 조직에 따라 동질적이지 않고 이해관계가 다르지만, 자기 이익을 위해 행동하기는 마찬가지라는 것이다. 이런 관점에서 공적 주체와 그 행동을 이해하면 공공성이나 공익 개념은 성립하기 어렵다.

공적 소유와 공공성 실현의 관계는 '전부' 아니면 '전무'라기보다 부분적이라 보는 것이 현실에 맞다. 이에 해당하는 한 가지 실용적 접근에서는, 공적 가치나 공공성, 공익을 추구하는 공적 주체의 목표와 역할을 인정하면서도 어떤 조건과 한계 때문에 목표를 달성하는 데 한계가 있다고 주장한다. 주체가 정부일 때 이런 결과를 '정부실패'라고 부르는데, 실패의 주된 이유는 다음과 같다 (Stiglitz, 2000: 9~10).

- 정보의 제한: 정부가 다루어야 하는 많은 문제는 복잡하고 정확하게 예측하기 어렵다. 정부가 필요한 정보를 모두 가지는 것은 불가능하다. 시장에서 자원배분이 일어나는 것이 가장 효율적이라고 주장하는 측이 특히 강조하는 실패 이유다.
- 시장의 반응을 완전하게 통제할 수 없음: 예를 들어 정부가 공적 의료보장 프로그램을 실행할 때 민간의료 제공자나 환자의 반응을 완전하게 통제할 수 없다. 어떤 공적 체계도 (부분적이라도) 시장과 혼합되면 불가피하게 나타나는 결과다.
- 관료제 통제의 불완전성: 정책이나 사업의 실행을 맡은 관료체제를 완전히 통제할 수

없다. 이는 관료제 자체의 특성에서 기인하거나 관료들의 이해관계 때문일 수도 있다. 적절한 유인 동기가 없으면 당연히 '주인-대리인' 관계가 생긴다.
- 정치적 과정으로 인한 한계: 정책결정은 흔히 정치적 이해관계에 따라 영향을 받고 특정 집단의 이해관계에 치우치기 쉽다.

정부실패라고 하지만, 정부뿐 아니라 비정부기구에도 비슷한 문제가 있다. 공적 소유와 공공성의 관계라는 점에서 비정부기구도 관료적 체계, 정치적 과정, 주인-대리인 관계 등 비슷한 특성을 보인다.

공적 소유를 둘러싼 소유 형식과 내용은 권력관계를 반영하므로, 소유관계의 특성이 달라지면 권력관계에 따른 공공성 실현의 메커니즘과 결과도 변화한다. 예를 들어, 권한이양이나 위탁운영 등 소유 형태가 바뀌면 국가권력과 경제권력의 관계도 달라진다. 소유 형태를 민영화하면 공공성의 내용과 실천, 지향은 국가권력이 소유하던 때와 다르다. 공공성의 내용과 과정 모두에서 효율성의 비중이 커지고, 이와 관계가 먼 요소, 예를 들어 인권이나 형평성, 민주주의는 소홀하게 다룬다. 국가-경제-사회권력 사이의 권력관계가 바뀌면, 민영화를 더 하기 쉽거나 어려운 쪽으로 변화가 일어난다.

2. 공공성의 조건과 공적 소유

공공성을 지향, 실천, 그리고 실현된 가치로 이해하면, 공공성을 실천하거나 실현하는 주체가 국가에 한정되지 않는다. 공적 주체를 국가로 한정하더라도 반드시 공공이 소유해야 공공성을 산출한다고 단언하기 어렵다. 공적 주체가 공공성을 실현하는 유일한 방식이 소유라 할 수 없기 때문이다.

1) 공적 소유는 필요조건인가?

공적 소유가 공공성과 일치하지 않는 것이 분명해도, 공공성을 실천하거나 실현하는 데 공적 소유라는 조건이 얼마나 중요한가 하는 문제는 남는다. 가장 적극적으로는 공적 소유가 공공성 실현에 필수조건(필요조건)이라는 주장이 있다. 공적 소유가 항상 공공성을 실현하지(충분조건) 못하지만, 공공성을 실현하려면 반드시 공적 소유가 필요하다는 것이다. 이때 공적 소유가 꼭 국가나 그에 버금가는 주체가 소유하는 것을 의미하지는 않는다. 앞서 공공과 국가의 결합은 이미 해체되었다.

공적 소유가 공공성을 실현하는 데 필수조건인지는 유보하더라도, 한 가지 중요한 조건인 것까지 부인하기는 어렵다. 공적 소유와 비교하여 개인이나 사적 소유를 통해서 공공성을 실현할 수 있다는 것은, 불가능하지는 않더라도 여러 이론적·실천적 난점을 극복해야 성립할 수 있는 주장이다.

공공성을 각 개인의 태도나 행동, 또는 사적 이해관계를 넘는 사회적 가치로 이해하면, 개인이나 집단이 자신을 규정하는 구조와 맥락(주로 자기 이해관계)을 초월하여 '체계적'으로 사회적 가치를 추구하는 주체가 되기는 쉽지 않다. 여기서 체계적이란 개별적이고 우연한 동기가 아니라 경향적으로 나타나는 지향성을 뜻한다. 개인이나 집단이 개별적 차원에서 우연히 공공성을 추구할 수 있어도, 구성원 대다수가 주체를 제약하는 사회 구조와 맥락을 극복하는 체제는 상상하기 어렵다.[8] 어떤 목적을 가지고 의도적으로 공공성을 실현하거나 구현하려는 체계적 동기가 존재한다면, 그것은 사적 소유보다는 공적 소유에서 찾는 쪽이 합리적이다.

실용적으로는 소유가 어떤 메커니즘을 통해 공공성 실현에 작용할 수 있는지 검토해야 한다. 미국의 행정학자 멀튼Stephanie Moulton이 분석한 내용을 참고하면, 공적 소유는 다양한 메커니즘을 통해 공공성 실현에 영향을 미친다(Moulton, 2009). 그는 공공성 실현의 기본 단위를 조직으로 보고, 각 조직이 가진 환경이

---

8 이는 공공성을 지향·추구·실천하는 개인이나 집단이 존재할 수 없다는 뜻이 아니며, 그런 개인이나 집단이 체계와 체제에 아무런 영향을 미칠 수 없다는 뜻도 아니다. 공공성 문제에서 개인과 사회의 관계는 바스카Roy Bhaskar가 말하는 이른바 '변형적 사회활동 모델transformational model of social activity: TMSA'을 따른다고 해야 한다(콜리어, 2010: 209~222).

공공성 실현에 영향을 미친다고 주장했다.

2) 공적 소유라는 제도환경

신제도주의 이론에 따르면 조직환경은 제도환경과 물적 자원의 요소로 구성된다. 제도환경은 규제, 규범, 문화와 인식 등을 포함하고, 물적 자원은 조직의 기술적 측면, 즉 과업환경task environment을 구성하면서 주로 경제적 성과와 관련이 크다. 여기서 과업환경은 독립적이기보다는 제도환경에 속하면서 제도가 규정하는 바에 따른다. 제도환경과 물적 자원으로 구성되는 조직환경은 조직 성과에 큰 영향을 미치는데, 공적 소유와 연결된 가치, 즉 공적 가치의 창출이라는 조직 성과도 마찬가지다.

공공성 관점에서 조직환경을 파악하면, 공적 소유는 제도환경을 구성하는 핵심 요소 중 하나다. 멀튼은 세 가지 요소, 즉 ① 규제적 제도, ② 규범적 제도, ③ 문화인지적 제도가 제도환경을 구성한다고 설명한다. 이 요소들은 앞서 표현한 대로 공공성 실현에 영향을 미치는 메커니즘이라고 해도 무방하다. 제도를 이렇게 이해하는 것은 신제도주의 이론의 중요한 방법으로, 주로 법률의 뒷받침을 받는 사회적 구조나 체계만을 제도로 보는 구舊제도주의 시각과는 다르다.

제도환경의 세 가지 요소 중 전통적으로 가장 명확하게 규정되고 영향력이 강하다고 알려진 제도가 규제적 제도이다. 이 제도는 다음 몇 가지 범주로 구분되고 비교적 명확한 지표로 나타낼 수 있다.

- 전체 자원 중 정부가 지원하는 자원의 비중
- 의사소통의 빈도: 전화, 이메일 등
- 목표의 공공성: 조직의 현재 활동이나 운영이 정부의 재정에 좌우되는 정도
- 영향의 공공성influence publicness: 조직 구성원들이 정부나 정치인들로부터 제약을 인식하는 정도
- 정부의 평가나 규제를 따르는 정도

공적 소유와 규제는 밀접한 관련이 있다. 예를 들어, 공공이 소유한 조직은 어떤 형태로든 정부가 시행하는 평가제도의 영향을 받는다. 한국에서 매년 공공기관과 공공기관장을 평가하는 체계는 공공기관의 행동과 행태에 직접 영향을 미친다.

규제나 규제적 제도만으로 조직 행동이 결정되지 않는 것이 추가적 과제다. 조직에는 여러 규제가 동시에 존재할 수 있으므로, 서로 경쟁하거나 상충하는 규제 중 어느 한쪽을 선택해야 하는 상황이 많다. 한국의 공공병원은 한쪽으로는 공적 가치를 구현해야 하는 의무를 지고, 또 다른 쪽으로는 재무 성과를 내라는 압력을 받는다.

경쟁하는 규제 속에서 조직은 기계적으로 대응하는 것이 아니라 규제 또는 그 영향에 전략적으로 대응한다. 대표적인 전략적 대응 한 가지는 법과 규정에 맞추어 최소한의 행동만 하는 것으로, 재무 성과가 더 중요하면 공적 가치를 실천하는 의무는 공식평가가 요구하는 최소한에 맞추는 식이다. 규제는 대체로 최소 수준의 행동이나 의무, 순응만 강제할 수 있으므로, 이 제도만으로는 좀 더 나은 성과나 높은 수준의 가치를 실현하기 어렵다. 규제 외에 다른 공적 가치가 조직 행동에 미치는 영향을 무시할 수 없는 이유이다.

규제적 제도와 함께 조직 행동에 영향을 미치는 또 다른 제도가 규범적 제도 normative institution로, 이는 사회활동에 의무, 지침, 평가나 평판 등의 원천으로 작용하는 제도를 지칭한다. 규범이란 어떤 조직이 갖는 개별적인 가치나 신념이기보다는 조직이 사회적으로 따라야 할 행동의 틀 또는 사회로부터 요구받는 행동 양식에 가깝다. 공식적 규제와 달리 법적 구속력을 가지지 않는 것으로, 지역사회, 지역 네트워크, 기관 사이의 연계 등이 여기에 속한다. 이 때문에 규범적 제도라는 말 대신에 연계적associative 제도라는 말을 쓰기도 한다.

한국의 공공기관이 같은 지역 내에 있는 다른 기관과 상호 협력관계를 맺는 것이 이런 행동에 해당한다. 법률적·행정적 의무나 강제는 아니지만, 대부분 공공기관(공공보건의료 영역도 마찬가지다)은 지역사회의 기대를 인식하고 그것을 충족하려 노력한다. 불법체류 외국인, 재난 피해자, 경제적 어려움을 가진 주민 등이 의료이용에 어려움을 겪을 때, 법률, 행정, 공식 제도가 없어도 지역에 있는 공공병원이 문제를 해결해줄 수 있다고 기대하는 것, 그리고 공공병원은 그런 기대에 부응해야 한다고 생각하는 것이 흔히 볼 수 있는 규범적 제도의 예다.

규범적 제도의 관점에서 조직이 연계를 시작하고 강화하는 이유는 주로 거래비용transaction cost이론으로 설명하는데, 기관과 기관 또는 기관과 지역사회는 여러 공식·비공식 연계를 맺음으로써 생산에 필요한 거래비용을 줄일 수 있다는 것이다. 예를 들어, 지방의료원이 지역에 있는 학교와 좋은 관계를 맺고 학교보건에 이바지하려는 이유를 이런 관점으로 설명할 수 있다. 의료원으로서는 진료량을 늘릴 기회가 될 뿐 아니라, 지역주민과 정책 결정자(중앙정부와 도)에게 기관의 가치를 알리고 설득하는 데도 도움이 된다. 일종의 거래비용을 줄일 수 있다.

규범적 제도를 설명하는 다른 이론은 조직의 정당성에 초점을 맞춘다. 신제도주의 시각에서 조직은 연계를 통하여 다른 조직과 비슷한 모습으로 보임으로써 조직의 정당성과 합법성을 강화하려고 한다. 예를 들어, 보건소나 지방의료원이 지역의 혼인이주 여성을 지원하면, 이들은 다른 공공기관이 축적해놓은 공공성 자원(공공에 대한 신뢰나 문화)에 좀 더 쉽게 접근할 수 있다.

한편, 자원의존이론에서는 연계를 조직이 확보해야 할 한 가지 자원으로 이해한다. 조직은 연계를 통하여 좀 더 쉽게 지역사회 자원을 확보할 수 있는데, 이는 예산이나 법률과 같은 규제적 제도에도 영향을 미칠 수 있다. 지역사회가 제도화된 권위를 통해 조직에 영향을 미칠 수 있는 상황이면, 조직은 연계를 활용하여 이에 해당하는 기능을 강화하고 개선하려 한다. 군 조례로 공립 요양병원의 간병비를 지원하자는 제안이 있을 때, 해당 병원은 주민과 의회와 연계하여 정책결정에 영향을 미치려 할 것이다.

제도환경을 구성하는 또 다른 요소인 문화인지적 제도cultural cognitive institution도 비규제적 제도의 하나다. 이 제도는 사회적 현실을 구성하고 의미의 틀을 규정하는 공통의 인식을 뜻하고, 조직 구성원이 공유하는 공적 가치의 내용이나 기준이 이에 속한다. 공공병원에 근무하는 직원들이 "공공병원이라면 마땅히 이런 진료는 하지 말아야 한다"라고 인식하고 공유하는 규범이나 문화가 대표적 사례다. 이 제도는 기관이나 조직뿐 아니라 외부와 지역사회도 포함하는데, 지역사회와 주민의 이해, 의미 부여, 문화, 규범 등으로 나타난다. 공공병원의 기능과 역할, 의료이용과 의료제공의 내용과 방식, 지역사회와 정부의 책임에 관한 공통의 이해가 넓은 의미의 제도환경인 셈이다.

이 유형의 제도는 측정하기 어렵고 조직의 전략과 분리해서 파악하기 어렵다는 문제가 있으나, 다른 차원으로는 포착하기 어려운 복잡한 조직 성과를 설명하는 장점이 있다. 실천 측면에서는 규제적 제도와 달리 빨리 바꾸기 어렵다는 점이 특징이다. 예를 들어, 수입을 늘리라는 압력을 받는 공공병원은 규제적 제도(감독관청의 지침이나 규정)에는 전략적으로 대응할 수 있으나(예: 규제를 받지 않는 비급여를 늘리거나 비진료 수입을 올리는 방식), 조직에 내재한 문화인지적 제도는 짧은 시간 안에 바꾸기 어렵다. 문화인지적 제도와 상충하는 단기 대응은 오히려 갈등을 유발하기 쉬운데, 수입을 늘리는 것이 중요하다고 생각하는 것과 그보다는 공공성이 더 중요하다는 인식 사이에서 분열된 문화인지적 제도가 형성될 수 있다.

문화인지적 제도와 규제적 제도는 서로 영향을 주고받는 관계에 있다. 어떤 문화인지적 제도가 어느 정도나 작동하는지에 따라 규제적 제도에 대한 대응이 달라지며, 외부 요인에 어떻게 반응하는지도 마찬가지다. 제도적으로 안정된 상황에서도 새로운 규제적 제도(예: 새로운 성과평가 기준)가 개입하면 문화인지적 제도는 재구성된다. 문화인지적 제도의 여러 요소는 서로 상충하거나 경쟁할 수 있으며, 이때 이 제도가 조직에 미치는 영향은 일관성이 없다.

3) 공적 소유라는 과업환경

공공조직의 성과에 영향을 미치는 또 한 가지 요인이 과업환경이다. 과업환경은 공공조직을 정치적 통제와 경제적 통제라는 시각에서 파악하는 것으로, 이를 활용하면 조직의 자기 논리에 한정하지 않고 좀 더 넓은 범위에서 공공조직 행동과 성과를 이해할 수 있다.

공공조직은 특성상 정치적 환경과 영향력으로부터 벗어나기 어렵다. 의회나 행정부가 공공기관을 어떻게 통제하는지가 가장 중요한 정치적 환경인데, 조직, 인사, 예산 편성 등이 주요 통제 수단으로 쓰인다. 예를 들어, 현재 지방의료원의 인사와 예산, 운영 방식에는 광역정부의 영향력이 절대적이다.

공공이 소유한 공공조직에도 경제적 통제가 영향을 미치는데, 이는 공공조직 또한 비공공적 환경(시장)에 노출되어 있기 때문이다. 개방 시스템인 공공조직과 시장은 끊임없이 영향을 주고받으므로, 시장은 비공공조직뿐 아니라 공공조직에 대해서도 가장 중요한 과업환경으로 기능한다.

공공병원은 시장에서 인력과 시설, 소모품을 사들이고, 환자에게 서비스를 제공하며, 진료비 수입으로 병원 재정을 충당한다. 시장에서 활동할 뿐 아니라 민간병원의 경제와 큰 차이가 없다. 시장과 직접 관련이 있는, 또는 정치적 환경에서 비롯된 경제적 통제를 받아야 한다.

경제적 통제는 또한 정치적 통제이기도 한데, 국가권력과 경제권력의 균형에 따라 경제적 통제의 강도와 성격이 달라진다. 한국의 공공조직 중에서도 공공병원은 이런 기울어진 과업환경의 압력이 가장 강한 조직 중 하나다. 공공병원은 여러 민간병원과 같은 공간에 존재하면서 민간병원과 비슷한 성과, 예를 들어 경영수지를 개선하고 효율성을 높이라는 요구를 받는다. 정부가 주관하는 공식평가도 흔히 경영성과 지표를 포함하는데, 이는 전형적인 경제적 통제 방식이다.

과업환경은 제도환경과 분리되어 독립적이라기보다는 서로 의존하는 관계에 있다. 상호작용 과정에서는 특히 과업환경의 특성이 중요한데, 과업환경이 복잡하고 경제적 통제가 모호할수록 공공조직의 제도환경이 더 큰 영향을 미친다. 공적 가치를 명확하게 규정해놓은 상태에서는 제도환경이 더 중요하고, 경제적 통제가 명확하고 측정하기 쉬울 때는 제도환경의 영향력이 줄어든다.

공공병원에서 환자를 얼마나 많이 보았는가, 진료 수입이 얼마나 되는가, 경영수지가 어떤가 등을 성과나 평가 지표로 사용하면, 제도환경이 공식적으로 공적 가치를 강조하더라도 경제적 통제의 영향이 더 크다. 주민의 건강수준이 얼마나 좋아졌는가, 주민이 얼마나 만족했는가, 경제적 약자의 복지에 얼마나 이바지했는가 등의 과업은 상대적으로 복잡하고 경제적 통제의 성격이 명확하지 않다. 이때는 공적 가치라는 제도환경(지침이나 의무, 지역사회가 기대하는바, 직원들의 인식이나 태도 등)이 더 큰 영향력을 미칠 수 있다.

제도환경과 과업환경은 서로 긴밀한 관계가 있고 영향을 주고받지만, 조직을 중심으로 볼 때 두 환경이 같은 차원에서 작동한다고 하기는 어렵다. 단순화하면, 과업환경은 좀 더 미시 수준에서 영향을 미치고, 제도환경은 흔히 좀 더 높은 층위에서 영향을 미친다. 이런 구조는 과업환경이 제도환경 속에 내재한다고embedded 해석할 수도 있다(Moulton, 2009). 예를 들어, 공공기관이 공적 가치보다 경영을 중시하는 것이 중요한 과업환경이라면, 조직 내부에서 생긴 조건이나 우연한 외부 요인보다는 제도환경(의료제도나 민간의 비중)이 영향을 미친 결과일 가능성이 크다.

환경이 공공성에 큰 영향을 미친다고 할 때, 앞서 검토한 한 가지 주제, 공공성 실현에 공적 소유가 필수적인지 아닌지를 다시 논의해야 한다. 공적 소유에 관심을 두는 이유는 그 자체가 목적이나 의의가 아니라, 이를 통해 공공성을 강화하거나 성취할 수 있다고 보기 때문이다. 공공성을 실현하는 기초로 규제적 제도, 규범적 제도, 문화인지적 제도를 다시 검토하고, 공적 소유가 아니어도 이들 제도가 형성되고 작동할 수 있는가에 답하는 것이 그다음 순서다. 공적 소유를 벗어나서는 이들 제도가 성립할 수 없다면, 공적 소유가 공공성 실현의 필수 조건이라 할 수 있다.

사적 소유를 통해서도 공공성을 실현할 수 있는지는 같은 질문을 다르게 표현한 것이다. 일부 연구자와 정책 전문가는 목표를 명확하게 부여하고 결과와 성과를 정확하게 평가하면 소유 형태에 무관하게 공적 가치를 실현할 수 있다고 주장한다. 주로 신관리주의의 원리에 동의하는 사람들이 이런 견해를 지지하고, 이른바 '공공민간협력'을 지향하는 근거도 비슷하다.

공적 소유 그 자체보다 결과, 예를 들어 공적 가치나 공공성 실현이 더 중요하다는 시각이 공사 '무차별론'의 핵심인 것처럼 보이나, 이를 주장하는 근거는 그리 튼튼하지 않다. 어떤 결과인지 분명하게 정의하기 어려운 것도 중요한 한계지만, 그 결과에 영향을 미치는 요인들도 비슷한 정도로 모호하고 복잡하다. 공공이든 민간이든 결과만으로 과정을 관리하기 어려운 것은 마찬가지다. 명확하게 결과를 정의하고 기준을 제시하면 건강수준 향상, 비용, 진료 과정 등을 규율하고 통제할 수 있다고 생각하지만, 현실은 대부분 기대와는 다르게 작동한다. 공적 가치 실현에 필요한 제도는 다차원적이며, 그중에는 문화인지적 제도와 같이 잘 측정되지 않고 구조에 녹아 있는 것도 많다.

빈곤층에 대한 보건의료서비스에서 공공성을 추구한다고 할 때, 결과와 과정을 엄격하게 규정하고 평가하면 공공과 민간 사이에 차이가 없으리라 생각할 수 있다. 문제는 어떤 결과와 어떤 과정을 어느 정도나 상세하고 정확하게 규정하고 평가할 수 있는지 하는 것이다. 예를 들어, 형평성 측면에서 의료급여 환자도 불평등한 진료를 받으면 안 된다는 조직의 암묵적인 문화와 인지, 규범이 없으면, 몇 가지 지표나 측정, 계량할 수 있는 결과를 넘는 공공성을 보증하기 어렵다. 의사나 간호사의 행동과 태도, 문화가 미리 정한 요구를 얼마나 충족하는지 측정할 수 있을까? 사적 소유라는 제도와 조직환경에서 공적 가치를 문화인지적 차원에 이르기까지 실천·실현할 수 있을지도 의문이다.

소유 측면에서 한 가지 더 고려할 사항은 제도가 권력의 상호관계 속에서 작동한다는 점이다. 삼분법의 틀에서도 국가권력과 경제권력, 사회권력(시민사회나 공공영역이라고 해도 마찬가지다)의 불균형은 명확하다. 현재 한국사회에서는 다른 두 권력과 비교하여 사회권력의 취약성이 두드러지고, 국가와 경제 사이에서도 균형은 후자 쪽으로 크게 기울어져 있다. 경제와 시장권력이 다른 권력을 압도하는 상황에서는 규제적·규범적·문화인지적 제도가 대체로 경제권력을 옹호하거나 지지하는 방향으로 기울어질 공산이 크다. 시장이라는 틀을 벗어나지 못하는 사적 소유는 말할 것도 없고, 공적 소유조차 한쪽으로 기울어진 제도와 체계의 영향을 벗어나기 어렵다.

공적 소유는 공공성과 관련된 여러 제도의 구조적 토대로 작용한다는 것이 합리적 판단이다. 이는 공공성의 기초가 되는 규제적·규범적·문화인지적 제도가 형성 또는 작동하기 위해서는 어느 정도까지 공적 소유가 전제되어야 함을 뜻한다. 물론, 이때의 공적 소유를 국가 소유나 현재의 공적 소유 그대로 이해해서는 곤란하다. 공공성 실천과 실현에 공적 소유가 필수적이라고 할 때 그 공적 소유는 새로운 공적 소유를 뜻한다. 활성화한 공공영역과 바람직한 공공성 개념을 기초로 한 공공의 소유로 전환하는 것을 전제한다.

3. 소유를 넘어: 공적 지배의 개념

소유가 어떤 주체의 특성을 결정하는 가장 강력한 요소(또는 그중 하나)임은 분명하며, 자본주의 사회경제체제와 시장에서는 더 그렇다. 자본주의와 시장 논의에서 핵심 개념이자 요구 가운데 하나가 소유권임을 기억하면, 행동과 그 특성을 결정하는 소유의 중요성을 이해할 수 있다.

공공성을 결정하는 한 요소로서 소유의 중요성을 인정해도 공공성을 실현하는 방식이 소유에 한정되지 않는다는 고민은 남는다. 소유를 제외하고도 공공성을 실천·실현할 수 있는 다양한 과정이나 방식이 있다는 이론적 여지가 문제를 더욱 어렵게 한다. 예를 들어, 가장 유력한 공적 주체인 국가는 어떤 소유관계(공적 소유)가 없으면서도 공공성을 실천하고 실현할 수 있다. 국가는 법률과 명령을 통해 사적 주체의 행동을 규제할 수 있고, 이 권력은 공적 소유 여부에 직접 의존하지 않는다. 공적 가치를 달성하기 위해 민간병원을 규제할 수 있다면, 적어도 이 관계에서는 공공성 실현을 위한 조건으로 공적 소유는 필요하지 않다.

공공성을 좁게 정의해도 이를 산출하는 경로는 공적 소유의 범위를 벗어난다. 특히 국가권력이 공공성을 산출할 수 있는 방식은 여러 가지로, 보건의료에서도 정보 제공, 규제, 의무 부여, 재정, 서비스 제공 등 다양한 방식이 존재한다(Musgrove, 1996).[9] 한 가지 실례로 금연을 생각해보자. 흡연의 위험이나 금연 방법을 알리는 정부의 행동은 정보 제공에 속하고, 공공장소에서 담배를 피우지 못하게 하는 조치는 규제에 해당한다. 흡연자에게 강제로 정기 건강검진을 받게 하는 것은 의무 부여이다. 규제와 의무 부여는 여러 부분 겹치면서도, 후자에서는 반드시 어떤 적극적 행동이나 조치를 해야 한다는 점이 다르다. 건강보험 혜택에 금연 상담을 포함하면 재정을 통해 개입하는 것이고, 보건소를 통해 금연 치료를 제공하면 직접 서비스가 된다.

---

9 본래 논의는 국가 개입의 방식을 설명한 것이다. 그러나 여기서 국가 개입이 뜻하는 바가 공공성 실현과 사실상 차이가 없다고 본다.

이들 방식 가운데에 직접 서비스 제공을 뺀 나머지는 꼭 공적 소유일 필요가 없다. 위탁이나 위임을 통하면 공적 소유 없이 서비스를 제공할 수 있고, 나머지 방식들도 공적 소유 없이 수행할 수 있다. 공적 주체라 하더라도 강제력이 없으면 규제나 의무를 부여하는 데 한계가 있지만, 이 경우에도 정보 제공, 재정, 서비스 제공 등 여러 방식으로 공공성을 산출할 수 있다.

국가 영역이 아니라도 소유와 공공성을 분리할 수 있다. 예를 들어, 민간기업은 공공조직인 국가 연구소나 국립대학과 계약을 맺고 연구비를 지원한 후 결과를 얻는다. 산출되는 결과물이 공공성에 부합하는지는 따로 따질 문제지만, 민간이 재정을 담당하고 공공기관이 서비스를 산출(제공)하는 방식은 점점 더 늘어나는 중이다. 민간 특히 자본이 영향을 미치는 방식은 개입 방법과 수준이 더 다양한데, 인식이나 문화까지 포함하면 개입의 폭이 넓고 영향력도 크다. 기업이 따로 공공 성격의 법인을 만들어 공익활동을 표방하는 것이 이런 방식에 해당한다고 할 것이다.

주체(소유)가 공공성을 산출하는 과정에는 여러 기제(메커니즘)가 작용하고, 여기에는 규제와 규범뿐 아니라 문화인지적 요소까지 포함한다. 공적 주체와 산출을 연결하는 과정, 즉 결과를 산출하도록 영향을 미치는 기제는 기술적·정책적 과정이자 아울러 정치적 과정이란 점이 중요하다. 예를 들어, 정부는 법이나 규제, 의무 부여를 통해 사적 주체의 행동을 규율하고 강제할 수 있지만, 그 근거는 국가가 갖는 정치적·법률적 정당성이다. 보건의료기관을 직접 소유하지 않고도 사회보험인 건강보험을 통해 민간을 규제하는 데서도 볼 수 있듯이, 국가권력의 정당성에 토대를 둔 정보, 재정, 규제와 같은 메커니즘을 단순히 형식적이고 기술적인 개입이라고 할 수 없다.

공적 주체와 공공성 실현 사이에는 틈이 있으므로, 상호관계를 설명하려면 이 두 요소를 매개하는 제3의 요소가 필요하다. 이 글에서는 공공성을 산출하는 데 영향을 미치는 공적 주체, 그의 행동과 실천, 그리고 그 과정을 설명하는 포괄적 특성을 '공적 지배(또는 통제)'로 개념화하고자 한다.

'지배'가 현실에서 다양한 방식과 의미로 활용되는 관용적 표현이라는 점을 고려하면, '공적' 지배 개념은 적용 범위를 공적 주체와 공공성을 매개하는 것에 한정할 필요가 있다. 이 논의에서 공적 지배는 공공성을 실현하기 위해 공적 주체가 개입·작용·활동하는 것을 가리키며, 공적 주체의 특성과 결과를 실현하는 방식은 물론, 실현 대상인 공공성(공적 가치)도 포함하는 포괄적인 실천을 뜻한다.

공적 지배의 내용은 다음 장에서 좀 더 자세히 설명하기로 하고, 여기서는 그것이 공적 주체와 분리된 개념이 아니라는 점을 강조한다. 공적 지배는 공적 주체가 개입·작용·활동·실천할 때 드러내는 특성일 뿐 아니라, 이런 공적 주체의 특성(공공성) 자체 또는 그에 영향을 미치는 조건이나 요인도 포함해야 한다.

국가와 시민사회(사회권력)를 공적 주체라고 할 때, 공적 지배는 이들의 작용과 실천 방식인 동시에 국가와 시민사회의 성격에 영향을 미치는 다른 요인들과 공적 과정을 가리킨다. 즉, 공적 지배는 공적 주체가 어떻게 지배하는가 하는 측면뿐 아니라 공적 주체를 형성하고 그 특성을 결정하는 과정을 나타내는 이중적 개념이다. 다른 시각에서 보면, 공적 주체는 공적으로 '지배할' 뿐 아니라 동시에 공적으로 '지배되는' 주체라 할 수 있다.

제5장

공적 지배

공적 지배는 "공공성을 실현하기 위해 공적 주체에 영향을 미치는 한편, 공적 주체가 실천하고 활동하는 전체 과정에 개입하는 것"을 가리킨다. 공적 지배 개념에 포함된 요소 중 공적 주체에 개입하는 것(공적 주체를 지배한다는 의미)은 앞 장을 마무리하면서 설명했다. 이 장에서 설명하는 공적 지배는 주로 공적 주체가 개입하고 활동하며 생산하는 것을 뜻한다.

1. 지배와 권력

개인 차원에서 지배dominance는 흔히 권력power 관계를 반영하는 상호작용을 가리키며, 맥락과 상호관계에 따라 한 행위자가 상대방을 통제하고 다른 쪽이 이를 수용하는 현상을 말한다(Dunbar and Burgoon, 2005). 이 글에서는 공공성을 실천하고 산출하는 과정을 이론화할 목적으로 '지배'라는 개념을 도입했으나, 지배 행위 또는 현상을 본격적으로 분석하는 것이 중요한 목적은 아니다.

'상호작용'이라는 말이 뜻하는 것과 같이, 개인 차원에서도 맥락과 상호관계에 따라 여러 다양한 지배의 양상이 나타나며 이에 영향을 미치는 요인도 복잡하다. 여기서는 공공성에 초점을 맞추고, 지배를 공적 주체가 행동하고 실천함으로써 대상에 대하여 영향을 미치는 과정, 또는 대상이 반대로 공적 주체에 영향을 미치는 과정으로 이해하고자 한다.

지배를 이렇게 이해하면, 지배 자체보다는 지배의 토대라 할 수 있는 권력과 권력관계를 설명하는 것이 더 중요하다. 공적 주체와 대상의 관계에는 권력이 작동하고, 이에 따라 행동과 실천 또는 어떤 상태가 영향을 주고받는 정도가 결정된다. 권력이 지배하는 상호관계는 비교적 쉽게 이해할 수 있으나, 새로운 문제는 권력 개념을 쉽게 정의하기 어렵고 그 구조와 특성도 매우 논쟁적이라는 점이다. 예를 들어, 그동안 권력 개념을 주로 '지배하는 권력power over'으로 이해했다면, 최근 권력 개념과 그 특성은 '가능하게 하는 권력power to', '함께하는 권력power with', 또는 '내부로부터 나오는 권력power from within'까지 확장되었다(이상화, 2005; Haugaard, 2012). 권력 개념이 분화·확장함에 따라 공공성 실천의 권력관계를 공적 지배의 틀로 이해하는 것은 더 복잡하고 어려워졌으나, 이 문제는 지배 개념을 폭넓게 이해하는 것으로 해결하고자 한다.

공공성 또는 공적 지배를 둘러싼 권력에 초점을 맞추면, 특히 아렌트Hannah Arendt의 권력이론을 주목할 필요가 있다. 그는 권력을 (특히 개인 차원에서) 지배하는 힘의 원천으로 보는 관점에 반대하면서, 권력은 '함께in concert' 행위(실천)하는 인간 능력을 의미한다고 주장했다(Arendt, 1970: 44).

권력은 단지 행위하는 능력보다는 함께 행위하는 능력을 가리킨다. 권력은 한 개인의 소유물일 수 없으며, 집단에 속하면서 그 집단이 유지되는 한에서만 존재할 수 있다. 우리가 어떤 사람에 대해 '권력을 가졌다'라고 하는 의미는 같은 이름으로 행위하는 여러 사람에게서 그 개인의 힘이 나온다는 뜻이다. 권력의 원천이 되는 집단이 사라지면 '개인의 권력'도 소멸한다.

함께 행위하는 능력(힘)으로 파악할 때 권력은 개인의 행위가 아닌 공동의 실천이자 공적인 것이 되며, 공적 공간에서 이루어지는 협력적 실천의 토대가 된다. 대상을 지배하는 것이 아니라, 함께 행위하는 능력이라는 점도 중요하다. 이러한 권력은 당연히 정치적(공적) 실천을 통해 만들어지고 또한 강화된다.

아렌트의 권력 개념을 따르면, 권력을 통한 지배는 더 큰 힘으로 다른 힘을 누르고 강제하는 것이라기보다 어떤 집단이 공통의 과정을 통해 능력을 발휘하는 것을 가리킨다. 공공성 논의에 적용하면, 권력은 한 정치공동체가 공동의 노력으로 어떤 공적 결과(공공성, 공적 가치, 공공보건의료 등)를 산출할 수 있는 능력이라고 할 것이다. 이를 '공공성의 권력'이라 부를 수도 있다.

권력을 공적 주체가 공적 결과를 산출하는 데 영향을 미치는 능력과 힘으로 이해하면, 공적 지배는 주로 그 권력이 작동하는 과정을 가리킨다. 공적 지배가 '관철되었다' 또는 '어느 수준'이라고 할 때는 결과를 의미하지만, 이는 대부분 '공공성 실현'이나 '공공성 수준' 등으로 표현할 수 있으므로 굳이 공적 지배 개념을 적용할 필요는 적다. 지배가 과정과 결과 모두를 포함할 수 있다는 점은 혼란스럽지만, 지배가 다중의 의미를 내포하고 있으므로 맥락에 따라 용법과 해석을 달리할 수밖에 없겠다.

과정을 중심으로 공적 지배 개념을 적용하면, 이미 익숙한 이분법, 즉 구조=공적 주체, 과정=공적 지배로 나눌 수 있는 장점이 있다. 공공성 실현을 구조-과정-결과로 나누어 쉽게 이해할 수 있는 것과 함께, 구조가 분명하지 않은 무형의 가치나 힘(예: 행정과 법률, 정치적 권력, 사회적 권위나 규범 등)도 공공성을 결정하는 과정요인으로 포함할 수 있을 것이다.

소유 개념이 성립하기 어려운 영역까지 공공성을 적용할 수 있다는 것도 장점이다. '보건의료체계의 공공성'이나 '재정의 공공성'이라는 표현을 흔히 쓰는데, 이때의 공공성은 소유 개념만으로는 제대로 설명하기 어렵다. 공적 지배의 개념을 적용하면, 소유 주체와 대응하지 않고도 과정의 기제나 특성 중 하나로 공공성을 포함할 수 있게 된다.

공적 지배를 과정으로 해석할 때 공적 주체와 공공성이 종전의 시스템 사고를 크게 벗어나지 못하는 것은 단점이다. 과정은 투입과 산출을 연결하는 요소이며, 이에 기초하면 공공성과 공공보건의료 또한 공적 주체, 대상, 과정, 결과 등을 구분해 생각해야 한다. 공적 주체와 실천 대상, 공적 지배, 결과(공공성, 공적 가치, 공공보건의료서비스 등) 사이에는 상호관계가 발생한다. 소유를 통한 공적 지배(직접 서비스 제공을 포함)는 주체와 대상을 구분할 필요가 없으나, 직접 소유하지 않은 다른 방식에서는 공적 주체(또는 공적 지배의 주체)와 공적 지배를 위한 실천(과정) 주체를 나누어야 한다.

공적 주체인 정부가 공공성을 실현하기 위해 법과 규정으로 민간병원이나 사립학교를 규제한다고 생각해보자. 이때 공적 지배는 국가권력의 공권력을 통한 것으로, 공적 지배의 대상인 다른 실천 주체(병원, 학교)가 국가 대신 공적 실천을 대행한다. 공적 지배의 주체와 실천 주체가 분리되면, 공공성의 실천과 실현에는 거래transaction에 따르는 비용이 발생하고 많은 경우에 주인-대리인 문제를 피할 수 없게 된다.[1] 공적 지배의 주체를 주인으로, 실천을 대신하는 다른 주체를 대리인으로 보는 것이다.

공적 지배를 둘러싼 또 다른 논의 과제는 수준과 강도 문제다. 공적 지배와 공적 주체(소유 기준)를 분리했으므로, 공적 지배는 유-무의 이분법으로 나눌 수 없고 또 그럴 필요도 없다. 지배는 있다-없다가 아니라 수준, 즉 '완전함'부터 '부재'에 이르는 연속선상에 존재한다. 현실적으로 공적 지배는 항상 '완전함'에 미치지 못하며, "공적 지배가 약하다"라거나 "공적 지배의 수준이 높아졌다"라는 식으로만 표현할 수 있다.

2. 공적 지배의 방식과 선택

미시 차원에서 공적 주체가 공적 지배를 실현하는 방법은 다양하다. 주로 국가권력이 공적 서비스의 공공성을 실현하려는 목적으로 여러 대안을 시도하고, 이에 대한 논쟁도 활발하다. 특히 영국의 철도 운영, 미국의 우편 서비스, 각국의 전기와 수도 공급, 대중교통 등이 유명하다. 국가권력이 서비스의 공공성을 추구하는 방식은 '직접 서비스 제공'이 가장 적극적인 형태지만, 재정, 의무 부

---

1   두 주체를 주인과 대리인이라는 용어로 표현하는 것은 적절치 않으나 기존 이론에서 쓰이는 용법을 그대로 따른다. 의사소통을 위한 점도 있지만 바로 뒤에서 공공성 실현의 한계를 설명할 때에 '주인-대리인' 이론이 유용하게 활용될 수 있기 때문이다.

여, 규제, 정보 제공 등도 중요한 수단으로 활용한다. 예를 들어, 민간이 운영하는 버스 서비스에 정부가 보조금을 지급하고 일정한 의무를 부여하는 식이다.

여러 지배 방식 중 무엇을 택할지는 국가와 사회, 영역, 또는 시기에 따라 다르다. 한국에서 철도와 지하철은 직접 소유하고 서비스를 제공하는 방식으로 공적 지배를 추구하지만, 버스는 재정지원과 의무 부여, 규제 등 비교적 소극적으로 개입한다. 한국에서는 주거에 대한 공적 지배가 약한 편이나, 여러 유럽 국가는 공적인 방식, 예를 들어 서비스(공공임대주택)를 공급하거나 규제(임대료 인상 제한)를 통해 공공성을 실현하고자 한다. 영역별로도 차이가 크다. 경찰이나 소방 기능은 대부분 나라가 공적으로 운영하지만, 고등교육이나 주거에서는 민간부문의 역할이 크다. 공공보건이나 공공의료 영역에서도 국가와 세부 영역별로 편차가 심하다. 공공병원이 홈리스, 불법체류자, 빈곤층에게 기초 서비스를 직접 제공하는 국가(사회)가 있는가 하면, 민간기관이 제공하는 서비스에 비용만 부담하는 곳도 있다.

국가 외의 공적 주체가 미시적 차원에서 어떤 방법으로 공적 지배를 실천·실현할 수 있는지는 분명하지 않다. 사회권력이 공적 지배를 추구하는 것은 주로 참여 또는 민주주의라는 과제로 이어지는데, 적어도 이론적으로는 참여, 즉 사회권력이 국가권력이나 경제권력에 '침투'하는 것이 공적 지배의 중요한 한 형태이자 전략이다. 이보다 좀 더 적극적인 공적 지배라 할 수 있는 '협력 거버넌스co-governance'가 공적 가치 산출을 촉진한다는 주장도 있다(Donato, Borin and Badia, 2014). 문제는 이런 이론적 가능성이 현실의 성과로 잘 이어지지 않는 것으로, 특히 공공보건의료에서는 지역사회와 주민참여가 제한적 수준에 머무르기 쉽다(Gorsky, 2008).

공적 지배 개념은 거시 차원에도 적용할 필요가 있는데, 구체적인 서비스가 아니라 제도나 체계처럼 집합적·거시적 수준의 공공성을 대상으로 한다. 즉, 거시 수준의 공적 지배는 거시 수준의 공공성에 조응하는 것이다. 예를 들어, '공공성이 높은 교육체계'나 '보건의료제도의 공공성'이라는 표현을 흔히 쓰지만, 공적 주체나 대상, 구조, 자원만 가지고는 체계나 체제의 공공성을 설명하기 어렵다.

거시적 차원에서 공적 지배는 체계(레짐)의 성격을 결정하는 집합적 요소나 영향요인으로 이해할 수 있으며, 이때 공적 지배는 미시적 요소가 아니라 여러 방식의 결합이나 총합, 따라서 좀 더 추상적인 특성을 가리킨다. "유럽의 대학 교육은 공공성이 높다"라고 할 때, 공적 지배는 한두 가지 방식(예: 소유, 재정, 법률적 의무)으로 할 수 있는 것이 아니라 교육의 다른 요소와 시민의 이해, 여론, 문화를 포함하는 다면적이고 체제적인 뒷받침이 있어야 가능하다. 거시 차원에서 공적 지배를 규정하면, 여러 미시적 방식에서는 가능하지 않은 것, 즉 체계와 체제 수준의 공적 지배 정도를 측정하고 비교할 수 있다.

다양한 공적 지배 방식을 살펴보기 전에 왜 공적 지배가 필요한가를 생각해 볼 필요가 있다. 공적 주체와 공적 소유를 논의하면서 공공성 문제가 제기되는 이유를 일부 다루었지만, 공적 지배의 논리는 그보다 더 범위가 넓다. 역사적으로 자연스럽게 형성된 후 경로를 따른 경우를 제외하면, 공적 지배는 결과적 공공성을 실현하기 위한 '도구'의 의미가 강하다. 주로 공공성을 실현하는 과정과 수단을 의미하므로, 어떤 지배로 어떤 결과를 산출했는지(효과) 또는 얼마나 효율적으로 결과를 달성했는지에 초점을 맞추게 된다.

공공과 공공성을 복잡하게 설명하지 않아도 공적 지배(공적 주체의 개입이나 활동)를 당연하게 받아들이는 경우가 있다. 자본주의 시장경제에서 부분적으로 '시장실패'가 존재하고, 그 때문에 '공공재'가 필요하다는 논리가 대표적이다.[2] 경제학에서 정의하는 공공재는 소비를 위해 서로 경쟁할 필요성이 없다는 뜻에서 '비경쟁적'이고, 대가를 지불하지 않는 사람들도 소비에서 배제하지 못한다는 점에서 '비배제적'인 재화를 말한다. 국방, 경찰, 도로, 공원, 공기와 같은 재화 또는 서비스가 이에 해당한다.

공공재와 사유재 이론을 검토하는 것은 이 글의 목적이 아니다. 다만, 이런 구분이 모호할 뿐 아니라 맥락과 사회경제 조건에 영향을 받는다는 것을 지적해둔다. 국방과 경찰도 어느 수준 이상에서는 경쟁적이며, 공원이나 도로도 마

---

2   공공재라는 개념을 경제학이 독점하는 것은 이해하기 어렵다. 전문가가 아닌 사람들이 쓰는 말도 그렇지만, 학술 영역에서도 경제학에서 정의하는 개념만을 인정할 근거는 없다.

찬가지다. 물론, 경제학적 의미의 공공재를 생산하고 공급하는 것은 대부분 공적 가치와 공공성을 실현하려는 것으로, 이론적으로 이를 판별하지 못해도 큰 문제가 되지 않는다. 공공재라 할 만한 대부분 재화와 서비스는 공적 주체와 공적 지배를 당연하게 받아들이며, 그 결과(산출물)도 대체로 공공성 개념에 부합한다.

공적 지배의 정당성 문제에서는 경제학적 정의에 따른 공공재보다 보통 사람들이 상식적으로 이해하는 '공공'재를 둘러싼 논란이 더 많다. 의료, 교육, 교통, 주택, 문화 등이 이에 해당한다. 주류 경제학의 기준으로는 여기에 속하는 재화나 서비스 대부분이 사유재에 가깝지만, 실제로는 여러 가지 이유로 (어떤 의미로든) 공공성을 요구받는 것이 현실이다. 일상생활에서는 이런 서비스를 학술적 정의와 상관없이 공공재라고 부르는 일도 흔하다. 경제학적 기준에 따른 공공재 개념과 대중이 이해하는 공적 가치와 공공성 개념이 서로 다른 것을 드러내는 한 가지 사례라고 할 것이다.

여러 나라를 비교하면 이들 분야에서 공공성과 공적 지배의 정당성(합리성)을 둘러싼 편차가 더 크다. 공적 지배와 공공성에 대한 이해가 다르고, 수용 정도도 나라에 따라 큰 차이를 보인다. 특히 보건의료와 교육에서 다양성이 두드러지는데, 같은 자본주의 사회경제체제 안에서도 어떤 나라는 사실상 국가 소유인 반면 어떤 나라는 시장에 맡긴다. 전통적인 경제학의 논리와 법칙으로는 이런 상황을 제대로 설명하기 어렵다.

상당 부분은 경제학적 설명 대신 역사적이고 정치적·사회적으로 접근해야 한다. 보건의료나 교육의 공공성에 대한 각 사회의 태도와 접근은 그 사회가 발전해온 역사적 경로, 그리고 정치적·사회적 요인의 영향을 받는다. 공공성의 토대는 한 사회가 변화한 경로를 포함하며, 공적 지배의 방식, 즉 소유, 서비스, 재정, 의무 부여, 규제, 정보 제공 등은 경로에 영향을 받는 동시에 새로운 경로의 계기로 작용한다.

어떤 방식의 공적 지배를 선택하는지는 단순히 기술적 문제가 아니라 공공성과 공적 지배를 둘러싼 더 큰 요인들에 영향을 받는다. 기술적 효과와 효율성에 따라 공적 지배의 유형을 선택할 수 있는 것처럼 생각할 때도 선택과 결정은 체제의 성격과 그 영향에서 벗어나기 어렵다. 어떤 것을 규제하고 어떤 의무를 부과할까 하는 과제는 순수하게 기술적으로 결정되지 않는다. 효율이나 형평은 일종의 체제이자 가치판단이고, 공적 지배 방법은 그 체제의 특성이 함께 작용한 결과물이다.

보건의료서비스에서도 공적 지배의 방식과 이에 대한 선택은 체제적 성격을 벗어나지 않는다. 보건의료인력 양성이 한 가지 전형적 예다. 의료전문직이 공적 가치를 이해하고 실천하는 것(보건의료인력의 공공성)은 공공성 실현이라는 결과에 중요한 요소이다. 공공성을 초점에 두고 필요한 인력을 양성하는 과정은 단순히 기술적인 문제가 아니라, 다른 영역과 요인의 영향을 받는 것은 물론 전체 체계와도 관계가 있다.

의료전문직이 공공성을 이해하는 것은 개인 차원의 전문직 윤리와도 관련되는데, 대체로 정책이나 제도만으로 개인의 선택과 행동을 강제하기 어렵다. 윤리적 과제조차 개인과 기술을 넘는 체제 차원으로 연결된다. 공공영역에서 일할 의사를 유치하려고 기술적 방법(예: 인센티브)을 고안하지만, 이것만으로 공적 가치를 실천하는 인력을 양성하거나 유치하기는 어렵다. 여기에 작용하는 공공성의 체계는 의사의 역할과 책임, 노동에 대한 보상, 전문직 규범 등 문화적 체계뿐 아니라 교육훈련, 노동과 고용, 보건의료체계, 지역사회 등 사회적 체계를 포함한다.

지배의 방법과 유형이 어떤 것이든, 한 가지 방식이 단독으로 작동할 수 없다는 점도 고려해야 한다. 예를 들어, 재정을 핵심 방법으로 쓰더라도 그 한 가지만으로 공적 지배를 충분히 실현하기는 쉽지 않다. 국가 예산을 쓰되 민간부문을 활용하여 예방접종 사업을 한다면, 규제(예: 인력이나 시설)와 의무 부여(예: 안전 의무와 양질의 진료)가 뒤따라야 공적 가치를 실현할 수 있을 것이다.

3. 직접 지배: 소유와 서비스 제공

공적 소유는 공적 지배가 작동하는 가장 직접적이고 가시적인 방식이다. 소유를 통한 공적 지배는 공적 주체와 실천 주체를 구분할 필요가 없고, 따라서 거래비용이 적다. 이것만으로도 공적 소유가 내포하는 의미는 상당하다고 할 수 있다.

주목할 것은 다른 공적 지배 방식을 고안하고 평가할 때 공적 소유가 준거로 작용한다는 점이다. "직접 소유하는 것과 비교하여 어떻다"라고 하는 것은 공적 지배를 검토하는 데에 가장 빈번하게 동원되는 근거이다. 공적 소유 방식이 다양해져도 이러한 소유의 특성은 그대로 유지된다. 권한을 위임하거나 이양하더라도 소유는 최종 책임을 의미하고, 구체적인 지배 형태와 수준에 결정적 영향을 미친다.

소유가 단지 조직이나 기관의 일차원적 특성이 아니라는 점도 중요하다. 소유는 법이 정한 기준이나 재정의 특성뿐 아니라 고유한 구조와 활동, 실천의 방식과 과정, 규범과 문화 등을 만들어낸다. 상호작용이라는 측면에서 소유가 공적인가 여부에 따라 외부 환경과 조건도 달라진다. 공동체는 공적 소유에 대해 공적 가치에 부합하는 특성과 역할을 기대하고, 이는 공공이 소유한 조직에 직접 영향을 미친다.

한국적 맥락, 즉 그동안 공적 소유가 중요한 정치적·사회적 의제로 주목을 받았다는 조건도 중요하게 고려해야 한다. 장기간 계속된 '민영화' 논란은 공적 소유를 둘러싼 대표적 문제로, 곳곳에 잠재하면서 언제라도 다시 등장할 수 있는 사회적 의제다. 한국에서는 은행이나 인천공항의 소유권을 민간에 파는 것은 말할 것도 없고, 소유 형태를 바꾸자는(예: 자회사 방식의 KTX 운영 분리) 제안도 쉽게 공공성 논란으로 비화한다. 고용이나 노동조건 같은 문제도 함께 있지만, 적어도 공공성을 둘러싼 논쟁의 핵심에는 공적 소유와 그 형태가 어떤 가치를 어떻게 바꾸는가 하는 질문이 존재한다. 공항이나 철도의 공적 소유를 포기하거나 그 형태를 바꿀 때 산출되는 가치가 어떻게 달라지는지 묻는 것이다.

공적 소유와 가치 실현 사이에는 강한 상관관계가 있다. 공적 소유는 공공성을 실현하는 데 핵심적인 제도환경의 하나이며, 환경은 규제적 제도, 규범적 제도, 문화인지적 제도를 모두 포함한다. 문제는 공적 소유 여부가 공공성 실현이라는 결과와 직선적linear 관계에 있지 않다는 점이다.

공적 소유와 공공성 실현 사이에는 여러 단계의 논리적 고리가 있으므로, 관련성의 강도와 경로를 분명하게 연결하기 어렵다. 예를 들어, 공적 소유라 하더라도 인력과 다른 자원을 공공성 실현이 가능할 정도로 확보한다는 법이 없으며, 공적 소유 기관에서 일하는 모든 직원이 공공성에 부합하는 문화인지적 제도를 공유한다고도 할 수 없다.

공공성 실현이 각각의 제도로 환원되지 않는다는 것도 중요하다. 공공성을 결정하는 요인을 완전하게 분리하는 것은 불가능하며, 판별할 수 있는 개별 요인을 모두 합해도 전체를 구성할 수 없다. 공적 소유의 틀 안에서 인력, 운영체계, 환자가 같이 만들어내는 보건의료서비스는 이 세 가지 요인의 특성만으로 다 설명하기 어렵다. "전체는 부분의 합보다 크다."

민영화 효과를 둘러싼 논란은 이런 어려움을 집약해서 보여주는 예이다. 소유 주체와 소유관계를 바꾸는 민영화는 소유와 가치 실현의 관계를 볼 수 있는 일종의 자연 실험이라 할 수 있다. 자연 실험이라면 이론적으로는 민영화 전후를 비교하여 목표로 하는 효과가 있는지 판단할 수 있지만, 현실은 다르다.

한국통신이나 담배인삼공사와 같은 공기업의 민영화 효과는 명확하게 판단하기 어렵고 논란도 크다. 공적 소유나 공적 가치 모두 개념화하기에 어려움이 있을 뿐 아니라, 실증적 비교가 쉽지 않은 것이 특히 중요한 이유이다. 비교 대상이 없는 데다 흔히 다른 사회경제적 환경 변화나 정책 개입을 동반하여 민영화의 단독 효과를 측정하기도 어렵다. 많은 요인이 한꺼번에 복합적으로 작용하므로 전체 결과에서 민영화만의 순수 효과를 분리하는 것은 불가능하다.

실증적 근거를 제시하는 데는 한계가 있지만, 소유가 공적 지배를 강화하는 잠재력을 지니는 것은 분명하다. 2015년 메르스 사태에서 본 것 같이, 민간병원과 공공병원 사이에는 공적 지배의 잠재력 차이가 뚜렷하다. 공적 소유에서는 병원 경영이나 수익을 고려하지 않고 즉각 행동하는 것이 가능하지만, 민간병원은 여러 경로와 단계를 거쳐야 공공성에 부합하는 행동을 시작할 수 있다. 사적 소유에서는 행동 방식이나 수준도 공적 소유와 다르다.

소유를 통해 가치 실현의 영역과 대상을 직접 지배할 수 있으면 공적 소유가 공공성 실현으로 이어지는 것이 자연스럽다. 문제는 소유를 통한 직접 지배가 바로 공적 가치 실현으로 이어지지 않는 것으로, 이는 공적 지배에 해당하는 과정과 방법에서 가치 실현을 방해하는 여러 요인이 존재하기 때문이다.

공적 주체가 어떤지에 따라 소유를 통한 공적 지배가 달라진다는 점에서, 앞장에서 말한 공적 지배 개념의 이중성을 유념할 필요가 있다. 공적 지배는 공적 주체가 보이는 (내재적) 특성인 동시에 공적 주체의 특성(공공성) 자체 또는 그에 영향을 미치는 조건이나 요인이기도 하다.

어떤 국가권력인지에 따라, 어떤 국가나 정부인지에 따라, 또는 어떤 사회권력인지에 따라 공적 주체의 성격이 달라진다. 다른 시각에서는 공적 지배를 받는 공적 주체인지, 아니면 공적 지배를 벗어난 공적 주체인지에 따라(공적 지배를 벗어난 공적 주체는 일종의 형용 모순이다) 공적 주체가 실천하는 과정인 공적 지배가 다시 영향을 받는다. 근본적으로는 국가권력 등 공적 주체를 둘러싼 권력관계와 상호침투가 공적 주체에 대한 공적 지배의 특성과 수준을 결정하는 핵심 요소이다.

공적 지배라는 관점에서 '소유'와 '직접 서비스 제공'을 구분할 수 있는지, 또는 구분해야 하는지는 검토가 필요하다. 공적 주체가 직접 서비스를 제공할 때 많은 사람이 공공 개입을 인식하지만, 공적 지배의 관점에서는 소유와 서비스 제공이 따로 구분해야 할 정도로 별개의 방식인지 분명하지 않다.

공적 주체는 대부분 서비스 제공자(주체)를 '소유'하면서 직접 서비스를 제공하는 책임을 진다. 예를 들어, 한국에서 공적 주체(국가)는 일부 의료서비스의 공공성을 보장하기 위해 지방의료원을 소유하고 서비스를 제공한다. 지방의료원이 민간에 위탁하여 운영할 때 소유와 서비스 제공의 관계가 논란이 될 수 있는데, 민간위탁도 공적 소유로 볼 수 있는지, 또는 운영 방식이 변화한 후의 서비스 제공을 직접 서비스로 볼 수 있는지 해명할 필요가 있다.

4. 공적 지배: 재정

공공성을 실현하기 위한 여러 활동과 실천에 재정이 핵심 역할을 하는 것은 길게 말할 필요가 없다. 서비스나 재화를 공급하는 것이 목표일 때, 그리고 시장과 민간의 비중이 클 때, 재정을 통한 공적 지배는 그 어떤 방식보다 더 중요하다. 한국에서도 건강과 보건의료의 공공성을 실현하려는 공적 지배의 수단으로 재정에 의존하는 정도가 다른 방법을 압도한다.

공적 지배로서 재정은 어떻게 작동하여 어떤 결과를 산출하는가? 재정을 통한 공적 지배는 소유와는 명확하게 구분되지만, 공적 주체의 특성은 재정에서도 결정적으로 중요하다. 공공성 실현을 위한 재정의 원천이 공적 주체에 있을 때가 많고, 재정의 영향이 다른 공적 지배보다 크기 때문이다. 공적 주체의 관심과 주의도 마찬가지다.

결과적으로 공적 주체의 목표와 동기, 또는 의지(이를 공공선택론이 말하는 대로 이해관계라 해도 마찬가지다)와 그 강도에 따라 재정 구조 또는 이를 매개로 하는 실천은 크게 달라진다. 예를 들어, 대중교통의 공공성을 강화할 목적으로 개인 소유 기업에 국가재정을 지원한다고 가정하자. 이때 재정 투입의 공공성 효과는 교통체계의 목표, 계약, 감독, 인센티브 등 국가(정부)의 세부 실천에 영향을 받을 것이고, 국가의 개입 방법과 수준은 다시 공적 주체의 특성(정치적 목표, 동기, 의지 등)에 따라 결정될 것이다.[3] 국가가 경제적 약자의 권리와 복지에 관심이 큰 경우와 이와 대조적으로 재정지출을 줄이는 데 일차 목표를 두는 경우는 목표 설정부터 평가에 이르는 모든 과정이 크게 다르다. 이 공적 주체에 다시 공적 지배의 개념을 적용할 수 있다는 것은 앞서 공적 지배의 '이중성'으로 설명한 바 있다.

공적 지배의 대상이 되는 공공성의 실천 주체, 실천 방법, 산출물에 어떤 특성이 있는지도 중요하다. 재정을 통한 공적 지배에는 반드시 주인-대리인 문제가 발생하는데, 이른바 '도덕적 해이'가 발생하면 공공성을 실천하고 실현하기 어렵다. 주인(공적 주체)과 대리인(실천 주체) 사이에 정보 불균형이 클 때 대리

---

3 정부와 공공부문의 경제와 재정을 다루는 공공경제학은 전통적으로 이에 관한 관심이 적다. 대체로 경제 법칙에 영향을 주는 한 가지 맥락적 요소로 간주할 뿐이다. 이에 대해서는 스티글리츠Joseph E. Stiglitz의 논의를 참고할 수 있다(Stiglitz, 2000).

인이 이를 이용해서 사적 이익이나 부정을 저지르는 것이 도덕적 해이인데, 공적 지배가 한계를 드러내는 경계는 실천 주체, 실천 방법, 산출물의 성격에 따라 달라진다.

나머지 조건이 같아도 영리를 추구하는 병원과 그 동기가 약한 공익법인 사이에는 재정을 통한 공적 지배의 수준이 다르다. 실천 방법이나 산출물을 구체적이고 명확하게 정의할 수 있을수록 공적 지배가 잘 작동하는 점도 있다. 예방접종과 청소년의 사회적 지지에 대한 재정지원을 비교하면, 실천 방법과 산출물 면에서 예방접종 쪽이 과정과 결과를 통제하기 쉽다.

이 밖에도 재정을 통한 공적 지배(구조, 과정, 결과 모두를 포함한다)에 간여하는 요소는 다양하다. 특히 중요한 요소 한 가지는 재원의 종류로, 재원이 달라지면 공적 지배도 영향을 받는다. 재원의 성격에 따라 공적 주체가 수립하는 목표와 재정운영 방법이 변화하는 것이 핵심 이유이다.

일반 조세와 목적세는 공적 지배의 특성이 다르다. 목적세는 용도가 정해져 있어 재원에 대한 책임성이 명확하지만, 공적 지배를 위해 선택하는 방법은 제약을 받는다. 건강보험 재원을 구성하는 한 가지 요소인 담배부담금은 전형적인 목적세(재원)로, 조세나 사회보험료보다 지출 방법을 둘러싼 이해관계의 개입이 흔하고 선택지도 많지 않다. 스스로 재정에 이바지했다고 생각하는 흡연자들은 흡연과 직접 연관된 건강문제, 특히 치료에 재정을 쓰라고 요구한다. 재정에 이바지한 주체들이 자기중심적 요구를 강화하면, 공적 가치에 기초한 통합적 예방사업 추진에는 부정적 영향을 미칠 수 있다.

공적 지배가 실제 과정을(그리고 주체와 공공성까지) 지배하는 역할을 하려면 재정이 어느 정도 이상으로 커야 한다. 한국의 공교육이 좋은 예라 할 수 있는데, 재정의 크기가 충분하지 못하면 공적 지배는 제한을 받기 마련이다. 공적 주체인 국가는 ('대리인'이라고 할 수 있는) 사립학교에 재정을 지원하여 공공성에 영향을 미치려 하지만, 흔히 사회가 기대하는 수준에 미치지 못한다. 사립대학의 이사회 구조, 재단의 재정 기여, 교직원 확보 수준 등은 어떤 기준으로도 고등교육의 공공성을 따지는 대상이다. 재정을 지원하는데도 사립학교에 공적 지배가 제대로 작동하지 않는 한 가지 이유는 실제 지배할 수 있을 정도로 재원이 충분하지 않기 때문이다. 공공재원은 전체 학교 재정의 일부분에 지나지 않고, 공적 지배는 부분적인 영향력만 미칠 수 있다.

재정지원 대상과 방법도 고려해야 한다. 인건비 등 전체 지출의 일정 부분만 지원하면 전체 서비스의 특성에 큰 영향을 미치기 힘들고, 서비스의 내용과 같은 공공성 실현은 '대리인'이 좌우할 공산이 크다. 정부가 민간병원에 시설비를 일시적으로 지원하는 방식으로는 이후 병원의 운영 원리와 방법에 충분히 개입하기 어렵다.

5. 간접 지배: 의무 부여와 규제

의무 부여mandate(의무 부과나 명령, 권한위임으로 번역하기도 한다)와 규제는 흔히 민간 또는 사적 주체에 한정된다고 생각하기 쉬우나 그렇지 않다. 공적 주체가 의무를 부여하거나 규제할 수 있는 대상은 공공과 민간 모두를 포함하고, 집단뿐 아니라 개인도 대상이 될 수 있다. 안전을 위한 의무나 규제를 생각하면, 의무 부여와 규제 대상은 상당히 넓다.

의무 부여는 능동적인 행동을 요구하는 점에서 규제와 구분된다. 규제는 어떤 활동을 하지 않으면 성립하기 어려운 지배 방식인 것과 비교하여, 의무 부여는 공공과 민간주체에 대해 어떤 실천을 하라고 요구하는 적극적 개입 방법이다. 민간병원에게 응급의료서비스를 제공하도록 요구하는 것은 의무 부여이고, 일정 병상 수 이하의 병원은 응급의료서비스를 제공하지 못하도록 하는 것은 규제에 해당한다. 공공영역에서는 흔히 의무 부여도 법으로 정하고, 따라서 규제를 수반하는 의무도 적지 않다(Musgrove, 1996: 6~7).

의무 부여는 재정지원과 상관관계가 높은데, 의무를 수행하는 데 재정이 필요하면 공적 지배에는 재정이 더 큰 역할을 하게 된다. 자주 논란이 되는 문제는 의무만 부여하고 재정을 지원하지 않는 것으로, 이를 '재원 없는 의무 부여unfunded mandate'라고 한다. 재원이 따르지 않으면 의무가 공적 지배의 수단으로 충분치 않은 점은 분명하나, 의무를 부여하는 것이 간접적인 지배 또는 통제 수단이 될 수 있는지도 중요하다. 예를 들어, 모든 병원에 대해 지불 능력이 없는 환자를 거부하지 못한다는 의무만 부여하고 재정을 지원하지 않으면 공적 지배는 제대로 실현되기 어렵다. 국가와 정부는 공적 지배를 포기하거나, 법률이나 건강보험 재정운영 등 우회적 방법을 통해 지배를 추구해야 한다. 의무 부여의 특성 중 하나는 그 자체로는 제 역할을 하지 못해도 다른 형태의 공적 지배를 모색하는 근거가 된다는 점이다.

규제를 통한 공적 지배는 자세하게 논의할 필요가 없을지도 모른다. 규제는 현대 국가가 활용하는 공적 지배의 가장 중요한 수단 중 하나로, 공공성을 추구하는 모든 영역에서 논의되고 실행되기 때문이다. 극단적 자유지상주의를 빼면 모두가 일정 정도 규제가 필요하다고 인정하는 것도 이런 종류의 개입이 보편적이라는 점을 나타낸다. 다른 방법과 비교하여 규제가 공적 지배의 핵심 수단이라는 점도 대부분 동의한다.

문제는 규제가 공적 가치를 실현하는 효과적인 방법인가 하는 것으로, 이는 규제와 탈규제를 둘러싼 수많은 논란의 핵심 질문이다. 규제와 공적 가치 실현 사이에는 실증적으로 연관관계가 분명하지 않다. 효과도 논란거리지만, 좀 더 근본적으로는 규제가 추구하는 공적 가치를 서로 다르게 이해하고 규정하는 문제가 있다.

규제를 통한 공적 지배의 가능성을 탐색하기 전에, 규제가 매우 유동적인 개념이자 실체라는 점을 분명히 해야 한다. 여기서 유동적이란 시공간에 따라 서로 다르게 이해되는, 따라서 일관되고 통일된 개념과 의미를 구성하기 어렵다는 뜻이다. 규제라는 추상적 개념이 어떤 역할과 기능을 하고 어떤 한계가 있는지 결론을 내기는 쉽지 않다. 어떤 맥락에서 어떤 방식으로 어느 정도나 규제가 개입하는지에 따라 경과와 결과가 완전히 달라질 수 있기 때문이다. 사회주의체제와 자본주의 사회경제체제를 비교하면 규제가 필요한 대상과 그 이유는 전혀 다르다.

유동하는 개념이라는 점, 그리고 곧이어 논의할 규제 주체의 다원성까지 고려하면 처음부터 규제를 명확하게 정의하기가 쉽지 않다. 여기서는 실용성을 기준으로 "기준 설정, 정보 수집, 행동 변화 등의 메커니즘과 관련된 광범위한 결과를 산출하는 것을 목적으로, 사회적으로 가치 있는 방향으로 타인의 행동을 변화시키려는 지속적이고 목표 지향적인 시도"로 정의한다(Black, 2005).

규제를 간단하게 정의할 수 없는 데는 이것이 이질적인 요소로 구성된 추상적 개념이라는 점도 작용한다. 규제를 구성하는 요소는 크게 규제의 주체, 규제하는 이유(목표), 규제의 대상, 그리고 방법으로 나눌 수 있다. 논의의 편리성을 위해 나누었지만, 각 요소는 서로 밀접하게 연관이 있는 동시에 또한 이질적이다. 어떤 주체가 어떤 대상에 대해 규제를 하는지에 따라 이유와 목표가 다르고, 목표에 따른 방법도 다르다.

규제를 이해하는 데 각각의 구성요소를 검토하는 것이 더 유용할 수도 있다. 규제를 구성하는 요소 중 하나인 규제 주체 측면에서는 규제를 정부 개입으로 이해하지만, 실제로는 그렇게 간단하지 않다. 주체를 공공부문으로 한정하더라도 규제자와 피규제자에 따라 적어도 네 가지 범주의 규제가 성립한다. 표 5-1과 같이 나누는 것이 전형적인 이해 방식이다.

좀 더 넓은 범위에서는 경제적·사회적 영향을 발휘하려는 모든 기제를 규제로 볼 수 있다(Baldwin, Cave and Lodge, 2012: 3). 이는 규제하는 주체를 국가와 정부를 넘어 분산되어 있다고 보는 관점으로, 자율규제 self-regulation, 공동규제 co-regulation, 메타규제 meta-regulation 등은 규제 주체가 다원적임을 전제하는 개념이다. 더 확장하면 규제하는 국가가 아니라 '규제하는 사회 regulatory society'라는 개념도 성립할 수 있고(Black, 2002), 이런 의미에서 푸코 Michel Foucault가 말하는 규율과 감시 개

표 5-1 / 규제의 분류(규제자-피규제자)

		피규제자	
		공공	민간
규제자	공공	정부 자율 규제 (Government Self-Regulation) III	전통적 규제 (Traditional Regulation) I
	민간	'포획' (Capture) II	민간 자율 규제 (Private Self-Regulation) IV

자료: Mitnick(1980: 14).

넘도 규제와 연결된다.

규제 개념이 확장성을 가진 것은 사실이지만, 일반적으로는 국가(권력)가 규제의 일차 주체라고 본다. 특히 공공성을 추구하면서도 행동을 강제하는 규제의 역할을 생각하면 국가 외의 주체를 생각하기 어렵다. 국가 개념을 넓게 해석하더라도 자율규제나 메타규제 등 어떤 방식으로든 국가가 개입하므로, 법law을 기초로 국가 또는 정부가 개입하는 방식을 규제라고 해석하는 것이 편리하다.[4]

국가의 규제를 뒷받침하는 제도는 넓은 범위에 걸쳐 있는데, 한국에서는 입법부가 제정한 법률은 물론, 행정부의 권한과 책임에 속하는 시행령, 시행규칙, 지방정부의 조례, 행정명령, 규격, 지침, 표준 등이 모두 이에 속한다.

규제의 주체를 다루면서도 흔히 그 주체가 어떤 주체인가 하는 점에는 관심이 적다. 국가가 규제의 직접적 주체인가 또는 간접적 주체인가 하는 차이는 규제의 특성을 결정하는 한 가지 요인에 지나지 않는다. 규제 주체가 국가나 행정부라 하더라도 어떤 국가 어떤 행정부인지에 따라 주체의 특성과 의의는 크게 달라진다. 특히 국가권력이 경제권력 또는 사회권력과 어떤 관계에 있는지가 중요하다.

규제하는 이유와 목표를 논의하기에 앞서 규제의 변화와 동학動學을 살펴보는 것이 실용적일 것 같다. 현실에서 규제는 정태적인 것이 아니라, 새로 생성되고 확장되며 때로 위축되거나 소멸한다. 이 과정은 단선적이지 않고 복잡하며, 규범적이기보다는 현실적인 이유를 내포하는 때가 많다.

규제의 변화를 설명하는 데는 몇 가지 다른 경향이 있다. 모두 같은 차원이라고 할 수는 없으나, 규제의 강화 또는 약화는 공적 가치 실현, 자기 이익을 실현하려는 동기, 이념과 이론의 역할, 제도주의에 기초한 설명, 단일한 것이 아닌 네트워크로 작동하는 규제 등으로 설명한다(Baldwin, Cave and Lodge, 2012: 40~67). 이 중 두 가지 요인은 설명을 조금 보태야 할 것 같다.

---

4   도덕적 규제라는 말에서 볼 수 있듯이, 규제를 유형의 것으로만 한정하기는 어렵다. 효과나 중요성으로 보더라도 좁은 의미의 규제가 더 중요하다고 할 근거는 약하지만, 여기서 범위를 한정하는 이유는 구체적인 실천 범위를 명확하게 하려는 것이다.

먼저, 규제완화(탈규제)를 설명하는 데 이론과 이념의 역할을 빼놓을 수 없다. 구체적으로는 1970년대 미국 레이건 정부와 영국 대처 정권의 규제완화가 대표적 사례다. 영국과 미국에서 벌어진 역사적 규제완화는 경제적 이유나 이해관계와 크게 관계없이 복지국가가 신자유주의 국가로 전환하는 과정에서 발생했다. 이론과 이념으로는 신자유주의에 토대를 둔 탈규제 담론이 규제완화의 핵심 동력이었다는 점이 중요하다. 규제의 구체적인 성과나 이해관계보다 넓은 범위의 정치적·이념적 환경이 규제 변화를 주도한 것이다(Baldwin, Cave and Lodge, 2012: 50).

네트워크 규제도 좀 더 설명이 필요하다(Baldwin, Cave and Lodge, 2012: 63~ 65). 이는 한 가지 규제가 따로 존재하기보다는 다양한 규제가 네트워크 상태로 존재하는 현실을 가리키며, 규제 공간regulatory space도 비슷한 문제의식에서 출발한 이론적 틀이다. 예를 들어, 의료기관으로서 의원은 진료 내용이나 방법도 규제를 받지만, 건강보험, 의무기록, 약품, 안전, 개인정보 보호, 세무와 회계, 광고, 노동과 고용, 건축과 소방 등 다양하고 복잡한 규제 속에서 운영되고 기능을 수행한다. 규제의 주체가 한둘이 아니고 각 주체의 성격도 다르므로, 목표와 기대효과가 서로 충돌할 때도 있다.

서로 다른 규제들은 한 가지 틀로 포괄하기 어렵고, 변화 또한 개별화된 방식으로 설명할 수 없다. 몇 가지 측면과 요인으로 모든 규제를 다 이해하기 어렵다는 점은 명확하다. 각양각색인 여러 규제를 간단하게 설명할 수 없는 것은 물론, 하나의 규제도 몇 가지 설명만으로는 구체적 양상을 포착하기 어렵다. 그런 점에서 규제를 네트워크로 이해하는 방법이 좀 더 현실적일 수도 있다. 네트워크 관점으로는 개별 규제의 작동과 효과보다는 통합과 조정이 더 중요하다.

공적 지배를 위한 규제로 범위를 한정하면, 우리의 관심사는 이상과 같은 다양한 요인이 공적 가치 실현에 어떻게 연관될까 하는 것이다. 현실에서 분명하게 나타나는 규제의 복잡성과 우연성, 비체계성 등을 모두 고려하더라도, 규제가 공적 가치를 실현하는 수단이라는 설명은 여전히 중요하다.

규제가 공적 가치를 실현하기 위한 것이라는 주장에는 비판적 반응이 더 흔한데, 여기에는 다음과 같은 이유가 작용한다(Baldwin, Cave and Lodge, 2012:

41~43). ① 공적 가치가 무엇인지 합의하기 어렵고, 이해관계가 상충하는 현실에서 이와 무관한 규제가 존재하기 어려운 점, ② 규제의 주체가 공평무사하고 전문성이 있으며 효율적이라는 것을 보장하기 어려운 점, ③ 규제는 정치적·경제적 영향을 벗어나기 힘들어 중립성과 공평성을 보장하지 못하는 점, ④ 정당, 정치인, 일부 소비자 등에 유리한 것일 뿐 넓은 범위의 대중에게 유리하지 않다는 점이 그것이다.

반론은 이런 비판이 단편적이고 부분적인 문제 지적에 머물러 있다는 것이다. 특히 규제의 주체와 실행 과정을 단선적이고 정태적으로 이해한다는 것이 가장 중요한 한계로 꼽힌다. 규제가 공적 지배의 수단으로 활용될 가능성은 공적 주체의 성격에 좌우되고, 다시 이는 규제의 사회적 조건과 환경에 의존할 것이다. 또한, 규제는 어떤 상황에서도 공적 가치와 관련성을 가지면서 공적 영역에 노출되고 계속 가치 실현의 압력을 받는다. 어떤 규제가 처음에는 개인적·사적 이익을 실현할 의도로 만들어지고 유지된다 하더라도, 규제가 공적 영역에 노출되는 순간부터 공적 주체는 공적 가치를 실현해야 한다는 압력과 긴장관계를 벗어날 수 없다. 공적 가치 실현은 규제가 생성·변화·소멸하는 과정과 분리할 수 없는 중요한 한 핵심 요소이다.

다음 질문은 좀 더 미시적 차원에서 규제가 목표로 삼거나 실제 할 수 있는 것이 무엇인가 하는 점이다. 이는 앞서 설명한 규제의 변화와 완전히 구분할 수 없고, 한편으로는 어떤 규제를 하는 이유나 근거와도 관계가 있다.

규제 목표는 크게 두 가지 범주로 나눌 수 있는데, 단순하게 표현하면 하나는 '시장적'인 것, 그리고 다른 하나는 '비시장적'인 것이다. 시장적 근거란 시장실패를 막거나 줄이려는 목표이고, 비시장적 근거란 시장이나 경제적 논리가 아닌 다른 공적 가치를 산출하려는 목표이다. 비슷한 관점에서, 개인의 경제적 자유에 개입하는 것인지 또는 공적 가치를 산출하기 위한 공적 개입 또는 사회적 협업인가로도 나눌 수 있다(Prosser, 2010: 4).

자본주의 시장경제를 전제하면, 시장실패 때문에 규제가 필요하다는 주장에는 이의 제기가 많지 않다. 시장실패에 근거한 규제 대상에는 자연독점, 초과이윤, 외부성, 공공재, 심각한 정보의 불균형, 약탈적 가격 설정, 서비스나 재화 공급의 지속성과 안정성, 협상력의 불평등, 부족한 재화의 배분, 공급의 합리화와 조정, 계획 등이 포함된다(Baldwin, Cave and Lodge, 2012: 15~22). 이 논리에서 규제가 필요한 이유는 시장실패 때문에 제대로 경쟁이 성립하지 않는다는 것으로, 완전경쟁에 가까울수록 바람직한 시장이라는 전제가 깔려 있다. 문제는 규제를 불완전한 시장 또는 시장실패를 보완하는 도구로 한정하면 규제라는 공적 지배 수단이 일정 범위를 벗어날 수 없다는 점이다. 공적 지배는 시장실패를 해결하는 도구 이상의 의미가 있기 어렵고, 이때 공적 지배는 시장실패를 보완하는 최소 범위로 한정된다.

현실에서는 모든 규제를 시장 관점에서만 볼 수 없고 다양한 비시장적 규제가 존재한다. 많은 나라가 술집의 영업 시간을 규제하는 이유는 시장과 별 관련이 없으며, 어느 나라나 존재하는 담배와 흡연 통제도 비슷하다. 보건과 비보건 영역 모두에서 시장실패만으로 규제를 모두 설명할 수는 없다. 규제에 대한 근거 또는 공적 개입을 위한 근거가 무엇인가는 오래전부터 논란거리였는데, 현재의 주된 논란과는 달리 경제적 이유보다는 비경제적 이유가 더 중요하다.

영국의 법학자 프로서Tony Prosser는 모든 규제의 근거를 네 가지로 나누고 경제적 효율성은 그중 하나로만 다루었다(Prosser, 2010: 11~20). 그가 열거한 나머지 세 가지 근거는 권리의 보호, 사회연대, 심의를 위한 과정(문제를 해결하기 위한 절차를 만드는 것)이다.

기본권을 보호하려는 규제는 주변에서 흔히 볼 수 있고 또한 쉽게 정당화할 수 있다. 경제적으로 더 효율적인 대안이 있어도 기본권 때문에 안전 기준을 강제하는 것이 대표적 사례다. 규제가 사회연대의 도구로 쓰일 때는 시민의 평등과 사회통합을 목표로 삼고, 흔히 공공서비스를 규제하는 근거로 활용된다. 소수 인종이나 여성을 우대하는 정책이 여기에 속하는데, 지역적으로는 유럽 국가들에서 많이 볼 수 있다. 범위를 넓히면 지속가능성을 위한 환경 규제도 이에 포함할 수 있다. 심의 성격의 규제는 규제 자체를 규제하는 것으로, 투명성, 책무성, 개방성 등의 가치 또는 목표를 추구한다.

다른 차원에서 규제가 수행하는 기능 중 한 가지가 시장을 만들거나 변화시키는 것으로, 이를 규제의 '선행성'으로 부를 수 있다(Baldwin, Cave and Lodge,

2012: 22). 흔히 시장이 자연적 질서의 하나로 먼저 존재하고 시장실패가 나타날 때 비로소 규제가 개입한다고 생각하기 쉬우나, 현실에서는 규제가 오히려 시장을 만들어내고 또한 그 특성을 결정할 때가 많다. 즉, 시장은 자연 상태에서 주어진 것이 아니라 만들어지는 것이며, 이 과정에서 규제는 규칙을 만드는 중요한 역할을 한다(Shearing, 1993).

초등학교 학생들이 학원에서 선행 학습을 하는 것을 금지하면 학원 이용이 불가능하지만, 규제 범위 밖에 있는 개인 과외는 더 큰 시장이 된다. 비슷한 예로, 가정에서 술 만드는 것을 금지하는 규제는 주류 산업과 술 시장에 엄청난 영향을 미친다. 규제는 시장을 '빚어낼' 수 있으므로, 의도적으로 특정한 시장을 구성하려는 규제도 적지 않다. 예를 들어 건강보험이 어떤 진료 행위에 진료비를 받으려면 반드시 어떤 검사를 거쳐야 한다고 규제하면, 검사 '시장'이 새로 만들어진다. 한국에서 더 엄격한 의료전달체계를 도입하면, 의료제공과 의료이용의 '시장'은 크게 바뀔 것이다.

규제의 대상도 규제를 구성하는 중요한 한 가지 요소이다. 대상에 따라 규제의 방법이 달라질 뿐 아니라 규제 효과도 달라진다. 근본적으로는 규제할 수 있는 대상인지 그렇지 않은지로 나누기도 하는데, 의료전문직에 대한 규제가 대표적 예이다. 의사들에게 인간적인 진료와 친절을 요구하거나 진료시간을 규제하는 것은 방법도 문제지만 실제 효과가 있을지도 의심스럽다. 자동차 운행 속도나 운전 중 휴대전화 사용을 규제하는 문제도 비슷하다. 모든 자동차와 운전자를 규제하는 방법이 마땅치 않고, 그런 방법이 있다 하더라도 효과보다 비용이 지나치게 많다는 문제가 생긴다.

규제의 방법도 중요한 관심사다. 규제의 방법에 대해서는 흔히 '좋은' 규제라는 표현을 쓰는데, 이러한 규제의 조건은 다음과 같다(Baldwin, Cave and Lodge, 2012: 27).

- 법률적 권위의 뒷받침이 있는가?
- 책무성 구조가 적절한가?
- 과정이 공정하고 접근할 수 있으며 개방되어 있는가?

- 규제 주체의 전문성이 충분한가?
- 효율적인가?

　좋고 나쁨을 판단해야 하는 규제 방법은 다양하다. 대표적이고 전통적인 형태는 명령과 통제command and control로, 법률이 뒷받침하기 때문에 강력하고 명확하며 가시성이 높다는 것이 장점이다. 명확하고 가시성이 높은 것은 투명성과 관계가 있고, 그만큼 공적 영역에서 심의 대상이 될 가능성이 크다는 것을 뜻한다. 이 방법은 제대로 실행되기만 하면 효과도 분명한 경우가 많다.

　장점만큼 단점도 많은데, 법과 규정, 지침, 기준 등의 법률적 틀에 의존하는 만큼 지나치게 복잡하고 보수적이다. 최저나 기본에 초점을 맞추는 최소주의적 경향이 나타나고, 적극적인 결과물을 내는 데 한계가 많다. 이런 단점 때문에 예를 들어 진료의 질(예: 환자에게 하는 설명이나 친절)을 향상하는 데는 이 방식의 규제를 사용하기 어렵다.

　제대로 작동하려면 비용이 많이 들고 기술적으로 어렵다는 것도 단점이다. 이 한계는 특히 명령과 통제에 정보가 필요한 것 때문에 발생하는데, 상세한 정보를 수집하고 분석하지 못하면 명령과 통제가 규제 효과를 내기 어렵다. 정보와 비용, 기술의 상호관련성은 운전할 때 휴대전화를 사용하지 못하게 하는 규제를 생각하면 잘 알 수 있다. 이런 이유들 때문에 명령과 통제의 효과는 논란이 끊이지 않고, 특히 인센티브나 시장기전을 옹호하는 쪽의 비판이 강하다.

　명령·통제 방식의 규제와 비교할 만한 것이 인센티브를 기초로 한 방법이다. 전형적인 인센티브는 경제적 이익을 주거나 손해를 끼치는 것으로, 조세 혜택이나 보조금, 우대 조치 등을 자주 활용한다. 참고로 최근 인센티브와 더불어 공공정책의 주요 수단으로 주목을 받는 '넛지nudge'는 주로 비경제적 수단을 활용하는 점에서 차이가 있다.

　인센티브의 장단점은 새삼 설명할 필요가 없을 것이나, 인센티브가 역逆인센티브disincentive와 다르지 않다는 점을 지적해두고자 한다. 일반적으로 일부 대상에게 인센티브를 부여하거나 인센티브에 차등을 두는 경우, 최고 수준의 인센티브를 받지 못하는 나머지 대상에게는 역인센티브를 주는 것이나 마찬가지고 심하면 처벌이 되기도 한다.

　시장원리의 영향력이 강한 사회에서는 인센티브를 모든 문제의 해결 방법으로 생각하는 경향이 있지만, 실제로 인센티브의 구조와 작동 원리는 그리 간단하지 않다. 개인과 집단의 행동은 단지 경제적 동기만으로 결정되지 않으며, 장기적인 관점에서는 더 복잡하다.

　공적 지배의 궁극적 목적을 공공성의 실현이라고 할 때, 인센티브가 효과를 발휘하는 근거가 명확하지 않으면 공적 지배 수단으로서 가치가 떨어진다. 인센티브가 작동하는 데 매우 복잡한 제도 설계가 필요한 것도 무시하기 어려운 문제다. 명령·통제 방식의 규제와 비슷한 정도의 정보와 기술이 필요한 상황이 많고, 이럴 정도면 인센티브 방식이 비용이 덜 든다고 하기도 어렵다. 오염물 배출을 줄일 목적으로 시설 개선을 하면 인센티브를 준다고 가정하자. 목표한 대로 인센티브가 작동하는지는 별개로 하더라도, 실제 시설 개선을 했는지 그리고 시설을 운영하고 그 효과가 발생하는지 파악하는 것은 명령·통제 방식과 크게 다르지 않다. 더 많은 정보와 비용이 들고 따로 더 복잡한 시스템을 구축해야 할 수도 있다.

　정보 공개를 비롯해 이상의 분류에 들어가지 않는 다양한 규제 방식이 있지만, 여기서는 더 구체적으로 설명하지 않는다. 앞서 논의한 것만 하더라도 규제의 특성을 이해하는 데는 충분할 것으로 본다. 명령·통제 방식과 인센티브 방식 모두 장단점이 있고, 각각 세부 방식에서 예상할 수 있는 가능성과 한계는 더욱 복잡하다.

　주로 방법과 효과에 관심을 두면 기술적 측면에 초점을 맞추어 규제 방법을 선택하는 경향이 강하다. 각각의 규제 방법이 어떤 조건에서 어떻게 작동할 수 있고 작동할 수 없는지 또는 언제 어떤 효과가 나타나는지 고려하고 판단한다. 효과를 중심으로 규제 여부와 방법을 판단하는 것은 '규제완화' 또는 '규제혁신'이라는 물신화된 정치적 프로젝트를 해체하는 데도 도움이 된다.

　방법의 실행과 작동에만 매몰되어 기술적 측면을 절대화하는 점은 주의해야 한다. 규제 또한 공적 주체와 분리하여 방법이나 기술만 논의하기 어렵다. 같은 대상에 대해 같은 목표와 방법을 적용하더라도 규제의 주체가 어떤가에 따라 규제의 작동과 결과는 판이하다. 공적 주체가 어떤 조건에서 어떤 실제적인 목표와 동기, 의지가 있는지가 더 중요할 수도 있다. 다르게 표현하면, 규제를 구성하는 요소는 독립적으로 판단하기보다 '규제 거버넌스'에 초점을 맞추어야 한다.[5] 규제가 공적 지배를 위한 바람직한 역할을 다하기 위해서는 규제 또는 규제 거버넌스, 나아가 공적 주체에 대한 공적 지배가 중요하다.

규제에 대한 공적 지배라는 관점에서 주목해야 할 한 가지 논의는 규제를 하나의 과정으로 이해하고 이에 대한 민주적 참여와 심의를 중시해야 한다는 주장이다(Black, 2000, 2005). 참여를 촉진하는 과정과 제도를 통해 규제에 내재하는 여러 문제점을 완화할 수 있다는 것이다. 이런 주장의 바탕에는 규제가 중앙집중적인 것이라기보다 분권적이라는 이해가 깔려 있는데, 규제의 분산성은 규제 주체를 어떻게 정의하고 이들의 능력과 동기, 정보의 문제를 어떻게 할 것인가 하는 문제와 연결된다.

공적 지배의 시각에서 규제를 이해할 때 다시 공적 주체의 문제가 제기되는 것은 이런 맥락 속에 있다. 규제는 국가와 정부의 전유물이 아니며, 또한 시공간이 정해진 고정된 실체라고 할 수 없다. 규제는 공적 가치 실현을 위한 여러 행위 주체 사이의 대화이고 의사소통으로 볼 수 있으며, 그런 점에서 민주적 참여에 기초한 심의 과정을 제도화하는 것이 중요하다.

메타규제와 그 목표 설정에 민주적 참여가 필요하다는 것을 특별히 강조한다. 민주와 참여는 단지 기술적 차원의 가치나 방법이 아니며, 특히 정당화를 위한 동원이 되어서는 곤란하다. 예를 들어, 작업장 환경을 규제할 것인가, 규제한다면 어떤 방법을 채택할 것인가, 그리고 규제의 목표를 어디에 두어야 할 것인가 등의 질문에 답하는 것부터 민주성과 참여의 영역이다. 규제를 통한 공

---

5   OECD는 규제 거버넌스를 정부와 비정부를 포함하는 행위 주체 모두를 나타내는 개념으로 이
     해한다. 동시에 거버넌스는 통치의 방법이자 접근을 의미하는 것으로, 규제 거버넌스는 규제를
     위한 접근 전체를 가리키기도 한다. 이때 규제 거버넌스는 정부 구조, 정부와 비정부 주체의 상
     호작용, 정책분석 도구, 정책 등을 모두 포함한다(Organisation for Economic Co-operation
     and Development, 2010).

적 지배가 공적 가치 실현으로 이어지려면, 이런 질문에 답하는 과정이 선행되어야 하며 그 과정은 또한 공적으로 지배·통제되어야 한다.

6. 사회권력의 공적 지배

지금까지 논의한 공적 지배는 주로 국가권력을 공적 주체로 본 접근으로, 다른 형태로 구분한 소유, 재정, 의무, 규제 등은 국가와 정부, 공공부문을 전제로한 것이었다. 이는 공적 지배를 부분적으로 다룬 것에 지나지 않으며, '확대된 공적 주체'의 공적 지배를 설명하는 데는 한계가 있다. 국가권력이 논의와 실천에서 차지하는 비중이 압도적으로 크다 하더라도, 더 넓은 범위의 공적 주체와 그에 조응하는 공적 지배를 다루지 않으면 공공성과 공공보건의료 논의는 부분적일 뿐이다.

국가권력 외에 경제권력과 사회권력도 공적 주체가 될 수 있으나 경제권력의 가능성에 대해서는 더 많은 논의가 필요하다. 경제권력에 대한 논의는 다음 기회로 미루기로 하고, 여기서는 사회권력에 초점을 맞추어 공적 지배가 얼마나 또 어떻게 가능한지 탐색하고자 한다.

1) 공적 주체(국가권력)에 대한 지배

사회권력이 공적 지배의 주체가 되는 일차적 방법은 국가권력이나 경제권력에 영향을 미치는 우회적 경로를 통한 것으로, 그중에서도 특히 국가권력에 대한 참여가 핵심을 차지한다. 원리로는 국가권력-경제권력-사회권력의 상호관계가 사회권력의 공적 지배를 결정하지만, 현실의 통로는 주로 국가권력을 통하는 것이다.

공적 지배 측면에서 사회권력이 국가권력에 개입하는 경로는 크게 두 가지로 나뉜다. 하나는 사회권력이 국가권력의 공적 지배와 그 과정에 영향을 미치는 것이고, 다른 하나는 국가권력 그 자체에 개입하는 것, 즉 공적 주체의 특성에 직접 영향을 미쳐 결과적으로 공적 지배를 바꾸는 경로이다. 사회권력이 국가권력에 개입함으로써 간접적으로 공적 지배에 참여하거나 영향을 미치는 점은 비슷하지만, 개입의 수준이나 변화를 끌어내는 방법은 다르다.

전자는 주로 미시적 수준에서 이루어지며, 소유, 재정, 의무 부여나 규제를 둘러싼 구조와 과정에 개입하는 형태가 많다. 예를 들어, 지방의료원의 이사진에 시민대표가 참여하는 것, 건강보험의 재정배분에 보험 가입자 또는 시민대표가 영향을 미치는 것, 의무나 규제를 다루는 민간위원회에 참가하거나 자문하는 것 등이 그것이다. 이런 공적 지배를 통하면, 주로 국가권력이 통제하는 소유, 재정, 의무, 규제의 공공성을 강화하는 효과가 나타난다. 공공병원 운영에 시민이 참여하여 경영 목표와 방법에 영향을 미침으로써, 공적 지배가 강화되고 공공성 실현의 수준이 높아질 수 있다.

후자는 주로 거시적 수준의 정치 영역에서 작동하는 것으로, 공적 주체가 공공성과 공적 가치를 어떻게 이해하고 받아들이는지와 연관이 있다. 예를 들어, 영국의 노동당과 보수당은 국가보건서비스NHS에 민간 공급자가 참여하는 문제를 다른 관점에서 보는데, 이는 단순한 정책 판단의 차이라기보다 체제의 공공성, 그리고 건강과 보건의료의 공공성을 다르게 본다는 것을 뜻한다. 영국에서 국가권력의 공적 지배에는 전문가 조직이나 사회단체, 노동조합 등은 말할 것도 없고, 여론과 언론, 지식 등도 중요한 역할을 한다.[6] 다시 말해, 두 정당의 집권 여부와 공영의료체계에 대한 정책, 그런 의미에서의 권력관계에 사회권력이 큰 영향을 미치며, 이는 곧 사회권력이 간접적으로 공적 지배에 영향을 미치는 것이라 할 수 있다.

2) 사회권력의 공적 소유와 재정

사회권력의 소유와 재정은 공적 주체로서 국가권력이 수행하는 공적 지배 방

---

6 '국가'를 어떻게 이해할지는 별도의 장에서 다루지만, 국가는 단일하고 동질적인 실체가 아니라 전략이나 권력에 따라 결정되는 '관계적' 실체로 이해해야 한다는 것을 미리 밝혀둔다.

식과 같다. 사회권력이 소유하는 협동조합이나 사회적 기업이 공적 소유에 해당하며 재정도 마찬가지다. 현실적으로 한국과 외국 모두에서 전체 공적 지배에 영향을 미칠 정도의 비중에 이르지 못하나, 공적 지배에 수반되는 가능성과 과제는 크게 다르지 않다. 소유하고 재정을 책임지는 것만으로 공공성과 공적 가치를 산출할 수 없으며, 유명한 스페인의 몬드라곤 협동조합 사례에서 보듯 사회권력 또한 공적 지배의 대상이 되어야 한다.[7]

규모가 작고 영향력이 미미할 수 있지만, 소유와 재정을 통한 사회권력의 공적 지배는 파급효과spillover effect 또는 예시적 정치prefigurative politics까지 고려해야 한다. 사회권력의 공적 지배는 국가권력의 공적 지배와는 질적으로 다른 것으로 이해하는 경향이 있는 데다, 국가권력의 대안이나 실험해볼 만한 미래상으로 주목과 관심을 받는 현실을 무시할 수 없다.

3) 규범과 문화, 지식

공공성과 공공보건의료, 그리고 공적 지배는 기관과 사람, 재정과 같은 구조에 관한 것만은 아니다. 앞서 제도환경 중 문화인지적 제도가 중요하다고 설명한 것과 마찬가지로, 공적 지배는 규범, 문화, 지식, 관습, 지식 등에도 영향을 받는다. 국가권력과 경제권력은 넓은 의미의 문화적 환경을 무시할 수 없으며, 사회권력 내부에 존재하는 공공성의 권력관계도 부분적으로는 이 환경과 관계가 있다. 시간변수를 포함하여 장기적인 변화까지 고려하면, 문화와 규범, 지식이 새로운 구조와 제도를 만들면서 시차를 두거나 연속적으로 국가권력, 경제권력, 사회권력이 바뀌는 데 개입한다.

공공성과 공공보건의료에 관한 규범, 문화, 지식을 생산하고 전파하는 것은

---

7 몬드라곤 협동조합(그룹)은 규모가 커지고 세계화의 압력이 강해지면서 협동조합의 원리에서 멀어져 '대기업화'한다는 비판이 제기된다(Navarro, 2014). 상당수 회사가 조합원보다 비조합원 수가 더 많고, 2013년에는 효율화와 경쟁력 강화를 목표로 글로벌 생산체계를 구축하려다 '파고르' 전자회사가 파산하는 사태가 벌어졌다.

공적 주체인 국가권력뿐 아니라 사회권력의 책임이기도 하다. 공공성과 공공보건의료를 둘러싸고 국가권력이 분열되거나 동요할 때, 또는 공공성에 대하여 국가권력이 경제권력보다 열위에 있을 때는 사회권력이 더 큰 역할을 하기도 한다. 진주의료원이 폐쇄되었을 때나 성남시의료원을 설립하는 과정에서, 사회권력이 규범, 문화, 지식으로 국가권력에 영향을 미치고 직간접으로 공적 지배에 참여한 것이 최근의 예이다.

제6장

공공성이란 무엇인가

논리적으로는 이 단계에서 공적 주체가 공적 지배를 통해 산출하고자 하는 또는 실제 산출하는 결과를 다루어야 하지만, 이는 구조-과정-결과 식으로 단선적으로 그리고 명확하게 구분할 수 있을 정도로 구성되지 않는다. 앞서 논의한 대로 구조와 과정에 공공성 개념을 적용하는 것만으로도 인과관계는 충분히 복잡하다. 환자를 존중하고 비용부담을 고려하는 의료서비스만 공공성에 부합하는 것이 아니라, 참여와 민주주의의 원리에 부합하는 정책결정 또한 공공성에 포함할 수 있다. 이때 공공성은 한 가지 요인이나 결과라기보다는 여러 요소를 한꺼번에 포함하는 복잡하고 다면적인 개념이다. 여러 요소가 동시에 영향을 주고받고, 어떤 때는 한 요소가 결과인 동시에 원인이 되는 복잡한 관계에 있다.

본격적으로 공공성을 다루기 전에, 공공성과 연관이 있으면서 그동안 서구 학계에서 널리 쓰인 '공적 가치public value' 개념을 먼저 검토한다. 한국에서는 이 개념을 그리 자주 쓰지 않으나, 영어권 국가에서는 공공성보다 이 말을 더 많이 사용하는 듯하다. 공공성에 대응하는 영어 표현은 'publicness'가 가장 가깝다고 할 수 있지만, 이 용어는 최근에야 조금씩 보이고 그나마 학술 분야에 한정되는 신조어에 가깝다.[1]

1. 공적 가치

이른바 '주류' 학계나 언론, 정책 분야에서 공적 가치라는 개념과 용어가 통용되지만, 이 말 또한 사람과 맥락에 따라 서로 다른 의미로 쓰고 이해한다. 특히 학술 목적이 아닌 일상 용법으로는 더 다양한 이해와 해석, 용법이 존재하는 것으로 보인다. 공공성 개념과 비교하여 더 분명하고 일관된 개념이라 하기도 어렵다.[1]

일상과 관행, 상식 수준을 넘는 학술적 정의는 좀 다르다. 관련 분야 연구자와 학자들이 사용하는 공적 가치는 다분히 역사적이고 맥락의존적 개념으로, 1970년대 이후 공공부문 운영의 핵심 원리이자 방법이었던 신공공관리론을 대체하는 새로운 공공관리 패러다임을 가리킨다(Mahdon, 2006: 6). 이런 의미의 공적 가치를 본격적으로 논의하기 시작한 것은 1990년대 중반 이후로, 특히 1995년 하버드대학교의 무어Mark Moore 교수가 출판한 *Creating Public Value: Strategic Management in Government*가 논쟁을 촉발한 직접적 계기로 작용했다고 한다(Benington and Moore, 2011: 1). 미국과 영국을 중심으로 논의가 더욱 퍼진 것은 2000년대 중반 이후다.

공적 가치라는 개념적 틀은 정부, 특히 공공부문 관리자가 당면했던 도전에 적절하게 대응할 수 있도록 지원하자는 동기에서 출발했다. 공공부문의 운용 원리를 완전히 시장화하면, 공공부문의 가치나 역할은 최소한으로 줄어들고 특히 실행 기능은 굳이 공적 주체가 담당할 이유가 없다. 산출하려는 가치를 제대로 정의하고 측정하기만 하면, 공공이든 민간이든 실행 주체의 공공성은 문제가 되지 않는다는 것이다.

문제는 이런 논리와 달리 현실에서는 주체와 가치 사이의 틈이 좁아지지 않

---

1 옥스포드 영어 사전에 따르면 17세기에 처음 쓰였을 정도로 오래된 말이라고 하나, 지금도 공공성이나 공공의 맥락에서 사용되는 예는 그리 많지 않다. 2019년 2월 초 시점에서 구글을 검색하면, 'public value'가 105만 건 이상 검색되는 것과 비교하여 'publicness'는 약 31만 건에 지나지 않는다. 공공성과 관련이 있는 용법은 차이가 더 크다.

았다는 데 있다. 민영화한 철도, 교통, 쓰레기 처리, 수도 등의 서비스가 기대를 충족할 만한 질과 신뢰, 효율성을 증명하지 못한 것이다. 산출하려는 사회적 가치가 무엇인지 좀 더 구체적으로 규명하고 규정해야 한다는 요구가 공적 가치 개념의 배경이 되었다.

목적과 달리 공적 가치 개념이 그 '가치'의 문제를 제대로 해결했다고 보기는 어렵다. 개념을 주창하는 학자들 스스로 인정하듯이, 이는 1990년대 초반 신자유주의가 주도하던 공공관리 환경에서 배태되어 신공공관리론과 완전히 결별하지 못했다. 이들의 가치 정의는 비교적 단순하다. 가치를 규정하면서 민간부문 관리자는 사적 가치를 따르고 공공부문은 공적 가치를 추구하는 것으로, 즉 공적 가치와 사적 가치를 구분하고 서로 다르다고 설명한다. 문제는 '공적 가치'가 무엇인지 분명하지 않다는 것이다. 민간과 시장원리를 부분적으로 수정하는 정도에 그치고, 공적 가치의 내용을 구체적이고 실질적으로 제시하지 못했다 (Benington and Moore, 2011: 9).

무어의 논의는 이런 한계를 넘으려는 시도라 할 수 있는데, 그의 접근은 실용적이면서 과정중심적이다. 그는 공적 가치의 내용을 일일이 규정하기보다는 공적 가치가 어떻게 작동하는지에 주목했다(Benington and Moore, 2011: 4). 공적 가치를 산출하는 데 필요한 '전략 삼각형strategic triangle'을 제안했는데, 그 구성은 다음과 같다.

- 공적 가치의 정의: 전략적 목표와 지향하는 공적 가치를 명확하게 정의하고 구체화하는 것
- '권능화authorization': 공적 가치를 산출하는 데 필요한 권위 있는 환경을 조성하는 것
- 운영 역량 구축

여기서도 여전히 한계가 보인다. 내부에서 공적 가치를 구성하려 한 시도보다는 진전했지만, 이런 제안도 공적 가치를 산출물의 성격만으로, 즉 공적 주체나 가치를 생산하는 과정과 분리해 규정한 점은 크게 다르지 않다. 공적 가치를 산출하고 구현하는 과정을 직선적으로 구성한 한계를 극복하지 못했다고 할 것

이다.

공공성을 공적 가치로 개념화하더라도, 이는 단지 정의를 더 명확하게 하거나 가치 산출에 필요한 역량을 키운다고 얻을 수 있는 차원을 넘는다. 공공성과 공적 가치 중 무엇으로 부르든, 주체의 특성은 말할 것도 없고, 지역사회와 공동체, 문화와 규범, 지식을 모두 포함하는 체제(레짐)와 시스템의 특성이자 작동 결과라 해야 할 것이다.

공적 가치는 이처럼 특히 영미권의 역사적 맥락에서 형성되고 발전해온 개념이지만, 부분적으로는 우리가 사용하는 공공성 개념과 일치할 가능성이 있다. 다만 앞서 지적한 것처럼, 공적 가치는 주로 서비스의 가치로, 공공부문 관리자의 활동 목표이자 결과라는 관점이 강하다. 다른 분야와 협력하고 공동으로 생산하는 개념을 포함하지만, 주로 좁은 범위의 공공서비스 결과에 관심을 둔다.

2. 공공성

공적 소유나 공공'부문'과 달리 공공성은 어떤 특성이나 속성 또는 가치를 뜻한다. 또한, 소유나 부문보다 경계가 불명확하고 추상적이다. 공적 소유를 조직의 성과를 결정하는 핵심 조직환경으로 보면, 사적 조직과는 다른 성과를 내야 하고 이 성과를 공공성으로 볼 수 있다. 현실에서는 이와 같은 인과관계가 성립하지 않는데, 그것은 조직환경이 바로 성과로 이어지지 않기 때문이다.

공공성 개념은 과거부터 존재했지만, 최근 공적 소유 또는 공공부문이 변화하면서 새로 주목을 받게 되었다. 특히 지난 수십 년간 공적 소유의 형태와 상황이 변화하면서 공공과 민간영역 사이의 경계가 흐려진 것이 공공성 논의에 중요하게 작용했다(Moulton, 2009). 공공조직이 무엇을 의미하는지 묻기보다는 어떤 요인이 공적 성과public outcome를 내는 데 이바지하는지 물어야 한다는 주장이 많아진 것이 바로 이런 변화가 초래한 결과다. 이미 앞에서 살펴본 공적 가치 개념도 이런 흐름을 반영한다.

공적 소유가 변화하면서 이를 공공성이라는 산출물과 분리하는 경향이 나타난 것이 사실이다. 전통적인 공적 소유가 축소되면서 공공성 또는 공적 가치를 포기한다는 비판이 제기되고, 이에 공적 소유 여부와 무관하게 공적 가치를 성취할 수 있다는 반론이 힘을 얻었다. 소유를 기준으로 공공과 민간을 구분하기보다 공공성이라는 하나의 속성을 판단 기준으로 하자는 것이다(상당수 학자가 이렇게 주장한다).

문제는 소유를 문제 삼지 않는 접근이 현실을 잘 설명할 수 없다는 데 있다. 공적 가치에서 논의한 것과 마찬가지로, 공적 주체의 성격과 공공성이라는 산출물이 무관하다는 주장은 현실에 잘 들어맞지 않는다.

이 문제는 기술적 차원에서 공공성을 명확하게 규정하고 측정하기 어렵다는 문제와도 관계가 있다. 교통(공항, 철도, 지하철 등)의 공공성처럼 비교적 규정하기 쉽고 측정이 어렵지 않은 영역조차 승객의 비용부담, 접근성, 공공재원의 지원 정도 등 합의하기 어려운 여러 논점이 존재한다. 공적 소유와 사적 소유가 뒤섞여 있고 산출되는 서비스도 복잡할 때는 공공성 여부와 수준을 판단하거나 측정하기가 쉽지 않다.

보건의료서비스에서는 더 어렵다. 공공성이 무엇인지 명확하게 정의하기 어렵고, 비용과 형평, 효율성, 선택, 질 등 서로 다른 가치들이 일관되지 못하거나 충돌한다. 설사 공공성을 정의한다고 하더라도, 모든 서비스가 공공성을 가진 것인지, 아니면 일부만 공공성을 가진 것인지, 그렇지 않으면 공공성 수준에 차이가 나는 것인지 쉽게 판단하기 어렵다.

1) 공공성의 다차원성

언제 어디에나 보편적으로 적용할 수 있도록 공공성을 정의하는 것은 불가능하다. 역사적·사회적 맥락에 따라 다르게 정의해야 한다는 것은 앞에서 이미 지적한 것과 같다. 이런 배경에서 공공성을 한 가지로 정의하는 것보다, 공공성을 규정하는 맥락에 더 관심을 가질 필요가 있다. 공공성은 조직(혹은 기관)과 분리될 수 없는 동시에, 소유를 나타내는 공공-민간이라는 구분으로 환원되지 않는다. 공공성은 이질적이고 다차원적인 요소로 구성되는 개념이다.

공공성의 차원을 구성하는 흔한 방법은 '영역'이나 '관심'에 따라 공공성이라할 만한 특성을 구분하는 것이다. 예를 들어, 공공성의 요소를 공민성, 공익성, 공개성으로 구분하거나(조대엽, 2012), 절차적 공공성, 주체로서의 공공성, 내용으로서의 공공성 등으로 나눈다(이승훈, 2008). 이런 방법은 쉽게 이해할 수 있고필요에 따라 어느 한 가지 속성으로 공공성을 설명하기 쉽다는 장점이 있으나, 여러 차원의 상호관련성이나 복합성을 설명하는 데는 한계가 드러난다.

다차원성과 복합성을 설명하는 데는 스캇Patrick G. Scott과 팔콘Santa Falcone이 구분한 공공성의 요소가 장점이 있다(Scott and Falcone, 1998). 이들은 공공성의 요소와 기준을 일반 공공성, 핵심 공공성, 차원 공공성으로 나누었다.

일반 공공성generic publicness은 흔히 '바람직한 것'이나 '좋은 것' 또는 '공적'이라표현할 수 있는 가치를 가리키며,[2] 핵심 공공성core publicness 기준은 조직의 소유주체 또는 공식적인 법률적 지위에 따른 가장 간단하고 전통적인 구분을 뜻한다. 차원 공공성dimensional publicness은 공공성이 소유보다는 조직에 대한 통제에 따라 달라진다는 것으로, 공공성이 경제적·정치적인 통제(권위)의 영향을 받는 정도에 의존한다는 것을 뜻한다. 앞서 공적 주체를 다루면서 소개한 행정학자 멀튼은 규범 공공성normative publicness을 따로 구분하는데(Moulton, 2009), 이는 조직이공적 가치를 반영하는 정도, 즉 어떤 조직이 공공서비스의 가치를 충실하게 따르는 정도를 가리킨다.

스캇과 팔콘은 일반 공공성이 그야말로 '일반적' 가치에 대한 것이라고 주장했으나, 누구나 쉽게 동의할 수 있을 정도로 합의된 정의라 하기 어렵다. 이들은 예컨대 교통이나 의료에서 시민들이 일반적으로 기대하는 바람직한 서비스의 특성을 일반적 공공성이라 보고, 공공과 민간 또는 제3의 주체 사이에 이런범주의 공공성에 큰 차이가 없다고 주장했다. 그뿐만 아니라, 민간조직은 이윤창출을 중요한 목표로 하지만, 이는 민간의 목표 중 하나에 지나지 않고 일반 공공성은 다르지 않다고 말한다.

---

2   'generic'은 보통 '총괄적', '보편적', '종합적' 등으로 옮길 수 있으나, 여기서는 공공성을 논의하는 맥락을 고려하여 '일반적'이라는 말을 채택했다.

공공성에 일반적이고 보편적인 특성이 포함되는 것은 분명하지만, 이 기준을 모든 영역에 항상 적용할 수 없다. '좋다', '옳다', '바람직하다' 등의 가치에는 보편적이고 일반적인 측면이 강하지만, 무엇을 대상으로 이를 적용하는지에 따라 판단이 다를 수 있다. 예를 들어, 한정된 예산 때문에 가난한 집단에 보건의료 이용의 우선권을 주는 정책을 바람직하다고 할 것인가? 이는 누구의 관점에서 어떤 기준을 택하는지에 따라 달라지는 판단이다.

핵심 공공성 기준은 공식적인 법률적 지위를 가리키는 것으로, 비교적 판단하기 쉽고 간단하다. 공공과 민간조직의 핵심적 차이가 무엇인가는 주장하는 사람에 따라 조금씩 다르지만, 어떤 경우에도 두 조직이나 분야가 무차별적이라 하기는 어렵다. 이 범주에 속하는 공익적 가치, 정치적 책임, 합법성 등에서 차이가 나기 때문이다(Bozeman and Bretschneider, 1994).

핵심 공공성 기준이 갖는 장점은 사람들의 실제 경험과 일치하는 것으로, 그 경험은 현실에서 공공과 민간조직이 다르다는 주장으로 요약할 수 있다. 정부 조직에 민원을 내는 것과 기업에 소비자 불만을 제기하는 것은 방법, 반응, 효과가 모두 다르다. 경험적 연구로도 공공과 민간조직 사이에는 직업 만족도와 몰입, 동기, 보상에 대한 인식, 구조, 의사결정의 형태, 성과, 기능 관리 등이 차이를 보인다(Bozeman and Bretschneider, 1994).

예외적인 상황에서 잘 맞지 않고 특히 완전히 공공이나 민간이 아닌 조직을 설명하기 어렵다는 점은 핵심 공공성 개념의 한계다. 서구에서는 순수하게 공공과 민간 어느 한쪽이라고 할 수 없는 조직이 많이 있었고, 최근에는 한국에도 드물지 않게 존재한다. 예를 들어 서울대학교병원은 특수법인으로 공공조직이라고 할 수 있지만, 병원이 출자하여 설립한 의료정보 회사는 과거의 공공과 민간 구분으로는 어느 한쪽으로 분류하기 어렵다. 이들 조직이 추구하는 공적 가치, 정치적 책임, 합법성, 조직문화는 어떻게 다르고 왜 다른가?

차원 공공성 기준을 주장하는 쪽은 공공성은 그 속성상 한 가지로 완전히 구분되지 않는다고 주장한다(Bozeman and Bretschneider, 1994). 공적 소유든 사적 소유든, 외부에서 오는 정치적·경제적 권위에 따라 공공성의 수준이 정해진다는 것이다. 조직환경이 조직의 공공성이나 행동에 결정적 영향을 미친다는 점에서, 공적 조직과 사적 조직이 모두 같은 역할(예: 공적 역할)을 해야 할 때 이런 공공성 기준의 설명력이 높다(Moulton, 2009). 어떤 조직이 정치적 권위의 통제를 많이 받을수록 공공성은 높아지고, 경제적 권위에 제약이 클수록 사적인 성격이 강해진다는 것이 핵심이다.

차원 공공성 관점에서는 조직의 자원에 관련된 과정을 중요하게 취급하고, 목표 설정, 구조화와 설계, 조직 유지 등의 활동을 고려한다. 순수하게 어느 한쪽에 속하지 않는 조직을 설명하기 어렵다는 핵심 공공성 기준의 단점을 해결하는 장점이 있다. 또한, 혼합 조직, 부분 간의 경계가 흐린 경우, 정부조직의 사업적 특성, 정치적 권위가 민간조직에 영향을 미치는 것 등을 좀 더 쉽게 설명할 수 있다. 핵심 공공성 기준과 비교하여 개념적으로 복잡하고 개념 틀이 잘 정리되어 있지 않은 것은 단점이다. 구성 타당도, 기준의 안정성, 측정 등이 문제가 되는 것은 이 때문이다.

보즈먼Barry Bozeman의 실증 연구에서는 여러 기준 중 어느 한 가지를 선택하는 문제가 아니라 서로 보완적 역할을 해야 하는 것으로 결론을 내렸다(Bozeman and Bretschneider, 1994). 핵심 공공성 기준은 공적 주체에 따른 차이를 보이는 데 유효했고, 차원 공공성 기준 또한 설명력이 있었다. 스캇과 팔콘의 연구에서는 인사관리와 외부적 산출은 핵심 공공성으로 더 잘 설명할 수 있었지만, 내부 자원 획득은 차원 공공성이 더 설명력이 높았다(Scott and Falcone, 1998).

공공성을 서로 다른 측면으로 나누어 정의하면, 다양한 구성요소로 현실을 설명할 수 있는 실용적 장점이 있다. 다차원적 접근은 현실을 반영할 뿐 아니라 분석과 대안 모색에 장점이 크다. 한계는 이런 접근 또한 공공성의 실질을 정의하는 것이 아니라 경험에 기초해 그때그때ad hoc 규정해야 한다는 것이다. 결과적으로 공공성의 실질적인 내용은 여전히 확정되지 않고 모호하다.

2) 역사적 경험, 특히 현실 비판으로서의 공공성

공공성이 여러 차원으로 구성된다고 해서, 구성요소나 차원을 열거하는 것만으로 보편적이고 정당한 내용을 포괄한다고 하기 어렵다. 맥락과 조건에 따라 공공성 개념이 다르다는 것을 전제하면, 구체적인 역사적 경험은 어떤 시기 어떤 사회의 고유한 공공성을 이해하는 데 결정적으로 중요하다. 예를 들어, 근대 시민혁명을 경험한 사회와 그렇지 않은 사회에서 공공성을 이해하는 방식은 다르다. 국가나 시장이 어떤 역할을 했는지에 따라서도 역사적으로 축적되는 공공성 개념과 내용이 달라진다. 예컨대, 대중교통이나 상수도, 주거, 고등교육의 공공성에 대한 여러 사회의 이해와 수용도는 천차만별이다. 대부분 유럽 국가에서 대학교육 비용이 무료에 가까운 것과 비교하여 미국에서 대학교육에 들어가는 비용은 원칙적으로 개인이 책임져야 한다. 국가와 사회의 역할이 어떻게 형성되고 변화해왔는가에 따라서도 공공성은 다르게 규정된다.

공공과 공공성은 왜 시간과 공간에 따라 다르게 이해되는가? 미국의 철학자 듀이는 각 사회의 조건에 따라 사회 구성원이 이해하는 공공의 개념, 그리고 이를 실현하기 위한 인간활동이 달라진다는 사실을 지적했다(듀이, 2014: 65).

> 공공성이 행위의 결과들과 그 결과에 대한 지각에 의존하며 동시에 공공성이 국가로 조직화하는 것이 특수한 기관들을 발명하고 운영하는 인간의 능력에 의존한다는 사실은 어떻게 그리고 왜 공공성과 정치적 제도가 시대와 장소에 따라 전혀 다르게 나타나는가를 설명해준다.

공공성은 현실의 인간활동과 관련된 것이므로 시대와 장소에 따라 이해가 당연히 다르다는 것이다.

공공성을 역사적 산물로 이해할 때, 맥락의존적인 정의에서 비롯되는 상대성을 피하기 어렵다. 시간과 장소에 따라 공공성의 정의와 구성이 달라지면, 모든 공공성은 어느 정도까지는 고유하고 특수한 것이 된다. 보편적인 정의는 아예 가능하지 않거나, 가능하더라도 여러 전제조건을 만족해야 하는, 말하자면 좁은 범위로 한정된다.

한국에서 공공성과 관련된 대부분 현상과 지식은 고유하기보다는 수입되었지만, 이를 바탕으로 구성되고 변화해온 공공성 개념은 그동안의 경험과 역사, 즉 한국적 맥락을 떠나서는 규정하기 어렵다. 근대화 초기 공공성 개념은 보편성과 특수성이 한꺼번에 나타나는 특징을 보인다. 조선 후기 공공성 논의에서는 서구에서 수입된 규범적 가치와 한국적 현실이 동시에 존재하는 것을 볼 수 있다(이나미, 2013).

> 공공성 확립과 관련하여 개화파는, 왕에게는 '공치'를, 백성에게는 '공심'을 촉구했다. 정치 영역에서의 공공성 논의는 '군민공치'라 하여 왕으로 하여금 국민과 함께 통치하라는 요구로 나타났으며 그 구체적 형태는 입헌군주제로 제시되었다. … 사회 영역에서의 공공성 논의는 백성에게 '공심'을 강조하는 방식으로 이루어졌다. 공심은, 사심을 버리고 나라와 이웃을 사랑하자는 애국애민의 정신을 의미한다. 그런데 그 내용을 보면 당시 조선에서 가장 시급한 문제라고 할 수 있는 외세 침탈을 막기 위한 군사력 강화에 대한 강조가 없으며 단지 문명개화하면 세계인의 사랑을 받아 독립을 유지하는 것으로 생각하는 순진함을 보였다.

어떤 현실을 어떻게 이해할 것인지 하는 문제는 남지만, 공공성 개념의 형성과 진화가 현실에서 분리되지 않는다는 점은 분명하다. 특히 정부 수립 후 한국에서 형성된 공공성 개념은 역사적으로 현실 문제나 과제, 그리고 그 한계의 대안이라는 특성이 뚜렷하게 나타난다.

역사성이라는 특성은 곧 개념적 유동성을 뜻한다. 현실을 토대로, 현실의 연장선 위에서 공공성 개념이 성립된다면, 현실이 변화함에 따라 공공성 개념도 따라서 변화한다. 그런 점에서 공공성 개념은 계속 변동하고, 시대를 반영하며, 따라서 불안정하다.

구성된 개념일 때 공공성은 흔히, 그리고 주로 바람직하지 못한 현상이나 원인의 반대 특성, 반-사실적 조건, 또는 대안을 내포한다. "한국 언론의 공공성이 강하다면 지금처럼 편파 보도가 심하지는 않을 것이다"라고 주장하는 것이 대표적인 예가 될 수 있다. 이때 공공성은 적어도 현상적으로는 공정한 언론 보도를 뜻한다. "보건의료의 공공성을 강화하고 공공보건의료를 확충하면, 건강 불평등이 줄어들 것이다"라는 주장도 비슷하다. 여기서 공공성이나 공공보건의료는 불평등이라는 바람직하지 못한 현실과 반대되는 상황을 염두에 두면서 그 현실을 해결하는 대안으로 기능한다.

바람직하지 못한 현상이나 그 원인의 반대 개념 또는 대안의 특성을 뜻하는 한, 공공성의 '고유한' 속성은 잘 드러나지 않는다. 바람직하지 못한 현상을 반-공공 또는 비-공공적인 것으로 규정하여 공공성 개념을 구성하는 것이므로 적극적 내용은 상당 부분 비어 있다.

검토할 사항은 반-현실로서의 공공성이라 해서 그 자체로 실질적 내용이 전혀 없는, 완전한 반-현실이라고는 할 수 없다는 점이다. 현실로부터, 현실과 대조하면서 공공성을 말할 때는 적어도 현실과 관계가 있거나 현실에 반하는 대안의 실마리라도 있기 마련이다. 교육의 공공성에 형평이나 접근성을 포함한다는 암묵적인 전제가 없으면, 현재 드러난 교육의 문제점을 지적하기 어려울 뿐 아니라 그 반대 개념 또는 대안으로 공공성을 떠올리기 어렵다. 적정 비용과 접근성이라는 공적 가치를 전혀 생각하지 못한 채 영리병원의 비공공성을 말할 수는 없다.

지금 이 시점, 동시대적 관점에서 공공성 개념 형성에 가장 강한 영향을 미치는 특성은 아마도 시장과 자본주의 사회경제체제일 것이다. 공공성과 관계가 있는 대부분 영역, 예를 들어 보건의료, 복지, 교육, 문화, 주거, 교통 등에서 공공성 논의는 이들 영역의 시장적 문제와 한계를 다룬다. "학벌과 경쟁이 지배하고 있는 이 사회를 개인의 자아 실현과 기회의 평등을 실질적으로 보장해주는 사회로 변화시키기 위해 가장 시급한 일은 교육의 공공성을 되살리는 것"(2013년 7월 1일, 전라북도 교육감의 기자회견)이라는 발언이 이를 잘 나타낸다. 여기서 공공성은 학벌과 경쟁이 중요하고 자아 실현을 하지 못하며 기회가 불평등한 현실의 반대 개념으로 활용된다.

역사적·경험적으로 구성된 공공성 개념은 자본뿐 아니라 국가권력을 비판하고 견제하는 측면도 있다. "국정원 사태는 정부기구가 공공성을 파괴하고 사적권력기구로 전락했다는 점에서…"라고 표현하는 것이 대표적 예다. 여기서 공공성은 국가권력의 전횡과 권력 남용에 반대되는 개념으로 쓰인다. 한국에서 국가권력과 공공의 역사적 친화성을 고려하면, 이와 같은 상호관련성은 앞으로도 계속될 것으로 보인다. 공공성 개념은 정치와 정책, 국가와 공공영역에서 나타나는 바람직하지 못한 현상이나 한계, 예를 들어 관료주의나 비민주성 등을 비판하고 대안을 제시하는 데 유용하기 때문이다.

국가권력과 공공성 문제를 무시할 수 없으나, 체제 관점에서는 경제권력이 국가권력과 경쟁하거나 오히려 압도하는 새로운 현실에 주목해야 한다. '경제 민주화' 논의에서도 볼 수 있듯이, 국가권력에 대한 사회적 통제가 강화되면서 이제 주요한 공공성 논의는 자본과 시장이 드러내는 문제로 빠르게 이동하는 경향을 보인다. 이는 세부 영역, 예를 들어 교육, 보건의료, 문화, 교통 등의 영역에서 점점 더 명확하게 드러난다.

반-현실로 공공성을 규정하는 방식의 장점은 분명하다. 공공성이 현실을 바꾸는 실질적인 지향이자 동력으로 작용할 수 있다는 점이 두드러지며, 많은 사람이 쉽게 이해할 수 있다는 장점도 중요하다. 공공성 개념이 복잡하고 다양한 요소로 구성되는 점은 단점이다. 예를 들어, 방송의 공공성에는 공정성이 중요하게 강조되지만, 보건의료의 공공성에는 비상품성이나 비상업성, 형평 등이 중요한 속성이 된다. 서로 다른 영역 사이에 차이가 나는 것도 문제지만, 현실과 문제를 어떻게 진단하는가에 따라 공공성 개념이 달라진다는 것도 무시할 수 없다. 현실의 문제와 한계를 모두 공공성 개념에 포함하면 개념의 정확성과 적합성이 떨어지는 문제도 있다.

3) 공공성이라는 사회적 규범

공공성 개념이 전적으로 역사와 경험에 의존하지는 않는다. 공공성 또한 인간활동의 특성이자 결과물이므로 시간과 장소를 초월하는 보편성을 지향한다. 지식과 정보가 확산하고 때로 기술이 전파되어 다른 사회와 공동체에도 영향을 미친다. 공공성의 내용은 역사적 경험과 시공을 초월한 보편성이 서로 영향을 주고받으면서 빚어내는 복합물이다.

공공성은 사적이라기보다는 하나의 사회적 가치이자 특성으로, 바람직한 사회를 목표로 하는 정치체polity의 정치적 지향이라 할 수 있다. 가치판단을 거친 '바람직함'은 한 사회가 집합적인 삶의 목표와 가치를 어디에 두는지에 따라 달라진다.

지금 우리가 당면한 현실 세계가 여러 가치 지향이 병존하거나 경쟁하는 다원주의적 가치체계라는 것도 고려해야 한다. 다원주의적 세계에서는 어떤 한 가지 가치와 지향이 바람직하다고 쉽게 합의할 수 없다. 공공성이라는 말과 개념을 완전히 공유하더라도, 시장적 질서를 바람직하다고 보는 사람이 있는가 하면 정반대로 완전한 국가 소유만 공공성으로 인정한다는 사람도 있을 수 있다. 가치 지향을 공유하지 않으면 결과적으로 공공성 개념의 모호함을 되풀이하게 된다.

가치 다원주의는 자칫 문화적 상대주의 또는 불가지론으로 치우칠 수 있으나, 이는 다원주의를 비현실적으로 해석하는 것이다. 어떤 지적, 실천적 전통에 기초하더라도, 실재하는 정치체는 자유, 평등, 정의, 사회연대와 같은 가치들을 바람직한 사회적 지향으로 인정한다. 꼭 홀로코스트나 노예제의 경험을 가진 사회가 아니라도 인종 차별이나 소수자 혐오를 다양한 가치의 하나로 받아들이지는 않는다. 공공성 개념 또한 사람마다 다르게 해석하는 가치나 아무런 공통성이 없는 지향이 아니라 "개별 문제들이 갖는 독특성에 민감하게 반응하면서, 동시에 공동생활을 염두에 둔 당위의 차원"에서 판단해야 한다(김선욱, 2003).

규범으로서 공공성은 '합의할 만한' 또는 '공유할 만한' 사회적 가치에 근거를 둔다. 합의하고 공유할 수 있는지는 간단하게 판단할 수 없으나, 공공성이 어느 정도 구성적 개념이라는 점에 주목할 필요가 있다. 개념을 미세한 수준까지 정의하고 구성요소를 세부적으로 열거하기는 쉽지 않겠지만, 현실과 규범이 영향을 주고받는다는 점에서 롤스가 말하는 '중첩적 합의overlapping consensus'를 지속하면서 균형점을 찾을 수 있을 것이다.

공적 가치의 실제 내용을 거의 말하지 못하면서도, 어떤 시기 한 사회는 이런 과정을 거쳐 가치를 공유한다. 예를 들어, 영미권 국가들에서 볼 수 있는 공통의 가치 지향은 공동체의 경제 번영, 사회통합, 정의 실현 등이다(Benington and Moore, 2011: 8). 2000년대 이후 한국에서 사회적 규범으로 공공성을 말한다면, 어떤 분야든 형평, 접근성, 공정 같은 가치를 제외하기 어렵다.

4) 과정으로서의 공공성

다원주의 사회에서(또는 현실의 다원성 속에서) 내용적 공공성을 쉽게 합의하고 정의할 수 없다는 도전은 앞서 설명한 그대로다. 특히 공적 영역에서 공공성을 의사결정의 근거로 삼으려고 할 때는 어려움과 딜레마가 더 크다.

어떤 공공병원이 공공성을 실천한 정도를 어떤 기준으로 평가할 수 있을까? 공공성을 강화하는 목표를 수립해도, 내용으로 '공공성이 높은' 사업을 고르고 실행하기는 쉽지 않다. 공동체주의의 원리를 따라 공동체에 고유한 전통과 문화, 규범에 의존하는 대안이 있으나, 문화 상대주의라는 비판을 피하기 어렵다.

비슷한 고민을 했던 정치철학자들은 이를 과정의 문제로 해결하고자 했다. 이들은 내용으로 '좋은' 가치를 규정하기 어려운 만큼 '옳은' 과정이 바람직한 가치에 비교적 가까울 것으로 전제한다. 철학자 롤스가 말하는 절차적 정의procedural justice 또는 공정으로서의 정의justice as fairness가 대표적인 예로, 이러한 정의를 충족하면 그 결과도 정당성을 주장할 수 있다는 것이 핵심이다.

다니엘스Norman Daniels와 새빈James Sabin이 주장한 '타당성을 주장할 수 있는 조건 Accountability for reasonableness'은 이러한 과정 중심 접근을 대표하는 제안이다(Daniels and Sabin, 1997, 2002: 43~46). 이들은 의료보장제도의 맥락에서 자원배분의 우선순위를 정할 때 의사결정 과정이 갖추어야 할 요건을 다음과 같이 정리했다.

- 공개(투명성)의 원칙: 모든 이해 당사자와 일반인이 결정 주체가 내린 결정 사항과 그 근거에 대해 공평하고 투명하게 접근할 수 있을 것
- 적합성relevance의 원칙: 공정하고 불편부당하다고 인정할 만한 사람들이 적합하다고 동의할 수 있는 근거, 논리, 원칙에 기초하여 합리적으로 결정할 것
- 수정과 이의 제기의 원칙: 결정에 대해 이의를 제기할 수 있어야 하고, 넓게는 새로운 근거와 토론을 바탕으로 결정을 재검토하고 수정할 수 있어야 함
- 규제regulation 또는 강제enforcement의 원칙: 앞의 세 가지 원칙이 지켜지도록 공공 또는 민간이 규제(강제)할 수 있을 것

이들은 민주적 참여와 심의deliberation에 초점을 두고 의사결정 과정의 모델을 제시했다고 설명했고, 과정의 요건을 정하는 만큼 산출되는 내용 자체는 특정할 수 없다고 주장했다. 이 모델은 어디까지나 다양한 가치가 공존하는 다원주의 사회를 염두에 두었다는 점을 다시 강조한다.

공공성 논의에서도 과정 중심의 접근을 활용할 여지가 있다. 공공성의 내용이 무엇인지 정할 때 겪는 어려움이 자원배분의 우선순위 결정과 비슷하고, 내용보다는 과정에 초점을 둠으로써 좀 더 타당한 기준을 도출할 수 있다는 것이 그 근거다. 공공성의 내용을 규범적·선험적으로 특정할 수 없지만, 과정의 요건을 충족할수록 도출된 결과(내용)를 타당한 것으로 볼 수 있다. 예를 들어, 어떤 병원이 빈곤층을 대상으로 싼 비용으로 인공관절 수술을 하는 것이 공공성에 부합하는지 그 자체로는 판단하기 어렵지만, 의학적·보건학적 근거가 분명하고, 결정 과정이 투명하고 공개적이며, 주민과 환자가 참여해서 결정했다면, 그만큼 공공성에 부합할 가능성이 크다는 것이다. 일단 결정되었더라도 수정할 수 있는 원칙과 정해진 것을 그대로 따른다는 강제의 원칙도 공공성을 보증하는 데 도움이 된다.

다니엘스와 새빈의 제안에서는 과정이 공공성의 내용을 구성하는 대리요건으로 활용되었지만, 과정으로 공공성을 설명하는 것은 공공성의 대상과 내용 구성을 확장한다는 또 다른 의미가 있다. 즉, 과정은 내용의 공공성을 보증하는 수단일 뿐 아니라, 그 자체로 전체 공공성의 내용에 포함되는 독립적 구성요소이다.

공적 주체들이 민주적 참여와 심의를 통해서 어떤 결과를 산출하면, 결과로서의 공공성 외에 결과에 이르는 과정도 공공성의 한 요소로 포함된다. 예를 들어, 어떤 병원의 공공성이 얼마나 높은가를 판단하는 데는 내용적 공공성(비용, 질, 편의성, 형평성 등)과 더불어 과정의 공공성(환자의 참여, 의사소통, 의료인력의 노동조건 등)을 함께 고려해야 한다. 공공성을 구성하는 한 요소로 과정을 포함하면, 적어도 이론적으로는 결과의 공공성에 무관하게 과정의 공공성을 따로 평가할 수 있다.

5) 부정적 의미의 공공성

역사적 경험과 맥락을 벗어나기 어려운 상황에서 공공성 개념이 항상 긍정적 내용만 포함할 수는 없다. 한국 상황에서 공공은 흔히 국가권력이나 그 행동과 분리되지 않는다. 특히 국가권력에 대한 부정적 인식이 공공성을 규정하는 데도 영향을 미친다.

비교적 최근까지 국가는 구성원(국민)을 보호하기보다 억압하고 수탈하는 권력으로 인식되었고, 이는 국가권력 개입을 불신하는 요인으로 작용했다. 예를 들어, 많은 사람이 국민건강보험을 관리하는 보험자(사실상 국가)가 지나치게 많은 관리운영비를 쓰면서 보험 가입자가 조성한 보험재정을 낭비한다고 인식한다. 국가권력이 공적 기능을 할 수 있는 물적 토대인 조세에 대해서도 '기여'보다는 국가권력이 '뺏는다'라는 생각이 강하다.

신공공관리론에 기초한 정부 운영이 확산하면서, 국가권력과 공공부문에 대한 비판은 낮은 효율성과 질(성과)에 집중되는 것으로 보인다. 공공부문의 현상을 표현하는 비효율성, 관료주의, 복지부동, 무능, 도덕적 해이, 낮은 경쟁력 등은 흔히 공공성이나 공적 가치와도 밀접한 상관관계를 보인다. 의료의 공공성을 강화하는 데 찬성하면서도 공공병원은 질이 낮고 비효율적이라고 비판하는, 일종의 분리와 분열이 생기는 경우가 흔하다. 이때 '공공성 강화'나 '공적 가치 실현'은 추상적 대안(아직 존재하지 않는, 바람직한 것)인 것과 비교하여, 비판 대상은 현재 존재하는 구체적인 제도와 조직, 사람과 그 실천이다. 체제와 문화, 규범 수준에서 공공성이 명확하게 정의되지 않으면서, 시장화된 사적(민간) 영역의 가치(예: 고급 편의시설, 첨단 장비와 기술)를 기준으로 공공성을 평가하게 된 것도 부정적 인식에 영향을 미친다.

공공성 논의의 부정적 측면 중 비교적 잘 다루어지지 않는 것은 공공(성)이 국가주의, 집단주의, 공리주의적 편향을 보일 가능성이다. 공동체주의를 소박하게 해석할 때도 비슷한 문제가 나타날 수 있다. 특히 국가권력이 유일한(또는 독점적인) 공적 주체면 국가와 사회 전체의 편익을 명분으로 개인의 권리나 자유를 소홀하게 다룰 위험이 커진다. 이때 공공성은 '국가성'을 벗어나기 어려우며, 공적 가치와 공익은 자칫 국가권력의 통치 이데올로기로 전락할 수도 있다.

국가주의적 경향은, 간접적이지만 좀 더 근본적으로, '공公'과 '사私'의 관계와 그 위계 문제와 연관된 것으로 보인다. 그중 당면한 논의 과제는 젠더 불평등과 직결된 문제로, 이는 공-사가 남성-여성에 대응하는 이분법적 가치로 수용되면서 한쪽이 사회적으로 더 우월하고 지배적인 가치로 굳어질 가능성을 가리킨다. 이런 이분법적 위계화와 '공공의 남성화', 그리고 젠더 차별은 주로 정치 영역에서 나타났으나, 가치체계, 문화, 규범 등을 통해 보건의료를 비롯한 여러 영역에도 널리 퍼져 있다. '공'에 가까운 정책과 의사결정은 남성화 경향을 보이고, '사'에 가까운 돌봄노동은 여성화되어 있다.

공-사 이분법이 초래하는 부정성은 별도로 다루어야 할 주제로, 여기서는 공공성 논의의 부정적 측면이라는 맥락에서 논의와 연구 과제를 제시하는 수준에 그친다. 공공성을 둘러싼 공-사 이분법 문제는 주로 페미니즘 이론에서 제기하기 시작했으나, 이분법적 논의 일반이 비슷한 과제를 해결해야 한다.

젠더(성별)를 중심으로 한 이분법은 격차를 만들고 지배-피지배의 관계를 생산한다(Prokhovnik, 1999). 위계를 나누어 필연적으로 한쪽을 저열한 지위로 낮추고, 어느 한쪽을 우월한 문화적 은유로 채택함으로써 그에 따른 사고와 행동에 영향을 미친다. '진리' 개념을 적용하면 한쪽만 옳고 다른 쪽은 그르다는 판단을 피할 수 없고, 전체를 오직 두 가지 요소로만 구성하여 이질성과 다양성의 전망을 없앤다.

3. 공공성의 잠정적·실용적 정의

공공성 개념이 다차원적이고 역사적·사회적 맥락에 의존하는 것이면, 이를 누구나 동의하는 보편적 내용으로 명확하게 정의하기는 어렵다. 상당 부분 반-현실로서의 문제인식과 전망에 기초해 공공성의 내용이 구성되는 것도 어려움을 더하는 한 가지 이유다. 공공성을 일반적 개념으로 정의하기 어려운 데는 공공성의 내용이 영역에 따라 또는 사안에 따라 다르다는 사정도 무시할 수 없다.

교육과 의료의 공공성이 서로 다르고, 금융과 철도가 강조하는 공공성의 내용에도 차이가 있다.

보편적 정의를 시도하기 어려운 조건이 부정적 측면만 있는 것은 아니다. 현재 한국사회라는 조건과 맥락에서 공공성을 국지적으로 규정해야 한다는 특성은 한편으로 중첩적 합의를 촉진할 전망과 겹친다. 보편적 내용을 도출하기는 어렵지만, 예를 들어 의료, 금융, 철도의 각 영역에서 현재성을 가진 공공성의 내용에 합의하기는 상대적으로 쉽다. 물론, 이런 합의는 시공간적으로 특수하고 잠정적이므로 계속 새롭게 구성되고 수정되어야 한다.

중간 수준이라도 공공성의 내용을 보편적으로 규정할 것인지는 별도의 과제다. 특수성을 넘어 보편적 수준에서 공공성을 정의하고 구성하는 것은 단지 이론적 관심이나 과제라 할 수 없다. 앞서 지적한 대로, 현재 한국사회에서 공공성은 국가권력과 경제권력, 특히 자본주의 사회경제체제를 이해하고 바꾸는 것과 관계가 있는 가장 중요한 프레임 또는 패러다임의 하나다. 좀 더 보편적인 공공성 이론을 구성하는 과제와, 공공성이 넓은 범위에서 한국사회를 분석하고 대안을 제시하는 준거가 될 수 있는지는 서로 밀접한 관련이 있다. 예를 들어 현재의 사회경제체제를 극복하는 전망으로 사회민주주의나 생태주의를 기획한다고 가정할 때, 체제의 지향, 과정과 방법, 실천 등에서 공공성을 제외하기는 힘들 것이다.

공공성이 영역에 따라 특수하게 실현되고 실천되는 것은 분명하지만, 사회경제적 조건이 비슷한 만큼 개별 경험도 완전히 구분할 수는 없다. 어떤 시기에 각기 다른 모습으로 나타나는 현상은 어떤 공통의 구조와 기제의 결과일 수 있고, 실재론으로는 그러한 구조와 기제를 '심층적 실재'라고 불러도 좋을 것이다. 다양한 문제와 현상을 '공공성', '공적', '공익' 등의 말로 같이 설명하고 진단하는 것 자체가 공공성과 관련된 심층적 실재를 직관적으로 이해한 결과일 수도 있다. 물론, 이런 구조와 기제는 한 영역 안에서도 단일하지 않으며, 각각의 영역에서(한 영역을 넘는) 공통의 그리고 고유한 구조와 기제가 함께 작용한다. 보건의료에서는 자본주의 사회경제체제나 국가통치 기구와 같은 공통의 구조와 기제가 작동하지만, 보건의료의 고유한 역사, 문화, 의료전문직의 특성 등도 또 다른 구조와 기제에 속한다.

실재론적 인식 방법에서 먼저 관심을 기울여야 할 것은 영역의 경계를 넘는 공통 구조와 기제다. 분야에 무관하게 한국의 공공과 공공성 개념이 형성되는 데는 이러한 심층적 실재가 중요하게 작용했다고 본다. 공공성은 한쪽으로는 권위주의적 국가권력(이라는 구조)에 대해, 그리고 다른 쪽으로는 신자유주의적 경제권력(이라는 구조)에 대해 그 문제인식과 대안의 틀로 개념화되었다. 구조와 기제에 대한 이와 같은 해석은 공공성 개념이 부분적으로 반-현실성에 의존한다는 앞의 논의와 연결되며, 아울러 국가권력과 경제권력에서 나타나는 현실 문제와 대안을 판단하는 규범과도 관계가 있다. 공공성은 국가와 공공, 그리고 시장과 공공이라는 이중의 긴장과 기제(메커니즘)가 만들어내는 결과물이다.

자본 또는 시장권력에 대항하는 개념일 때 공공성은 내포가 비교적 명확하며, 주로 형평성, 배분적 정의라는 의미의 사회정의, 과정의 공정성, 약자의 보호 등을 포함한다. 내포와 비교하여 외연을 획정하기는 쉽지 않은데, 어디까지 형평성을 추구하는 것인지, 과정의 공정성은 어느 정도나 추구하는지 등을 명확하게 제시하기 어렵다.

국가권력에 대항하는 개념으로서 공공성은 주로 민주주의와 관련된다. 권위주의적 국가가 권력을 사유화하고 자유권적 권리를 침해한 역사가 이의 반-현실로서 공공성 개념을 형성했다고 볼 수 있다. 공공성은 민주성, 진정한 참여의 보장, 투명성과 개방성, 권력의 균점, 관료와 관료구조에 대한 공적 통제 등을 포함한다.

이상의 공공성은 이미 실현된 특성 또는 내용으로서 공적 가치를 가리키지만, 앞서 설명한 것과 같이 이 같은 특성은 구조 또는 과정과 분리되지 않는다. 어떤 특성 자체가 과정이나 구조를 포함하기도 한다. 예를 들어, 형평이라는 요소는 이를 가능하게 하는 구조 없이 구현되지 않으며, 정책을 결정하거나 집행하는 과정에서는 공정성도 공공성의 한 요소로 포함되어야 마땅하다. 구조와 과정은 공공성을 산출하는 조건인 동시에 공공성을 실천하고 실현해야 하는 영역이다.

구조와 과정을 공공성의 내용을 구성하는 또 하나의 차원으로 해석하는 데는 앞서 검토한 제도환경의 틀을 유용하게 활용할 수 있다. 제도환경에 포함되는 세 가지 제도, 즉 규제적 제도, 규범적 제도, 문화인지적 제도는 구조와 과정을 의미하지만, 동시에 공공성 그 자체를 구성하거나 공공성을 산출하는 핵심 조건으로 작용한다. 대중교통 요금을 규제하면 결과적으로 공공성이 강한 요금체계를 구축할 수 있지만, 그러한 요금체계가 가능한 환경 또는 조건, 그런 결정을 하는 정부와 국가권력 또한 공공성을 구성하는 요소다. 공공성은 실현된 특성으로서만 의미가 있다기보다는 구조-과정-결과를 모두 포함한다는 점을 다시 강조한다.

지금까지 논의한 내용을 토대로 하면, 공공성과 관련된 권력의 두 가지 범주와 제도의 세 가지 범주를 기준으로 구조와 과정의 공공성을 여섯 영역으로 나눌 수 있다(표 6-1). 공공성의 내용 중에는 특히 목표 설정이 중요하다.

공공조직은 명시적이든 암묵적이든 조직목표를 수립해야 한다. 규제적 제도의 시각에서는 이런 목표가 법률 또는 규정으로 정해지지만, 규범적 제도의 시각에서는 지역사회의 기대나 규범이 목표를 규정하고 제한한다. 더 구체적인 세부 목표는 구성원들의 조직 인식이나 동의에 기초해서 결정되기도 한다. 다른 측면에서 보면, 이런 목표는 국가권력에 관련된 것일 수도 시장권력에 관련된 것일 수도 있다. 주민참여를 강화한다는 것이 전자라면, 지역의 불평등을 줄

표 6-1 / 권력과 제도의 종류에 따른 구조와 과정의 공공성 기준

	국가권력	경제권력
규제적 제도	• 거버넌스 • 목표 설정 • 예산 편성	• 목표 설정 • 서비스의 종류, 대상자, 가격 등의 규제
규범적 제도	• 조직의 세부 목표 • 참여 구조 • 운영의 투명성, 효과성, 효율성	• 조직의 세부 목표 • 서비스 가격 • 조직 행동(사회적, 경제적)
문화인지적 제도	• 반응성 responsiveness • 참여에 대한 인식과 문화 • 조직 행동과 문화 • 개인 인식과 행동	• 형평, 가격 등에 대한 인식과 문화 • 조직 행동과 문화 • 개인 인식과 행동

이겠다는 목표는 주로 후자에 속한다.

　이러한 구분은 국가 또는 추상 수준의 '권력'에만 적용되는 것이 아니다. 조직
이나 기관이 서비스 가격과 같은 미시적 결정을 할 때도 비슷한 원리가 작동한
다. 공공성이란 각 제도 영역마다 국가권력이나 시장권력이 드러내는 문제점과
한계를 견제하고 완화하는 특성 또는 그 과정을 뜻한다고 할 것이다.

제7장
공공영역, 공공시스템, 공공생태계

공적 주체, 공적 지배, 공공성 개념은 서로 범위와 충위가 다르지만, 상호작용이 있고 경계도 분명하지 않아 완전히 분리하기 어렵다. 나아가 단순한 상호의존성을 넘어 중첩되고 통합적이어서, 각각을 분리해 이해하기보다 하나의 실재로 파악할 필요도 있다. 예를 들어 어떤 지방의료원의 운영을 평가한다고 가정할 때, 공적 주체, 공적 지배, 공공성은 분리되면서 동시에 긴밀하게 결합해 있다. 병원을 담당하는 광역 지방정부의 공무원이 어떤 생각을 가지고 어떤 방식으로 병원의 운영목표 설정에 개입하는지, 그의 인식과 판단에 영향을 미치는 요인은 무엇인지, 지역주민들은 어떻게 생각하고 판단하는지, 특히 병원과 광역 지방정부가 어떤 구조환경(예: 인력, 재정 등)에서 어떤 책무성을 요구하고 요구받는지, 주체와 공적 지배와 공공성을 분리하기 어렵다.

1. 공공성 구조를 확장해야 하는 이유

공공성 구조를 구성하는 요소들을 통합적으로 이해해야 하는 이유는 크게 두 가지 차원으로 나뉜다. 하나는 '수평적'인 것으로, 공적 주체, 공적 지배, 공공성과 연관되고 영향을 미치면서도 이들 요소에는 포괄되지 않는 다른 요소들이 있다는 점이다. 예를 들어, 병원의 주 기능인 의료서비스를 생산할 때는 현실적으로 현재의 주류 '생산 양식'이 작동한다. 특히 급성기 병원에서는 의료전문직이 핵심 역할을 담당한다. 이들 병원이 의료서비스를 생산하고 제공하는 '체계'는 공적 주체와 공적 지배에 영향을 미치면서 동시에 공공성 실현과 직접 관련이 있다. 병원에서 일하는 인력이 충분한지 아닌지, 적절한 질적 수준을 충족하는지, 역할분담과 조정이 잘 되어 있는지 등을 '생산 양식'으로 부른다면, 이는 그 기관의 구성원이 생산하고 제공하는 의료서비스의 공공성에 직접 영향을 미친다. 경험과 문화의 산물인 개인의 행동과 태도도 이런 요소에 속한다고 할 수 있다.

현실에서는 분명히 종합적 이해가 필요하지만, 이론적으로는 존재론적인 동시에 인식론적 문제를 같이 다루어야 하는 어려움이 있다. 존재론과 인식론이란, 공적 주체, 공적 지배, 공공성이 무엇이며, 우리가 이를 어떻게 파악하고 이해할 수 있는지 질문하는 것을 가리킨다. 더 구체적으로는, 공공성을 단지 결과로 볼 수 있는지 또는 공공성이 실현되고 이에 영향을 미치는 모든 요소가 단지 공적 주체와 공적 지배의 문제로 환원될 수 있는지 물어야 한다. 현실에서 이미 존재하고 인식할 수 있으면 당연히 이런 접근으로 충분하지만, 지금 눈에 띄지 않는다고 해서 실재를 부인할 수 없다. 지금까지 그런 눈으로 보지 않았고, 기존 지식도 한계와 오류가 있을 수 있다. 요컨대, 포착되지 않은 요소를 포괄하는 다른 틀까지 염두에 두어야 한다.

두 번째 차원은 공적 주체와 공적 지배, 그리고 공공성에 영향을 미치는 조건이나 환경을 어떻게 고려할 수 있는지 하는 과제다. 수평적인 것과 대비하면 '수직적' 차원이라고도 할 수 있는데, 앞서 설명한 첫 번째 차원과 서로 배타적이라 할 수는 없다. 이는 공적 주체와 지배, 공공성 산출과는 다른 수준에서 이들의 특성을 규정하고 영향을 미치는, 흔한 표현으로는 좀 더 '근본적' 또는 '구조적' 요소를 가리킨다. 실재론적 시각에서는 '심층적 실재' 또는 다른 층위의 구조나 기제라고 부르는 것이다.

구조와 근본을 고려하면 현재의 공공보건의료를 예를 들어 다음과 같이 이해할 수 있다. 공적 주체와 공적 지배는 현실에서 대중과 지역주민이 공공기관과 조직, 공적 가치, 공공성 등을 어떻게 인식하고 이해하며, 기관과 조직에 대해 어떻게 반응하고 행동하는지에 큰 영향을 받는다. 지역주민이 고급 건강검진을 하지 않는다는 이유로 지방의료원의 질이 낮고 믿을 수 없다고 생각하면, 이 병원은 주민의 신뢰를 얻기 위해 반드시 고급 시설과 장비를 도입해야 한다. 이때 공적 지배와 공공성 실현에 영향을 미치는 환경과 요인을 무엇이라 할 수 있을까?

다른 분야에도 비슷한 일이 많다. 사회 구성원들이 대중교통이나 대학교육을 어떻게 이해하는가에 따라 국가와 자본이 (이를 반영하여) 공공성을 무엇으로 인식하는지 달라진다. 공적 지배를 강화하기 위해 공공재정을 늘리려면 대중이 이해하고 수용해야 한다. 공적 소유, 공적 지배, 또는 실현되는 공공성이라는 범주만으로는(즉, '수평적' 접근만으로는) 이와 같은 대중의 공공성 이해를 충분히 해명하기 어렵다.

공적 주체, 공적 지배, 공공성의 단선적 연관관계만으로 다 설명할 수 없는 데는 이들의 관계가 폐쇄 시스템보다는 흔히 개방 시스템으로 형성되는 점도 작용한다. 현실적으로 우리가 논의하는 공공은 자본주의 사회경제체제에 속해 있으며, 건강이든 다른 영역이든 독자적 완결성을 갖춘 폐쇄 시스템이 아니다. 건강과 교육이 서로 영향을 주고받고, 보건의료와 산업이 긴밀하게 연결된다. 건강과 보건의료 영역으로 한정해도 '공공'은 폐쇄 시스템이 아니다. 의사와 간호사는 공공과 민간병원을 자유롭게 이동할 수 있으며, 한쪽의 급여 수준이 다른 쪽에 영향을 미친다. 공적 주체, 공적 지배, 공공성은 자본주의 사회경제 현실 속에 존재하고 작동하며, 여러 차원의 경계를 넘나들며 끊임없이 외부와 만난다.

각각의 요소로 환원되지 않는 환경 또는 '심층적 실재'를 탐색하는 또 하나의 이유는 보건의료 분야의 현실 경험에서 비롯된다. 지금까지 공공성과 공공보건의료 강화를 목표로 한 여러 정책과 제도, 프로그램은 주로 기관과 조직(의료에서는 주로 병원)에 초점을 맞추었다. 인력과 시설을 확충하고 의료의 질을 높여야 한다는 요구가 모두 이와 연관이 있고, '공공병원 운영평가', '경영평가', '경영진단', '기관 감사' 등은 이를 제도화한 것이다.

조직과 기관 단위의 공공성 강화 전략이 효과적이었는지는 분명하지 않다.

각 기관과 조직에 자극과 동기를 부여한 점은 분명하지만, 적어도 지금까지는 기관의 총괄적 성과와 체계 수준의 공공성 강화로 이어졌다고 보기 어렵다. 끊임없이 민간부문과 경쟁해야 하고, 인력과 시설을 개선하는 데 어려움을 겪으며, 정부는 지원보다 관료주의적 감독과 규제에 치중하는 것이 현실이다. 공공병원으로서는 지역사회와 주민들이 기대하는 기능과 역할, 서비스의 종류와 질적 수준, 비용부담 등을 모두 충족하는 것이 불가능하다. 결국, 내부 또는 기관 자체의 노력만으로는 공공보건의료기관이 공공성을 강화하는 데 한계가 있다는 것이다. 체계 또는 체제의 공공성을 고려하지 않으면 기관이나 조직 단위의 공공성을 이해할 수 없다고 해야 한다.

기관이나 조직, 즉 개별 행위자 수준에서 공공성과 강화를 말하는 접근을 바꿀 방법이 무엇인가? 일차로 공적 주체와 공공성에 대해 '체계'와 '시스템' 관점을 강화하고 나아가 이를 확장하여 '체제'와 '생태계' 관점을 개발하고자 한다. 이 개념들의 용법은 일반적인 이해에서 크게 벗어나지 않으나, 건강과 보건의료라는 경계선에 초점을 두었다는 점을 밝혀둔다. 보건의료 안에서도 공공과 민간, 보건과 의료, 병원과 일차의료 등의 경계가 관계가 있다.

특히 생태론적 접근은 어떤 결과가 생기는 데 개인요인(개별적 요소)과 여러 수준의 환경요인이 함께 작용하는 것으로 이해하는 것이다(McLeroy et al., 1988). 환경은 여러 층위에 걸쳐 복합적으로 개인 또는 개별 행위자에 영향을 미치며, 보건의료나 공공성을 논의할 때도 마찬가지다. 환경요인은 미시적 수준에서는 조직이나 세부 조직으로 생각할 수 있지만, 거시적으로는 지역사회, 지방, 국가, 국제 수준 등을 모두 포함한다.

시스템이나 생태론적 관점을 논의하기에 앞서 이와는 조금 차이가 있는 공공영역 개념을 먼저 논의하고자 한다. 이 개념을 통해 공적 소유와 공적 활동을 통한 지배, 공공성을 실현할 수 있게 하는 조건과 환경, 이들 요소를 매개하는 경로 등을 수평적 요소들 사이의 '관계'로 정식화할 수 있기를 기대한다. 공론장을 통해 형성되는 담론이나 문화, 가치도 공공성을 결정하는 조건과 환경에 속한다는 것이 공공영역 개념의 가장 큰 가치일 것이다.

공공성에 대한 최대주의적 개념으로 '공공레짐'이 가능한지도 추가로 검토한

다. 이 개념은 공공성 개념을 시스템이나 생태계에서 더 확장하면서 공공영역
과 이를 통한 담론, 문화, 가치까지 포괄하려 한다. 공적 주체, 공적 지배, 공공
성을 포함해 이와 관련된 (가능한 다른) 요소까지 수직적·수평적 '공간' 안에 배
치하고, 아울러 시간으로는 경로와 역사성을 통합하려는 시도이다.

2. 공공영역

널리 알려진 대로 공공영역public sphere 개념은 하버마스가 본격적으로 논의하
고 기초를 놓았다. 한국에서는 공공으로 시작하는 용어 때문인지 여기서 공공
성 논의를 시작하는 경우가 많으나, 공공영역 개념만으로는 현실적 관심사인
공공과 공공성 개념과 잘 조화되지 않는다. 주로 의사소통, 담론, 문화 등의 측
면에서 논의되어, 공적 주체, 공공서비스의 공적 가치 등 공공성의 '물질성'을
설명하기에는 충분치 않다는 사정도 있을 것이다.

'공론장'이라는 또 다른 번역이 나타내듯, 공공영역은 공론, 여론, 논의 등과
밀접하다. 공공영역은 공권력(국가)과는 구분되는 사적 공간이라는 점이 중요
한데, 핵가족의 친밀성 영역을 확장하고 보충하는 것으로 공중의 영역이 발생
하면서 가능해졌다. 하버마스의 분석을 따르면, 부르주아 공론장은 영국의 커
피하우스나 프랑스의 살롱, 독일의 만찬회와 국어학회 등을 중심으로 형성되었
고, 지위를 고려하지 않는 사회적 교제, 여러 사회적 문제들의 새로운 주제화,
공중의 비폐쇄화(개방) 등이 제도적 기준으로 작용했다(하버마스, 2001: 100~109).

한국적 맥락에서는 공공영역 또는 공론장 개념이 공동체와 사회에 어느 정도
나 뿌리내린embedded 것인지가 중요한 관심사 중 하나다. 하버마스의 공론장 개
념, 특히 공-사의 이분법적 개념은 서양적 전통에서는 익숙할지 모르나 동양, 아
시아, 한국에서는 생소하다. 서양에서 공사 구분은 흔히 아리스토텔레스까지
거슬러 올라가는데, 그는 인간의 활동 영역을 공적 영역과 사적 영역으로 구분
하고 공적 영역인 폴리스가 사적 영역인 가계(오이코스)에 앞선다고 생각했다.
그에게 폴리스는 인간의 본성에서 나온 자연스러운 것이었다(조승래, 2014).

전통적으로 공-사 개념이 있었다고 하나, 서양에서도 현재의 용법과 연결되는 개인 또는 '사' 개념은 근대 이후에 '발견'되었다고 해야 할 것이다. 중세에도 개인이 있었던 것은 분명하지만, 종교와 학교를 중심으로 한 제도가 근대적 의미의 개인을 만들어냈다고 보는 것이 타당하다(반 뒬멘, 2005). 대비되는 개념으로서 공-사는 서로에 의존하면서 만들어지고, 따라서 '공' 또한 본래 있었다기보다 구성된 개념이라 할 것이다. 이 때문에 로크John Locke는 아리스토텔레스의 공사를 정반대로 이해하는데, 사적 영역이 더 안전하게 보장받기 위해 인공적으로 구성된 것이 공적 영역이라고 주장한다. 사적 영역이 공적 영역의 토대이며, "공적 영역의 기능은 개인들의 행복과 안전을 위한 것으로 제한"된다(조승래, 2014: 31). 아렌트도 공공영역이 자연의 소산이 아니라고 주장하며, 다원적 속성을 지닌 인간들이 일정한 조건에서 행위와 언행으로 창조한 문화적 인공물로 본다(조승래, 2014: 132).

서양의 전통에서 공공영역은 사적 공간이지만 개인을 벗어나 사회화하는 출구로 작동한다. 사적인 개인이 공적인 관심을 가지는 공중으로 성장하는 공간이자, 국가나 시장(자본)의 영향으로부터 상대적으로 자유로운 비판적 담론을 형성하는 공간이다. 공공영역은 개인을 공적 영역으로 나오게 하는 매개이며, 개인이 공적 관심을 키우게 하는(되는) 공간이라 할 수 있다(김세훈, 2008).

인간 행위가 공적 공간을 만들어내는 것이 공공영역의 또 다른 특성이다. "공적 영역을 창출하는 것은, 그리하여 시민권을 행사할 수 있게 하는 것은, 인간들의 행위와 언행이지 감정이 아니"다. 따라서 "꼼꼼히 따져보고 편파성 없이 연대하고 뒤로 물러서서 냉철하고 객관적으로 서로 판단하는 행위와 언행이 하나의 인공물로서 공적 영역을 창출"하는 것이다(조승래, 2014: 133). 말, 의사소통, 토론, 성찰, 사회적 관계 등을 통해 공공영역이 만들어진다.

공공영역은 변화하며 계속 재구성된다. 서양의 근대를 보더라도 초기에는 정치 참여와 의회 정치의 발전을 가져오는 등 긍정적 역할을 했으나, 자본주의가 발전하면서 한편으로는 국가의 확대와 개입으로 다른 편으로는 사익이 공론장까지 침범함으로써 본래의 비판적 기능을 상실한다(하버마스, 2001: 309, 354). 하버마스는 이를 공공영역의 '재봉건화refeudalization'라 하는데, 관료화와 제도화가 진전되고 사익의 지배가 커지면서 공공영역은 자본주의 체계와 국가관료체계를 옹호하는 이데올로기적 기능을 수행하게 되었다. 국가와 시장이 공론장을 '식민지'로 만들어 지배하는 것이다. 공공영역이 본래 기능을 회복하는 것이 중요하다는 의미에서, '재활성화'라는 과제가 제기되기에 이른다.

이와 같은 공공영역 개념은 한국에서 현재 일상적으로 사용하는 공공이나 공공영역의 용법과 일치하지 않는다. 공론장이라고 하면 혼란이 덜하지만, 공공영역은 흔히 물리적 실체인 공적 주체와 혼용된다. 예를 들어 "이 문제는 공공영역에서 다루어야 한다"고 하면 좀 더 공식적으로 공적 주체(예: 정부)가 참여한 가운데 논의해야 한다는 뜻에 가깝다. 공적 영역이라 해도 사정은 크게 달라지지 않으며, 심지어 '공론'이라 말할 때도 어떤 형태든 국가나 정부가 참여하는 것을 의미하는 때가 많다. 정부가 주체가 되어 핵발전소 건설, 대학입시, 영리병원 허용 등에 대해 주민 의견을 묻는 것을 흔히 '공론조사'라고 부른다.

서구와 한국, 또는 하버마스적 개념과 한국적 용법이 차이가 있다면, 공공영역에 대한 이해와 논의는 일차적으로 맥락과 배경을 구분하는 것이 중요하다. 어떤 맥락에서 공공영역을 말하고 논의하는지 명확하게 규정해야 혼란과 비효율성을 피할 수 있다. 특히 전제와 가정, 정의가 일치할 때 공공영역의 가치를 파악하고 활용할 수 있다는 실용적 이유가 중요하다.

시점을 현재로 한정할 때, 한국사회에서 공공영역은 어떻게 규정할 수 있을까? 유럽처럼 커피하우스나 살롱과 같은 역사도 없고 재봉건화는커녕 봉건화의 경험도 불확실한 곳에서 역사적으로 형성된 공공영역을 정의하기는 쉽지 않아 보인다. 이른바 민의나 민심을 존중하고 이를 전달할 통로가 있었다고 하나, 다음과 같은 설명에 따르면 통치 차원을 넘어 피치자나 시민이 스스로 공론과 여론을 형성하는 공간은 존재하지 않았다(심재우, 2010).

조선왕조를 개창한 신진사대부들은 유교를 정치이념으로 표방하면서, 민본정치의 실천을 위해 민의民意 수렴의 중요성을 강조했다. 그렇지만 현실에서는 꼭 그렇지는 않았다. 양반, 관리들의 여론은 여러 가지 제도적 장치를 통해 수렴되고는 있었지만, 일반 백성들의 경우는 그렇지 못했던 것이 현실이었다. 이들의 경우 언어 사용이 제약되어 있었고, 정치 참여층이 아닌 단순한 통치대상에 불과한 존재라는 한계 때문에 자신들의 집단적 의사표현을 관철시키기엔 한계가 컸다. 더욱이 정치가들이 이들의 목소리에 귀를 기울이는 경우도 흔치 않았다.

한국의 공공영역은 근대화와 더불어 '주어진' 것이라고 봐야 합리적이다. 물론, 수동적으로 획득했다고 해서 공론장이 존재하지 않는 것은 아니며, 그런 비서구적 공론장이 무의미하다고 하기도 어렵다. 역사가 짧고 축적이 빈약한 것은 분명하나, 한국적 상황과 맥락에 부합하는 공공영역 또는 공론장이 새롭게 형성되고 끊임없이 변형되는 것도 사실이다.

앞서 논의한 '확장된' 공적 주체의 공공성을 설명하면서 활용할 수 있다는 점이 공공영역 개념에 주목하는 한 가지 중요한 이유다. 이는 공공영역과 공론장이 민주주의 논의와 분리되지 않는다는 사실과 관련이 있다. 국가를 넘어 자본이나 시민사회까지 공적 주체로 검토하고 포함할 수 있다면, 공공영역과 공론장이라는 관점은 공적 주체의 공공성을 가늠하는 한 가지 기준이 될 수 있다. 국가권력, 경제권력, 사회권력이 공적 주체로서 공공성을 실천하려면 권력 내·외부를 통해 상호작용과 긴장, 그리고 '침투' 과정을 거쳐야 하는데, 이것이 가능한 유일한 현실적 공간은 공공영역 또는 공론장이다.

토대가 튼튼하지 못한 한국의 공공영역이 늘 '활성화'와 '재봉건화' 사이에서 동요하는 점은 유념해야 한다.[1] 보건의료의 공공성과 영리병원의 논의 경과를 보면, 이런 한국적 공공영역과 공론장의 의미와 취약성이 함께 나타난다. 2018년 제주 도민은 영리병원 허가 여부를 두고 찬반이 갈렸으나, 공론조사 결과는 예상과 달리 영리병원 개설에 반대하는 의견이 훨씬 많았다(홍창빈, 2018). 이를 두고 공공영역을 말하는 것은 제주도가 '공론조사' 형식을 빌렸기 때문이라기보다, 지역의 경제적 이해관계(산업, 일자리, 경기 등)와 의료영리화 사이에 논쟁이 벌어지고 주민들은 결국 공적 가치를 선택했기 때문이다. 한편, 진주의료원 폐

---

1   서구에서 통용되는 의미에서 '재활성화'보다는 '활성화'가 더 정확한 개념일 수 있다. 역사적으로 공공영역의 '활성화'를 경험한 적이 없다고 보면, 재활성화는 그다음 단계에서야 가능하다.

업은 제주도 영리병원 논란과는 조금 다른 경과를 보인다. 공공병원 논의는 공공성이나 공적 가치에 대한 공론으로 발전하지 못하고, 정책 결정권자와 결정과정을 둘러싼 피상적인 여론 정치에 머물렀다(이홍구, 2013).

재봉건화나 재활성화 개념이 나타내듯이, 공공영역과 공론의 공공성은 저절로 보장되지 않는다. 공론장이 공적 역할을 하기 위해서는 하버마스의 말대로 정치적·문화적으로 비판적 여론을 형성할 수 있어야 하고, 이는 특히 근대 이후 주로 언론매체에 의존한다. 공공영역이 홀로 존재할 수 없는 가운데 국가권력과 경제권력의 '식민지'가 되는 상황이 핵심 문제인데, 과거와 현재를 가릴 것 없이 국가 또는 자본이 언론을 지배하고 여론과 공론장을 왜곡한다는 비판이 강하다.

한국사회에서도 이런 사정은 대동소이하다. 공론장의 역사와 경험이 빈약한 것과 더불어 공론의 물리적·공간적 토대인 전통적 지역사회와 공동체는 급격하게 변화했다. 공공성의 가치와 규범을 만들어낼 공론장이 드물고 새로 만들어질 가능성도 크지 않다. 주로 언론매체가 공론장 기능을 할 것으로 기대하나, 공론을 형성하는 데 이바지하기보다 정파적 이해관계와 자본의 이익을 대변하며 공론을 왜곡하고 방해한다는 비판이 많다.

최근에는 기성 언론을 대신하여 '소셜 네트워크 서비스sns'가 새로운 공론장 역할을 할 것이라는 기대가 크지만, 지금까지는 낙관보다 비관하는 전망이 더 많은 것으로 보인다. 전반적으로 한국의 공공영역은 아직 미숙한 단계에 머물러 있음을 부인하기 어렵다. 공공성의 실천을 담보할 정도로 성숙했다기보다, 국가 또는 자본과의 상호관련성 속에서 그 권력 균형에 따라 가능성이 달라지는 공간이라고 해야 할 것이다.

공공영역은 국가권력을 비판하고 견제하는 역할과 함께, 대중이 비판 기능을 할 수 있는 공중으로 성장하도록 교육하는 기능도 있다. 공공영역이 이 역할을 하는 데는 특히 국가권력과의 상호관계 또는 국가권력의 역할이 무엇인지가 영향을 미친다.

공공영역이 발전하지 못한 사회에서는 흔히 국가권력이 공공영역을 지배하는 상황이 벌어진다. 국가는 공공영역이 성숙하기 전에 공공교육 등을 통해 시민 역량을 강화하는 프로그램을 주도적으로 도입하고, 공공영역이 그 뒤를 따르면서 결과적으로 국가권력이 구축한 체제로 들어간다. 예컨대, 공공영역이 논의하고 수행할 대표적 주제인 시민민주주의, 인권, 지역사회 개발, 주민역량 강화 등을 국가권력이 주도하는 경우를 흔히 볼 수 있다. 이때 공공영역은 주체로 성장하기보다 흔히 '동원'된다.

국가가 공공영역에 개입하는 데는 공공영역의 역할, 공공영역과 국가의 관계, 시민사회의 발전 정도와 권력의 크기 등이 영향을 미친다. 어떤 기능을 얼마나 할 수 있는지에 따라, 또한 다른 권력과 어떤 관계와 상호작용 속에 있는지에 따라, 공공영역이 비판적 담론의 공간이자 시민적 역량을 육성하고 교육하는 공간이 될 가능성은 큰 차이를 보일 수 있다.

공적 주체가 공적 지배를 통해 공공성을 실현하는 일련의 과정에서 공공영역은 주체와 과정, 결과를 뒷받침하는 토대 역할을 한다. 공공영역에서 논의되는 것이 기초가 되어 공공성이 규정되고, 이를 바탕으로 공적 소유가 가능한 정치적·사회적 토대가 만들어진다. 예를 들어, 지방의료원이 제 역할을 하는 데는 주민들이 기관과 그 역할을 지지하고 옹호하는 것이 중요한데, 공공영역에서 지방의료원과 의료서비스의 공공성을 논의하고 이해하는 과정을 거치지 않으면 이런 상황을 만들 수 없다. 지방의료원은 이와 같은 토대 위에서만 시설과 장비에 새로 투자할 수 있고, 추가 인력과 재정을 확보할 수 있다.

공공영역의 일차적 역할이 국가권력과 시장권력을 비판하고 견제하는 것이라고 할 때, 공공영역이 제대로 작동해야 공공성의 개념이 확대되고 강화될 수 있다. 공공성을 제대로 이해하고 더 강하게 요구해야 진정한 의미에서 공적 소유도 가능해진다. 단순히 국가 소유가 아니라 활성화된 공공영역이 축적한 바람직한 공공성 개념을 기초로 해야 명실상부한 공적 소유가 될 것이다.

3. 공공시스템

공공과 공공성에 시스템 관점으로 접근하는 것은 여러 주체가 공적 지배를 통해 공공성을 실현하려는 과정을 통합적이고 종합적으로 이해하려는 시도이다. 이는 그동안의 경험을 반성하는 가운데서 나온 것으로, 공공과 공공성 강화는 개인과 조직의 개별 단위가 아니라 이를 포함하여 시스템 전체 차원에서 검토되고 시도되어야 한다는 문제의식을 바탕으로 한다. 공공기관 직원이 노력하는 것만으로 공공의료서비스를 개선할 수 없으며, 기관장의 능력만으로는 필요한 인력을 적시에 구할 수 없다. 한 병원 안에서 잘하는 것과 지역의 공공보건의료가 좋아지는 것은 별개다.

이런 의미의 시스템은 이미 우리에게 익숙한 체계라는 말과 잘 구분되지 않을 수도 있다. 먼저, 이론적이기보다 전략적 이유로 시스템 개념을 주장한다는 점을 명확히 해둔다. 체계라는 용어이자 개념은 대부분 사람에게 익숙하다는 장점이 있지만, 범위와 해석이 전통과 관행에 얽매인다는 단점이 있다. '보건의료체계'라고 할 때 생각할 수 있는 구조, 구성요소, 내용, 특성 등은 이미 우리안에 있는 기존 지식과 경험, 역사적 맥락을 탈피할 수 없다. 시스템 개념은 그중에서도 체계를 분해해서 이해하는 문제, 따라서 구성요소들(예: 인력과 시설, 서비스와 재정 등) 사이의 통합성과 상호관련성을 포착하기 어려운 문제를 부분적이나마 완화할 수 있을 것으로 본다.

시스템 이론 전반을 살필 이유는 없으나, 논지 전개를 위해서도 분석적 이해와 대조되는 시스템의 특성을 정리할 필요는 있다. 체계를 분석적으로 이해하는 기존 방법과 비교하여, '시스템론'에서는 공적 주체가 공적 지배를 통해 공공성을 실현하는 구조와 과정을 하나의 체계(시스템)로 볼 수 있는 것, 그리고 그것이 동태적 복잡성dynamic complexity을 가지는 것이 핵심이다. 시스템 과학자 스터맨John D. Sterman이 말하는 시스템의 공통점은 다음과 같다(Sterman, 2006).

- 지속적 변화: 변화하지 않는 것은 없다. 정지한 것처럼 보여도 장기간 보면 계속 바뀐다. 변화는 여러 다른 시간의 차원에서 이루어지며, 때로 서로 다른 차원 사이에 상호작용이 있을 수 있다.
- 긴밀한 연관성: 시스템 속의 행위자는 서로 연결되어 있으며 자연과도 상호작용을 일으킨다. 따로 떨어져 있을 수 없으며, 어떤 변화는 다른 행위자의 변화를 초래한다.

- 환류(피드백)를 통한 영향과 작용: 여러 행위자의 행동은 서로 긴밀하게 연결되어 다른 행위자에게 영향을 주며, 이에 따라 전체 환경을 바꾼다. 한 행위자의 결정이 다른 '세계'를 만들어내고 새로운 상황을 창출하며, 이는 각 행위자의 다음 결정에 영향을 미친다.
- 비직선적 결과: 결과는 원인에 비례하지 않는다. 국소적 변화는 큰 영향을 미치지 못할 수도 있지만, 어떤 행위자인가에 따라 큰 영향을 미칠 수도 있다.
- 역사의존적: 많은 행위에서는 시간을 되돌릴 수 없다. 한번 일어난 사건은 그 전 상태로 복귀하기 어렵고, 축적된 결과물을 해체하는 것은 대체로 불가능하다.
- 자기 조직화: 시스템의 역동은 흔히 자체 구조에서 연유한다. 한 행위자나 요소가 전체 시스템을 결정할 수 없으며, 시스템의 특성은 각 요소 사이의 상호작용과 다른 시스템과의 상호작용의 결과에 따라 결정된다.
- 적응과 진화: 복잡한 시스템 속에 있는 행위자의 능력과 행동은 시간이 지나며 변화한다. 진화하고 발전하는가 하면, 일부는 소멸한다.
- 주고받기: 환류가 늦어져서 반응이 지연되는 것과 반응이 빠른 것 사이에는 다른 양상이 나타난다.
- 반-직관적: 복잡한 시스템일수록 원인과 결과는 직관을 벗어나기 쉽다.
- 변화에 대한 저항: 여러 행위자가 얽혀 있고 장기간에 걸쳐 진화해온 복잡한 시스템일수록 제대로 이해하기 어렵다. 매우 간단하게 보이는 해법이 실패하고 상황을 악화시키는 때가 많다.

자본과 시장의 권력이 우위에 있는 상태에서 공공성을 실현하려는 모든 행동과 실천은 이런 특성의 시스템 속에 있다. 공적 주체와 공적 지배 등을 구성요소로 포함하는 '공공시스템'을 가정하자. 지나치게 추상적이면 '공공의료시스템'도 좋고, 더 좁혀 '공공의료인력시스템'을 생각해도 마찬가지다.

공공의료시스템도 앞서 설명한 시스템의 여러 특성을 벗어나지 않는다. '자기 조직화'라는 특성을 예로 들면, 공공의료의 과정, 성과, 특성은 체계를 구성하는 인력이나 시설, 재정, 거버넌스 중 어느 한 가지 요소만으로 설명하기 어렵다. 어떤 결과나 특성이 나타나는 데는 여러 요소가 같이 작용하거나 상호작용에 따른 제3의 방법으로 영향을 미친다. 다른 시스템, 예를 들어 민간의료시스템과의 관계와 상호작용도 중요하다. 공공의료시스템의 한 요소인 의사는 시스템의 다른 요소인 재정이나 거버넌스와 밀접하게 연결될 뿐 아니라, 민간의료시스템의 각 요소와도 별개가 아니다. 공공병원이 의사를 채용하는 데는 민간병원의 인건비 수준과 함께 병원이 위치한 지역의 주거, 교육, 문화 등의 조건이 영향을 미친다.

공공성 실현을 염두에 두면, 시스템 접근이나 사고는 공적 주체와 공적 지배를 좀 더 넓은 범위에서 볼 수 있는 장점이 있다. 공공병원은 전체 보건의료체계 안에서 작동하며, 따라서 환자는 자기 기준을 가지고 공공병원과 민간병원 가운데 하나를 선택한다. 환자는 공공병원의 질을 민간병원과 비교하고, 또한 서울의 '빅5' 병원과 비교한다. 이를 어떻게 정의하든 공공시스템의 각 요소가 서로 연계되고 의존하는 것, 그리고 공공시스템에 가까운 다른 시스템과의 상호작용 또한 공공시스템에 큰 영향을 미친다는 것은 공공 자체를 이해하는 데 결정적으로 중요하다.

다른 시스템과의 상호작용을 수직적 차원까지 확장하면, 공공시스템을 어떤 상위 시스템에 속한 하나의 하위sub 시스템으로 이해할 수도 있다. 이때의 상위 시스템을 자본주의 사회경제체제라 가정하면, 하부 시스템으로서 공공시스템은 일정한 특성을 나타내는 상위 시스템과 분리하기 어렵게 된다. 수직적 시스템 관점은 공공시스템의 구조와 특성을 더 정확하고 풍부하게 이해하는 데 도움이 된다.

4. 공공생태계

생태계 개념은 시스템 개념과 밀접하다. 이 둘은 정확하게는 '생태 시스템 ecological system'이라는 표현으로 연결된다. 생태 시스템에 대한 가장 유명한 이론은 브론펜브레너Urie Bronfenbrenner가 인간 발달을 설명하면서 개발한 것으로, 그는 인간 발달이 여러 층위의 환경 시스템이 개인과 작용하는 과정을 거친다고 주장한다

(Bronfenbrenner, 1979). 시스템은 층위에 따라 미시 시스템micro system, 중간 시스템meso system, 외부 시스템exo system, 거시 시스템macro system으로 나뉘고, 나중에 시간 시스템chrono system이 추가되었다(Bronfenbrenner, 1994). 이 이론은 앞서 말한 시스템과 같은 용어를 쓰지만, 층위에 따라 시스템을 구분하고 행위 주체를 중심으로 환경을 구성한다는 점에서 '생태계' 또는 생태계 이론이라 불러도 무방할 것이다.

브론펜브레너가 여러 층위의 시스템이 인간 발달에 영향을 미친다고 주장한 이유는 쉽게 이해할 수 있지만, 우리의 관심인 공공생태계에 이를 그대로 적용하기는 어렵다. 가장 중요한 차이는 이 이론은 기본적으로 개인 관점에서 출발한다는 것으로, 예를 들어 개인 발달에서 미시 시스템은 가정이나 이웃, 학교와 그 특성을 가리킨다. 이와 달리 공공생태계는 개인뿐 아니라 조직이나 집단을 모두 포함한다. 나아가 국가나 자본 등의 공적 주체를 총체적으로 다룰 수도 있으므로 층위와 내용이 달라질 수밖에 없다. 주체를 중심으로 여러 층위의 시스템이 외부 환경을 구성하고, 공적 주체와 이들 시스템 사이에 상호작용이 일어난다는 것은 공통점이다.

각 층위의 시스템이 무엇을 의미하는지 고려하면서 브론펜브레너의 이론을 공공생태계 개념에 적용해보자. 먼저 지적할 것은 그가 정의하는 중간 시스템은 주체를 포함하는 둘 이상의 환경 사이를 연결하는 관계 또는 환경 사이에서 일어나는 일을 가리킨다는 점이다. 즉, 중간 시스템은 미시 시스템의 상위 시스템이라기보다 미시 시스템의 구성요소로부터 새로 발생하는 시스템이다. 예를 들어, 지방의료원을 하나의 공적 주체로 보면 이들을 중심으로 다른 행위자, 즉 감독관청(해당 시도), 협력해야 하는 민간기관(민간병원), 해당 지역사회(어떤 시나 군) 등의 환경이 미시 시스템을 구성한다. 이때 이들 사이의 관계나 상호작용을 중간 시스템이라 부를 수 있을 것이다. 시도와 민간병원과의 관계가 이에 속한다.

외부 시스템은 중간 시스템과 비슷하나, 둘 이상의 환경 가운데에 적어도 하나는 우리가 관심을 두는 행위 주체와 직접 관련이 없는, 그러나 행위 주체를 둘러싼 미시 시스템에 간접적인 영향을 미치는 환경과의 관계나 일을 가리킨다.

지방의료원의 경우, 감독관청을 중심으로 한 생태계의 미시 시스템에 속하는 정부 부처(보건복지부)와 민간기관(민간병원)의 관계나 그 상호작용이 외부 시스템이라고 할 수 있다.

이 이론에서 거시 시스템은 미시·중간·외부 시스템을 포함하는 문화적 환경을 가리키는데, 특히 신념체계, 지식, 물적 자원, 관습, 생활 양식 등이 중요한 구성요소이다. 이런 요소들은 인간 발달에 영향을 미치는 중요한 거시환경일 수 있으나, 공공생태계에 원용할 경우 거시 시스템은 단지 '문화'에 그칠 수 없다(원래 이론의 관심인 인간 발달에서도 문화에만 한정할 수 있을지 의심스럽다). 미시·중간·외부 시스템에 영향을 미치는 다른 요인들이 거시 시스템에 포함되어야 한다면, 정치와 정치체제, 경제와 그 체제, 사회규범과 이데올로기, 서로 다른 사회권력 사이의 균형 등을 포함해야 할 것이다.

시간 시스템은 시간을 두고 일어나는 변화와 사회역사적인 환경을 포함하는 3차원적인 것이다. 예를 들어, 1990년대 이후 세계적으로 신자유주의와 신공공관리론의 영향이 증가했으나, 2008년 금융위기는 사회적으로 공공서비스에 관한 관심이 부활하는 계기가 되었다. 이런 시기적 변화와 새로운 조건은 같은 공적 주체에서도 다른 환경으로 작용한다. 한국에서 농어촌의료보험이 시작된 시기와 농촌인구가 줄어드는 현재 시점의 차이도 시간 시스템으로 설명할 수 있을 것이다.

공공생태계 개념에서 찾을 수 있는 일차적 의의는 공적 주체와 공적 지배, 그리고 공공성의 실현에 영향을 미치는 다양한 환경(특히 위계적·다차원적 환경)을 고려하게 한다는 것이다. 본래 이론의 구성요소인 여러 시스템의 구분은 그리 중요하지 않을 수도 있다. 위계적 구조로 다양한 환경이 존재하고, 그들 사이에 상호관련성이 있으며, 이런 환경과 상호관련성이 공적 주체와 공적 지배, 공공성에 영향을 미친다고 이해하는 것이 의미가 있다.

5. 공공레짐

이 글에서 제안하는 '공공레짐' 개념은 다른 분야의 문제의식에서 교훈을 얻은 것으로, 제안하려는 정의와 내용 구성도 여러 영역의 공통 경험과 방법을 토대로 한 것이다. 먼저, 말(용어) 측면에서는 '레짐'의 장점을 찾기 어렵다는 점을 밝힌다. 역사적으로 프랑스에서 혁명 전의 옛 제도 또는 체제를 뜻하는 앙시앵레짐ancien régime이 유명하나, 한국에서 '레짐'은 일상에서 널리 쓰거나 학술적인 지위를 획득했다고 보기 어렵다. 용어가 어렵고 내포하는 뜻이 명료하지 않으므로, 특별한 실천의 근거가 되기에도 한계가 있다.

일상 언어가 아니어도 이론적 가치가 있으면, 개념화하고 활용하는 의의가 살아난다. 지적하고 싶은 것은 '레짐' 개념이 폭넓게 쓰이기는 하지만 분야마다 다양하게 정의하고 활용도 각양각색이라는 점이다. 영역과 분과에 따른 공통 기반도 넓지 않아, 학술적 용어와 개념으로는 범용성이 떨어진다. 이런 한계가 있는데도 레짐 개념을 생각하는 이유는 한국에서 공공성과 공공보건의료를 논의하는 현실, 특히 이론적 과제와 관련이 크다.

공공병원이나 보건소, 건강보험만으로 공공성과 공공보건의료를 설명하기 어렵고, 공공성 강화라는 구호만으로는 실천적 과제도 도출하기 힘들다. 보건의료에 한정하더라도, 여러 다양한 요소와 환경을 같이 생각해야 하고, 정부, 정책, 체계 논의를 넘어 전체 사회와 체제의 문제를 함께 다루어야 한다. 어느 정도 생소하고, 어떤 점에서는 단절적이며, 따라서 새롭게 구성해야 하는 개념이 이런 과제를 해결하는 데 더 유리할 수도 있다는 것이 '레짐' 개념을 제안하는 중요한 배경이자 동기이다.

여러 분야의 논의를 정리하고 종합하는 과정이 먼저 필요할 것이다. 레짐 이론을 가장 활발하게 논의하는 분야 가운데 하나가 도시학인데, 여기서 레짐은 흔히 정부 외의 비공식적인 제도나 체계를 가리킨다. 가장 먼저 이 개념을 사용한 연구자에 속하는 스톤Clarence N. Stone은 레짐을 "정부의 공식 활동 주변에서 이를 보완하는 비공식적 제도the informal arrangements that surround and complement the formal workings of governmental authority"라고 정의했다(Stone, 1989: 3). 국가와 시장이 어떤 분업체제를 구축하는지에 따라 사회경제체계의 핵심 특성이 결정된다는 인식이 이런 정의의 바탕이 되었다고 한다(Davies, 2003). '도시 레짐'에서 생산재는 기본적으로 사적 영역에 속하고, 정부의 작동은 민주적 통제에 따라 달라진다.

'국제 레짐'이나 '젠더 레짐'은 원칙, 규칙, 규범 등을 설명하는 '틀'이라는 의미가 좀 더 강한 것으로 보인다. 예를 들어, 비교적 논의 초기에 크라스너Stephen D. Krasner가 제안한 국제 레짐은 "국제관계의 특정 영역에서 행위자의 기대가 수렴되는 일련의 명시적이거나 묵시적인 원칙, 규범, 규칙, 정책결정 절차implicit or explicit principles, norms, rules, and decision-making procedures around which actors' expectations converge in a given area of international relations"를 가리킨다(Krasner, 1983: 2). 한두 가지 제도나 정책이라기보다는 상위 수준에서 정책과 행동을 규율하는 원리와 틀의 성격이 강하다. 스웨덴의 여성학자 샌즈베리Diane Sainsbury가 젠더 레짐을 정의한 방식도 비슷한데, 그는 레짐을 "일정한 기대를 만드는 규칙과 규범의 복합체a complex of rules and norms that create established expectations"로 정의했다. 젠더 레짐은 "양성 간의 관계에 대한 규칙과 규범으로 각각에 과업과 권리를 배분하는consists of the rules and norms about gender relations, allocating tasks and rights to the two sexes" 원리와 틀 역할을 한다(Sainsbury, 1999: 5). 맥리Heather MacRae가 정의한 레짐도 크게 다르지 않다. 젠더 레짐은 "어떤 정치체에서 젠더관계를 나타내며 또한 그에 영향을 미치는 일련의 규범, 가치, 정책, 원칙, 법률a set of norms, values, policies, principles, and laws that inform and influence gender relations in a given polity"을 의미한다(MacRae, 2006).

좁은 범위에서 구체적 제도나 체계를 설명할 목적으로 레짐 개념을 채택할 때도 있다. 에스핑 앤더슨Gøsta Esping-Andersen은 "생산된 복지가 국가, 시장 그리고 가구 사이에 할당되는 형태the ways in which welfare production is allocated between state, market, and households"를 '복지국가 레짐'으로 규정했다(Esping-Andersen, 1999: 73). 일부 연구자는 '빈곤 레짐' 개념을 제안했는데, 샌즈베리는 이를 "전체 사회보장체제에서 자산조사형 급여가 차지하는 위치, 수급자격 기준과 수급률, 행정, 활용률utilization rates, 급여 수준, 빈곤감소 효과, 빈곤 이데올로기 등으로 구성"된 것이라고 정의했다(Sainsbury and Morissens, 2002: 6). 이들 레짐 개념은 앞서 말한 도시나 국제 레짐과 비교하여 구체적인 요소를 포함한 것으로, 서로 다른 나라나 체제를 비교하는 것을 중요한 목표로 삼는다.

위에서 설명하는 레짐 개념 외에도 다양한 정의와 활용이 있으나, 공공성과 공공보건의료를 논의하면서 이를 모두 검토할 필요는 없을 것이다. 앞서 설명한 문제의식에서 출발하면, 범위가 다르고 목표도 다양한 여러 분야의 레짐 개념에서 공공성과 공공보건의료에 응용하고 적용할 만한 실마리를 얻을 수 있으리라 본다. 다른 분야 레짐 논의에서 도출할 수 있는 세 가지 공통 특성은 다음과 같다.

첫째, 많은 레짐 개념이 비정부 또는 비공식 부문까지 포함해 공적 활동이나 정책을 이해하려 한다. 정부와 공식 부문 또한 제외하기보다는 모두 포괄한다. 도시 레짐이 그렇고 복지국가 레짐도 부분적으로 이런 문제의식을 공유한다.

둘째, 사회적 현상이나 활동을 설명하는 데 가시적인 제도와 정책과 아울러 가치와 규범, 원칙 등도 중요하게 고려한다. 젠더나 국제 레짐에 대한 정의가 이에 해당하는데, 이런 접근은 문화와 의미 부여 등도 현상이나 사건의 원인힘, power이 될 수 있다는 실재론적 인식론과도 부합한다.

셋째, 레짐을 어떤 특정한 목적 달성을 위한 여러 정책이나 제도의 총체 또는 통합물로 이해한다. 앞의 예 중에서는 빈곤 레짐이 대표적이고, 복지국가 레짐도 일부 이런 측면이 있다.

공공성 측면에서 레짐 개념에 관심을 두는 이유는 앞서 검토한 '공공시스템'과 '공공생태계'를 제안하는 이유와 비슷하다. 공적 주체와 공적 지배, 그리고 공공성 실현을 좀 더 넓은 범위에서 포괄하는 데 활용할 수 있을지 검토하는 것이 주목적이다. 레짐 또한 본격적인 논의와 이론 구성은 다른 과제로 미루어야 하겠지만, 레짐 이론이 공유하는 몇 가지 특징만 보더라도 공공레짐을 더 탐색할 가치는 충분하다.

첫째, 공공레짐은 좁게는 공공성과 관련이 있는 여러 정책과 제도의 총합을 나타낸다. 예를 들어, 공공레짐이라는 시각에서 교통의 공공성은 소유 주체, 가격, 수혜자, 빈곤감소 효과, 이데올로기 등 여러 요소를 포함한 것으로 볼 수 있다.

둘째, 공공레짐 개념은 공공부문뿐 아니라 시장과 비정부, 나아가 비공식 부문까지 하나의 체계로 파악되어야 한다고 주장한다. 도시 레짐은 주로 시장에 관심을 기울이지만, 공공성 논의는 사회권력(시민사회)은 말할 것도 없고, 때로 경제권력 또한 공적 주체에서 배제하기 어렵다.

서로 다른 주체 사이의 분업, 상호관련성, 상호'침투성'을 좀 더 잘 포착할 수 있다는 점에서는 공공레짐이 공공시스템이나 공공생태계 개념보다 유리하다. 예를 들어, 이명박 정부, 박근혜 정부 때와 비교하여, 문재인 정부에서 공공성과 공공보건의료와 그 조건은 얼마나 다른가? 시스템과 생태계는 거의 차이가 없다고 할 수 있겠지만, 공공레짐의 특성은 미세하나마 차이가 있지 않을까?

셋째, 공공레짐은 가시적인 제도나 정책, 구조뿐 아니라 원칙이나 규범, 규칙, 법률, 가치, 문화 등의 역할을 폭넓게 고려하는 장점이 있다. 시스템이나 생태계 개념도 이런 요소를 일부 포함하지만, 레짐 개념에서 이런 측면이 더 강하다. 일부 레짐 개념은 오히려 이런 요소를 앞세우는 경향도 있는데, 예를 들어 국제 레짐을 검토한 퍼칼라Donald J. Puchala 와 홉킨스Raymond F. Hopkins 가 정리한 레짐의 특성이 이에 해당한다(Puchala and Hopkins, 1982).

- (국제) 레짐 자체는 주관적이다. 합법적이고 적절하며 도덕적인 행동에 대한 참여자의 이해, 기대, 확신의 형태로 존재한다.
- 의사결정을 위한 적절한 과정을 규정한다.
- 중요 원칙과 규범을 포함한다.
- 핵심 행위자로 기능하는 엘리트 집단을 포함한다.
- 인식할 수 있는 유형화된 행동이 있는 영역이라면 모든 실질적인 내용을 가진 이슈에 존재할 수 있다.

공공레짐은 세 가지 다른 시각을 모두 포함할 수 있다. 유형의 제도와 정책의 총합이면서, 공적 주체에 비국가(비정부)와 비공식 부문까지 고려하고, 제도나 정책, 구조뿐 아니라 원칙이나 규범, 규칙, 법률, 가치, 문화까지 포함한다. 아울러 레짐 개념은 기존의 분석적 체계 개념으로는 잘 드러나지 않는 전체성 또는 '총체성totality'을 부각한다는 점도 강조하고 싶다.

포괄적인 개념 규정이 갖는 단점 또한 무시할 수 없다. 공공레짐 개념은 추상적이고 모호하다는 비판을 피하기 어려운데, 앞서 살펴본 시스템과 생태계 개념과 비교해도 이런 한계가 두드러진다. 잠정적인 제안 수준의 정의와 구성은 상세하고 정교하게 다듬어져야 할 것이다. 특히, 레짐을 구성하는 구체적인 요소들이 무엇인지, 각 요소를 어떻게 규정하고 측정할지, 그리고 개별 요소들은 다시 레짐의 구조와 특성으로 어떻게 연결되는지, 구체적인 분석과 연구가 필요하다. 생산레짐-복지레짐-정치레짐과 공공성을 연결하는 시도도 있는 만큼 (이주하, 2010), 공공레짐과 다른 레짐의 상호관련성과 보완성도 추가로 검토해야 할 과제다.

제8장

공공과 국가

공적 주체인 국가를 빼고 공공이나 공공성을 말하는 것은 불가능하다. 다른 이유보다 한국을 비롯한 많은 사회에서 사람들이 공공과 국가를 사실상 같은 것으로 보는 현실을 무시할 수 없다. 듀이가 말하는 공공이나 최근 미국을 중심으로 논의되는 공적 가치의 그 '공적'이라는 말이 의미하는 것도 흔히 행정부와 국가, 공무원을 벗어나지 않는다(듀이, 2014; Benington and Moore, 2011).

이런 공공에 대한 현실 감각과 달리 근대국가에서 '공공=국가'라는 등식이 성립하지 않는 것이 이론 구축에 어려움으로 작용한다. 국가권력과 자본(경제권력)으로부터 시민사회가 분리되어 독자적으로 성숙한 사회일수록 국가는 공적 주체의 하나에 지나지 않는다. 전체주의 국가처럼 시민사회가 약한 곳에서도 국가와 공공의 일치성은 약한데, 서양 전통에서 공공은 오히려 사적 영역에 가깝다. 하버마스에 따르면, 우리에게 익숙한 공공영역은 처음에는 사적 부문에 속했고 '공론장'은 사적 개인들의 공론장을 의미했다(하버마스, 2001: 98~99).

최근 들어 국가와 공공을 분리해야 하는 조건과 이유는 점점 더 늘어난다. 앞서 권력의 '삼분법'에서 설명한 것처럼 어느 한 권력이 공공(성)을 독점할 수 없기 때문이다. 공공은 국가, 경제, 사회를 넘나들면서 권력의 상호관계에 따라 상대적으로 규정되며, 서로 다른 권력 사이에는 늘 협력과 긴장관계가 따른다.

공공을 규정하는 데는 공적 주체에 대한 가치판단이 개입하며, 그 공공성을 실현하는 과정 또한 가치를 판단해야 한다. 국가 또는 시장과의 관련성 속에 공공이 어떻게 규정되는지는 공적 주체로서 국가와 시장이 어떤 맥락에서 어떤 특성을 발현하는지에 좌우된다. 이때 공공에 부여하는 가치를 곧 '공공적' 또는 '공적' 가치라고 부른다.

공공의(공적) 가치 또는 공공성은 시장보다는 국가와 친화성이 더 크다. 경제 권력과 시장은 개인의 이해관계와 이익을 앞세워 원리상 공공과 조화하기 어렵지만, 국가권력은 공공의 이익 실현이 최우선이라고 표방하면서 공공성 실현의 책무성을 자임한다. 문제는 국가가 바람직한 공적 가치를 실천하고 실현할 수 없을 때이다. 공적 주체로서 국가를 설명하려면 언제 공공의 이익에 이바지하며 언제 그렇지 못한지 해명해야 한다.

국가와 공공성의 관계를 설명하려면 먼저 국가 개념을 규정하고 이해하는 데서 출발하는 것이 유용하지만, 국가를 명확하게 정의하는 일은 어렵고 복잡하다. 국가가 현실에서 작동하는 정치적 주체(특히 국제정치)라는 것은 분명하나, 구성요소와 특성, 조건, 그 결과인 행동은 쉽게 설명하기 어렵다. 흔하고 익숙한 방식으로 정의하면, 예를 들어 현대 국가는 "정해진 영토 안에서 통치의 책임을 지는 최고의 정치적 권위로서 주권을 주장하는 제도적 복합물an institutional complex claiming sovereignty for itself as the supreme political authority within a defined territory for whose governance it is responsible"을 가리킨다(Hay and Lister, 2006: 5). 크게 봐서 베버Max Weber 식의 국가 개념에 가까운 전통적 정의라 할 수 있으나, 스스로 인정하듯이 이 또한 추상적이고 모호해서 얼마나 실용적일지 잘 알 수 없다. 어떤 측면을 강조하든 국가를 포괄적으로 정의할 때는 비슷한 한계에 부딪힌다.

국가 개념이 역사적으로 형성된 점도 통일된 내용을 구성하기 어려운 요인이다. 유럽 대륙에서 국가는 흔히 관료제를 통해 통합된 군사적·행정적 국가를 의미했으나(코헨·아라토, 2013: 400), 봉건 왕조를 바탕으로 한 아시아적 국가는 이와 다르다. 영국은 의회제에 기초한 절대주의 국가를 거쳐, 자유주의 시대에도 국가를 사회적 자기 조직화의 실체로 이해했다.

한국 상황에서 국가를 명확하게 규정하는 것은 더 어렵다. '국가'라는 말은 이미 고려 시대에 정착하고 조선 시대에는 다스리고 명령하는 주체로 인식될 만큼 역사가 오래되었다고 하나(한승연, 2010), 이런 전통적 국가 개념이 지금까지 지속하는 것은 아니다. 단절의 가장 중요한 원인은 근대화 후 서양의 국가 사상이 수입되어 변용된 것으로, 국가 개념 또한 서구 중심적eurocentric 틀을 벗어나지 못한다. 한국에서 공적 주체와 공공성을 해명할 목적으로 국가 개념을 탐구하는 것이면, 전통적 국가 이해와 함께 근대 이후 개념이 '한국화'한 과정에도 관심을 두어야 할 것이다.

이상과 같은 한계와 극복해야 할 과제가 있지만, 국가 개념 자체를 이해할 필요성은 분명하다. 국가를 규정하지 않고 공공 개념을 제대로 구성하기 어렵기 때문이다. 하버마스가 주장하듯 공론장이 사적 영역에 속한다고 해도 마찬가지다. 이 경우에도 사적 영역인 공론장에 대비되는 공권력을 규정해야 한다.

1. 전통적 국가 개념과 공공성

동서양 모두 고대까지 거슬러 올라가야 전통적 국가 개념을 찾을 수 있겠지만, 이 글의 주 관심사를 고려하면 그럴 필요까지는 없으리라 생각한다. 우리가 관심을 두는 공공 개념이 대체로 자본주의가 성립한 이후의 것이고 국가 또한 그와 비슷하다. 시간으로는 근대 이후, 공간으로는 서구 중심의 경험에 초점을 맞추는 것이 합리적일 것이다. 공공의 관점에서 국가를 이해한다고 할 때 그 국가는 자본주의 국가이거나 또는 역사적 발전 단계로서 자본주의 체제를 전제로 한 국가를 말한다.

국가의 모든 측면을 탐구하는 것도 이 작업의 범위가 아니다. 공공성과 공적 주체인 국가가 초점이므로, 주로 이 특성에 영향을 미치는 국가의 성격을 논의하는 정도로 충분할 것이다. 서로 다른 다양한 '국가론'을 구분하여 이해하는 것, 즉 국가가 무엇인지 본질을 묻는 것은 그리 중요하지 않으며, 그보다는 공공성을 실현하는 공적 주체로서 국가가 언제 어떤 기능을 어느 정도나 하는지에 관심을 둔다.

국가를 공공성 실현의 핵심 행위자로 보는 시각과 국가는 이와 별 관련이 없는 것으로 보는 시각은 근본적으로 갈린다. 이런 차이는 국가를 어떻게 규정하는가에 따른 결과인 동시에 공공성을 무엇으로 보는지에 따른 결과다. 국가 개념과 공공성 규정은 서로를 제약하는 순환적 구조를 이룬다. 후자는 이른바 공공선택론으로 대표되는 시장주의적 시각으로, 여기서는 국가 또한 자기 이익을 실현하기 위해 시장에 참가하고 경쟁하는 하나의 주체일 뿐이다. 이런 시각에서는 공공성의 실천과 실현이 주체와 별 관련이 없다.

최근 유행하는 시장주의적 접근에서는 국가와 공공성을 분리하는 경향이 더 강하지만, 근대 이후 서구 전통에서도 국가는 공공성을 실현하는 유일한 주체로 인정받지 못했다. 하버마스적 개념에서 공공과 공론장은 사적 공간에 속했으며, 특히 시민사회나 사회권력의 성장을 고려하면 공론과 공론장은 국가권력과는 따로 존재하는 공적 실체다. 최근 민주주의 정체에 대한 불만이 심화하고 사회권력이 성장하면서 공적 주체로서 국가권력에 대한 신뢰는 더 불안한 상황에 있다.

국가가 공적 주체의 지위를 독점하기는 어렵지만, 국가를 사실상 핵심적인 공적 주체로 보는 관점은 흔하다. 그 정도는 국가권력을 어떻게 규정하는지에 따라 달라지는 것으로, 공공성을 강조할수록 공적 주체로서 국가의 지위는 공고해진다. 대표적 예로, 현재까지도 강력한 영향을 미치는 베버의 국가론을 살펴보자. 베버는 근대국가를 합법적이고 독점적으로 물리력을 행사할 수 있는 특수한 정치적 결사로 보았다(Pierson, 2004: 5~6). 그는 국가 메커니즘이 가지는 몇 가지 공통의 특성을 분석했는데, 폭력 수단의 독점적 통제, 영토, 주권성, 입헌성, 비인격적 권력(법에 근거한 통치), 공적 관료체제, 권위와 합법성, 시민(권) 등이 그것이다. 피어슨Christopher Pierson은 여기에 조세를 보탠다.

이런 특성들은 베버가 근대 시민국가를 사회집단의 제도적 장치로 보고 공동체를 위한 조직으로 생각한 데서 나온 것이다. 특히 국가는 "① 경제적으로는 자기 충족적 단위이고, ② 정치적으로는 배타적인 통치권을 행사하는 주권의 점유자이며, ③ 문화적인 측면에서는 공통의 문화 전통과 문화적 이해의 바탕을 정립하는 사회적 제도이고, ④ 사회적으로는 공동체의 연대성을 유지하기 위한 조직체였다"(진덕규, 1988: 305). 국가는 인간이 사회적인 삶을 사는 데 필연적 조직체이며, '초계급적인 종합성의 총체'이다.

베버는 목적이나 기능으로 국가를 정의할 수 없고, 수단means 을 통해 이해해야 한다고 생각했다(Pierson, 2004: 5~6). 특성을 중심으로 국가를 규정한 것은 이 때문이지만, 그가 말하는 수단이 기능이나 목적과 완전히 분리되지 않는다는 것이 문제다. 베버가 국가의 특성 가운데 하나로 꼽은 권위와 합법성이 수단과 목적(또는 기능)의 불가분성을 드러내는 대표적 사례로, 봉건국가나 절대주의 국가와 비교하여 근대국가는 그런 특성이 더 강하다.

근대국가는 조건 없는 충성이나 물리적 강제만으로 국민의 협력과 충성을 얻을 수 없고, 어떤 경로든 불편부당하고 법의 지배를 통해 과업을 수행해야, 또는 그렇다고 인정받아야 권위와 합법성을 유지할 수 있다. 국가는 구성원의 일반적인 뜻(의지)을 충실하게 반영하는 조건을 충족해야 '정당'하다(Pierson, 2004: 18~19). 국가가 진정한 국민의 의지를 따르는지는 그리 중요하지 않으며, 실제 국민의 의지를 제대로 반영하지 못하는 국가도 많다. 그보다 더 중요한 것은 국민의 의지를 따르고 반영한다고 인정받는 것이다.

이런 사정 때문에, 국가는 어떤 상황에서도 공공성 또는 공적 가치를 실현하거나 실현하려고 하는 공적 주체로 자신을 규정하려 한다. 국가가 정당하다고 인정받는 필수조건, 즉 일부 개인이나 집단의 사사로운 이익이 아닌 대다수 국민의 이익에 봉사해야 한다는 것은 공공성을 실현하는 것과 그리 다르지 않다. 많은 국가가 공공성 실천과 실현을 충족하지 못하는 것이 현실이지만, 모든 국가가 공공성을 정당성과 합법성의 근거로 삼는 점, 그리고 내용과 관계없이 적어도 국민과 사회 구성원이 그렇게 받아들이도록 노력한다는 것도 명확하다.

주로 미국과 영국 등에 큰 영향을 발휘했던 다원주의pluralism 국가론은 공적 주체로서 국가의 우선성을 인정하지 않는다. 강한 다원주의에서는 국가가 주권을 가진다는 주장도 받아들이지 않으며, 국가는 대체로 다른 이익집단과 같은 차원에서 최소한의 역할을 하는 결사 또는 집단일 뿐이다(Smith, 2006: 22~23). 이런 관점에서는 자유가 가장 중요한 가치이며 권력은 여러 집단과 조직들로 분산되어야 한다. 공공, 민간, 자발적 집단들이 모두 공적 가치를 추구하고 재화를 공급할 수 있으므로, 국가 역할은 최소한에 그친다.

이런 이유로 다원주의자들은 국가보다는 정치공동체, 정치체계, 다원적 체계 등의 개념을 더 선호한다. 정치학자 이스턴David Easton은 정치체계라는 개념을, 그리고 사회학자 파슨스Talcott Parsons는 권리를 누리는 시민을 포괄하는 '사회적 공동체societal community' 개념을 제시했다. 예컨대, 파슨스는 "미국이라는 사회적 공동체"나 "통합된 제도로서 인식되는 새로운 사회적 공동체"라고 표현함으로써 사회적 공동체를 사실상 국가와 같은 개념으로 사용했다(Parsons, 1971: 121).

다원주의적 국가론을 따르면 국가는 여러 공적 주체 가운데 하나에 지나지 않으며, 이는 국가 역할을 가능하면 줄이는 자유주의적 시각과 밀접한 관련이 있다. 역설은 이런 최소주의적 접근이 오히려 국가가 분명한 공적 주체임을 드러내는 것으로, 그 최소한 범위에서는 국가가 적극적 역할을 해야 한다고 주장하는 것이나 마찬가지다. 국가의 역할을 최소한으로 규정할 때 그것은 다른 (경쟁하는) 어떤 행위 주체도 할 수 없는 것, 예를 들어 다양한 이익을 조정하고 통제하는 기능을 수행한다. 무슨 말로 표현하든 이는 공적 주체가 수행해야 할 공적 기능이라 해야 하며, 결과적으로 국가는 최소한의 역할을 하되 그 역할은 누구도 대신할 수 없는 공적 기능이 되는 셈이다.

국가 문제를 가장 극적으로 제기한다는 점에서 마르크스주의의 국가이론은 공공성 논의에서도 중요한 위치를 차지한다. 본격적인 국가 논의가 마르크스에서 출발했다고 할 정도로 마르크스주의의 국가론은 널리 알려져 있고, 현재도 영향력이 크다. 이러한 마르크스주의 국가이론에서 국가가 명확하고 체계적으로 정의되지 않는 점은 역설적이다(Hay, 2006: 60).

국가를 이해하는 마르크스주의의 기본 시각은 한마디로 국가가 생산 양식의 상부 구조에 지나지 않는다는 것이다. 이는 전형적인 도구주의적 국가론으로, 국가는 그 자체로 어떤 역할을 하는 독립적 주체가 아니라 자본가 계급의 이익을 대변하는 도구로 이해된다. 예를 들어, 그는 『공산당선언』에서 "현대 국가의 권력은 전체 부르주아 계급의 공동 관심사를 처리하는 위원회에 지나지 않는다"라고 주장했다.

국가가 단지 자본가 또는 부르주아의 이해를 대변하는 도구라면, 국가권력은 진정한 의미에서 공적 가치나 공공성을 실현할 수 없다. 혹시 그런 의도나 목표를 드러내더라도 그것은 국가의 억압적 성격과 계급적 이해를 숨기는 수사에 지나지 않는다. 나아가 공공성이나 공적 가치 자체가 국가권력의 억압과 착취를 숨기려는 허구적 가치다. 공공성이나 공적 가치가 말하는 "공동 이익은 하나의 환상적인 공동체로서의 성격"을 표현하는 것으로, 그 공동체는 "다른 모두를 지배하는 계급에 그 실질적 토대를 두고" 있다(마르크스·엥겔스, 1989: 75).

이상에서 살펴본 국가 이해와 흐름을 조금 달리하는 것이 실용주의적 국가론으로, 예를 들어 듀이는 국가를 실용적으로 이해하고 정의하자고 제안한다. 그는 국가를 하나로 정해진 형태나 개념으로 규정하는 것을 거부하고, 역사적 국가의 다양한 형태는 오로지 형식적 진술(구체적으로 경험하는 것으로서)을 할 수 있을 뿐이라고 주장했다. 이런 주장에 기초해 그가 정의하는 국가는 "구성원들이 공유하는 이해관계를 보호하기 위해 공무원을 통해 현실화된 공공의 조직"이다(Dewey, 1927: 33).

실용주의적 국가론으로도 국가를 명확하게 정의하는 데는 한계가 있다. 공공조직은 무엇이고, 공무원은 무엇이며, 이들이 자신의 직분을 제대로 수행하는지 역사적으로만 특수하게 규정할 수 있다. 그의 주장대로 "국가의 기능을 제한하거나 확대하게 하는 미리 정해진 보편적 원칙은 존재하지 않"고, "국가의 범위는 비판적으로 그리고 실험적으로 결정되어야" 한다(듀이, 2014: 74). 이 국가론에서는 문화적 상대주의를 피하기 어려우며 국가권력의 공적 역할을 규범으로 정할 수 없는 점이 중요한 문제다.

2. 새로운 국가 이해와 공공성

1970년대 이후 국가의 역할을 최소한으로 제한하려는 시도가 시작되고 최근까지 계속 확대되는 추세를 보인다. 경제적 합리성이 모든 경제활동(그리고 다른 사회적 활동)을 설명할 수 있다는 주장이 힘을 얻고 국가와 정부 운영의 기본 원리로 굳어진 것이 핵심적 변화다. 초점은 국가보다는 주로 정부에 있지만, 이 논의에서 국가와 정부를 나누는 것은 크게 의미가 없다. 공적 주체로서 국가 역할을 최소주의적으로 이해하는 방식이 바로 공공선택public choice이론이다.

공공선택론에서는 국가의 역할을 직접 다루지 않으므로, 다원주의나 마르크스주의와 같은 차원에서 국가 문제를 분석한다고 하기는 어렵다. 이 이론은 정치학의 문제를 경제적으로 해명하고 정부가 실제로 어떻게 작동하는지를 분석한다고 주장한다(Tullock, 2008). 공공성의 문제를 다룰 때 공적 주체를 부인하는 것이 중요한 특징으로, 정부와 관료 또한 자기 이익에 따라 행동한다는 점에서 다른 시장참여자와 다르지 않다고 가정한다. 이론적 범주로는 앞서 언급한 다원주의 또는 경제적 자유주의와 높은 친화성이 있다.

방법론적 개인주의와 자기 이익을 전제로 공공선택이론은 네 가지 주제 영역에 관심을 기울인다. 투표자, 정치인, 투표 행위, 그리고 관료가 그것인데 (Tullock, 2008), 이 가운데 관료에 대한 이론이 이들의 국가 이해와 직접 관련이 있다.

이 이론이 이해하는 관료의 자기 이익은 단순하고 명료하다. 관료는 상급자가 보기에 좋은 정책을 생산하려는 유인 동기가 있는데, 그렇게 해야 더 쉽고 빨리 승진하고 보수가 늘어나기 때문이다. 최근의 관료제 구조에서는 이런 개인적 동기가 작동한다고 보기 어렵다는 비판이 많지만, 공공선택이론에서는 오히려 이런 동기가 더 강하게 작동하도록 관료제 구조를 개혁해야 한다고 주장한다. 스스로 규범적(처방적) 차원이라고 주장하면서, 이들은 정치적 이해관계를 더 직접적이게 하고 경쟁이나 외주 등의 새로운 방식을 도입하자고 제안한다.

공공선택이론의 관점에서 국가나 정부는 핵심적인 공적 주체라고 할 수 없고, 나아가 이들 또한 자기 이익을 좇는 여러 합리적 주체 중 하나이다. 공공선택이론에서 국가는 그 자체로 목적이 아닌 하나의 도구로, 규범적으로 큰 의미가 없다. 이들이 국가를 어떻게 이해하는지는 다음과 같은 주장에 잘 나타나 있다(Buchanan and Tullock, 1999: 348).

우리가 배워야 할 핵심 교훈은 국가가 권력을 독점해서는 안 된다는 것이다. … 국가는 '평화를 유지할' 정도의 권력은 있어야 하지만, 야심가가 유혹을 느낄 만큼 권력이 커서는 안 된다. 국가권력에 반대하는 순수한 대중 봉기를 진압할 수 있을 정도로 국가에 큰 권력을 허용해서는 안 된다.

공공이나 공익이라는 개념도 성립하기 어렵다. 정치나 정책의 기준이 되는 보편적인 공익은 없다는 것이다. 공공선택이론이 생각하는 공익은 다음과 같이 요약할 수 있다(버틀러, 2013: 14).

> … '공익'은 없다. 우리는 가치 다원주의의 세상에 살고 있다. 상이한 사람들은 상이한 가치들과 상이한 이익들을 가지고 있다. 상이한 이익들 사이의 경쟁은 불가피하다.

이와 반대 방향에서 마르크스주의 또한 공익 같은 것은 없다고 해왔으나, 자본주의 사회경제체제가 변화하면서 마르크스주의적 국가론은 국가의 역할을 더 적극적으로 해석하는 방향으로 바뀐다. 이런 흐름에서 새로운 국가 이해를 촉발한 것은 그람시Antonio Gramsci다. 널리 알려져 있듯이, 그의 문제의식은 내부 모순이 심화하는데도 자본주의가 어떻게 유지되는지에 있었고, 이를 해명하려는 핵심 개념이 바로 '헤게모니'였다.

지배계급은 자신의 도덕적·사회적·정치적 가치를 규범으로 만들어내고, 이를 피지배계급이 내면화하여 상식으로 받아들이게 한다(Hay, 2006: 69). 헤게모니는 지배계급의 가치와 규범을 받아들이게 하는 정도를 넘어, 피지배계급이 다른 대안이 없다고 생각하면서 포기하고 단념하게 하는 능력이기도 하다. 부르주아가 가진 힘은 강압적인 물리력보다는 시민사회 안에서 지배를 정당화하고 피지배계급이 자발적으로 또 수동적으로 복종하도록 하는 능력으로 나타난다.

이런 관점에서 보면 공공성 또는 공적 가치는 지배계급의 헤게모니를 강화하는 허구적 이데올로기일 가능성이 크다. 국가는 여전히 특정 계급에 봉사하는 지배 도구이며, 시민사회 안에서 국가의 존재와 역할을 정당화하는 주류 가치와 규범을 수립하려 한다. 공공성은 특정 계급이 아니라 사회 구성원 전체의 복리를 위한 가치로 치장되며, 피지배계급은 스스로 이를 내면화하고 순응한다. 국가권력이 이렇게 만든다.

최근에는 국가권력을 통한 지배계급의 헤게모니가 전면적으로 관철될 수 없다는 주장이 우세하다. 지배계급에 봉사하는 국가가 가치와 규범을 통해 헤게모니를 행사한다는 도구주의적 관점을 벗어난 대표적 이론이 제솝Bob Jessop의 '전략관계적strategic-relational approach' 국가론이다. 그는 국가기구를 지배계급으로부터 상대적으로 자율적인 것으로 파악하며, "제도와 조직으로 이루어진 구분 가능한 통합적 실체로, 사회적으로 받아들여지는 국가의 기능은 공통의 이해관계나 일반 의지라는 이름으로 사회 구성원에 대한 구속력 있는 집합적 결정을 규정하고 강제하는 것a distinct ensemble of institutions and organizations whose socially accepted function is to define and enforce collectively binding decisions on the members of a society in the name of their common interest or general will"이라 정의한다(Jessop, 1990: 341). 국가는 하나의 지배계급이 전면적으로 지배하기보다는 계급투쟁이 일어나는 장으로, 다면적 경계와 더불어 제도적으로 고정되어 있지 않고 형식과 내용이 사전에 확정되지 않은, 여러 제도의 앙상블이다(Hay, 2006: 75).

국가를 이렇게 이해하면 국가는 지배계급이나 자본가 계급을 대리하는(이해관계를 그대로 반영하는) 지배 도구라 할 수 없다. '공통의 이해관계'나 '일반적 의지'를 전제하면 일방적인 억압 기구나 지배체제로만 보기도 어렵다. 국가는 '공통'과 '일반'의 이름으로 사회 구성원을 구속하고 강제하는 힘의 관계가 작동하는 공간이다. 이런 복잡한 상호관계는 현대적 의미의 국가를 규정할 때 당면하는 본질적인 딜레마를 보여준다.

관계론적으로 국가를 규정하면, 공공성은 사회 여러 세력의 갈등과 타협의 산물로 해석할 수 있다. 공적 특성과 그 실현 정도는 제도화된 정치권력인 국가의 한 부분을 이루는 것으로, 구체적 맥락에서 여러 사회적 계급이 보유하는 권력의 상호관계에 따라 결정된다. 즉, 국가권력은 정치공동체를 이루는 시민적 구성원들의 공공적 필요와 요구를 실현하는 제도적 통로(공간)지만, 공공적 국가가 될 수 있는지는 국가 내부의 권력관계에 따라 다르다(신진욱, 2007). 국가의 공적 가치 추구와 공공성 실현은 권력관계의 산물인 정당성 압력과 국가의 특수한 계급성 사이에서 긴장하고 동요한다.

앞서 논의한 국가 이해와는 흐름이 조금 다르지만, 정치공동체로서 국가를 어떻게 볼 것인지도 관심을 기울일 만하다. 특히 공화주의republicanism는 국가와 공공성의 관련성을 이해하는 데 몇 가지 새로운 과제를 제기한다.

한국인에게 낯설지 않은, 그렇다고 익숙하지도 않은 '공화' 또는 '공화주의'를 검토하기 위해서는 먼저 용어와 개념에서 시작하는 것이 편리하다. 헌법이 국가의 정치적 성격을 '민주공화국'으로 명시한 것이 친화성의 중요한 이유일 것이나, 막상 공화주의나 공화국의 개념을 깊게 논의한 경험과 내재화할 기회가 없었다. 여기에는 개념이 외국으로부터 수입되어 사회화를 거치지 못한 사정도 무시할 수 없을 것이다.

다른 많은 근대적 개념이 그렇듯, 이 말도 일본을 통하여 우리 사회에 수입되었다. 일본어판 위키피디아에 따르면 '공화共和'라는 말의 어원은 1845년 미쓰쿠리 쇼코箕作省吾가 쓴 『곤여도식坤輿圖識』에서 'republic'을 번역하면서 쓴 것이 처음이다(2014년 8월 8일 접속). 중국 서주西周의 여왕厲王이 민란으로 쫓겨난 후 14년간 재상 소공召公과 주공周公이 함께 통치한 것을 '공화'라 부른 데서 따왔다고 한다.

공화주의가 이해하는 국가는 "공동의 이익을 구현하기 위해 어떤 법체계에 동의한 다수 인민의 결속체"를 말한다(조승래, 2014: 51~52). 공화국은 공동의 이익을 구현하기 위해 공동으로 지배하는 나라로, 공동의 지배란 "공동체의 구성원들이 공공의 일에 대한 참여와 심의를 통해 공동의 결정을 내리는 것"이다. 공동체는 구성원 전체의 이익을 실현하기 위해 노력해야 하고, 이를 위해 늘 참여하고 심의하는 공적 영역이 확보되어야 한다. 공동의 참여와 심의가 강조되는 것은 "자유공동체 안에서 평등한 구성원의 지위를 확보할 때만 인간은 자유를 누릴 수" 있다고 믿기 때문이다.

이런 의미에서 공화주의는 "자유공동체의 평등한 구성원으로서 자유인의 지위를 지키기 위해 그 누구도 상위자로서 자의적 권력을 가질 수 없게 연대하고 참여해야 한다는 공민 윤리"이다(조승래, 2014: 72~73). 사람들은 적극적으로 참여하는 시민(혹은 공민)으로서 삶을 살아야 하고, 공화주의는 "특정한 국가체제가 아니라 특정한 삶의 방식을 규정하는 이념"이라고 할 수 있다(조승래, 2014: 51~52).

공화주의적 국가는 공적 가치와 공공성이 무엇인지 직접 말하지 않는다. 이론과 철학에서 공화주의를 부활시켰다는 평가를 받는 페팃Philip Pettit은 공화주의의 요체를 모든 시민이 '비지배non-domination'로서 자유를 누리는 것이라고 주장한다(Pettit, 2012: 5). 비지배가 실현되는 데는 법의 지배와 구성원 전체의 연대와 참여가 필요하며, 공공성에 관한 한 이는 공공성의 실질적인 결과보다는 공적 과정 또는 공적 지배에 대한 것으로 이해하는 것이 합리적이다. 공화주의의 이런 시각은 공공성에 관한 관심을 결과뿐 아니라 과정으로 확장하는 데에 이바지하며, 공공성을 실현하는 데 구성원이 실천하는 참여와 심의가 중요함을 일깨운다. 공화주의 시각에서 공공성은 삶의 방식인 동시에 구성원의 윤리적 의무이기도 하다.

일본 출신의 평론가이자 사상가인 가라타니 고진의 국가관도 참고할 필요가 있다. 그는 '선진' 자본주의 국가를 자본=네이션=스테이트가 삼위일체인 시스템으로 파악하면서 그 구조를 다음과 같이 설명한다(가라타니 고진, 2012: 31).

> 먼저 자본주의 시장경제가 있다. 하지만 그것은 방치되면 반드시 경제적 격차와 계급 대립으로 귀결된다. 그에 대해 네이션은 공동성과 평등성을 지향하는 관점에서 자본제 경제가 초래하는 모순들의 해결을 요구한다. 그리고 국가는 과세와 재분배나 규칙들을 통해 그 과제를 해결한다. 자본도 네이션도 국가도 서로 다른 것이고 각기 다른 원리에 기초하고 있는 것이지만 여기서는 서로를 보완하는 형태로 결합되어 있다.

한국어로 '국가'라고만 표현해서는 차이나 상호관계가 분명하지 않은데, 가라타니 고진의 독창성은 '네이션'과 '스테이트'를 구분하여 국가의 성격을 좀 더 명확하게 한 데 있다. 국가는 독립적이면서도, 자기 이해에 따라 운동하는 '자본', 그리고 자본제 경제체제가 초래한 모순을 해결하기를 요구하는 '네이션'과의 상호관계 속에서 작동한다. 자본-네이션-스테이트의 상호관계가 중요하다는 점에서 가라타니 고진의 국가 이해와 제솝의 전략관계적 국가론은 일맥상통하는 점이 있다.

우리가 논의하는 맥락에서 공공성은 대체로 스테이트보다 네이션의 책임과 기능에 가깝다. 자본과의 관련성 안에서 공적 주체로서 스테이트와 네이션의 성격이 드러나는 점이 더 중요하다. 가라타니 고진은 현재 자본제적 국가에서는 신자유주의적 세계화의 결과로 스테이트와 네이션이 자본에 투항했고, 이들은 '자본=네이션=스테이트'라는 '삼위일체' 상태에 이르렀다고 진단했다. 이 상태에서는 네이션에 뿌리를 둔 공공성과 공적 기능은 공정과 형평, 연대의 원리에서 멀어져 자본의 이해관계를 옹호할 가능성이 커진다.

3. 신자유주의와 국가

신자유주의와 자유주의는 일부 용어를 공유하는 만큼 겹치는 특성이 많지만, 차이점도 여러 가지다. 신자유주의가 1970년대 중반 이후 세계적 규모에서 변화된 정치경제적 질서를 가리키는 것이 결정적 차이다. 세계화된 신자유주의 질서를 따르는 국가의 특성과 행동은 경제적 자유주의와 마르크스주의 국가론으로는 모두 설명할 수 없으며, 자유지상주의와 공공선택이론으로도 충분하지 않다. 1970년대 이후의 세계적 정치경제 구조와 질서를 신자유주의적 자본주의 체제로 개념화할 수 있는지는 이견이 있지만, 신자유주의 개념이 새로운 국가의 특성과 역할을 설명하는 중요한 이론적 틀을 제시하는 것은 분명하다.

신자유주의 국가는 강력한 사유재산권 보호, 법에 근거한 통치, 자유로운 시장과 자유무역의 옹호 등을 특정으로 하는 국가이다(하비, 2007: 87). 특히 사유재산권을 경제발전과 복지의 토대로 이해한다. 신자유주의가 옹호하는 공공부문의 축소와 민영화, 규제완화 또는 탈규제, 개인의 책임 강조는 모두 사유재산권의 보호라는 신자유주의 국가의 원리와 부합한다. 또한, 신자유주의는 전반적으로 민주주의 체계를 신뢰하지 않는다. 다수결에 의한 통치를 회의적으로 보며, 전문가와 엘리트 통치를 선호한다.

신자유주의 진영이 이해하는 국가 이해는 독특하다. 여러 진영이 경제적 자유주의를 옹호하는 데는 차이가 없으나, 독점과 시장실패를 어떻게 보는지는 조금씩 다르다. 전통적 자유주의에 가까울수록 독점의 폐해와 시장실패(혹은 그 폐해)가 있을 때도 국가가 직접 개입하는 방식은 반대한다. 국가가 개입해야 할 때도 시장기전을 벗어나서는 안 된다고 주장한다.

겉으로는 국가 개입을 혐오하면서도 어떤 때는 오히려 이를 요구하는 신자유주의의 이중성이 핵심이다. 하비David Harvey의 설명에 따르면, 신자유주의는 '계급권력'을 유지할 목적으로 때로 노골적으로 국가 개입을 주장한다. 우호적 경영과 투자환경을 조성한다는 이유로 노동운동을 탄압하고 환경을 파괴하는 것은 일부 사례에 지나지 않는다. 주목할 것은 신자유주의 국가가 목표를 달성하려고 택하는 실천이나 행동이 흔히 내부 모순으로 귀결된다는 점이다. 국가가 새로운 시장을 만들거나 기존 시장을 조정 또는 보호하기 위해 강압적이고 폭력적으로 개입하면, 신자유주의가 내세우는 개인의 자유는 무력해져 형식만 남게된다.

신자유주의와 국가가 친화성을 가지는 또 하나의 영역은 국민주의(또는 민족주의나 인종주의)로, 하비는 신자유주의 국가가 존립하기 위해 특정한 종류의 국민주의가 필요하다고 주장한다(하비, 2007: 111). 세계적 시장경쟁에서 승리하고 최대한 우호적인 경영환경을 보장할 목적으로 국가가 앞장서 국민주의를 동원한다. 국가가 기업에 연구개발비를 지원하고 규제를 완화하면서 '국제경쟁력'을 키운다는 명분을 내세우는 것이 신자유주의 국가의 전형적 역할이다.

국가가 실천하고 실현하고자 하는 공공성은 정책으로는 주로 사회정책을 통해 드러나고, 신자유주의 국가의 사회정책이 하는 역할도 대동소이하다. 주목할 것은 신자유주의적 사회정책은 흔히 시장 메커니즘에 순응하면서 동시에 역행하는 이중적 특성을 보인다는 점이다. 신자유주의적 사회정책은 상품화와 시장화를 기본 특성으로 하며, 규제완화, 민영화, 경쟁 메커니즘 강화 등을 주요 수단으로 선택한다. 외형상 사회정책이 신자유주의 기조를 완화하거나 역행하는 경향도 함께 나타나는데, 이는 사회정책이 전체 체제를 안정화하고 다른 정책을 원활하게 수행하는 방어 장치로도 역할을 해야 하기 때문이다.[1] 신자유주의 국가에서 흔히 '사회안전망'이라 불리는 연금이나 실업수당이 바로 이런 성격의 사회정책이라 할 수 있다.

---

1 이는 신자유주의 국가의 역할에 초점을 맞춘 해석이다. 좀 더 적극적으로는 사회정책이 폴라니Karl Polanyi가 말한 '이중운동'의 하나로 사회를 보호하려는 시도일 수도 있다.

신자유주의 국가를 전제하면, 보건의료의 공공성이나 공공보건의료도 이런 이중성을 피하기 어렵다. 국가는 끊임없이 신자유주의 체제의 토대를 강화하려 하면서도 동시에 공공성 강화를 내세운다. 공공성 강화 또는 공공화 프로젝트를 강조하는 것이 겉치레나 수사일 수 있으나, 경제권력의 부작용을 줄이고 사회적 갈등을 해소함으로써 체제를 더 원활하게 작동하게 하는 측면은 '총체제'의 이해관계와 일치한다.

다른 예로, 장기요양보험 또한 이중적 역할을 하는 사회정책이라 할 수 있다. 돌봄노동을 사회화하고 공공화한 면이 존재하지만, 다른 측면에서는 돌봄을 상품화하면서 새로운 시장을 조성한 점도 무시할 수 없다. 이와 함께 체계적으로 가치절하된 여성 노동력 공급이 늘어났고, 결과적으로 노동시장은 자본에 더 유리한 방향으로 재편되었다.

4. 한국에서의 국가와 공공성

서양 중심의 국제질서가 세계화하면서 동아시아 국가들은 그들의 전통적 국가 개념과 친화성이 있는 서양적 개념, 구체적으로는 유기체 국가관을 받아들였다. 이 국가관을 바탕으로 기존의 가부장적 권위주의 체제를 유지하면서도 근대적 국가 개념을 발전시킬 수 있었다(박상섭, 2008: 174).

동양에 영향을 미친 대표적인 국가유기체론은 블룬칠리J. K. Bluntschli가 제안한 학설인데, 그는 국가를 하나의 인격체로 보아야 하며 국가 자신이 주권을 보유한다고 주장했다(한승연, 2010). 국가가 스스로 주권을 가진다는 이론은 인민주권론과 군주주권론을 모두 부정하는 것이었고, 막 군주국가를 탈피해 근대국가를 지향하던 동아시아 국가들이 받아들이기에 좋은 조건을 갖추었다. 전통적 가치인 효와 충 개념과도 쉽게 결합할 수 있었다. 한국에서 국가유기체론은 시기적으로 식민지화 과정과 맞물리면서 민족주의적 색채가 강한 민족국가 사상이 형성되는 기초가 되었다(박상섭, 2008: 176).

유기체적 국가관이 내포한 한계는 지금까지도 영향을 미친다. 이 이론은 특히 식민지 강점기에 일본 제국주의에 대한 저항이론으로서 가치가 있었으나, 일단 국가권력이 조직된 이후에는 언제라도 권력을 정당화하는 국가지상주의 이데올로기로 바뀔 수 있다. 일제강점기의 국가 개념이 구한말의 근대국가 개념 형성 과정과 단절되지 않은 점을 고려하면(한승연, 2010), 한국에서는 국가지상주의 국가관이 굳어질 위험이 더 컸다. 유교문화와 친화성이 높은 국가유기체론이 국가 개념의 기초를 만들었고, 군국주의 일본의 영향이 보태지면서 "폐쇄적이고 권위적인 공동체 감각을 내포하고" 있었다.

정부 수립 이후 국가관도 일제강점기의 연장선 위에 있다. 민족주의적 국가 개념은 국가지상주의로 성장하고, 이는 다시 권위주의를 옹호하는 이론으로 활용된다(박상섭, 2008: 176). 특히 한국전쟁을 경험하고 정부가 국가 주도형 경제성장 전략을 택하면서, 한국사회에서 국가 개념은 국가지상주의와 권위주의적 국가로 굳어졌다.

민족주의적 국가든 국가지상주의에 기초하든, 유기체인 국가에 균열이 생기는 것은 권위주의 국가가 억압과 폭력의 주체가 될 때다. 실질적인 억압과 불평등이 한계를 넘으면 국가는 어떤 형식으로도 전체 구성원을 포괄할 수 없게 된다. 직간접으로 정치적 자유주의와 민주주의의 세례를 받은 국민이 권위주의 국가를 과거 그대로 계속 감내하는 것은 불가능하다. 1970년대 중반 이후 국가권력에 대한 광범위한 저항이 나타난 것은 과거의 국가 개념이 더는 유지될 수 없게 된 중요한 증거라 할 수 있다.

한국 상황에서 유기체적 국가를 해체한 또 다른 요인은 자본의 성장이다. 1970년대 이후 경제성장이 계속되면서 자본의 힘이 빠른 속도로 커졌고, 국가는 정치적인 이유에서도 자본의 이익을 충실하게 대변하게 된다. '총동원체제'에서, 적어도 1970년대 전까지는 자본에 치우친 국가의 역할이 크게 문제가 되지 않았으나, 자본의 이익이 사회 구성원 다수의 이익과 분리되면서(또는 그렇게 인식되면서) '모두를 위한' 국가, 즉 유기체적 국가는 존립할 수 없게 되었다.

정치적·경제적 환경 변화에 따라 유기체적 국가론은 해체되기 시작했으나, 이후에도 국가를 하나의 실체(유기체)로 보는 시각은 오랜 기간 영향력을 유지한다. 국가는 여전히 모든 사회 구성원의 이익을 대변하고 보호하는 거의 유일한 주체다. 시민사회가 건실하게 성장하지 못하고 경제권력이 공적 가치를 인정받지 못하면 국가권력은 공적 가치를 독점한다.

절차적 민주주의가 진전되면서 국가가 공적 주체로서 형식적 정당성을 회복 또는 강화한 것을 주목해야 한다. 전략관계적 국가론에 기초하면, '민주화'는 국가의 권력관계와 그 전략이 변화하는 과정으로 해석할 수 있다. 민주화 과정을 거치면서 정권교체라는 정치적 변화를 성취했고, 이는 실질적 내용과 관계없이 국가가 공공의 이익을 대표하는 제도적 형식이라는 인식을 강화했다. 이런 국가는 유기체적 국가론에서 크게 벗어나 있지 않다.

주목해야 할 또 한 가지 특성은 연원이나 경과와 무관하게 민족주의적 국가론의 영향력이 아직 강력하다는 점이다. 자본(경제권력)의 역할이 더 커지고 국가가 거의 일방적으로 자본의 이익을 대변하는 권력관계에서는 국가를 하나의 유기체로 보는 시각이 유지되기 어렵다. 이런 상황에서 국가가 유기체성을 유지하는 토대가 되는 동시에 헤게모니 역할을 하는 것이 바로 민족주의 이념 또는 이데올로기다. 국가와 자본의 결합이나 국가가 자본의 이익을 대변하는 역할은 드러나지 않는다.

신자유주의 국가에서도 민족주의 국가론이 강력한 역할을 하는 전형적 사례가 바로 '국가경쟁력' 담론이라고 할 수 있다. 온 사회가 국가경쟁력 순위를 한 국민국가의 수준과 위상을 나타내는 지표로 받아들이고, 각 개인은 그런 국가를 인격적으로 동일시한다. 정확성이나 신뢰성, 또는 의미와 활용도는 고려하지 않고, '세계 몇 위'나 순위의 등락에만 관심을 두는 것이 한국적 현상이다. 앞서 말한 하비의 국민주의나 가라타니 고진의 네이션이 작동하고 또한 영향을 미친다고 할 수 있다.

한국에서 국가에 대한 이해가 변화한 과정을 분석하는 일은 공적 주체와 공공성을 논의하는 데도 중요하다. 국가를 어떻게 이해하는지에 따라 공적 주체의 특성이나 공공성의 실천과 실현조건이 달라지기 때문이다. 예를 들어 아직 유기체적 국가관이 유효하면, 사회권력이나 경제권력의 공공성을 논의할 근거는 약해진다.

비교적 최근까지 한국의 국가권력을 유기체론적 국가 또는 '강한' 민족주의적 국가로 간주하면, 국가와 공적 주체, 국가의 특성과 공공성, 국가의 활동과 공공성 실천 과정을 분리하기 어렵다. 국가는 사실상 유일한 공적 주체로, 공공성을 실천하고 실현하는 핵심 행위자이기 때문이다. 특히, 시민사회가 성숙하지 않은 사회에서는 공공성을 추구하고 실현할 수 있는 다른 공간과 여지가 좁다. 국가와 공공(성)이 통일된 상태에서는 역설적으로 공공과 공공성 개념은 생성되지 않는다.[2]

1970년대 이후 나타난 것처럼 유기체로서 국가가 분해되면 국가와 공공성 또한 통합성을 유지할 수 없다. 국가가 공동체의 구성원 모두의 이익이라는 뜻에서의 공익을 대변하지 못하기 때문이다. 국가는 이제 일부 집단의 이익에 봉사하거나 상당수 사회 구성원의 이익을 침해하는 '타자'가 되고, 더는 공적 주체로 인정받지 못한다. 공적 주체의 지위를 완전하게 상실하지는 않지만, 상당 부분 약화한다.

거시 수준에서 2000년대 이후 한국의 사회경제체제를 개념화하면, 한마디로 신자유주의적 자본주의 체제라 부를 수 있을 것이다. 겉으로는 공공성을 강조하는 정도에 차이가 있어도, 체제로는 지속적이고 일관된 신자유주의적 특성을 보인다. 상대적으로 진보적이라는 평가를 받았던 정권에서도, 대통령이 "이미 권력은 시장으로 넘어간 것 같다 … 우리 사회를 움직이는 힘의 원천이 시장에서 비롯되고 있다"고 할 정도다(김의겸, 2005).

체제에서 연유하여 체계로 드러나는 국가의 특성은 주로 자본의 이익을 대변하고 보호하는 역할에 집중하면서 공적 주체로서 역할은 점차 축소한다. 겉으로 공적 역할과 공공성을 내세워도 선언과 수사의 수준을 벗어나기 어렵고, 공공을 강조하는 정책이나 제도도 경제권력의 이해관계와 유착하는 특성을 보인다. 손꼽히는 대기업 집단이 공적 가치라는 이름으로 사회적 기업을 육성한다

---

2   과거 공립기관이나 시립병원이란 말이 널리 쓰인 것과 달리, '공공성' 강화나 공공보건의료를 표방하는 것은 비교적 최근에 나타나는 현상이다(김창엽, 2012). 국가가 '공'을 독점할 때도 '공립' 개념(법률적, 행정적)은 성립할 수 있으나, 공공보건의료나 보건의료의 공공성과 같은 맥락에서 공공(성)은 국가와 분리되기 어렵다.

는 것이 이와 같은 권력관계를 상징적으로 나타낸다.

　국가의 공적 역할은 앞서 설명한 신자유주의 국가의 이중성 때문에 외형상 확대·강화하는 것처럼 보일 수도 있다. 경제권력에 포획된 국가권력도 때로 공적 주체로서 지위를 유지하고 정당성을 강화하기 위해 노력한다. 그람시적 국가론에 의지한 헤게모니든, 또는 전략관계적 국가론이 말하는 계급 구조와 권력관계의 반영이든, 국가는 '통치'해야 하며 그러기 위해서도 정당성을 인정받아야 한다. 국가는 스스로 공적 주체를 자임하며 공공성 실현을 강조한다. 가라타니 고진의 '네이션' 개념을 한국 상황에 적용하면, 공공성을 강조하는 것이 민족주의에 의지하는 유기체적 국가관을 지속하는 데 유리한 점도 있다.

제9장

민간과 시민사회의 공공성

하버마스는 공론장이 사적 영역의 확장이라고 말한다. 그가 분류한 공권력까지 포함하면 지금 우리가 논의하는 공공(성)은 공적 영역이나 사적 영역이 독점할 수 없다. 특히 영미권 국가에서 볼 수 있는 주류 이론은 공적 가치를 실천하고 실현하는 데 소유권을 중심으로 공공부문을 구분하는 것이 큰 의미가 없다는 쪽이다.

한국 상황은 조금 다르다. 먼저 '민간부문'이라고 통칭하는 영역은 공공성과 쉽게 결합하지 못하고, '민간의 공공성'은 경제권력의 부정적 측면을 완화하거나 윤리성을 강조하면서도 '동원' 수준을 넘지 못한다. 이들이 공공성을 옹호하거나 반박할 때도 어딘지 어색하고 피상적이라는 느낌을 지우기 어렵다. 지금까지 한국의 민간부문은 주로 시장이나 기업의 범위를 벗어나지 못했고, '공적' 가치보다는 '사적' 이익을 추구하는 주체로 인식되었다.

현실에서 민간의 경계가 분명하지 않은 점도 인식을 혼란스럽게 하고, 이 인식은 때로 문화까지 이어진다. 국가나 정부가 아닌 모든 주체를 '민간'이라 부르기도 하지만, 그 반대로 국가나 정부와 조금이라도 관계가 있으면 '공'으로 생각하는 문화도 존재한다. 정부가 지배하는 공공조직(예: 국민건강보험공단이나 독립기념관, 인천국제공항공사 등)에 근무하는 인력은 어떨 때는 사실상 공무원이고, 다른 자리에서는 민간인이다.

공공을 어떻게 정의하든, 국가와 정부가 이를 독점할 수 없는 것은 명확하다. 절대 왕정이나 권위주의 국가, 또는 국가사회주의에서는 '공공=국가'일 수 있지만, 시민사회가 존재하고 자본이 중요한 역할을 하는 현대 국가는 사정이 다르다. 국가와는 다른 행위 주체인 시민사회와 경제권력(자본 또는 시장)을 처음부터 공적 주체에서 배제할 수는 없다. 이제는 비국가 또는 비정부 영역에 속하는 공적 주체와 이들의 공공성을 검토해야 한다.

현실의 요구가 분명해도 이론적으로 이를 해명하는 과제는 쉽지 않다. 시민사회와 경제가 공적 주체로 성립하기 위해서는, 먼저 이들이 공적 주체로서 어떤 특성이 있으며 어떻게 공공성을 실천하고 실현하는지 설명해야 한다. 이 과제를 해결하는 데는 공공성과 공적 주체 개념, 이를 둘러싼 이론이 명료하지 못하다는 바로 그 한계에 다시 봉착한다.

실천 경험의 문제까지 겹쳐 체계적 이론 구성은 더 어렵다. 공적 주체와 공공성은 상당 부분 역사적·사회적으로 구성되어야 하는데, 한국에서 비국가와 비정부 부문은 공적 주체로 자신을 규정하고 공공성을 실천한 경험이 빈약하다. 현실에서 토대와 근거를 구하기 어려운 사정은 이론 구성에 중대한 장애로 작용한다.

아직 한계는 있으나, 한국사회에서 공적 주체로서 민간과 시민사회, 그리고 이들 주체의 공공성 실현을 탐구해야 하며, 앞으로 필요성과 요구가 더 커질 것이다. 1990년대 이후 시민사회의 성장이 민간부문의 공공성을 논의하는 중요한 계기가 되었지만, 경제(자본과 시장) 영역과 경제권력에서 나타나는 최근 변화도 가볍게 볼 수 없다. 그중에서도 확대되고 증가하는 협동조합과 사회적 기업은 경제 영역의 새로운 흐름을 대표한다.

1. 시민사회와 공공성

1980년대 이후 서구 사회에서 시민사회에 대한 논의가 폭발적으로 증가한 것은 잘 알려져 있다. 신사회운동의 부상과 현실 사회주의 국가의 몰락, 국가와 자본에 대한 새로운 이해 등이 함께 작용하여 논의를 촉발했다는 점 또한 논란이 적다. 관심과 논의는 국가와 시민사회의 관계, 자본주의와 민주주의 발전, 시민사회의 역할 등에 집중되었다(김호기, 2002).

한국에서 시민사회 논의가 유행처럼 번진 데는 세계적인 흐름 못지않게 한국적 맥락이 중요한 역할을 했다. 당시 한국사회가 당면한 핵심 과제 한 가지는 "국가와 사회의 근본적이고도 민주적인 개혁을 위한 사회적 실천 역량"을 어떤 사회 세력에게 기대할 수 있는가 하는 문제였다(홍윤기, 2002). 즉, 1980년대 민주화 과정에서 '민중운동'에 의존하던 사회운동이 사회변화와 개혁의 동력으로 새로 시민사회를 주목한 것이 중요한 계기로 작용했다. 시민사회가 새로운 대안으로 등장하면서, 1980년대 말부터 2000년에 이르기까지 수많은 시민사회단체가 창립되었고, 국가권력과 경제권력을 상대할 만한 사회권력으로 성장했다.

짧은 기간 안에 양적·질적으로 성장했다는 점 때문에 실제 시민사회가 존재하는지 또는 '시민 없는 시민단체'가 아닌지 의심하기도 하나, 이는 한국 시민사회와 사회권력의 역사성을 고려하지 않은 인식이다. 시민사회, 그리고 사회권력은 오랜 기간 축적된 여러 사회적 실천 역량을 바탕으로 형성되었고, 다른 영역(예: 학생운동, 노동운동, 학술운동 등)에서 인적·물적 토대를 지원받으면서 빠르게 성장할 수 있었다. 시민사회가 어느 날 갑자기 만들어졌다기보다 축적된 역량과 경험을 바탕으로 어떤 계기를 통해 '발견'되고 '조직'되었다는 것이 더 정확할 것이다.

시기와 동기, 목표 등을 기준으로 보면, 한국에서는 국가와 사회 개혁이라는 다분히 정치적인 동기가 강하게 작용하는 가운데 시민사회 개념이 성립하고 발전했다. 이들은 처음부터 자기중심적 이해관계보다는 국가와 사회를 대상으로 공적 가치를 실천하도록 요구받았다. 국가와 사회 개혁을 둘러싼 지향에 차이가 있어도 시민사회가 출발할 때부터 공적 주체로 인정하고 주목했던 것이다. 2000년대 중반 이후 시민사회가 다양하게 나뉘고 공적 가치의 내용도 변화했지만, 공공성 자체에 대한 기대는 크게 달라지지 않은 것으로 보인다.

1) 시민사회에 대한 이해

시민사회와 공공성을 논의하려면 먼저 '시민사회'가 무엇을 뜻하는지 가능한 한 명확하게 해야 한다. 서구 전통에서 시민사회는 자체 충족적 실체라기보다 흔히 국가와 대비되는 '관계적' 개념이자 실재다(Chambers, 2002: 90). 시민사회는 어떤 방식으로든 국가의 간섭이나 부당한 영향력으로부터 보호되어야 하는 영역으로 규정된다. 시민사회와 경제 영역과의 관계는 시각에 따라 다른데, 자유주의적 입장은 경제를 시민사회에 포함하고, 좌파적 시각은 경제와 시민사회를 분리하는 것이 일반적이다(Chambers and Kopstein, 2006: 363). 이런 맥락에서, 시민사회를 이해하는 흐름은 크게 마르크스주의적 전통과 자유주의적 전통으로 나뉜다(김호기, 2002; 신광영, 1995: 91).

전통적 마르크스주의 관점에서 시민사회는 국가와 사회라는 이분법으로 나뉘고, 여기서 사회(=시민사회)는 경제사회를 가리킨다(신광영, 1995: 91). 사회적인 것은 모두 경제 영역에 속하거나 경제에 의해 규정되며, 시민사회는 따로 존재하지 않는다. 경제 환원주의라는 비판을 받는 이 이론을 크게 수정한 사람이 이탈리아의 마르크스주의 사상가인 그람시로, 그는 시민사회는 정치와 경제로 환원되지 않는 독립된 영역이며 사회의 재생산에 이바지하는 중요한 기능을 한다고 주장했다. 그람시의 이론을 따르면, 시민사회는 지배계급의 '헤게모니'가 관철되는 공간이며 그런 의미에서 계급 지배를 재생산하는 국가와 구분할 수 없다(신광영, 1995: 92). 교회, 클럽, 대학, 결사체, 노동조합, 문화, 정당, 사회운동 등이 모두 시민사회에 속한다. 시민사회는 자발성에 초점이 있다기보다 헤게모니에 관련된 이데올로기를 재생산하는 역할을 담당한다. 국가는 물리적 강제를 기초로 한 정치사회와 헤게모니를 기초로 한 시민사회의 결합으로 해석해야 한다.

크게 보면 마르크스주의적 전통에 속하지만, 하버마스로 대표되는 비판이론의 시민사회 개념은 좀 더 적극적이다. 하버마스는 공론장 또는 공공영역을 여론이 형성되는 곳, 즉 자유로운 사회 구성원들이 공개적으로 의견을 표출하는 공간으로 보았다. 그가 이해하는 시민사회는 기본적으로는 사적 영역에 속하는 것으로, 공공영역을 통해 국가와 매개된다. 시민사회는 국가뿐 아니라 자본주의 경제로부터도 보호되어야 할 영역이다(Chambers, 2002: 90).

좀 더 최근 논의에서 하버마스는 현대 사회를 사회적으로 통합된 집단 사이의 체계적으로 안정화된 상호작용으로 파악하고, 사회는 국가와 경제 등 '기능체계'와 이와는 구분되는 '생활세계 lifeworld'로 이루어진다고 주장했다(Rucht, 2010: 413~414). 기능체계는 화폐나 권력 등의 추상적 메커니즘을 통해 통합되고, 생활세계는 개인의 사회화, 문화의 재생산, 사회통합 등을 담당한다. 이런 구분에서 생활세계는 언어 사용과 해석에 근거를 둔 의사소통 행위의 영역으로, 다시 두 영역으로 나눌 수 있다. 하나는 사회화 기능을 주로 수행하는 가족의 영역, 다른 하나는 의사소통 네트워크에 기초한 공공영역이다. 이런 구분에서 시민사회는 정치체계와 생활세계를 잇는 매개자 역할을 한다.

마르크스주의적 시민사회 개념과 대조적인 위치에 있는 것이 자유주의적 전통의 시민사회 이해다. 이는 흔히 루소의 계몽주의적 시민사회 논의를 출발점으로 삼지만, 현재의 관심을 고려하면 프랑스 철학자인 토크빌 Alexis de Tocqueville의 시민사회 논의를 참고하는 것이 더 적절하다. 그가 말하는 시민사회는 국가권력의 전횡을 막는 핵심적인 사회적 제도이자 장치이다. 그는 "시민사회 내 제도와 습속은 권력의 집중화를 견제하고 시민들의 공공정신을 발양하며 사적 이익의 추구를 완화하는 데 기여하는바, 시민들의 이러한 적극적이고 자발적인 참여를 통해서 민주주의가 완성될 수 있다"고 주장한다(김호기, 2002). 김호기는 이러한 토크빌적 시민사회의 가치를 다음과 같이 긍정적으로 평가한다.

> 시민사회를 구성하고 있는 핵심적 요소 가운데 하나가 자발적 결사체와 시민문화라면, 이러한 자발적 결사체의 조직화와 민주적 시민문화의 형성은 자유롭고 평등한 정치적 절차와 참여를 위한 전제조건이 된다. 민주주의는 절차와 제도의 완성만으로 이루어지는 것이 아니라, 다원주의적이고 평등주의적인 가치 및 규범, 사적 이기주의를 넘어선 공공정신, 질서의식 및 준법정신, 자발적 결사체를 통한 능동적인 참여의식, 토론과 설득을 통한 합의 창출방법 등의 시민문화가 사회화될 때 달성될 수 있다.

공동체주의가 이해하는 시민사회도 비슷한데, 이들은 적극적 의미에서 공동체의 구성과 참여를 강조한다. 예를 들어, 공동체주의를 대표하는 철학자 중 한 사람인 테일러Charles Taylor는 시민사회를 소극적으로 이해하는 것에 반대하고, 국가 간섭을 벗어난 자유로운 결사체 정도로 인식하면 안 된다고 주장했다(조승래, 2014: 151; Taylor, 1995: 204~205). 그는 시민사회가 "하나의 전체로서 사회가 자유로운 결사체를 통해 자신을 구성하고 그 행위를 조정하는 곳"이며, 또한 "그러한 결사체들의 총체가 국가정책을 결정할 수 있거나 조절할 수 있는 곳"이라고 말한다. 적극적 의미로 시민사회를 규정해야 공적 차원을 부여할 수 있다는 것이 그의 주장이다.

어떤 지적·이론적 전통을 따르더라도 시민사회를 하나의 고정된 실체나 정치적 지식으로 보기는 어렵다. 초기 자유주의의 시민사회 개념을 통치 테크놀로지의 도구나 상관물이라고 주장한 푸코의 이해 방식에 주목하는 것은 이런 맥락이다(고든, 2014: 46~47). 푸코는 시민사회를 상호작용에 의한 현실이자 통치관계를 둘러싼 경합적 싸움이 일어나는 곳으로, 즉 "권력의 여러 관계[와] 이런 권력관계들로부터 끊임없이 벗어나는 것 간의 상호작용"의 벡터로 이해해야 한다고 주장했다. 공공성의 관점에서 이러한 푸코의 문제의식은 시민사회가 국가 또는 경제와 어떤 상호관계를 통해 성립·변용·작동하는지 하는 질문으로 이어진다. 국가권력, 경제(자본)권력과 더불어 시민사회와 사회권력을 공공성을 둘러싼 주체이자 권력의 하나(주체)로 이해하고, 사회권력을 권력의 상호관계 속에서 해석하는 것이 푸코적 접근의 핵심이다.

권력의 상호관계를 이해하는 이론적 틀로는 국가-자본-시민사회를 포함하는 이른바 '삼분법' 모델이 유력하다. 삼분 모델을 대표하는 이론가인 코헨과 아라토에 따르면, 시민사회는 "국가와 경제와 사회적으로 작용하는 영역으로, 친밀성의 영역(특히 가족), 결사체의 영역(특히 자발적 결사체), 사회운동, 공적 의사소통 형식으로 구성"된다(Cohen and Arato, 1992: ix). 이는 국가와 경제로부터 구분되고 다음 네 가지 요소를 포함하는 사회 영역의 모델이다(코헨·아라토, 2013: 16~17).

① 다원성: 가족, 비공식 집단, 자발적 결사체(이것들의 다원성과 자율성이 다양한 형태의 삶을 가능하게 한다)

② 공론장: 문화와 의사소통의 제도들

③ 사생활: 개인의 자기 발전과 도덕적 선택의 영역

④ 합법성: 적어도 국가로부터 그리고 경향적으로는 경제로부터 다원성, 사생활, 공론장을 구분하기 위해 필요한 일반적인 법과 기본권의 구조

2) 사회권력으로서 시민사회의 역할과 특성

이분법과 삼분법, 또는 마르크스주의적 전통과 자유주의적 전통에 무관하게, 대부분의 시민사회 논의는 시민사회가 생산과 재생산, 통합과 매개 역할을 하는 데 초점을 맞춘다. 공공성 특히 건강과 보건의료의 공공성을 논의할 때, 그리고 국가권력과 경제권력과의 상호관련성 속에서 이해할 때, 이는 더 자세히 설명할 필요가 없을 정도로 핵심적 역할이다. 어떤 공공보건의료기관에서 의사가 환자를 진료할 때, 또는 어떤 의원이 의료급여에 해당하는 고혈압 환자를 진료할 때, 보건의료서비스라는 결과와 그 서비스가 생산되는 과정에는 국가와 경제뿐 아니라 시민사회가 촘촘하게 개입한다.

문제는 사회권력으로서 시민사회의 역할과 기능을 검토할 때, 이들이 어떤 주체인지, 특히 얼마나 동질적 주체인지에 따라 특성이 달라진다는 점을 잊기 쉽다는 점이다. 국가권력이나 경제권력에서도 크게 다르지 않지만, 사회권력이 고도로 추상화되면 이를 하나의 동질적 주체, 나아가 인격화된 주체로 간주하는 경향이 나타난다. 일부 언론에 등장하는 '좌파 시민단체'라는 용어부터 이미 사회권력을 동질화·인격화하는 태도라 할 것이다.

사회권력 또한 국가권력과 비슷하게 관계론적으로 접근하는 것이 현실에 맞고 유용하다. 이념형으로서 (동질적 실체로서) 시민사회 역할보다 그 시민사회가 어떻게 구성되고 그 권력관계가 어떤지 하는 점이 더 중요하다는 뜻이다. 시민사회를 권력의 상호관련성이라는 맥락에서 보면, 사회권력을 구성하는 여러 권력의 상호관계가 시민사회의 특성을 결정한다는 것을 이해할 수 있다. 시민사

회를 하나의 특성으로 규정하는 것은 불가능하며, 추상성이 가장 높은 수준에서도 계급, 젠더, 인종, 문화, 지역 등에 따라 다양한 교차성 intersectionality, 연대와 통합, 대립과 갈등이 나타난다. 이른바 '시민사회론'은 실재하는 계급을 시민이라는 추상적 개념으로 해소한다고 비판받지만, 계급 외의 다른 권력들도 시민이라는 하나의 개념으로 환원하는 한계가 있다. 젠더가 대표적 예다.

시민사회가 어떤 실천으로 어떤 역할을 할 수 있는지에 대한 논의가 빈약하다는 비판도 무시하기 어렵다. 특히, 시민사회를 공공영역이나 공론장과 같은 차원으로 추상화하면 현실을 설명하는 실질적인 내용을 도출할 가능성이 더 낮아진다. 이론 차원에서 시민사회가 국가나 경제 영역에 영향을 미치고 전횡을 견제할 수 있는 것은 분명하지만, 구체적으로 어떤 역할을 할 수 있는지는 이론은 물론 경험적으로도 분명하지 않은 점이 많다. 특정한 정치경제적 사안을 두고 여러 시민사회 조직이 분열되는 예만 보더라도, 이질적이면서 동시에 다양한 권력관계가 엇갈리는 시민사회가 하나의 실체로 의미 있는 역할을 할 수 있는지, 논의를 더 발전시킬 필요가 있다.

시민사회의 조직이나 행동 원리도 공공성 실현과 조화되지 않을 수 있다. 논의를 공공성에 한정해도 불일치가 나타나기는 마찬가지여서, 사회권력으로서 시민사회가 저절로 공적 가치를 실천하고 실현한다고 보장하기 어렵다. 현실의 사회권력과 시민사회 조직이 민주주의 원리나 투명성, 개방성에 한계를 보이는 경우도 많다(Calhoun, 2011: 318).

3) 한국의 사회권력

시민사회를 어떻게 규정하더라도 한국에서 시민사회가 차지하는 의미나 위상은 다중적이다. 한 가지 이해는 '강한' 시민사회의 모습이다. 한때 시민사회 또는 시민사회단체를 '권력'으로 표현할 정도로 영향력이 컸고, 특히 1980년대 말 이후 2000년대 초반까지 기간에는 권위주의적 국가가 후퇴하고 시민사회가 상대적으로 넓은 공간을 차지했다.

이런 이해와 달리, 짧은 기간의 외형적 확장기를 제외하고는 시민사회가 대체로 '강한 국가, 약한 시민사회'의 틀을 벗어나지 못했다는 평가도 많다(김호기, 2002). 시민사회나 시민사회 조직(또는 그렇게 부를 수 있는 것)은 대부분 일차적 연고에 의존하거나 오래전부터 있던 관변 단체가 변모한 것이다. 정치적 민주화가 진행되면서 시민사회의 기초가 강화된 듯하지만, 시민사회는 단지 시민사회 조직이나 이들의 활동만으로 대표되지 않는다. 시민단체나 조직과 달리 사회권력이 좀 더 넓은 정치적·사회적·문화적 토대를 요구하는 것이라면, 한국에서 시민사회가 실질적인 권력을 보유하게 되었는지는 자신하기 어렵다.

한국 경제가 성장하고 자본주의 체제가 고도화하면서, '강한 시장, 약한 시민사회'의 구도가 강화되는 추세도 뚜렷하다. 시민사회가 충분히 성장하기 전에, 그리고 정치적으로 국가와의 관계를 제대로 정립하기 전에 경제 영역이 시민사회를 빠른 속도로 잠식했다고도 볼 수 있다. 특히 1990년대 말 경제위기 이후 신자유주의적 통치가 강화되면서, 시민사회와 경제(자본) 사이에 권력 불균형은 더 심화한 것으로 보인다. 경제 영역의 영향력이 지나치게 커지면, 경제권력과 사회권력 사이의 불균형은 단지 불평등이라는 평면적 조건을 형성하는 데 그치지 않는다. 경제권력은 시민사회의 성장을 가로막고 '식민지화'하며, 시민사회를 바꾸고 사회적 권력과 권위를 무력화하는 데 이른다.

'시민 없는 시민단체'라는 말로 상징되는 시민사회에 대한 비판은 단지 시민단체의 허약성뿐만 아니라 시민사회의 성숙도와 발전 단계를 상징적으로 나타낸다. 처음 문제가 제기된 때부터 벌써 20년 가깝게 시간이 지났지만, 국가와의 관련성은 물론 경제(자본)와의 관련성에서도 문제는 온전하게 해결되지 못했다. 김호기는 2000년대 초반 이런 상황을 종합하여 '이중적 시민사회'라는 개념을 제안했지만(김호기, 2002), 지금으로서는 이조차 시민사회의 발전 수준과 비중을 지나치게 크게 잡은 것이 아닌가 싶을 정도다. 현재 사정으로는 시민사회가 실질적이고 의미 있는 권력을 만들어낼 수 있다고 낙관하기 어렵다.

공공성이라는 관점으로 한정해도 문제의식은 비슷하다. 이는 공적 주체로서 시민사회가 어느 정도나 발전했는지, 앞으로 얼마나 발전할 수 있는지 하는 질문과 관계가 있다. 시민사회가 의미 있는 공적 주체가 될 수 있는지, 그리고 그 결과로 공적 가치(공공성)를 산출할 수 있는지는 전적으로 시민사회의 발전에 달렸다. 여기서 발전은 사회권력의 맥락에서 '권력화'와 같은 뜻이다.

2. 경제와 시장의 공공성

여기서도 먼저 용어와 개념을 명확하게 하는 것이 순서다. 앞에서 경제, 자본, 시장 등으로 다양하게 쓰일 수 있는 개념과 용어를 일단 '경제'로 통일한다고 했다. 라이트의 말대로 각각의 용어와 개념을 엄밀하게 논증하는 대신 관례적으로 정의하는 것도 마찬가지다.

경제(권력), 자본, 시장 개념은 학술적으로는 뚜렷하게 구분되나 일상 용법에서는 혼용하는 것이 일반적이다. 높은 추상 수준에서 체계나 체제, 그 특성을 설명할 때는 더 그렇다. 한 가지 주목할 것은 경제나 시장 개념이 기술적이고 가치중립적인 것과 비교하여 자본은 흔히 그 자체로 한 가지 판단 기준으로 쓰인다는 점이다. 자본을 말하는 것은 대체로 자본주의와 자본주의 체제를 옹호하거나 반대하는 것과 긴밀한 상관관계가 있다.

자본 개념의 이런 특성은 공공성을 설명하는 데 장점이 되기도 하고 단점이 될 수도 있다. 국가와 시민사회 모두 경제활동의 주체가 될 수 있다는 점, 그리고 공공성 측면에서 경제 개념이 국가와 시민사회 어느 한쪽에만 해당하기 어렵다는 점에서 자본이 경제권력이나 시장보다 더 적절한 개념이다. 특히, 행위주체의 특성을 설명하는 데는 자본이 경제나 시장보다 장점이 크다. 경제(권력)나 시장 개념과 비교해 자본 개념이 포괄 범위가 좁고, 주체 측면에서도 현실을 모두 설명하지 못하는 것은 단점이다. 예를 들어, 경제활동의 중요한 주체인 중소기업이나 자영자, 소상공인 등은 자본 개념으로 온전하게 포괄하기 어렵다.

여기서는 경제, 경제권력, 자본, 시장 등의 개념을 섞어서 쓸 수밖에 없다. 다소 부정확하지만 '민간'이라는 용어가 더 적절한 맥락에서는 이 개념도 피하지 않는다. 이 글은 자본주의 사회경제체제와 시장이라는 환경을 전제하고, 경제활동의 주체와 과정, 실현하고자 하는 결과에 관심을 둔다. 공적 주체 또는 공공성의 실현을 분석하는 것이 주 관심이면, 어떤 측면에 공공성의 초점을 맞추는지에 따라 경제 주체에 대한 표현이 달라질 수 있다. 예를 들어, 시장이나 경제는 소유를 중심으로 한 공적 주체의 의미가 (전혀 없지는 않더라도) 약하므로, 이런 맥락의 공적 주체와 공공성에 직접 결합하기는 어렵다. 이와 비교하여, 행위나 과정에 공공성의 초점을 맞추면 자본 개념만으로는 너무 좁다.

이런 배경에서 여기서는 '경제' 개념을 주로 쓰고, 필요하면 시장이나 자본 개념을 번갈아 쓰기로 한다. 어느 경우에도 핵심 질문은 "경제는 공적 주체가 될 수 있으며 또 공적 결과를 산출할 수 있는가"이다.

1) 경제의 공공성

경제가 공적 역할을 할 수 있는지에 대한 답도 공적 가치와 공공성, 공적 역할을 무엇으로 규정하는지에 따라 달라진다. 스미스의 말대로 시장에서 어떤 행위자의 행동이 본래부터 그럴 의도가 없더라도, 즉 이기적인 동기에서 시작해도 결과적으로 다른 사람의 후생을 증진할 수 있다. 이때 다른 사람의 후생이 커진 것을 두고 공적 가치가 산출된 것으로 볼 수 있는지가 핵심 질문이다.

이 질문에 '그렇다'라고 답할 수 있으면, 시장 법칙을 따르는 대부분 경제활동은 공적 가치를 산출하는 사회적 실천이다. 공적 행위의 범위는 최대한으로 넓어지고, 다른 행위자에 직접 피해를 주지 않는 거의 모든 행동이 포함된다.

이와 같은 고전적 시장 논리는 공공성과 유관한 두 가지 과제를 제기하는데, 한 가지는 공공성을 판단하는 데 의도가 중요한지 하는 점이고, 다른 한 가지는 시장에서 실현되는 가치 중 어디까지를 공적 가치로 볼 것인지 하는 문제다. 전자는 목적과 결과 가운데 무엇이 가치판단의 기준이 되는지 하는 서양 철학의 오랜 질문이다.

현실에서 실용적 답을 요구하는 정도로는 후자의 문제, 즉 경제와 시장의 성과에서 공적 가치의 범위를 정하는 과제를 더 시급하게 해결해야 한다. "모든 보건의료는 공공성을 가진다"라고 하거나 "수출하고 일자리를 만드는 것보다 더 큰 사회적 기여가 어디에 있는가"라고 묻는 것은 경제활동 모두를 공적이고 사회적인 것으로 환원한다. 특히 프리드먼Milton Friedman의 유명한 명제, "기업의 사회적 책임은 이익을 늘리는 것The social responsibility of business is to increase its profits"이라는 주장은 경제와 공적 가치의 구분을 부인한다(Friedman, 2007: 173).

우리가 경험하는 현실 세계에서 경제와 시장은 전면적으로 공공성을 실천하고 실현하지 못한다. 사회적으로 구성되었고 현재도 구성 중인 공공성과 공적 가치는 최소·최저 기준을 적용해도 시장에서 산출되는 성과와 가치를 부분적으로 포함할 뿐이다. 그렇게 자주 경제권력의 공공성과 공적 가치, 사회적 책임을 말하는 이유가, 역설적으로 경제권력 그 자체로는 저절로 공적 가치를 실천하고 실현하지 못하기 때문이다.

더 구체적으로는 이렇게 물을 수도 있다. 현재 경제의 공적 활동이라 할 만한 것이 무엇이며, 이를 공적 가치 또는 공공성에 부합한다고 할 수 있는가? 기업이 수익을 남기고 일자리를 만든다 해서 공적 가치에 충실하다고 할 수 있을까? 여기서 공공성을 판단하는 기준은 다시 규범적이기보다는 경험적이고 역사적이며 따라서 맥락의존적이다.

우리가 다루는 경제와 공공성의 관계는 일반적 형태가 아니라 현 단계 한국 사회에 토대를 둔 특수한 형태로 제시된다. 예를 들어, 한국 경제체제는 신자유주의적 자본주의, 그것도 시공간적 조건에 조응하는 자본주의 경제를 말하고, 성장이 정체하고 일자리가 줄어들며 불평등이 심해지는 경제 상황을 전제하며, 대기업 집단의 투명하지 않고 공정하지 못한 행태를 기본 특성으로 포함한다. 경제 영역으로 한정해도 공공성은 이러한 경제체제와 활동에서 요구되는 공적 가치를 가리킨다.

한국적 맥락의 특수성은 보편적으로 구성할 수 있는 공공성을 함께 포함한다. 자본주의 경제체제에서 경제의 공공성은 대체로 자본주의 경제가 초래하는 부정적 효과 또는 부작용과 관련이 있는 가치로, 체제가 산출하는 바람직하지 않은 결과를 어떤 방식으로 얼마나 줄이고 완화하는지에 따라 공적 가치가 달라진다. 구체적으로는 불평등, 노동의 소외, 인격과 인간의 상품화 같은 것이 공공성의 대표적 잣대이며, 공공성은 이런 현상들의 반사실적 개념 또는 이를 극복한 가상적 상황을 바탕으로 구성된다. 이는 더 작은 불평등, 노동의 의미와 가치 회복, 인격과 인간관계의 탈상품화 등으로 표현할 수 있다. 이러한 보편적 공공성은 한국에도 적용되는, 그런 의미에서 특정 자본주의 사회경제체제에는 특수한 것이기도 하다.

경제의 공공성은 외형적으로는 자본주의 시장경제의 조정과 극복 과정에서 얻는 결과물과 크게 다르지 않다. 한 가지 유념할 것은 이 과정 또한 국가권력, 경제권력, 사회권력의 상호관계가 결정적 영향을 미친다는 점이다. 경제는 어떤 계기를 통해 스스로 변화하고 진화하기도 하지만, 조정되고 극복되는 동력은 때로 외생적이다. 공공성에 초점을 맞추면 국가권력이나 사회권력이 외생적 동력의 핵심에 해당한다.

경제권력이 국가권력이나 시민사회와 끊임없이 영향을 주고받는다고 할 때, 권력의 균형은 계속 변동하고 서로 영향을 미칠 수 있는 정도도 달라진다. 기업이 사회적 윤리를 강조하는 최근 경향은 권력관계의 변화를 반영하는 대표적 사례다. 국제적으로도 널리 퍼진 '기업의 사회적 책임'이 일부 공적 요소와 공적 가치를 포함하더라도, 그것은 경제권력이 스스로 '조절'한 결과가 아니다. 공공성은 경제권력 스스로 진화한 결과라기보다 국가 또는 시민사회의 압력(권력의 벡터)으로부터 시작되고 확대된 것으로 봐야 한다.

사실 경제권력의 공공성은 그 토대 때문에도 불안정하다. 자본주의 시장경제에서 경제권력이 추구하는 공공성은 흔히 허위이거나 스스로 배신해야 하는 자기 파괴적인 이데올로기가 되기 쉽다. 자본주의 시장경제의 부정적 효과와 부작용은 우연히 나타나거나 부수적인 것이 아니라 자본주의 시장경제의 본질 또는 법칙성에서 비롯된다. 경제권력의 토대를 그냥 두고는 공적 가치, 즉 부정적 효과와 부작용을 예방하거나 줄이는 성과를 거두기 어렵다. 예를 들어, 불평등은 자본주의 시장경제의 필연적 산물이며, 이를 조정하거나 통제하려는 노력은 반드시 자본주의 시장경제의 근본 구조에 도전하게 된다.

2) 경제 주체의 공공성

경제권력의 공공성 문제도 활동과 실천, 과정의 토대가 되는 주체에서 출발해야 한다. 주체의 특성이 중요한 것은 국가권력이나 사회권력도 마찬가지다.

경제 주체는 공적 주체가 될 수 있는가? 경제 주체의 공공성은 생산과 소비의 범위와 목적에 따라 공적 가치 실현에 제약을 받는다. 경제 주체로서 개인과 가계는 한정된 범위 때문에, 그리고 영리를 추구하는 기업은 목적 때문에 합목적적으로 공적 가치를 실현할 가능성이 거의 없다.

개인이나 가계는 개별적으로 공적 가치를 염두에 두고 생산하고 소비할 수 있다. 이른바 '윤리적 소비'가 이에 해당하며, 잉글랜드의 공적 의료보장체계에서 가벼운 병에는 의료기관 대신 약국을 이용하자는 캠페인을 벌이는 것도 비슷하다. 이런 시장참여자를 공공성을 실천하는 경제 주체로 볼 수 있을까?

개인과 가계가 시장에서 개별적으로 실천하는 행동이 집합적 주체로서 권력을 생산할 수 있는지가 판단 기준이다. 개별적 실천으로는, 개인의 의도나 동기만으로는 권력이 생산되고 권력관계가 결정되지 않는다는 것이 중요하다. 개인이나 가계도 경제 시스템을 통해 경제활동에 참여해야 하며, 공공성을 둘러싼 권력관계는 개인이나 가계의 개별 행동보다 시스템(협동조합이건 다른 어소시에이션이건)에 의해 결정된다. 예를 들어, 협동조합이 공동 생산과 공동 소비를 내세우며 주류 시장 질서에 도전하지만, 체계 수준에서 새로운 권력을 얻거나 기존 권력체계를 흔들기는 역부족이다. 스페인의 몬드라곤 협동조합처럼 대표적인 대안적 경제 주체조차 기존 권력관계에 편입되었다는 비판이 나올 정도니, 적어도 지금까지는 경제를 공적 주체라 부르기 어렵다.

기업과 자본은 개인보다 가능성이 더 작다. 푸코는 시장이 '자연화'되고 '정상화'되면서 본래 윤리나 법률의 가치인 정의正義가 시장 메커니즘에 따른 '정당한 가격'을 의미하게 되었다고 분석한다(Foucault, 2008: 31). 경제권력이 공공성을 산출하거나 하지 못하는 메커니즘을 직접 설명하지는 않았지만, 가격을 정의의 기준으로 삼는다는 그의 분석은 분명 공공성에 맞닿아 있다.

영리를 목적으로 하는 기업이 결과적으로 공적 가치를 실현하는 사례가 생기더라도, 대부분 우연한 사건에 그치고 권력관계를 바꾸기는 어렵다. 경제 주체가 공적 가치를 실현하려면 활동의 범위에서 집합적·사회적이어야 하고, 경제활동의 목표 가운데 공적 가치 실현을 포함해야 한다. 경제활동의 목표가 복합적일 때는 공적 가치 실현이 일차적인 것이어야 할 것이다. 이 때문에도 경제권력이 추구할 수 있는 공적 가치가 무엇인가 하는 점이 이론적·실천적 논점이 된다.

경제의 공적 가치를 판단할 때 핵심 논점은 영리추구가 아닌가 한다. 고전 자본주의에서 이익을 추구하는 것은 경제의 당연한 전제이자 기본 목표로, 영리추구를 공적 가치로 인정하지 않으면 공공성은 처음부터 성립할 수 없는 불가능한 목표이자 가치에 지나지 않는다. 물론, 지금 단계에서는 경제권력과 영리의 관계가 이보다 좀 더 복잡하고 다면적이다. 영리추구를 일차 목표로 하지 않는 경제 주체도 상당수에 이르고, 공공성을 우선한다고 주장하는 경제권력도 늘어났다.

협동조합운동에서 보듯, 모든 경제 주체와 그 활동이 (적어도 공식적으로는) 영리를 목적으로 하는 것은 아니다. 최근 세계적으로 유행하는 사회적 기업social enterprise 또한 영리가 아니라 사회적 가치 실현을 중요한 목표로 내세운다. 지역 화폐를 사용하는 (지역적) 경제체계에도 공적 가치 실현이라는 목표가 들어 있다. 구체적인 상황에서 이분법적으로 판단할 수 있는 문제는 아니지만,[1] 적어도 이론적으로는 경제권력이 공적 주체가 될 가능성도 열려 있다.

현재 시점에서 경제 주체의 다양성과 그들 사이의 관계에 주목하면, 경제(권력)의 주체, 범위, 그 특성을 해명하는 것이 영리추구 여부보다 더 중요한 이론적 과제가 된다. 여기서도 경제권력과 그들 사이의 '상호관계'를 이해하는 접근방법이 유용할 것이다. 경제권력의 구성과 특성, 다양한 경제권력들의 권력관계는 국가권력 또는 사회권력이 경제권력에 어떻게 영향을 미치는지, 즉 권력의 상호관계에 따라 달라진다. 기업이 손해를 보더라도 일자리를 늘리라거나 경제성이 떨어지는 지역에 투자하라고 국가권력이 요구할 수 있지만, 경제권력은 그럴 힘이 있는지 없는지에 따라 이에 순응할 수도 그렇지 않을 수도 있다.

주체의 성격뿐 아니라 경제활동의 목표가 복합적인 점도 고려해야 할 사항이다. 영리를 추구하는 많은 경제 주체도 영리(본질적 목표)와 더불어 공적 가치를 지향한다고 내세우며, 영리를 중요하게 생각해도 사회적 가치를 훼손하지 않는

---

1 예를 들어 사회적 경제의 하나인 '사회투자펀드'는 공적 가치를 판단하기 쉽지 않고 그 기준도 복잡하다(Warner, 2012).

범위로 한정한다고 주장한다.

이런 주장의 문제점은 주체의 의도와 가치, 지향을 체제 또는 체계의 법칙성과 혼동하는 데 있다. 개별 주체의 의도와 목표는 경제권력을 둘러싼 구조와 상호관계, 또는 경제권력이 작동하는 체계를 앞설 수 없으며, 그들이 아무리 진지하다 하더라도 이익과 영리가 권력 기반이며 존재조건임을 부인할 수 없다. 존재의 조건을 넘어 스스로 존립 기반을 파괴하면서까지 공적 가치를 실현하는 것은 불가능하다. 이런 조건과 구조에 구속되고 규율되는 경제권력과 경제 주체를 공적 주체로 인정할 수 있을지는 회의적이다.

3) 생산의 공공성

공공성이나 공적 가치는 기본적으로 '사회적인 것'으로, 실천과 이론 모두 흔히 사회적 공간에 초점을 맞춘다. 생산보다 소비에 더 큰 관심을 두는 것은 이 때문이며, 경제활동으로서 교통이나 교육, 의료의 공공성을 볼 때도 마찬가지다. 생산보다는 주로 소비 측면에서 배분, 비용, 질 등의 공적 가치를 판단한다.

주로 소비에 관심을 두는 이유는 공공성을 주로 결과 측면에서 이해했기 때문이다. 적정 비용, 양질, 효율성 등의 가치가 모두 마찬가지다. 투입요소라고 할 수 있는 공적 주체를 논의하는 때도 누가 공적 가치를 생산하는 데 유리한지가 관심이었고, 주체 자체의 공공성이나 과정의 공공성은 큰 관심을 끌지 못했다.

공공성을 주체, 과정, 결과, 나아가 레짐 수준까지 확대하면, 결과를 넘어 생산에도 같은 개념을 적용해야 한다. 소비뿐 아니라 누가 어떤 조건에서 어떻게 생산했는지도, 실현해야 할 바람직한 가치로서 공공성에 포함하는 것이 논리적이다. 생산된 서비스나 재화가 공적 가치를 실현한 것처럼 보여도 그것이 생산(자)을 억압하거나 착취한 결과라면 공적 가치가 실현되었다고 하기 어렵다.

생산의 공공성에 주목하는 또 한 가지 이유는 이것이 내재적 가치를 내포하기 때문이다. 생산의 공공성이 소비(곧 생산의 결과 또는 산출이다)의 공공성을 보장한다는 도구적 가치도 중요하지만, 소비와 직접 관계가 없어도 생산의 공공성은 그 자체로 중요하다. 싸고 질이 좋은 물품이나 서비스를 생산하기 위해 노동하는 인간 존재를 오히려 억압하고 착취하는 현실을 어떻게 볼 것인가? 어떤 면에서도 공공성에 부합한다고 할 수 없는 노동, 그리고 그런 노동이 어느 수준을 넘어 바람직한(공공성이 높은) 재화나 서비스를 생산할 수 없다면, 소비의 공공성을 보장하기 위해서도 생산의 공공성이 보장되어야 한다. 그 전이라도 생산에 참여하는 노동자는 삶의 가치를 추구할 수 있어야 하고, 생산의 공공성은 이를 위한 필수조건이다.

생산의 공공성을 추구하면 자본주의 사회경제체제에서 생산과 소비가 내장한 내부 모순관계가 드러나기 쉽다. 싼 가격은 소비의 공공성을 구성하는 한 요소인데, 자본주의 시장경제에서 가격은 생산과 소비에 모순으로 작용한다. 가격을 낮추려는 압력은 어떤 형태로든 생산 과정에 영향을 미치고(저임금이나 초과 노동), 생산의 공공성은 이런 체제적 경향에 저항한다. 이 때문에 가격을 낮추지 못하고, 생산 가격이 오르거나 서비스의 질이 낮아질 수 있으며, 그 결과 소비의 공공성에 영향을 미친다.

공적 가치를 단선적으로 이해하면, 생산과 소비는 화해할 수 없는 갈등과 모순 관계에 빠질 수 있다. 질이 높고 가격은 싸며 '고객'의 필요(예: 야간 운영)에 맞춘 공공보건서비스가 보건소 직원의 장시간 노동과 높은 노동 강도로 이어지면, 그것은 공적 가치를 실현한 것인가 아닌가? 이와 반대로, 서비스 노동 종사자가 충분한 임금을 받기 위해 소비자의 접근성을 낮출 정도로 가격을 높이면, 이는 공적 가치를 실현한 것인가 아닌가?

공공성을 둘러싼 생산과 소비의 모순을 해결하려면 경제의 공공성 개념을 확장하고 강화하여 소비의 공공성과 생산을 함께 고려해야 한다. 그뿐만 아니라, 생산과 소비의 공공성을 다시 정의하는 것도 필요하다. 질 높은 유치원을 적정 가격에 이용하는 데는 종사자의 저임금과 장시간 노동 등 생산의 공공성을 훼손하는 방법이 아니라 생산의 공공성(국공립 유치원)을 높이는 방법도 있다. 돌봄 서비스가 지금까지 주로 비용이나 형평성, 접근성 같은 가치를 강조했다면, 이제는 생산 과정(대표적으로 돌봄노동)에도 공공성이나 공적 가치 개념을 적용해야 한다.

4) 시장의 공공성

자본주의 시장경제에서 시장은 주체와 활동, 가치 실현 모두에서 가장 중요한 환경이자 구조이다. 원리 측면에서도 시장의 공공성에 관심을 두는 것이 자연스럽다. 하지만, 이 개념 자체는 제대로 제기된 적도 논증된 적도 없는, 경험적이고 상식적인 것에 지나지 않는다. 보기에 따라 시장과 공공성은 형용 모순이라 할 수도 있다.

내용으로 보면 시장의 공공성 개념은 아주 새로운 것이 아니다. 이른바 '자기 조절적' 시장의 신화가 깨진 후, 국가로 대표되는 공적 주체는 일상적으로 시장에 개입한다. 시장실패를 교정한다는 이유로 시장에 개입한다는 전형적 논리도 익숙하다. 공공성 측면에서는 특히 이 시장실패 개념이 중요한데, 실패한 시장의 반사실적 가정이 시장의 공공성이라 해도 크게 틀리지 않는다. 시장실패의 이유 가운데 가장 널리 알려진 것이 공공재라는 것만 보더라도, 시장의 공공성이라는 개념이 터무니없다고만 할 수 없다.

실패를 교정한 상태만으로는 앞서 논의한 공공성에 미치지 못한다. 시장(체제)의 공공성은 공적 가치를 실현할 수 있도록 또는 공적 가치 실현을 방해하지 않도록 시장을 어떻게 통제(규제)하는지와 연관성이 있으며, 이는 바로 경제, 경제 주체, 생산의 공공성에 관한 과제다. 더 직접적으로는 국가와 시민사회가 얼마나 큰 권력으로, 시장에 어떤 경로로 어떤 영향을 미치는지에 따라 공공성이 결정적으로 달라진다. 대기업이 이른바 '골목 상권'을 장악하는 현상, 그리고 이를 통제하는 데 국가와 시민사회가 하는 역할은 시장의 공공성을 나타내는 한 가지 사례라 할 것이다.

3. 경제와 시민사회, 그리고 국가의 상호관련성

공적 주체의 성격 그리고 공적 가치 실현의 가능성이라는 점에서 경제와 시민사회, 그리고 국가가 '상호관련적interrelated'이고 '상호침투적' 관계에 있다는 것이 충분히 해명되어야 한다. 상호관계의 특성은 강도와 경로, 한계를 포함한다.

상호관계와 결과는 구체적인 조건과 맥락에 따라 달라진다. 스웨덴의 시민사회가 국가와 대립적이라기보다 친화적이라는 사실은 잘 알려져 있다(Trägårdh, 2007). 다른 유럽 국가 대부분과도 사뭇 다른 이러한 국가-시민사회 관계는 초기부터 노동계급을 포함한 코포라티즘 전통을 이어온 스웨덴 사회의 역사적 맥락에서 비롯된 것이다. 미국의 다양한 보수주의 또는 우파 시민운동 사례들도 경제와 자본이 시민사회에 영향을 미친 결과를 고려해 이해해야 한다.

1) 국가권력의 운동

국가, 경제, 시민사회라는 삼분법적 이해에 근거하면 국가가 상호관련성의 중심에 위치한다. 특히 제솝이 말하는 전략관계적 국가론에서는 국가 중심성이 더 두드러지는데, 국가는 시간적·공간적으로 고정된 제도가 아니며, 사전에 형식과 내용이 규정되지 않은 '앙상블'이다. 국가는 다양한 계급투쟁(그 어떤 투쟁이나 이해관계의 각축으로 봐도 마찬가지다)이 일어나는 장으로, 특정한 시기 국가의 구체적인 모습은 이런 투쟁과 각축이 어떤 모습으로 벌어지는지에 따라 결정된다. 국가-경제-시민사회 사이의 관계와 그 균형이란 국가를 다른 측면에서 본 것이라고 할 수 있다.

이렇게 이해하면, 국가는 지배계급이나 자본가 계급의 (일방적) 지배 도구가 아니다. 국가는 경제적 토대 위에 있는 상부 구조 또는 경제권력의 이해관계를 반영하는 수동적 주체가 아니며, 따라서 억압하고 지배하는 주체를 벗어나 공적 주체로 기능할 수도 있다. 국가권력이 공적 주체가 될 수 있는 것과 같은 논리로 경제권력 또한 간접적이나마 공적 주체가 될 가능성이 있다. 국가는 경제권력의 이해를 일방적으로 반영하지 않고, 상대적으로 자율적인 국가권력은 경제권력에도 개입해 영향을 미친다. 특정한 상태의 권력관계 때문에 국가권력이 공공성을 추구해야 하는 상황이면, 공적 주체로서 경제권력과 사회권력 또한 영향을 받게 된다.

가라타니 고진이 제안한 '네이션' 개념은 다른 시각에서 국가권력의 다차원적 특성을 드러낸다. 그의 주장을 국가-경제-시민사회의 삼분법이나 마르크스주의의 관점에 기초한 국가와 경제의 관계에 그대로 적용하기는 어렵지만, 경제권력(특히 자본)과의 관계에서 국가의 '이질성'(또는 제숍 식으로 말해 국가의 '전략관계')을 이해하는 데 도움이 된다.

애초에 그의 이론은 사회적 권력을 구분하는 데 초점을 두기보다는 세계사적인 사회경제체제 발전 단계를 정식화하기 위한 것이었다. 마르크스가 말하는 생산 형태의 유형과 달리, 그는 교환 형태의 유형에 따라 스테이트, 네이션, 자본제 시장경제를 구분한다. 스테이트는 수탈과 재분배, 네이션은 호수성reciprocity에 기초한 증여, 그리고 자본(또는 자본제 시장경제)은 화폐 교환이라는 교환 형태에 각각 조응한다(가라타니 고진, 2013: 423~428).

가라타니 식으로 표현하면 근대국가는 자본과 국가와 네이션이 분리되지 않는 형태다. 다른 형식으로는 자본=네이션=스테이트로 표현할 수 있고, 이들은 분리적·독립적이기보다 서로 보완하고 보강한다. 문제는 근대국가에서 각 개인이 경제적으로 완전히 자유로우면 필연적으로 불평등과 계급투쟁이 일어난다는 것이다. 이때 '국민nation'으로서 상호부조 감정(호수성, 증여)이 발생하고, 국가는 이에 의존하여 규제를 통해 부를 재분배한다. 가라타니의 이론적 구조를 종래의 삼분법과 결합하면, 국가권력과 경제권력의 공공성은 '네이션'이 '스테이트'와 '자본'에 어떻게 침투하고 개입하는지에 따라 달라진다.

2) 사회권력의 '침투'

국가와 경제의 상호관련성과 비교하여 시민사회와 경제, 또는 시민사회와 국가의 상호관련성은 더 명확하게 해명되어야 할 과제가 많다. 이런 사정은 일차적으로 시민사회의 성격이 여전히 불명확하기 때문인데, 앞서 논의한 국가 또는 경제와 시민사회를 분명히 하지 않으면 해결하기 어려운 과제다.

국가와 마찬가지로 시민사회(사회권력) 또한 시간적·공간적으로 고정된 제도 또는 실체가 아니다. 사전에 형식과 내용 그리고 공적 주체로서 가능성이 규정되지 않은 하나의 '앙상블'로, 계급투쟁과 이해관계의 경쟁이 일어나는 장, 국가와 경제와 끊임없이 영향을 주고받는 공간, 그리고 행위와 실천의 주체로 봐야 한다. 시민사회의 다원성과 공론장은 이런 갈등, 경쟁, 권력관계를 결정하는 본질적 요소이다. 다원성과 공론장은 그 자체로 시민사회를 특징짓는 핵심 요소지만, 한편으로 국가권력, 경제권력과 영향을 주고받는 통로이자 접점이기도 하다. 국가와 경제가 시민사회를 지배하고 '식민지화'하는 것, 프로이트Sigmund Freud와 가라타니 고진이 말하는 이른바 "억압된 것으로 회귀할" 가능성은 넓게 열려 있다.

상호관련성이라는 말이 내포하는 시민사회의 불안정성은 국가와 경제로부터 일방적으로 규정되는 것만은 아니다. 시민사회에서 출발해 국가와 경제에 개입하는 경로 또한 무시할 수 없는데, 특히 대의제 민주주의라는 형식적 틀을 갖춘 대부분 국가에서 시민사회가 국가와 경제로 '침투'해 들어가는 공간은 좁지 않다. 그것이 실질적으로 작동하는지는 별도로 물어야 하겠지만, 근대 민주주의 정체가 시민의 정치적 참여를 기본 원리로 삼는 원칙은 어느 정도까지는 실천으로 바뀔 수 있다.

현대 자본주의 국가에서 시민사회가 국가에 개입하는 방식은 대체로 대의민주주의제도의 틀을 따르거나 사회운동을 통한다. 크게 보아 관료제 국가체계에 '참여'하는 것도 대의민주주의제도에 포함된다고 할 수 있는데, 그 자체로 다양한 논점을 포함하는 대의민주주의와 참여는 공공성과는 별도로 논의되어야 할 과제이다. 직접 민주주의와 사회운동 또한 독립적으로 상세하게 논의해야 할 주제이지만, 이 책에서는 여유가 충분치 않다. 다만, 공적 주체로서 국가와 그의 공적 가치 실현을 위해 시민사회가 개입하고 영향을 미칠 수 있는 다양한 진입 지점이 존재한다는 점을 강조한다.

시민사회가 경제에 개입하는 방식은 주로 국가를 통한 간접적인 것으로, 한국에서 논의되었던 '경제 민주화' 담론이 대표적 예다. 최근 들어 시민사회와 경제의 상호관련성은 더 다양한 형태로 나타나고, 국가권력을 우회하지 않고 직접 개입하는 방식이 늘어나는 추세를 보인다. 이에 해당하는 협동조합이나 사회적 경제, 또는 기업의 사회적 책임 등은 앞서 논의한 것과 같다.

현실에서는 다양한 시도와 실험이 늘어나지만, 공적 주체로서 시민사회와 경제의 상호관련성 또는 시민사회가 경제권력에 영향을 미칠 가능성은 아직 단언하기 어렵다. 둘 사이의 관계만 하더라도, 헤겔Georg Wilhelm Friedrich Hegel과 마르크스적 전통(삼분법이 아닌 이분법)에서는 아예 시민사회와 경제가 분리되지 않을 정도다. 현대 국가와 사회에 이를 그대로 적용하기는 어렵다 하더라도, 공적 주체와 실천의 측면에서 경제권력과 사회권력을 명확하게 나눌 수 있는지는 분명하지 않다.

협동조합만 하더라도 중첩의 가능성이 크다. 협동조합의 활동 주체는 분명 시민사회와 관계가 있으나, 그 실천의 공간은 대부분 자본주의 시장경제이다(아이쿱이나 한살림과 같은 생활협동조합을 보라). 시민사회와 경제 사이의 모호한 경계는 이들이 공적 가치를 실현할 수 있는지를 두고 많은 혼란을 불러일으킨다. 협동조합이 실현하고자 하는 공적 가치가 무엇인가 하는 질문도 이에 포함된다. 공공성이라는 과제에서 누가 실천 주체인지 한 가지만 중요한 것이 아니라면, 스페인 몬드라곤 협동조합의 대기업화처럼 사회권력이 결과적으로 사실상 경제(기존의 자본주의 경제체제)에 포획될 가능성도 있다.

3) 공공성을 둘러싼 권력관계

공공성은 국가-경제-시민사회의 상호관련성 속에서 그 권력관계의 균형과 상호작용에 따라 구체적인 내용과 수준이 결정된다. 공공성의 내용은 시간적·공간적으로 고정되어 있지 않으며, 사전에 형식과 내용이 규정되지 않은 또 하나의 '앙상블'이다. 그것은 다양한 사회 세력 사이에서 경쟁과 투쟁, 조정, 타협의 결과로 구성되며, 항상 개방되어 있고 변화할 가능성을 내포한다.

공공성의 내용을 비교적 명확하게 규정하더라도, 그것의 수준은 다시 권력관계, 즉 실천 주체들의 전략적 관계 속에서 결정된다. 실현되는 공적 가치는 그저 수동적으로 주어지는 것이 아니라, 서로 다른 권력이 경쟁하고 각축하는 속에서 형성되고 변형되며 변화한다. 이 과정은 전적으로 정치적 실천에 의존한다.

한국에서 시민들이 공공성 개념 속에서 의료영리화를 어떻게 판단하는지가 바로 이런 권력관계와 그 과정을 드러낸다. 국가권력(행정부, 입법부)과 경제권력(대기업, 벤처, 일부 병원과 의사, 보수 언론 등)이 영리화를 옹호하고 추진하며, 시민, 노동, 사회단체와 의료직(의원 등 소상공인형 의료 제공자)은 이에 반대하는 구조다. 한국사회가 영리병원과 공공성을 수용하는 정도는 이 권력관계 안에서 정해진다.

권력관계는 또한 이 상호관계 속에서 재생산된다. 영리병원 문제에서도 물리적 토대(권력자원, 정보, 언론 등)에서는 국가권력과 경제권력이 반대 세력을 압도하지만, (일부) 시민사회는 일반 대중을 설득하고 교육함으로써 좀 더 넓은 범위의 사회권력을 만들어냈다. 예를 들어, 제주도의 영리병원 허용과 이에 대한 반대 운동을 통해 기존 권력관계는 전복되거나 강화된다. 최근까지 영리병원을 반대하고 공공성 강화를 촉구하는 여론이 우세한 것은 이들의 권력관계가 사회권력 쪽에 유리하게 강화(재생산)되었기 때문이다.

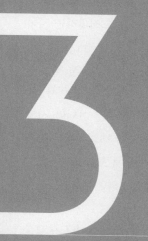

건강과 보건의료의 공공성

제10장

건강레짐

앞서 제안한 '공공레짐' 개념과 이 장에서 논의하는 '건강레짐'의 문제의식은 대동소이하다. 공공레짐은 공적 주체와 공적 지배, 그리고 공적 가치 실현을 좀 더 넓은 범위에서 포괄해야 한다는 문제의식에 토대를 둔 것이었다. 현실 문제는 구체적인 정책이나 사업, 조직 등에서 발생하지만, 문제의 근본 원인인 구조와 기제, 맥락은 복잡하고 서로 얽혀 있다. 분석을 위해 전체 구조를 해체하고 구성요소를 분리하는 일은 피할 수 없으나, 이때 각 요소 사이의 관계와 상호작용, 각 요소의 범위를 넘는 전체 구조의 특성은 소홀하게 취급하기 쉽다. 구조와 각 구성요소 그리고 각 요소 사이의 관계를 좀 더 명확하게 드러내려는 것이 '레짐' 개념에 주목하는 이유다.

다시 한 번 공공레짐의 문제의식을 명확하게 하면 다음과 같다. 첫째, 공공성은 겉으로 드러나는 공적 주체나 공공부문에만 해당하는 과제라 할 수 없다. 공공성을 이해하는 데는 정부와 공기업, 공기관과 같은 공공부문뿐 아니라 시장을 비롯한 비공식 부문까지 통일적이고 체계적으로 파악해야 한다. 앞서 사회적 권력의 삼분법에 근거하면 시민사회도 당연히 공적 주체에 포함할 수 있다. 레짐 개념은 서로 다른 주체 사이의 분업과 상호관련성, 상호의존성, 침투 등을 좀 더 잘 포착할 수 있게 한다.

레짐 개념은 또한 환경과 맥락의 중요성을 강조한다. 분석 대상이나 주체를 이해할 때 환경과 맥락은 고려사항 정도에 머물기 쉽고, 이 때문에 많은 분석과 대안은 탈맥락적인 결과로 귀결된다. 사회 현상과 인간 행동이 인간과 환경의 상호작용이라는 점에서 이와 같은 접근은 적절치 않으며, 공공성에서도 주체와 환경, 맥락을 같이 고려해야 한다. 레짐 개념에서 얻을 수 있는 유용성 가운데 하나가 주체, 환경, 맥락을 한꺼번에 볼 수 있다는 것이다.

레짐 개념의 의의를 주장하는 또 한 가지 이유는 무형의 요소를 포함하는 장점 때문이다. 공공성과 공적 가치는 이미 손에 잡히지 않는 무형이지만, 유형인 공공제도와 정책, 프로그램 등에도 무형의 요소들이 영향을 미친다. 한 사회에 내재한, 역사적으로 형성되었거나 외부 자극을 통해 내면화한 원리나 규범, 규칙, 법률, 가치, 문화가 개인과 집단의 동기, 의지, 행동을 제약하거나 촉진하는 것이 전형적인 무형의 힘이다. 무형의 실재도 변화를 일으키는 실질적인 힘이 있으면, 구조와 메커니즘의 하나로 봐야 한다. 레짐 개념이 이들 요소를 종합하는 이론적 틀이 될 수 있을 것이다.

여러 정책이나 제도, 문화를 통합적으로 볼 수 있는 것도 레짐 개념의 특성이다. 앞서 설명한 관점보다는 폭이 좁지만, 실제 작동하는 제도나 정책을 통합적으로 파악하는 것은 이론과 실천 모두에서 중요하다. 예를 들어, 공공레짐이라는 시각으로 보면, 보건의료의 공공성은 소유 주체, 가격, 형평성, 경제적 효과, 사회적 규범과 문화, 이데올로기 등 여러 요소를 모두 포함할 수 있다. 공공병원이 제공하는 서비스에 대해 "공공성이 낮다"라고 표현하면 여기에는 소유 주체나 조직 구성원뿐 아니라, 이용자의 일상 경험이나 병원과 의료를 둘러싼 기대, 문화, 가치판단 등이 영향을 미친다.

특히 의미와 의도를 포함하여 정신의 상태와 속성을 실재하는 세계의 한 부분으로 이해하는 실재론적 관점을 강조하고자 한다(Maxwell, 2012: 8). 실재하는 공공성은 물질적인 것(예: 높은 접근성과 낮은 비용)일 뿐 아니라 동시에 정신적·심리적인 것(예: 믿음과 안심, 공감 등)이다. 레짐 개념을 활용하면 공공병원과 그 관련 정책만으로 공공성을 이해하는 한계를 넘을 수 있다.

레짐 개념은 개별 정책이나 제도, 프로그램은 물론 체계 개념으로도 포착하기 어려운 속성과 특성을 포함한다. 공공레짐은 공적 주체뿐 아니라 비국가(비정부)와 비공식 부문까지 고려하고, 제도나 정책, 구조를 넘어 원칙, 규범, 규칙, 법률, 가치, 문화를 망라하려는 시도이다. 원리는 물론 구체적인 제도와 정책을 포괄하는 하나의 '총체성'을 지향한다.

장점과 비교하여 레짐 개념은 종합과 추상을 지향하는 데서 비롯되는 근본적 한계 몇 가지를 피하기 어렵다. 모든 레짐 개념에는 내포와 외연이 모호하며 기껏해야 현실을 파악하는 관점 수준을 벗어나기 어렵다는 비판이 제기될 수 있다. 흔한 의문이나 회의는 다음과 같은 것들이다. 레짐을 구성하는 구체적인 요소들을 규명할 수 있는가? 각 요소를 명확하게 규정하고 측정할 수 있는가? 각각의 개별 요소들은 전체 레짐과 어떤 관계에 있는가? 각각의 요소를 구분하는 기준과 방법을 합의할 수 있는가?

이 장에서는 공공레짐에서 나아가 건강과 보건의료의 공공성을 논의하는 토대로 '건강레짐 health regime'을 정식화하여 제안하고자 한다. 건강레짐은 공공레짐 개념을 건강·보건·의료로 확장하려는 시도지만, 이 또한 이론과 실천 모두 잠정적인 것임을 미리 밝혀둔다. 건강에 '레짐' 개념을 적용하려는 것은 이 개념을 통해 건강과 보건의료의 중요한 한 측면, 특히 문제 진단과 대안 구성의 요소를 설명할 수 있다고 믿기 때문이다.

한국사회의 맥락을 피할 수 없지만, 건강레짐은 반드시 국민국가만 대상으로 하지 않고 특정한 사회나 나라에만 적용하려는 것도 아니다. 국제나 세계 수준의 레짐을 이론화·정식화하는 것도 가능하리라 생각한다.

1. 인식과 분석 대상의 확장

한국에서 보건의료체계와 보건의료정책(보건정책이나 의료정책이라 해도 마찬가지다)은 역사적으로 형성되고 발전해온 개념이자 실재다. 이들 개념과 용어는 오랜 기간 조직이나 교과목 이름으로, 그리고 말과 글에 기입됨으로써 제도화되기에 이르렀다. 제도화는 한편 의사소통을 촉진하고 공론 형성에 도움이 되지만, 다른 한편으로는 개념의 내포와 외연을 제약하면서 실재와 멀어진다. 예를 들어, '의료'는 주로 질병이나 고통을 해결하려는 개입으로, 건강을 증진하려는 활동은 이에 포함되지 않는다. 현실에서는 건강한 상태에서 건강을 증진하려는 예방접종이나 건강검진도 '의료' 기능이고 '병원'이나 '의사'가 하는 일이다. '보건정책'이나 '의료정책'이라는 말은 널리 쓰이지만, '건강정책'은 생소하다. 늘 부상과 사망이 뒤따르는 교통사고를 줄이려는 사회적 개입은 보건의료정책인가 아닌가?

실천의 전환은 개념의 전환에서 시작한다. '레짐' 개념은 건강, 보건, 의료에 대한 기존 인식을 비판적으로 확장하려는 시도다.

1) 보건의료에서 건강으로

이론과 실천에서 많은 사람이 건강과 보건의료를 혼동하거나 구별하지 않지만, 이 둘의 경계와 차이는 분명하다. 두 가지가 어떻게 다른지, 왜 구분해야 하는지는 앞에서 설명했으므로 여기서는 반복하지 않는다. 다시 강조할 것은 국가정책을 비롯한 다양한 사회적 활동이 건강 향상 또는 건강수준 변화를 목표로 하는 점이다. 건강을 명시하지 않고 암묵적으로 포함하는 일도 흔하다.

건강은 보건이나 의료와 연관된 대부분 활동의 윤리적 근거이기도 하다. 어떤 검사나 진단 기기의 경제적 가치가 아무리 커도 건강에 아무런 도움이 안 되면 공공자원(예: 건강보험 재정)을 쓰겠다고 하기 어렵다. 과학적 관심이나 호기심만으로 유전자 이상을 연구한다는 과학자도 존재하지 않을 것이다. 재정이나 연구의 목표와 그 근거가 정당한 것이 되려면, 건강 향상을 목표로 하는 투입과 과정, 결과의 상호관계를 합리적으로 설명할 수 있어야 한다.

투입, 과정, 결과라는 비교적 단순한 구조로 건강을 분석해도, 건강에 영향을 미치거나 건강 향상에 이바지하는 요인은 다양하다. 인간의 실천활동인 보건의료가 '건강결정요인' 중 한 가지인 것은 분명하나, 유일하고 독점적인 요인은 아니다. 보건의료 외에 많은 다른 요인이 건강을 결정한다는 점을 거듭 강조한다. 보건의료는 흔히 생각하는 것보다 기여도가 낮고, 오히려 다른 요인의 비중이 크다는 것도 중요하다. 특히 공공성과 공공보건의료의 관점에서는 바로 이어서

설명하는 사회적 결정요인에 특별히 주목할 필요가 있다.[1]

사회적 결정요인이 문제가 되는 곳은 건강 또는 보건의료와 관련된 사회적 실천의 범위를 어떻게 정할 것인지 하는 경계다. 건강에 영향을 미치는 많은 사회적 요인은 흔히 전통적인 건강이나 보건의료 영역 바깥에 있고, 상호작용도 그 구분을 넘나든다. 건강에 큰 영향을 미칠 수 있는 소득이나 교육 등의 요인도 수직적 구분으로는 전통적 건강·보건 영역 밖에 존재한다. 논리적으로는 어떤 구분이든 큰 문제가 아닌 것처럼 보이지만, 현실에서는 여러 가지 이유로 관성을 벗어나기 어렵다. 예를 들어, 소득 감소에 대처하고 빈곤을 줄이려는 노력을 '보건'이나 '의료'라고 부를 사람은 없을 것이다. '건강의 사회적 결정요인'과 비교하면 '건강레짐'이라는 개념과 시각이 관행적 영역 구분을 넘어 전체 구조와 상호관계를 종합적으로 포착하는 데 이바지하기를 바란다.

인간의 사회적 활동이자 개입인 보건의료에 어떤 의미를 부여할 수 있는지도 중요한 질문이다. 의학과 보건학 관점, 특히 전문가 시각에서 보건의료의 목적과 목표는 주로 건강과 건강수준 향상을 벗어나지 않는다. 최근 건강과 건강수준은 고통 경감, 기능 개선, 편안함, 삶의 질 등도 포함하게 되었지만, 보건의료를 이를 성취하는 데 필요한 수단적 가치로 보는 것은 크게 다르지 않다. 이런 시각에서는 어떤 서비스나 정책이 건강이나 건강수준에 좋은 영향을 미치면 긍정적으로 평가하고, 그렇지 않으면 가치가 적고 의미가 없다고 본다. 보건의료 정책, 프로그램, 사업, 개입의 효과성, 효율성, 편익, 성과, 결과 등은 모두 그런 관점에서 출발한다.[2]

---

[1] 보건의료와 그 체제도 어떤 의미에서는 건강의 사회적 결정요인에 속하지만, 여기서는 건강과 직접 관련이 약한 것처럼 보이는 사회적 결정요인의 중요성을 강조할 목적으로 보건의료와 그 밖의 사회적 결정요인을 구분한다.

[2] 건강 '내부' 관점을 취할수록 도구적 시각에서 보건의료를 보는 경향이 강하고, '개인 보건의료 personal health services'보다 인구집단을 대상으로 한 '공중보건population health servcie'에서 상대적으로 이런 경향이 더 강한 것처럼 보인다. 후자에서는 건강결과 외에 집단 차원에서 효과와 성과, 가치를 판명하기 어려운 것이 중요한 이유가 되었을 것이다. 건강 내부 관점이 아닌 '사회적' 관점을 취할 때, 개인 서비스의 가치가 무엇이며 이를 어떻게 파악할 수 있는지는 간단한 문제가 아니다. 예를 들어, 개인 서비스가 사회적으로 불안을 줄이는 역할을 할 수 있지만, 이를 정의하

문제는 이런 도구적 관점이 이론과 현실을 모두 잘 설명하지 못하는 데 있다. 현실에서는 보건의료를 이용하려는 동기 가운데 상당 부분이 건강과 별 관련이 없다. 회복 가능성이 거의 없는 종말기 환자나 진단이 확정된 환자가 별 효과나 근거가 없는데도 보건의료를 이용하려는 것이 이에 해당하는 대표적 사례다. 사람들은 크게 기대하지 않으면서도 건강식품을 먹고 근거가 명확하지 않은 약을 복용한다. 가볍고 흔한 증상인데도 심각한 병은 아닐까 확인할 목적으로 첨단 진단 기기를 찾는 사람들도 적지 않다. 혼자 사는 노인이 소일거리 삼아 의학적 근거와 효과가 거의 없는 물리치료를 받으러 다니기도 한다. 이러한 행위와 보건의료 이용은 아무 가치도 없는 것일까? 어떤 가치를 인정해야 한다면, 보건의료는 건강과는 구분되는 다른 효과나 가치를 생산하는 것으로 해석해야 한다.

수명, 건강수준, 고통, 기능, 웰빙과 관련이 없더라도 보건의료서비스를 요구하고 충족하는 행동이 의미 있는 인간활동이고 실천일까? 이는 보건의료의 역할과 기능을 어떤 범위에서 보는지와 관계되는 문제로, 한 가지 답은 보건의료서비스의 가치가 건강·보건·의료 영역으로 한정되지 않는다는 것이다. 고통이 있거나 질병을 인식할 때만 보건의료를 이용하는 것이 아니며, 반대로 고통과 질병이 있다고 모두 보건의료를 찾는 것도 아니다. 고통과 질병을 인식하고 그에 대처하는 데는, 개인 차원으로 한정해도 정보와 지식, 해석, 신념, 의미 부여, 사회적 관계, 자원 등이 모두 간여한다. 보건의료와 보건의료 이용이 산출하는 가치가 한두 가지에 한정될 수 없는 이유다.

보건소 대신 큰 병원에 가는 것이 때로 경제 능력을 표현하는 행위일 수 있다. 대체로 건강에서 보건의료서비스의 필요와 요구가 시작하지만, 보건의료는 건강을 넘어 자기 존중self-respect, 자기 결정권, 사회적 참여, 사회적 관계 등과도 밀접한 관련이 있다. 센은 이를 '과정process, procedure'의 공정성으로 보고, 사회정의는 결과뿐 아니라 과정도 중요하게 고려해야 한다고 주장했다(Sen, 2002). 보건

고 측정하기는 쉽지 않다.

의료를 '능력' 관점에서 보는 것도 비슷하다. 건강을 성취하는 것과 무관하게 어떤 보건의료가 자신의 건강을 추구할 '수 있는capable' 유일한 방법이면, 이 사람에게 보건의료를 찾고 이용할 가능성은 곧 센이 말하는 자유에 해당한다. 건강레짐이라는 틀은 보건의료의 이러한 가치를 이해하는 데 장애가 되기보다는 오히려 도움이 된다고 할 것이다.

건강레짐의 틀은 또한 역설적으로 건강의 '부분성'을 인식하게 한다. 포괄적이고 종합적인 인식의 틀로 건강레짐을 주장하면, 그동안 건강·보건·의료가 다루지 않던 것을 포함하고 결과적으로 '건강 제국주의'라는 비판을 받기 쉽다. 여기서 제국주의라는 표현은 건강과 조금이라도 관련이 있으면 건강을 모든 문제의 중심에 놓고 현실을 재구성하여 실재를 왜곡할 위험을 가리킨다. 예를 들어, 부부 사이의 갈등에는 정신적 고통을 비롯해 분명 건강과 유관한 요소가 존재하지만, 원인, 과정, 결과를 모두 건강과 관련된 문제로 환원하는 것, 즉 건강레짐으로 이를 설명하는 것이 건강 제국주의의 한 양상이다. 총기 사고, 가정 폭력, 아동 학대, 약물 중독 등에서도 이런 경향이 나타날 수 있다.

건강과 관련 요인을 지나치게 포괄적으로 이해하는 것은 위험하지만, 이런 접근이 역설적으로 새로운 가능성을 보이는 점도 있다. 건강레짐의 범위와 구성요소, 이들 요소 사이의 긴장을 인식함에 따라 건강과 보건의료 문제를 외부 시각으로 이해할 수 있다. 예를 들어, 자살을 건강문제로 보더라도 단순히 몇 가지 요인으로 전부를 설명할 수 없으며, 더구나 우울감이나 우울증 한 가지로 단순화할 수 없다. 이때 사회적 결정요인과 문화까지 포함한 건강레짐의 틀로 자살을 이해하면, 의학적 진단과 약물 치료로 환원하는 의료화medicalization의 위험을 줄일 수 있을 것이다. 수직적 구분으로는 포착되지 않는 수평적 연관관계, 문화적 요소, 통합성 등을 드러내는 것이 레짐 개념의 장점이다.

2) 사회적 결정요인의 의의

건강의 사회적 결정요인을 제외하고 건강레짐을 구성하기는 어렵다. 건강레짐을 전제로 하거나 건강레짐이 조건으로 작용하는 사회적 활동은 건강이나 보건의료를 충족하는 것을 목표로 한다. 기존 분류에 따라 건강과 보건의료의 어느 한쪽에 속한다고 보든, 또는 건강과 보건의료를 새롭게 정의하든, 인간 삶의 목표를 달성하려는 실천활동은 사회성을 벗어날 수 없다. 건강을 증진하고 보건의료를 충족하는 사회적 개입과 실천도 마찬가지다. 건강에 가치를 두고 규칙적인 운동을 하는 사람은 그 실천을 개인 차원으로 이해하겠지만, 시간을 내야 하고 적절한 공간과 시설이 있어야 한다. 모두 '사회적인 것'들이다. 운동이 건강에 좋다는 지식, 정보, 믿음은 사회를 전제하지 않으면, 접근하고 얻으며 형성하는 것이 불가능하다.

건강이나 보건의료와 관련된 실천활동뿐 아니라 건강과 보건의료에 영향을 미치는 요인, 조건, 환경, 맥락 등도 사회적이다. 중요한 사회적 결정요인인 소득을 예로 들면, 소득계층에 따라 평균수명과 질병, 고통, 기능 상태, 의료서비스의 충족 정도가 크게 다르다. 어떤 기준으로도 건강과 보건의료에 속하지 않는 노동, 고용, 주거, 교통, 지역개발 등도 건강과 보건의료에 큰 영향을 미친다. 레짐 관점에서는 집단별로 '다르다'라거나 '차이가 있다'라는 기술description보다 불평등의 정의와 윤리에 연관된 처방해결책, prescription이 더 중요하다. 어떤 기술도 처방을 전제로 할 때 의미가 있다고 본다.

사회적 결정요인과 불평등, 이를 해결하려는 노력뿐 아니라, 더 넓게는 대부분 보건의료제도와 정책, 사업이 사회적 결정요인과 연결된다. 예를 들어, 건강을 향상하거나 보건의료의 접근성을 개선할 때는 항상 소득을 비롯한 물적 토대를 고려해야 한다. 보건의료인력을 확보할 때도 임금, 문화, 교육, 주거 등 사회적 요인들을 참고한다. 건강이나 보건의료서비스의 변화를 목표로 하는 모든 사회적 활동은 이런 건강 '바깥'의 요인을 이해와 실천 대상으로 포함한다.

사회적 요인을 건강레짐의 핵심 요소로 포함하려면 관료, 학술, 전문가 체계에서 굳어진 전통적 구분을 뛰어넘어야 하는 과제가 있다. 빈곤이나 비정규 노동이 건강 불평등의 핵심 요인이라 해도, 건강과 보건 분야가 소득이나 노동을 직접 다루는 일은 거의 없다. 기존 관료주의의 인식과 행태는 흔히 소득을 독립된 요소로 파악하고, 경제나 노동 영역에서 출발해 길고 복잡한 논리 고리를 거친 후에야 건강이나 보건과 연결된다. 건강에 영향을 미치는 또 다른 요인인 교육도 마찬가지다. 여기에서 나오는 한 가지 문제는 소득과 교육을 비롯한 여러 독립변수가 서로 연결되지 않은 채 각각 독립적인 건강결정요인으로 이해되기 쉽다는 점이다. 이런 인식 방법은 분석과 해석에도 영향을 미치며, 지식뿐 아니라 실천에도 개입한다.

영역별로 분산되고 수직적인 체계는 정치와 경제체계, 정부정책, 학술, 시민사회와 사회운동 등에 널리 퍼져 있는데, 그냥 관행 때문인 것처럼 보이는 때도 흔히 유·무형의 자기 이익과 연결된다. 정부가 예산을 편성하거나 담당 부서가 어딘지를 정할 때, 또는 대학에서 교육을 담당하는 과나 단과대학을 정할 때를 생각하면 이런 사정을 쉽게 이해할 수 있다. 굳어진 구조 속에 있는 사람들의 인식과 감정이 이런 관료체계와 전문 영역 구분을 내면화하고 있는 상황이 더 심각하다. 소득이 건강에 심각한 영향을 미치는 중요한 요소이고 논리적으로는 이를 이해해도, 보통 사람들의 인식체계는 이미 나누어져 있다. 건강은 보건복지부가 소득은 경제부처가 맡는다고 자연스럽게 생각한다.

영역별 할거체계는 건강레짐 개념을 정립하고 적용하는 것을 어렵게 하는 중요한 장애요인이지만, 일단 논의를 시작할 수 있으면 역설적으로 새로운 가능성을 제시할 수도 있다. 레짐 개념은 제도화된 구분을 넘어 건강문제를 폭넓게 이해하는 데 도움이 될 것이며, 특히 여러 요인이 여러 차원에서 함께 영향을 미치는 복잡한 건강 결정 과정을 설명하는 유용한 인식 틀이 될 수 있다. 예를 들어, 빈곤에 따른 건강과 질병을 논의하면서 소득, 노동과 고용(비정규 노동, 장시간 노동, 조직문화), 지역사회, 사회정책, 정치, 개인요인 등을 한꺼번에, 그리고 상호작용과 경로, 변형 과정을 같이 파악하는 기본 개념(프레임)을 제공한다. 레짐 개념을 토대로 수직으로 구분되고 파편화된 여러 요소를 전체 관점에서 다시 배열하고 상호관련성을 파악할 수 있을 것이다.

3) 사회적이고 문화적인 것

건강과 보건의료가 몸과 마음, 생활, 일상의 문제이자 과제면, 행동이나 규범, 가치, 의미 부여와 긴밀한 관계가 있다. 여기서는 이런 행동과 규범, 가치,

의미 부여를 통틀어 '문화'로 부르기로 한다. 고통과 질병이라는 필요가 있으면 반드시 의료이용으로 이어질 것 같지만, 각 사람, 집단, 사회마다 무엇을 고통으로 생각하고 어떤 때 병에 걸렸다고 판단하는지 다르다. 언제 전문적 의료를 찾고 질병이 있을 때 자기 관리를 어떻게 하는지는 더 차이가 크다. 개인요인인 것처럼 보여도 그것은 흔히 문화가 영향을 미친 결과이기 때문에, 때로 개인-집단-사회라는 조건을 구분하기 어렵다.

건강과 질병에 크게 지장이 없고 눈에 잘 띄지도 않는 작은 흉터를 미용 때문에 수술하려는 사람이 있다고 가정할 때, 그가 의료를 이용하기로 한 이유는 무엇일까? 건강, 사회적 요인, 문화, 제도와 체계 등은 어떤 역할을 하는 것인가? 건강과 보건의료는 전통적으로 이런 연성soft의 요인에 큰 관심을 두지 않았다. 구체적으로 나타나고 포착할 수 있는 심신의 이상, 그리고 이에 영향을 미치는 물리적·화학적·생물학적 조건에 집중하고, 무형이거나 간접적인 요인은 맥락이나 조건 정도를 벗어나지 못했다. 더구나 집단과 관계가 있는 사회적이고 문화적인 요소에는 거의 관심을 기울이지 않았다.

지금까지 확립된 지식만으로도 건강과 보건의료에서 사회적인 것과 문화적인 것의 의의를 무시할 수 없다. 흡연이 남성성을 상징하는 문화, 술을 허용하지 않는 종교, 모성 사망률과 젠더 불평등, 대가족제도에서의 돌봄 등은 넓은 의미의 문화가 건강과 보건의료에 결정적 영향을 미치는 몇 가지 예다. 정책과 제도도 마찬가지 시각으로 볼 수 있다. 일차의료를 강화하는 한 방법으로 '주치의 제도'를 도입하자는 주장이 있지만, 일부 국가에서는 제도를 강제하지 않고도 문화(관행, 규범, 신념 등)의 힘으로 사실상 같은 시스템이 작동한다. 한국에 엄격한 의료전달체계를 도입하려면, 대부분 환자가 일차의료에 좋은 점이 많고 필요할 때는 바로 상급 병원에 갈 수 있다고 '믿는' 것이 제도의 규칙과 내용 이상으로 중요하다.

문화적 측면까지 포괄하는 데는 건강체계나 시스템보다 건강레짐이 유리하다. 앞서 공공레짐이 "가시적인 제도나 정책, 구조뿐 아니라 원칙이나 규범, 규칙, 법률, 가치, 문화 등의 역할을 폭넓게 고려하는 장점이 있다"라고 한 설명은 건강레짐에도 그대로 해당한다. 공공병원과 공공보건의료체계가 제대로 작동하려면, 지역주민들이 공공성을 이해하고 공공보건의료를 신뢰할 뿐 아니라, 의사를 비롯한 공공보건의료인력 또한 공적 책임을 인식하고 공공성에 부합하도록 행동해야 한다. 레짐 개념을 활용하면 아마도 '건강레짐의 공공성'이 이를 둘러싼 구조와 상호관계, 과정, 결과를 종합하는 개념이 아닐까 한다.

2. 개입과 변화의 주체

지금까지 사회적 차원에서 건강과 보건의료에 개입하고 변화를 추구하는 핵심 주체는 정부, 그중에서도 행정부였다. 입법부와 사법부는 큰 관심사가 아니었으며, 정책 과정의 일부 국면, 예를 들어 입법이 필요한 단계에서 국회가 정부를 견제하는 역할 정도가 주목 대상이었다. 정부와 국가권력을 구분하지 않고 동일한 것으로 이해하는 것도 중요한 문제다. 국가권력은 특정 영역이라기보다 하나의 '제도'나 '기구'에 가깝고, 그런 의미에서 정부를 포함해 군대와 경찰, 교육, 복지, 보건의료, 언론 등 다양한 제도를 모두 포괄한다.

국가권력을 넘어 경제권력이나 사회권력까지 사회적 변화의 주체로 이해하는 일은 더 드물다. 지금까지는 사회적 변화를 국가권력 중심으로, 그중에서도 행정부의 정책 중심으로 이해해왔으나, 건강레짐의 틀은 이를 탈피하고자 한다. 좀 더 정확하게 이야기하면, 어느 한 주체가 역할을 독점하여 사회가 변동한다기보다, 여러 주체가 서로 영향을 주고받으며 각 주체가 바뀌는 동시에 사회가 변화해나가는 것으로 이해한다. 먼저, 변화의 주체를 넓히는 문제부터 검토한다.

건강과 보건의료의 변화를 생각하면서 국가권력, 그중에서도 행정부와 그 실천(주로 제도와 정책)의 범위에 머무르지 않아야 한다는 문제의식은 특히 한국적 상황에서 비롯된 것이면서 동시에 한국적 현실의 제약을 받는다. 1960년대 이후 대부분 변화를 권위주의적 정부가 주도했고, 건강과 보건의료 변화 또한 발전국가 모형과 근대적 '나라 만들기' 틀을 벗어나지 못했다. 특히 건강보험(과거 이름은 의료보험)으로 대표되는 제도와 정책이 모든 변화의 중심에 있었고,[3] 모든 사회적 실천은 '정부 주도'와 '정책 중심'을 벗어나기 어려웠다. 이런 사정 때문에 사회적 논의와 사회운동(시민사회)에서도 행정부의 정책을 중심으로 한 근대화 과제가 중심 자리를 차지했다.

건강·보건·의료 영역에서는 2000년을 전후해 이런 사정이 빠르게 변화한 것으로 보인다. 건강보험 통합과 의약 분업, 의료급여제도, 장기요양보험 등이 확립되거나 수정되어, 근대적 과제가 일단락되는 동시에 거시체제는 상대적 안정기에 접어들었다. 국가권력과 경제권력의 과제는 말할 것도 없고 사회적 관심과 논의도 기술적·미시적 차원으로 이동했다. 거시체제가 점점 공고해지면서, 외형상 국가와 정부 주도가 약해지면서도 정책이 강조되는 이중적 경향이 나타난다. 정책과 정치의 결합이 느슨해지는 동시에 기술과 전문성 수준이 올라가고 재정이 더욱 중요해졌다. 결과적으로 정책에 필요한 권력자원은 행정부로 더 집중하는 경향을 보인다.

행정부가 권력을 독점한다는 시각은 국가권력의 한쪽 단면만 보는 것이다. 정부를 구성하는 입법부와 사법부도 권력을 분점하며, 때로는 행정부와 경쟁하고 또 협력한다. 입법부가 행정부에 협조하지 않으면 법을 새로 만들거나 고치기 어렵고, 사법부는 법 해석을 통해 행정 행위를 지원하거나 견제한다. 행정부 단독으로는 소득세나 법인세의 세율을 인상할 수 없고, 헌법재판소가 위헌으로 판결하면 건강보험법이나 의료법을 바꾸어야 한다.

국가권력 전체의 동질적 특성을 파악해야 하는 이유다. 겉으로는 다양한 주체가 서로 견제와 균형을 추구하는 것처럼 보여도, 거시적 시각에서 국가권력은 하나의 체제나 레짐으로 이해할 수 있다. 예를 들어, 시장, 기업, 경제성장, 노동, 복지, 공공성 등의 영역에서 행정, 입법, 사법은 물론이고, 각각의 내부에서도 서로 다른 권력이 작동하고 있는지 의문이다. 작은 차이가 있을 뿐 기본

---

3   건강보험이 나라 만들기의 핵심에 있었던 것은 이 제도가 단지 정책적 의미의 물적 토대(재정)로 기능했기 때문만은 아니다(정책 관점에서는 건강보험의 이런 기능을 흔히 '정책 수단'이라고 표현한다). 건강보험이 건강과 의료는 물론이고 경제, 치안, '국민 만들기' 등과 연관되어 있었다는 점에서 푸코적 의미의 '통치성' 관점도 필요하다.

이념과 지향이 비슷하면, 체제는 통합되어 있다고 해석해야 한다.

국가권력은 입법, 사법, 행정을 모두 포함한 정부의 경계도 넘는다. 앞서 설명한 대로, 국가권력을 제도나 기구라 할 수 있다면, 국가는 정부를 포함해 군대와 경찰, 교육, 복지, 보건의료, 언론 등 다양한 국가체제와 기구를 망라한다. 사립학교는 소유권이 민간에 속하지만, '국정' 교과서로 '국가'가 정한 과정에 따라 교육한다는 점에서 '국가' 기구의 한 세부 구성요소이다. 국가를 '대행'한다고 할 때, 민간 복지 사업자나 시설도 마찬가지다. 보건의료, 언론, 일부 국가의 종교처럼 국가권력의 경계를 넘나드는 영역도 있지만, 소유권이나 재정, 공권력 등과 별개로 '통치하는 governing' 주체로서 국가권력의 범위는 정부보다 훨씬 넓다.

국가권력과 더불어 경제권력과 사회권력이 사회체제와 권력관계를 구성하는 것은 앞서 논의한 바와 같다. 이들 권력의 특성은 앞서 논의했으므로 여기서는 길게 반복하지 않는다. 강조할 것은 경제권력과 사회권력을 여전히 '정책 대상' 또는 '참여자', '영향요인' 등으로 이해하는 경우가 많다는 사실이다. 예를 들어, 공식적으로 행정부가 안을 만들고 입법부가 법을 통과시킨 아동수당 신설은 어떤 주체들이 어떤 관계에서 결정하고 성취한 사회적 변화인가? 사회권력과 경제권력은 단지 참여자이고 영향요인에 지나지 않는가? 사회권력과 경제권력을 영향요인이나 참여자 정도로 생각해서는 사회변화 과정과 결과, 그리고 그 특성을 정확하게 설명하기 어렵다.

건강레짐 개념은 행정부가 주역 노릇을 하면서 주로 제도와 정책을 통해 사회에 개입하고 변화를 추구한다고 이해하는 '부분성'을 극복하려는 시도다. 의원내각제 체제에서는 행정부 중심의 접근이 완화될 수 있으나, 이때도 확장된 행정부 또는 정부가 중심이 되는 것은 피하기 어렵다. 첫 단계로 건강레짐 개념을 통해 주체를 행정부 또는 정부로부터 국가권력으로 확대해야 하는데, 이것만으로도 정부의 전유물처럼 보이는 정책과 제도를 더 넓은 범위에서 좀 더 정확하게 이해할 수 있다. 건강보험을 예로 들면, 입법부와 사법부는 건강보험 정책에 영향을 미치는 참여자라기보다는, 행정부와 더불어 국가기구를 운영하는 주체다. 넓게 보면 교육과 언론도 국가기구로서 역할을 하며, 나아가 경제권력과 사회권력도 국가기구의 한 요소로 편입할 여지가 있다.

건강레짐은 어느 한 주체가 사회변화를 주도한다기보다 서로 다른 주체 사이의 상호작용과 상호관계가 변화와 개혁을 끌고 가는 힘이라고 이해한다. 기존 이론이 설명하는 정책 참여자는 권력의 주체로 바뀌어야 한다. 정책을 누가 형성하고 결정하는지에 관심을 두기보다, 문제를 정의하거나 대안을 형성하고 채택하는 데 서로 다른 권력이 어떤 과정을 통해 얼마나 큰 영향을 미치는지에 주목한다.

건강레짐은 변화와 정책 측면에서 그전에는 정책 외부에 있으면서 대상이었던 환자, 소비자, 보건의료전문직과 같은 수동적 주체를 능동적 주체로 다시 규정한다. 또한, 지역사회와 주민, 노동자, 정당, 유권자와 같은 새로운 주체가 행정부나 정책과는 다른 경로와 방법을 거쳐 변화를 주도할 수 있다고 설명한다. 건강레짐 개념에 따르면, 지역주민과 전문직, 정당 등이 사회적 결정요인(소득, 노동, 임금 등)을 중심으로 새로운 지역 네트워크와 권력을 창출하는 것이, 행정부와 그 정책과는 구분되는, 사회변동의 다른 한 가지 유력한 경로이다.

3. 방법과 과정

사회변화와 진보를 위한 인간의 사회적 실천은 정부와 행정부가 주도하는 정책보다 훨씬 넓은 범위에 있다. 앞서 지적한 것처럼 실천의 주체도 국가권력에 국한되지 않는다. 건강레짐 개념은 국가권력과 정책이 모든 사회변화의 유일한 주체이자 경로라는 관점을 벗어나려는 시도다. 유일한 방법이 아닌 것은 말할 것도 없고, 유력한 방법인지도 의심한다.

건강레짐 개념은 1970년대 이후 한국에서 일어난 건강과 보건의료 변화를 문제의식의 근거로 삼은 것이다. 특히 국가권력과 정부, 그리고 이들이 주도하는 정책의 역사성에 주목한다. 결론부터 말하면, 국가권력과 정책의 역할은 사회적으로는 점차 축소되었으나 권력은 오히려 강화되는 과정, 즉 국가권력과 정책이 '독점화' 또는 '주류화'하는 과정이었다. 국가권력과 정책은 물적 토대와 강제력을 바탕으로 다른 변화의 힘을 주변으로 밀어냈고, 다른 경로와 가능성은 위축되거나 시야에서 사라졌다.

국가권력과 정책이 주류화했다는 해석은 같은 시기 시장과 사회권력이 크게 성장했다는 다수 시각과는 차이가 있다. 기존 시각에서는 국가권력과 다른 권력 사이의 불균형과 불평등이 완화되었다고 볼 것이다. 이와 달리, 우리는 국가권력이 강화하고 성장하면서 경제권력과 사회권력을 포섭하고 더 체계적으로 통치할 수 있게 되었다고 본다. 특히 건강과 보건의료 분야에서는 의료보험(현재의 건강보험)과 의료보호(현재의 의료급여) 제도를 도입하는 등 보건의료와 공중보건의 국가체계를 구축하고 계속 강화했다. 1995년에 제정되거나 개정된 「지역보건법」, 「정신보건법」, 「국민건강증진법」은 국가가 건강, 보건, 의료를 촘촘하게 관리하려는 국가기구를 대표한다. 이로써 사회적 관점에서 정신건강과 건강증진이 발전하거나 진보하는 데는 국가권력과 정책이 가장 유력한 통로가 되었다.

정책이 주류화하면서 나타나는 현상 중 한 가지가 전문성과 전문가 중심의 경향이 강해지는 것이다. 현대적 관료제 국가에서 정책은 복잡하고 전문적이며, 그중에도 건강과 보건의료 분야는 정도가 더 심하다. 한국의 경우, 2000년대 이후 국가권력은 물론 사회권력에서도 정책, 특히 기술적·미시적 수준의 정책이 중심을 차지하면서 전문성과 전문가 권력이 크게 성장했다. 건강보험의 개혁은 보장성을 늘리는 데 집중되고, 이제 이를 끌어가려면 건강보험의 급여와 재정에 전문가 수준의 지식, 정보, 경험을 축적해야 한다.

전문성과 전문가를 요구하는 것이 문제가 아니라, 권력을 중심으로 한 상호관계가 중요하다. 전문가가 의도하든 아니든, 전문성과 전문가 권력이 커지면 비전문가는 반드시 권력이 위축되는 결과를 낳는다. 불평등이 지속·심화하면 끝내 한쪽이 배제될 수도 있다. 사회권력(예: 시민사회와 사회운동)이 제도화한 학술활동과 제도적 전문가에 의존하면, 비전문가를 중심으로 한 사회권력은 의제를 주도할 기회와 능력을 잃게 된다. 사회권력을 수동화·객체화하는 현상이 진행되는 것이다.

제도화한 사회권력뿐 아니라 대중과 사람을 대상화하는 것이 국가권력과 정책의 또 다른 문제다. 주체의 문제도 있지만, 지식과 정보, 전문성의 격차가 이를 촉진하는 것은 두말할 것도 없다. '일차의료 강화'나 '의료전달체계 개선'이 무엇을 의미하는지 이해하는 비전문가는 아주 적을 것이다. '공공보건의료 강화'도 크게 다르지 않다. 국가권력을 중심으로, 주로 정책을 통해 개선과 개혁과 진보를 추구하는 것이 현실이다.

전문성과 미시성이 결합하면 건강과 보건의료의 탈정치화 현상도 나타난다. 따로 자세하게 분석해야 할 일이나, 건강과 보건의료의 정책 내부화, 행정화, 탈가치화는 부인할 수 없는 경향성이다. 건강과 보건의료가 본래 가치중립이라는 불가능한 목표를 추구할 소지가 있는데, 정책 중심의 접근은 탈정치화를 한층 더 촉진한다. 탈정치화 자체가 문제라기보다는 근대화 이후의 보건의료 상황과 조화하지 않는 것이 중요하다.

몇 년 전 벌어진 보편복지 논쟁만 보더라도 보건의료와 복지는 정치성을 벗어나기 어렵다. 세부 정책, 예를 들어 건강보험이나 의료급여의 미래도 다르지 않다. '나라 만들기' 시기에는 근대적 보건의료체계를 구축하는 일에 상대적으로 정책이 더 큰 역할을 했다면, 근대 이후 체제와 패러다임을 선택하는 데는 정치 또는 정치경제요인이 핵심 역할을 담당한다. 신자유주의 국가의 반-복지 또는 최소주의적 지향성은 이제 막 기본 수준을 갖추는 한국의 보건·복지·사회정책 확대에 강력하게 저항하는 중이다. 이런 상황에서 건강과 보건의료의 탈정치화는 정책까지 무력화할 가능성이 크다.

정책의 주류화와 이와 동반된 탈정치화가 건강·보건·의료를 '체제 내부화'하는 것도 덧붙여 지적한다. 관점과 입장에 따라 가치판단이 다르므로 체제화 현상이 어떤 실천적 의미를 내포하는지는 자세하게 설명하지 않는다. 좀 더 현실적인 문제는 이 때문에 변화를 위한 대안의 폭과 상상이 제한된다는 것이다. 예를 들어, 국민건강보험의 대안(변화)을 기존 체제 바깥에서 구하는 일은 좀처럼 보기 어렵다. 영국과 비슷한 공영의료체계든 민간보험 방식이든, 이론 수준에서도 근본 대안을 논의하는 일이 드물다.

건강레짐 개념은 주체를 국가권력에 한정하지 않고, 개입의 방법과 통로를 정책에 국한하지 않는다. 국가-경제-사회권력이 협력한 새로운 주체와 개입 방법을 상상할 수 있게 하는 장점이 있으며, 특히 이런 시각이라야 일부 사회적 기업이나 협동조합 등 국가권력이 주도하는 정책 모델을 벗어날 수 있다는 점을 강조한다. 사회권력이 만드는 변화와 개혁은 그 자체로 정책에 버금가는 영향과 가치가 있으며, 그것이 국가권력의 정책이나 경제권력의 실천으로 수용되는 것은 상호 권력관계에 달려 있다. 새로운 주체와 새로운 실천 방법이라는 상상력을 제공하는 것이 건강레짐 개념의 가장 중요한 기여가 될 것이다.

4. 지식과 지식체계

건강레짐은 하나의 잠정적 이론으로, 현실을 추상화하고 개념화한 결과다. 여기서는 지식으로서 건강레짐이 지금 단계에서 건강과 보건의료에 어떤 새로운 기여를 할 수 있을까 하는 점을 다룬다.

1) 자본주의 체제 또는 자본주의 시장경제와의 상보성

지식으로서 건강레짐 개념의 한 가지 가능성은 건강과 보건의료를 상위 체계 또는 보편적 체계의 한 부분으로 볼 수 있게 한다는 점이다. 이 시각은 단순히 부분과 전체의 관계를 강조하는 것이 아니라, 건강과 보건의료의 특성에 영향을 미치는 전체 체계의 성격에 초점이 있다. 레짐 개념이 아니어도 큰(보편) 체계와 부분의 관계를 생각할 수 있지만, 건강레짐 개념은 도구적 가치로서 건강, 사회적 결정요인, 행위와 실천 주체의 문제, 역사적 경로로서 가치와 문화 등을 포함하여 부분과 전체의 상호의존적이고 상호침투적인 관계를 더 잘 드러낸다.

건강·보건·의료에 영향을 미치는 심층 구조로서 사회경제체제를 드러내는 데도 건강레짐 개념이 장점이 있다. 몇 나라를 제외하면 지금 단계에서 건강과 보건의료를 그 안에 포함하는 보편적 사회경제체제란 특정한 형태의 자본주의 또는 자본주의적 시장경제체제를 가리킨다. 평면적으로는 이를 건강과 보건의료의 환경이나 맥락 또는 독립변수로 이해할 수 있지만, 사회경제체제를 건강레짐 시각에서 보면 특수(건강과 보건의료)와 보편(사회경제체제)의 관계를 더 정확하게 포착할 수 있다. 둘의 관계를 정치나 경제, 문화, 제도, 정책 등 단선적이고 일면적인 연결이나 상호관련성, 또는 단일 변수로 설명할 수 없기 때문이다.

상호의존성이나 상호침투성은 기계적 관계가 아니며, 한쪽이 다른 쪽을 단선적으로 설명하는 직선적 관계도 아니다. 이런 유동적 성격을 설명하는 데는 '상보성complementarity' 개념을 응용할 수 있는데, 처음 의미에서 상보성은 경제의 특정 영역에서 어떤 조정 유형이 발전하면 다른 영역에서 이를 보완(조응)하는 유형이 발전하는 것을 가리킨다(Hall and Soskice, 2001: 18). 이를 건강과 보건의료에 적용하면, 자본주의 국가의 한 부분인 건강레짐은 자본주의 사회경제체제를 반영하되, 기계적인 종속관계가 아니라 상보적 관계라고 말할 수 있을 것이다. 즉, 미국, 영국, 독일, 일본, 한국의 건강레짐은 각각의 자본주의 사회경제체제와 상보적이다.

상보성이라는 말이 의미하듯이 상호관계는 한쪽 방향으로 치우친 것이 아니다. 건강레짐의 특성은 다른 체계(또는 레짐)에 영향을 미치며, 상위 개념의 사회경제체제에 대한 관계도 마찬가지다. 독일의 자본주의 사회경제체제가 독일의 건강레짐을 결정할 수도 있지만, 건강레짐의 특성이 상보적으로 자본주의 사회경제체제의 특성을 규정하기도 한다. 보건의료체계는 정부재정, 노동, 가족, 사회복지에 영향을 미치고, 이들 요소가 자본주의 사회경제체계를 구성하면서 동시에 체제의 특성을 결정한다.

적어도 최근까지는 건강레짐과 사회경제체제 사이의 상보성이 다른 영역(예: 금융이나 산업)보다 상대적으로 더 느슨한 것처럼 보인다. 예를 들어, 영국의 공영의료체계는 영국의 자본주의 사회경제체제와 비교적 느슨하게 연결되어 상당히 '자율적'이다. '앵글로 아메리칸'이라는 말이 뜻하는 것처럼 영국 사회경제체제는 유럽 국가와 비교하여 미국과 더 비슷한데, 보건의료체계는 미국과 크게 다르다. 영국의 공영의료체계는 영국 자본주의의 섬이라고 불릴 정도로 사회경제체제와 느슨하게 연결되어 있다.

상보성은 사회적 관점에서 한 국가나 사회의 건강레짐을 규정하고 그 특성을 이해하는 데 도움이 된다. 건강레짐의 시각에서는 전통적인 체제와 제도의 유사성이나 차별성이 달라질 수도 있다. 앞서 사회경제체제와 건강레짐의 관계가 '느슨하다'고 표현했지만, 이는 상보성을 어느 수준에서 이해하는지에 따라 다르다. 건강레짐의 상보성이 자본주의 사회경제체제의 존속과 발전을 보장하는 것이 초점이면, 영국의 건강레짐은 영국 자본주의가 확대·발전하는 경로와 조응하게 마련이다. 겉보기에 미국과 대척점에 있는 건강레짐이지만, 자본주의 발전을 촉진하고 확대하는 역할은 큰 차이가 없을지 모른다. 내부 시각으로 이해하는 미국과 영국의 보건의료체제 차이는 '신화'일 수도 있다.[4]

2) 역사적 경로를 설명하는 단위

레짐 개념은 단면적 정책과 제도로는 좀처럼 포착하기 어려운 역사와 경로를 고려할 수 있게 한다. 건강·보건·의료에 서로 다른 시기에 서로 다르게 영향을 미치는 정치적·사회적·경제적·문화적 요인들은 역사적 경로를 형성한다. 이런 관점에서 보면 공영의료체계는 단지 어느 한 시기의 제도가 아니라, 여러 요인과 서로 관련을 맺으며 오랜 기간 형성되어온 하나의 건강레짐이다.

레짐이 역사성을 포함하는 것은 현재를 진단하고 대안을 구하는 데 적어도 두 가지 이상의 의미를 내포한다. 그중 하나는 건강과 보건의료에서 가치와 규범, 문화가 매우 중요하다는 것으로, 이는 역사적 산물이면서 또한 실재하는 사회적 구조이다. 예를 들어, 한국에서 의사를 찾고 약을 구하는 문화와 규범을 제대로 이해하지 못하면, 이와 관련된 제도와 정책, 사회적 구조를 만들어갈 방법을 찾기 어렵다.

변화 대상으로서 현재의 건강과 보건의료체계가 역사와 경로로부터 '발현'했다는 점도 중요하다. 현존하는 건강레짐은 동시대적인 경제사회 구조와 역사적 경로가 함께 작용한 결과지만, 개별적인 경제사회 구조나 역사적 경로로 환원되지 않는다. 미국의 건강레짐을 구성하는 한 요소인 민간보험은 같은 시기 정

---

4   자본주의 사회경제체제와 건강레짐의 상보성 관점에서는 '선진' 자본주의 국가 사이의 건강레짐 차이보다는 세계체제론이 말하는 '중심부'와 '주변부' 국가의 차이가 더 중요할 수도 있다. 상보성 관점에서는 선진 자본주의 국가의 보건의료체계 '변이'(예: 자유주의-코포라티즘-보편주의)를 다르게 해석해야 한다.

치·경제·사회체제에 조응하는 것인 동시에 오랜 기간 역사적으로 형성되어온 결과물이다.

건강레짐을 어떻게 규정하고 측정하든 이를 어떤 사회적 변화의 단일 요인 (설명변수)으로 활용할 수는 없을 것이나, 가치, 규범, 문화를 포함한 구조를 하나의 거시적·총체적 원인으로 규정하는 데는 유용성이 있다. 건강레짐이 하나의 분석 단위나 기술 단위가 되기는 어렵다 하더라도, 분해 과정을 거쳐 원인과 결과의 개념 틀을 구성하는 데는 중요한 기여를 할 수 있을 것이다.

5. 건강레짐과 공공성

지금까지 논의한 결과를 바탕으로, 건강레짐을 잠정적으로 "건강과 보건의료와 연관된 가치, 규범, 규칙, 정책, 법률, 제도의 총합으로, 행태와 상호관계의 방향을 결정하는 틀"로 정의하고자 한다. 공간적으로 확장하면 국제적 차원에 적용하지 못할 것은 없으나, 일단 단일한 정치공동체(주로 국가)에 한정되는 것으로 한다. 잠정적이라고 한 만큼, 개념이 확립되기 위해서는 당연히 여러 가지 경험적 분석과 함께 깊이 있는 논증이 필요하다.

건강레짐 개념을 적용하면, 건강과 보건의료의 공공성은 그 분석 대상과 내용을 크게 확장할 수 있다. 공적 가치와 공공성을 보건의료서비스와 그를 담당하는 조직과 행위자에 한정하지 않으며, 구성요소로는 건강과 보건의료와 직접 연관된 것은 물론 다양한 사회적 결정요인을 포함한다. 공적 주체 또한 마찬가지다. 국가권력과 함께 사회권력을 중요한 공적 주체로 인정해야 하며, 건강과 보건의료를 실천하는 당사자를 비롯해 다양한 행위자와 참여자를 모두 공적 주체로 포괄해야 한다. 공적 지배와 실천의 내용 측면에서도, 정책과 제도는 말할 것도 없고 가치와 규범, 문화 또는 이들과 연관된 측면을 함께 고려하게 된다.

개념의 실용성보다는 '운동성'을 강조하고 싶다. 건강레짐 개념을 제안하는 의의는 다른 무엇보다 새로운 개념 틀이나 관점으로 논의를 촉발하는 데 두고자 한다. 현실에 바로 적용하는 것도 중요하지만, 건강과 보건의료를 이해하는 이미 익숙해진 패러다임에 근본 문제를 제기하는 데 더 큰 가치를 두고 싶다.

문제의식이 아무런 필연성 없이 돌출한 것은 아니라는 점도 덧붙여 지적해두어야 하겠다. 최근 10~20년 사이에 생의학적 모형을 넘어 건강의 사회적 결정요인이 주목을 받게 되었고, 이에 기초하여 실천과 변화 측면에서 새로운 접근과 전략을 고민하는 것은 자연스러운 경과이자 발전이다. 한국 상황에서는 근대국가를 형성하는 '나라 만들기' 프로젝트의 첫 단계가 성숙하면서 사회발전의 다음 단계 또는 새로운 대안에 관심이 커진 것도 중요하다. 과거의 틀로는 당면한 문제는 말할 것도 없고 사회변화와 개혁, 진보를 이론화하기 어렵다.

건강레짐 개념이 유용하다고 주장했지만, 공공레짐에서 이미 논의한 것과 비슷한 단점을 피할 수 없다. 추상적이고 모호하다는 비판을 모면하기 어려우며, 앞서 지적한 것과 같이 레짐 개념의 확장성이 자칫 '건강 제국주의'의 혐의를 받을 수도 있다. 레짐을 구성하는 구체적인 요소들은 어떤 것인지, 그것의 경계는 어디까지인지, 그리고 각 요소는 어떻게 규정하고 측정할 것인지 더 구체적인 논의가 필요하다.

시험하고 구성하며 구축해야 하는 개념임을 고려하더라도 잠정적 기반까지 없다고 하기는 어렵다. 여기서는 경험적 분석과 추가 논의를 하기 위해서라도 건강레짐이 포함할 수 있는 몇 가지 구성요소를 제시하는 것이 좋을 것 같다. 건강레짐 개념이 중층적multi-layer이고 다중의 축multi-axial으로 구성되는 것은 명확하다. 예를 들어 공공-민간이라는 구성요소와 사회적 결정요인을 포함하는 포괄성 수준은 같은 차원으로 보기 어렵다.

이런 한계를 고려하면서 건강레짐 개념에 포함될 수 있는 구성요소 몇 가지를 제시하면 다음과 같다. 이는 어떤 사회의 건강레짐을 어떻게 규정하고 구분할 것인지에 대한 판단 기준이라 해도 좋을 것이다. 다시 강조하지만, 이는 잠정적인 것에 지나지 않으며, 모든 목록을 망라한 것이라 할 수도 없다.

① 건강·보건·의료의 생산체제: 건강과 보건의료를 누가 어떻게 생산하는지의 문제로, 주로 생산자와 생산 방식의 시장화·상품화와 연관되는 과제다. 전문직과 비전문직의 역할 구분도 중요하다.

② 의사결정을 둘러싼 권력 배분: 국가권력-경제권력-사회권력 사이에서 건강·보건·의료를 둘러싼 의사결정의 권한과 권력이 얼마나 민주적으로 배분되는지에 관심을 둔다.

③ 권리로서의 건강과 보건의료: 건강과 보건의료가 경제와 성장, 노동에 필요한 자본으로 받아들여지는 것이 아니라 기본적인 권리로 수용되는 정도를 뜻한다. 좀 더 근본적으로는 건강과 보건의료를 어떤 범위에서 어떻게 이해하는지도 중요하다.

④ 형평성을 지향하는 수준: 권리로서의 건강과도 관련되지만, 이는 집단 안에서의 분포, 즉 불평등을 중요한 문제로 인식하는 것이다. 정책과 제도는 물론 사회 구성원의 인식과 문화도 관계가 있다.

⑤ 건강의 사회적 결정요인을 포함하는 영역 간 포괄성과 통합성: 건강과 보건의료를 생물학적 현상으로 이해하지 않고 사회적 결정요인을 포함하여 폭넓게 이해하는 수준을 가리킨다.

이들 기준(또는 축)을 통해 건강레짐 개념과 공공성은 자연스럽게 연결된다. 예를 들어, 생산체제가 공적이고 민주적이며, 권리와 형평에 대한 지향성이 강하고, 여러 사회적 불평등 요인을 같이 해결하려는 사회 또는 체제를 "공공성이 높은(또는 강한) 건강레짐"이라 부를 수 있을 것이다. 같은 논리로 "강한 공공성을 기초로 한 건강레짐"이라는 유형도 있을 수 있다. 앞서 제시한 구성요소(잠정적인 제안이지만)는 결국 공공성을 결정하는 기준이기도 하다.

제11장
건강의 의미와 가치*

많은 사람이 흔히 '건강'이라는 말을 쓰지만 늘 같은 뜻으로 그러는 것은 아니다. 한마디로 건강은 모호한 개념이다. 이론적으로도 건강을 어떻게 정의할 것인지에 관심이 적고, 논리와 합리성을 말할 수 있을 정도로 개념이 정교하지 못하다. 어렵고 추상적인 것보다 의사소통에 장애가 생기는 것이 문제다. 공통의 이해 기반이 없으면 우리가 논의하는 공공성도 깊이 있게 다루기 어렵다.

건강이라는 말과 개념이 이른바 근대적인 것이라는 사실부터 지적하는 것이 좋겠다. 건강은 한국인이 본래 쓰던 말이 아니라 근대 이후 말의 연원을 찾을 수 있는 일본에서 수입되었다고 생각하는 것이 합리적이다. 건강은 일본의 에도 시대와 메이지 시대의 의학서에 처음 쓰이기 시작했으나,[1] 이를 널리 전파한 이는 개화기의 대표적 지식인인 후쿠자와 유키치福沢諭吉이다. 그는 1866년『서양사정西洋事情』을 써 큰 인기를 끌었는데 여기에서 'health'를 '건강'이라고 번역해 소개한 후 이 말이 널리 퍼졌다고 한다. 당시 한국사회가 받아들인 근대적 개념

---

*   이 장은 다음 글을 기초로 고쳐 쓴 것으로, 참고문헌을 따로 명시하지 않으면 이에 따른 것이다.
    김창엽 외,『한국의 건강 불평등』, 3~30쪽(서울: 서울대학교출판문화원, 2015). 건강에 대한 이
    해를 공공성 논의의 배경과 토대로 생각하고 별도의 장으로 분리했다.
1   본래는 중국의 고전『역경易經』에 나오는 '健体康心'이라는 말에서 유래했다고 한다.

이 대부분 중국이나 일본을 통해 수입되었다는 점을 고려하면, 한국인이 근대적 의미의 건강 개념과 말을 쓰기 시작한 것은 빨라도 개화기 또는 일제강점기라 할 것이다.

말과 개념의 수입을 강조하는 이유는 이것이 한국사회에 얼마나 뿌리를 내렸는지와 관련이 있다. '수입'이 자칫 '수출'의 정치성을 배제한 채 수용하는 쪽만 문제 삼을 위험이 있지만, 외부 충격으로 시작된 강요된 근대화가 지금까지 영향을 미친다는 역사적 현실을 드러내는 것도 사실이다. 문명과 문화의 수입은 곧 토착화naturalization 과제와 연결되는데, 수입된 건강 개념이 그 뒤로 한국인의 삶과 완전히 조화하게 되었는지는 확신할 수 없다.

역사적 경과만으로 모든 것을 설명할 수 없다 하더라도, 한국인의 새로운 건강 개념은 지금까지도 이질적이고 소외된 상태를 완전히 극복하지 못한 것으로 보인다. 예를 들어, 고급 건강검진으로 비로소 '건강함'을 신뢰하는 태도는 서양 전통의 건강관을 확대해도 쉽게 설명하기 어려운 현상이다. 서양의 전통에 토대를 둔 건강 개념이 과거와 현재에 어떤 역할을 하는지도 더 구체적으로 밝혀져야 한다. 본래 복합적이고 추상적인 건강 개념에 한국적 상황이 추가되면서 한국인과 한국사회의 건강 개념이 어떤 실재성을 갖는지 분명하지 않다.

실재하는 건강은 건강을 어떻게 정의하는지와 밀접한 관련이 있지만, 건강 개념을 누구나 동의하는 내용으로, 게다가 엄밀하게 정의하는 것은 기대하기 어렵다. 처음부터 복합적이고 추상적인 개념임은 이미 지적했다. 일관되고 과학적으로 건강을 정의하기 불가능한 일차 이유는 정의하고자 하는 대상의 본질이 이질적이기 때문이다. 건강은 '완전한' 건강으로부터 죽음에 이르는 매우 넓은 범위에 걸쳐 있다. 연속적 현상일 뿐 아니라 구성요소도 서로 다른 것이 뒤섞여 있다.

제약조건을 전제하면서 건강 개념을 최대한 엄밀하게 정의하고 명확하게 해야 하는 이유는, 그 개념의 연원이 어디든 또는 어떤 경로를 밟아왔든, 건강이 현실에 실재하며 개인과 사회적 삶에 영향을 미치기 때문이다. 건강 개념을 정의하지 않고는 건강수준을 측정하고 문제를 진단할 수 없으며, 개념이 명확하지 않으면 문제에 개입하기 어렵다. 실천 방법으로는 건강의 정의와 내용에 따라 정책목표를 정하고 계획을 세우며 실행하고 평가한다. 건강 개념이 어떤 형태로든 정치적 지향과 윤리적 판단과 연결되는 점도 중요하다. 건강과 유관한 대부분의 사회적 실천은 건강 개념에서 출발해야 하고, 따라서 잠정적이라도 또는 실용적으로라도 건강 개념을 최대한 명확하게 규명해야 한다.

건강 개념을 탐구하는 작업에는 적어도 세 가지 영역에 어려움이 존재한다. 첫째는 건강이 무엇을 뜻하는지 명확하게 하기 어렵다는 점, 둘째는 건강이 다차원적이어서 '측면'이나 '영역area, dimension, domain'을 정하는 데 어려움이 따르는 점, 그리고 셋째는 얼마나 건강한지를 기준으로 건강 '수준'이나 '정도level, degree'를 포함하는 것이다. 이러한 과제들은 밀접한 상관관계가 있는데, 건강의 의미를 따라가면 자연스럽게 건강의 측면이나 영역을 다루어야 하고, 이는 다시 건강수준이나 정도로 이어진다.

1. 건강의 개념

1) 건강의 정의

건강 개념은 모호하고 추상적이며 다의적多義的이다. 예를 들어, 시드하우스David Seedhouse는 건강에는 최소 네 가지 이상, ① 바람직한 상태를 가리킬 때의 건강, ② 일상의 사회적 활동을 할 수 있는 신체적·정신적 적응 상태인 건강, ③ 사거나 줄 수 있는 상품으로서의 건강, ④ 개인적인 힘이나 능력(신체적·형이상학적·지적 측면) 등의 의미가 있다고 주장했다(Seedhouse, 2001). 건강이 의미하는 것과는 다른 차원에서 건강을 보는 관점이나 시각을 기준으로 구분하는 방법도 있다. 예를 들어, 라슨James S. Larson은 건강을 보는 시각을 생의학적 관점, 세계보건기구가 정의한 것과 같은 총체적holistic 시각, '좋음wellness', 환경론적 관점 등으로 나누었다(Larson, 1999).

건강을 정의한다고 해서 건강이 내포하는 다양한 의미와 관점을 모두 다루어야 할 이유는 없다. 건강 자체에 관심이 있다기보다는 공공보건의료와 공공성을 논의할 때 서로 다른 의미와 시각이 어떻게 영향을 미치는지가 우리의 일차 관심이기 때문이다. 사람들이 건강을 어떻게 이해하는지를 기준으로 몇 가지 중요한 경향을 구분하는 것으로 목표를 달성할 수 있을 것으로 보며, 이런 기준에 가장 근접하는 것이 이른바 '생의학적biomedical' 시각(또는 모델)에 대한 태도다.

생의학적 모형은 가장 널리 알려져 있고 영향력이 크며 그만큼 논란거리도 많아, 관점을 나누는 기준이 될 만하다. 생의학적 모형을 기준으로 하면, 건강에 대한 관점은 ① 생의학적 모형과 같이 건강은 객관적으로 정의하고 측정할 수 있다고 보는 시각, ② 건강 개념에는 어떤 형태로든 가치가 개입하고 그 평가에 따라 판단이 달라진다는 규범적normative 정의, ③ 객관적 요소와 평가에 따른 요소를 모두 포함한다는 관점으로 나눌 수 있다(Nordenfelt, 2007).

의학적 또는 생의학적 건강관은 현재 시점에서 특히 의학과 의과학에서 보편적이고 지배적인 위치를 차지하는, 말하자면 주류 모형이라 해도 크게 틀리지 않는다. 이는 인체(정신까지 포함해서)를 하나의 정교한 기계로 생각하고, 생물학적 표준norm에서 벗어난 상태를 질병으로 간주한다. 건강이라는 복잡한 현상을 하나의 원리로 설명할 수 있다는 의미에서 철학적 환원주의reductionism에 기초해 있으며, 몸과 마음을 분리해서 본다는 의미에서는 이원론적 관점이다.

생의학적 모형을 대표하는 부스Christopher Boorse의 주장에 따르면, 질병은 "정상적 기능 능력의 훼손, 즉 하나 또는 여러 가지 기능이 전형적 수준typical efficiency 이하로 떨어지거나, 환경요인 때문에 기능 능력이 제한된 내부 상태internal state"를 말한다(Boorse, 1997: 7~8). 여기서 어떤 부분이나 과정의 '정상 기능normal function'이란 "그 부분이나 과정이 통계적으로 개인의 생존이나 재생산에 전형적으로 이바지할 수 있는a statistical typical contribution by it to their individual survival and reproduction"상태를 뜻한다. 그가 주장하는 정상과 질병 개념을 그림으로 나타내면 그림 11-1과 같다.

생의학적 모형은 특히 서구에서 질병과 건강을 설명하는 주류 이론으로 자리를 잡았고, 어떤 의미에서는 최근 들어 그 위치를 더 확고하게 다졌다. 신체질환은 말할 것도 없지만, 많은 정신질환의 물리적·화학적 원인이 밝혀지고 이를 기초로 치료법이 개발된 것이 이론의 위상을 높이는 데 이바지했다. 부분적이긴 하나 행동, 정서, 인지, 심리 등을 생물학적으로 설명하는 것도 설득력을 높인다.

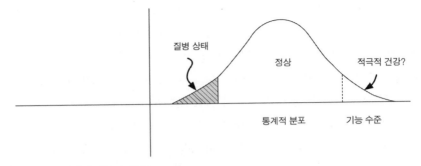

그림 11-1 / 정상과 질병의 개념

아직 정서적·정신적 이상과 심리적 변화를 충분하게 설명할 수 없고, 질병 경험과 생의학적 변화가 완전히 부합하지 않는다는 점 등은 한계이자 중요한 비판거리이다. 특히 후자는 이 모델이 잘 설명하지 못하는 중요한 결점으로, 사람들이 흔히 하는 경험과 생의학적 설명이 잘 맞지 않는 영역이 상당하다. 세포나 조직 수준에서 병리학적 변화가 있으면서도 특별한 증상이나 불편을 느끼지 못하는 사람(때)이 있는가 하면, 반대로 심각한 증상이나 불편이 있어도 생의학적으로는 이상을 찾기 어려운 사람(때)도 많다. 생의학적 모형을 옹호하는 시각에서는 현대의학이 더 발전하면 이런 경우까지 분석하고 설명할 수 있으리라 기대하지만, 확신하거나 낙관하기 어렵다. 예방과 건강증진의 중요성을 간과하고, 건강과 질병을 결정하는 사회적·경제적 요인을 충분하게 고려하지 못한다는 비판도 있다.

생의학적 모델과 대조되는 시각이 이른바 규범주의normativism다. 이 관점에 따르면, 건강은 객관적 관찰과 측정만으로 판단하는 객체가 아니라 달성해야 할 목표의 하나이며, 따라서 사람의 몸과 마음을 어떻게 이해하고 평가하는지가 중요하다. 노덴펠트Lennart Nordenfelt는 이런 관점을 총체적 건강이론holistic theory of health: HTH이라 불렀는데, 이는 자신의 이론을 생의학적 관점, 특히 부스의 생물통계학적 건강이론biostatistical theory of health: BST에 대응시킨 이름이다(Nordenfelt, 2007). 총체적 건강이론은 생의학적 건강관이 문제로 삼는 생존뿐 아니라 삶의 질이나 복지도 중요하다고 주장한다. 생존과는 무관해도 주관적으로 느낌이 좋지 않거나 생존 외의 다른 중요한 가치목표, vital goals를 추구하는 데 장애가 있으면, 이 또한 '건강하지 않은ill' 상태로 본다.

규범주의적 건강관은 생의학적 모형보다 더 다양한 모습으로 나타나는데, 이 모델에서는 주관적 인식과 느낌, 평가, 가치 등의 기준이 모호하기 때문이다. 넓게 봐서 이 모형에 포함되는 몇 가지 경향은 다음과 같다. 먼저, 건강을 환경에 적응하는 능력으로 보는 시각, 즉 환경론적 건강관environmental model of health에서는 건강을 각 개인이 물리적·사회적, 그리고 기타 환경에 적응하는 능력으로 이해한다(Larson, 1999). 대표적으로 브레슬로Lester Breslow는 건강을 "개인이나 집단이 환경과 동적인 평형 상태에 있는 것으로 신체적·정신적·사회적인 삶의 능력dynamic equilibrium of individuals or groups of people with their environment, reflecting their capacity to live physically, mentally, and socially"으로 정의했다(Breslow, 1989). 한편, 푄Ingmar Pörn은 '적응adaptedness' 개념을 활용하여 건강을 주위 환경에 적응하거나 인생의 중요한 목적을 달성하는 능력으로 규정한다(Pörn, 1993).

건강을 환경에 적응하는 능력으로 보는 관점은 장점이 있다. 환경을 포함한 넓은 맥락에서 건강을 이해하게 하고, 특히 각 개인의 능동적인 대처 능력을 중시하는 의의가 잘 드러난다. 이에 대한 핵심 비판은 건강의 내용을 분명하게 규정하지 않아 건강 개념을 더욱 모호하게 한다는 것이다. 특히, 건강이 적응 그 자체인지 또는 적응에 따른 결과인지 혼란스럽다는 지적이 많은데, 건강 또는 불건강상태ill health의 내용은 구체적으로 말하지 않는다는 비판을 받는다. 이는 현실에서 실제 건강수준을 측정하기 어렵다는 문제로 연결된다.

생의학적 모형과 규범주의적 시각 모두 건강 개념을 설명하는 이념형이다. 이 글에서는 건강의 실재가 객관적으로 측정할 수 있는 건강과 부여하는 가치에 따라 달라지는 건강 개념 사이에 위치한다고 본다. 즉, 건강 개념과 정의는 객관적인 요소와 가치 부여 모두를 포함한다. 건강은 완전히 객관적으로 정의할 수 있는 것이 아니고, 그렇다고 건강이 완전한 사회적 구성물이나 주관성이라 하기도 어렵다.

전통적인 보건과 의료의 시각을 고려하여 보탤 말은 건강 개념과 정의가 상당 부분 구성주의의 산물이라는 사실이다. 건강에 부여하는 의미가 시공간적 맥락에 따라 다르다는(이 장의 뒷부분에서 설명한다) 차원을 넘어, 건강과 질병 또는 '정상'과 '병리'를 구분하는 것, 나아가 건강에 이렇게 접근하는 인식의 틀부터 특정한 '진리체계'(푸코의 말)에 기초해 있다.

사소한 예지만, 농경 사회의 근시와 지금의 근시는 질병인지 아닌지부터 차이가 난다. 정신건강 문제와 비교하여 신체적 질병을 더 중한 것으로 본다면, 이도 특정한 진리체계의 결과물이다. 특히 새로 주목하고 탐구할 것은 현대적 건강 개념이 장기간 축적된 불평등한 젠더 분업체계의 산물은 아닌지, 즉 오랫동안 지속한 젠더 불평등을 그대로 반영하는 것은 아닌지 하는 점이다.[2]

2) 건강의 다양한 측면

건강에 다양한 영역과 측면이 있다는 것을 누구도 부인하지 못한다. 그 유명한 세계보건기구의 정의만 봐도 건강의 복합적 성격을 잘 알 수 있다. 이 정의는 지금은 상식이 되다시피 한 신체적·정신적·사회적 건강을 나누어 설명하고, 특히 사회적 건강을 처음으로 주류화한 것으로 유명하다. 물론, 신체적 건강에서 정신적·정서적·심리적mental, emotional, psychological 건강이 분리된 것은 훨씬 전으로, 이를 세계보건기구의 고유한 기여라고 하기는 힘들다.

세계보건기구의 건강 정의는 흔히 총체적 또는 전인적holistic 관점의 건강관이라 말한다. 주로 신체를 중심으로 이해하던 전통적 건강관을 넘어 건강의 범위를 정신적·사회적 영역까지 확대했다는 것이다. 신체보다 덜 중요한 것으로 생각하던 정신건강을 강조하고 나아가 주관적 요소가 더 강한 안녕well-being까지 포함한 것은 세계보건기구의 건강 정의가 가진 중요한 특징이라 할 수 있다. 특히

---

2   예를 들어, '사회적'이나 '적응'은 젠더 중립적 개념처럼 보이지만, 개념을 구체화하면 젠더에 따라 그 사회나 적응이 의미하는 바가 다르다. 자본주의 체제에서 적응은 직업 또는 노동에 대한 적응을 포함해야 하는데, 젠더에 따라 노동 분업이 명확한 조건에서는 직업에 대한 적응도 내용, 과정, 의미가 모두 다르다. '히스테리'라는 역사적 용어에 반영되어 있듯이, 좀 더 근본적으로는 '정상'과 '병리'를 나누는 지식 단계부터 젠더 불평등이 숨어 있을 가능성도 있다.

개인 수준을 넘어 사회적 요소가 건강에 영향을 미치는 점을 강조한 것은 현재까지 영향을 미칠 정도로 의미가 크다.

세계보건기구의 건강 정의가 건강을 다양한 측면으로 이해하는 데 이바지했으나, 여러 논란을 불러일으킨 것도 사실이다. 그 가운데 하나가 '사회적 건강'을 둘러싼 논란으로, 개념적으로 모호하다는 데 비판이 집중된다. 사회적 요소가 건강에 영향을 주는 중요한 환경이란 사실을 부인할 수는 없지만, 신체적 건강이나 정신적 건강과 같은 차원에서 개인 건강에 포함하기 어렵다는 것이다 (Boddington and Raisanen, 2009; Ware Jr. et al., 1981). 건강은 최종적으로 개인 특성에 속하는 것으로, '건강에 영향을 미치는 사회적 요인'이 있더라도 그 결과는 개인의 신체적 건강 또는 정신적·사회심리적 건강으로 나타난다.

이런 반론이 아니라도 사회적 건강 개념은 좀 더 면밀한 검토가 필요하다. '사회적'이라는 이유로 건강과 보건의료의 공공성 또는 정의와 불평등을 논의하는 데 중요한 위치를 차지하지만, 실제 용법에서는 엄밀한 개념 정의 없이 사용되는 때가 많다. 특히 사회적 건강 개념이 맥락을 강조하는 '선언적' 또는 '수사적' 의미 이상을 포함하는지 검토해야 한다.

또한, 사회적 요소를 건강의 한 측면이 아니라 건강에 영향을 주는 환경으로 이해하면, 논리적으로는 사회적 건강이라는 개념이 성립하기 어렵다. 사회적 환경이 건강에 영향을 미쳐도 그 결과는 각 개인의 신체나 정신을 통해 실현되기 때문이다.

이상과 같은 해석에는 일면 타당한 점이 있지만, 세계보건기구가 이를 발표한 맥락과 세계적으로 미친 영향, 그리고 그 결과를 고려하지 않은 단면적 비판이다. 세계보건기구의 건강 정의에 사회적 측면이 들어간 데는 그것이 만들어진 시기, 즉 제2차 세계대전 직후라는 시대적 환경이 중요한 역할을 했다. 전쟁을 비롯한 사회적 요인이 통념 이상으로 건강에 큰 영향을 미친다는 사실을 깨달은 것이었다. 세계보건기구가 건강을 정의한 후 건강을 이해하는 관점은 사회적 영역까지 확대되었고, 건강에 영향을 미치는 사회적 결정요인을 인식하는 결정적 계기가 되었다. 건강의 측면을 구분하는 의미 이상으로, 건강의 사회성을 주류화한 의의를 무시할 수 없다.

우리가 사회적 건강에 관심을 두는 다른 이유는 건강의 경계와 구성요소를 좀 더 명확하게 규정하려는 것으로, 이 목적을 이루려면 두 가지 질문을 검토해야 한다. 한 가지는 건강을 개인적 차원을 넘어 집합적 개념으로 볼 수 있는지 하는 문제로, 이는 건강을 전적으로 개인 속성으로 보는 전통에서 벗어난다. 또 다른 하나는 건강을 개인 차원으로 이해할 때 신체적·정신적 건강 외에 사회적 건강이 존재할 수 있는가 하는 문제다.

건강을 개인의 속성으로만 볼 수 있을까? 현실적으로 건강은 개인 차원에서만 이해하기 어려우며, 건강의 사회성이 강해질수록 집단의 속성 또는 집합적 현상으로 이해하는 것을 피할 수 없다. 여기서 집합적(또는 사회적)이라는 의미는 각 개인을 합한 계 또는 대푯값, 평균이 아니라, 개인으로 분해할 수 없는 집단 차원에서 정의하고 측정할 수 있다는 뜻이다.

총기 소지를 허용하고 그 때문에 총기 사고 사망률이 그 어느 나라보다 높은 미국에서 건강수준을 개인 차원으로만 설명할 수 없다. 빈곤과 영양 부족으로 영아사망률이 높은 개발도상국의 건강을 각 개인의 합이나 통계로 볼 수 없는 것도 마찬가지다. 건강을 집단의 속성 또는 집합적 현상으로 인정할 수 있으면, 신체적 건강, 정신적 건강과 함께 사회적 건강 개념의 가치와 유용성도 인정할 수 있다.

사회적 건강 개념이 성립하는 바탕에는 당연히 건강의 사회성이 존재한다. 사회적 건강의 의미를 한 사회 전체의 건강수준으로 이해하든 건강에 영향을 미치는 사회적 요소로 이해하든 마찬가지다. 사회적 건강 개념을 활용하면 특히 개인 차원을 벗어나 집합적 성취나 한계를 드러내는 장점이 있고, 이것이 보건population health 개념의 한 축을 구성한다. 쿠바가 현재의 건강수준을 달성하는 데 보건의료(체계)가 크게 이바지했다고 말하는 것이 사회적 건강 개념을 유용하게 활용하는 대표적 예다.

개인 건강에 사회적 건강의 차원이 있을 수 있는가 하는 문제는 조금 복잡하다. 예를 들어, 신체적·정신적 건강에는 별 영향이 없으면서 사회적 역할을 잘 수행하는 상태를 사회적 건강으로 볼 수 있을까? 현실에서 신체적·정신적 건강과 사회적 역할 수행이 완전히 무관한 상황은 상상하기 어렵지만, 논리적으로는 얼마든지 가능하다.

　건강 측면에서는 이런 상태를 사회적 역할, 활동, 기능, 인간관계 등이 '좋다'라고 하지 않고 '건강하다'라고 할 수 있어야 사회적 건강 개념이 성립할 수 있다. 인간활동의 사회적 측면까지 모두 건강 개념으로 포괄하면 당연히 '건강 제국주의'라는 비판이 따르고, 오히려 건강 개념을 모호하게 할 가능성도 커진다. 건강 외의 여러 사회적 가치도 건강만큼 중요하다는 점에서, 가치 있는 모든 것을 건강 개념에 포함하는 것이 어떤 추가적 의미가 있는지 의심스럽다.

　건강을 '개인적인 것'으로 보면 사회적 건강 개념은 성립하기 어렵지만, 이론적 과제는 다시 건강의 다른 측면, 전통적 이해와 비교하면 확장된 건강관의 과제로 돌아간다. 대표적인 대안적 관점이 최근 큰 주목을 받는 건강의 적극적positive 측면이다. '적극적 건강'이란 질병이나 손상이 없는 상태, 즉 소극적 의미의 건강을 넘어 건강을 회복하게 하는 것 또는 건강을 잘 유지하고 개선하는 상태 또는 그런 과정을 뜻한다. 특히 적극적 건강은 건강 회복에 영향을 주는 것이 무엇인지 큰 관심을 기울인다.

　일반적으로는 나쁜 영향을 미치는 조건에서도 어떤 개인이나 지역사회가 건강을 유지하는 것은 무슨 이유 때문일까 하는 것이 적극적 건강에 관심을 두는 출발점이다. 같은 병에 걸려도 더 빨리 회복하는 사람이나 사회가 있고 그렇지 못한 쪽이 있다. 건강보호와 유지의 이러한 측면을 건강요인salutogenesis, 복원력resilience, 능력capability, 건강자산health asset 등으로 부를 수 있고, 대부분 개념이 좋지 않은 환경이나 폭로의 효과를 완화하고 이에 적응하는 능력을 가리킨다(Friedli, 2009). 건강위험요인이 건강에 미치는 악영향을 줄이는 완충 역할을 한다는 것이 적극적 건강의 핵심 개념이다.

　적극적 건강관은 건강과 건강하지 못함의 원인을 개인화하는 문제가 큰 한계다. 복원력에 영향을 미치는 요소가 반드시 개인요인인 것은 아니나, 다른 사람과 '비교하여' 그 원인과 능력을 찾으면 결과적으로 개인요인을 중심으로 건강과 질병을 이해하고 건강 향상의 대안을 구하게 된다. 소득 수준이 비슷하고 병의 심각성이 비슷할 때, 회복의 능력과 복원력을 개인의 행태, 노력, 심리, 행동, 관계 등으로 설명하는 것이다.

다른 요구와 필요가 건강으로 드러나면 건강을 이해하고 규정하는 것이 더욱 복잡해지는데, 특히 삶의 요구가 복합적일 때 이런 상황이 발생하기 쉽다. 가난은 경제 영역뿐 아니라 지역사회, 인간관계, 사회활동 등에 영향을 미치고, 사회적 요인에 노출된 한 개인은 신체, 정신·심리, 행동과 행태, 사회적 관계의 문제를 복합적으로 표출할 수 있다. 이들의 건강이 사회적 건강과 적극적 건강 모두를 포괄하는 것이 분명하지만, 건강의 측면을 분해하고 경계를 정하기는 쉽지 않다.

3) 건강수준과 측정

건강수준과 정도를 정의하고 측정하는 과제는 건강을 이분법적으로 나눌 수 없다는 데서 비롯된다. 세계보건기구는 건강을 '완전한' 안녕 상태complete well-being 로 정의하지만, 실제 상황에 이를 그대로 적용하기는 어렵다. 세계보건기구의 정의를 그대로 적용하면, 완전한 건강을 성취하기는 불가능하며 모든 사람은 건강하지 못하다. 이 정의만 가지고는 어떤 개인이나 집단이 건강한지 아닌지, 건강하면 얼마나 건강한지 판단할 수 없다.

소극적으로 질병이나 장애가 없는 상태를 건강으로 보는 대안이 있지만, 그렇다고 문제가 해결되는 것은 아니다. 질병, 장애, 결함 등을 명료하게 정의하는 것 또한 어렵기는 마찬가지다. 어떤 관점을 택하더라도 건강수준은 한 가지 잣대, 단일한 지표로 정의할 수 없고, 상대적으로 더 높은 수준과 낮은 수준이 있는 연속적 현상으로 이해해야 한다.

건강수준에 관심을 두는 이유는 명확하다. 이분법적 개념 또는 현상으로 건강을 이해하는 것을 넘어 건강수준을 토대로 문제를 진단하고 방향과 방법, 정책을 결정해야 하기 때문이다. 상당수 사업과 정책이 건강수준 향상을 목표로 하는 것을 고려하면, 건강수준은 사업과 정책의 본질이면서 동시에 방법이라 할 수 있다. 공공성을 논의하는 맥락에서도 크게 다르지 않다. 건강수준의 변화가 공적 가치의 실현 여부를 가늠할 만한 요소라면, 건강수준을 정의하고 측정하는 일은 공적 과정에 통합된 핵심 요소라야 한다.

건강수준이 얼마나 중요한지에 대한 사례 한 가지는 합리적 자원배분 방법을 찾느라 고심한 영국의 경험이다. 영국 정부는 1970년대 중반 이후 정부 차원에서 자원배분실무작업반Resource Allocation Working Party: RAWP 을 구성하고 자원배분의 우선순위를 결정하는 방법을 개발했다. 첫 단계인 1977년부터 1990년까지 중앙정부는 자원에 대한 '필요'를 기초로 각 지방에 자원을 배분하기로 하고, 건강수준 지표인 표준화 사망비standardized mortality ratio를 필요의 대리 지표로 활용했다(Diderichsen, Varde and Whitehead, 1997). 건강수준이 낮은 지역에 더 많은 자원을 배분하여 지방 간 격차를 줄이겠다는 목표를 세운 것이다.

건강수준을 측정하는 '방법'만으로는 자원배분이라는 정치적 결정을 해결하지 못한다. 영국이 경험한 것도 마찬가지로, 위와 같이 단일 지표로 건강수준을 정하고 자원배분의 기준으로 삼는 방식은 큰 비판을 받았다. 처음 비판이 나온 후 또 하나의 건강수준 지표, 즉 75세 미만 인구의 표준화 만성질환 유병비比를 추가했지만, 건강수준과 자원배분 방식을 둘러싼 논쟁을 해소하지 못했다.

영국의 경험에서도 알 수 있듯이, 건강수준을 정의하고 측정하는 방법을 논의하기 전에 "왜 건강수준을 정의하고 측정하는가"를 먼저 물어야 한다. 공공성 관점에서 건강수준은 단지 이론적 문제가 아니라 사회적 개입의 종류와 과정, 결과와 밀접한 관련이 있다.

건강수준의 의미를 한마디로 말하면, 좀 더 정확한 판단과 결정에 근거가 되어야 한다는 것이다. 어떤 판단인가 또는 언제 무엇을 결정해야 하는지에 따라 건강수준을 어떻게 규정하고 측정할 것인지 달라진다. 고혈압 환자인지 아닌지가 중요하면 '고혈압 유무'라는 이분법적 건강수준이 적절할 것이나, 특정 치료법이 얼마나 효과가 있는지 비교하려면 혈압이 얼마나 떨어졌는지 연속변수로 측정해야 할 것이다.

건강수준을 어떻게 정의하고 측정할 것인지의 문제는 건강을 어떻게 정의할 것인지 하는 과제와 직접 연관이 있다. 극단적 이분법은 건강을 '삶'과 '죽음'으로 나누는 것으로, 영국이 지역별 자원배분 과정에 사용한 지역별 '표준화 사망비'도 개인의 사망 여부라는 이분법적 건강지표에 기초를 둔 것이다. 특정 질병의 유무로 건강수준을 나누는 것도 이분법적이기는 마찬가지다. 건강이 통합적이고 총체적인 것이 되면, 건강수준이 무엇을 나타내는지 어떻게 측정해야 하는지도 달라진다.

이분법으로 건강수준을 나누는 것은 '의료화'의 산물일 가능성이 크다. 의료적 개입의 토대가 되는 질병 현상은 진단에 기초하고, 전형적인 진단은 '정상'과 '병리'를 나눈다. 의학과 의료의 시각에서 질병을 이분법적 현상으로 이해하면 건강도 이분법적 현상으로 귀착한다.

연속적 현상인 건강을 이분법으로 나타내면 어떤 한계가 있는지는 앞서 지적한 것과 같다. 사망-생존은 말할 것도 없고 고혈압의 유-무 또한 건강수준을 충실하게 나타내지 못한다. 고혈압이지만 혈압이 경계부에 있는 사람과 혈압이 아주 높고 잘 조절되지 않는 환자를 같은 건강수준으로 볼 수는 없을 것이다. 정신적 건강이나 사회적 건강은 이분법적 구분이 아예 불가능한 때도 많다.

건강이 한 개인이나 집단의 특성을 포괄적으로 나타내는 특성이라면, 어떤 규정과 정의, 지표가 건강을 대표할 수 있는지는 쉽게 해결하기 어려운 과제다. 고혈압이 있다고 그 사람을 건강하지 못하다고 단언하기 힘들고, 당뇨병을 앓는 환자가 우울증을 치료받는 사람보다 더 건강하다고 할 근거도 없다.

전반적generic 건강수준은 이런 맥락에서 개발되고 발전된 개념이자 방법으로, '전반적'이란 특정한 질병이나 증상의 유무 또는 그 수준을 나타내는 지표가 아니라 '전체'를 대표한다는 뜻이다. 복잡한 건강 현상과 그 측면을 하나의 지표로 모두 포함한다는 뜻이라기보다 종합적인 건강수준을 나타내는 것이 목적이다.

전반적 건강수준의 목표와 개념은 설득력이 있어도, 속성을 구성하고 지표를 만들어 측정하는 일은 또 다른 과제다. 측정만 하더라도, 주관적 건강수준perceived health 처럼 간단한 측정 도구부터 SF-36과 같이 건강의 다양한 측면을 모두 포괄하는 것까지 많은 도구가 제안되고 쓰인다(Ware Jr. and Gandek, 1998). 최근에는 넓은 의미의 건강수준을 측정하는 데 '건강 관련 삶의 질Health-related quality of life: HRQOL'이라는 개념을 널리 사용하며, 이는 생존, 손상, 기능 상태, 인식, 기회 등의 영역까지 포함한다(Patrick and Erickson, 1993).

한 가지 더 논의할 주제는 상대적인 건강수준을 비교하는 문제로, 이는 현실적 요구이면서 동시에 이론적 과제이다. 한 예로, 정책이나 사업의 우선순위를 정하려면 서로 다른 건강수준을 비교한 후 순서를 매겨야 한다. 흔히 '질병부담'을 기준으로 한다고 하지만, 어떤 지표를 쓰든 대다수 질병부담은 건강수준을 다르게 표현한 것에 지나지 않는다. 널리 쓰이는 '장애보정생존연수disability-adjusted life years: DALY'도 사망, 질병, 장애, 삶의 질 등 건강수준을 종합해 하나의 지표로 표시한 것이다. 이런 지표, 즉 건강수준을 기준으로 어떤 문제가 다른 문제보다 더 중요하다 또는 어떤 집단의 우선순위가 다른 집단보다 더 높다고 할 수 있을까?

건강수준의 비교는 앞서 지적한 '구성되는' 건강 정의와 지표 문제와 연결된다. 사망과 질병, 또는 신체질환과 정신질환의 중하고 가벼운 정도는 상당 부분 사회적으로 구성되며, 정의와 측정에는 구조화된 권력관계 그리고 그 균형이 작용한다. 대표적인 총괄 지표인 '장애보정생존연수'만 하더라도 사망과 질병, 신체질환과 정신질환, 질병과 장애의 중요성을 가르는 것은 사회적 요인이다. 특히 젠더요인에 주목해야 한다는 점을 다시 강조한다.

4) 건강과 질병의 결정요인

건강과 질병을 결정하는 요인은 건강과 질병을 정의하는 관점에 따라 달라진다. 생의학적 관점에서 건강과 질병을 이해하면 질병이 생기는 이유는 신체의 생물학적 이상에 집중되지만, 건강 개념에 삶의 질을 포함하면 삶의 조건인 사회적 요인도 건강에 영향을 미친다는 인식에 이른다. 건강과 질병의 결정요인과 건강과 질병의 개념 정의를 통합적으로 이해해야 하는 이유가 이 때문이다.

건강과 질병을 결정하는 것은 단일한 요인이 아니며 외부 요인만도 아니라는 주장은 이제 상식에 가깝다(Krieger, 2001). 특히 만성질환이 건강문제의 대부분을 차지하게 된 20세기 후반부터 다요인설이 질병 발생을 설명하는 주류 이론이 되었다. 외부적 요인 외에 이른바 숙주宿主, host라고 부르는 인체요인도 중요하다.

생물학적 요인의 중요성

생물학적 요인이 건강과 질병에 중요한 역할을 하는 점을 짚고 넘어간다. 생물학적 요인은 일반적으로 두 가지 뜻을 포함하는데, 하나는 외부 요인으로 생물학적 요인을 말하고, 다른 하나는 숙주(사람 또는 인체)의 생물학적 요소를 가리킨다. 감염성 질환의 원인인 세균이나 바이러스 등이 전자라면, 인체의 생물학적 특성, 유전이나 타고난 체질 등은 후자에 속한다. 감염성 질환은 이 두 가지 생물학적 요인이 만난 경우로, 미생물의 병원성과 숙주의 면역력이 함께 중요한 역할을 한다.

이미 잘 아는 건강결정요인인 생물학적 요인을 다시 말하는 이유는 최근 대두된 사회적 결정요인과 대비할 필요가 있어서다. 건강을 결정하는 요인으로 사회적 결정요인을 포함하면서 건강과 질병을 더 잘 설명할 수 있게 된 것은 분명하나, 두 범주의 결정요인은 건강에 영향을 미치는 이유, 경로, 정도 등이 다 다르다. 다요인과 상호작용, 즉 대부분 질병과 건강 현상에서 두 가지 요인이 함께 작용하고 때로 상호작용이 나타나는 것도 생물학적 요인을 배제할 수 없는 중요한 이유다.

비전문가들은 질병을 생물학적 결정요인으로 설명하는 쪽을 좀 더 쉽게 받아들인다. 사회적 결정요인과 비교하여 생물학적 요인이 더 익숙하고 지식과 정보가 많으며, 아울러 개인의 건강이나 질병 경험, 또는 회복 경험과 부합하기 때문일 것이다. 비슷하게 담배를 피웠는데 어떤 사람은 암에 걸리고 다른 사람은 그렇지 않은 가상의 사례를 생각하면 이런 생물학적 편향을 충분히 이해할 수 있다. 대다수 사람 특히 환자들은 소득, 직업, 학력과 같은 구조적 요인보다는 유전, 체질, 저항력 등 개인적이면서 또한 생물학적인 설명을 더 잘 이해한다. 사회적 결정요인을 인식하려면 개인 경험을 추상화한 개념 또는 지식을 습득해야 한다.

이런 사정을 모두 고려하더라도 생물학적 요인의 중요성과 기여도는 확실히 부풀려져 있다. 생의학적 모형이 주도권을 가지고 있는 상황에서 당연한 결과일 것이다. 비교적 최근 연구를 따르면, 가장 대표적인 생물학적 요인이라 할 수 있는 유전적 요인도 인간 수명의 15~20% 정도만 설명할 수 있을 뿐이고, 생물학적 요인 대부분은 다른 요인들과의 관련성 속에서 간접적으로만 영향을 미친다(Bortz, 2005).

물론 생물학적 요인은 여전히 중요하고, 이를 과소평가해서는 안 된다. 적어도 개인 차원에서는 건강문제와 질병에 대처할 수 있는 여러 수단을 마련하는 데 직접 이바지한다. 대부분 현대 의학기술이 생물학적 요인에 초점을 맞추는 것도 이 때문이다. 과대평가하는 것도 건강문제를 해결하는 데 도움이 될 수 없다. 생물학적 요인만으로는 설명될 수 없는 건강과 질병 현상이 많다는 것 또한 분명하다.

사회적 결정요인

세계보건기구의 정의에 따르면, 건강의 사회적 결정요인이란 사람의 출생, 성장, 생활, 노동, 노화의 조건을 말한다(World Health Organization, 2008). 이런 조건은 지역, 국가, 지구적 차원에서 돈, 권력, 자원의 분포에 따라 결정된다. 한편, 세계보건기구 '사회적 건강결정요인 위원회Commission on Social Determinants of Health'는 2008년 펴낸 최종 보고서를 통해 총체적 시각holistic view으로 사회적 결정요인을 정의했다. 즉, 건강 불평등은 "빈곤층의 낮은 건강수준, 국가 내에서 나타나는 건강의 사회적 격차, 현저한 국가 간의 건강 불평등은 국가적·국제적으로 존재하는 권력, 소득, 물자, 서비스의 불평등한 분포 때문에 생긴다"(WHO Commission on Social Determinants of Health, 2008: 1). 사회적 결정요인으로서 권력과 소득, 물자 등이 불평등하게 분포하면, 사람이 살아가는 직접적이고 가시적인 환경, 즉 의료, 학교, 교육 등에 대한 접근과 노동, 여가, 가정, 거주지역의 조건에 불공정한unfair 결과를 초래한다.

세계보건기구의 정의가 주로 국가적·국제적 요인, 즉 거시요인에 초점을 맞춘 것과 비교하여 미시적 차원에서 사회적 결정요인을 찾을 수도 있다. 부르너 Eric Brunner와 마멋Michael Marmot이 제시한 이론이 이에 해당하는데, 이들은 질병이라는 최종 결과를 생물학적인 것으로 보되 이것이 사회적 맥락social context 속에 있다고 주장했다(Brunner and Marmot, 2006). 사회 구조는 물질적 요인, 사회환경, 노동환경이라는 세 가지 경로를 통해 개인의 질병과 사망, 안녕에 영향을 미친다. 물질적 요인은 직접, 사회환경은 주로 개인의 행동과 습관을 통해, 그리고 노동환경은 심리적 요인을 통해 건강에 연결된다. 물질적 요인을 제외하면 다른 '경로pathway', 즉 심리나 행태요인을 거쳐 질병의 병태생리적 변화가 일어난다.

다요인설

건강은 한두 가지로 특정할 수 있는 요인보다는 다양한 여러 요인이 복합적으로 작용한 결과다. 최근 세계적 문제이자 관심사인 만성질환에서는 이런 특성이 더 강하다. 여러 요인이 작용하되 그 요인만으로는 건강문제와 질병을 모두 설명할 수 없다는 점 때문에 역학적 분석에서는 흔히 위험요인risk factor이라는 개념을 활용한다(Krieger, 2008).[3]

질병 발생에 관여하는 여러 요인은 위험요인이라는 개념만으로는 포괄할 수 없고, 특히 여러 요인 간의 상호관련성이나 원인의 강도를 설명하기는 더 어렵다. 여러 요인을 범주화하고 서로 다른 요인이나 특성 사이의 상호관련성에 관심을 두고 개념화를 하려는 이유가 이것이다. 그림 11-2는 대표적 시도 중 하나로, 특히 사회적 결정요인을 설명하는 틀로 유명하다. 이 이론은 여러 요인이 건강에 영향을 미친다고 주장하면서도, 개인적 요인을 둘러싼 경제적·사회적·환경적 요인들 또한 함께 그리고 위계적으로 건강 결정에 관여한다고 설명한다(Dahlgren and Whitehead, 2006: 20~21).

개인의 행동요인은 어느 정도 변화할 수 있고, 개인은 주위 동료나 지역사회와 영향을 주고받으며, 또한 생활환경과 노동환경, 식품, 필수적인 재화나 서비스의 접근성 등에 영향을 받는다. 크게는 거시 조건으로서 경제, 문화, 환경요인이 영향을 미친다. 개인요인이나 행태는 더 넓은 환경, 즉 사회문화적 규범이나 연결망, 생활과 노동환경, 나아가 전반적인 사회경제적·문화적 환경 속에 "묻어 들어 있는embedded" 중층적·다면적 구조이다.[4]

3　다양한 요인이 심장질환 발생에 영향을 미친다는 것(다요인설)으로도 모든 질병 발생을 설명할 수 없다고 생각한 프레이밍햄Framingham 심장병 연구진이 '위험요인'이라는 말을 만들어냈다고 한다(Krieger, 2008). 이 연구의 홈페이지인 다음 사이트에서도 같은 정보를 볼 수 있다. http://www.framingham.com/heart/backgrnd.htm, 2018년 12월 10일 접속.

4　달그렌Göran Dahlgren과 화이트헤드Margaret Whitehead의 글에 나오는 'embedded'를 폴라니의 『거대한 전환』(번역본)을 따라 "묻어 들어 있는"이라고 옮겼다. 맥락이 다르고 의미도 차이가 있지만, 개념을 나타내는 적절한 영어라고 판단했다. 칼 폴라니, 『거대한 전환』, 홍기빈 옮김(서울: 길, 2009).

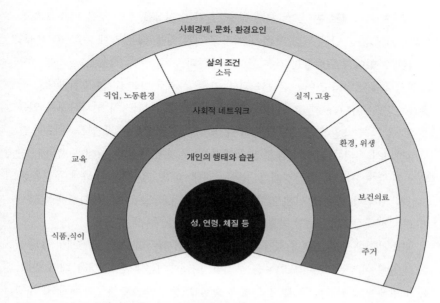

그림 11-2 / 건강에 영향을 미치는 요인의 종류와 상호관계
자료: Dahlgren and Whitehead(1991) 수정.

건강의 사회적 결정요인을 설명할 때는 흔히 근인根因, proximal determinant 과 원인遠因, distal determinant이라는 표현을 쓰는데, '근인'은 최종 현상(질병이나 장애)과 '가깝다'는 뜻이고 '원인'은 그 반대다. 비슷한 맥락에서 근인과 원인에 초점을 두고 해결을 지향하는 접근을 각각 하향식down-stream과 상향식 up-stream 접근이라고 하기도 한다(Diderichsen and Hallqvist, 1998). 흡연을 예로 들면, 개인의 흡연 행태를 문제 삼아 개인 금연으로 문제를 해결하려는 것이 근인에 초점을 맞춘, 하향식 접근이다. 흡연을 부추기는 낮은 사회경제적 상태(빈곤)를 원인으로 생각하고 이를 해결하고자 하면 원인에 대한, 상향식 접근이라고 할 수 있다.

근인과 원인을 나누는 접근의 장점은 건강문제에 여러 원인이 작용하고 위계가 있는 것을 일깨우는 것이다. 오염된 물(근인) 때문에 설사병이 유행하는 지역사회에서 건강문제를 해결하려면 환자 치료뿐 아니라 상수도와 위생, 나아가 빈곤(원인)에 초점을 맞추어야 한다. 단점도 있는데, 건강을 결정하는 요인이 한 차원level씩 차례대로 원인으로 작용하는 것 같은 인상을 주는 것은 자칫 오해를 부를 수 있다. 근인과 원인 사이에 여러 단계가 있을 때 차례에 따라 순서대로 개입할 수 있다고 이해하는 것은 정확하지 않다.

현실에서 질병의 원인原因은 근인과 원인 두 가지로 나눌 수 없고 차례대로 작용하는 것도 아니다. 바로 근접한 차원이 아니어도 직접적인 인과관계가 있을 수 있고, 여러 차원이 동시에 존재할 수 있다(Krieger, 2008). 흡연을 예로 들면, 사회경제적 지위가 흡연 행태를 결정하고 그 결과로 건강상 피해가 생기는 순차적 관계가 아니다. 사회경제적 지위는 행태에 영향을 주는 동시에 흡연환경, 저항력, 흡연량 등에 동시에 영향을 미친다. 이런 구조에서는 사회경제적 지위와 개인 행태를 원인-근인 식으로 구분할 수 없다.

개입 관점에서도 오해가 있을 수 있다. 상향식 접근이 마치 근인에서 출발하여 원인에 이를 수 있다는 인상을 주지만, 현실에서는 다른 접근을 해야 한다. 흡연 피해에서 시작하면, 먼저 사회적 결정요인(예: 소득계층과 계급)과 흡연(결과)의 관련성을 인식하고 이해해야 그다음 실천을 할 수 있다.

2. 건강의 의미와 의의

건강 그 자체에 의미를 두어야 한다는 주장이나 관점은 소수에 지나지 않으며, 일반적으로는 '좋은' 삶 또는 '옳은' 삶에 도움이 될 때 건강이 의미가 있다고 본다. 건강을 내재적 가치로 보기보다는 좋은 삶을 성취하는 수단으로, 도구적 가치로 보는 쪽이 대다수다. '도구적'이라거나 '수단'이라는 표현을 쓰면 건강이 다른 가치(예: 경제성장이나 노동)에 종속되는 느낌이지만, 여기서 도구와 수단이란 인간 삶 본래의 가치를 성취하기 위한 투입 또는 과정이라는 뜻에 가깝다.

건강의 개인적 의의는 직관적이고 분명하다. 2008년 한국종합사회조사에 따르면 인생에서 가장 중요한 것이 무엇인지 묻는 말에 한국인의 56.4%가 건강을 꼽았다(≪국민일보≫, 2009년 10월 1일). 이 같은 경향은 한국에 국한된 것이 아니라 동서양을 구분할 것 없이 비슷하게 나타난다. 건강의 정의와 개념에서 살펴본 대로, 건강문제는 개인의 고통과 부담일 뿐 아니라 그 개인이 사회적 기능을 수행하는 데 심각한 악영향을 미친다.

개인 차원에서는 의심할 수 없는 건강의 가치가 사회적으로도 그러한지는 명확하지 않다. 다른 사람의 건강에 관심을 두고 같이 고통을 공유하기는 쉽지 않고, 나아가 사회 전체의 건강에 공감하기는 더 어렵다. 한 사회의 건강수준이 주목을 받는 경우가 있기는 하다. 흔히 국가별 또는 집단별로 건강수준을 비교하고, 그 결과가 국가나 사회, 또는 어떤 집단의 삶의 질, 개발, 발전의 척도가 되기도 한다. 비교 자료로는 주목을 받지만, 이것이 사회적 의제이고 관심사로 되는 것은 또 다른 문제다. 당뇨병 유병률이 높다고 발표해도 공동체 전체가 진지하게 논의하고 대책을 마련하려면 다른 과정을 거쳐야 한다.

이처럼 사회적·집단적 차원의 건강은 여전히 '비정치적' 영역에 머물러 있는 것처럼 보인다. 중요한 이유 한 가지는 사회적 건강수준이 개인 건강(여기에는 관심이 지대하다)에 직접 연결되지 않는다는 점이다. 한 집단의 건강은 당연히 그 집단에 속한 개인의 건강수준을 반영하지만, 집단 속 개인의 건강수준은 일정한 분포곡선distribution curve의 어딘가에 위치한다. 각 개인은 전체 건강수준에 관심을 두기보다 다른 구성원 또는 자신의 과거와 비교하여 현재 자신의 건강수준을 인식하는 것이 보통이다.

건강한 것이 무슨 의미인지를 묻는 것은 단지 사변적 질문이 아니다. 건강과 보건의료를 사회적, 정책적으로 어떻게 다루어야 하는지, 더 구체적으로는 어떤 중요성을 부여해야 하는지, 또는 얼마나 많은 자원을 배분해야 하는지 등의 과제와 직결된다. 어느 나라든 건강 향상을 위한 정책과 예산의 우선순위가 낮다거나 높다거나 하는 식의 논의(논쟁)가 자주 벌어지는 것도 한 사회가 건강에 어떤 의미를 부여하는지를 드러낸다.

1) 건강의 개인적 의의

소극적 의미에서 질병과 고통을 피하려는 것은 사람의 본능에 가깝지만, 적극적으로 건강을 추구하는 지향은 이와는 다른 문제이다. 개인이 여러 가지 가치나 삶의 목표 중 무엇을 중요하게 생각하는지에 따라 건강에 부여하는 의미와 가치는 달라진다. 건강 때문에 금연을 해야 했던 프로이트는 "건강은 비용을 치러야 한다 … 나는 전보다 나아졌지만, 더 행복하지는 않다"라고 고백했다 (Saracci, 1997). 여러 사람이 다양한 삶의 가치를 추구하는 것이 현실이면, 개인 차원에서도 건강이 항상 최고의 가치, 절대적 가치가 되어야 하는 법은 없다.

개인이 건강에 가치를 부여하는 가장 중요한 도구적 이유는 아마도 건강이 정상적인 또는 좀 더 나은 기능을 하는 데 필요하기 때문일 것이다. 개인의 기능은 가족, 사회, 직업 등 여러 영역에 걸쳐 있거나 분포하는데, 어떤 기능을 더 중요하게 생각하는지는 개인, 환경, 맥락에 따른 차이가 있다. 주목할 것은 자본주의 시장경제체제에서는 특히 경제적·직업적 기능이 중요하다는 사실이다. 낮은 건강수준은 직업 기능에 나쁜 영향을 미치고, 결국 소득 감소나 실직과 같은 경제적 불이익으로 이어진다. 고용인-피고용인의 관계에서 고용인의 경제적 불이익(매출과 이익의 감소)을 지적하기도 하지만, 시장경제체제에서는 결국 피고용인에게 피해가 집중된다.

현재 노동시장에 참가하지 않는, 전업주부, 어린이, 노인, 장애인 등에서도 기능으로서의 건강이 결국 경제 또는 직업과 연관된다는 점은 특기할 만하다. 건강이 나쁘면 전업주부는 '사회적 재생산'에 이바지하지 못하고, 학생은 학업 수행에 지장을 받고 성취도가 떨어진다. 노인은 더 빨리 은퇴해야 하고 부양 대상이 되어야 한다. 이들에게 건강하고 제 기능을 할 수 있는 상태란 경제활동에 참여하고 노동시장에서 더 좋은 성과를 보인다는 의미에 가깝다. 현재 경제활동에 종사하는 사람과 비교하면 현재인가 미래인가 또는 직접적인가 간접적인가 정도의 차이만 있다.

건강이 개인에 미치는 악영향은 생애를 통하여 축적될 수 있다. 어린이, 청소년 시기의 건강은 장년기에 영향을 미치고, 청년기, 장년기는 노년기에 건강 효과를 축적한다. 이전 시기에 건강하면 나중에 질병과 고통을 피하는 가치가 있다. 기능적으로는 교육을 통해 경제활동에 영향을 미치는 경로가 가장 대표적인 축적 경로다. 건강 때문에 교육과 훈련을 제대로 받지 못하면 일자리가 나빠지고 노동시장에서 성과(임금수준이 대표적인 지표이다)가 떨어진다.

좀 더 넓은 의미에서는 건강이 개인의 '기회'를 좌우한다는 의의가 널리 알려져 있는데, 롤스의 영향을 받은 다니엘스의 주장이 대표적이다. 그는 건강이 공정한 기회fair opportunity를 보장한다고 하고, 이때 건강은 부스가 말하는 정상 기능을 의미한다고 주장했다(Daniels, 2008: 29~30). 건강에 어떤 가치를 얼마나 부여할 것인가는 '정상적인 기회 범위normal opportunity range'를 어느 정도나 가치 있다고 볼지에 달려 있다.

다니엘스가 주장하는 기회는 롤스가 말하는 '공정하게 평등한 기회fair equality of opportunity'와 같은 것으로, 모든 사람에게 직책과 직위가 열려 있어야 함을 뜻한다. 동등한 능력과 의욕과 동기를 가진 사람들은 직책과 직위에서 동등한 삶을 전망할 수 있어야 하고, 자신이 속한 사회계층이나 초기 가정환경 때문에 능력과 의욕이 꺾여서는 안 된다(주동률, 2008). 건강과 기회의 두 가지 논리를 연결하면, 균등한 기회는 정의를 달성하는 데 가장 중요한 요소 중 하나이므로 건강은 중요한 개인적 가치로 존중되어야 한다.

다니엘스의 논리에서 어려운 문제 한 가지는 건강을 기회를 보장하는 수단, 즉 도구적으로 보는 데서 발생한다. 건강이 다른 더 중요한 가치, 즉 공정한 기회를 달성하는 수단이면, 이런 기회를 달성하는 것과 무관한 건강은 어떻게 되는가 하는 문제가 제기된다. 이는 건강을 어떻게 정의하는지와 밀접한 관련이 있는데, 다니엘스가 말하는 기회가 롤스가 말하는 '일차적 사회재social primary good'에 대한 기회와 같은 것이면, 건강이 모든 기회에 (필수적으로) 이바지한다고 확언할 수 없다. 조금 다른 측면이지만, 이와 관련된 또 하나의 문제는 건강을 개인의 삶life plan 전체에서 중요한 기회를 부여하는 것으로 볼 수 있는지 하는 것이다. 삶의 경과를 종료하거나 막 그럴 위치에 있는 사람들(예: 노인)의 건강은 적극적 의미가 있다고 하기 어렵다.

다니엘스의 논변과 대비할 수 있는 것은 센의 주장이다. 그는 건강 그 자체에 의미를 부여하면서, 좋은 건강을 유지하는 것을 인간 삶의 본질적 측면으로 보고 이를 '기능함functioning'으로 개념화했다(Sen, 1999). '기능함'은 인간 삶을 구성하는 것으로, 여기에는 적절한 영양 섭취, 좋은 건강을 유지하는 것, 피할 수 있는 병에 걸리지 않는 것, 피할 수 있는 이유로 일찍 죽지 않는 것과 같이 기본적인 것과 행복한 생활, 자기 존중 확보, 공동체 생활에 참여하는 것 등 좀 더 복잡한 것이 모두 포함된다.

센은 이런 맥락에서 '기능함'과 '능력capability'을 구분하는데, 능력은 가능한 기능함의 집합 중에 특정한 기능함(또는 기능함 집합)을 선택할 수 있는 자유이고 가능성이다(Sen, 1992). 능력은 곧 한 사람이 자유롭게 무엇을 할 수 있고 어떤 존재가 될 수 있는 것을 뜻한다. 어떤 사람이 빈곤, 질병이나 장애, 혹은 영양결핍 상태면, 그렇지 않은 경우보다 어떤 기능을 하고자 하고 그것을 할 수 있는 적극적 자유positive freedom는 제한된다고 해야 한다. 이런 맥락에서 보면, 빈곤은 그냥 물질적 조건이 나쁘거나 부족하다는 뜻이 아니라, 개인이 가치를 부여한 삶(기능함)을 추구하는 자유를 누리지 못하는 것, 즉 '능력의 결핍'을 의미한다. 성취achievements는 능력(성취할 수 있는 자유)과 달리 확보하고자 노력한 결과라 할 수 있는데, 능력과 성취(자유)가 반드시 일치할 필요는 없다. 센은 개인이 가치 있다고 생각하는 것을 추구할 수 있는 실질적 자유나 기회가 성취보다 더 중요하다고 본다.

센은 건강을 하나의 기능함이자 능력으로 보고, 모든 사람이 일정 수준 이상의 능력이 있어야 사회정의에 부합한다고 주장했다. 또한, 건강은 기능함인 동시에 성취한 그 기능함이 다시 (다른) 능력과 연관된다고 보았다. 건강은 그 자체로 삶을 구성하는 핵심 요소(기능함)인 동시에 다른 기능(함)을 선택하고 성취할 수 있는 자유를 결정한다(Gandjour, 2008; Sen, 2002). 건강이 나쁘면 핵심적 기능함에 속하는 교육을 제대로 받을 수 없고, 공동체 생활에 적극적으로 참여하기도 힘들다.

센은 건강이 결과와 기능함일 뿐 아니라 그 자체로 자유와 능력이라는 점을 강조했다. 이런 이해는 건강에 자유와 관련된 내재적 가치가 있다고 해석하는 것이다. 내재적 가치를 인정하되 그 자체를 절대화하지 않는 건강의 의의를 제시한 것이 이 주장의 의의가 아닌가 한다.

2) 건강의 사회적 의의

건강의 사회적 의의로 가장 많이 거론되는 것은 경제적 가치다. 건강이 인적 자본으로 경제발전에 이바지한다는 것이 핵심 주장으로, 많은 이론적·경험적 접근이 이에 초점을 맞춘다. 비교적 최근에 이루어진 종합적인 논의는 세계보건기구가 주도한 것으로, 경제학자인 삭스Jeffrey Sachs를 중심으로 한 '거시경제와 건강위원회Commission on Macroeconomics and Health: CMH'의 작업이 이에 해당한다.

이 위원회는 건강에 '투자'하면 막대한 경제적 이익을 산출한다고 주장했는데, 출생 시 평균여명이 10% 늘어날 때마다 연간 국내총생산이 0.3~0.4% 증가한다고 한다(WHO Commission on Macroeconomics and Health, 2001). CMH의 분석은 주로 개발도상국과 저소득국가에 초점을 맞췄지만, 고소득국가를 대상으로 한 연구 결과도 크게 다르지 않다(Suhrcke et al., 2005). 건강이 경제성장에 순기능을 한다는 것이 이들 연구의 일관된 결론이자 주장이다.

건강이 경제성장을 촉진하는 경로는 보통 인적 자본을 통하는 것으로 설명하는데, 일반적으로 노동생산성, 노동력 공급, 교육, 저축과 투자 등 네 가지 경로가 있다고 본다(Suhrcke et al., 2005: 22~23). 먼저, 건강이 노동생산성에 긍정적으로 작용하는 것은 명확하다. 건강한 개인의 생산성이 높을 뿐 아니라 기술과 장비도 더 효율적으로 활용할 수 있으며, 과업과 조직 등의 변화에 더 잘 적응하고 유연성이 높다. 이와 비교하면, 건강이 노동력 공급에 미치는 영향은 그리 명확하지 않다. 건강은 노동이나 여가에 사용할 수 있는 기간을 늘리지만, 임금, 기호, 미래 생활 등이 달라지므로 노동력 공급에 미치는 영향은 복합적이다. 교육은 또 다른 핵심 인적 자본으로, 건강이 교육을 통해 경제에 영향을 미친다는 것도 근거가 비교적 명확하다. 개인 건강, 특히 성장기의 건강은 교육에 긍정적 영향을 주고 미래의 생산성에도 영향을 미친다. 마지막 경로인 저축과 투자 또한 건강과 관계가 있다. 개인이 좋은 건강상태에 있으면 더 오래 살 것으로 예상할 수 있고, 이에 따라 개인의 저축률도 올라가는 것이 보통이다.

인적 자본으로서의 건강이 유명하지만, 건강수준 향상, 노인인구 증가, 고령화, 경제성장의 관계는 간단하지 않다. 노인 부양과 건강관리가 사회적 부담이 되면서 건강과 경제성장의 관계도 재검토되어야 한다. 어떤 체제의 사회경제적 성격에 따라 인적 자본의 특성과 이에 대한 요구가 근본적으로 달라지기도 한다.

마르크스주의 시각에서는 건강이 생산성 향상에 이바지하고 궁극적으로 경제발전에 도움이 된다는 논리를 전혀 다르게 해석한다. 마르크스 자신은 건강이나 보건의료를 직접 논의하지 않았고 마르크스주의 전체로도 사정이 비슷하다(White, 1991). 마르크스주의의 원리와 이론을 응용하면, 노동자의 불건강은 자본이 안전을 희생하고 이윤을 추구하는 과정에서 초래한 직접적인 결과로 해석할 수 있다. 보건의료를 비롯해 건강을 유지하고자 노력하는 것은 자본주의 생산에 필요한 노동력을 재생산함으로써 자본 축적에 필요한 잉여 가치를 극대화하려는 것에 지나지 않는다. 경제성장에 도움이 된다 하더라도 건강의 가치는 자본주의 사회의 일부 계급에만 의미가 있다.

건강의 사회적 의의는 비교의 관점, 즉 다른 사회적 가치나 목표와 비교해서 건강에 어떤 의미가 있는가 하는 질문으로 연결된다. 앞서 논의한 건강의 의의에서는 건강을 다른 가치와 비교하거나 경쟁시키는 것은 아니지만, 정책결정을 비롯한 실제 상황에서 건강과 다른 사회적 가치는 서로 경쟁하거나 갈등하는 관계가 될 수 있다. 한정된 자원을 배분할 때는 이런 경향이 더 심하다.

건강을 다른 사회적 가치와 비교할 때 논리적으로 세 가지 접근이 가능하다(Wilson, 2009). ① 건강이 유일하게 가치 있는 것이거나 혹은 다른 가치에 비하여 우월하다는 관점, ② 건강 그 자체로는 가치가 없고, 다른 사회적 가치에 영향을 미치는 정도까지만 가치가 있다는 시각, ③ 사회 또는 국가가 추구해야 할 여러 가치 중 하나라는 시각이 그것이다.

탈맥락적 논리로는 이렇게 구분할 수 있을지 모르나, 실제로는 건강이 유일하게 가치가 있거나 그 자체로는 전혀 가치가 없다는 관점은 존재하기 어렵다. 건강과 다른 사회적 가치가 경쟁하는 장은 훨씬 더 구체적인 조건과 요구가 작동하고, 건강의 우선순위도 이에 따라 달라진다.

제12장

건강의 공공성

가치로서 건강은 일차적으로 개인이 실현하고 개인에게 실현되는 결과result 또는 성과outcome라 할 수 있다. 자연과 환경, 인간의 사회적 활동과 그 구조, 주체의 생물학적 조건과 행동 등이 함께 작용해 건강이라는 결과를 산출한다output. 여러 가지 투입input과 과정process 요소들이 건강이라는 결과에 영향을 미치는 것이다.

건강을 결정하는 투입과 과정은 복잡하며, 이들 요소와 결과는 선형적linear 관계가 아니다. 굳이 과학적 인식론에 의존하지 않더라도, 한 가지 원인만 작용하거나 한 방향으로만 영향을 미쳐 건강을 산출하는 관계는 생각하기 어렵다. 앞서 여러 곳에서 설명한 대로, 생물학적 요인, 신체요인, 유전과 '타고난' 요인 외에도, 사회적 요인이 건강을 결정하는 중요한 투입과 과정요소라는 점을 거듭 강조한다.

결과로 해석할 때도 개인인가 또는 집단(집합적 의미)인가에 따라 건강을 이해하는 방식이 다르다. 어떤 상태를 '바람직하다'라고 판단할지 기준이 달라지기 때문이다. 개인 건강에서는 '수준'이라는 차원만 존재한다. 한 개인이 얼마나 오래 살고, 어떤 질병이 있고 없으며, 어느 정도나 건강하다는 것이 개인의 건강수준을 가리킨다. 이 건강수준은 반드시 계량하고 측정할 수 있어야 하는 것은 아니며, "건강이 상했다"라거나 "몸이 안 좋은 것 같다"라는 상태도 건강수준을 나타낸다.

집단의 건강에는 수준과는 다른 차원에서 '분포distribution'가 존재하는데, 이는 한 개인 안intra-personal에서 나타나는 분포보다 주로 사람 사이inter-personal의 분포를 뜻한다.[1] 개인 차원에서는 이런 의미의 분포가 있을 수 없으나, 집단의 건강수준을 나타낼 때는 분포가 절대 수준(예: 평균) 못지않게 중요하다. 건강수준의 평균은 비슷하나 분포는 아주 다른 두 집단이 있다고 가정하면, 이들의 건강 특성은 서로 다르다고 해야 한다.

결과로서 개인 건강은 직접 공공성이나 공적 가치를 판단하는 대상이 되기 어렵다. 어떤 종류의 건강은 공공성이 있고 어떤 것은 그렇지 않다는 식으로 바로 판단할 수 없다는 뜻이다. 건강이 어느 수준에 이르러야 공공성이나 공적 가치가 있는지 판단하기 어려운 것도 마찬가지다. 수명이 짧거나 어떤 병에 걸린 것만으로, 반대로 오래 살거나 어떤 병이 없다는 것만으로 공적 가치를 말할 수 없다.[2]

집단 차원에서는 건강수준과 분포가 모두 존재하므로 개인과는 경우가 다르다. 어떤 측면에 관심을 두는지에 따라 공공성이나 공적 가치를 적용할 수 있는지가 달라진다. 집단에서도 건강수준 그 자체는 공공성과 공적 가치를 판단하는 잣대가 되기 어려운데, 저소득국가의 건강수준이 낮고 특정 원인이 많다고 이것만으로 공공성이 낮다거나 공적 가치를 실현하지 못했다고 말할 수 없다.

건강수준과 비교하여 건강의 분포는 분명히 공공성을 적용할 대상이다. 같은 건강수준(예: 평균수명 65세)이라 하더라도 불평등의 정도가 심하면 이를 공적 가치와 무관하다고 하기 어렵다. 모두가 동의하는 것은 아니나, 형평성은 공적 가치와 공공성을 구성하는 핵심 요소의 하나다. 어떤 원인 때문에 불평등한가

---

1   드물게는 분포를 한 개인 안에서 적용하기도 한다. 개인이 질병이나 사고 등을 경험할 확률은 시기적으로 다르게 분포하고, 이는 시간을 축으로 한다는 의미에서 '시간 간inter-temporal' 분포라고 할 수 있다. 싱가포르의 의료저축계좌는 이런 분포 개념에 기초한 제도 설계로 유명하다.
2   원인(투입)과 과정까지 분석하면 다르다. 사회적 요인이 개입하고 공적 과정을 거쳐 개인이 어떤 병에 걸리거나 어떤 건강수준에 이르면, 공적 가치와 공공성을 판단할 수 있다.

도 공공성과 관련이 된다. 교정할 수 있는 요인(예: 소득) 때문에 건강수준의 차이가 나는 것과 그렇지 못한 요인(예: 자연 재해나 우연한 사고) 때문에 차이가 나는 경우는 공공성을 다르게 해석해야 한다.

공공성 개념을 적용할 수 있는 또 다른 대상은 건강결과를 낳는 투입과 과정이다.[3] 개인의 건강결과에는 공공성 개념을 적용하기 어렵다고 했지만, 이에 영향을 미치는 투입과 과정은 공공성이라는 가치 기준에서 제외되지 않는다. 집단의 건강 또한 마찬가지로, 집단 수준에서 건강을 산출하는 투입과 과정에는 당연히 공공성 기준을 적용할 수 있다. 건강결과를 산출하는 데 이바지한 투입요소가 공적 가치를 충족하는지, 또는 결과를 산출하는 과정이 공적 가치를 실천하고 실현하는지 물어야 한다.

1. 건강의 형평성

건강의 형평성과 불평등은 건강의 분포에 대한 것이다. 우리는 사람과 집단 사이에 나타나는 건강(수준)의 차이를 단순히 '차이'라 하지 않고 불평등이나 형평의 문제로 본다. 차이(또는 격차)와 불평등이 다른 점은 전자가 가치중립적인 것과 비교하여 후자에는 가치판단이 포함된다는 것이다. 불평등이라고 할 때는 그 차이가 부당하고 공정하지 못하며 정의에 어긋나는 것을 가리킨다. 즉, 불평등은 곧 부정의injustice다.

불평등에 가치판단이 개입되는 또 한 가지 이유는 건강결정요인과 관련이 있다. 건강 불평등과 형평은 주로 건강의 사회적 결정요인이 건강에 영향을 미치는 문제로, 이 사회적 요인들은 개입하여 고칠 수 있다고 본다. 특히 사회적 개입으로 수정할 수 있는 요인에 초점을 맞추면, 누가 어떻게 어느 정도나 개입하는지는 윤리와 가치의 문제가 된다. 공공성의 맥락에서는 이런 사회적 개입을

---

3 투입-과정-결과라는 연결은 도식적이지만, 결과 측면의 건강과 이에 영향을 미치는 요소를 나누어보는 데는 편리한 점이 있다.

어떻게 이해하고 실천하는지가 중요한 판단 기준이다.

앞서 형평성이 공적 가치와 밀접한 관련성을 가진다고 주장했지만, 이는 다시 공적 가치나 공공성의 내용 그리고 그를 어떻게 판단하는지와 연관이 있다. 형평성이 공공성을 구성하는 한 요소가 되어야 형평성도 그 자체로 공적 가치라 할 수 있다. 공공성 개념이 역사적이고 맥락의존적이라면, 형평성이 공적 가치에 포함되는지, 포함된다면 얼마나 중요한 것인지도 선험적으로 답할 수 없다.

한국사회가 건강 불평등에 관심을 두고 의제를 형성하는 과정만 보더라도 맥락을 떠나서는 이 문제를 이해하기 어렵다는 것을 알 수 있다. 2000년대 중반까지 건강을 포함한 형평성 문제는 사회적 관심사가 아니었으나, 사회경제적 토대가 바뀌고 불평등이 심화하면서 상황이 달라진다. 소득 불평등을 비롯한 여러 영역의 형평성에 관심이 증대했고, 세계적으로 불평등이 심화하고 논의가 활발해진 것도 큰 영향을 미쳤다. 2014년을 전후하여 피케티Thomas Piketty의 『21세기 자본』이 소개되면서 한국에서도 소득 불평등이 중요한 사회적 문제이자 과제로 떠오르게 된다. 사회경제체제의 공적 가치를 말하려면 소득 불평등을 빼놓을 수 없게 되었다고도 할 수 있다.

모든 불평등이 사회적 관심사가 되는 것은 아니다. 공론장에서 건강 불평등의 위상은 소득 불평등과는 크게 다르다. 한국보건사회연구원 팀이 2017년 국민의 '인식'을 조사하여 발표한 결과는 서로 다른 불평등을 인식하는 데 어떤 차이가 있는지를 잘 보여준다. 주로 건강 영역을 조사한 것이라 건강 불평등이 과대평가될 수 있는 상황이었는데도 다른 불평등, 특히 소득 불평등과 차이가 크다(김동진 외, 2017: 390).

우리 사회의 다양한 불평등 가운데 그 정도가 가장 심각하다고 인식하는 불평등은 소득 불평등이었다(45.3%). 다음으로 취업 및 승진 불평등 (16.5%), 교육 불평등(12.7%), 의료이용 불평등(12.3%)이 뒤를 이었으며 건강 불평등은 질문에 포함된 불평등 유형 중 심각성에 대한 인식이 가장 낮았다. 이는 날로 심화되고 있는 빈부 격차, 양극화 문제에 대한 문제인식은 높아지는 반면 소득 불평등을 비롯한 취업·승진 불평등, 교육 불평등 등 구조적 원인으로 인해 발생할 수 있는 건강 불평등은 심각하게 받아들여지지 않음을 의미한다. 더불어 결과로서의 건강 불평등과 원인으로서의 사회경제적 수준을 매개하는 의료 이용 불평등이 건강 불평등보다도 더 심각한 것으로 인식하고 있었다.

건강 불평등에 익숙하지 않고 문제의식도 크지 않다면, 형평성이 사회적으로 공공성의 구성요소가 되기는 그만큼 어렵다. 불평등 완화와 형평을 공적 주체가 해야 할 책임으로, 활동과 과정에서 실천해야 할 공적 가치로, 또는 산출해야 하는 공적 결과로 이해하지 못한다는 뜻이다. 특히 의료이용 불평등보다 건강 불평등을 인식하는 정도가 더 낮은 데는 중요한 의미가 있어 보인다. 형평성이나 공공성이라는 지향에 동의하지 못하는 것보다는, 건강 불평등이 무슨 뜻이고 그 의미가 무엇인지 지식과 이해가 충분치 않아서 나온 결과가 아닌가 한다.

이런 사정 때문에 담론 또는 공론으로서 평등과 불평등, 형평성, 건강의 사회적 결정요인 등에 관심을 기울이지 않을 수 없다. 특히 형평성이 공공성을 실천하는 장에 들어갈 수 있는지 판단하려면 다음과 같은 질문을 해야 한다. 일반 대중은 평등과 불평등을 어떻게 받아들이고 어떤 의미로 해석하는가? 차이, 격차, 불평등, 형평성 등의 개념은 같은 것인가 다른 것인가? 건강 불평등과 사회적 결정요인이 어떤 관계에 있다고 이해할까? 형평성의 문화적 기반을 찾는다는 점에서는 좀 더 근본적인 질문, 예를 들어 이들 용어와 개념을 아는지, 사용하는지, 공허한 언어가 아니라 내면화되었는지 등도 물을 수 있다.

공론장과 여론, 담론을 말했지만, 이는 한 국가나 사회 전체가 형평과 불평등을 어떻게 이해하고 어떤 태도를 형성하는지 하는 문제와 밀접한 관련이 있다. 단지 단편적인 여론이나 공론보다 한 사회의 체계적·체제적 특성이 '형평 지향성'을 결정한다는 뜻이다. 역사적 경험, 사회경제체제의 성격, 국가-경제-사회권력의 역할과 책임에 대한 이해, 문화 등이 여기에 영향을 미치는 것은 말할 필요도 없다. 불평등을 회피하는 성향경향, inequity aversion은 사회마다 다르며, 사회와 경제 외에도 문화와 규범이 큰 영향을 미친다(Blake et al., 2015).

숫자로 측량하거나 가부를 명확하게 나눌 수 없어서 이분법으로 답할 수는 없으나, 한국에서 건강 불평등은 아직 '체제화'하지 못한 상태가 아닌가 생각한다. 건강 불평등이 좀처럼 사회적 의제가 되지 못하는 이유에 대해서 많은 사람이 건강의 우선순위가 낮다는 문제를 꼽지만, 불평등, 형평성, 사회적 결정요인 등의 개념이 근본적 한계로 작용하는 것은 아닌지 검토가 필요하다. 개념의 한계는 새로움, 어려움, 전문성 등과도 관련이 있겠으나, 그 이상의 개념적 특성, 예를 들어 한 사회 또는 체제, 나아가 레짐을 포함한다.

지적하고 싶은 것은 불평등이나 형평성 개념이 특히 추상성이 높다는 사실이다. 세이어Andrew Sayer가 설명한 것처럼 '추상적'이라는 말은 모호하거나 현실에서 분리된 것을 의미하기보다, 분석 대상으로부터 부분적이고 특수한 측면을 분리함으로써 사물과 사상의 본질을 더 정확하게 나타낸 것을 가리킨다(Sayer, 1992: 87).[4] 평등-불평등이나 형평성은 추상적 개념이며 그런 만큼 과학적 엄밀성이 있다. 문제는 이 개념들이 '부분적'이고 '특수한' 측면 또는 개별 경험을 사상抽象함으로써 하나의 '지식'으로 변화했다는 점이다.

"나는 가난하다"라는 사실은 특수하고 바로 이해할 수 있는 경험인 것과 비교하여, "우리 사회는 불평등하다"라고 생각하는 데는 정보와 지식, 그리고 해석이 필요하다. 집단과 불평등을 정의하고, 왜 불평등이라 하는지 잣대와 기준을 이해해야 하며, 어느 정도면 불평등한지 해석할 수 있어야 한다. 집단의 현상을 추상화한 불평등 개념이 개인에 속하는 가난보다 이해하기 어렵다.

사회적 결정요인은 개인으로 환원할 수 있는 일차원적 개념이므로 불평등보다는 이해하기 쉬운 것으로 보인다. 가난이나 실업 때문에 내가 암에 걸렸다고 해석하면, 그 가난과 실업이 바로 사회적 결정요인이다. 굳이 다른 사람과 비교하여 불평등을 따질 것이 없고, 집단과 비교에 대한 지식도 필요하지 않다. 추상성이 낮아, 쉽게 이해할 수 있고 개인 경험에도 부합한다. 여기서 '사회적'이 뜻하는 바는 개인 외부에 존재한다는 의미다.

사회적 결정요인이라는 원인을 사회화하려면 단순한 인과관계에서 한 단계 더 추상화를 거쳐야 하는 것이 이 개념의 어려운 점이다. 가난해서 암에 걸렸다고 할 때 그 가난이 사회적 결정요인이 되기 위해서는, 개인의 질병 원인(가난)

---

4   우리가 잘 아는 온도, 젠더, 기업, 소득탄력성 등이 모두 이런 의미의 추상적 개념이다.

을 건강의 사회적 분포(가난한 사람이 암에 더 잘 걸리는)로 추상화해야 한다. 이 과정을 거치지 않고는 당연히 집단에 대한 것, 즉 공공성과는 연결할 수 없다.

공공성을 명확하게 규정하기 어렵다는 이유가 크지만, 현재로서는 형평성과 건강의 공공성 이론을 구성하는 데 여러 가지 난점이 있다. 많은 사람이 의심하는 것과 마찬가지로, 보건의료(서비스, 예를 들어 접근성)라면 몰라도 건강에 굳이 공공성 개념을, 무슨 근거로 적용해야 할까 하는 것이 핵심 질문이다.

건강 불평등이 주로 사회적 결정요인을 문제로 삼아 개입하고 고칠 수 있는 차이에 초점을 맞춘다 해도, 공적 가치나 공공성, 공론의 대상이 되는 것은 아직 개인의 건강 그 자체거나 건강수준의 차이 정도다. 공공성 이론이 이런 현실을 토대로 해야 한다면, 건강형평성이 공공성의 구성요소가 되는 데는 좀 더 강한 '사회화' 과정이 필요할 것이다.

이론적으로는 어려움을 모두 해결하지 못했지만, 실천적으로는 사정이 다르다. 특히 시간적 맥락을 고려하면 지금 시기 공공성을 구성하는 데 형평과 불평등을 빼기는 어려울 것이다. 경험, 역사, 현실 그 무엇 때문이든 형평성과 공공성은 가장 긴밀하게 결합해 있다.

2. 권리로서의 건강[5]

형평성과 마찬가지로 권리 또한 건강의 공공성을 주장하는 유력한 근거로, 공공성은 건강할 권리를 충족한 상태 또는 그 과정이라 해석할 수 있다. 상식 수준에서는 이 정도 설명으로 충분할 것으로 보이나, 건강할 권리 또는 건강권을 자세하게 논의하는 것은 또 다른 과제다. 특히 '건강할 권리'와 '건강의 공공성', '보건의료에 대한 권리'와 '보건의료의 공공성' 사이에 존재하는 연결과 상호관계는 각각 구분하여 명확하게 해둘 필요가 있다.

---

5   이 절은 주로 다음 글을 고친 것이다. 김창엽, 「건강과 인권: 한국적 상황과 전망」, ≪보건학논집≫, 제50권, 제2호(2013), 85~99쪽. 좀 더 상세한 논의는 이 글을 참고하기 바란다.

권리로서의 건강을 권리로서의 보건의료와 구분하면, 전자, 즉 건강권이 무엇을 대상으로 한 권리인가를 먼저 해명해야 한다. 건강에 대한 권리가 성립할 수 있는지 하는 질문은 논쟁적이다. 다른 사회권적 권리, 예를 들어 교육이나 주거 등과 달리 건강은 투입요소가 아니라 산출물이라는 점이 권리를 주장하기 어려운 점으로 작용한다. 건강이라는 결과를 산출하는 데는 여러 요인이 영향을 미치고, 그중에는 국가가 책임질 수 없고 의무를 다하기 어려운 많은 요인도 들어 있다. 타고난 체질을 비롯해 개인의 습관, 소득이나 가정환경과 같은 사회적 요인, 질병의 치료 여부 등이 건강에 고루 영향을 미친다. 이 모든 요인에 국가가 책임을 질 수 없고, 이런 의미에서 건강권을 주장하기 어려울 수도 있다.[6]

왜 건강 그 자체로는 권리 주장을 할 수 없을까? 최소 수준이나 적정 수준을 정할 수 없으므로 건강에 대한 권리란 흔히 같은(비슷한) 건강수준을 누릴 권리를 의미하는데, 극소수 사람만 이런 종류의 권리를 인정한다. 건강수준에 영향을 미치는 요인 중 생물학적 요인이나 개인 선택은 사회적 개입의 범위 밖에 있으므로 결과의 평등을 지향할 수는 없다는 것이 핵심 근거이다.

결과가 평등할 권리를 부인하는 관점은 실용적이긴 하나 여러 가지 논리적·윤리적 도전에 직면한다. 그중 한 가지는 기회나 과정뿐 아니라 결과의 평등을 지향하는 것이 권리의 본래 의미에 부합한다는 반론이다. 앞서 설명한 대로 건강의 가치가 정의로운 기회나 기능, 능력에 관련된 것이면, 당연히 결과의 평등을 지향해야 한다. 이때 같은 결과를 달성하는 것이 가능한가 또는 어떤 수단이 있는가 하는 문제는 부차적 문제다. 어떤 권리도 완전히 달성하거나 충족될 수 없으며,[7] 따라서 동등한 수준의 건강이 정말 중요하면 달성 가능성과 관계없이 그것을 지향해야 한다는 것이 핵심이다.

이 지향이 아무런 결과를 산출하지 못한 채 선언적 의미에 그치는 것은 아니

---

6 건강과 비교하면 보건의료(치료, 보살핌, 서비스 등)는 권리로 인정될 여지가 더 크다. 국가가 정책과 다른 수단을 통해 어느 정도까지는 기본적인 또는 평등한 보건의료를 보장할 수 있다.

7 이런 이유로 과거 '소극적 권리'와 '적극적 권리' 또는 자유권과 사회권으로 분류하던 방식에서 벗어나 여러 인권을 '권리 묶음'으로 나눠야 한다는 주장도 있다(Frezzo, 2015).

라는 점도 중요하다. 건강권을 지향하는 목표는 실제 그것을 달성할 수 있는지 그 가능성과 관계없이 과정을 통해 실천과 정책을 추진하는 동력이 된다. 특히 건강수준의 평등을 지향해야 사회적 결정요인뿐 아니라 생물학적 요인이나 개인의 선택 등에도 적극적으로 개입할 수 있다.

인권 또는 기본권이라는 관점에서 건강권은 국가가 권리를 충족하는 과제와 불가분의 관계에 있는데, 국가가 건강권을 충족할 의무를 져야 한다는 데서 공공성과 만난다. 건강할 권리는 흔히 말하는 사회권의 하나로, 국가가 권리를 충족해야 하는 일차적 의무 주체다. 즉, 공적 주체로서 국가는 이 의무를 다해야 공공성을 실천하고 실현한다고 할 수 있다. 문제(현실 과제이기도 하다)는 다른 사회권과 마찬가지로 국가가 어느 수준까지 책임을 져야 하는지 명확하게 하기 어려운 점이다.

특히 사회권을 충족하려면 자원이 필요하고, 그 자원은 한 국가의 경제적 능력(자원을 동원할 능력)에 좌우된다는 점이 문제를 어렵게 한다. 충분한 자원을 확보하기 어려운 국가는 사회권을 충족하는 의무를 다하기 어렵고, 자칫 국가가 의무를 다하겠다고 다짐해도 말에 그쳐 선언적 의미 이상이 되기 힘들다. 건강의 공공성을 결과 측면에서 보면, 자원이 부족한 국가에서 흔히 벌어지는 권리의 미충족, 예를 들어 기초 영양과 예방접종도 보장받지 못하는 상태를 공공성의 훼손 또는 결핍이라 할 수 있을 것이다.

어느 정도나 권리가 충족되는지를 정하거나 어떤 기준을 정해 공공성을 실현한 정도로 표시하는 것은 불가능하다. 건강권의 권리 요구와 국가의 의무 충족 정도는 가용 자원과 정치적 의지에 따라 점진적으로 확대되는 것으로, 그 절대 수준을 기준으로 공공성의 실현 정도를 판단할 수는 없다. 건강권을 결과에 대한 권리로 해석하더라도, 수명이나 기능 수준, 영아사망률과 조기 사망의 가능성 등을 공공성의 기준으로 삼기는 곤란하다.

권리가 실현된 '수준'과는 다른 측면에서, 한 사회와 국가가 건강권을 어느 정도나 옹호하고 확대하려 노력하는지는 그 자체로 공적 가치에 속한다. 특히 이를 체제나 레짐의 한 특성으로 이해하면, 건강권의 지향이 곧 공공성의 내용이라 해도 무리한 주장은 아니다. 불평등을 회피하려는 사회적 특성과 마찬가지로, 권리를 보장하는 데 얼마나 민감하고 이를 옹호하려 하는지도 문화와 규범을 통해 형성되고 강화된다. 권리를 보장하는 수준에는 "문화, 국민경제, 국가, 젠더, 종교, 인종, 사회적 틈 사이에 존재하는 권력의 불균형"이 영향을 미친다(Mutua, 2002: 13).

3. 건강을 산출하는 과정의 공공성

건강형평성과 건강권이 공적 가치를 반영하는 것은 결과로서의 불평등이나 건강권 충족 외에도 이런 결과를 초래하는 원인 또는 과정과 관련이 있다. 건강 불평등이 가치판단(공정, 정의, 권리)의 대상이 된다고 할 때, 이 가치는 불평등의 원인을 무엇으로 설명하는지와 밀접하게 연결된다. 단순하게 표현하면, 인간활동과 사회적 개입으로 바꿀 수 있는 원인인가 아닌가가 핵심이다. 개입해서 바꾸고 수정할 수 있는데도 그냥 둬서 건강권이 훼손되고 불평등이 심해지는 것이면, 이를 정당화하기 어렵다.

결과가 아니면서도 공공성을 중요한 특성으로 포함해야 하는 구조, 원인, 투입, 환경, 맥락, 과정 등을 망라해 '과정적' 공공성이라 부르기로 한다.

1) 건강형평성과 과정적 공공성

건강권보다는 형평성이 투입과 과정의 공공성을 좀 더 명확하게 드러낸다. 건강 불평등을 초래하는 '건강의 사회적 결정요인'을 대표적인 과정요소라고 볼 수 있는데, 최근 연구와 이론들은 이런 요소 대부분을 사회적 결정요인으로 개념화한다. 사회적이라는 표현이 의미하듯, 소득, 빈곤, 교육 수준, 직업 등이 여기에 해당하는 대표적인 요인들이다.

모든 사회적 결정요인이 불평등으로 이어지는 것은 아니다. 예를 들어, 때로 고소득계층이 더 많이 걸리는 병도 있는데, 사회계층에 따라 병의 분포는 다르지만 이를 불평등이라고 말하기는 어렵다. 모든 사회에서 남성보다 여성이 더 오래 사는 경향이 있지만, 이 차이 때문에 남성의 건강수준이 여성과 비교하여 불평등 상태에 있다고 표현하지는 않는다. 건강의 공공성에서 문제 삼는 불평등은 모든 차이, 격차, 불평등이라기보다, 부당하고 공정하지 못하며 사회정의에 어긋나는 불평등이다.

건강 불평등을 결정하거나 영향을 미치는 요인 모두를 사회적 결정요인이라 하기도 어렵다. 젠더 사이의 건강 불평등은 어떤 의미에서도 중요한 불평등이나, 젠더를 전형적인 사회적 결정요인으로 볼 수 있는지는 의심스럽다. 젠더를 둘러싼 여러 사회적 조건들이 건강 불평등을 만들어낸다고 보는 편이 설명력이 더 높다. 미국은 인종 사이의 건강 불평등이 극심하지만, 인종을 사회적 결정요인으로 환원하는 것은 지나치게 좁다.[8]

사회적 결정요인을 범주화하는 것은 원인을 구분하는 의미보다 개입과 교정의 가능성과 의미 때문일 수도 있다. 대부분 건강 불평등은 사회적 결정요인과 관련되고, 이에 개입해서 수정하고 개선함으로써 불평등을 완화할 수 있다. 사회적 요인으로 개념화하는 즉시 불평등이 윤리와 실천의 대상이 되는 것은 이 때문이다.

이 과정에는 사회적 요인뿐 아니라 여러 정치적·경제적·문화적 요인이 영향을 미치고, 때로 다른 요인이나 상호작용도 중요한 역할을 한다. 엄밀한 의미에서는 모두를 사회적 요인으로 묶을 수 없지만, 정치적·경제적·문화적 요인까지 함께 사회적 요인으로 포괄하면 사회적 실천을 통해 개입하고 수정할 수 있다는 의미가 좀 더 잘 드러난다. 적어도 실천 측면에서는 범주화의 범위를 넓혀 사회적 요인으로 포괄하는 것도 의미가 있다고 할 것이다.

건강과 건강의 분포(불평등)가 사회적 요인에 영향을 받는다면, 건강과 보건의료에 대한 어떤 논의도 그것을 결정하고 불평등을 초래하는 원인, 그리고 그들이 작동하는 과정까지 확장해야 한다. 건강과 관련된 공공성 또한 건강이라는 결과뿐 아니라 건강의 결정요인과 과정까지 함께 고려하는 것이 옳다. 소득

---

8   인종이 건강 불평등으로 이어지는 데는 차별을 비롯해 여러 사회적 요인이 개입한다.

이 건강과 건강 불평등에 영향을 미친다면, 결과로서 건강 불평등에 영향을 미치는 소득의 분포 역시 공공성과 공적 가치라는 개념을 적용할 수 있다.

논리적으로는 긴밀하지 못한 점이 있고 이런 방식으로 잘 표현하지도 않지만, 현실에서는 "소득의 공공성" 또는 "소득 분포의 공공성"이 터무니없는 개념이라고만 하기 어렵다. 공공정책과 공공서비스가 가장 큰 관심을 기울이는 대상 가운데 하나가 소득 불평등이라는 점만 보더라도, 소득 분포는 표현과 무관하게 공공성 개념을 포함한다고 해야 한다. 또 한 가지 중요한 사회적 결정요인인 교육도 비슷하다. 교육은 소득 불평등이나 소득 정책과 비교하여 공공성이라는 개념이 더 익숙하고, 공적 가치 또는 공공성에 기초한 교육('공교육')이라는 표현도 낯설지 않다.

건강의 관점에서 이들 사회적 결정요인의 공공성은 '건강 친화성' 또는 '형평 친화성'이라고 부를 수도 있을 듯하다. 이 표현은 사회적 결정요인들이 건강을 유지·증진하는 데 유리하고 건강형평성에 친화적인 특성을 가지는 것을 가리킨다. 소득, 교육, 직업, 노동환경 등이 건강을 유지하고 건강 불평등을 완화하는 데 긍정적으로 작용하면, 공적 가치 또는 공공성을 실현하는 것으로 볼 수 있다는 뜻이다. 건강의 사회적 결정요인을 건강레짐의 구성요소로 포함하면, 사회적 결정요인의 공공성이 곧 건강레짐의 공공성으로 이어진다.

건강에 초점을 맞추면서 사회적 결정요인의 공공성을 말했지만, 사회적 요인들의 공적 가치는 건강만으로 결정되는 것이 아니며 건강의 공공성에만 영향을 미치는 것도 아니다. 소득과 교육의 형평, 우호적인 직업과 노동조건, 양질의 주거와 지역사회 등은 건강과 관련이 없는 상태에서도 그 자체로 공적 가치를 따져야 할 대상이다. 이들은 건강에 영향을 미치는 동시에 그 자체로 바람직한 삶의 조건을 구성하는 요소들이며, 규범으로는 건강과 무관하게 공적 가치를 높이려 노력해야 한다.

이 요인들은 건강과 직접 관련성이 없을 때도 간접적으로 건강의 공공성에 이바지할 수 있다. 건강의 사회적 결정요인이 작동하는 것과는 다른 경로를 통해 건강의 공공성에 영향을 미치기 때문이다. 건강과 다른 요소들의 공공성은 서로 영향을 주고받는데, 이는 경제학에서 말하는 외부 효과나 건강레짐을 구성하는 요소들의 상보성 또는 각 영역을 넘는 체제 효과와도 일맥상통한다. 다른 영역, 즉 소득이나 교육, 노동의 공공성이 높을수록, 또는 전반적인 국가체제와 사회경제체제의 공공성이 높을수록 건강의 공공성도 강화될 가능성이 크다. 공공성의 여러 영역이 각각 떨어져 있으면서도 공통의 심층 구조로부터 영향을 받는 것이 레짐의 특성 중 하나다.

건강의 공공성을 논의하면서 결과를 산출하는 과정을 빼놓기 어렵지만, 이 과정은 복잡하고 다면적이다. 사회 구조와 환경, 사람들의 상호작용이 모두 간여하므로, 이들 과정 하나하나에 공공성 개념을 적용하는 것은 사실상 불가능하다. 공적 가치(건강)를 산출하는 과정은 거의 전적으로 건강레짐의 공공성이 문제가 되는 영역이다.

건강을 산출하는 과정에 작동하는 건강레짐은 건강과 관련된 개인과 사회적 활동이 국가체계와 자본주의 체계에서 상대적으로 자유로운 가운데 비판적으로 논의되고 실천되는 공간이자 기회다. "공공성이 높은 건강레짐"은 국가체계와 자본주의 시장체계에 대해 비판과 견제의 역할을 할 수 있으며, 이런 의미에서 국가와 자본에 개입할 가능성이 있다.

건강레짐이 실천하고 실현하는 공공성은 국가에 대해서는 주로 정책이라는 형식을 통해, 그리고 자본에 대해서는 주로 시장에서의 상호작용을 통해 구체화한다. 예를 들어 건강과 관련된 국가정책에서 참여와 민주주의가 얼마나 실천되고 있는가는 건강레짐의 공공성을 나타내는 대표적인 지표다. 또한, 자본에 대해서는 예를 들어 건강과 관련된 식품산업이나 제약산업에 건강레짐이 어떻게 어느 정도나 영향력을 발휘하는지가 공공성을 나타내는 한 가지 잣대가 될 수 있다.

건강레짐의 공공성 개념이 적용될 수 있는 또 하나의 영역과 공간은 전문성 또는 전문직과의 관계다. 이는 건강뿐 아니라 보건의료도 마찬가지다. 국가와 자본의 힘이 강화되면서 생활세계가 '식민지화'하는 것은 널리 퍼진 현상으로 건강에서도 이런 경향이 점점 더 강해진다. 체계화되고 제도화된 의학과 의료, 건강 관련 산업 그리고 이를 현실에서 구현하는 여러 보건의료전문직의 역할은 갈수록 커지고 시민과 환자의 주체성은 더 약화하는 것이 현실이다. '의료화'로 표현하든 또는 일리치 Ivan Illich 식으로 '문화적 의원성cultural iatrogenesis'이라고 하든, 건강은 점점 더 현대의학과 그 전문가에 의존하게 되었다. 치료와는 구별된다고 하지만 건강증진이나 요양 역시 의료화와 기술화 경향이 뚜렷하다.

이러한 비대칭적 관계는 비전문가가 전문가에 의존하거나 자율성을 잃었다는 문제에 그치는 것이 아니라, 의료와 관련된 전문성과 전문직의 자기 이해가 관철된다는 점에서 공공성 문제와 긴밀한 상관관계가 있다. 국가나 자본의 문제와 마찬가지로, 고도로 전문화된 기술 의료는 공공의 이익에 봉사하기보다 자신의 이해관계에 충실하고 스스로 더 많은 이익을 실현하려 한다. 공공성이 충분히 발현되지 못하면 공공영역은 비판과 견제보다는 전문화된 의료의 이해관계를 옹호하는 기능을 수행하기 쉽다. 낙관적으로 보더라도 전문성과 전문직에 대해 수동적인 역할에 머무르게 되는 경우가 많다.

현실에서 건강의 공공성은 국가, 자본주의 (시장), 전문화된 의료라는 '삼중'의 체계에 포위된 것처럼 보인다. 다양한 요인들이 작동하나 이들은 일관되게 권력의 문제에 연결되어 있다. 건강레짐을 매개로 권력이 서로 경쟁하는 상황에서, 식민지가 된 건강레짐은 이들 체계에 비판적으로 개입하기보다는 기존 체계에 봉사하는 역할을 하는 것이 현실이다.

2) 건강권과 과정적 공공성

건강할 권리에서도 과정의 공공성 개념이 성립할 수 있는데, 특히 국가가 사회권의 충족 수준을 정하는 과정이나 방법에서 이런 특성이 잘 나타난다. 건강권을 비롯한 사회권은 적극적 권리로서 국가가 자원을 배분해야 하는 권리임을 이미 지적했다. 이 때문에 특정 시점에 어떤 사회나 국가는 주어진 조건 안에서 건강권의 권리 목록을 구성해야 하는데, 이는 명시적이든 암묵적이든 사회적 과정을 거쳐야 한다. 이 사회적 과정이야말로 전형적으로 공공성이 문제가 되는 영역이며 장場이다.

국가가 사회권적 권리를 충족하고자 할 때는 경제사회적 능력에 따른 '점진적 달성progressive realization'을 추구해야 하지만, 그 수준은 단지 국가의 자원 능력에만 의존하지 않는다. 어느 측면에서도 경제적 능력이 부족한 국가가 군대를 늘리고 부정하게 예산을 낭비하는 일은 드물지 않다. 전시성에 가까운 건물을 짓느라 안전한 식수를 공급하는 일은 뒷전이 되기도 한다. 영양과 예방보건사업을 하지 못하는 흔한 이유는 재정 부족보다는 이 집단과 사업에 대한 낮은 우선순위 때문이다. 누구에게 그리고 어디에 자원을 먼저 배분할 것인지는 기술적 판단보다는 지향과 가치, 권력관계, 정치적 의지 등에 따라 달라진다.

건강도 사정이 똑같다. 국가권력과 정부가 국민과 인민의 건강과 복리를 얼마나 중요하게 생각하는지에 따라, 또한 사람들이 어느 정도나 강하게 건강권을 옹호하고 건강 불평등을 피하려고 하는지에 따라, 자원배분의 우선순위는 달라진다. 자원의 가용성과 점진적 달성의 문제를 정치적·사회적으로 접근하면, 사회권의 실현은 기술적 차원을 넘어 한 사회와 국가의 정치 구조와 철학을 반영한다는 사실이 금방 드러난다. 경제 수준이 비슷한 두 나라 사이에 평균수명이나 영아사망률에 큰 격차가 나타날 때, 이런 원인이 작용하는 것은 아닌지 물어야 한다. 건강에 대한 권리를 건강을 보호하고 추구하는 과정에 대한 권리까지 확장하면(김창엽, 2018b), 이해 당사자가 건강과 관계 있는 정책이나 정치에 참여하는 것도 과정적 공공성에 포함할 수 있다.

공식 정치 구조와 과정만 과정적 공공성에 관여하는 것이 아니다. 공적 주체에 경제권력과 사회권력을 포함해야 함을 이미 지적했지만, 비공식적 과정 또는 시민사회를 통한 과정도 공공성에서 예외가 될 수 없다. 국가가 하향식으로 권리 충족의 의무를 하기도 하지만, 권리 주체는 국가에 대해 건강권을 요구함으로써 그 권리를 '쟁취'할 수도 있다. 지역과 시민사회를 통해 의제가 형성되고, 공론장이 만들어지며, 토론과 여론 그리고 요구가 조직된다. 건강권의 범위, 기준, 수준 등도 누가 미리 정해놓은 것이 아니라, 사회 구성원 또는 서로 다른 당사자가 주장하고 조정함으로써 구성하는 것이다.

과정의 공공성이란 공식, 비공식적 구조를 통해 국민과 시민, 나아가 인민이 자신의 요구를 제기하고 의사결정에 참여하는 과정에서 드러난다. 환경과 조건, 그리고 과정 그 자체가 얼마나 공적 가치에 충실한지에 따라 공공성의 실천과 실현 수준이 달라진다. 국가가 책임지는 권리 수준을 정할 때 사람들이 얼마나 적극적으로 참여하고 의견을 반영할 수 있는지, 사법 심판은 건강권을 어느 정도나 적극적으로 해석하는지, 공론장이 건강형평성과 건강권을 어떻게 이해하고 얼마나 강하게 옹호하는지 등이 과정의 공공성을 가늠하는 특성이다.

결과로서 건강형평성과 건강권을 산출하는 일련의 과정은 앞서 논의한 건강레짐의 한 구성요소라 볼 수도 있다. 이런 관점에 기초하면 과정적 공공성은 '건강레짐의 공공성'이라는 한 단계 상위 개념으로 확대된다. 건강레짐이 얼마나 공공성이 강하고 공적 가치를 지향하는지 판단하는 한 가지 기준이 건강형평성과 건강권을 추구하는 과정의 공공성이라는 뜻이다. 좀 더 구체적으로는 투명성과 개방성을 포함한 민주적 원리, 주민과 인민의 참여 정도, 건강형평성과 건강권의 정책 우선순위, 자원배분과 실행 등이 공공성을 결정하는 기준이 될 수 있다.

제13장

보건의료의 논점*

사전을 참고하면 '보건의료'는 건강을 보호하거나 향상하는 데 필요한 건강증진, 예방, 치료, 질병 관리, 재활, 보호 등을 가리킨다. 그중에서도 특히 보건의료전문직 또는 그와 관계가 있는 인력이 개입·활동·실천·노동하는 것을 의미할 때가 많다. 실용적으로 이렇게 정의하지만, 이것만으로는 모든 상황에서 보건의료를 명확하게 범위를 정해 규정하고 구분하기 어렵다.

보건의료를 정의하고 내용을 살펴보기 전에 먼저 용어를 검토하는 것이 필요할 듯하다. 이 글에서 사용하는 '보건의료'라는 용어는 '보건', '의료', '의학' 등과 뜻이나 용법이 비슷하거나 범위가 겹친다. 영어 표현으로는 'health care'(또는 'healthcare')와 'medical care'를 비교적 쉽게 구분할 수 있는 것 같지만, 'health service', 'health care service', 'care', 'personal health service' 등이 되면 꼭 그렇지도 않다.

체계적인 논의를 거쳐 어느 정도까지는 합의가 필요하겠으나, 대체로 '보건'은 가장 넓은 범위에서 집단population 수준의 건강과 관련된 활동을 의미할 때가

---

* 건강(제11장)과 마찬가지로 이 장도 다음 내용을 고치고 보완한 것이다. 김창엽 외, 『한국의 건강 불평등』(서울: 서울대학교출판문화원, 2015), 31~64쪽. 이 주제 또한 공공성을 논의하는 배경이자 기초라고 생각한다.

제13장 보건의료의 논점 **269**

많다. 보건과 비교하여 '의료'는 집단보다는 개인의personal 건강과 관계가 있는 것, 특히 의료전문직의 활동 또는 이와 연관된 사회적 현상이나 실천으로 규정할 수 있다. '의학medicine'은 의료보다는 좀 더 학술적이고 이론적인 면을 강조하는 것으로, '의과학medical science'은 그중에서도 과학적 특성을 강조하는 개념이자 용어이다. '보건의료'는 보건과 의료 모두를 포함하는 다소 타협적인 개념으로, 건강과 보건 또는 의료와 연관된 집단적이고 개인적인 활동 전체를 뜻하는 것으로 이해할 수 있다.

1. 보건의료란 무엇인가

1) 보건의료의 정의

일차적primary 목적이 건강이나 질병과 관계가 있는 모든 행위와 서비스를 보건의료라 할 수 있지만, 그 범위를 명확하게 정의하기는 사실상 불가능하다. 그 목적을 직접 건강과 관련된 행동이나 행위로 한정해도 어려움은 줄지 않는데, 앞서 논의한 대로 건강을 어떻게 정의하는지에 따라 관련성이 달라지기 때문이다. 평안한 마음을 건강의 한 요소로 가정할 때, 불안에서 벗어나기 위해 담배를 피우는 행동을 보건의료라고 할 수 있는가? 현재는 보건의료의 범위를 최대한 넓게 잡아도 흡연을 포함할 수는 없지만, 흡연은 3천 년 전부터 치료 수단의 하나였다(길먼, 2006). 한국에서도 처음 담배가 들어올 때는 병을 치료하는 효과가 있다고 했고, 최근까지도 일부 질병 치료에는 도움이 된다는 주장이 있었다.

담배 사례에서 유추할 수 있듯이, 현재 일반적으로 이해하는 보건의료의 범위와 내용은 근대 이후 특정한 시대의 과학기술과 의학적 지식, 그리고 그에 기초한 전문가의 정의에 토대를 둔 것이다. 어떤 사회 어느 시대나 보건의료는 주로 '전문가'(또는 사회적으로 그렇다고 인정되는 직종)가 하는 역할이었으니, 전문가가 중심이 되어 보건의료를 정의하고 범위를 정하는 것은 이상한 일이 아니다. 전문가라 하더라도 사회 전체의 건강과 질병관, 그리고 보건의료에 대한 인식에 구속되지만, 보건의료의 정의, 범위와 내용이 그것을 제공하는 사람provider, 즉 '전문성'과 밀접한 것은 비교적 일관되게 나타나는 특성이다.

전문가가 규정하는 보건의료는 비전문가(환자나 일반인)의 인식이나 이해와는 다르다. 보건의료를 다르게 이해하고 해석하는 것은 건강과 질병을 생각하고 인식하는 관점이 다르기 때문인데, 예를 들어 의료인류학자인 클라인만Arthur Kleinman은 하나의 보건의료체계 내에서 보건의료가 '일반인 영역popular sector', '전문가 영역professional sector', '민속 영역folk sector'으로 구분된다고 주장했다(Kleinman, 1980: 49~60). '일반인' 영역과 '전문가' 영역은 용어로부터 쉽게 이해할 수 있으나 '민속' 영역은 약간의 추가 설명이 필요하다. 이는 일반인 영역과 밀접한 관련이 있는 동시에 상당 부분 중복되는 비전문적·비체계적 영역으로, 무당이나 샤먼sha-man이 전형적인 예다. 세 가지 영역은 경계를 명확하게 나눌 수 없고 서로 겹치는 부분도 많은데, 분류가 유동적이어서 시기와 지역에 따라 달라질 수 있다.

클라인만은 '전문가'를 마치 객관적이고 중립적인 시각인 것처럼 표현했으나, 이는 서양 중심적 시각이다. 비서양적 관점에서는 일반인 영역과 민속 영역에 속하는 보건의료가 비전문가적 영역에 있다고만 할 수 없다. 이런 시각이 보편성을 띠는 것처럼 보이는 것은 최근 서양 현대의학이 세계화하고 그 결과 이에 토대를 둔 보건의료를 마치 보편적인 것처럼 이해하기 때문일 것이다. 결과적으로 지금 보건의료라고 하면, 대부분 나라, 사회, 문화에서 흔히 서양의학에 기초를 둔 전문가 영역의 보건의료를 가리킨다.

보건의료를 역사적·사회적·문화적 관점에서 이해하면, 서로 다른 영역들, 예를 들어 일반인 영역과 전문가 영역 사이에서 어떻게 경계가 정해지고 때에 따라 이동하는지가 중요하다. 유의할 것은 보건의료의 정의에는 앞서 언급한 요인들 외에 기술 발전, 보건의료제도, 보건의료 전문가들 사이의 관계 등도 영향을 미친다는 점이다. 새로운 의학기술이 대중에게 널리 알려지면 전문가 영역을 넘어 일반인 영역에서도 새롭게 보건의료로 편입되고(예: 인공관절), 유효하지 않은 오래된 기술은 보건의료에서 제외된다(예: 수은을 사용한 매독 치료).

이 과정에는 제도가 중요한 역할을 하는데, 이는 다시 보건의료 기술 문제로 이어진다. 대표적인 제도가 건강보장제도로, 예를 들어 침이 건강보장의 범위가 되는지에 따라 전문가와 일반인의 보건의료 정의에 큰 영향을 미친다. 보건의료 전문가 내에서 권력의 우열이나 이해관계에 따라 전문가 영역에 속하는 보건의료가 달라지기도 한다. 과거에는 의사들이 별 관심을 두지 않았던 교육이나 상담, 운동 처방 등이 보건의료 환경이 바뀌면서 새로운 보건의료 영역으로 등장한다.

전문가 영역이 보건의료를 주도하는 것이 사실이지만, 클라인만의 분류에 따른 일반인 영역의 중요성은 예상만큼 줄어들지 않는다. 2000년대 초반 미국의 한 지역사회 주민 1천 명을 조사한 결과, 1개월 사이에 증상이 나타난 8백명 가운데 327명이 (제도적) 보건의료를 이용할 생각을 했으나 217명만 실제 의료인을 찾아갔다(Green et al., 2001). 증상이 있었던 사람 가운데 '제도권' 보건의료를 이용한 사람이 전체 주민의 3분의 1도 안 되는 셈이다. 상당수 사람은 스스로 해결하거나 이른바 일반인 영역에 속하는 보건의료를 이용했다. 비전문가(일반인, lay people)가 타인에게 제공하거나 스스로 시행하는 보건의료를 어떻게 볼 것인가 하는 문제가 중요한 이유다.

일반인 영역에 존재하는 보건의료 또는 이를 나타내는 개념으로 널리 알려진 것이 '자가치료(self-care)'다. 자가치료는 정확한 정의와 의미를 두고 많은 논쟁이 있지만, 대체로 개인이 스스로 만성질환 증상을 관리하기 위해 행하는 활동을 의미한다(Wilkinson and Whitehead, 2009). 보건의료 전문가는 개입할 수도 그렇지 않을 수도 있는데, 이 때문에 전문가와 비전문가가 정의하는 자가치료가 같지 않을 수도 있다.

자가치료는 보건의료 특히 정책 관점에서 여러 가지 의미가 있는데, 때로 의의나 가치가 충돌하기도 한다. 비용을 절감하고 효율적인 건강관리 방법이 될 수 있다거나 의료전문직의 일방적인 권력과 그 영향력으로부터 개인의 자율성과 역량을 강화할 수 있는 것은 긍정적 특성이나, 사회경제적 요인의 중요성을 간과하고 개인의 책임을 강조하는 것은 부정적 측면이다(Segall and Goldstein, 1989; Wilson, Kendall and Brooks, 2007). 개인 책임을 강조하는 경향은 국가와 사회의 공적 책임을 축소하는 흐름과 분리되지 않는데, 공적 가치의 서로 다른 요소들, 예를 들어 개인의 자유와 자율이라는 요소와 사회적 연대와 공동 책임이라는 요소가 갈등하는 상황이 될 수도 있다.

정책적으로는 특히 보건의료 비용을 줄일 수 있는 장점 때문에 큰 주목을 받는데, 비용 절감의 목적은 그 자체로 논쟁적이지만 실제 효과가 있는지도 분명하지 않다. 자가치료를 어느 정도까지 제도화할 수 있고 그렇게 해야 하는지가 핵심 논점이다. 자가치료를 통해 비용 절감을 기대하는 것은 대부분 제도가 이에 대해서는 비용을 보상하지 않기unpaid care 때문이지만, 제도를 확대하거나 바꾸어서 비공식 영역까지 포함하면 전체 비용은 오히려 늘어날 수도 있다(Donelan, Falik and DesRoches, 2001).

공공성을 중심에 놓고 볼 때 자가치료의 장단점은 이중적 의미가 있다. 개인의 자율성과 역량에 초점을 맞추면 더 많은 참여와 주체성을 강조하게 되지만, 비용 절감과 효율성에 주목하면 국가와 공공부문의 책임을 분산하고 줄이는 결과를 낳는다. 자가치료의 원리와 방법은 공공성을 강화하는 지향으로도, 또 반대로 공공성을 훼손하는 지향으로도 활용할 수 있다.

2) 보건의료의 범위와 내용

보건의료를 일관되게 정의하기 어렵다는 것은 이미 지적했지만, 정의에 따라 보건의료의 범위와 내용을 명확하게 하는 것도 다르지 않다. 보건의료 안에서 내용과 범주를 나누는 것보다 보건의료의 안팎을 구획하는 것이 더 어려울 수도 있다. 보건의료의 범위와 내용이 주로 역사적·경험적으로 형성된 것이 어려움의 원인이다. 역사와 경험에 의존해야 하는 사실은 많은 사회에 남아 있는 전통의학에서 쉽게 확인할 수 있는데, 국가와 사회마다 보건의료로 인정하거나 인정하지 않는 것이 다르다. 역사와 경험에 의존할수록 보건의료의 범위와 내용을 일관성 있고 체계적으로 구성하기 어렵다.

목적을 기준으로 보건의료의 내용을 나누는 것이 한 가지 방법이다. 보건의료는 목적에 따라 건강증진, 질병 예방, 치료, 재활 등으로 나눌 수 있는데, 이는 보건의료를 건강과 질병의 경과 또는 질병의 자연사natural history에 맞춘 분류다. 질병이 발생하기 전에는 증진이나 예방이, 질병이 발생한 후에는 치료가 보건의료의 목적이 된다.

목적에 따라 보건의료를 구분해도 범위와 구분이라는 과제가 모두 해결되지 않는다. 치료만 비교적 논란이 적고, 나머지 범주는 보건의료에 해당하는 것과 그렇지 않은 것이 명확하게 구분되지 않기 때문이다. 건강을 증진하거나 회복하는 모든 행위(예: 균형된 식사, 적절한 수면 등)를 포함하면, 보건의료의 경계가 크게 넓어져 자칫 '건강 제국주의'라는 비판을 받을 수도 있다. 규칙적이고 과학적인 운동은 분명히 건강에 이바지하지만, 이렇게 운동하도록 지도하는 행위를 꼭 보건의료(서비스)로 분류해야 하는가? 재활에서도 질병과 손상에서 회복하려는 모든 행위를 보건의료에 포함하면 같은 현상이 벌어진다.

원인과 동력이 무엇이든 보건의료의 외연은 계속 넓어지는 중이다. 과거 개인 행동이나 의지, 또는 문화의 문제였던 금연은 이제 명백하게 의료 행위로 편입되었다. 여기에는 흡연에 대한 생물학적 지식의 발전(예: 뇌신경 전달 물질과 중독의 상관성)과 새로운 약물 개발 등이 큰 영향을 미쳤다. 스트레스에 대한 대처나 인간관계에서 나타나는 문제를 해결하는 방법도 비슷하다. 지식, 정보, 기술 등이 합해져 더 큰 전문성을 요구하게 되고(또는 그런 것처럼 인식되면서), 이를 기초로 전문가들은 자신이 전문적 보건의료를 다루어야 한다고 주장한다. 건강이나 보건의료가 삶의 더 많은 영역으로 침투하는 의료화 현상이라고도 할 수 있다.

내용을 중심으로 보건의료를 구분하는 또 한 가지 방법은 대상 영역을 기준으로 삼는 것으로, 대표적 영역으로는 신체, 정신, 사회적 지지, 삶의 질 등이 있다. 보건의료는 각 영역에 걸쳐 건강을 향상하거나 악화를 예방하려는 여러 행위를 포함한다. 이 기준으로 보건의료의 범위와 범주를 구성하면, 각각의 구체적 내용은 앞서 논의한 것과 같이 건강을 어떻게 정의하는지와 높은 상관관계를 보인다. 가령 유명한 건강평가 도구인 SF-36은 건강 현상 중 하나로 사회적 기능social functioning을 포함하는데, 이 기준으로는 대상 영역, 즉 사회적 기능을 좋게 하거나 악화를 방지하는 활동도 보건의료에 포함된다.

실제 보건의료의 범위와 내용을 판단하는 데는 흔히 보건의료 전문가가 시행하는 행위나 서비스가 기준이 된다. 역사적·경험적으로 구성되어 논리성과 과학성에는 한계가 있으나, 일상에 밀착해 있고 전문가와 비전문가 모두의 인식에 영향을 미친다. 실무로는 특히 제도 운영이나 정책결정에 유용하다. 행동하거나 서비스를 제공하는 주체를 중심으로 나누기 때문에 굳이 개념적 정의를 명확하게 하지 않아도 되는 장점도 있다. 비록 건강에 미치는 영향이 크다 하더라도 일반인이나 비전문가가 하는 행위는 보건의료에 포함하지 않는 것이 이 기준의 단점이다. 일반인이나 환자의 시각을 반영할 수 없고, 보건의료의 내용과 구분은 주로 전문가 권력이나 이해관계에 좌우된다.

전문가의 실제 행위를 중심으로 보건의료의 범위를 정하는 것은 '제도화' 과정과 밀접하다. 제도화는 국가나 정부 또는 권위 있는 민간조직이 보건의료의 범위를 공식적으로 정하는 것을 뜻한다. 국가권력이나 정부는 현실의 보건의료제도와 서비스 운영에 큰 이해관계를 가지고, 정책과 제도 운영의 대상이 되는 보건의료를 어떤 방식으로든 규정하려 한다. 보건의료가 제도화하면 관련 당사자에게 다시 영향을 미친다.

국가와 정부가 모든 보건의료를 규정하고 통제하는 것은 현실적으로 불가능하고 그럴 필요도 없다. 제도화의 관점에서는 모든 보건의료를 국가제도로 할 수 없다. 국가와 정부는 정치적 정당성을 주장할 수 있는 최저 수준에서 보건의료를 규정하는 것이 유리하고, 이 때문에 주로 대중이 인식하는 보건의료의 가용성과 안전에 관심을 둔다. 전자는 흔히 접근성의 문제라 표현하는 것으로, 암에 걸린 환자는 국가가 필수 보건의료(예: 항암제나 치료 기술)를 보장해야 한다고 생각한다. 신약이 아직 보건의료 범위에 들어오지 않았거나 '비필수적'이라 분류되면, 국가가 책임져야 할 접근성이나 보장성에 문제가 있는 것으로 받아들인다.

보건의료와 접촉하는 대중이나 환자는 누구나 보건의료의 위해harm, risk에 노출될 수 있는데, 이를 방지하거나 예방할 책임은 주로 국가에 있다. 한 예로, 치료 과정에서 부작용이 생긴 암환자는 해당 보건의료를 인정한 국가에 책임을 묻는다. 보건의료의 내용과 분류에 책임을 지는 국가와 정부로서는 통치 차원에서도 보건의료의 안전safety을 중시할 수밖에 없다. 책무성의 부담을 지는 국가로서는 안전성의 최소 기준만 보장하고 그 이상은 전문가 책임으로 하는 것이 효율적이고 유리하다.

3) 보건의료 지식과 기술

보건의료에서 지식과 기술이 중요한 것은 새삼 강조할 필요가 없다. 보건의료의 지식과 기술 중에서 의학 또는 의과학의 비중이 큰 것 또한 자세하게 설명하지 않아도 될 것이다. 다만, 흔히 생각하는 것과는 달리 의학과 의과학이 곧 보건의료 기술이 아니라는 점은 따로 주의를 기울여야 할 일이다.

주위에서 흔히 볼 수 있는 고혈압 치료를 예로 든다. 의학과 의과학의 역할은 고혈압에 대한 기초 지식, 또는 치료·관리하는 데 필요한 기술적 기반을 만드는 일이다. 이런 지식과 기술은 고혈압 관리의 기초가 되지만, 의료전문직이 실제 환자를 치료하고 관리하는 데는 또 다른 지식과 기술이 필요하다. 매일 아침 특정 항고혈압제를 100mg 복용하는 것이 확립된 의학적 지식이자 기술이면, 의학과 의과학은 환자가 이를 그대로 실천하고 생물학적 반응도 평균을 따른다고 전제한다. 실제로는 다양한 요인들(약의 품질, 환자의 생각이나 습관, 경제적 능력, 건강보장제도, 병원이나 의사의 사정 등) 때문에 그 지식과 기술은 현실에 그대로 적용되지 않는다. 생물학적 반응의 차이에 앞서, 경제적인 이유로 약을 살 수 없다든가, 약을 챙겨서 복용하지 못하는 것, 의사가 실수로 약을 잘못 처방하는 일도 벌어질 수 있다. 환자가 식이요법이나 운동을 제대로 실천하게 하려면 의사도 이에 대한 지식과 기술을 갖추어야 한다.

보건의료의 지식·기술이 의학과 의과학 지식·기술과는 다르다는 점을 다시 강조한다. 의과학 외에도 다양한 분야의 지식과 기술이 보건의료에 영향을 미치고, 때로 의학이나 의과학보다 이런 지식과 기술이 더 중요할 수도 있다. 집단과 사회적 차원에서도 마찬가지다. 보건의료 재정을 다룰 때는 구체적인 의과학적 지식보다는 경제, 재정, 회계 등을 잘 활용해야 한다. 환자가 치료 방침을 실천하는 데 환자 개인의 가치관, 태도, 행동이 영향을 미치므로, 약물이나 수술과 관련된 지식이나 기술과 함께 문화, 심리, 행동과학 등의 지식과 기술도 필요하다.

여기서 보건의료 지식과 기술의 특성을 모두 다룰 필요는 없겠으나, 보건의료 기술의 핵심이라 할 수 있는 의과학의 기술적 특성 한 가지는 이해할 필요가 있다. 다른 영역과 비교할 때 의과학적 지식과 기술은 상대적으로 경험적 성격이 강하다. 경험적이라 함은 이 영역의 지식과 기술이 연역적 지식체계로 정립되었다기보다 주로 경험에 기초해 발전하고 진화했다는 의미다. 의학이나 의료의 특성을 설명하는 한 가지 표현인 의술이라는 말은 주로 이러한 배경에서 쓰인다.

보건의료 기술 또한 개인과 사회의 경험적 요소가 중요하게 작용하는데, 이는 앞서 말한 의학과 의과학의 경험적 성격에서 비롯된 측면이 강하다. 보건의료 기술은 복잡하고 불확실할 뿐 아니라, 당사자의 습관, 취향과 기호, 제공자(보건의료전문직)와 환자(혹은 서비스 수혜자) 사이의 관계 등의 영향을 받는다. 과학기술 지식을 기초로 하면서, 지식을 응용하고 적용하는 과정에서는 개인과 사회의 경험이 중요한 역할을 하게 된다(Saunders, 2000).

많은 보건의료 기술이 인간의 정신과 신체에 직접 작용하는 것도 빼놓을 수 없는 특성이다. 개인을 대상으로 한 보건의료서비스는 이런 성격이 더 강하지만, 집단에 대한 개입도 어느 정도까지는 이런 특성을 피할 수 없다. 약물의 투여나 수술, 검사 등은 신체와 정신에 직접 작용하고, 심하면 영향을 미치는 정도를 넘어 신체나 정신을 상당 부분 '변형'한다[수술이 대표적인 예로, 이런 개입의 특성을 흔히 침습성invasiveness이라고 한다]. 인체와 정신에 보건의료 기술을 적용할 때 엄격한 제한과 기준을 요구하고 기술의 유효성이나 안전성을 사전에 검증하는 것이 이런 이유 때문이다.

4) 보건의료의 필요

모든 건강문제가 보건의료로 이어지지 않으며, 건강문제가 없다고 보건의료를 요구하지 않거나 이용하지 않는 것도 아니다. 건강과 보건의료는 서로 밀접하게 연관되어 있지만, 객관적·주관적 이해와 조건에 따라 변환되는 과정을 거쳐야 한다. 건강(또는 불건강)이 보건의료로 전환하기 위해서 갖추어야 할 조건은 무엇인가?

건강문제가 보건의료로 연결되는 데는 많은 개인적·사회적 요소가 관여하지만, 근본적으로는 건강상태와 이를 반영하는 필요니즈, need가 핵심적인 역할을 한다. 필요는 건강 회복, 유지, 증진을 위해 주관적·객관적으로 인식되고 정의된 요구를 가리키는데, 건강과 보건의료를 연결하는 과정에서 '건강의 필요'와 '보건의료에 대한 필요'라는 이중성이 나타난다.

추상적 수준에서 필요 개념의 유용성은 분명하다. 정책적 개입, 자원배분, 보건의료서비스 등은 대부분 필요와 관계가 있고, 완전한 건강상태보다는 불건강 상태에서 필요가 발생한다고 본다. 이 때문에 건강 개념과 비교하여 '건강의 필요', 그보다는 '보건의료의 필요'가 의사결정에 더 직접적인 역할을 한다. 다르게 표현하면, 자원배분을 결정할 때 어떤 자원을 얼마나 배분해야 하는지의 기준은 보건의료 필요 > 건강 필요 > 건강수준의 순서가 되기 쉽다. 건강증진이나 예방, 삶의 질 등 전반적인 건강수준에 관심을 두어야 할 영역보다는 치료와 재활 등의 영역이 더 그렇다. 고혈압과 당뇨병 관리를 위해 자원을 배분해야 하면, 지역사회의 전반적 건강수준보다는 고혈압과 당뇨병을 치료해야 한다는 건강 필요가, 다시 그보다는 이를 치료하고 관리해야 한다는 보건의료 필요가 더 직접적인 결정 기준으로 쓰인다.

건강 개념과 비슷하게, 건강의 필요와 (이와 연관된) 보건의료의 필요도 정의와 측정이 쉽지 않다. 불건강에서 비롯되는 필요는 건강과 마찬가지로 하나의 연속선 위에 있고, 보건의료 필요 또한 원론적으로 정의할 수는 있어도 실제로는 불확실하고 유동적이다(Daniels, 2008: 31~36). 필요는 특정한 역사적·사회적·문화적 맥락 속에 위치하는 상대적 개념으로, 이 때문에 건강 개념보다 오히려 더 모호한 측면도 있다(Robertson, 1998). 상대적이기 때문에 반드시 '충족meeting' 이라는 요소를 수반하고, 따라서 어느 정도 주관성이 개입한다. 통증(건강 필요)이 더 심한 사람이 진통제(보건의료 필요)를 복용하지 않고 크게 통증이 없는 사람이 더 많은 약을 복용할 수도 있는 것이 바로 필요와 충족의 상대성 문제다. 필요를 정의하기도 어렵지만, 필요가 충족되었는지 객관적으로 정의하고 측정하는 문제는 더 어렵다.

다니엘스는 필요 개념이 모호한 것을 인정하고, 그 대안으로 필요를 "사람으로서 정상 기능을 하는 데 필요한 것those required for normal species functioning"으로 정의하자고 제안했다(Daniels, 2008: 31~36). 그는 앞서 설명한 부스의 '정상 기능' 논의를 이어받아, 유적 존재로서 사람종, species을 대상으로 정상 기능을 객관적으로 규정하고 이에 기초해 필요를 정의할 수 있다고 주장한다. 필요는 결국 정상 기능을 하기 위한 것이라고 주장했지만, 그의 이런 접근은 부스의 건강 개념이 가지는 한계를 그대로 되풀이할 가능성이 크다. 건강과 불건강을 정의할 때 나타나는 모호함을 약간 줄일 수 있을지 모르지만, 통계적인 정상을 비롯해 생의학적 건강관이 가지는 문제를 근본적으로 해결한 것 같지는 않다. 여러 요인이 중첩하는 몸과 마음의 건강을 '정상' 범위라는 객관적 측정 대상, 그것도 통계적인 정상치에 한정해서 규정할 수는 없다.

보건의료 필요는 언뜻 객관적 현상이라는 인상을 주지만, 건강 개념 못지않게 모호한 개념이다. 이 때문에 다니엘스 같은 일부 연구자는 필요라는 개념을 포기하고 차라리 '기호preference'로 바꾸자고 주장하지만, 이 또한 적절한 대안이 되기는 힘들 것으로 보인다. 센이 제안하는 '능력'도 개념적으로는 필요를 결정하는 데 도움이 되나, 구체적인 측정과 판단에는 무력한 것이 사실이다. 의학적이거나 생물학적 지표로만 필요를 규정하는 것은 더욱 문제가 많다.

한계와 어려움이 있지만, 객관적 실재로서 필요를 정의해야 할 필요성은 줄어들지 않는다. 필요를 객관적으로 정의하려는 것은 이를 기초로 할 때만 사회적 정의(여부와 수준)를 포착하고 판단할 수 있기 때문이다(Robertson, 1998). 필요를 객관적으로 정의할 수 있어야 이를 충족해야 하는 도덕적 의무가 성립하고, 의무를 충족할 주체(예: 국가권력), 충족 여부, 충족 수준도 판단할 수 있다.

2. 보건의료의 특성

정책을 비롯한 사회활동은 그 방법이 무엇이며 어떻게 진행되는가, 즉 개입의 내용과 분리될 수 없다. 보건의료를 둘러싼 사회적 활동 또한 보건의료의 내용과 그 특성에 큰 영향을 받는다. 보건의료의 특성이라고 해서 굳이 다른 사회적 활동이나 현상과 구별해서 강조할 필요는 없으나, 보건의료의 고유한 특성이 어떤 것인가, 특히 다른 재화나 서비스, 사회활동과 비교한 특성이 무엇인지를 고려하는 것은 중요하다. 개인과 집단의 의사결정에 직간접으로 영향을 미치기 때문이다.

특성을 검토하기 전에 보건의료는 여러 요소가 혼합된 것으로 동질적인 하나의 실체가 아니라는 점을 지적해둔다. 사회적으로 이해하든 경제적으로 이해하든, 보건의료는 여러 수준과 범위, 종류, 목적을 가진 이질적인 구성물의 총합이다. 추상적 수준의 '보건의료의 특성'은 평균 또는 원형을 토대로 한 것으로, 현실에서는 공통점을 찾기 어려울 정도로 다양하게 나타난다.

1) 사회적 특성

사회적으로 보건의료는 건강, 생명, 장애, 기능, 안전 등의 가치와 밀접하다. 건강이나 생명의 가치는 직관적이고 자명하게 인간 삶을 구성하는 가장 기본적이고 중요한 요소에 속한다. 이런 이유로 어떤 사회나 보건의료를 사회적, 필수적, '특별한something special' 활동으로 이해하는 것이 보통이다.

기본적이고 필수적인 가치라는 특별함은 모든 사람이 보편적으로universal 이 가치를 누릴 수 있어야 한다는 당위로 연결되며, 사회 구성원 개인의 시각에서는 개인의 능력이나 노력과 무관하게 가치를 누릴 수 있는 것을 뜻한다. 건강과 보건의료가 흔히 권리에 대한 논의로 이어지는 것이 이 때문이다. 건강권rights to health, 생존권, 보건의료에 대한 접근권 등 표현은 다양하지만, 권리라는 성격을 떼놓고 보건의료를 생각하기는 힘들다.

모든 사회 구성원에게 보건의료가 마땅히 누려야 할 권리라면, 누가 이를 보장할 것인지, 즉 권리를 충족할 의무를 지는 주체가 누군지 물어야 한다. 권리를 보장하는 주체로서 국가와 정부의 의무, 책임, 역할이라는 과제가 성립하는 것은 이런 맥락이다. 사회나 시장의 자연발생적이고 자율적인 기능만으로 필수적이고 기본적인 가치를 모두 충족할 수 없으므로, 국가와 정부가 이를 충족할 의무를 진다.

권리와도 상관관계가 있는 보건의료의 또 다른 사회적 특성이 공공(성)을 강조한다는 점이다. 국가 책임을 강조하는 다른 영역과 비교하더라도 보건의료만큼 공공성이나 공적 가치를 중요하게 생각하는 경우는 많지 않다. 국가가 거의 전적으로 책임을 지는 국방에서도 다양한 민간기업이 참여하여 이윤을 얻는 것을 당연하게 생각하지만, 보건의료에서는 민간에 대해서도 공공의 가치를 강조하고 노골적인 이윤추구를 금기로 여긴다. 많은 국가가 영리추구를 원천적으로 금지할 정도다.

또 한 가지 사회적 특성은 전문성 또는 전문가 중심성이 강하다는 것으로, 서구에서 시작해 오랜 기간을 거쳐 확립된 다른 전문직(예: 법률이나 종교)과 비교해도 전문성에 대한 강조가 두드러진다. 보건의료가 전문성과 전문가 중심성을 보이는 데는 건강과 생명을 다루는 사회적 특수성과 함께 특히 근대 이후 서구에서의 역사적 축적과 경로를 무시하기 어렵다. 지식과 기술을 지속적으로 축적했을 뿐 아니라, 전문직 스스로 사회적 경쟁과 투쟁을 통해 권력을 강화했다. 결과적으로 현대 보건의료는 단순히 전문성과 전문가를 강조하는 것을 넘어서 전문주의professionalism 혹은 전문가주의를 중요한 특성으로 포함하게 되었다.

공공성과 밀접한 관련이 있는데도 아직 논의가 부족한 사회적 특성 한 가지가 보건의료와 그 이용의 심리적 측면에 대한 것이다. 이는 사람들이 보건의료를 어떻게 이해하고 왜 중요하다고 생각하는지를 다루는 영역인데, 특히 보건의료가 필요한 상황의 불확실성에 주목할 필요가 있다. 최근까지 대부분 질병(특히 급성질환)은 예측하기 어렵고 개인이 통제할 수 있는 범위를 넘는 것이었다. 질병의 결과는 파국적이거나(사망) 되돌리기 어려운 후유증(장애)을 남겼다. 이런 상황에서 사람들은 보건의료에 어떤 의미를 부여하는가?

예측 불가능성, 통제 불가능성, 불가역성 등은 공포와 불안의 원인으로, 보건의료는 현실적으로 이에 대응하고 대비하는 가장 유력한 수단이다. 통제가 어렵고 되돌릴 수 없는 특성 때문에 불안과 공포를 줄이는 대응 방식, 예를 들어 최대주의적 경향이 나타난다. 가벼운 병, 낮은 확률에도 예비적으로 온갖 방법을 다 동원하고 모든 위험에 대비하는 쪽을 택하는 것도 이 때문이다. 담배를 피우는 사람이 가슴에 통증을 느끼면 지식과 근거가 충분치 않은 상태에서 혹시 폐암은 아닐까 걱정하고, 불안에서 벗어나기 위해 병원을 찾아 최대한 정확하게 진단을 받으려고 한다. 유전 성향, 가족력, 위험의 정도 등 과학적 설명은 환자의 결정에 큰 영향을 미치지 못하며, 담배를 끊으라는 권고는 당장 불안을 없애는 데 도움이 되지 않는다. 이런 보건의료 이용은 과학적 근거가 부족하지만, 불안과 불확실성을 벗어나고 싶은 환자가 유일하게 통제할 수 있는 수단이다.

예측이 어려우므로 보건의료 이용의 능력(주로 비용)을 저축하려는 측면도 있다. 조기에 진단을 받고 치료하면 나중에 더 큰 병으로 고생하지 않아도 된다고 생각하는 것은 비전문가의 일반적인 심리이자 지식이다. 흔하게 걸리는 감기를 내버려두면 나중에 기관지염이나 폐렴같이 큰 병이 된다고 믿는 사람이 많다. 전문가들은 의학적으로 근거가 없는 진단과 치료를 하지 말라고 하지만, 이는 환자들의 지식, 믿음, 행동 원리와 부합하지 않는다. 자신이 이용하는 보건의료에 부여하는 의미가 다르기 때문이다.

꼭 심리적 특성은 아니지만, 건강과의 관련성 때문에 나타나는 행동의 특성도 있다. 보건의료의 '즉시성'과 '직접성'이 그것이다. 건강의 악화나 회복에 영향을 미치는 요소는 매우 다양하고, 그중에는 생물학적 요인, 환경요인, 사회적 결정요인도 포함되어 있다. 문제는 이들 요소 가운데 직접, 즉시, 그리고 개인의 노력으로 영향을 미치거나 바꿀 수 있는 것이 드물다는 점이다. 당장 뇌졸중이 생기지나 않을까 걱정하는 개인이 타고난 체질이나 유전, 소득과 같은 사회적 요인, 공기와 물 등을 바로 고치는 것은 불가능하다. 개인에게 보건의료는, 예를 들어 치매 발병을 걱정하는 사람에게 특효라는 어떤 건강식품을 먹는 것은, 건강 악화에 대응하거나 건강 회복을 위해 즉시 개입할 수 있고 즉각 효과를 기대할 수 있는 유일한 방법이라 할 수 있다. 건강에 미치는 영향이 명확하지 않고 과학적 근거가 없어도 어떤 보건의료에 의존하거나 기대를 거는 이유가 이 때문이다.

2) 경제적 특성

하나의 재화나 용역으로서 보건의료가 갖는 경제적 특성은 논의가 활발한 편이다(Feldstein, 1999). 자본주의적 시장경제의 영향이 강한 미국에서 특히 관심이 많으나, 시장경제체제에서는 어느 정도까지 비슷한 특성이 나타난다. 보건의료가 체제의 틀 안에서 제도화되기 때문이다.

이론과 실제 모두 논의의 중심에는 시장 논리가 존재한다. 보건의료는 시장실패가 일어나는 대표적 영역으로, 경제적 특성은 주로 시장실패의 원인 또는 결과에 관한 것이다.

정보와 지식 불균형

보건의료의 대표적인 경제적 특성이 정보 문제이다. 가장 많이, 가장 자주 논의하는 특성이기도 하다. 전문가와 일반인(소비자) 사이에 상품(보건의료)에 대한 정보의 불균형이 있는 것은 부인하기 어려우며, 질병 지식과 진단, 치료 등 여러 영역에서 전문가(특히 의사)와 비전문가(특히 환자) 사이에 정보의 격차가 존재한다. 물론, 정보의 불균형은 보건의료에만 나타나는 고유한 현상이 아니다. 흔히 거론하는 중고 자동차 시장을 비롯해 시장에서 거래되는 수많은 공산품이나 농산물에도 어느 정도까지는 정보 불균형이 나타난다. 그런 의미에서, 여기서 말하는 정보의 불균형은 절대적 수준에서 동등한 정보를 가지지 못한다기보다는, 비전문가가 시장에서 합리적인 선택과 구매를 할 수 있을 정도로 정보를 얻지 못하는 것을 뜻한다.

정보의 불균형이 존재하는 것은 질병, 진단이나 치료와 같이 의학 정보가 복잡한 것에만 이유가 있는 것이 아니다. 보건의료에서는 정보의 획득 과정이 특히 문제가 되는데, 시장에서 정보를 얻는 가장 흔한 방법인 경험이 적고 따라서 이에 기초한 학습을 하기가 어려운 것이 중요한 이유 중 하나다. 보통 환자로서는 일차의료를 비롯한 간단한 보건의료 이용(서비스)을 제외하면 같은 맥락에서 같은 종류의 질병이나 보건의료를 경험할 기회가 많지 않다. 특히 입원이나 수술과 같은 중대한 경험을 (정보를 획득할 수 있을 정도로) 여러 번 하는 사람은 더 드물다.

정보를 찾는 시점에서 소비자(환자)의 상태도 정확한 정보를 제대로 얻기 어려운 조건이다. 정보가 필요한 때 대부분 환자는 신체적·정신적·심리적으로 어려운 상태에 있고, 정보를 얻기보다는 바로 개입하기를 원한다. 의식이 없거나 정신, 인지 기능에 장애가 있으면 스스로 판단하는 것이 불가능한 경우도 많다. 간단하고 만성적인 질환은 그렇지 않지만, 대부분의 급성기 질환, 특히 중증의 질병에는 충분한 시간을 들여 정보를 얻기 어렵다.

정보뿐 아니라 지식의 불평등도 문제다. 의학과 의료에서는 정보가 바로 지식으로 전환되지 않으며, 정보를 분석하거나 종합하고 해석해야 지식에 도달한다. 환자에게 필요한 결정을 할 수 있을 정도로 지식을 얻는 데는 상당 기간 훈련이 필요하고 경험을 축적해야 한다. 정보 기술이 발달하면서 비전문가가 정보를 얻는 데 제약이 거의 없는 상황에서도 전문가와 관계에서 지식의 불평등과 불균형이 나타나는 이유다.

외부 효과

보건의료의 중요한 경제적 특성으로 꼽는 외부 효과externalities는 논란이 많다. 외부 효과는 어떤 경제 행위가 본래 의도하지 않은 혜택이나 손해로 이어져도 경제 행위의 주체가 대가를 받거나 비용을 내지 않는 현상으로, 이에 해당하는 경제 행위는 과잉 생산이나 과소 생산을 초래하기 쉽다. 위생, 깨끗한 공기, 수질 등 이른바 공공재에 속하는 재화들이 대표적으로 외부 효과를 산출한다.

보건의료 중 긍정적인 외부 효과, 즉 외부 순효과를 낳는 대표적 행위가 예방접종이다. 각자 전염병에 걸리지 않으려고 예방접종을 받으면 사회적으로 전염병의 전파를 줄여 긍정적 외부 효과를 산출한다. 보건의료의 사회적 역할을 주장하면서 흔히 외부 효과를 거론하지만, 경제적 의미에서 직접적 외부 효과를 나타내는 것은 많지 않다. 대다수 보건의료는 한 개인에게만 영향을 미치고 다른 사람과는 무관하다. 건강을 회복하기 위해 치료를 받는다고 해서 다른 사람이나 사회적으로 영향을 주는 것으로 보기 어렵다.

공공재와 비교할 수는 없어도, 보통의 보건의료(치료 등)가 어느 정도 외부 효과를 산출한다는 주장이 있다. 그중 한 가지는 한 개인의 보건의료 이용이 사회적인 소비 규범으로 작용하여 다른 사람의 효용함수에, 그리고 결과적으로 다른 사람의 보건의료 소비에 영향을 미친다는 것이다(Hurley, 2000). 성형수술이나 고급 건강검진과 같이 '과시형' 의료이용에서 많이 보이는 현상이지만, 노인에서 암 수술을 시도하는 연령대가 점점 높아진다든지 새로운 치료법이 확산하는 과정도 이런 관점에서 해석할 수 있다.

개인의 보건의료 이용이 사회적으로 건강수준에 영향을 미친다는 외부 효과도 관심사다. 보건의료는 건강수준에 영향을 미치는 결정요인 중 하나이므로, 한 개인이 보건의료를 이용하면 본인의 의도를 넘어 사회 전체적으로 건강수준이 개선되는 효과가 나타난다. 개인의 건강수준 향상이 결국 다른 사람에게도 편익으로 작용할 수 있다는 점에서 이런 현상을 넓은 의미의 외부 효과라 할 수 있다. 예를 들어 우울증을 앓는 개인이 보건의료서비스를 통해 건강이 좋아지고 그 덕분에 사회적 비용이 줄고 편익이 늘어난다면, 보통의 보건의료도 외부 효과를 산출한다고 할 수 있을 것이다.

불확실성

보건의료에는 경제학적으로 두 가지 유형의 불확실성이 존재하는데, 그것은 수요의 불확실성과 치료 효과의 불확실성이다(Arrow, 1963). 응급질환, 사고, 갑자기 증상이 나타나는 중증질환(예: 암) 등 한 개인에서는 보건의료 수요가 발생하는 시기와 양을 예측할 수 없는 경우가 많다. 이와 비교하면 가벼운 질환이나 만성질환, 또는 치료 외의 보건의료는 상대적으로 수요의 불확실성이 크지 않은 편이다. 빈번하고 가벼운 질환은 필요가 발생하는 시기를 예측하기 어려우나, 수요의 종류와 특성은 대체로 예상 범위를 벗어나지 않는다. 언제 감기를 앓게 될지는 미리 알기 어렵지만, 감기에 걸렸을 때 보건의료 수요가 어떻게 나타날지는 비교적 안정적으로 예측할 수 있다.

치료 효과가 불확실한 것도 중요한 특성인데, 여기에는 적어도 세 가지 이상의 요인이 작용한다. 첫째는 각 개인이 생물학적 변이 혹은 불확실성을 보이기 때문이다. 개인에 따라 생물학적 기능은 물론 질병의 상태와 특성, 치료에 반응하는 정도가 다르다. 둘째, 치료 방법에도 불확실성이 있다. 지식과 기술이 발전하고 특정한 상황에서 효과를 발휘한다는 방법이 정립되어 있어도, 그 지식과 기술은 완전하지 않으며 흔히 여러 가지 한계를 드러낸다. 항생 물질이 특정 세균을 죽이는 효과가 있다고 오래전부터 알고 있어도 치료 효과를 완전하게 예측하는 것은 불가능하다. 세 번째 요인으로 들 수 있는 것은 치료자 또는 서비스 제공자가 불확실하다는 점이다. 서비스를 제공하는 사람에 따라 서비스의 내용과 방법이 다르고 질에 차이가 있으며, 같은 제공자라 하더라도 시간과 장소, 제공자 개인의 조건과 상태 등에 따라 효과가 달라진다. 같은 외과 의사가 일 년 전 '가'라는 환자를 수술하는 것과 오늘 '나'라는 환자를 수술하는 것은 다르다. 그 사이에 숙련도가 나아졌다 하더라도 오늘 의사의 건강상태가 좋지 않으면 판단력과 기술 수준은 더 나쁠 수도 있다.

보건의료의 종류에 따른 이질성

보건의료는 단일한 성격을 가진 균질적인 것이 아니므로, 보건의료의 종류에 따라 경제적 특성도 다르게 나타난다. 정보의 불균형이나 외부 효과 등 앞에서 설명한 특성들도 보건의료의 종류에 따라 큰 차이를 보일 수 있다.

보건의료 중 일부는 경제학이 말하는 공공재나 가치재의 특성을 보인다.[1] 여기서 공공재는 이것이 제공되면 누구나 여기에서 배제되지 않고, 한 사람이 소비하더라도 다른 사람의 소비를 줄이지 않는 재화이다.[2] 국방, 등대, 가로등 등

---

[1] 보건의료를 논의하면서 공공재나 가치재 개념이 반드시 경제학의 정의를 따라야 하는지는 의문이다. 이른바 '주류' 경제학의 정의를 보편적인 것으로 받아들일 근거는 어디에도 없다. 그런 점에서 보건의료를 공공재로 볼 수 없다는 주장은 부분적으로만 타당하다. 경제학의 정의는 존중되어야 하지만, 다른 시각과 관점에 기초한 개념 규정도 자동으로 배제되는 것은 아니다. 공공재와 가치재를 말할 때 어떤 맥락과 조건인지 밝혀야 한다고 생각한다.

[2] 공공재와 혼동할 수 있는 재화로 공유재common pool resource가 있다. 이는 다수의 개인이 공유·사용하고 있어 잠재적 사용자들을 배제하기 어렵고, 한 개인의 사용량이 증가하면 다른 사람의 사용량이 줄어드는 자연적 혹은 인위적 재화를 말한다. 지하수나 산림, 수산자원 등이 대표적인 예이다. 하딘Garrett Hardin은 공유재의 성격을 "공유지의 비극tragedy of commons"이라는 표현으로 정리한 바 있다(Hardin, 1968).

이 대표적인 공공재이며, 보건의료 중에는 깨끗한 공기와 환경위생 등 주로 공중보건에 속하는 재화가 이에 해당한다. 가치재란 정부나 전문가 등이 일반 시민이나 소비자와 비교하여 그 가치가 더 크다고 믿는 재화이다. 교육, 예방적 의료서비스, 금연, 의료보험 등이 여기에 속한다. 공공재는 그 특성상 누구도 비용을 지출하려 하지 않으므로(무임승차의 문제) 정부가 개입하는 수밖에 없다. 가치재도 의사결정자인 정부가 최선의 지식"knows best"이 있다고 가정하고, 정부 또는 공공부문의 개입이 필요하다고 본다.[3]

경제학적 의미의 공공재나 가치재와 구분되는 것이 상대적으로 가볍고 간단하며 비용이 싼 개인 대상의 보건의료다. 다양한 종류의 보건의료, 즉 가벼운 질병의 치료, 예방접종이나 검사와 같은 예방 조치, 금연이나 운동 처방 등 건강증진 등의 보건의료가 이 범주에 속한다. 경제학 이론에 따르면 이 범주에 해당하는 재화는 시장의 완전성 여부에 따라 공공부문의 개입 여부가 결정된다. 일반 상품이나 서비스와 마찬가지로 시장이 잘 작동하면 공공부문이 개입할 필요가 없다.

개인을 대상으로 하면서도 위중도가 높고 값이 비싼 보건의료도 있는데, 값이 비싸다는 것은 경제적 의미에서 사회적 위험risk이 될 수 있다는 뜻이다. 개인 대상의 보건의료라도 개인이 위험을 예측하거나 통제할 수 없고 개인이 부담할 수 없을 정도로 비용이 많으면, 개인의 위험이자 사회적 위험이 될 수 있다. 의료비를 지나치게 많이 지출하여 개인과 가계가 파산하고 빈곤에 빠지는 것이 전형적인 경우이다. 이런 종류의 사회적 위험을 줄이기 위해서는 집단 안에서 또는 집단 간에 위험을 분담해야risk sharing 하는데, 주로 국가가 개입하여 위험을 사회적으로 분산한다.

---

3 누가 충분한 지식을 보유하는지는 국가(또는 정부)와 시장의 관련성을 논의하는 데 중요한 의미가 있다. 국가나 정부의 지식은 '사회'와 '역사'가 생산한 지식을 (그대로 또는 부분적으로) 반영한다. 국가나 정부가 아닌 사회를 지식의 주체로 보면, 시장과 비교하여 정부가 실패하는 이유를 지식의 한계로 돌리기 어렵다.

이차적 특성으로서 시장실패

이상과 같은 경제적 특성 때문에 보건의료에는 몇 가지 이차적 특성이 나타나는데, 보건의료의 전형적 특징이라는 시장실패가 가장 널리 알려져 있다. 시장실패가 일어나는 주된 원인으로는 흔히 소비자와 공급자의 정보 불균형, 불완전경쟁, 외부 효과의 존재 등을 지적한다.

블라덱Bruce C. Vladeck 과 라이스Thomas Rice 는 경쟁시장이 성립하려면 여러 조건을 갖추어야 한다고 하고, 보건의료는 적어도 다음 네 가지 조건을 충족하지 못한다고 주장했다(Vladeck and Rice, 2009). 시장기전이 작동하려면, 첫째, 소비자가 대안에 대한 충분한 정보를 가지고 적절하게 활용할 수 있어야 하고, 둘째, 본래 취향과 선호가 확실하고 광고나 주위 사람들의 영향을 거의 받지 않으며, 셋째, 공급자가 시장에서 지배력을 행사하지 못하고, 넷째, 공급자가 소비자의 결정에 지나치게 큰 영향을 주지 않는다.

시장실패이론이 어느 정도 현실을 설명하는 면이 있지만, 일정한 조건을 충족하지 못한다고 시장이 '실패했다'라고 하는 것은 다시 생각해볼 필요가 있다. 보건의료 시장이 완전하다거나 실패가 아니라고 주장하려는 것이 아니라, 시장실패가 말하는 시장이 무엇을 의미하는지 명확히 할 필요가 있다는 취지다. 시장실패는 그 자체로 시장 메커니즘을 전제한 하나의 분석 틀이며, 따라서 시장기전의 원리와 논리를 벗어나지 못한다.

시장의 실패는 '완전한' 시장을 전제로 한다는 점에서 현실을 제대로 반영하지 못한다. 현실의 시장은 정도의 차이는 있어도 처음부터 실패의 요소를 포함하며, 굳이 말하면 시장실패는 예외적이 아니라 보편적 현상이다. 그런 의미에서 "모든 시장은 반드시 실패한다". 시장실패를 말하는 것은 필요하지 않은 동어반복으로, 시장의 불완전성을 일깨우기보다는 오히려 완전한 시장이라는 가상을 심을 가능성이 크다. 시장실패를 말하는 배경에는 완전 경쟁시장을 바람직한 규범으로 전제하고 실패는 (실무적으로) 보완하면 된다는 시각이 깔려 있다.

보건의료의 시장실패 논의도 비슷한 맥락에서 볼 수 있다. 보건의료에 시장실패가 나타나는가 또는 보편적인 시장의 법칙이나 논리가 적용되는가 하는 식의 이분법은 큰 의미가 없다. 현실에서 보건의료가 완전한 경쟁시장에 가깝다는 주장은 찾기 어려운 가운데, 논의는 흔히 시장실패를 보완하거나 시장과 경쟁을 완전하게 하는 데 집중한다. 정보의 격차를 줄이면 시장실패를 완화할 수 있다는 처방이 대표적이다. 모두가 시장실패를 인정하지만, 시장 자체를 문제 삼기보다 실패를 해결하는 방법에 집중하는 현상이 나타난다.[4]

비공식, 비경제, 비제도로서의 보건의료

보건의료에 속하는 많은 인간활동이 사실상 공식 제도와 경제에서 제외되어 있는데, 돌봄care이 이에 해당하는 전형이다. 한국에서는 장기요양보험제도가 생긴 후 돌봄이 부분적으로 제도화했으나, 아직 비공식적 돌봄의 비중이 훨씬 더 크다. 공식과 비공식 보건의료를 논의하면서 돌봄과 보건의료를 구분하는 것은 그리 중요하지 않다. 장기요양보험이 지불하는 제도적 돌봄은 건강보험이 담당하는 제도적 보건의료와 구분되지만, 실제로 보건의료와 돌봄은 경계를 넘나든다. 간호는 말할 것도 없고, 의사가 외래에서 진료하는 과정에도 반드시 돌봄의 요소가 있기 마련이다.

보건의료의 경계를 어떻게 나누든 비제도적 보건의료는 돌봄에 한정되지 않는다. 장기 지속longue durée의 역사로 보면, 제도화한 보건의료의 역사가 비제도적 보건의료보다 더 짧을 수도 있다. 특히 경제적 관점에서 보건의료제도는 사회보장 또는 건강보장제도와 밀접한 관련이 있고, 서구 중심으로 길게 잡더라도 제도적 보건의료는 근대 이후의 산물이다. 인류 역사의 대부분 시기 동안, 돌봄은 말할 것도 없고 환자를 돌보는 책임은 대부분 가족과 지역사회의 몫이었다. 지금도 비공식, 비제도 보건의료의 비중은 상당하며, 이는 대체로 경제적 가치로 환산되지 않는다. 개인과 지역사회는 물론이고 의료 제공자도 이에 참여한다. 돌봄, 정보 제공, 교육과 상담, 심리적 지지 등이 대표적인 비공식 보건의료다.

비공식적 보건의료의 중요한 경제적 특성은 사회적 재생산social reproduction에 이바지한다는 것과 젠더화해 있다는 것이다. 둘은 서로 밀접한 상관관계가 있는

---

4   '정부실패'라는 대응 개념이 이런 경향을 더욱 강화하는 역할을 한다. 시장실패보다 정부실패가 더 크면 시장에 개입하는 것을 정당화할 수 없다는 논의로 이어진다.

특성이다. 주로 가족 구성원이 생산하고 소비하며, 전형적인 재생산 노동은 상품으로 전화하거나 시장에서 거래되지 않는다. 가족 내, 즉 시장 외부에서의 돌봄노동은 임금을 지불하지 않는 부불不拂, unpaid 노동이며, 자본주의 시장경제체제에서는 주로 여성이 담당한다.

보건의료가 공식화·제도화·경제화하는 과정을 주목할 필요가 있는데, 한국의 장기요양보험이 그랬던 것처럼, 여러 가지 이질적 변화가 한꺼번에 일어난다. 예를 들어 돌봄이 공식 부문, 제도 내로 편입되면서 부담을 사회화했지만(여성의 부담이 줄었다), 돌봄노동과 서비스는 '상품'이 되었다. 일상생활을 지원하는 서비스를 받으려면 시간 단위로 비용을 지불해야 하고(장기요양보험이 대신 지불하는 형식), 과거의 비공식적 돌봄노동은 상당 부분 노동시장에서 임금을 받는 상품으로 바뀌었다. 일단 상품이 되면, 당연히 상업화·산업화·영리화 현상이 촉진된다.

3) 바람직한 보건의료

사회적·경제적 특성과 달리 바람직한 보건의료란 규범적 규정이다. 보건의료의 사회적·경제적 특성이 현실 사회와 시장환경이라는 조건에서 외부로 드러나는 것이라면, 바람직한 보건의료는 내부 특성이자 이상적이고 규범적인 성격이 강하다. 물론, '바람직함'이라는 가치가 보건의료의 사회적·경제적 특성과 무관한 것은 아니다.

보건의료의 바람직함을 판단하는 기준은 시간과 공간의 제약을 받는다. 예컨대, 미국과 쿠바, 30년 전 한국과 지금의 한국 사이에는 어떤 보건의료가 바람직한지 판단하는 기준이 다르다. 과학적인 질과 같이 어느 정도까지 보편성을 가진 기준도 있으나, 이조차 구체적 기준은 맥락에 따라 달라진다(예: 고소득국가와 저소득국가). 이런 관점에 충실하면, 한국에서는 역사적으로 만들어진 맥락 외에도 자본주의 시장경제라는 사회경제적 조건을 중요하게 고려해야 한다.

바람직한 보건의료는 대부분 공공성과 연결된다. 사회적 실천과 개입으로서 보건의료가 바람직하다는 것은 공적 가치와 무관할 수 없기 때문이다. 특히 외부 효과를 산출하거나 권리의 성격이 있다는 특성은 바람직함이나 공공성과의 관련성이 더 밀접하다.

접근(성)

접근성access, accessibility은 필요할 때 보건의료를 이용할 수 있어야 한다는 조건을 가리킨다. 여기서 이용할 수 있다는 것은 조건일 뿐, 접근성이 실제 보건의료 이용과 일치하는 것은 아니다. 접근성이 보장되더라도 개인이 다르게 선택하거나 조건이 달라지면 보건의료 이용은 없을 수 있다.

접근성 여부나 수준을 명확하게 판단하려면, 먼저 '무엇'에 접근하는 것인지가 정해져야 한다. 모든 보건의료에 접근하는 것은 현실적으로 불가능하고, 이를 바람직한 보건의료를 판단하는 기준으로 삼기도 어렵다. 어떤 보건의료를 어떤 맥락에서 이용하려 하는지에 따라 접근성은 달라진다. 이 때문에 고다드Maria Goddard와 스미스Peter Smith는 유럽이라는 맥락 속에서 "특정 수준의 정보와 아울러 개인의 불편과 비용을 최대한 고려한 범위 안에서 특정한 범위와 특정한 질적 수준의 보건의료를 보장하는 능력ability to secure a specified range of services, at a specified level of quality, subject to a specified maximum level of personal inconvenience and cost, whilst in possession of a specified level of information"을 접근성으로 정의했다(Goddard and Smith, 2001).

언뜻 합리적으로 보이는 이 정의에서도 '특정한specified'이라는 조건을 인정해야 하는지는 논쟁적이다. 접근성이 국가나 지역 수준에서 구체적인 맥락에 따라 달라질 수 있다 하더라도, 이러한 조건을 붙이면 자칫 상황의 제약을 벗어나지 못하는 한계가 발생한다.

더 심각한 문제는 이런 조건이 상대적이라는 것으로, 맥락에 따라 달라지는 상대적 기준을 적용하면 바람직한지 아닌지를 판단하는 규범이 사라진다. 자원이 부족하여 가까운 곳에 인력을 배치할 수 없거나 약품을 공급할 수 없는 상황을 특정한 조건으로 인정한 후에는 접근성 문제가 없을 수도 있다. 현재의 접근성 수준을 판단하고 변화 여부를 관찰하기 위해서는, 비록 쉽지 않다고 하더라도 특정 조건에 추가하여 일반적 정의가 필요하다(Oliver and Mossialos, 2004).

효과

효과effectiveness는 어떤 보건의료가 건강결과나 그 밖의 가치에 영향을 미치는 정도를 가리킨다. 효과는 긍정과 부정의 모든 방향으로 나타날 수 있지만, 특히 바람직한 보건의료의 조건으로 포함할 때는 목표로 하는 결과를 달성하는 것, 즉 긍정적인 결과를 뜻한다.

효과와 비슷한 말로 효능efficacy이라는 말도 흔히 쓰는데, 이는 어떤 보건의료가 적절한 조건optimum conditions에서 나타내는 결과를 가리킨다(Flay, 1986). 효능이 이상적인 상황을 전제한다면 효과는 현실 조건에서 나타날 수 있는 결과를 의미한다. 예를 들어 새로운 약이 있다고 할 때 효과는 실제 생산환경, 판매와 구입, 의사의 처방, 환자의 복용, 신체 내 작용, 측정 등을 모두 고려한 것이다. 같은 효능을 가진 약이라도 하루 한 번 복용하는 약이 환자에게 편리하므로 하루 세 번 복용하는 쪽보다 더 나은 효과를 보일 수 있다. 효능은 효과의 필요조건이긴 하지만 충분조건은 아니다.

적정성(적절성 혹은 적실성)

적정성, 적절성, 적실성 등 다양한 용어로 표현할 수 있는 이러한 조건은 영어 표현으로는 'relevance'에 해당하는 것으로, 보건의료가 개인 또는 집단의 필요나 요구를 얼마나 충족하는가 하는 과제이다. 예를 들어, 예방적 서비스가 필요한 사람이나 집단에 대해 그 필요에 부합하는 서비스를 알맞게 제공하는 것은 바람직한 보건의료가 갖추어야 할 필수조건에 속한다. 증상을 관리하는 것이 중요한 관심인 환자에게 자세한 진단 검사만 하고 돌려보내면 바람직한 보건의료라 하기 어렵다.

적정성을 판단할 때 개인이나 집단의 요구(또는 필요로 인식하는 것)가 반드시 과학적·객관적으로 검증되고 승인된 것이어야 하는지는 확실하지 않다. 효과가 명확하지 않은 대체 요법을 요구하고 이를 충족하는 것의 적절성은 건강과 보건의료를 어떻게 정의하고 그 의의를 무엇으로 보는지에 따라 달라진다. 전문가 시각 또는 의과학적 관점에서는 이런 요구에 대응하는 것을 적정성과 무관하다고 하기 쉽지만, 일반인 시각 또는 주관적 관점에서는 필요나 요구의 성격 자체를 다르게 해석한다. 적절성에 관한 판단도 당연히 다르다.

질

보건의료의 질을 한마디로 정의하기는 어렵지만, 어떻게 정의하든 질적 우수성이 바람직한 보건의료의 중요한 요소라는 것은 부인할 수 없다. 질에는 여러 가지 측면과 요소가 있으나,[5] 바람직한 보건의료의 조건으로 질을 말할 때는 흔히 기술적technical 측면의 질을 가리킨다. 도나베디언Avedis Donabedian의 개념 정의에 의하면 기술적 측면의 질은 "건강에 대한 위험을 증가시키지 않고 편익을 극대화하는 방식으로 의과학과 보건의료 기술을 적용하는 것"을 뜻한다(Donabedian, 1980).

질 수준은 제공된 보건의료가 위험과 편익의 균형 속에서 가장 바람직한 조화를 달성한 정도를 가리키는데, 어떤 보건의료의 우수성은 현재의 의과학과 보건의료 기술로 달성할 수 있는 기대치에 비교한 수준으로 정의할 수 있다. 중요한 것은 보건의료가 위험을 포함할 수 있다는 것으로, 인위적으로 인체에 개입하는 대부분 보건의료에는 크건 작건 위험이 따른다. 모든 약물에는 부작용이 있고 수술도 오류나 부작용이 나타날 수 있으며 여러 진단 기술도 신체나 정신에 위해를 가할 수 있다. 일반적으로는 보건의료의 양이 증가할수록 위험도 비례해서 커지는 것으로 본다. 보건의료의 양과 복잡성은 질과 일치하지 않으며, 가장 높은 수준의 질을 보장하는 양과 복잡성을 적정optimum 수준이라고 부른다.

질을 좁은 범위로, 주로 기술적인 측면으로 파악하더라도 여전히 질의 측면은 다양하다. 바람직한 보건의료 또는 공공성이 높은 보건의료를 지향하는 것이 중요한 실천 목표라고 할 때, 여러 다양한 질의 요소 중 어느 측면에 집중할지 먼저 우선순위를 정해야 한다. 위중한 병을 치료하느라 의료진의 의학적 능력이 중요하다고 생각하는 환자에게 인간관계나 시설의 중요성만 강조해서는 질에 대한 요구를 충족할 수 없다.

---

5   대표적으로 Donabedian(1980)의 논의를 참고할 것.

질의 측면을 나누는 분류도 다양하다. 대표적으로 도나베디언은 보건의료의 질에는 기술적 측면 외에 서비스 제공자와 환자 사이의 인간관계interpersonal process와 진료환경의 쾌적성amenities이라는 두 가지 요소가 포함된다고 설명했다. 인간관계의 질은 "개인 간의 상호작용을 지배하는 ─사회적으로 정의된─ 가치와 규범을 충족시키는 정도"를 가리키는데, 이를 구성하는 요소로는 사생활 보호, 신뢰, 정보를 알고 선택할 권리informed choice, 관심, 감정 이입, 정직, 민감성 등이 포함된다. 인간관계는 진료 과정에 필요한 정보 수집, 적절한 치료법 선택, 환자의 이해와 협력 등에 중요한 역할을 하는 질적 요소이나, 질 평가가 곤란하다는 한계가 있다. 인간관계의 정보를 얻기 힘들고 관계의 속성을 정확하게 측정할 수 있는 평가항목이나 기준을 정하기 어렵기 때문이다.

질의 또 다른 구성요소인 환경의 쾌적성은 "진료가 제공되는 환경의 쾌적한 정도"로 정의할 수 있다. 대중과 환자가 가장 쉽게 이해하고 경험하며 판단할 수 있는 측면으로, 일반적인 인구집단의 건강관리보다는 질병 상태에 있는 환자의 진료에 초점을 맞춘 것이다. 이는 편리성, 안락함, 조용함, 사생활 보호 등을 포함한다.

효율

효율efficiency은 투입에 대비한 산출의 수준을 나타낸다. 투입과 산출을 명확하게 하지 않은 상태에서는 효율을 정의하기 어렵고, 특히 무엇을 산출로 볼 것인지에 따라 효율을 판단하는 기준이 달라진다. 효율은 그 자체로 어떤 가치를 나타내기보다는 어떤 목적이나 목표를 달성하는 수단이라는 점이 중요하다. 효율과 형평을 상충하는 가치로 생각하는 경향이 있지만, "가장 효율적으로 형평을 달성하는 것"도 논리적으로 모순되지 않는다. 빈곤층의 보건의료 불평등을 줄이는 목표(형평)를 달성하는 데 가장 효율적인 정책 수단이 무엇인지 따질 수 있다.

효율성은 흔히 기술적technical 효율성과 배분적allocative 효율성으로 나눈다. 기술적 효율성은 생산적 효율성이라고도 하며, 최소의 투입량으로 산출량을 최대화하는 능력을 말한다. 배분적 효율성이란 주어진 목표를 달성하기 위해 전체 자원을 최적의 조합으로 배분하는 능력을 뜻한다.

지속성과 포괄성

지속성continuity 과 포괄성comprehensiveness 은 개념적으로 서로 밀접하고 비슷한 의미로 사용하기도 한다. 앞서 설명한 질적 수준과 완전히 분리하기 어려우므로 질을 구성하는 한 요소로 생각할 수도 있다.

포괄성이나 지속성은 여러 가지 요소를 포함한 복합적 개념이어서 한 가지로 엄밀하게 정의하기 어려운데, 한 연구 결과를 따르면 지속성은 최소한 세 가지 이상의 다른 요소를 포함한다(Reid, Haggerty and McKendry, 2002). 한 가지는 정보의 지속성informational continuity으로, 이는 적절한 보건의료를 제공하기 위하여 과거의 일이나 환경 정보를 현재까지 연결해 충분히 활용하는 것을 뜻한다. 관계의 지속성relational continuity 은 보건의료의 수혜자(예: 환자)와 제공자(단수 혹은 복수) 사이에 지속적인 관계가 형성되는 것을 가리키며, 관리의 지속성management continuity 은 하나의 관리 범위 안에서 적시에 적합한 보건의료를 제공하는 것을 말한다. 예를 들어, 정신과 치료를 받는 환자에서 최근 신체질환이 새로 생겼다면, 여러 가지 보건의료를 적시에 잘 조정된 형태로 제공하는 것이 지속성이라는 과제다. 관리의 지속성은 포괄성과 구분하기 어렵고, 조정과 통합, 협력 등의 개념과도 겹친다.

한 가지 유의할 것은 포괄적이고 지속적인 보건의료가 항상 바람직한 것은 아니라는 점이다. 특히 정보나 관계의 지속성은 건강문제나 보건의료의 성격에 따라 달라지는 것으로, 환자는 지속적이지 않은 것을 더 선호하거나 지속성에 그리 큰 가치를 두지 않을 수도 있다. 가벼운 급성기 질환 또는 노출하기를 꺼리는 건강문제들이 대표적인 사례라 할 것이다.

사람중심의 보건의료

바람직한 보건의료의 요건이자 개념으로 최근 많은 관심을 받는 것이 환자중심patient-centeredness 또는 사람중심people-centeredness이라는 특성인데, 한 가지 단일 개념이라기보다는 앞서 설명한 여러 요건을 종합한 성격이 강하다. 세계적으로 이 특성이 주목을 받게 된 것은 2001년 미국 의학연구소Institute of Medicine가 『의료의 질적 차이를 극복하기Crossing the Quality Chasm』라는 보고서를 내면서부터다. 여기서 국가보건의료체계의 필수적 요소의 하나로 환자중심성을 언급했는데, 본래 1980년대 이후 꾸준하게 논의되던 개념이 보고서를 계기로 대중적으로 널리 알려지게 되었다. 이 개념의 구체적인 내용은 다양하지만, 대체로 교육과 지식의 공유, 가족과 친지의 참여, 협력과 팀 접근, 비의료적이고 영적인 측면에 관한 관심, 환자의 요구와 선호 존중, 정보의 공유와 자유로운 접근 등을 강조한다 (Shaller, 2007).

사람중심의 개념은 언뜻 단순해 보이지만, 폭과 깊이를 어떻게 정하는가에 따라 해석이 달라진다. '중심성'이 상대적인 개념이라는 점에서 누구의 시각에서, 무엇을 대상으로 또는 누구에 대해 관점을 이동하는가에 따라 초점이 달라질 수 있다. 일반 용법으로는 환자나 의료이용자 개인에 초점을 맞추는 경향이 강하지만, 전문 의료인과의 관계를 염두에 두고 환자나 사람중심이라고 할 수 있고, 체계 수준에서는 정부나 국가에 대해 사람중심을 강조할 수도 있다.

3. 보건의료의 의의

건강과 보건의료의 의의는 같거나 비슷하다고 생각하기 쉽지만, 그렇지 않다. 건강과 보건의료는 같은 것이 아니며, 따라서 그 의미와 가치도 같을 수 없다. 특히 보건의료는 건강에 이바지하거나 영향을 미치는 한 가지 요인에 지나지 않는다는 점이 중요하다. 건강의 가치를 비교적 단선적으로(측면은 다양하지만) 설명할 수 있는 것과 비교하여 보건의료의 의의는 좀 더 복합적이고 복잡하다.

사회적(인구집단) 차원에서 보건의료가 건강수준 향상에 얼마나 영향을 미치는지 하는 문제는 여전히 논란이 많다. 현대의료가 발전하기 전은 말할 것도 없고, 최근까지도 보건의료가 인구집단의 건강수준 향상에 미치는 영향은 그리 크지 않다는 주장이 강했다. 이 주장이 타당하다면 보건의료의 가치나 의의는 상당 부분 건강수준 향상이 아닌 다른 곳에서 찾아야 한다. 이론적으로 보건의료의 의의를 좀 더 깊게 탐구해야 한다고 주장하는 것도 이 때문이다. 건강수준 외에 다른 의미 있는 가치를 산출하지 않으면, 대부분 국가와 사회가 많은 자원을 쓰고 노력을 쏟을 이유가 없다.

1) 건강수준 향상[6]

보건의료가 건강수준 향상에 이바지한다는 것은 상식적이지만, 개인 수준과는 달리 집단(인구) 수준에서는 그 관계가 그리 명쾌하지 않다. 보건의료보다는 영양이나 위생이 더 중요하다는 주장이 강력하다. 유럽에서 현대의학이 발전하기 전에 이루어진 건강 향상 대부분이 영양 공급이 증가했기 때문이라는 맥퀸 Thomas McKeown의 연구는 유명하다(McKeown, 1979). 영양과 더불어 위생 개선도 건강수준이 개선되는 데 기여했다고 한다.

이런 연구 결과는 보건과 의료에 특히 사업과 정책에 많은 영향을 미쳤지만, 결론을 내리기에는 분명하지 못한 점도 많다. 영양만 하더라도 반론이 적지 않은데, 19세기 초반 영양이 좋아지기 시작했으나 1870년대 이후에야 건강수준이 개선되었고, 영양 상태가 더 좋았던 도시지역보다 오히려 농촌의 건강수준이 나았다는 것이다. 영양 개선보다는 위생 혁명이 건강수준 향상의 원인이라는 주장이 나온 것은 이런 맥락이다.

영양이나 위생 혁명에 비하면 보건의료의 기여는 뒤늦게 시작되었다. 근대 이후 의학기술 발전을 대표하는 항생 물질만 하더라도, 설폰아미드sulfonamide는 1935년, 페니실린은 1941년, 광범위 항생제는 1947년에야 사용되기 시작했다. 기여 여부만 아니라 기여 정도도 그리 크지 않았다는 것이 많은 연구의 공통 결론이다. 1900년 이후에는 전체 평균수명 연장에서 보건의료가 이바지한 비중이 10~15%에 지나지 않는다는 주장도 있다(Raphael, 2006).

최근 나온 연구들은 보건의료의 역할을 좀 더 긍정적으로 해석한다. 미국인의 평균수명 연장에 보건의료 기술 발전이 미친 영향을 분석한 커틀러David Cutler 등의 연구와 보건의료의 효과를 '피할 수 있는 사망avoidable mortality' 개념을 적용해

---

6   이 항은 다음을 주로 참조했다. 김창엽, 『건강보장의 이론』(파주: 한울아카데미, 2018).

설명한 놀테Ellen Nolte와 맥키Martin McKee의 연구가 대표적이다. 커틀러 등은 의학 발전 덕분에 1960년에서 2000년 사이에 심혈관질환 사망률의 약 3분의 2가 줄었다고 주장했다(Cutler, Deaton and Lleras-Muney, 2006). 놀테와 맥키는 유럽연합에 속하는 국가들에서 1980년대와 1990년대에 영아와 중년, 노년의 사망률이 감소한 것은 보건의료, 특히 효과가 입증된 보건의료를 더 잘 이용할 수 있었기 때문이라고 분석했다(Nolte and McKee, 2004).

몇몇 연구가 과거와 다르게 보건의료의 역할을 설명하려 하지만, 보건의료가 인구집단의 건강수준 향상에 결정적으로 큰 영향을 미치는 것은 아니라는 사실에는 변함이 없다. 앞서 인용한 미국과 유럽 연구도 방법론에 결함이 있다는 것을 인정하면서 보건의료의 역할을 확정적으로 주장하지 못했다. 일부 보건의료가 실제 건강수준 향상에 중요한 역할을 한 것을 인정해도, 그 비중과 중요성은 여전히 부분적이다.

이러한 과학적 사실과 근거는 보통 사람들의 생각과 차이가 크다. 지식과 정보가 제한적이어서 대중이 오해한다고 생각하는 것으로는 충분치 않으며, 특히 실천적 관점에서는 인식차가 생기는 원인을 탐색할 필요가 있다.

한 가지 유력한 가능성은 개인의 치료 경험과 인구집단 전체의 건강지표가 일치하지 않는다는 점이다. 보건의료 때문에 생명을 연장한 구체적인 개인을 만나는 것은 어렵지 않지만, 집단의 건강수준은 하나의 지식으로, 간접적으로만 경험할 수 있다. 정보를 획득할 뿐 아니라 해석하고 판단해야 한다. 개별적 경험과 전체 인구의 건강지표가 일치하지 않는 점도 있다. 보건의료가 개입해도 생명을 연장하지 못하는 사례가 무수하게 많고, 효과가 있다 하더라도 특히 노인에서는 그 정도가 미미하다. 많은 보건의료가 생사 또는 수명과 관계가 있기보다는 증상 완화나 삶의 질 향상에 더 크게 이바지한다고 하면, 개인의 경험과 거시적 건강지표는 완전히 일치하기 어렵다.

또 다른 가능성은 무엇을 기준으로 하는지에 따라 건강수준이 달라진다는 점이다. 인구집단의 건강수준을 나타내는 데는 일반적으로 사망률, 평균수명 등 비교적 거시적이고 단순한 지표를 사용한다. 누구나 인정하는 쉽고 표준적인 정의가 필요하고 측정하고 비교할 수 있어야 한다. 이런 지표의 한계는 삶의 질이나 유병 상태, 개인의 증상 등 미시적이고 정교한 건강수준을 포착하기 어렵다는 데 있다. 보건의료는 때로 사망이나 수명과 같은 지표에 영향을 미치지만, 더 많은 경우에 삶의 질이나 증상을 관리하고 개선하는 것과 관계가 깊다. 개인 경험과 지표가 차이를 보일 수 있다.

2) 권리로서의 보건의료

건강수준 향상만으로 보건의료의 가치를 모두 설명할 수 없으면 다른 가치를 찾아야 한다. 경험적으로도 이런 접근이 필요한데, 현실에서 보건의료는 건강 향상과 직접 관련되지 않는 여러 사회적 가치와 의의를 드러낸다. 현실에서 수 행하는 기능 또는 현실에 존재하는 것이 존재의 근거가 될 수는 없으나 현실이 우연히 만들어졌다고 하기도 어렵다. 특히 인간의 사회적 활동이 현실이 될 때 는 그만한 이유와 의의가 있다고 봐야 한다.

대부분 국가는 의료보험을 비롯한 건강보장체계를 국가의 필수 구성요소의 하나로 포함하며, 미국의 예에서 보듯 국가체계가 미비한 때도 보건의료를 이 용하고 보장하는 것은 정치적으로 가장 중요한 과제에 속한다. 이들 나라가 엄 청난 자원과 노력을 투입해서 보건의료를 사회적으로 보장하는 제도를 운용하 는 것을 어떻게 해석해야 할까? 정치적 이해관계든 제도의 확산이든 또는 노동 운동의 압력이든, 동기가 생기고 국가가 개입하며 제도가 확산하는 것은 보건 의료를 보장하는 것이 그만한 사회적 가치를 지니고 있기 때문일 것이다.

사회적 가치라는 점에서 제기될 수 있는 한 가지 의문은 보건의료가 사회적 으로 특별한 그 무엇인가 하는 점이다. '특별함'을 묻는 것은 자유, 물질적 풍요, 문화의 향유, 교육 등 다른 사회적 가치와 비교하여(때로 경쟁하는 가운데) 보건 의료에 특별한 의미를 부여할 수 있는지 하는 질문이다. 이론으로는 보건의료 가 여러 가치 중 특별하거나 그렇지 않거나를 이분법적으로 답하기 어렵지만, 역사적·경험적으로는 어느 정도 특별한 가치 중 하나임을 부인하기 어렵다.

자신이나 타인이 부당한 이유로 치료를 받지 못하거나 불평등한 서비스를 받 을 때 누구나 이를 온당하지 못하고 정의롭지 않다고 생각하는 점에서 보건의료에 대한 태도는 특별하다. 예를 들어, 건강보장제도가 없는 환경에서 경제적 이유로 필요한 보건의료서비스를 받지 못하면 누구나 이를 비인간적이고 비도덕적이라고 비판할 것이고, 그 사회에 대한 평가 역시 크게 다르지 않을 것이다.

다른 사회 현상이나 활동, 가치와 비교해도 보건의료에 좀 더 특별한 태도를 나타내는 것으로 보인다. 한 사람이 다른 사람보다 좀 나쁜 옷을 입거나 좀 나쁜 차를 탄다고 해서 그것을 비인간적이고 비도덕적이라고 하지는 않는다. 이보다는 교육의 불평등을 좀 더 민감하게 받아들이지만, 이 또한 보건의료만큼은 아니다. 이런 차이를 정도의 문제라고 할 수도 있지만, 다른 영역에 비하면 보건의료에 결부시키는 윤리적·도덕적 판단이 매우 강한 것이 사실이다. 보건의료를 특별한 것 또는 특수한 가치로 생각하는 것은 건강이나 보건의료가 사람들의 삶에 남다른 의미가 있기 때문일 가능성이 크다.

보건의료가 특별하다는 인식과 직접 관계가 있는 것이 보건의료를 권리로 보는 시각이다. 특히 보건의료가 단순한 권리가 아니라 인간의 가장 기본적인 권리 또는 인권에 속한다면, 보건의료의 특별한 사회적 가치는 더 말할 필요가 없다. 적절한 보건의료 혜택을 누리는 것이 모든 사람의 사회적 권리이고, 이를 보장하는 것은 당연하고도 필수적인 국가의 의무다.

보건의료가 널리 기본권으로 인정되는 이유는 무엇일까? 대부분 국가가 보건의료가 기본적 권리임을 인정하는데, 현재 상황은 세계인권선언 등 국제기구가 제시한 규범이나 선언 등에 영향을 받은 점이 크다. 세계인권선언 제22조에서는 "모든 사람은 사회의 일원으로서 사회보장을 받을 권리를 가진다"고 했고, 제25조에서는 "모든 사람은 의식주, 의료 및 필요한 사회복지를 포함하여 자신과 가족의 건강과 안녕에 적합한 생활 수준을 누릴 권리와 실업, 질병, 장애, 배우자 사망, 노령 또는 기타 불가항력의 상황으로 인한 생계 결핍의 경우에 보장을 받을 권리를 가진다"라고 명시했다. 경제적·사회적·문화적 권리에 관한 국제규약사회권 규약, International Covenant on Economic, Social and Cultural Rights 제12조에서는 "성취할 수 있는 최고 수준의 신체적·정신적 건강을 누릴 권리the right to the highest attainable standard of physical and mental health"가 있음을 인정하고, 규약의 가맹국이 이 권리의 실현을 위해 취할 조치에는 "사산율과 영아사망률의 감소 및 어린이의 건강한 발육을 위한 대책, 환경위생 및 산업위생의 개선, 전염병, 풍토병, 직업병 및 기타 질병의 예방·치료 및 억제, 질병 발생 시 누구나 의료와 의학적 배려를 받을 수 있는 여건의 조성" 등을 포함한다고 규정했다.

국제규범인 선언이나 규약만으로는 보건의료가 왜 권리로서 인정되는지 근거가 충분하지 않다. 국제기구가 만든 규약을 비준하지 않는 국가도 많다. 선언에서 한 걸음 더 나아가 보건의료가 권리로서 정당화될 수 있는 윤리적·철학적 근거가 필요한 것이 사실이다. 이런 맥락에서 보건의료가 권리라는 근거를 찾는 데는 경제학자이자 윤리철학자인 센의 주장이 참고할 가치가 있다. 그는 건강과 아울러 보건의료 자체의 불평등도 사회정의에 어긋난다고 주장했는데(Sen, 2002), 보건의료가 건강을 성취하는 과정으로 의미가 있고 그 과정이 공정한 것이 사회정의와 관계가 있다고 지적했다.

보건의료를 인간의 기본적 권리로 볼 수 있다는 데는 유명한 그의 '능력' 논의를 직접 적용할 수 있다. 한마디로, 보건의료는 그가 '기능' 또는 '기능함'으로 보았던 건강을 성취할 자유와 연관된 것이다. 건강은 인간 삶에서 가장 기본적인 목적이자 성취라고 할 수 있고, 각 사람은 여러 가지 기능(함) 중에 스스로 원하는 것을 추구할 자유가 있어야 하며, 보건의료는 그 자유를 가능하게 하는 능력과 관계가 있다. 센의 능력 논의에 근거하면, 보건의료를 비롯한 자유(능력)는 건강한 결과라는 성취와 반드시 일치하지 않을 수도 있다. 보건의료의 성격에서 연유하건 혹은 과정에서 생기는 한계이든 실제 건강의 성취와 그것을 성취하려는 자유 사이에는 간격이 있을 수 있는데, 결과를 성취하지 못했다고 해서 건강을 추구하는 자유, 즉 보건의료의 '능력'이 무의미한 것은 아니다.

보건의료를 권리로 파악하는 데 도움이 되는 또 다른 논의는 보건의료가 공정하게 평등한 기회를 보장하는 핵심적인 요소라는 것이다. 이러한 의미의 기회를 보장한다는 다니엘스 등의 주장은 앞서 다른 장(제11장 참조)에서 이미 살펴보았다. 여기서 추가로 논의할 과제는 공정하게 평등한 기회의 측면에서 건강과 보건의료가 어떻게 다르며 어떤 관계를 맺고 있는가 하는 점이다. 사실 다니엘스의 논의는 건강에 주로 초점을 맞추고 있고, 보건의료를 건강상의 필요를 충족하는 매우 넓은 범위의 활동으로 파악한다. 기회를 보장한다는 점에서 가치가 있는 것은 건강 필요를 충족하는 것meeting health needs 전체이며, 여기에는 좁은 의미의 보건의료 외에도 영양, 위생, 휴식 등과 건강의 사회적 결정요인까지 들어 있다(Daniels, 2008). 이렇게 이해하면 평등한 기회를 보장하는 기여요인의 하나로서 보건의료가 가지는 가치는 그리 크지 않은 것이 사실이다. 건강 자체가 아닌 좁은 의미의 보건의료를 보편적인 권리로 연결하는 데는 다소 설득력이 떨어지는 것으로 보인다.

센의 능력이나 다니엘스의 기회 보장이 비교적 널리 논의된 것과 비교하면, 권리를 다루면서도 본격적으로 논의하지 않은 다른 영역도 있다. 대표적인 것이 앞서 설명한 심리적 측면으로, 질병과 건강문제가 사람들의 공포와 연관되고 보건의료는 공포로부터 자유로울 권리와 관계가 있다는 주장이다.

질병과 건강문제는 대부분 개인에게 죽음, 고통, 장애 등에 대한 공포와 불안을 유발한다. 건강과 관련된 문제들은 불가역적이고 일회적이며 불확실하다는 성격 때문에 고통을 가중할 가능성이 크다. 즉, 생명과 관련된 최악의 상황은 죽음, 심각한 장애, 후유증 등으로, 이는 다른 결핍이나 박탈의 결과(빈곤, 실직, 굶주림 등)와 달리 다시는 회복하지 못할 수 있다(불가역성). 또한, 모든 질병과 고통의 경험은 일회적인 것으로, 같은 사례가 반복되지 않는다(일회성). 이러한 특성 때문이기도 하지만, 결과의 불확실성 또한 대단히 높다(불확실성). "가볍게 감기 기운이 있었는데 나중에 폐렴이 되고 결국 사망에 이르렀다"라는 사례를 현실에서 흔히 볼 수 있다면, 현존하는 고통과 장애 외에도 죽음이나 장애, 기능 저하에 대한 공포는 의료적 도움을 구하거나 그러려고 하는 행동의 중요한 이유가 될 수 있다.

동일한 상황에서 공포를 받아들이는 정도와 이에 대처하는 방법도 각기 다르다. 현실에서 보건의료는 이런 공포에 대해 각 개인이 직접 그리고 즉각적으로 대처할 수 있는 가장 유력한 수단일 가능성이 크다. 공포에서 벗어나는 것을 가치 있다고 인정하면, 보건의료는 다른 어떤 가치, 예를 들어 건강수준 향상에 도움이 되지 않는 때조차 공포에 대처하는 수단으로서는 의미가 있다.

공포로부터의 자유는 사회적으로 보장되어야 할 권리 혹은 이를 보장할 사회적 책임과 어떤 관계에 있는가? 센의 주장에 따르면, 그 공포가 얼마나 합리적인가와 관계없이, 당사자가 자유를 찾는 합리적 이유가 있고 타인 또는 사회가 도와줄 합리적 이유가 있으면, 공포로부터 자유로울 권리는 정당화될 수 있다 (Sen, 2009: 373). 여기서 타인이나 사회가 도움을 주어야 할 합리적 이유를 정하고 나누기는 쉽지 않지만, 대부분 질병이나 손상이 스스로 해결할 수 없는 것이라면 문제가 다르다. 자신의 능력과 조건으로 문제를 해결할 수 없을 때 타인이나 사회의 지원을 요구하는 권리가 보건의료에 대한 권리라 할 수 있다.

또 한 가지 중요한 것은 센이 주장한 바와 같이 비합리적 공포조차 그것에서 벗어날 자유는 권리로 인정해야 한다는 점이다. 공황장애는 고소공포증처럼 그 공황이 불합리하더라도 환자가 사회로부터 도움을 받을 충분한 이유가 있다. 당사자에게 공포는 실제 자유를 침해하는 이해할 만한 중요한 이유이며, 타인이나 사회는 환자가 공포에서 벗어나게 도울 수 있으며 또 도와야 한다.

실제로 보건의료를 공포로부터의 자유로 해석하고 이를 권리와 결부하여 사회적·제도적으로 실현한 사례는 영국의 국가보건서비스에서 볼 수 있다. 영국 국가보건서비스를 설계하는 데 핵심적인 역할을 했던 베번Aneurin Bevan은 비용부담 없이 보건의료에 접근할 수 있는 것을 바로 '공포로부터의 자유freedom from fear'라고 불렀다(Leys, 2005).[7]

3) 경제적 의미

보건의료가 건강에 미치는 영향이 어떠하든, 현실에서 모든 사람은 예외 없이 보건의료를 탐색하고 추구하며 이용·소비한다. 비용이 발생하고 생산을 위해서는 자원이 투입·소모된다. 따라서 보건의료는 그 자체로 경제적 활동의 대상이자 경제요소의 의미가 있다. 생산 측면에서는 생산활동과 부의 원천이 될 수 있고, 소비 측면에서는 부적절한 소비와 빈곤의 원인이 될 수도 있다.

---

7   여기에서 공포는 단지 죽음, 질병, 장애에 대한 것만이 아니다. 보건의료를 이용함으로써 발생할 수 있는 또 다른 공포(경제적 부담, 가계 파탄, 이로 인한 보건의료의 중단 등) 또는 '사회적 공포'까지 포함한 복합적인 것으로 이해할 수 있다.

보건의료는 국가적·사회적으로는 중요한 산업활동의 영역이기도 하다. 국내 총생산 대비 국민의료비total health expenditure가 흔히 보건의료비 지출의 중요 지표로 사용되지만,[8] 이 지표는 이미 보건의료가 중요한 생산활동이라는 것을 암묵적으로 나타낸다. 실제로도 보건의료는 서비스와 재화의 생산, 유통, 교역, 고용, 소득 등의 영역에서 중요한 비중을 차지하며, 보건의료의 양적 확대는 경제발전 특히 양적 성장에 반영된다.

보건의료의 생산은 또한 소비와 직결된다. 보건의료의 소비에는 개인, 가계, 기업, 정부 등 다양한 주체가 참여하며, 이들은 소비에 따른 비용지출의 책임을 진다. 경제적 관점에서 소비는 효용을 얻기 위한 것이지만, 개인과 가계 등의 경제활동은 지출의 적정성에 따라 건전성이 영향을 받는다. 과도한 의료비 지출 때문에 개인과 가계가 빈곤에 빠질 수 있으며, 특히 건강보장제도가 없을 때 빈곤화의 가능성이 더 크다. 한 예로, 태국에서는 입원 치료 때문에 2000년에 11.9%, 2004년에는 2.6%의 가구가 빈곤층이 되었다고 한다(Limwattananon, Tangcharoensathien and Prakongsai, 2007). 개발도상국을 대상으로 한 연구들을 종합하면, 빈곤에 빠지는 이유 가운데 보건의료 또는 건강이 원인인 경우가 60~88%에 이를 정도다(Krishna, 2007).

4) '통치'로서의 보건의료

개인에게 보건의료는 건강을 회복하거나 증진하는 도구로 이해되지만, 집단적(국가를 포함해서)으로는 그 이상의 의미가 있다. 국가는 왜 보건의료 또는 보건의료를 보장하는 데에 관심과 주의를 기울일까? 인권이나 정치적 권리에 무관심한 나라도 의료와 병원에는 민감한 이유가 무엇일까? 이런 맥락에서 '통치' 또는 '통치성'의 관점은 보건의료를 새로운 시각에서 보게 하는 유용성이 있는데, 여기서 통치와 통치성은 푸코가 제시한 관점, 그런 점에서 푸코가 말하는 통

---

8   최근에는 '경상의료비'라고 하며, 이는 보건의료서비스와 재화의 소비를 위해 국민 전체가 1년 간 지출한 총액을 가리킨다.

치와 통치성을 의미한다.

통치로서의 보건의료가 주목하는 것은 일차적으로 '인구'이다. 푸코에 따르면 18세기 이후 유럽에서 인구가 가족을 대신하여 통치의 목표이자 도구로 등장했다(푸코, 2014: 150~151). 인구의 조건을 개선하고 부, 수명, 건강 등을 증진하는 것이 통치의 목표가 된 것이다. 이는 통계학의 발전과 밀접한 관련이 있는데, 인구 고유의 현상을 수량화하여 가족이라는 틀로 환원되지 않는 인구의 특수성을 드러냈다.

통치라는 관점에서 인구를 이해하면, 인구의 조건을 개선하고 수명과 건강을 증진하는 보건의료의 도구적 가치는 분명하다. 보건의료는 단순히 개인의 고통과 질병을 해결하는 것을 넘어 인구를 관리하는 중요한 수단으로 쓰이며, 개인의 고통이 통치나 통치자의 정당성 문제로 비화하지 않게 하는 데도 활용된다. 보건의료를 조직화·체계화하고 개인의 보건의료 접근과 이용을 보장하려는 국가의 동기를 설명하는 한 가지 틀이 통치 또는 통치성이다.

푸코는 인구를 중심에 놓고 통치성을 설명했지만, 보건의료는 푸코적 의미에서의 주권이나 규율과도 관계가 있다. 푸코는 인구가 통치의 목표와 도구로 등장한 이후에도 주권이나 규율의 중요성은 줄어들지 않는다고 주장했다. "인구가 그 핵심 표적이며 안전 장치가 그 주된 메커니즘인, 주권-규율-통치적 관리의 삼각형"을 강조한다(푸코, 2014: 153). 그는 유럽에서 국가의 성격이 사법국가-행정국가-통치국가로 변화했다고 분석하는데, 사법국가와 행정국가에서도 보건의료는 계약과 소송, 통제와 규율 등의 메커니즘에 중요한 도구로 쓰인다. 푸코가 분석한 수용과 감금을 통한 정신질환자의 규율이 그러한 예에 속한다.

보건의료는 건강을 추구하고 보장하는 가장 유력한 가시적 수단이다. 인구를 건강하게 하는 통치는 개인이 건강에 관심을 두고 건강을 추구하는 행동을 하게 해야 한다. 질병이 있으면 치료를 받아야 하고 건강을 위협하는 행위는 바꿔야 한다. 건강검진이나 건강증진 프로그램은 이런 의미에서 전형적으로 개인을 규율하는 보건의료라 할 수 있다.

주권이나 규율이 단지 통치를 위한 일방적인 수단은 아니라는 점은 특별히 중요하다. 통치는 피치자의 복리나 안녕과는 무관하게 일방적으로 강요될 수 없다. '내치'에 한정하더라도 통치가 인구의 안녕과 만나는 곳은 "국력을 강고히 하고 증강시키는 것, 국력의 선용을 행하는 것, 신민들에게 행복을 가져다주는 것"이어야 한다(푸코, 2011: 447). "존재를 넘어서서 이 안락을 산출할 수 있게 해주는 모든 것, 그래서 개인들의 행복이 국력이 되게 하는 것, 바로 이것이 내치의 목표"가 된다. 따라서 통치가 보건의료를 대상으로 하는 것도 개인의 행복과 직결된 한에서만 의미가 있다.

제14장

보건의료와 공공성

건강의 공공성과 비교하면 보건의료의 공공성은 논의가 많고 상대적으로 이해하기도 쉽다. 가시적이고 일상에서 흔히 경험할 수 있기 때문일 것이다. 그동안 사회적으로 자주 문제가 제기되었으므로 익숙하게 받아들이는 면도 있다. 특히 공공의료기관을 둘러싼 논란, 예를 들어 진주의료원 폐원이 촉발한 논란, 또는 의료서비스 비용이나 접근성을 둘러싼 시비는 이 분야에 관심이 적은 사람들에게도 낯설지 않다.

공공성을 가시화하고 인식하게 하는 데 보건의료의 역할이 중요하다는 점을 다시 강조한다. 보편적 의미의 공공성과 공적 가치, 공공성을 가진 건강, 공공레짐과 건강레짐의 공공성은 대체로 지식, 가치, 규범 등을 벗어나지 못하는 것과 비교하여, 공공보건의료는 눈으로 보고 경험할 수 있다. 본격적인 개념이라 할 수는 없으나, '가시적 공공성'이라는 말로 표현해도 좋을 것이다. 사람들은 주로 보건의료를 통하여 공공성을 경험하며 또한 상상하므로, 보건의료를 중심으로 공공성이나 공공보건의료를 검토하는 것이 이상한 일이 아니다.

대중적으로 익숙하고 가시적이라 해서 문제의 정의나 개념이 명료하다는 보장은 없다. 일반적인 공공성 논의에서 지적한 대로, 공공성이나 공공보건의료는 복합적이고 이질적이며 추상적 개념이다. 사람마다 서로 다르게 경험하고 이해하며 논의 대상과 맥락에 따라 다르게 받아들이므로, 특히 분석과 이론화 과정에서는 불안정하고 유동적이다.

불안정하지만 보건의료의 공공성이나 공공보건의료가 실재함도 부인하기 어렵다. 사회 구성원들은 나름대로 보건의료의 공공성을 이해하고 규정하며, 보건의료 제공자 또한 (일치하는 것은 아니지만) 공공성을 말하고 자신의 관점으로 이해하며 자기 논리를 구축한다. 사회적 요구가 있고 이에 반응한 정책이 수립되는 것도 공공성이 실재함을 말한다. 예를 들어 2018년 10월 보건복지부가 발표한 '공공보건의료 강화 종합대책'은 실재하는 공공보건의료를 다른 차원에서 가시화한 것이다.

공공성이나 공공보건의료가 실재한다고 인정하더라도, 공공성의 차원이나 측면은 중층적이고 다면적이다. 공공성을 구성하는 요소 또는 특성들은 다면적이면서도 상호의존적인데, 이렇게 되는 데는 보건의료의 구조적 특성이 가장 중요한 이유로 작용한다. 그림 14-1을 참고하면, 보건의료서비스는 적어도 네 가지 요소, 즉 ① 제공자, ② 이용자, ③ 보건의료 기술, ④ 환경의 영향을 받는다.

보건의료가 적어도 이 네 가지 요소의 상호관계와 상호작용으로 구성된다면, 한 가지 영역과 측면으로 환원할 수 없다. 보건의료서비스의 공공성 또한 이를 가능하게 하는 결정요인 또는 관련 요인들이 복잡하게 얽혀 있다. 투입 또는 과정의 공공성으로 보더라도, 각각의 요소와 상호관계는 복잡하고 단선적이 아니

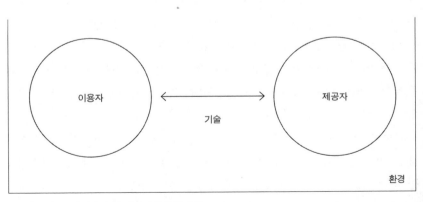

그림 14-1 / 보건의료의 구성요소와 상호관계

며, 상호관계가 지속한다고 할 수도 없다.

동네 의원을 거쳐 대학병원에서 암을 확진한 환자가 로봇 수술을 받고 일찍 퇴원하여 가정간호 대상이 되었다고 가정하면, 이 환자가 이용한(또는 받은) 보건의료서비스는 어떤 요소들로 구성되며, 그런 보건의료의 공공성은 어떻게 드러나는가? 각각의 공공성을 분리하거나 종합할 수 있을까? 개별적 원인과 공통의 결정요인을 분리하고 찾을 수 있는가?

1. 보건의료서비스의 공공성

보건의료 영역에서 사회적 실천이 목표로 하는 결과물, 그리고 직접 공공성을 실현해야 하는 대상은 보건의료서비스다.[1] 보건의료의 공공성을 명확히 정의할 수 있는지가 다시 문제가 되는데, 다른 대안이 없는 한 보건의료서비스의 공공성은 앞서 논의한 바람직한 보건의료와 크게 다르지 않은 것으로 본다. 논리적으로도 공공성에는 접근성, 효과, 적정성, 질, 효율, 지속성과 포괄성, 사람 중심 등의 특성을 포함하는 것이 합리적이다.

문제는 바람직함(양질)과 공공성이 완전히 일치한다고 보기 어렵다는 점이다. 바람직함이 구체적인 맥락과 조건을 크게 고려하지 않는 것과 비교하여, 사회적 과제 또는 논의 대상으로서 공공성은 맥락을 떠나기 어렵다. 국립대학병원이나 지방의료원, 보건소가 보건의료서비스를 제공하는 상황을 가정하면, 바람직한(양질) 보건의료라는 조건만으로 특정한 시기(지역의 경제위기), 특정한 환경(가까운 곳에 다른 의료기관이 없는 지역), 특정한 대상(실직자, 빈곤층)에 대한 보건의료서비스가 공적 가치에 부합하는지를 판단할 수 없다.

바람직한 보건의료의 속성 가운데 다른 것은 따로 더 설명할 것이 없을 듯하나 효율은 좀 더 검토할 필요가 있다. 다른 특성과 달리 이것만으로는 공공성을

---

1   '서비스'는 명료하지 않고 논란도 많은 개념이나, 좀 더 넓은 범위에서 쓰는 '보건의료'와 혼동을 피할 목적으로 제한적으로 이 말을 사용한다.

직접 구현하지 못한다는 점이 중요하며, 열거한 속성에는 포함되지 않으나 흔히 형평과 효율이 같이 논의되는 상황도 고려해야 한다. 개인 차원의 효율이 성립할 수 있는 가치이자 기준인지, 성립할 수 있다면 그 의의는 무엇인지도 중요한 논의 주제다.

효율은 상대적 개념이므로 투입과 산출(결과)을 비교해야 한다. 투입을 명확하게 규정한다고 가정해도 산출이나 결과를 어떻게 정의하는지에 따라 달라지며, 이는 어떤 목적이나 목표, 가치(즉, 산출)를 얼마나 잘 달성하는지와 분리되지 않는다. 목표나 가치가 다르면 당연히 효율성도 달라진다.

예를 들어, 불평등을 줄인다는 목표는 형평이라는 가치를 실현하려 하는 것인데, 이 목표를 추구하고 달성하는 데는 효율성을 추구할 수 있다. 가난한 사람이 적은 비용으로 효과적인 보건의료서비스를 받는다는 목표와, 효과가 증명되지 않는 의료기술을 활용해 최대한의 수익을 창출하는 것 모두 효율성에 대한 과제다.

효율성 관점에서 보면, 공공성은 달성하고자 하는 목표나 가치에 전적으로 의존한다. 목표나 가치가 공공성을 가지면 효율이 보완적인 역할을 할 수 있으나, 그렇지 않으면 효율 그 자체로는 의미를 찾을 수 없다. 나아가 효율을 강조함으로써 오히려 공공성을 해치는 일이 빈발하는 것이 심각한 현실 문제다. 목표(산출)가 불명확하거나 암묵적으로 공공성에 반하는 목표(예: 지나친 이윤)를 추구하면 그런 효율은 반드시 공적 가치와 충돌한다. 공공성의 시각에서 효율은 다른 구성요소와 같은 차원이라 할 수 없으며, 굳이 개념화하자면 '이차적 공공성'으로 불러야 하지 않을까 한다. 그 자체로는 공공성의 판단 기준이 될 수 없고, 다른 구성요소의 가치나 의의를 보완하는 기준이라는 뜻이다.

형평성은 앞에서 열거한 다른 가치와 달리 여러 개인과 집단 사이의 배분과 관련되는 것으로, 개인 차원에서는 그대로 적용하기 어렵다. 집단을 전제한 개념적 정의와 달리 간접적으로는 개인 보건의료에도 영향을 미치는데, 공공성 일반과 마찬가지로 형평이 개인 차원에서도 하나의 가치로 작용하기 때문이다.

개인 환자에게 보건의료서비스를 제공할 때 그 환자가 어떤 사회계층에 속하는지 또는 이에 따른 특별한 조건이나 요인이 없는지를 고려하는 것이 형평에 토대를 둔 보건의료서비스의 속성이자 공공성의 조건이다. 개인과 달리 집단이나 정책 차원에서는 형평이 직접 공공성을 구성하는 중요한 가치에 속한다.

공공성의 조건들은 완전히 독립적이거나 병렬적이 아니라 서로 의존적이거나 보완적 관계에 있으며, 때로 상충하거나 모순될 수도 있다. 예를 들어 기술적으로 수준 높은 서비스를 받는데 큰 비용이 들면, 상황에 따라 질과 접근성이 상충할 수 있다. 보건의료의 종류에 따라 적정성, 효율, 지속성 등도 조금씩 의미나 의의가 달라진다. 보건의료의 공공성이 다양한 이질적 요소로 구성되는 복합적 개념이라고 전제할 때, 공공성은 각각의 상황에 맞게 또는 하나의 총체적 특성으로 다시 규정할 필요가 있다.

여러 구성요소를 종합하는 것이 총체성의 한 측면이라면, 위계가 다른 여러 차원에서 보건의료의 공공성이 구성되는 것은 또 다른 의미의 총체성이다. 보건의료의 공공성은 개인 서비스에 적용할 수 있을 뿐 아니라, 예를 들어 기관, 지역, 사회와 국가 차원에도 적용할 수 있다. 확장하면 '공공성이 강한 보건의료체계'라는 규정도 가능하다. 앞서 설명한 형평이라는 공공성의 구성요소를 개인에 적용하기는 어렵지만, 기관과 지역, 사회적으로 적용하는 데는 아무 문제가 없다. 다음과 같은 식으로 표현하거나 질문할 수도 있다. "우리 지역 지방의료원의 보건의료서비스는 얼마나 공공성이 높은가?" 또는 "한국의 전체 보건의료는 공공성이 강화되고 있는가?"

보건의료의 바람직함 또는 공공성은 시공간이라는 맥락에 따라 변화하는 유동적 개념이다. 완전히 다르기보다는 강조점이나 주목하는 정도가 달라진다는 편이 더 정확하다. 한국은 공공성 관점에서 특히 시간적 맥락이 크게 달라지는 시기를 맞은 것으로 보인다. 지금까지 접근성, 적정성, 효율 등과 이와 연관된 비용 문제가 중요한 관심사였으나, 앞으로는 이런 조건과 더불어 질, 효과, 지속성, 포괄성, 사람중심 등의 가치가 주목을 받을 것으로 예상한다. 급속한 고령화에 따른 변화도 당면한 조건이다.

2. 보건의료 제공자의 공공성

보건의료의 제공자는 보건의료서비스의 많은 특성을 결정한다. 전문지식과 기술에 크게 의존하는 보건의료의 특성상 전문인력의 역할과 중요성은 다른 요소보다 더 크다. 제공자가 보건의료서비스의 공공성을 결정하는 유일한 요소는 아니지만, 이용자, 기술, 재정 등의 다른 요소에도 간접적이지만 결정적인 영향을 미친다는 점 또한 고려해야 한다.

제공자의 공공성은 공공소유의 조직이나 여기에 속한 인력에 한정되는 특성이 아니다. 한국 상황에서 공공보건의료기관인 보건소, 지방의료원, 국립병원, 그리고 그 직원들만 해당하는 관심이 아니라는 뜻이다. 그렇다고 "모든 보건의료는 공공"이라고 주장하면, 그 자체로 큰 설득력이 없을 뿐 아니라 인력의 공공성이라는 중요한 관심사를 아무것도 아닌 문제로 해소하는 결과를 초래한다. 주체의 조건, 예를 들어 어떤 조직에 속하는가 또는 그 조직이 어떤 제도적 제약 속에 있는지는 중요하지만, 그것만으로 제공자의 공공성이 저절로 결정되는 것은 아니다. 개인은 구조의 산물이면서 동시에 구조를 변형하는 주체다.

보건의료 제공자의 공공성은 크게 두 가지 측면으로 나누는 것이 편리하다. 하나는 보건의료서비스의 공공성을 결정하는 한 가지 조건으로 제공자의 공공성을 규정하는 것이고, 다른 하나는 그들이 산출하는 서비스의 성격과 무관하게 제공자 자체의 공공성을 문제 삼는 것이다. 이 둘은 서로 밀접하게 연관될 수도 있고 느슨하게만 연결될 수도 있다. 특히 후자는 중요하게 논의된 적이 거의 없는 (적어도 보건의료의 시각에서는) 새로운 문제 제기이다.

1) 보건의료의 공공성에 영향을 미치는 제공자 특성

제공자의 특성이 어떤지에 따라 그들이 간여하는 보건의료서비스의 공공성은 당연히 달라진다. 이론적 어려움은 공공성과 관련된 제공자의 특성에 영향을 주는 요인이 복잡하고 다양하다는 데 있다. 사람으로 한정하더라도, 제도와 정책 등 구조적 환경요인과 더불어 전문직의 규범과 문화, 인력의 상호관계, 이용자와의 상호작용 등이 복잡하게 얽혀, 상호관련성과 영향의 방향, 인과관계, 관계의 특성 등을 정확하게 밝히기 어렵다. 저소득계층 출신의 의사나 간호사가 불평등에 더 관심이 많다거나, 공립기관에서 교육받은 인력이 공공성에 더 민감하다는 보장이 없다.

구조환경은 제공자의 행동에 결정적인 영향을 미친다. 한국과 영국의 일차진료의사가 진료의 지속성과 포괄성에 차이를 보이는 이유는 개인 특성보다는 대부분 구조환경(진료비 지불제도와 주치의, 의료전달체계 등) 때문이다. 구조요인 중에는 경제적 측면을 먼저 고려해야 하는데, 보건의료 수요와 공급을 둘러싼 제공자의 역할과 특성, 동기, 보상 구조 등이 중요하다.

경제 측면을 포함하여 동기와 행동에 영향을 미치는 보건의료 제공(자)의 근본 특성은 크게 두 가지로, 하나는 의료전문가가 이용자(환자)를 대신해서 의사결정을 하는, 즉 의료이용자의 대리인agent 역할을 한다는 점이고, 다른 하나는 전문가와 이용자 사이에 정보의 불균형(격차)이 존재한다는 사실이다(Rice and Unruh, 2009: 162). 이런 특성과 뒤에서 언급하는 경제적 구조가 결합하여 제공자의 동기와 행동이 결정되고 이로써 보건의료의 공공성이 영향을 받는다. 제공자의 이윤추구 동기가 다른 것을 압도하면 이용자의 이익을 보호하는 것은 우선순위가 떨어지고, 따라서 보건의료서비스의 공공성도 보장하기 어렵다.

경제원리 측면에서는 제공자의 이익을 결정하는 구조요인이 보건의료의 공공성에 가장 큰 영향을 미친다. 예를 들어 이용자에게 제공하는 보건의료의 양과 강도가 제공자의 이익과 무관하면, 그런 체계(제도)에서는 비용 측면의 공공성이 훼손될 가능성이 작다. 의사들에게 인두제나 월급제와 같은 보상제도를 적용하는 것이 여기에 해당한다. 질이나 환자중심성과 같은 다른 공적 가치가 영향을 받을 수 있지만, 이는 또 다른 과제다. 경제적 이해관계를 바꾸기 위해 조건을 부과하거나 개입하는 것도 구조요인에 속한다. 보건의료비 지출을 억제하기 위해 정부가 직접 개입하고 간섭하는 것을 흔히 볼 수 있다.

구조요인은 경제 영역에 한정되지 않는다. 보건의료 영역의 많은 정책이나 제도가 공공성과 관련된 제공자 특성에 영향을 미친다. 예를 들어, 일차의료를 비롯한 의료공급·이용체계(흔히 의료전달체계라고 부르는)는 보건의료서비스의 효율, 적정성, 포괄성, 지속성 등과 상관관계가 높다. 제공자에게 진료비를 보상하는 방식이나 의료인력을 양성하는 방법도 비슷한 역할을 한다.

제도나 정책이 구조에 해당하면, 규범이나 문화는 미시 수준에서 제공자에 영향을 미치고 그들의 행동을 제약한다. 이른바 직업적 전문성 또는 전문직업주의라 불리는 특성들이 여기에 속한다. 전문직이 보건의료의 질을 유지하기 위해 집단 내부에서 스스로 규제하는 것을 예로 들 수 있다. 이용자(환자)의 대리인으로 그들의 이익을 최우선으로 고려해야 한다는 규범도 보건의료의 공공성에 직간접으로 영향을 미친다.

2) 제공자와 그 조직의 공공성

보건의료의 공공성 논의에서 제공자와 조직의 공공성이 관심 대상이 된 적은 많지 않았다. 제공자와 그 조직은 흔히 보건의료의 공공성을 산출하는(만들어내는) 행위자나 주체로 인식되어, 구조적 측면, 예를 들어 소유 주체, 수 등을 제외하면 공공성이라는 가치와 느슨한 관계에 있었다. 보건의료서비스의 공공성을 강조하면서도 막상 그것을 생산하는 병원이나 의사, 그들의 조직이나 활동, 관계, 노동조건 등이 얼마나 공적 가치에 부합하는지는 관심이 적었다.

여기서 제공자와 조직의 공공성 문제를 새롭게 제기하는 것은 이와 같은 전통적 인식이 현실에 빈발하는 문제를 진단하고 대안을 제시하는 데 중요한 한계로 작용하기 때문이다. 돌봄노동, 간호인력, 전공의 등의 노동조건과 서비스의 질이 최근 드러난 대표적 문제이다.

산업과 노동의 측면에서 보건의료 제공자는 노동자이자 서비스 생산의 주체이다. 생산 과정 또한 생산과 소비가 동일 시간 동일 장소에서 일어난다는 서비스 일반의 특성을 공유한다. 이런 조건에서 좋은 서비스를 생산하려면, 생산자(제공자)에게 양질의 노동조건을 보장해야 한다. 업무 부담이 지나치게 많은 간호사는 질 높은(따라서 공적 가치가 있는) 간호서비스를 생산하고 제공할 수 없다. 다음과 같은 언론 보도는 이와 같은 보건의료서비스의 생산과 공공성의 관계를 잘 보여준다(안성용, 2012).

사단법인 보건복지자원연구소의 지난해 설문조사 결과를 보면 요양보호사의 대다수가 고유 업무 외에 가족의 가사 등 상관없는 업무를 하고 있음을 알 수 있다. 본연의 업무와 관계없는 일을 한 적이 있냐는 질문에 빨래, 청소를 거의 매번 했다는 응답이 절반을 넘었다.

요양보호사 일을 하다 보면 갖은 욕설에, 폭행, 심지어 성희롱·성추행을 당하기도 한다. 김 씨는 "안 봐야 될 것도 보고, 대소변도 치우고 … 그러나 고령화 사회에 직업군으로 누군가는 해야 할 일이라고 생각하면서 일을 했다"고 힘겹게 말을 이어갔다.

하지만 재가요양보호사들이 온갖 집안일까지 하고 때로는 인격적 모욕과 성적 수치심을 참아가면서 한 달에 받는 돈은 60만 원 안팎이다. 김 씨의 경우도 지난해까지만 해도 월 64만 원가량을 받았지만 올해부터는 4대보험 등을 떼고 겨우 55만 8천 원을 받았다.

다른 제공자나 조직에서도 비슷한 차원의 문제가 존재한다. 주로 노동조건과 환경에 관한 관심이 크지만, 논의해야 할 범위는 노동의 체계와 거버넌스, 의사결정 구조, 직종 간의 관계, 이용자와의 관계에 이르기까지 다양하다. 예를 들어, 경제적 보상은 적정한지, 근무시간이나 강도는 합리적인지, 또는 스트레스가 지나치게 많은 것은 아닌지 등을 공공성의 관점에서 물을 수 있다.

문제의식은 분명하나, 제공자와 그 조직에 공공성 개념을 적용하는 것은 여전히 명확하지 않은 점이 많다. 먼저 제기할 수 있는 의문 한 가지는 이런 문제 또는 가치를 굳이 공공성 개념으로 포괄해야 하는가 하는 점이다. 경제적 보상이나 노동조건이 그 자체로 노동자의 권리에 속하는 것이면, 굳이 공공성 개념을 동원하는 것은 과잉이나 오용이 될 수 있다.

생산체제 개념의 장점은 제공자와 조직, 그 노동을 보건의료의 공공성으로 연결할 수 있다는 것이다. 제공자와 조직은 결과의 공공성에 영향을 미치는 한 가지 결정요인인 동시에, 결과의 공공성을 판단하는 기준으로도 쓰일 수 있다. 다음과 같은 질문이 이런 문제의식을 드러내는 것들이다. 제공자와 조직, 이를 기초로 한 노동에 공공성이 부족해도 그 결과(산출, 생산물)인 보건의료는 공적 가치를 실현할 수 있는가? 보건의료서비스의 공공성을 보장하느라(예: 더 좋은 질이나 지속성, 효율 등) 제공자의 노동조건이 나빠졌다면 이를 공공성이 높은 보건의료로 볼 수 있는가? 보건의료의 공공성이 높아지지 않으면 생산체제의 공공성은 그 자체로 의미가 없는 것인가?

공공성이 정확하게 무엇을 뜻하는지는 여기서도 논쟁적이다. 건강이나 보건의료의 공공성 개념이 갖는 모호성과 더불어 제공자와 조직의 공공성이 무엇을 의미하는지도 명확하지 않다. 바람직한 노동조건과 특성인지, 또는 그 이상인지, 아니면 구조를 포함하는 거시적인 것인지 아직은 불분명하다. 공공성 개념을 적용할 범위와 수준도 더 논의해야 한다. 앞에서 거버넌스와 의사결정 구조를 언급했지만, 이는 미시적·기술적 문제로 환원되지 않으며 노동의 분업과 위계, 나아가 의사결정의 주체와 체계까지 고려해야 한다. 노동자의 경영참여나 자주관리(유고슬라비아 식)가 이와 관련이 있다.

개념이 분명하지 않다고 해서 공공성의 확장이 의미가 없는 것은 아니다. 다른 어떤 이유보다 중요한 것은 현실에서 보건의료의 생산체제를 어떻게 보고 어떻게 판단할지 그 필요성과 요구가 계속 제기되기 때문이다. 앞서 인용한 돌봄노동의 상황은 비교적 널리 알려졌지만, 병원 노동자들이 제기하는 노동조건과 환경 문제도 사소하다고 할 수 없다. 많은 병원에서 간호인력이 부족한 가운데, 많은 간호사가 노동 강도가 극심하다고 호소한다.

제공자와 그 조직의 공공성은 그 자체로도 중요하지만, 공공성이 높은 서비스를 생산하고 제공하는 조건이기도 하다. 앞의 기사에서 보듯이 서비스를 제공하는 돌봄노동자가 나쁜 조건에서 일하면 그들이 생산하는 서비스가 공공성이라는 가치를 충족하기 어렵다. 육체적으로 힘들고 정신적으로 부담이 큰 상황에서 어떻게 질적으로 수준이 높고 인간적인 가치를 만족하는 서비스를 제공할 수 있겠는가? 간호사의 과다한 업무 부담과 장시간 노동은 노동자 자신뿐 아니라 환자의 안전과 진료의 질에도 악영향을 미친다. 전체 시스템으로 보면, 전통적인 공공성 관점에서도 중요한 문제 제기다.

조직, 제공자, 생산체제의 공공성을 인정할 때, 전통적인 보건의료의 공공성 기준과 충돌하는 것이 문제이자 과제다. 돌봄노동의 공공성에는 접근성과 포괄성, 질, 사람중심성을 빼놓을 수 없는데, 이런 서비스를 생산(산출)하는 데는 생산체제가 뒷받침되어야 한다. 양적·질적으로 일정 수준 이상의 돌봄노동을 투입해야 공적 가치를 실현할 수 있다고 할 때, 특히 시장 논리가 관철되는 보건의료체계에서는 반드시 서비스의 생산과 이용을 둘러싼 긴장관계가 발생한다. 환자들이 요구하는 더 많고 좋은 돌봄은 흔히 돌봄노동자의 노동 강도와 부담으로 귀결된다.

보건의료의 생산체제에 내재한 공공성의 모순 또는 긴장은 더 높은 차원에서, 현재로서는 체제와 레짐 차원에서 해소해야 할 것으로 보인다. 제도 내의 돌봄노동에서 더 많은 인력과 더 좋은 노동조건은 흔히 더 많은 공적 재정, 그리고 국민의 재정부담으로 이어지고, 이는 비용부담과 효율성이라는 다른 측면의 공공성 문제를 제기한다. 이미 상품화가 진행된 돌봄노동의 과정에서 사람중심성을 강조하는 것도 마찬가지다. 환자에게는 가장 넓은 범위의 포괄성이 공적 가치지만, 돌봄노동자에게는 그 포괄성이야말로 노동과 심리적 부담이 될 가능성이 크다. 인력과 재정 등의 체계와 제도요소뿐 아니라, 규범, 직업적 책임과 시민적 의무, 문화 등이 함께 작동해야 서로 다른 방향의 공공성을 조화할 수 있을 것이다.

3. 보건의료제도와 정책의 공공성

공공성과 관련된 제도와 정책은 앞서 말한 공적 지배의 틀, 그리고 공공시스템, 공공생태계, 공공레짐이 '물질화'된 실질적인 공공성 실현의 수단이다. 예를 들어, 제공자의 경제적 이익을 결정하는 조건을 말하면서 제도와 정책을 제외하기는 어렵다. 보건의료의 제도와 정책은 그 자체로, 또한 국가와 정부가 핵심 주체란 점에서 공공성과 긴밀하게 결합해 있다. 공식적이고 형식적일지라도 대부분 전체 사회 구성원의 공통 이익을 추구하는 것이 공공성의 토대로 작용한다.

제도와 정책이 공공성에 연결되는 경로는 두 가지로 나뉜다. 하나는 제도와 정책의 내용이며, 다른 하나는 제도와 정책이 만들어지고 결정되는 과정이다.

과정을 같이 고려하는 이유는 앞서 제공자를 다루면서 설명한 것과 비슷하다. 즉, 공공성은 당연히 내용의 문제인 동시에 또한 과정의 특성이기도 하다. 다르게 표현하면, 제도와 정책이 만들어질 때, 그 과정의 공공성은 결과와 무관하게 내재적 가치가 있다.

1) 제도와 정책의 내용

공공성 실현이라는 관점에서 제도와 정책은 앞서 말한 보건의료서비스, 그리고 제공자와 그 조직에 환경으로 작용한다는 공통점이 있다. 제도와 정책이 제공자와 그 조직의 공공성으로 전환되고 다시 보건의료서비스의 공공성으로 전환되는 순차적 관계는 아니지만, 제공자와 보건의료서비스가 제도와 정책에 긴밀하게 결합할수록 연관성은 강해진다.

제도와 정책 내용에서는 일차로 정책과 제도의 목표가 공공성 실현과 직접 관련성이 강하다. 공공성의 달성을 직접 목표로 하는 정책과 제도가 있는가 하면 간접적으로만 고려하는 것도 있다. 보건의료 이용과 제공의 불평등을 줄이려는 정책이나 빈곤층을 지원하는 정책은 전자에 속하고, 인력과 시설, 장비 정책 등에서 보건의료의 접근성이나 비용 등을 고려하는 것은 후자에 해당한다.

국가권력과 정부의 지향에 따라서 아예 공적 가치가 없는 정책과 제도도 있을 수 있다. 많은 나라에서 볼 수 있는 보건의료의 시장화 정책이 이에 해당할 가능성이 큰데, 국가권력이 처음부터 공적 성격을 내장한다는 점에서 정책 내용만으로는 공적 가치를 판단하기 어려운 것이 난점이다. 현실적으로는 정부가 표방하는 공식 정책목표가 아니라 실질적인 정책목표가 무엇인지 파악해야 한다. 어떤 국가에서는 환자들이 좀 더 쉽게 질 좋은 병원 서비스에 접근할 수 있다는 명분으로 공공병원을 민영화하지만, 실제로는 정부의 재정부담을 줄이려는 의도를 숨기려는 경우도 많다.

국가권력과 그 권력이 관철되는 과정인 정책이 일종의 '앙상블'이라는 점도 특정 정책이나 제도의 공적 가치를 판단하는 데 어려움으로 작용한다. 예를 들어, 보건의료 영역에서는 공공성을 훼손하는 것처럼 보여도 다른 영역에서 공공성을 강화하는 정책이 존재할 수 있다. 보건의료를 산업화하고 시장화하는 대신 일자리를 늘리고 빈곤층의 소득을 늘릴 수 있으면, 공공성을 판단하는 기준은 보건의료 영역 외부까지 확대되어 범정부적인 것이 되어야 한다.

이론적으로는 공공성이 상충할 수 있다고 했지만, 현실에서 이런 경우는 많지 않다. 자본주의 시장경제체제, 그것도 신자유주의 체제에서 작동하는 권력관계는 흔히 경제로 기울어지고, 보건의료 특히 약자의 보건의료는 불리한 방향으로 변화하기 쉽다. 다른 영역, 예를 들어 경제가 성장하고 정부의 재정 상태가 나아진다고 하더라도, 그 혜택은 일부 계층에 집중되는 경향이 강하다. 이런 경우라면, 더 넓은 범위, 예를 들어 국가 차원에서 공적 가치가 더 높다는 것은 집단 사이의 분포와 불평등의 관점에서 허구일 가능성이 크다.

제도와 정책의 공공성 구조를 이런 방식으로 생각할 수 있지만, 내용만을 기준으로 공공성을 판단할 수 있는지는 여전히 확실하지 않다. 공공성을 명확하게 정의하는 것도 그렇지만, 판단 기준을 명확하게 하기도 마찬가지로 어렵다. 제도와 정책을 정부의 공식 방침으로 해석할 때, 국가권력이 주도하는 정책과 제도에서 공공성을 명확하게 부인하는 사례는 거의 없다. 공공성에 반하는 것이 명백하지 않으면, 공공성 여부나 그 수준을 단정하기 힘들다는 뜻이다.

공공성을 판단하기 어려운 대표적인 사례로, 보건의료에 대한 접근성이나 질을 개선하기 위해 민간부문과 협력한다는 정책을 예로 들 수 있다. 추가 비용부담 없이 주민과 환자가 필요한 서비스 공급을 늘리고 접근성을 개선하는 것은 분명 공적 가치에 부합하는 방향이다. 문제는 공적 주체가 아니라 민간 제공자를 활용하는 방법을 택하는 것으로, 이때 공공성을 판단하는 과제는 복잡하고 어려워진다. 서비스의 성격과 변화 가능성, 재정과 인력 등 다른 보건의료 요소에 미치는 영향, 공적 주체와 민간주체의 상호관계, 다른 보건의료와의 관련성, 체제와 레짐에 대한 파급력 등을 모두 고려해 판단해야 하나, 현실에서는 불가능에 가까운 과제다.

정책과 제도가 실질적으로 공공성을 추구한다고 가정해도 모든 정책과 제도에 공공성을 실현할 동기가 작동하지는 않는다. 정책과 제도가 얼마나 일관되고 강력하게 공공성을 지향하는지는 어떤 국가 어떤 정부인가에 따라 다를 뿐 아니라, 환경과 조건에 따라서도 불안정하게 바뀐다. 여기에는 권력관계에 따른 이해관계가 핵심 요인으로 작용하는데, 일부 집단이나 계층, 계급의 이해관계에 기초한 국가체제는 물론이고 이른바 대의민주주의를 표방하는 국가도 계급적 이해에 따라 공공성 추구의 강도가 달라진다. 근대 자본주의 국가에서는 특히 자본(경제)이 국가권력에 미치는 영향력(권력)의 정도에 주목해야 한다.

2000년대 중반 이후 한국의 보건의료정책도 일관되게 공공성을 추구한다고 하기 어렵다. 한쪽에서는 건강보험의 보장성을 확대하려는 정책을 추진하지만, 다른 쪽에서는 '의료산업화'라는 이름으로 영리추구의 가능성을 확대하는 시도가 끊이지 않는다. 약품 정책에서도 접근성과 비용-효과에 초점을 맞춘 정책들과 제약기업이나 제공자의 이익을 고려하는 정책이 공존한다. 정책이나 제도의 불안정성은 미시적 요인에서 비롯된 것일 수도 있지만, 거시적으로는 국가-자본-시민사회 사이의 권력관계와 그 불균형이 근본 원인일 수 있다.

2) 과정의 공공성

제도와 정책의 공공성은 내용의 차원을 넘어 과정까지 포함한다. 공공성이 단지 최종적인 결과물만이 아니라 과정의 가치와도 유관하다는 것은 앞에서도 주장한 바 있다. 과정은 가시적 차원뿐 아니라 비가시적 측면도 포함하는 것으로, 이는 제도와 정책 과정을 가시적인 입법과 행정(예: 정부와 의회의 내부)으로 한정해서 이해하지 않는다는 뜻이다. 공공성을 고려하는 대상으로서 과정은 어떤 의미에서 '사회적'이다. 평가와 숙고가 이루어지고 공론이 형성되며 공식 부문에 반영되는 의제가 만들어지기까지 넓은 범위를 모두 포괄한다.

이런 의미에서 과정의 공공성은 거버넌스나 민주주의의 과제와 겹친다. 문제는 이를 굳이 공공성으로 부르고 개념화해야 하는가 하는 점인데, 제공자와 그 조직에 공공성 개념을 적용할 때와 비슷한 문제이기도 하다. 문제의 논리가 비슷한 것만큼 긍정적 측면을 설명하는 논리는 크게 다르지 않다. 먼저, 공공성이라는 동일한 개념을 활용하여 과정과 내용을 하나의 틀로 설명하고 연결할 수 있으며, 인과관계의 측면에서도 과정의 공공성이 내용의 공공성으로 이어질 가능성이 크다고 할 수 있다. 사회적·정치적 조건, 예를 들어 체제의 특성에 공공성이라는 공통의 틀을 적용하면, 보건의료의 공공성을 둘러싼 원인과 과정을 해명하는 범위가 좀 더 넓어진다.

내용과 과정의 긴장관계를 좀 더 분명하게 드러낼 수 있다는 장점도 비슷하다. 과정에서 공공성이 보장되지 않으면 그 결과인 정책과 제도의 내용도 공적 가치를 의심하게 된다. 예를 들어, 겉으로 보기에는 공공성을 지향하고 공적 가치에 충실한 정책이지만, 독재정권이 시혜나 회유 또는 동원 차원에서 추진하는 정책이라면 이를 어떻게 평가할 수 있을까? "국민의 복지와 안녕을 위해서"라는 목표를 그대로 믿을 수 있을까? 박정희 정권 시절 시작한 의료보험제도에 이런 관점을 적용하면, 정책과 제도의 내용적 공공성을 좀 더 분명하게 이해할 수 있을 것이다. 권위주의 정권이 국가권력을 장악한 개발도상국에서 때로 강압적 수단까지 활용해서 일사불란하게 보건정책을 시행하고 건강결과를 개선하는 것도 비슷한 관점에서 평가할 수 있다.

4. 보건의료의 사회적 결정요인과 공공레짐-건강레짐

건강과 달리 보건의료에서는 결정요인이라는 말을 잘 쓰지 않는데, 건강결정요인과 달리 대부분의 보건의료 결정요인은 이미 '사회적인 것'이라는 이유가 크다. 보건의료 이용에 영향을 미치는 요인들이 대부분 사회적이라는 점은 직관적으로 이해할 수 있다. 주로 경험하는 결정요인이 경제적 능력, 건강보장제도, 의료기관까지의 거리 등이면 이렇게 생각하는 것도 무리가 아니다. 세계보건기구의 '사회적 건강결정요인 위원회'가 펴낸 2008년 최종 보고서에도 보건의료는 사회적 결정요인에 포함되어 있다.

건강을 설명하면서 보건의료가 사회적 결정요인이라는 것은 타당성이 있지만, 보건의료 그 자체를 사회적인 것만으로 설명하는 것은 충분하지 않다. 보건의료에도 결정요인이라는 개념을 적용할 수 있다는 점은 차치하고라도, 많은 사람이 보건의료를 결정하는 핵심 요인이라고 인정하는 건강상태나 필요는 사회적 요인이라기보다 생물학적 요인이다.

'사회적 요인'이라는 개념으로 모호하게 해소하지 말아야 한다는 점 때문에도 보건의료를 결정하는 요인들을 분리하고 사회적 결정요인을 따로 검토할 필요가 있다. 건강의 결정요인과 마찬가지로 보건의료의 결정요인을 생물학적 요인, 사회적 요인, 문화적 요인, 심리적 요인 등으로 구분하면, 사회적 결정요인의 위상과 중요성이 더 명료해지는 효과도 있다. 사회적 요인을 세부적으로 나누면, 예를 들어 정치적·정책적·경제적·심리적·지리적 요인 등도 포함해야 한다.

보건의료에 영향을 주는 요인 또는 결정요인에 대해서는 지금까지 주로 '이용'에 초점을 맞추었다는 것을 미리 지적해두고자 한다. 이용에 영향을 미치는 요인을 이해하려는 노력은 오래전부터 있던 것으로, 이론적 접근으로는 보건학과 보건의료정책 연구에서 널리 쓰이는 앤더슨Ronald Andersen의 의료이용 모형(이론)이 대표적이다.

과제는 공공성 개념을 전통적인 의미의 보건의료서비스 이용뿐 아니라 이용을 결정하는 과정, 서비스 자체의 특성, 그리고 서비스가 생산·배분·제공되는데도 적용해야 한다는 것이다. 좁은 의미의 서비스 이용에 한정하더라도, 필요가 발생하고 인식하는 단계부터 의료이용의 결과가 나타나는 단계까지 길고 복잡한 과정을 거친다(Levesque, Harris and Russell, 2013). 이때 각 단계가 공공성의 여러 측면과 연관이 있는 것은 두말할 것도 없다. 이용이나 제공에서 나타나는 공공성만 문제가 되는 것이 아니라 보건의료서비스의 다양한 측면이 모두 중요하다.

1) 사회적 결정요인

보건의료의 특성(공공성을 포함해서)에 영향을 미치는 사회적 요인들은 다양하다. 앞서 설명한 정책과 제도 역시 사회적 요인에 속하며, 여러 결정요인 중에서도 가장 강력한 요인이라 할 수 있다. 보건의료정책과 제도는 이미 설명했으므로, 여기서 사회적 요인이라 할 때는 나머지 요인들, 즉 가족요인, 소득, 교육 수준, 직업과 노동조건, 지리적 조건, 교통, 사회적 관계, 문화적 요인 등을 가리킨다. 보건의료와 직접 관계가 없는 다른 제도와 정책도 당연히 사회적 요인에 들어간다.

이 글의 목적상 모든 요인을 각각 설명할 필요는 없을 것이나, 문화적 요인은 좀 더 상세하게 살펴보는 것이 좋을 듯하다. 공공성을 논의하면서 계속 문화를 강조하는 이유는 이것이 특히 더 중요해서라기보다 그동안 상대적으로 소홀하게 다루어졌기 때문이다. 건강의 사회적 결정요인이라는 개념은 비교적 익숙한 편이나, 문화는 크게 주목을 받지 못했고 위상도 모호한 상태였다. 참고로, 사회와 문화는 구분하는 것이 보통이며, 건강과 보건의료를 논의할 때도 흔히 서로 다른 범주로 이해한다.

보건의료의 공공성이 문화와 밀접한 관련이 있는 것은 분명하다. 공공성은 특정한 맥락에서 구조와 환경, 문화의 영향을 받는 것으로, 보건의료서비스는 물론 제도와 정책의 공공성도 문화를 빼고 설명하기 어렵다. 예를 들어, 미국과 일부 유럽 국가를 비교하면 교육이나 의료와 같은 공공서비스를 얼마나 다르게 받아들이는지 알 수 있다. 최근까지 영국, 독일, 프랑스 등의 유럽 국가에서 대학교육은 무료로 제공되었고, 보건의료서비스를 충족하는 것도 공적 체계를 통한 의료보장이 대부분이었다. 교통이나 주택 등 다른 사회서비스도 체제에 따른 차이가 존재한다. 구조와 환경, 문화 가운데 무엇의 중요성이 우선인가를 가리기는 어려우나, 공공성을 중요하게 생각하고 이를 지향하는 문화가 존재하는 것은 부인하기 어렵다.

어떤 사회가 공공성을 이해하는 방식이나 요구하는 정도에는 문화가 강한 영향을 미치는데, 이를 '공공성의 문화'라고 불러도 좋을 것이다. 공공성의 문화라 하더라도 전반적인 문화와 어떤 영역의 특수한 공공성 문화가 같다는 법은 없다. 예를 들어 영국에서는 보건의료의 공공성 문화가 강력하지만, 복지를 포함한 다른 영역에서 볼 수 있는 공공성 문화는 그에 비교할 정도가 아니다. 물론, 한 영역에 특수한 문화도 다른 영역과 완전히 독립적으로 존재하는 것은 아니며 서로 영향을 주고받는다.

소득은 보건의료에 영향을 미치는 대표적인 사회적 결정요인으로, 보건의료의 특성 가운데서도 특히 이용과 긴밀하다. 정책과 제도가 보건의료 이용을 매개(완충 또는 촉진)하더라도 소득 수준과 이에 따른 부담 능력은 보건의료 이용에 큰 영향을 미친다. 많은 연구 결과에서 보듯이, 건강보험제도가 작동하는 가운데서도 소득계층에 따라 필요한 의료를 충족하는 정도에는 차이가 뚜렷하다. 접근성을 보장하는 것(필요할 때 의료를 이용할 수 있으며, 비용부담의 능력이 떨어진다고 해서 필수적인 보건의료 이용이 방해받지 않는 것)이 공공성과 밀접한 연관성이 있다는 데에 동의할 수 있으면, 소득은 보건의료의 공공성을 판단하는 한 가지 요소로 포함되어야 한다.

보건의료의 영역 바깥에 있는 사회적·문화적 요인들이 모두 보건의료의 공공성 범위에 포함할 수 있는지는 논란거리다. 간접적인 것까지 포함하면 수많은 요인이 보건의료의 공공성에 영향을 미치는데, 이들 모두를 보건의료의 공공성이나 공공보건의료로 포괄할 수 있는가는 쉽게 답하기 어렵다. 그렇게 하는 것이 바람직한가, 또는 그렇게 하는 것이 어떤 의의가 있는지도 아직 확실하지 않다.

실용적인 한 가지 잣대는 현실에서 이런 구분이 어떻게 적용되고 얼마나 활용될 수 있는가 하는 기준이다. 공공보건의료의 문제와 해결을 논의할 때 소득이나 노동조건을 포함해야 할지는 명확하지 않지만, 이를 포함하면 보건의료의 공공성은 분명히 달라진다. 영향력의 크기를 기준으로 해도 이들 요소를 제외하고 보건의료를 설명하면 불평등을 제대로 설명하기 어렵다.

간접적이고 인과관계가 다소 느슨하더라도, 어느 정도까지는 보건의료의 공공성과 사회적 결정요인을 함께 다루지 않으면 안 된다. 공공성의 관점에서 사회적 결정요인을 어떻게 이해할 것인지는 보건의료의 공공성과 공공보건의료를 어떻게 규정하고 구성하는가에 달렸다. 이런 맥락에서 보건의료의 사회적·문화적 결정요인, 또는 보건의료의 공공성에 영향을 미치는 사회적·문화적 요인들을 포괄적으로 설명하는 작업이 필요하다. 추상화 수준이 높더라도 개념과 이론을 정교하게 하려면 반드시 거쳐야 하는 과정이다. 앞서 설명한 '레짐' 개념, 즉 공공레짐과 건강레짐을 이 목적으로 활용할 수 있다.

2) 보건의료의 공공성과 공공레짐 또는 건강레짐

공공레짐은 보건의료의 공공성에 영향을 미치는 환경과 조건을 포괄한다. 행위 주체의 관점에서는 공적 주체에 비국가(비정부), 비공식 부문까지 포함하고, 레짐을 구성하는 요소로는 제도나 정책, 구조뿐 아니라 원칙이나 규범, 규칙, 법률, 가치, 문화까지 함께 고려한다. 더 자세한 것은 앞서 논의한 내용을 참고하기 바란다.

공공레짐 개념은 잠정적이고 추상성이 강하지만, 보건의료의 공공성이 복합적이고 종합적인 개념이자 구성물이라는 점을 강조하는 효과가 있다. 즉, 보건의료의 공공성은 단일 요인이나 영역이 아니라 폭넓은 범위에서 다양한 요인들이 함께 만들어내는 산출물임을 일깨운다. 또 다른 실용적 가치는 실천에 대한 것이다. 레짐이 포괄하는 넓은 범위에서 보건의료의 공공성을 이해하면, 공공성을 창출하거나 강화하는 실천도 같은 정도로 넓은 범위에 있어야 한다.

공공레짐과 밀접한 관련이 있는 건강레짐의 활용도 비슷하다. 건강레짐은 앞서 정의한 대로 "건강과 보건의료와 연관된 가치, 규범, 규칙, 정책, 법률, 제도의 총합으로, 행태와 상호관계의 방향을 결정하는 틀"을 뜻한다. 보건의료의 제도와 정책, 체계는 말할 것도 없고, 문화, 규범, 가치관, 습관과 행태, 의미 해석 등을 모두 건강레짐의 틀로 묶을 수 있다. 예를 들어, 영국인들의 보건의료 이용은 겉으로 드러나는 체계(조세를 기반으로 하는 공영의료체계)에 따라 규정되지만, 다른 편에서는 구조와 끊임없이 영향을 주고받는 의료이용 문화와 규범, 건강과 보건의료서비스에 대한 의미 부여와 가치관, 경험과 관행, 기대 등에 조응해 형성되며 또한 계속 변화한다.

공공레짐과 비교하여 건강레짐의 가장 큰 특성이자 장점은 우리가 관심을 두고 다루는 건강과 보건의료에 초점을 둔다는 것이다. 공공레짐보다 더 구체적이고 상세하게 내용을 구성할 수 있다. 공유하는 장점도 있는데, 공공레짐에서 공적 가치와 공공성을 보건의료서비스와 그를 담당하는 조직과 행위자로 한정하지 않는 것처럼, 건강레짐의 포괄 범위도 유형의 서비스, 조직, 행위자로 좁히지 않는다. 소유권, 법률과 규정, 시설과 그에 속한 사람, 재정 등의 요소만으로 보건의료의 공공성이나 공공보건의료 여부를 판단하지 않는 것이다. 나아가 건강레짐은 (모든 레짐 개념이 그러하듯이) 건강과 보건의료를 독립된 요소가 아니라 서로 연결되고 의존하는 것으로 보며, 특히 다양한 사회적·문화적 요인들을 함께 그리고 통합적으로 고려한다.

공공레짐과 달리 건강레짐은 이 자체로는 공공성이나 공적 가치를 내장할 수 없다는 점이 한 가지 중요한 차이다. 어떤 건강레짐인가는 구성요소와 그 특성, 그들 간의 상호관련성에 따라 새로 해명해야 한다. 공공성을 설명하는 말, 즉 "공공성이 강한 건강레짐"이나 "공공 건강레짐"과 같은 표현이 붙을 수 있다. 건강레짐의 공공성을 따로 평가해야 한다는 것은 건강레짐을 분석하고 판단하는 기준과 이에 따른 측정이 필요하다는 것을 뜻한다.

제15장

보건의료조직과 공공성

경제학에서 말하는 시장참여자는 주로 개인이다. 수요와 공급, 효용과 선호는 다른 전제가 없는 한 개인 행위자의 특성을 의미한다. 이와 같은 방법론적 개인주의는 현실을 왜곡하기 쉬운데, 현실에서 일어나는 많은 일은 개인의 의사결정과 행동만으로 설명할 수 없다. 개인주의에 한계가 있다는 말은 인간이 사회적 존재이며 사회의 영향을 벗어나기 어렵다는 것 이상을 뜻한다. 현대 사회에서는 조직이 개인 못지않게, 어떤 때는 개인 이상으로 중요한 사회적 역할을 한다. 노벨경제학상 수상자인 사이먼Herbert Simon이 2000년 미국정치학회에서 강연하면서 우리는 지금 시장경제가 아니라 '조직 경제organization economy' 안에서 산다고 표현한 것이 바로 이런 맥락이다(Simon, 2000).

보건의료의 공공성과 공공보건의료에서도 조직은 중요하다. 정책과 사업은 보건의료조직을 빼고 설명할 수 없으며, 공공성은 물론이고 효율과 비효율이라는 흔한 논란도 행위 주체로서 조직을 전제한다. 가치, 이념, 정책, 서비스 그 무엇이든, 공공보건의료조직은 정책의 수립과 실행, 그리고 서비스의 제공을 담당하는 실천 주체이다.

공공보건의료조직이 '물질화'한 공공보건의료를 토대로 다른 주체들이 공공성이나 공적 가치(또는 '공공보건의료' 자체)를 인식하고 경험한다는 점이 더 중요하다. 주권자, 시민, 환자, 소비자는 말할 것도 없고, 여러 공적 주체들(정부, 단체, 기업 등)도 주로 조직을 통해 공공성과 공공보건의료를 인식하고 경험한다. 대부분 행위 주체는 개인보다는 조직과의 상호작용을 통해 인식, 경험, 지식, 문화를 얻고 내면화한다.

일반 조직, 특히 정부와 기업 등 조직의 중요성에 관해서는 대다수가 동의하지만, 공공보건의료와 공공성을 논의하는 과정에서는 조직의 위상이 상대적으로 모호하다. 조직을 고려하거나 논의할 때도 흔히 '집합적 개인'의 차원을 벗어나지 않는다. 중요한 한 가지 이유는 공공보건의료 전반에서 보건의료조직의 중요성이 명확하게 해명되지 않았다는 것이다.

공공보건의료조직을 흔히 정부와 정책에 좌우되는, 수동적 주체로 간주하면서도, 어떤 때는 이와 반대로 외부 요인과는 무관한 자기 규제적인 행위 주체로 해석한다. 정부가 방침을 세우면 조건과 역량에 맞지 않아도 (형식적이라도) 실행하는 조직으로 보는 것이 전자라면, 무슨 방법을 써도 조직과 인력의 자기 이해를 극복할 수 없다고 보는 태도는 후자에 해당한다. 공공보건의료조직의 특성도 이중적이기는 마찬가지다. '공공'조직인가 '보건의료'조직인가를 두고, 다른 공공조직 또는 보건의료조직과 완전히 같거나 완전히 별개라는 상반된 평가가 공존한다.

여러 공공보건의료조직의 상호관련성이 분명하지 않은 점도 있다. 공공보건의료 전체나 보건의료의 공공성이라는 틀 안에서 어떤 조직은 다른 조직과 어떤 관계가 있으며, 상위 또는 하위에 있는 조직과는 어떤 관련성이 있는지 모호하다. 상호관련성이란 단지 구조에 대한 것만이 아니다. 구조를 통해 어떤 상호작용이 일어나며, 상호관계가 공공성이나 공공보건의료 전체 산출과 결과에는 어떤 영향을 미치는지 제대로 규명한 적이 없다.

이런 상호관련성은 공공보건의료의 범위를 넘는 것으로, 보건의료의 경계를 벗어날 뿐 아니라 공공부문에 한정되지도 않는다. 다면적 상호관계는 공공보건의료조직의 하나인 지방의료원에서 의사를 구하는 문제를 생각해보면 쉽게 이해할 수 있다. 의사를 구하는 데는 의사가 일할 의료원의 특성만 중요한 것이 아니라, 병원이 위치한 지역, 의사를 규율하는 여러 규정과 조건을 정하는 지방자치단체, 의사인력을 둘러싼 사회적 조건과 환경, 지역의 보건의료체계, 민간병원 등이 복잡하게 얽혀 있다. 상호관련성을 고려하지 않은 채 분리된 행위 주체로 이해하면, 공공보건의료는 물론 공공보건의료조직도 제대로 설명하기 어렵다.

상호관련성에서 비롯된 또 다른 어려운 점은 개별 공공보건의료조직의 경계를 명확하게 정하기 힘들다는 것이다(Christensen et al., 2007: 6). 각각의 지방의료원은 독립된 법인이지만 광역자치단체의 감독과 규제를 받고 때로 중앙정부도 개입한다. 지방의료원은 마치 '하나의' 조직처럼 시도 정부에 종속되거나, 중앙부처의 감독이나 지원, 정책과 '하나의' 조직인 것처럼 연결된다. 지방의료원 전체를 하나의 조직으로 봐야 하는지, 광역지자체별 조직인 것인지, 각각 별도의 조직인지, 때때로 모호하다.

공공보건의료조직은 이질적인 복합물이면서 동시에 다양한 맥락 속에 위치한다. 단일한 이론과 실천을 일원적으로 적용하기 어려우며, 시간적·공간적 맥락과 경로 또한 중요하다. 공공보건의료조직은 크게 정부와 공공서비스 제공 조직으로 나눌 수 있는데, 세부적으로는 여러 유형으로 나뉜다. 정부는 중앙정부와 지방정부를 포함하며 이와 연관된 준semi, quasi 공공조직도 함께 고려해야 한다. 공공서비스 제공 조직도 구조와 기능이 다양하다.

공공보건의료조직을 다룰 때는 이상의 모든 조직을 포괄해야 하나, 이 글은 상대적으로 많이 논의된 정부조직 자체보다는 주로 서비스 제공 조직을 설명하고자 한다.

1. 공공조직의 특성

다른 조직과 비교할 때 공공조직에 대한 논의는 부진한 편이다. 리더십, 조직 몰입, 조직 성과 등 일부 영역에 집중되고, 한국 상황을 반영하기보다 서구 고소득국가(특히 미국)의 이론에 의존하는 것이 대부분이다. 이런 현상이 생긴 데는 전반적으로 조직에 관한 관심이 크지 않은 가운데, 특히 공공조직은 정치와 정책에 종속된 것으로 이해해온 영향이 크다.

이론 영역에서 조직은 흔히 민간조직을 의미하며 특히 경제적 조직에 논의가 집중되어 있다. 다른 설명 없이 조직이라고 하면 흔히 기업을 가리킨다. 조직 자체보다는 어떤 조직인지가 중요한 것은 조직에 따라 목적이 다르고 목표와 관심사가 다르기 때문인데, 경제 조직economic organization에는 당연히 효율성과 산출이 중심이 된다. 조직을 논의할 때 어떤 조직인지를 명확히 하고 시작해야 하는 것이 이 때문이다.

일부 공기업을 빼면 공공조직은 경제 조직을 기본형으로 하는 조직 관점을 그대로 수용하기 어렵다. 조직환경부터 확연하게 다르다. 기업을 비롯한 경제 조직의 환경이 주로 시장인 것과 비교하여 공공조직의 환경은 시장을 비롯해 정부와 다른 공공조직, 시민사회를 망라한다. 시장환경이 중요한 민간 경제 조직은 제도환경보다 기술적 환경을 더 중요하게 고려하지만(Christensen et al., 2007: 2), 공공조직은 그럴 수 없다.

1) 조직의 특성을 결정하는 요인

공공조직에 관심을 두는 이유는 추상적 수준의 공공성과 밀접한 관련이 있기 때문이다. 한편에서 대중이나 지역주민은 공공조직을 통해 공공성을 감각하고 인식하지만, 다른 편에서 공공조직은 정책과 공공서비스의 특성(즉, 공공성)에 큰 영향을 미친다.

공공정책과 서비스에 영향을 미치는 요인으로서 공공조직에 대해서는 두 가지 서로 다른 시각이 존재한다. 한 가지 관점은 공공조직의 역할을 최소한으로 이해하는 것으로, 공공조직은 실행을 담당할 뿐이며 정책과 서비스 내용은 대부분 외부 환경을 통해 결정된다고 본다. 중앙정부 조직을 예로 들면, 내부 의사결정이나 이들이 결정하는 정책 내용은 상위 조직 또는 정부 전체의 방침을 따른다는 것이다. 이런 시각에서 보면 단위 공공조직은 크게 중요하지 않다. 명시적으로 자체 계획을 수립하고 운영하는 조직에서도 외부 요인이나 환경의 지배가 대부분의 실행과 실천을 결정한다.

이와 대조적인 관점은 공공조직을 공식적·법률적으로 규정된 독립된 행위 주체로 이해하는 것이다. 공공조직의 구조와 이를 뒷받침하는 법률, 규정, 공식 기능 등이 공공조직의 행동과 의사결정을 설명하며, 외부 환경이 미치는 영향도 이런 공식성과 법률의 범위를 넘지 않는다고 본다. 중앙정부가 전국을 대상으로 정한 방침이 있더라도 지방정부는 독립적으로 결정하고 자원을 배분한다고 가정한다. 일종의 합리주의 모형이라고 할 수 있다.

이 두 가지 시각은 일종의 이념형으로, 현실의 공공조직에서는 두 가지 경향성이 함께 나타난다. 개별 조직의 독립성과 종속성의 정도는 힘의 관계에 따라 달라진다. 예를 들어 중앙정부가 재정에 대한 포괄적 권한을 가지면 이 재정과 직접 관련이 없는 지방정부의 의사결정도 영향을 받는다. 1990년대 말부터 진행된 민영화나 공공부문 구조조정도 비슷하게 설명할 수 있다. 지방정부는 중앙정부가 보유한 인력과 재정, 평가에 대한 권한, 여론 등 외부 요인의 영향을 받는 한편, 법과 규정에 기초한 기능과 역할을 활용하여 독자적인 결정을 하려고 시도한다. 영향요인들은 병렬적으로 존재하는 것이 아니라 계속 서로 영향을 미치고 때때로 서로 의존한다.

공공조직이 어느 정도나 도구적instrumental인가 하는 관점에서도 조직 특성을 분류할 수 있는데, 여기서도 두 가지 다른 시각이 존재한다(Christensen et al., 2007: 3~4). 하나는 공공조직을 구조적-도구적 관점에서 파악하는 것으로, 공공조직이 리더의 의사결정과 방침을 수행하는 도구 역할을 한다고 본다. 의사결정은 합리성에 기초하며, 개인의 선택과 행동 또한 합리성의 제약을 받는다. 여기서 합리성이란 주로 경제적 합리성을 뜻하고, 많은 대안 가운데에 가장 유리한 것을 선택하는 기준이자 특성을 가리킨다.

또 다른 시각은 제도적 관점에서 공공조직을 이해하는 것인데, 공공조직을 하나의 생물과 같이 이해하는 관점이다. 조직은 오랜 기간 스스로 만들어온 규칙과 가치, 규범을 내장하며, 이런 특성들이 조직 행동과 의사결정에 핵심 역할을 한다. 역사적으로 축적된 결과로서 조직은 외부 요인이 바뀌거나 리더가 교체되어도 저절로 또는 단선적으로 변화하지 않는다.

공공조직을 이해하는 전제가 달라지면 조직을 설명하는 내용도 달라진다. 조직을 도구적으로 보는가 또는 하나의 제도로 보는가에 따라 적어도 세 가지 측면, 즉 조직 행동의 기본 논리, 정치의 역할, 조직 변화를 다르게 설명할 수 있다

(Christensen et al., 2007: 3~4).

구조적-도구적 관점에서 보는 조직 행동은 인과관계와 결과의 논리logic of conse-quence를 따르고, 제도적 관점에서 이해하는 조직 행동은 '적절성의 논리logic of appro-priateness'를 따른다. 전자는 의사결정의 합리 모형에 조응하는 것으로, 어떤 행동 또는 투입이 일정한 결과를 산출한다는 논리에 기초한다. 여기서 행동이나 투입은 어떤 결과를 이루기 위한 수단이다. 조직이 어떤 목표를 세우거나 결과를 기대하면 어떤 행동이나 투입을 요구하는지, 또는 어떤 구조 변화가 필요한지 결정해야 한다. 후자에서는 조직 행동이 구성원의 과거 경험, 옳거나 좋다고 생각하는 것, 주위의 기대, 관행과 문화 등에 따라 결정된다고 본다. 이런 관점에서 보는 조직 행동은 때로 목표가 명확하지 않거나 합리성이 부족할 수 있다.

구조적-도구적 관점에 기초하면, 정치는 조직에 영향을 미치는 중요한 외부 요인이다. 정치는 조직 상위 수준에서 의사결정이 일어나는 곳이며, 공공조직은 정치가 정한 목표나 예상되는 결과를 달성하려고 행동한다. 정치의 하부에 존재하는 공공조직 자체의 정치적 성격이나 역할은 크게 중요하지 않다. 이와 비교하여 제도적 관점에서는 정치를 외부 요인인 동시에 상호작용으로 이해한다. 정치는 공공조직에 외부 요인으로 작용하지만, 일방적으로 영향을 미치는 것이 아니라 서로 영향을 주고받는다. 정치는 공공조직이라는 제도가 만들어지는 데 영향을 미치는 여러 가지 요인 가운데 하나이다.

조직 변화를 보는 시각도 서로 다르다. 구조적-도구적 관점에서 조직 변화는 새로운 목표나 압력, 외부 환경의 변화에 합리적으로 적응하는 과정을 뜻한다. 정부의 목표가 바뀌거나 리더가 교체되고 관리 목표가 변화하면, 그에 따라 조직도 변화한다. 이런 변화는 속도가 빠르고 근본적일 가능성이 크다. 이와 비교하여 제도적 관점에서 조직 변화는 진화하는 것이다. 외부의 요구와 압력에 적응하지만, 그 변화는 느리고 점진적으로 나타난다. 변화의 방향 또한 외부 압력이나 요구를 합리적으로 충족하기보다는 외부 요인과 조직 내부 요인의 상호작용에 따라 결정된다. 구조적-도구적 관점에서 보면 이런 변화 과정은 조직의 '저항'과 '관성'으로 볼 수 있다.

2) 공공조직의 특성

공공조직의 특성을 규정하는 흔한 방법은 민간조직과 비교 또는 대조하는 것이다. 고유한 성격을 규명하기보다 민간조직과 비교하여 어떤 특성이 나타난다고 설명하는 경우가 흔하다. 지금의 사회경제체제 특히 시장에서는 민간조직의 영향력이 큰 만큼 이런 비교 방법이 효과적일 수 있지만, 민간조직에는 없는 공공조직만의 고유한 성격을 드러내는 데는 한계가 있다. 예를 들어, 책무성을 비롯한 정치적 특성은 민간조직에서는 찾기 어렵다.

두 부문의 조직을 비교하기 전에, 공공조직과 민간조직의 특성에 차이가 없다는 주장을 검토할 필요가 있다. 최근 이 같은 주장이 늘어나고 이에 따라 공공성에 대한 이해도 달라졌는데, 특히 신공공관리론이 힘을 얻으면서 이런 경향이 뚜렷해졌다. 공공조직에 속하는 공기업의 특성, 특히 산출하는 공적 가치를 명확하게 규정할 수 있으면 공공과 민간조직의 '무차별성'이 설득력이 있다. 예를 들어, 한국전력이나 한국공항공사의 조직 특성은 민간기업과 비슷한 점이 많은데, 이는 산출물인 전기나 공항 운영을 비교적 명확하게 규정할 수 있기 때문이다.

한 가지 유의할 것은 공공조직과 민간조직의 특성이 수렴하는 현상은 처음부터 조직 특성에 차이가 없어서라기보다 각 나라 정부가 어떤 목표를 세우고 개입한 결과라는 점이다. 예를 들어, 공공 철도서비스가 수익성과 효율성을 강조하면 조직 구조와 기능을 이에 맞추어야 하고, 조직 특성도 민간조직과 크게 다르지 않은 방향으로 변화한다. 정치적으로 공적 가치(산출)를 어떻게 규정하는지에 따라 조직(투입과 과정) 특성도 크게 차이가 없는 쪽으로 바뀔 수 있다. 이때 조직의 수렴 현상은 '무차별적' 조직관을 형성하는 원인이라기보다 오히려 그런 조직관을 적용하고 강제한 결과에 가깝다.

경과와 최근 결과까지 고려하더라도, 공공과 민간조직 사이에 차이가 없다는 주장은 극단적이다. 1970년대 이후 여러 나라에서 공공과 민간조직 사이에 차이가 줄어든 것은 분명하지만, 이른바 공공부문 개혁 이후에도 공공조직은 엄존한다. 가치판단은 나뉠 수 있으나, 그러한 공공조직의 특성은 민간조직과는 분명히 다르다.

공공과 민간조직의 특성은 이분법적이라기보다 두 이념형 사이에서 움직이는 연속적 현상이라 할 것이다. 표 15-1은 여러 요인에 따라 공공과 민간조직의 구성이 달라지는 것을 보인 한 가지 예다. 이 기준을 모든 경우에 다 적용하기는 어렵지만, 현실에서는 이들 요소가 어떻게 결합하는지에 따라 다양한 혼합형이 존재할 수 있다. 실제는 이보다 더 복잡할 수도 있는데, 표에서 공공·민간으로 나눈 조직, 재정, 생산 각각은 다시 다양한 혼합 형태로 나타난다. 이 분류에서는 공공조직과 인력을 구분하지 않았으나 현실에서 조직과 인력은 반드시 일치하지 않으며, 표가 나타내는 것과 같은 계층관계 속에서 공공과 민간을 나누어야 하는지도 의문이다. 다른 기준은 모두 민간에 속하는데 재정의 일부만 공공일 때, 이를 혼합형이라고 하는 것이 어떤 의미가 있는지도 명확하지 않다.

순수 이념형에 기초하여 조직 특성을 규정하기는 어렵지만, 공공조직의 고유한 특성이 아예 없다는 것도 현실과 부합하지 않는다. 현실에 존재하는 공공조직은 민간조직과는 다른 특성을 보이고, 고유하고 독특한 특성이 나타나는 기제와 경로도 다르다. 공공조직과 민간조직이 서로 다른 특성을 나타내는 데는 적어도 다음 세 가지 요인이 작용한다(Christensen et al., 2007: 4).

첫째, 조직의 이해관계가 다르다. 공공조직은 공익, 시민 보호, 시민의 편의처럼 민간(사적)조직과는 근본적으로 다른 이해관계가 있다. 최근 민간기업이 사회적 책임을 내세우고 사회적 기업도 확대되는 추세이나, 기능과 역할이 최대·최고 수준에 이른 때도 이들의 이해관계는 보편적이고 개방된 공익에 이르기 힘들다. 일부 영역이나 맥락에서는 이해관계의 차이가 분명하지 않을 수도

표 15-1 / 기준에 따른 공공조직과 민간조직의 구분

조직·직원	공공				민간			
재정	공공		민간		공공		민간	
생산설비	공공	민간	공공	민간	공공	민간	공공	민간
공공과 민간의 분류	공공	혼합(하이브리드)					민간	

자료: Christensen et al.(2007: 5).

있는데, 이는 주로 같은 시장에서 공공조직과 민간조직이 경쟁하면서 발생하는 결과이다. 처음부터 그랬다기보다는 시장을 통해, 특히 인위적으로 만들어진 시장에서 그런 결과가 나타날 때가 많다. 지방의료원도 많은 환자를 봐야 하는 이해관계가 있지만, 이는 고유한 역할에서 유래했다기보다 공공성이 약한 특정 공공레짐에서 '만들어진' 또는 '주어진' 것으로 봐야 한다.

둘째, 책임져야 할 대상이 다르고 따라서 책무성accountability 여부와 관계가 다르다는 점이다. 공공조직은 궁극적으로 공공부문, 정부, 유권자, 시민 등에 정치적 책임을 진다. 미시적 수준의 관료적 책임은 민간조직과 큰 차이가 나지 않을 수 있으나, 공공조직은 어떤 형식과 경로를 통하든 최종적으로는 시민과 유권자에게 책임을 져야 한다. 공공조직은 정치적이고 정치 구조에 속하며 정치적 책임을 피할 수 없다. 정치적 책무성이 있다는 것은 개인이나 기관의 자의, 의도, 이해관계 등이 아니라 명시적 규제와 법률, 정치적 정당성이 보건의료조직을 통제한다는 의미이다.

셋째, 공공조직은 공적 가치를 실현해야 한다. 여기서 공적 가치는 앞서 설명한 것을 모두 포함하지만, 공공조직은 최소·최저 수준에서도 개방성, 투명성, 공정성, 형평 등 공적 가치를 수호하거나 증진해야 한다는 요구를 받는다. 과정뿐 아니라 성과에서도 공적 가치를 증명해야 한다. 민간조직과의 경계가 흐려지면서 공공조직도 효율성과 재무적 성과를 요구받는 일이 많아졌으나, 이때도 공적 가치와 전혀 무관한 성과를 추구하기는 어렵다.

이런 요인들 때문에 공공조직에는 민간과는 구별되는 고유한 특성들이 나타난다(Christensen et al., 2007: 6~8). 가장 먼저 지적할 특성은 공공조직이 정치 행위자로서 특성을 보이는 것으로, 모든 공공조직은 선거로 뽑힌 정치인, 궁극적으로는 유권자와 시민에게 책임을 지는 정치적 주체다. 대통령 중심제에서 행정부가 정치인과 시민에게 책임을 지는 것이 간접적이라면, 의원내각제에서는 책임이 좀 더 직접적이다. 실무와 집행을 맡은 공공조직도 정치적 책임을 지는 것은 마찬가지로, 정무직이 공공조직의 책임자를 임명하는 형식에서도 공공조직의 정치적 책임은 존재하며 작동한다.

공공조직은 정치적으로 책임질 뿐 아니라 정치 행위자로서 행동하고 실천한다. 단순히 외부 환경(예: 집권 정부의 방침이나 중앙정부의 규정)에 따라 정책과 의사를 결정하고 법과 제도에 따라 행동하는 중립적인 행위자가 아니며, 내부적으로도 위계와 규칙, 관행에 따라서만 움직이지 않는다. 정치적 행위자로서 공공조직은 내·외부의 여러 요인과 관계를 통해 정치적 과정에 참여하고 실천해야 한다. 이들은 민주주의 원칙에 기초하여 시민(유권자)의 이해관계에 봉사해야 한다는 통제 원리를 벗어나지 못한다.

공공조직의 또 다른 특성은 한꺼번에 여러 기능을 수행할 때가 많다는 점이다. 공공조직의 성과와 의의를 무엇으로 규정하는지에 따라 달라지기는 하나, 대부분 공공조직은 여러 목표와 기능을 동시에 요구받는다. 군대는 국방을 핵심 기능으로 하지만, 고용, 교육, 산업 등의 기능을 함께 수행하고 때로 정치와 외교적 역할까지 해야 한다. 지방의료원은 주로 진료 기능을 수행하는 것과 함께 공중보건사업, 학교보건, 복지서비스, 재해와 위기 대응 등의 영역에서 일정 부분 역할을 해야 한다.

여러 기능을 요구받는 공공조직에서는 다양한 이해관계와 규칙이 함께 작동하고, 이들은 때때로 서로 갈등하고 충돌한다. 핵심 기능을 수행하고 성과를 올리는 데 장애물이 있더라도 어떤 기능을 함께 수행해야 하는 상황도 있다. 예를 들어, 교육을 맡은 공공기관은 교육의 효율성이나 수월성을 높여야 하지만, 어떤 상황에서는 지역사회의 구심점 역할을 해야 한다(예: 농어촌 지역의 초등학교). 지역사회 기능을 충족하려면 질 높은 교육이 지장을 받을 수 있으나, 맥락에 따라서는 교육의 수월성만 추구할 수 없다. 지역사회를 위해 학교나 분교를 유지하는 경우에는 교육의 질이나 효율성만으로 학교의 존폐를 결정하지 않는다.

다양한 기능을 수행해야 하는 조건에서 공공조직의 가치를 단일 기능으로 환원하는 것은 바람직하지 않다. 신공공관리론은 공공조직의 기능을 단순화·단일화하려는 대표적인 전략으로, 여기서 공공조직의 공공성은 몇 가지 요소로 환원되고 축소되는 경향을 나타낸다. 이 원리는 특히 경제, 재정, 화폐 등의 요소를 강조한다.

기능의 단순화는 대체로 공공성과 상충한다. 가치 개념을 활용하여 결과나 성과를 일원적으로 비교하여 평가할 수 있는 것처럼 보이지만, 그 가치란 대체로 경제에 치우친 부분적인 것이다. 예를 들어, 비용과 편익을 모두 화폐로 환산한 비용편익 분석에서는 시민의 권리, 민주주의와 참여, 형평 등을 포착할 수 없다. 비용과 편익 모두에서 계량하기 어려운 가치를 포함하기 어렵다.

모든 가치를 포함하지 못하는 것보다 더 중요한 문제는 측정 과정과 결과가 측정의 대상인 가치 그 자체를 왜곡한다는 점이다. 측정하기 어려운 가치는 처음에는 "무형의 가치를 고려해야 한다"라는 표현 정도로 남을 수 있지만, 측정할 수 없는 가치는 결국 목표나 목적에서 제외된다. 궁극적으로는 공공조직의 가치를 다시 정의하는 단계에 이른다. 지표가 불확실하고 측정하기 어렵다는 이유로 '환자의 권리 존중'을 측정과 평가 대상에서 제외하면, 공공조직의 관심과 노력은 줄어들고, 장기적으로는 공공조직이 추구해야 할 가치에서 빠지게 된다. 공공성의 가치를 대신 채우는 것은 가장 덜 나쁜 경우에도 상대적으로 계량하기 쉬운 가치, 예를 들어 의료급여 환자 수나 비중 같은 지표들이다.

공공조직이 대체로 시장 또는 시장경쟁 속에 있지 않다는 것도 또 다른 특성이다. 전형적인 공공조직인 정부는 시장과 경쟁에서 제외되며, 많은 준정부조직이 역할을 하는 환경도 주로 독점 상황이다. 예를 들어, 건강보험의 재정과 운영을 맡은 건강보험공단의 기능은 다른 조직과 겹치지 않는다. 물론, 시장 메커니즘을 완전히 벗어나기 어려운, 따라서 민간조직과 가까운 공공조직도 존재한다. 공공조직인 한국방송은 민영방송과 경쟁해야 하고, 한국토지주택공사도 때로 민간 건설사와 같은 시장 안에서 행동해야 한다. 지방의료원은 많은 영역에서 다른 민간보건의료기관과 경쟁하는 환경 속에 있다.

특징적인 것은 시장에서 민간조직과 공존 또는 경쟁하는 상황에서도 공공조직은 전형적인 시장참여자로 행동하지 않거나 행동할 수 없다는 점이다. 시장에서 공공조직은 민간조직과는 다른 집단을 대상으로 하거나 다른 상품과 서비스를 제공함으로써 자신을 구분하려 한다. 민간기업도 주택임대사업을 하는 가운데, 한국토지주택공사는 특정 조건의 국민임대주택사업에 집중하는 것이 한 가지 예다. 지방의료원은 규정과 지침 때문에 인력 시장에서 민간부문과 경쟁할 수 없고 의료서비스 시장에서 가격을 정할 때도 제약을 받는다.

시장 메커니즘이 큰 역할을 하지 못한다는 것은 공공조직의 행동에 직접 영향을 미치고, 이는 다시 공공조직이 시장의 구조와 기능에 얼마나 긴밀하게 통합되는지를 결정한다. 공공조직이 민간조직과는 다른 대상을 설정하거나 다른 재화·서비스를 제공하는 것으로 역할을 정하면, 시장이 나뉘어 행동과 특성도 분리되며 공공부문은 주로 시장 바깥에 위치한다. 공공조직은 시장 외부에서 재화·서비스의 품질과 가격을 정하고, 이는 공공조직의 행동이나 조직 구성원의 동기와 행동에 큰 영향을 미친다.

문제는 시장이 부분적으로만 분리된다는 사실이다. 공공기관이 공공임대주택만 공급하더라도 전체 주택 시장에 파급효과가 나타난다. 시장 외부에 있으면서도 공공조직의 행동은 시장 내부에 직접 영향을 미치며, 사실상 민간과 경쟁할 때도 흔하다.

적절한 가격과 품질로 목표 대상자의 요구를 충족할 수 있으면 공공조직의 역할은 시장 밖에서 안정되게 된다. 공공조직이 역할을 하는 영역에는 다른 민간조직이 진입하기 어렵고, 공공조직도 이 영역을 벗어나기 어렵다.

2. 공공보건의료조직의 특성

다시 말하지만, 이 글에서 공공보건의료조직은 주로 보건의료서비스를 제공하는 조직을 가리킨다. 보건의료 영역에도 정부조직은 물론 정책과 관리, 연구, 지원 등을 담당하는 공공조직이 있고, 이들은 기능에 따라 다른 특성을 보인다. 공공 연구기관(예: 한국보건사회연구원)이 정부조직(예: 보건복지부)과 같을 수 없으므로 보건의료와 관련된 모든 공공조직의 특성을 한 가지로 규정하기는 어렵다. 특히 서비스를 제공하는 조직의 특성은 다른 공공조직과 크게 다르다. 공공병원이나 보건소와 같은 서비스 조직은 겉으로 보기에 민간보건의료조직에 더 가까울 정도다.

서비스 조직으로 한정해도 공공보건의료조직에는 적어도 두 가지 서로 다른 조직, 즉 공공조직과 보건의료조직의 특성이 혼합되어 있다. 혼합의 의미가 중요한데, 공공보건의료조직의 특성은 각각의 특성을 기초로 하되 병렬적으로 존재하거나 완전히 융합하기보다는 각각으로 환원되지 않는 발현된 특성으로 나타난다.

1) 보건의료조직의 특성과 조직 원리

보건의료조직이라고 해서 고유한 특성이 있는 것은 아니며, 그런 것이 있더라도 그리 중요하지 않다는 주장도 있다. 일반적인 조직이론이나 조직 관리의 관점에서 보건의료조직을 이해할 때 흔히 이런 경향이 나타나는데, 이때 보건의료는 조직의 특성에 영향을 미치는 맥락이나 제약조건의 하나로만 이해된다. 군대 조직이나 대학 조직의 특수성을 어떻게 이해할 것인지와 비슷한 맥락으로, 모든 조직이 특정한 맥락이나 제약조건 속에 있다고 생각하면 굳이 보건의료조직의 특성을 부각하는 의미는 크지 않다. 각각 독립된 조직은 맥락적 요소가 더 강하기 때문에 집합적 특성을 논의하는 것도 무의미하다.

특수성-보편성의 문제는 있지만, 보건의료조직의 특성을 드러내고 명확하게 하는 것은 실용 측면에서 장점이 있다. 이론과 실천에서 보건의료조직이 가진 특별한 성격을 드러내는 것 그 자체보다는, 비교와 대조를 통해 다른 조직과는 구분되는 보건의료조직의 특성을 더 잘 이해하는 것이 중요하다.

보건의료조직이 보이는 특성은 많이 논의되고 널리 알려져 있는데, 대표적 특성 중 하나는 다양한 직종과 집단으로 이루어진 조직이면서 전문직 특히 의사의 권력과 영향력, 역할이 지배적이라는 점이다. 의사를 비롯한 전문직은 보건의료조직이 생산하는 서비스와 가치의 중심에 있으며, 특히 경제적 측면에서 권력을 독과점한다.

전문가 지배는 보건의료조직의 부수적 특성을 결정한다는 점에서도 중요하다. 보건의료조직의 특성에 속하는 체계 다원화 현상을 예로 들 수 있는데, 전문가 권력이 분산되면 그 결과는 권위와 리더십의 다원화로 나타난다. 예를 들어 병원 간호사는 행정체계인 병동, 해당하는 진료과나 조직(내과, 외과 등), 간호인력체계(간호부나 간호과)의 권위와 리더십에 동시에 포함된다. 조직의 성과가 단일하지 않고 평가하기도 어려운 점, 또는 보건의료조직과 환자 사이에 큰 정보 격차가 존재하는 점 등도 이와 무관하지 않은 특성이다.

보건의료조직은 상대적으로 비경제적인 성과, 예를 들어 평판이나 전문가 권위, 인도주의적 가치를 중시하고, 조직 내에는 전문가의 가치와 관련된 문화가 혼재되어 있다. 법률과 규정 등 공식 제도와 의무와 규범 등 비공식적 제도가 외부 요인으로 작용해 조직의 구조와 기능, 행동을 강하게 규율하는 특성도 나타난다. 외부 요인에 해당하는 지역사회와 환자의 요구나 기대는 비경제적 가치로서 강한 윤리적·도덕적 성격을 포함한다.

보건의료조직의 특성은 시간적·공간적으로 고정되거나 보편적인 것이 아니다. 앞서 설명한 제도적 관점을 적용하면, 보건의료조직이 외부 환경과 만나면서 스스로 규칙과 가치, 규범을 만들고 이에 기초해 결정하고 행동한다. 역사적·맥락적으로 구성되는 것에 대해 하나하나 구체적 특성이 무엇인지 논의하는 것은 큰 의미가 없다. 공공보건의료조직을 이해하는 데는 이런 특성들이 왜 어떤 경로를 통해 나타나는지, 또 그것은 어떤 의미를 내포하는지가 더 중요하다. 현실화한 어떤 특성의 내용보다는 그 특성이 나타나게 되는 핵심 구조와 논리에 관심을 기울여야 한다.

조직목표

조직의 목표만큼 조직 구조와 기능, 작동에 영향을 주는 요소는 찾기 어렵지만, 보건의료서비스 조직의 목표는 단순하지 않다. 추구하는 목적이나 목표가 흔히 조직의 상위 가치와 밀접하게 연결되기 때문이다. 환자의 생명 보호나 건강 향상과 같은 상위 목표가 직간접적으로 영향을 미치는 조건에서, 대부분의 보건의료서비스 조직은 명확하고 측정하기 쉬운 하나의 조직목표를 설정하기 어렵다(허갑수, 2005). 교육이나 연구와 같이 직접 서비스 제공의 영역을 벗어난 역할은 명확한 목표 설정이 더 힘들다.

상위 목표가 조직목표에 강한 영향을 미치는 경우, 공공레짐 또는 건강레짐이 단위 조직에 기대하고 부여하는 목표는 더 중요해진다. 상위 목표가 명확하지 않거나 동요하면 조직목표를 분명하게 규정하기 어려운데, 조직목표를 규율하는 상위 목표가 공공레짐이나 건강레짐에 (암묵적으로) 내장된 점을 유념해야 한다. 예컨대 신공공관리론이 주장하는 가치인 효율성이나 성과가 공공레짐과 건강레짐에 녹아 있으면, 따로 명시하지 않아도 조직목표가 이를 반영해야 한다. 체제 차원에서 환자의 권리나 진료의 질, 경영수지를 얼마나 중요하게 생각하는지도 비슷하다.

조직활동

보건의료서비스 조직(특히 병원)만큼 다양하고 이질적인 활동을 포함하는 조직도 많지 않다. 겉으로 드러나는 진료나 예방 서비스는 물론이고, 연구와 교육·훈련, 지역사회 지원과 이를 뒷받침하는 기능을 포함하면 활동의 종류와 내용의 다양성은 어떤 조직과도 비교할 수 없을 정도다. 진료와 예방과 같은 기본 활동의 세부 내용이 복잡다단하고, 이들은 쉽게 표준화할 수 없을 정도로 종류가 다양하다. 기획과 관리부터 호텔 서비스(식사, 숙박 등)를 제공하는 것까지, 어떤 조직보다 활동 범위가 넓은 것도 중요한 특성이다.

조직의 활동이 많고 다양한 것은 조직 구조에 직접 영향을 미친다. 공식 구조가 복잡하고 일관된 조직 원리를 적용하기 어려우며, 활동을 수행하는 데 필요한 비공식 조직이나 팀이 많고 다양하다. 서로 다른 진료과가 정기적으로 합동 회의를 한다든지 규모가 큰 진료과가 내부적으로 다시 팀을 나누는 것이 대표적인 예다. 이런 비공식 조직은 오랜 기간 형성되고 작동해왔거나, 필요에 따라 리더가 주도해 새로 만든다.

이와 같은 조직활동의 특징은 업무를 정의하고 표준화하기 어렵다는 특성으로 이어진다. 업무의 성격은 조직 특성의 원인인 동시에 결과인데, 여기서 결과란 비공식 조직과 활동의 비중이 커서 결과적으로 업무를 정의하고 표준화하기 어렵다는 뜻이다. 보건의료서비스 조직에서 '비공식성'의 비중이 크다는 특성은 조직 구조와 기능, 활동, 리더십 등에 큰 영향을 미친다. 그중에서도 성과평가가 어렵고 책임을 가리기 힘들다는 것이 중요하다.

비공식성이 클수록 개인의 중요성이 크다. 조직 구조, 활동, 성과 등을 명확하게 정의하고 공식화하는 데 한계가 있으면, 그만큼 각 개인의 역할, 행동, 역량이 중요하다. 이는 다시 동기, 의미 부여, 규범을 비롯한 조직문화 등과 밀접한 관련이 있다.

조직 구조

보건의료서비스 조직의 구조는 대체로 매우 복잡한데, 조직의 목표가 많고 다양한 것이 일차적 이유다. 많은 보건의료서비스 조직은 환자 진료, 예방 서비스, 연구, 교육과 훈련, 지역사회 서비스 등의 기능을 함께 수행해야 하고, 규모가 클수록 복잡성과 다양성 수준이 높아진다. 조직을 구성하는 데 적용할 원리는 여러 기능 중에 무엇을 더 강조하는지에 따라 다르다.

보건의료조직의 조직 원리는 크게 두 가지 경향으로 나타난다. 하나는 질병이나 환자를 기준으로 프로그램(예: 외래와 입원, 정신과 병동, 수술장 등)에 따라 구분하는 방식이고, 다른 한 가지는 전문직종이나 분야에 따라 구분(예: 소아정신과, 중환자 간호 팀 등)하는 방식이다(Charns and Young, 2012: 81). 후자에서는 높은 전문성을 유지하고 발전시키는 것을 중요한 목표로 하는데, 이때 조직은 최대한 세부적으로 분화하는 경향을 보인다. 실제로는 어느 한 가지 조직 원리에 치우치기보다는 두 원리가 혼합하고 교차한다.

보건의료조직 구조의 중요한 특성 가운데 하나는 의사, 간호사, 의료기사 등 전문직종별 조직이 사실상 분리되어 있다는 점이다. 큰 조직에서는 대체로 구조를 분리하지만, 운영과 기능으로 분리하는 예도 흔하다. 공식 체계나 원리와 무관하게 비공식적으로 나뉘기도 하는데, 예를 들어 병동, 외래, 중환자실 등 서로 다른 조직에 소속된 간호사는 흔히 해당 조직과 간호부서의 이중적 지휘를 받는다. 프로그램에 따른 조직 방식이나 혼합된 조직 방식을 채택하는 기관에서도 전문직 종류에 따른 조직 구조를 어느 정도 유지하는 것이 대부분이다. 특히 의사인력은 어떤 방식의 구조를 택하든 사실상 독립적 지위를 누리는 것을 흔히 볼 수 있다.

보건의료조직의 복잡성은 필연적으로 통합과 분화의 과제를 제기한다. 전통적인 병원 조직으로부터 암환자 진료를 전담하는 조직을 분리한다고 생각해보자(예: 암센터). 내과와 외과가 협의해서 암환자를 진료하면 더 수준 높은 진료를 할 수 있을 것이나, 참여하는 내과 의사가 다른 의사와 협력하려면 새로운 통합 구조나 방식이 뒷받침되어야 한다. 새로운 조직에 속한 행정이나 지원 업무가 본래의 조직과 협력하고 조정해야 하는 과제를 안게 되는 것도 같은 맥락이다.

일반 원리로는 프로그램별로 조직을 구성하는 것이 분야별 분화를 넘어 통합 기능을 발휘하는 데 유리하다. '소아 중환자실'이나 '암병원 외래진료부' 같은 방식의 조직이 이에 해당하는데, 이 방식은 전문화에 불리하고 전문직을 관리하는 데도 어려움이 따른다. 서로 다른 세부 프로그램 사이를 통합하고 조정하는 것이 또 다른 과제로 등장한다. 예를 들어, 암병원과 소화기 센터를 별도 조직으로 분리하면 소화기 암환자를 어떻게 진료할 것인지가 새로운 과제가 된다.

구성원의 동기

조직이 고유한 기능과 역할을 효과적·효율적으로 수행하는 데는 구성원의 동기가 중요하게 작용한다. 동기에는 필요(노동환경, 보상, 인정, 성취 등)와 과정(형평성과 공정성, 주위의 기대, 목표 설정과 피드백 등)이 모두 영향을 미친다(D'Aunno and Gilmartin, 2012: 96~104). 보건의료조직 구성원의 동기 또는 동기화는 특히 전문직에 초점을 맞춰야 한다.

보건의료조직 내에서 전문직은 과학적 지식이나 표준에 기초해 체계화된 업무를 수행하고, 전문직 윤리가 강조되며, 자율성이 강하다는 특성을 보인다(D'Aunno and Gilmartin, 2012: 105). 이들은 전문성을 유지·발전하는 데 관심이 크며, 전문직의 권위나 집단 사이의 평판을 중시하는 경향을 나타낸다. 같은 직종 안에서 동질성이 강하고 다른 집단에 대해 폐쇄성을 보이는 것도 중요한 특징이다.

이런 조건에서 보건의료전문직에 동기를 부여하는 것은 보건의료조직의 중요한 과제다. 특히 의사인력의 동기는 복잡하고 다양하며 한 가지 답을 찾기 어려운데, 외국 연구에서 알려진 몇 가지 특징은 다음과 같은 것들이다(D'Aunno and Gilmartin, 2012: 104~105). 첫째, 의사들의 행동은 경제적인 인센티브나 진료비 지불 방법만으로는 잘 바뀌지 않는다. 경제적 동기가 중요하지만 다른 동기들이 동반되지 않으면 효과를 보기 어렵다. 둘째, 사전에 알려주는 방식이나 피드백, 그 가운데서도 특히 구체적인 자료가 뒷받침되는 방식이 효과가 크다. 셋째가 가장 중요한데, 동기를 유발하는 데는 의사인력의 리더를 참여시키는 것이 효과적이다. 의사들은 자신들이 주체적으로 참여하거나 전체를 관장할 때 동기가 커진다.

다우노Thomas A. D'Aunno와 길마틴Mattia J. Gilmartin은 보건의료조직이 동기 문제를 피하고 문제가 생겨야 해결에 나서는 행태가 가장 큰 문제라고 주장한다(D'Aunno and Gilmartin, 2012: 107~108). 미국을 배경으로 한 판단이지만, 구성원의 동기에 큰 관심이 없는 한국도 크게 다르지 않으리라고 본다. 이들은 보건의료조직이 구성원에게 동기를 부여하는 데 실패하는 이유를 크게 세 가지 범주로 나누었는데, 첫째 이유는 목표로 하는 바람직한 성과를 제대로 규정하지 않는 것이다. 목표가 불명확하거나 직무를 분명하게 규정하지 않고, 기준이나 평가가 적절하지 못한 것이 이에 해당한다. 각자가 무슨 일을 어느 정도나 잘해야 하는지 명확하지 않으면 각 개인의 동기가 강하기 어렵다. 둘째는 구성원이 능력을 발휘할 수 없는 장애요인이 존재한다는 것이다. 관료주의 요소, 환경요인, 지원이나 자원 부족, 요구받는 일과 능력의 부조화 등이 이에 속한다. 셋째는 직무수행과 보상이 일치하지 않는 문제를 꼽을 수 있다. 구체적인 문제로는 보상할 만한 가치나 성과에 관한 판단이 서로 다른 것, 보상이 늦어지는 것, 보상을 받을 가능성이 작은 것, 형평성이 없는 것 등이 있다.

전문직의 동기가 중요하지만, 보건의료조직에서 일하는 다양한 직군의 동기가 항상 일치하는 것은 아니다. 의사 외의 구성원들이 일반적인 조직 구성원의 이해와 비슷한 점이 많다면, 다른 전문직은 의사와 일반 직원(예: 행정직)의 중간 정도에 있는 때가 많다. 동기가 이질적인 가운데 전문직의 영향력이 압도적으로 큰 상황에서는 조직이나 팀 단위의 동기가 왜곡되고 동기를 부여하기 위한 개입 방식도 제대로 작동하지 않는다.

팀워크

보건의료서비스는 대체로 여러 직종과 활동의 종합적 결과이다. 조직목표와 기능이 복잡할수록 공식 구조로 모두 포괄할 수 없는 기능을 수행해야 하고, 이에 따른 공식·비공식 팀을 운영해야 한다. 임상 진료의 질 향상을 위해서는 공식 구조, 예를 들어 '질 향상 팀'을 만들 수 있지만, 그렇지 못할 상황에서도 어떤 형식으로든 팀을 만들고 팀 작업을 해야 한다. 위원회를 만들거나 '태스크포스'라는 이름으로 임시 조직을 활용하는 것을 쉽게 볼 수 있고, 공식(영구) 조직이 팀의 일부가 되는 형태도 흔하다.

팀을 효과적으로 운영하는 데 갖추어야 할 조건은 보건의료 영역이라고 해서 특별히 다를 것이 없다(Fried, Topping and Edmondson, 2012: 134~151). 보건의료 조직의 팀이 보이는 특징은 다시 의료전문직, 특히 의사의 역할과 긴밀한 관계가 있다. 공식 팀에서 의사의 영향력이 매우 큰 것은 물론이고, 팀의 구성원에 포함되지 않은 때도 비공식적으로 영향을 미친다.

리더십

보건의료조직에서의 리더십은 흔히 전문가의 과제로 요약된다. 조직의 세부 단위 모두가 그런 것은 아니지만, 조직 전체로서는 전문가의 리더십 문제를 피하기 어렵다. 진료가 핵심 업무인 한, 의사나 간호사와 같은 의료전문직의 비중이 큰 것과 함께 이들이 갖는 권력의 크기가 절대적이다. 리더십 문제가 곧 이들의, 또는 이들에 대한 리더십의 문제로 수렴된다.

조직의 기능과 활동에 전문성을 가지는 것이 리더십에 긍정적으로 작용하는 것은 틀림없다. 많은 보건의료조직에서 의료전문직이 리더 역할을 하는 가장 큰 근거이자 이유다. 규모가 큰 보건의료조직에서 경영 전문가가 리더 역할을 할 때도 임상서비스는 의료전문직에게 리더 역할을 맡겨야 할 때가 많다. 의료전문직이 리더십을 발휘하기 쉬운 데는 해당 분야에 전문성이 있다는 이유 외에도 의료전문직이 공유하는 동료 의식과 비공식 권위도 작용한다.

의료전문직이 리더로서 역할을 요구받는다는 것과 실제 그런 역할을 잘하는지는 별개 문제다. 대부분의 의료전문직이 리더로서 갖추어야 할 조건을 체계적으로 훈련받거나 경험하지 않는다는 것도 문제지만, 의료전문직이 개인 환자 각각을 진료하고 판단하는 임상적 의사결정에 익숙하다는 점이 더 중요하다. 임상적 의사결정은 환자 개인에 초점을 두는 반면, 조직의 리더는 개인 차원의 의사결정에서 한 걸음 떨어져 조직, 지역사회, 체계(시스템)를 종합적으로 이해해야 한다(Collins-Nakai, 2006). 좋은 임상 전문가가 저절로 좋은 리더가 될 수 없으므로, 의료전문직이 리더 역할을 제대로 하는 데는 개인과 조직 차원에서 체계적인 훈련과 개발 과정이 필요하다(Snell, Briscoe and Dickson, 2011).

성과

보건의료서비스는 환자 개인에 따라 필요와 요구가 매우 다양하며 여기에 대응하는 진료와 관리 등 업무의 성질과 양을 표준화하기 어렵다. 결과는 흔히 추상적이며(예: 고통의 감소, 삶의 질 향상 등), 관점에 따라 기대하는 결과나 성과도 차이가 크다(예: 환자와 의사의 서로 다른 기대). 집단을 대상으로 하는 서비스는 성과가 나타나는 데 시간이 오래 걸리고 관련 요인도 복잡하므로, 활동과 성과를 연결하기가 쉽지 않다. 대부분 보건의료 활동은 개인이 아니라 팀 또는 집단의 협업으로 이루어지기 때문에 집단적 성과를 정의하고 명확하게 구분하며 활동과 연계하여 평가하는 과제가 중요하다.

전략적 행동과 경쟁 상황

앞서 지적한 여러 특성이 주로 미시적 차원에서 나타나는 것이라면, 전략과 경쟁 상황은 거시적 차원에서 나타나는 환경 또는 현상이다. 일반 재화나 서비스 시장에서는 흔히 가격과 품질을 둘러싼 경쟁이 일어나는데, 산업이 성숙하지 못한 상태에서는 생산 경쟁이 발생하기도 한다. 경쟁 상황에서 보건의료조직이 선택할 수 있는 행동은 다른 재화나 서비스보다 제약이 많다. 전략적 행동을 해야 할 때도 보건의료조직의 선택은 범위가 좁은 경우가 대부분이다.

사명mission과 비전은 어떤 조직의 전략적 행동을 결정하는 가장 중요한 요소 가운데 하나이며, 가치는 사명과 비전을 뒷받침하는 구체적인 지향이다. 사명, 비전, 가치는 조직 행동을 결정하고 활동의 방침을 규정하며 평가의 기초가 되는데, 보건의료조직에서는 비시장적인 것, 비경제적인 것, 그리고 공공성과 윤리를 포함한다. 이익, 시장점유율, 규모 등의 지표보다는 지역사회 주민의 필요 충족, 양질의 의료서비스, 취약계층의 접근성 등과 같은 가치를 택할 가능성이 크다.

문제는 외부 조건이 뒷받침되지 않으면 이런 사명, 비전, 가치가 현실과 잘 조화되지 않는다는 것이다. 예를 들어, 지역사회에서 보건의료서비스 조직이 다른 조직과 시장경쟁을 해야 하면 이런 사명과 비전, 가치는 공허한 것이 되기 쉽다. 조직 구성원에 공유되지 않는 형식적 사명, 비전, 가치도 의미 있는 역할을 하기 어렵다. 지역주민에 비용 효과적인 의료이용을 보장한다고 사명을 정해놓고 실제로는 조직 전체가 수익을 올리는 데만 몰두하면, 그 어느 쪽 성과도 기대하기 힘들다.

보건의료조직의 전략적 행동과 이들이 처한 상황의 중요한 특성 가운데는 외부 조건의 제약이 강하다는 것도 포함된다. 인력, 시설, 서비스 등에 규제가 많은 것은 물론, 제도가 원천적으로 대안의 범위를 제한하는 때도 많다. 예를 들어, 보건의료조직이 공적 의료보장에 포함되고 그 틀 안에서 행동해야 하면, 일반 기업이 흔히 선택하는 전략인 가격경쟁은 가능하지 않다.

다른 분야와 비교하여 전략적 행동과 결정이 성과로 이어지기 어렵다는 것도 또 다른 특성이다. 병원과 다른 산업을 비교하면 이런 특성이 더 두드러지는데, 일반 산업에서는 비교적 단기간 내에 상품이나 서비스의 산출을 바꿀 수 있지만, 보건의료조직은 짧은 시간 안에 이런 변화를 만들어내기 어렵다. 조직이 복잡하고 기능이 다양하므로 전략을 바꾸는 단계부터 어려움이 많고 전략 선택의 결과도 일관성이 떨어진다.

2) 공공보건의료조직의 특성

특히 한국 상황에서는 공공조직에 대한 이해는 말할 것도 없고 보건의료조직에 대한 이해도 충분하다고 할 수 없다. 리더십이나 몰입 등 몇 가지 영역에 관한 관심을 제외하면, 연구가 부족하고 이해 수준도 낮다. 보건의료조직 중에서도 공공보건의료조직에 관한 관심은 더욱 낮은 편이다.

공공보건의료조직의 특성은 공공조직과 보건의료조직에 바탕을 두나 각각으로 환원되지 않는다. 요소별 특성을 그대로 반영하거나 그 상태 그대로 구현하지 않는다는 뜻이다(발현한다). 여기서는 공공보건의료조직의 특성을 (전체보다는) 특히 공공성과의 관련성 안에서 검토하기로 한다. 유의할 것은 이들이 공공보건의료조직의 전체 특성이 아니며 모든 공공보건의료조직에 예외 없이 나타나는 것도 아니라는 점이다.

공공조직의 특성

공공조직의 특성은 비교적 잘 알려져 있으므로 길게 설명할 필요가 없을 것으로 생각한다. 공공조직의 부정적 특성으로 가장 자주 지적되는 것은 관료주의적 폐해와 비효율성이다. 전통적으로 관료주의에 대한 비판이 많았으나, 신공공관리론이 공공조직의 핵심 운영 원리가 된 이후에는 초점이 효율성으로 이동하는 경향을 보인다.

주로 관료제의 계층 구조와 분업에서 비롯된 것이지만, 공공조직 사이에 협력과 연계가 부족하고 결과적으로 개별 조직의 역량과 성과를 떨어뜨리는 문제도 중요하다. 공공조직의 협력과 연계가 필요한 상황은 크게 두 가지로, 하나는 여러 분야에 걸친 복잡한 문제를 해결해야 할 때고, 다른 하나는 개별 조직으로는 경제적 규모에 도달하지 못해 효율성이 떨어질 때다(Elston, MacCarthaigh and Verhoest, 2018). 한국의 공공조직은 두 가지 필요 모두에 제대로 대응하지 못하는 상태가 아닌가 한다.

목표의 다중성

공공보건의료조직의 특성 중에는 여러 목표를 한꺼번에 지향해야 하는 점이 두드러진다. 보건의료조직이 여러 기능과 역할을 해야 하는 것은 이미 지적했지만, 그 가운데서도 공공보건의료조직은 목표의 다중성이 더 심하다.

공공조직은 공식 목표의 하나로 공공성 실현을 포함한다. 여기서 '공식'이라 함은 목표가 문서로 만들어져 있거나 제도화되어 있다는 뜻이 아니며, 실천하고 실현해야 할 공공성을 명확하게 규정하고 관련 당사자가 서로 동의했다는 뜻도 아니다. 그보다는 내부와 외부를 가릴 것 없이 공공성 실천과 실현을 조직의 사명 또는 규범으로 수용하는 것을 뜻한다. 모든 공공조직은 어떤 형식과 내용으로든 공공성을 조직목표에서 제외할 수 없다.

목표가 여러 가지라는 점, 그리고 목표가 서로 충돌할 수 있다는 점은 모든 보건의료조직이 비슷하지만, 조직목표로서 공공성 실현을 포함하면 다른 목표와 충돌할 가능성이 더 크다. 특히 수익이나 효율성 등 '민간 친화적' 목표가 강할수록 심각한 갈등이 발생할 수 있다. 명시적으로 수익과 효율성 또는 공공성을 내세우지 않더라도 마찬가지다. 지역사회 기능이나 교육, 연구 영역은 흔히 공공성과 연결되고, 서비스의 질이나 조직 구성원의 노동조건 등도 공공성과 상관관계가 있다.

정치적 책임이 목표에 포함되는 것도 피하기 어렵다. 이 또한 공식 목표의 형태는 아닐 수 있으나, 대부분 공공보건의료조직은 지역사회에 대한 사명이나 책임, 봉사를 목표에 포함하고 국가와 정부정책에 협력한다. 공공조직으로서 책무성 또는 정치적 책임을 구체적으로 실천하는 것이 중요한 행동과 활동에 속한다. 정치적 책무성은 조직 특성이나 상황에 따라 다르게 구성되는데, 유권자에게 직접 책임을 지는 것부터 주요 리더들이 임명권자에게 책임을 지는 것까지 다양하다.

정치적 책임 또한 다른 목표들과 충돌할 수 있고, 조직 내부 관점에서는 특히 공공성 목표와 갈등을 일으키는 일이 흔하다. 현실에서 당면하는 정치적 책임은 정치인의 이해관계를 반영하는 단기적인 것이 많고, 이런 책무성을 공공성과 조화하는 것은 쉽지 않다. 정치적 경제에서 비롯된 책무성도 무시하기 어렵다. 한국의 공공보건의료조직은 수지 균형과 효율성이라는 경제 측면의 정치적 압력을 강하게 받고, 이는 공공성이라는 조직목표를 무력하게 만드는 데 중요한 역할을 한다.

규범과 가치의 부조화

공공보건의료조직은 공공조직이면서도 보건의료 시장의 영향을 강하게 받는다. 시장에서 민간조직과 직접 만난다는 이유도 있지만, 공공보건의료조직이 보건의료체계 안에서 사실상 개방되어 있다는 이유가 크다. 다른 시각에서는 공공조직으로서 자기 완결(자체 충족)이 가능한 구조와 체계가 미비한 것도 한 가지 이유다. 인력을 예로 들면 이런 특성이 명확하게 드러나는데, 의사와 간호사를 비롯한 인력은 공공과 민간을 가리지 않고 이동할 수 있고 조직 구조와 업무도 큰 차이가 없다. 인력이 양성되는 과정부터 명확한 경계가 없고 기능과 역할도 구분되지 않는다. 외부 환경과 조건(예: 건강보험과 진료비)도 대체로 비슷하다.

이런 상황에서 공공조직이 민간과 다른 특성을 드러내거나 실현하는 것은 기대하기 어렵다. 특히 의료전문직의 규범이나 가치체계, 행동 방식은 더욱 그렇다. 보건의료서비스의 생산과 제공에 이런 특성(규범, 가치체계, 행동)이 큰 영향을 미친다고 할 때, 민간으로 기울어진 '무차별성'은 공공보건의료조직이 공공성을 실현하는 데에 중요한 장애물로 작용한다.

규범, 가치체계, 행동은 주민이나 환자의 기대와 충돌할 수 있다. 주민이나 환자는 공공성을 기대하는 환경에서, 예를 들어 가격이나 품질, 또는 서비스에 대한 기대를 맞추지 못하면 조직의 성과와 평판이 나빠진다. "공공병원이라더니 별로 다를 것도 없다"라는 불만이 나오는 것은 이런 이유 때문이다.

개방체계와 보건의료 시장의 영향

앞서 가치와 규범의 무차별성이 개방체계에서 비롯된다고 했지만, 공공보건의료가 처한 조직환경은 이에 그치지 않는다. 공공조직은 민간부문과 동일한 시장, 그것도 민간이 압도하는 시장에 속한 비주류 행위자다. 공공부문과 공공조직은 보건의료서비스를 생산하고 제공하는 모든 단계에서 분리·독립된 특성을 드러내기 어렵다. 의사와 간호사 등 인력을 구하려면 민간병원과 비교하거나 경쟁해야 하고, 산출물(진료와 서비스 등)을 둘러싼 경쟁 대상도 주로 민간에 속한 기관과 개인이다.

공공보건의료조직의 공적 특성은 대체로 거시 구조요인에 한정된다. 인력과 시설 기준이 더 엄격하다든가 노동과 고용에서 공공부문의 기준을 따라야 하는 것이 대표적이며, 법과 규정을 따르고 정부정책 수행에 협조해야 하는 것도 비슷하다. 신종 감염병 유행에 대비해 별도 병상을 확보해두어야 한다는 것이 최근의 예다.

문제는 이런 구조요인이 시장에서 민간부문과 경쟁하는 데는 불리하게 작용한다는 점이다. 예를 들어, 민간병원을 이용하기 어려운 결핵이나 정신질환 환자를 주로 진료하는 공공병원이라는 이미지가 굳어지면, 해당 병원은 주민들의 인식 때문에도 일반진료 기능을 제대로 수행하기 어렵다. 드물게는 이런 상황이 공공성을 실현하는 데 오히려 유리한 조건이 될 수도 있지만, 공공조직을 둘러싼 전반적 환경이 시장화함에 따라 보건의료 시장의 영향은 과거보다 더 부정적으로 작용한다. 공적 측면에서 요구되는 서비스, 예를 들어 응급진료나 분만을 줄이고 더 많은 수익창출에 관심을 두는 것이 그 결과라 할 것이다.

3. 공공보건의료조직과 공공성

공공보건의료조직의 공공성에 영향을 미치는 요인은 다양하며, 내·외부 요인이 모두 작용한다. 조직이론의 관점에서는 여러 요인 가운데 외부 환경과 조건이 가장 중요하다. 공공보건의료조직이 공공성을 실천하고 실현하는 데는 공적 기능을 요구하고 압박하는 환경이 중요하다는 뜻이다. 특히 조직의 비전과 사명, 가치를 어디에 두는지가 핵심이다.

1) 외부 조건으로서의 보건의료체계

민간부문의 비중이 큰 환경에서는 공공보건의료조직이 높은 수준의 개방체계에 포함된다고 지적했다. 이는 공공보건의료조직이 공공성을 실현하는 데 전체 보건의료체계의 성격이 결정적으로 중요하다는 것을 뜻한다. 보건의료체계 전반이 시장 메커니즘에 의존하는 상황에서 공공보건의료조직만 예외가 되는 것은, 불가능하지는 않더라도 몹시 어렵다.

공공보건의료조직이 공적 가치를 실천하고 실현하는 것은 곧 전체 보건의료체계의 공공성 강화, 향상이라는 과제와 분리되지 않는다. 진료비 지불제도가 좋은 예가 될 것이다. 행위별 진료비제도는 진료의 적정성이나 가격 측면에서 공공성 실현에 가장 불리한 제도로, 전체 보건의료체계가 이 제도를 기반으로 하는 한 공공보건의료조직도 이를 벗어날 수 없다. 이 제도를 공적 가치 실현에 좀 더 유리한 제도, 예를 들어 포괄진료비 지불 방식으로 바꾸면 공공보건의료조직이 공공성을 실현하는 데 더 좋은 조건으로 작용할 수 있다. 보건의료인력을 양성하고 관리하는 것도 마찬가지다. 전체 체계가 공공성이 강하면 그만큼 공공보건의료조직으로서도 유리하다. 보건의료조직이 공공성을 실현하는 데에는 대학의 전문인력 양성, 졸업 후 교육, 의료인력의 배치와 보상, 질 관리 등의 시스템이 모두 관련이 있다.

공공보건의료조직의 공공성 실천과 실현은 이 지점에서 다시 공공레짐과 건강레짐, 또는 시스템과 생태계라는 주제로 돌아간다. 하나의 공공보건의료조직만 두고 공공성을 말하는 것은 적절하지 않으며, 자칫 희생자 비난하기victim blaming가 되기 쉽다. 보건의료체계는 물론이고, 공공레짐과 건강레짐의 공공성을 어떻게 확보하고 확대할 것인지를 함께 구상하지 않으면, 공공보건의료조직의 공공성 강화는 불가능한 목표이거나 공허한 선언 수준을 벗어날 수 없다.

2) 정치적 지지

정치적 지지 또한 공공성 실현에 큰 영향을 미치는 외부 요인이다. 정치적 지지는 거버넌스를 통해 공공보건의료에 직접 영향을 미치는 행위자(중앙정부, 지방정부, 또는 의회)의 지지와 좀 더 넓은 의미에서 사회적·문화적으로 공공성을 뒷받침하는 정치적·사회적 지지로 나눌 수 있다. 이 둘은 당연히 서로 밀접한 관계에 있다.

공공보건의료조직이 공적 가치를 실현하는 데는 보건의료체계의 영향이 절대적이지만, 공적 가치에 대한 정치적 지지와 옹호가 강하면 이를 보완하거나 악영향을 줄일 수 있다. 때로 더 중요한 역할을 하기도 한다. 특정 개인의 지지가 문제가 아니라, 좁게 보더라도 중앙과 지방정부, 의회, 공공기관, 사법부 등 정부 또는 국가의 지지와 옹호가 중요하다는 점을 강조한다.

이런 종류의 지지는 제도화된 정치적 지지라 할 수 있는데, 현실에서는 주로 집권 정치권력과 정당의 정치적 이념과 노선으로 나타나고 현실 정치를 통해 실천된다. 더 넓은 범위, 정부와 국가 수준에서는 공공성을 둘러싼 정치적 권력이 복수로 존재한다. 예를 들어 각 정당 사이에는 공공성을 옹호하거나 반대하는 정도가 다르며, 정부 부처 사이에도 공공보건의료를 둘러싼 의견 차이가 크다. 이들은 항상 동일한 이해관계를 가지고 동질적 주체로 행동하지 않으며, 공공보건의료에 대한 정치적 행동의 방향과 강도도 다르다.

공공보건의료조직을 뒷받침하는 정치적 지지의 주체로 주목해야 할 대상은 집합적 행위자인 국가권력이며, 이는 가장 넓은 범위에서 제숍이 정의하는 '전략관계적 국가'로 이해할 수 있다. 강조하는 의미로, 앞서 설명한 제숍의 국가론을 여기서 다시 인용한다.

넓은 의미의 국가는 "제도와 조직으로 이루어진 구분 가능한 통합적 실체로, 사회적으로 받아들여지는 국가의 기능은 공통의 이해관계나 일반 의지라는 이름으로 사회 구성원에 대한 구속력 있는 집합적 결정을 규정하고 강제하는 것"이다 … 국가는 계급투쟁이 일어나는 장으로, 다면적 경계를 가지고 있고 제도적으로 고정되어 있지 않으며 형식과 내용이 사전에 정해져 있지 않은 제도의 앙상블이다 …

공공보건의료조직을 둘러싼 환경으로서의 국가권력의 정치적 지지는 고정된 실체가 아니라 끊임없이 변동하면서 새로운 균형점을 찾는 역동적인 것이라 할 수 있다.

사회적 영역에서 형성되는 비제도적 차원의 정치적 지지도 무시할 수 없다. 공론장을 통해 형성된 여론과 공론은 정치 행위자들에게 압력으로 작용하고, 이는 곧 제도화된 정치적 지지로 연결된다. 앞서 말한 전략관계적 국가에서는 사회권력을 중심으로 한 여론과 공론이 국가의 "집합적 결정을 규정하고 강제하는 것"에 직접 영향을 미친다. 제도화된 정치적 지지와 비교하여 여론과 공론은 비체계적이고 일관성·지속성이 부족하지만, 제도화된 정치적 지지의 토대를 형성하는 동시에 공공성을 둘러싼 국가권력의 지향 또는 그 권력관계의 균형을 결정한다.

3) 조직 내부 요인

공공보건의료조직의 내부 의사결정 과정에는 의료전문직, 특히 의사의 권력과 역할이 크다. 이들이 공공성을 어떻게 이해하고 가치에 얼마나 동의하는지가 조직 전체에 큰 영향을 미치는데, 큰 권한을 가진 고위 의사결정자는 더 중요하다.

전체적인 조직문화는 공공성의 과정과 결과를 결정하는 핵심 요소 중 하나다. 특히 제도와 구조, 공식성 외부에 존재하는 공공성의 과정과 결과에 미치는 영향이 막대하다. 예를 들어, 의사 환자 관계, 진료 과정, 의사소통, 반응성, 사람중심성 등에서 공공성을 실천하고 실현하는 데는 규범을 비롯한 조직문화 외에 마땅한 방법을 찾기 어렵다.

공공조직의 구성원은 여러 경로를 통해 공적 가치와 공공성이라는 가치를 받아들이고 이해하며, 이에 기초해 어떻게 행동해야 하는지 규범을 형성한다. 미국 경영학자 고든George G. Gordon에 따르면, 일반적으로 조직이 속한 경쟁환경, 소비자의 요구, 사회적 기대가 조직문화에 영향을 미치고, 조직 구조, 리더십, 보상체계, 근로환경 등도 중요한 역할을 한다(Gordon, 1991). 공공보건의료조직의 조직문화도 크게 보면 이런 요인들에 따라 결정되고 변화할 것이다. 한국에서는 노동조합, 노동운동, 노사관계도 큰 영향을 미친다.

조직문화보다 좀 더 구체적으로 구성원의 행동을 설명하려는 시도 가운데 하나가 조직시민행동organizational citizenship behavior이다. 조직시민행동은 어감과는 달리 조직 구성원의 내부 행동을 가리킨다. 여러 가지 개념 정의가 있으나, 이는 "자발적이고, 공식적인 보상 시스템에 의해서 직접적 혹은 명시적으로 인정되지는 않으나, 모여서 조직이 효과적으로 기능하도록 촉진하는 개인적 행동", "개인의 조직에 관련된 모든 긍정적인 행동들", 또는 "과업성과가 배태된 사회적 그리고 심리적 맥락을 유지하고 제고하는 공헌 행동" 등으로 정의할 수 있다(윤영채·이광순, 2009). 모두 동의하는 것은 아니지만, 조직시민행동의 형태로는 도움 행동, 스포츠맨십, 조직에 대한 충성, 조직에의 순응, 개인 이니셔티브, 시민의식, 자기 개발 등이 포함된다. 조직시민행동은 조직의 가치나 규범의 내용에 관심을 두지 않는다는 점에서 조직문화와는 차원이 다르지만, 구체적인 실천과 행동의 차원을 설명할 수 있는 유용성이 있다. 공공보건의료조직은 조직의 비전과 사명, 가치를 구체적인 성과로 구현해야 하는데, 조직문화와 조직시민행동은 이런 실천 과정에 영향을 미친다.

조직문화가 형성되는 과정은 크게 두 가지로 나눌 수 있고, 그중 하나가 일정한 목적과 의도에 기초하여 조직 구성원을 충원하는 방법이다. 조직의 특정한 가치와 지향에 부합하는 구성원을 선발하여 전체 조직문화를 '통일'하는 것으로, 예를 들어 공공성, 형평성, 사람중심, 사회적 약자에 대한 보호 등의 지향을 가진 사람들로 조직을 구성할 수 있다. 둘째는 내부 사회화와 리더십을 통한 방법이다. 사회화란 조직 관리와 리더십을 통해 가치를 명확하게 하고 다른 조직원이 이를 받아들이는 과정을 가리킨다. 훈련과 평가가 이를 실천하는 가장 중요한 방법이다(Little, 2017).

제16장
민간보건의료와 공공성

국가나 공공이 주도하지 않는다는 의미에서는 '민간'이 주체가 되거나 주도하는 보건의료가 낯설지 않다. 보건의료가 국가와 공공영역으로 편입된 것이 오히려 근대 이후의 일이라고 해야 더 정확할 것이다. 많은 사회에서 개인의 건강과 치료는 민간영역에 속했고, 국가 개입이 본격화한 것은 근대 이후 공중보건이 시작되고 나서다. 공중보건이 국가 개입을 불렀다기보다 국가 개입의 한 방법(통치 수단)이 공중보건이었을 수도 있다. 시혜 차원에서 국가가 극빈층이나 부랑자를 관리하는 일은 있었지만, 이는 현재 우리가 말하는 보건의료와는 직접 연결된다고 하기 어렵다.

현재도 대부분의 자본주의제 국가에서는 민간부문의 비중이 크다. 나라마다 다르고 보건의료체계의 성격에 따라 편차가 크지만, 일부 사회주의 국가를 빼고는 민간부문의 비중과 중요성을 무시하기 어렵다. 특히, 대규모 시설이나 많은 인력이 필요하지 않은 기초 수준의 보건의료서비스, 예를 들어 일차의료는 민간부문이 전담하는 나라가 대부분이다. 많은 나라의 보건의료체계는 공공-민간의 이분법으로 나눌 수 없고, 공공과 민간의 분포만 다른 혼합형 체계를 운용한다.

민간보건의료의 공공성을 논의하는 이유는 크게 두 가지로 나뉜다. 하나는 민간의 비중이 상당한 수준에 이른 조건에서 보건의료체계나 보건의료서비스에 필요한 공공성을 어떻게 충족할까 하는 문제와 연관이 있다. 이러한 시각은 민간보건의료와 공공성이 상반되거나 적어도 충돌할 가능성이 있다고 전제한 다. 민간부문의 목표나 행동이 공공성을 훼손할 가능성이 있으면, 어떤 방법으 로든 이들을 규제하거나 '통제'해야 한다.

다른 하나는 민간부문을 활용하는 관점으로, 첫 번째 시각과 달리 민간부문 의 행동을 중립적으로 이해한다. 민간보건의료는 공공성의 실천과 직접적 관계 가 없거나, 체계의 성격에 따라서는 이미 어느 정도 공적 역할을 한다고 본다. 공적 가치를 창출하고 공적 기능을 하도록 유도한다는 관점에서 민간이 공공성 을 실천하게 하는 기술과 방법에 관심이 크다.

1. 민간보건의료란 무엇인가

직관적으로는 명확해 보이지만, 민간을 체계적이고 일관되게 정의하기는 쉽 지 않다. 앞서 논의한 것과 마찬가지로, 소유 주체를 기준으로 하는 일반적인 구분으로는 경계를 명확하게 나누기 어렵다. 공공부문 안에도 다양한 공적 소 유 방식이 존재하듯이, 민간 또한 여러 형태와 특성을 보이는 복합적 주체라 할 수 있다. 같은 민간조직도 영리와 비영리가 다르고, 비영리라 하더라도 어떤 성 격의 법인격인지에 따라 하나의 범주로 묶을 수 없다. 사단법인, 재단법인, 사 회복지법인이 모두 비영리이지만, 공공성의 측면에서 같은 범주에 포함할 수 있는지는 명확하지 않다. 같은 법인격 안에서도 세부적으로는 다양한 특성을 보인다.

보건의료에서 민간부문을 규정하기 어려운 또 한 가지 이유는 이들이 수행하 는 기능의 성격 때문이다. 사실 이 문제가 더 어렵다. 보건의료서비스를 생산하 고 제공하는 모든 활동이 공적 기능에 속한다는 주장은 논외로 하더라도, 대부 분 민간주체가 크든 작든 공공성과 관련된 역할을 한다. 전형적인 예가 건강보 장체계(국가 공영의료체계나 사회보험)에 참여하여 보건의료서비스를 제공하는 기능이다. 영국 국가보건서비스에서 일차진료는 시설 소유나 운영이 공적 부문에 속해 있지 않고 의사의 신분도 공무원이 아니나, 이들이 담당하는 기능이 한국에서 생각하는 일반적 민간에 속한다고 하기도 곤란하다.

건강보장체계는 재정을 매개로 민간부문과 공적 기능을 연결하는 틀로, 공적 건강보장체계에서 민간부문은 공공재정을 쓰면서 공공부문이 규정한 기능을 수행한다. 공공부문이 규정하거나 공공재정을 통한 기능 모두를 공적 기능 또는 공공성의 실현이라고 할 수 있는지는 다른 문제지만, 엄격하게 규정해도 공적 기능 또는 공공성과 전혀 무관하다고 할 수 없다.

재정을 통한 경로가 아니면 민간부문의 공적 기능을 정의하는 것은 더 어려워진다. 이들 기능은 주로 규제와 의무의 형태를 띠는데, 영리를 추구하는 민간부문도 이런 경계를 완전히 벗어날 수 없기 때문이다. 안전이나 질을 의무화하는 것은 소극적 차원에서 국가가 개입하는 것이라 해도, 취약계층에 대한 서비스, 감염병의 예방과 관리, 응급진료나 공중보건의 응급 상황 등 많은 영역에서 민간부문 또한 규제를 받거나 의무를 수행해야 한다.

민간과 함께 생각하거나 구분할 것은 '사私' 또는 '사적私的'이라는 개념이다. 흔한 영어 표현('private')으로는 차이가 드러나지 않으나, 한국에서 '사'는 소유 주체로서 '공공'과 대조될 뿐 아니라, 공공성의 가치와도 반대되는 의미가 강하다. 즉, 민간이 소유하고 지배하면서 공적 가치나 공공성보다는 사사로운 이익에 충실하다는 의미를 내포한다. 공공성이라는 기준으로 보면, '공'과 대조되는 주체성과 더불어 상반된 가치를 나타내는 개념이 '사'라는 표현이 아닌가 한다. 이런 해석에서는 '민간부문의 공공성'은 성립할 수 있어도 '사적 부문의 공공성'은 성립할 수 없는 모순적 개념이다. 영어 표현으로는 어렵겠지만, '민영화'와 '사사화私事化' 또는 '사영화私營化'를 구분할 수도 있다.

민간보건의료를 정의하고 개념화하기 어려운 이유는 다른 측면에서 공공보건의료와 공공성을 정의하는 문제와 같기 때문이다. 소유 주체나 법률, 기능의 범위 등 명시적 기준으로 공공과 민간보건의료를 구분하기는 여의치 않다. 민간이 소유 주체인 경우에도 공공보건의료를 수행할 수 있고, 공공병원이 수행하는 기능 중에서도 공공보건의료라 할 수 없는 것이 포함된다. 소유 주체나 법률, 기능 범위 등이 무차별적이라는 뜻이라기보다는, 어떤 상황이든 한 가지 기준만으로 공공과 민간을 일관되게 구분하기 어렵다는 뜻이다.

2. 민간의 종류

민간보건의료는 단일 기준으로 포괄할 수 없으며, 분석 목표에 따라 별도 기준을 적용하여 다시 구분해야 한다. 그동안 공공성 측면에서 중요한 핵심 구분 기준은 영리(성) 여부였다. 영리성과 영리추구는 한국에서만 관심사가 아니라 여러 나라에서 민간부문을 이해하고 판단하는 핵심 기준 중 하나다. 공적 주체 또는 공공성과 대조되는 개념으로서 '민간' 또는 '사'의 두드러지는 특성을 영리로 이해하는 까닭이다.

1) 영리와 비영리

법률과 제도로는 비교적 쉽고 간단하게 영리와 비영리를 나눌 수 있다. 나라와 사회마다 구체적 기준은 다르지만, 비영리 조직의 핵심 특성은 "조직의 순수익을 조직을 지배하는 개인, 직원, 간부, 이사 등에게 배분하는 것을 금지"하는 것이다(Hansmann, 1980). 조직이 고유한 목적 사업을 수행하는 데 필요한 비용을 충당하고 남는 수익을 순수익이라 말한다. 전통적인 영리성 기준은 이익창출 그 자체가 아니라 이익을 어떻게 처리할 것인지에 초점이 있다. 경제활동을 통해 수익을 추구하는지 그렇지 않은지가 기준이 아니라, 수익이 나더라도 내부와 외부 이해 당사자에 배분하지 않는 것이 핵심 기준이라는 뜻이다.

배분을 기준으로 영리와 비영리를 나누는 것은 타당하고 충분한가? 먼저, 이 기준이 자본주의 사회경제체제를 전제로 한다는 점을 고려해야 한다. 이 체제에서는 모든 경제 주체가 경제활동을 통해 이익을 추구할 수밖에 없다. 의원을 개설한 의사는 돈을 많이 벌거나 병원을 키우고 싶은 생각이 없어도 병원을 유지하고 생계에 필요한 적정 수입을 올려야 한다. 사고나 노후 생활에 대비하는 저축도 필요하다. 앞서 설명한 기준으로는 비영리에 해당하지만, 경제활동을 통해 수익, 이익, 이윤을 추구하는 것도 분명하다. 비영리법인도 크게 다르지 않다. 목적 사업을 수행하고 기존 직원을 유지하는 수준을 넘어, 사업을 확대하고 개선하며 직원과 시설 등 사업환경을 개선하려면 수익과 이익이 있어야 한다. 어디까지를 순수익으로 볼지도 모호하다.

누구도 수익추구를 피할 수 없는 조건에서 법률적 기준을 넘어 영리와 비영리를 나누는 것은 도전적 과제다. 분류와 법 적용, 행정이 문제라기보다는, 민간이 추구하는(추구할 수 있는) 공공성이 비영리라는 특성과 밀접한 관계에 있기 때문이다. 어느 정도 경제적 이익을 추구하더라도, 배분만 하지 않으면 공공성 실현을 목표로 하는 공적 주체라 할 수 있는가? 조직을 확대하고 정치적·사회적 권력을 키우려는 동기가 있더라도 공공성의 범위를 벗어나지 않는 것인가? 비영리의 공공성을 포괄적으로 판단하려면 이런 질문을 회피하기 어렵다.

현실적 기준을 적용하는 데도 목적 사업이나 비용, 조직의 이해 당사자 등을 더 구체적으로 규정해야 한다. 예컨대 한국의 「비영리민간단체지원법」은 '비영리 민간단체'를 정의하면서 "사업의 직접 수혜자가 불특정 다수일 것", "구성원 상호 간에 이익 분배를 하지 않을 것", "사실상 특정 정당 또는 선출직 후보를 지지·지원할 것을 주된 목적으로 하거나, 특정 종교의 교리 전파를 주된 목적으로 설립·운영되지 아니할 것" 등의 요건을 갖추어야 한다고 명시했다(2019년 2월 기준). 마지막의 정당이나 종교단체 규정, 그리고 사업의 직접 수혜자가 불특정 다수여야 한다고 규정한 것은 비영리를 더 적극적으로 해석한 것이다. 즉, 이 법이 정한 비영리는 구성원만의 이익 분배뿐 아니라 특정 집단의 이해를 목표로 하는 활동도 금지한다는 의미다. 정치적·경제적 자기 이해를 추구하기보다는 공공의 이익에 이바지해야 비로소 비영리라 할 수 있다.

2) 민간활동의 구조와 동기

모든 비영리 주체가 명시적 또는 암묵적으로 공익에 이바지한다는 목적을 표방하지만, 우리는 형식적인 영리·비영리를 떠나 민간주체가 실질적으로 공공성에 부합하는 활동을 수행하는지 또는 그렇게 할 수 있는지에 관심이 더 크다.

비영리라는 구조만으로 공공성을 보장할 수 없다는 것이 가장 큰 이유다. 비영리라 하더라도 실질적인 활동 범위가 영리에 버금갈 정도로 넓은 데다, 공식적으로 표방하는 목표인 공익은 모호한 수준을 넘지 못할 때가 많다.

민간조직의 공익성은 법률적 제약인 비영리 여부, 그중에서도 어떤 유형의 조직인가에 영향을 받는다. 영리와 비교하면 비영리가 어떤 경로로든 공공성을 실현해야 한다는 압박을 더 강하게 받으며, 비영리 조직의 범위 안에서도 구조에 따라 이해관계의 강도가 달라진다.

공공성과 관련이 높은 구조 가운데 하나가 어떤 영역에서 활동하는가 하는 기준으로, 이는 국제 기준International Classification of Nonprofit Organization: ICNPO 을 비롯한 다양한 분류에서 사용하는 기준이기도 하다. 예를 들어, ICNPO는 교육과 연구, 보건, 사회서비스, 환경, 문화와 여가, 개발과 거주, 법률(권익, 정치), 자선(박애, 중재) 등으로 비영리 조직을 나눈다. 비경제적 활동에 초점을 두는 조직일수록 공공성 추구에 더 유리할 가능성이 크지만, 조직 구조나 활동만으로 모든 공공성을 판단하기는 어렵다.

비영리 부문에 속하지 않으면서 공익에 관심을 두는 조직도 있는데, 협동조합이나 사회적 기업이 대표적 형태라 할 수 있다. 협동조합은 경제적 약자들이 주로 공동 구매와 공동 생산을 통해 자신들의 이익을 최대화하는 것을 목적으로 한다. 국제협동조합연맹International Co-operative Alliance의 정의에 따르면, 협동조합은 "공동으로 소유하고 민주적으로 운영하는 사업체를 통하여 공통의 경제적·사회적·문화적 필요와 욕구를 충족시키고자 하는 사람들이 자발적으로 결성한 자율적인 조직autonomous association of persons united voluntarily to meet their common economic, social, and cultural needs and aspirations through a jointly-owned and democratically-controlled enterprise"이다.[1] 자조, 자기 책임, 민주주의, 평등과 형평, 연대의 가치를 지향하며, 자발적이고 개방적인 조합원 제도, 조합원에 의한 민주적 관리, 조합원의 경제적 참여, 자율과 독립, 교육·훈련과 정보 제공, 협동조합 간 협동, 지역사회에 관한 관심 등을 원칙으로 삼는다.

---

1   https://www.ica.coop/en/cooperatives/cooperative-identity, 2019년 1월 20일 접속.

협동조합은 비영리 조직이 아니며 어디까지나 영리를 추구하는 기업이다. 「협동조합기본법」에서는 사회적 협동조합을 따로 구분하여 비영리의 법인격을 부여했으나, 협동조합은 기업과 같이 영리추구를 기본 특성으로 하며 비영리가 오히려 예외적이다. 공익에 가까운 것처럼 보이는 가치도 일차적으로는 조합원을 대상으로 한 것으로 이해해야 한다. 어떤 가치를 추구하고 어떤 목표를 지향하는지도 중요하지만, 가치와 목적을 적용하는 대상을 어디까지 볼 것인지, 또 공공성의 경계에 따른 내부와 외부가 어떻게 다른지가 핵심 논제다.

공공성의 경계라는 관점에서는 협동조합의 다음과 같은 특성에 주목할 필요가 있다(김기태 외, 2012). 첫째, 협동조합은 투자자(예: 주주)가 소유하는 기업이 아니라 사업의 이용자들이 출자하여 소유하는, 즉 이용자가 소유 주체인 기업이다. 소유 주체이자 이용자인 조합원의 이익을 보장하려고 한다. 둘째, 의사결정에서 출자액에 무관하게 1인 1표의 의결권을 가진다. 소수가 조직과 운영을 지배하는 것이 아니라 다수의 평등한 지배를 지향한다.

이 원칙에 비추어 보면 적어도 내부 구성원(조합원)에 대해 공적 가치를 실현하려는 것은 분명하나, 경계의 바깥에 있는 협동조합 외부자와의 관계는 분명하지 않다. 그 관계는 협동조합이 스스로 설정할 수 있다기보다는 사회경제체제를 비롯한 거시환경에 따라 결정될 가능성이 크다.

협동조합은 이론적으로 기업 또는 경제권력으로 분류되지만, 가치와 원칙, 운영의 특성에 비추어 공공성을 실천하고 실현할 잠재력이 있다. 이윤 최대화의 논리가 아니라 조합원의 필요에 기초해 이윤이 불확실하거나 없는 경우에도 상품과 서비스를 생산한다는 점, 그리고 이익의 공정한 배분을 목표로 한다는 점은 경제 영역에서 공익과 공공성을 실현할 수 있는 직접적인 원칙이다 (Borzaga and Galera, 2012b). 사회적으로는 협동과 참여를 기초로 지역사회 발전을 지향하는 점도 가능성이 있다고 판단하는 중요한 근거다.

공공성의 가능성을 완전하게 보장하지 못하는 것은 앞서 논의한 협동조합의 근본 특성 때문이다. 생산과 소비에서 자본주의 시장체제의 논리를 벗어나지 않는다는 점, 그리고 부분적이고 폐쇄적인 조합원의 이해관계를 기초로 하는 점은 사회 전체의 공익과 공공성 실현을 보장하기 어려운 조건으로 작용한다.

이 때문에 일부 협동조합은 시장경쟁이 격화하면서 소유 형태만 제외하면 기업과 다르지 않은 조직으로 변모했다(Borzaga and Galera, 2012b). 조합원의 자기중심적인 이해관계를 우선하면, 경계를 벗어난 좀 더 넓은 범위에서는 공적 가치또는 사회적 가치와 충돌할 가능성도 있다.

공공성 측면에서 협동조합과 비슷한 과제가 있는 조직이 이른바 '사회적 기업'이다. 드포니Jacques Defourny와 닛센Marthe Nyssens의 연구에 따르면, 사회적 기업은역사적으로 비영리 조직, 비영리 기업, 협동조합 등을 포괄하는 제3섹터 또는사회적 경제의 틀 속에 위치한다(Defourny and Nyssens, 2008). 유럽에서 사회적기업은 주로 비영리 부문에서 기업적 요소가 강조된 형태거나 혁신적 요소가강조된 협동조합운동의 행태로 발전했다. 유럽에서 인정되는 가장 보편적인 정의에 따르면, 사회적 기업은 경제와 기업요소, 사회적 요소, 소유 주체와 거버넌스 요소라는 세 차원을 포함한다(Borzaga and Galera, 2012a). 지역사회나 특정집단의 일반적 이익에 이바지함을 목표로 하는 것이 사회적 요소이고, 지역사회 주민이나 특정 필요와 목표를 공유하는 사람이 참여하고 모든 이해 당사자가 의사결정 과정에 관여하는 것이 소유 주체와 거버넌스 요소이다.

한국에서 이해하는 사회적 기업도 대체로 비슷하다. 한국사회적기업진흥원은 사회적 기업을 "영리 기업과 비영리 기업의 중간 형태로, 사회적 목적을 우선적으로 추구하면서 재화, 서비스의 생산, 판매 등 영업활동을 수행하는 기업(조직)"으로 정의한다.[2] 앞서 설명한 유럽에서의 정의와 비교하면 한국에서는상대적으로 소유 주체와 거버넌스 요소를 덜 강조한다고 할 것이다. 한편, 「사회적기업육성법」은 사회적 기업을 "취약계층에게 사회서비스 또는 일자리를제공하거나 지역사회에 공헌함으로써 지역주민의 삶의 질을 높이는 등의 사회적 목적을 추구하면서 재화 및 서비스의 생산·판매 등 영업활동을 하는 기업"으로 좀 더 좁게 정의한다(2019년 2월 기준). 앞의 정의와 비교하면 사회적 요소를더 강조한 규정이다.

---

2   http://www.socialenterprise.or.kr/kosea/info.do, 2018년 12월 21일 접속.

사회적 요소를 강조하는 특성이 있으나, 사회적 기업에서 수익에 국한되지 않거나 수익 이상으로 공공성을 추구하는 메커니즘이 작동하기는 쉽지 않다. 개인이나 집단의 동기와 목표를 문제로 삼는 것이 아니라는 점을 강조한다. 동기나 목표가 초점이 아니라 공공성을 추구하는 구조가 핵심이라면, 사회적 가치를 추구하되 기업 운영의 원리를 적용하는 사회적 기업이 구조적으로 공공성을 실현할 수 있는지 확신하기 어렵다. 특히 개방체계에서 그것도 장기간에 걸쳐 이런 운영 원리를 유지할 수 있는지가 중요하다. 경제적 이익을 낼 수 있으면 (영리를 목적으로 하는) 다른 경제 주체들도 시장에 참가할 것이며, 수익을 낼 수 없는 구조에서는 기업 운영의 원리를 지속하기 어렵다. 국가나 정부가 사회적 가치를 추구하는 것과 어떻게 다른지 비교해볼 필요도 있다.

협동조합이나 사회적 기업과 관련된 또 한 가지 개념으로는 '제3섹터'가 있는데, 이 또한 국가별로 주장하는 사람에 따라 다양한 의미로 쓰인다. 그중 한 가지 설명은 다음과 같다(노대명 외, 2010: 30).

제3섹터 개념이 국가나 시장에 속하지 않는 나머지 영역(제3의 섹터)에서 활동하는 거의 대부분의 민간부문 조직들을 포괄하게 된다는 것을 의미한다. 제3섹터 개념은 민주적 의사결정과 관련해서 '자주관리 방식'부터 '경영의 자율성'을 중시하는 방식에 이르기까지 매우 광범위한 조직 형태를 포괄하며, 수익배분 방식에 있어서도 '균등배분 방식'부터 '성과에 따른 배분'에 이르는 다양한 방식을 포괄하게 되는 것이다.

개념과 정의를 더 명확하게 하는 것은 나름대로 의의가 있겠으나, 공공성 관점에서 제3섹터를 검토하는 것은 이 정도로 충분할 것으로 본다. 앞서 논의한 비영리나 사회적 기업과 비슷한 문제가 제기되기 때문이다. 문제의식은 기업활동 또는 영리추구와 공익 또는 공적 가치 실현을 조화할 수 있는지에 집중된다.

3. 민간은 공적 가치를 실현할 수 있는가

민간에 속한 행위자(민간주체)가 공적 가치를 실현할 수 있는지는 어려운 질문이다. 이는 일차적으로 정의와 규정의 명확성 때문인데, 앞서 살펴본 것처럼 민간부문과 공적 가치를 명확하게 정의하는 것은 둘 다 쉽지 않다. 분명하지 않고 서로 동의할 수 없는 개념을 그냥 둔 채 민간이 공적 가치를 실현할 수 있는지 묻는 것은 처음부터 잘못된 것이다.

전제와 공통 이해가 취약하지만, 현실적 과제이자 도전이기 때문에 이 문제를 회피할 수도 없는 것이 딜레마다. 민간부문의 비중이 커지면서 적어도 수십 년 이상 비슷한 질문이 그치지 않았고, 공공성이 강조되면서 최근에는 더 중요한 과제가 되었다. 흥미로운 것은 다른 나라에서도 비슷한 문제와 과제를 해결하려고 고심하는 중이라는 점이다. 많은 나라가 특히 행정과 거버넌스 영역에서 신공공관리론의 영향을 받으면서 민간부문의 공공성 논의는 그 어느 때보다 활발하다. 공공부문의 기능이 민간으로 이전되고 공적 주체가 시장화할수록 역설적으로 공공성을 강조하게 되는 셈이다.

1) 행위 주체의 상호관계

민간부문이 공적 가치 산출에 이바지하고 공공성을 실현할 수 있는지는 맥락에 따라 다르다. 원칙적으로 민간부문이라는 사실만으로 또는 민간 중에서도 비영리라는 이유만으로 공공성에 포함되거나 제외되는 것은 아니다. 이는 공공성을 어떻게 정의하더라도 마찬가지다. 공공성이 구조, 과정, 결과 모두에 연관된 것이라고 할 때, 어떤 한 가지 재화나 서비스를 두고도 판단은 어떤 조건과 맥락인지에 따라 크게 달라질 수 있다. 누가 어떤 동기로 생산하든 모든 사람의 효용에 이바지하면 공공성을 인정해야 한다는 주장이 한쪽 시각이라면, 구조, 과정, 결과의 모든 측면을 충족해야 한다는 주장은 이와 대척점에 있는 시각이다.

민간부문에 속한 의원들이 정부가 재정을 지원하는 만성질환 관리사업에 참여하여 환자를 관리하는 사업이 한 가지 예이다. 환자들이 전보다 더 많이 질병

관리에 참여하고 결과도 더 좋아졌으면, 이런 의미에서 공적 가치를 산출한 셈이니 민간주체가 공공성 실현에 이바지했다고 볼 수 있다. 한편, 이 과정에서 민간 참여자들이 경제적 보상이 있는 환자 관리에만 집중하고 사업 기준에 부합하도록 의료의 강도를 늘렸다면 공적 가치를 충족했다고 하기 어렵다. 장기적으로 다른 범주의 환자 관리에는 영향이 없었는지, 만성질환 관리가 지나치게 규격화하지는 않았는지, 정부재정이 비효율적으로 늘지는 않았는지 등도 공공성과 연관이 있는 의제들이다.

현실에서 민간의 공공성을 논의할 때는 여러 판단 기준 중에서도 주로 영리 또는 영리추구에 관심을 두게 된다. 자본주의 시장경제체제에서 공공성에 가장 큰 영향을 미치는 것이 경제적 이해관계이기 때문이다. 이런 맥락에서 공공성은 일차적으로 비영리를 기초로 한다. 여기서 비영리는 공식적·법률적 기준이 아니라 내용적 기준을 따른다. 영리를 목표로 하는 민간활동은 공공성의 범위에서 제외하며, 민간주체 중 기업이나 소상공인에 대해 공공성을 논의하지 않는 것도 이 때문이다.

비영리로 한정하더라도, 민간이 공공성을 실현할 가능성은 선험적·규범적으로 정할 수 없고 구체적인 맥락과 상황, 주체의 실천에 따라 달라진다. 이러한 맥락의존성은 유명한 스페인의 몬드라곤 협동조합에서도 찾을 수 있는데, 특히 시간적 변화에 따라 다른 경제 주체와의 관계가 달라진 점을 주목해야 한다. 이 조합은 초기에 자본주의 시장경제의 중요한 대안으로 인정받았고, 특히 생산자들의 연대를 통해 노동의 민주주의를 실현했다는 평가를 받았다. 설립 후 시간이 지나고 조직이 발전하면서 공공성 실현을 위협하는 요소가 증가했는데, 자본주의 생산체제 변화와 세계화에 따른 시장의 변동이 대표적 외부 요인이었다. 사회와 체제 차원에서는 경제권력의 구조 변화로 부를 수도 있다. 예를 들어, 세계화가 진행되고 시장이 커지면서 협동조합은 조합원이 아닌 노동자를 직원으로 고용해야 했고, 최근에는 부분적으로 소유관계가 다른 것을 제외하면 다른 기업과 큰 차이가 없다는 비판을 받는다.

경제 주체와 조직의 내부 동기와 기전, 즉 개별적 요인은 크게 중요하지 않다. 개방된 체제에서 모든 경제 주체는 경제권력의 상호관계로부터 영향을 받고, 시장이 국민국가 범위를 넘어 세계화되면 외부 요인이 더 중요해진다. 몬드라곤 협동조합도 마찬가지 조건에 봉착한 것이다. 협동조합의 "소유자들이 노동, 환경, 그리고 공동체에 대해서 아무리 '관대한' 사고를 한다 하더라도, 외부적인 시장의 경쟁과 자본주의적 이윤추구 압력에 직면하면 사회에 바람직하지 않은 방향으로 변할" 수밖에 없다(김창근, 2009). 단순히 개별 주체의 목표나 정책이 잘못되어서 그렇게 된 것이 아니라, 시장에 편입되고 통합성이 강화되면서 발생한 필연적 결과라고 할 것이다.

2) 구조적 산물로서의 공공성

개인보다 구조와 메커니즘이 더 중요하다. 비영리 민간부문이 얼마나 공적가치에 충실한지(또는 충실할 수 있는지)에 답하려면 근본적으로는 이들의 행동을 규율하고 제약하는 일종의 구조, 그중에서도 민간부문의 이해관계와 행동동기에 주목해야 한다. 조직과 조직 구성원의 구조가 같지 않다는 것이 중요하다. 비영리 조직의 이해관계와 동기를 흔히 조직 구성원의 그것으로 오해하기 쉬우나, 조직의 구조는 조직 구성원의 구조와는 다르다.

조직 구성원이 공공성을 지향한다 하더라도 조직의 구조를 대신하기는 어렵다. 비영리 부문이나 사회적 기업의 구성원은 대체로 조직의 사명에 일치하는 동기를 가지고 경제적 보상에는 관심이 적다(Besley and Ghatak, 2005). 심지어 경제적 인센티브가 조직 구성원의 동기를 떨어뜨리고 성과를 감소시키는 쪽으로 작용할 수도 있다(Bénabou and Tirole, 2006). 이런 조직 구성원의 동기는 비영리 조직이 공공성을 추구하고 실천하는 데 도움이 되는 것이 분명하지만, 조직 자체의 동기와 꼭 일치하는 것은 아니다.

비영리 조직의 공공성과 연관된 구조요인 중 한 가지가 조직 수준의 이해관계와 동기이다. 조직의 이해와 동기는 조직 구성원의 그것과는 다른데, 여러 이해관계 중에 효율성이 가장 큰 논란거리다. 비영리 조직은 이윤을 배분하지 않기 때문에 이와 관련된 경제적 동기가 미약하고, 이 때문에 경제적 비효율성이 나타나기 쉽다는 인식이 강하다. 문제는 비영리 조직의 비효율성 개념에 흔히 기업을 비롯한 영리 조직과 같은 기준을 적용하는 것으로, 비영리 조직의 목표에 비추어 효율성의 정의와 기준을 다시 검토할 필요가 있다. 인도적 구호사업을 주로 하는 비영리 조직은 전체 지출 중 인건비 비중과 같은 잣대로 효율성을 평가할 수 없다.

비영리 조직에서는 조직의 비효율성이 반드시 사회적인 비효율성이 아니라는 주장도 있다. 단위 조직의 범위 이상을 고려하면, 비영리 조직이 사회적인 비효율을 초래할 동기가 오히려 작다는 것이다(Galaskiewicz and Bielefeld, 2003: 206). 비영리 조직은 더 많은 물건을 만들어서 판매하느라 자원을 낭비하고 환경을 오염할 가능성이 작다. 같은 이유로 어떤 재화나 서비스는 지나치게 비용을 아끼거나 이윤을 많이 남길 동기도 줄어든다. 공적 가치에 더 충실하고, 더 높은 수준으로 공공성을 실현하는 셈이다.

이처럼 비영리 조직이 경제적 이익을 추구하지 않는다고 저절로 공적 가치에 충실하게 되는 것은 아니다. 조직 수준에서는 조직의 이해관계, 특히 비경제 영역에서는 영리 조직과 크게 다르지 않은 이해관계가 있다. 시장점유율 증가, 수입 최대화, 산출하는 재화나 서비스의 질과 양 극대화, 투입요소의 최대한 활용 등이 그러한 이해관계 또는 동기에 해당하는 것들이다. 일부 외국 사례이긴 하지만, 비영리와 영리 조직이 실용성과 효율성을 지향하고 자기 이익을 도모하는 데서 큰 차이가 없다는 연구 결과도 있다(Galaskiewicz and Bielefeld, 2003: 209, 228). 비영리 조직도 다른 민간조직과 마찬가지로 환경요인이 결정적으로 중요하고, 조직 행동은 그러한 환경에 적응한 과정 또는 결과다. 활동의 구조, 환경, 조건이 시장화할수록, 즉 상업화와 영리화가 진행되고 시장경쟁이 격화할수록 비영리 부문의 행동은 민간기업과 가까워진다(Galaskiewicz and Bielefeld, 2003: 229).

결국, 비영리 민간조직이 비영리라는 이유만으로 또는 사회적 기업이 사회적이라는 이유만으로 공적 가치를 실현하거나 그럴 가능성이 크다고 말할 근거는 약하다. 더 많은 이익에 대한 동기는 약하다 하더라도, 산출의 크기, 수입, 시장점유율과 같은 경제적 동기와 함께 조직의 크기, 명성과 평판, 권위 등 비경제적 동기가 강하게 작용할 수 있다. 현실적으로는 초과이익에 대한 동기도 약하다고 할 수 없다. 이익을 배분하는 것은 제약을 받더라도, 초과이익은 사업 확대,

내부 자본투자(시설이나 장비), 인력 증원, 구성원의 임금 등과 직결된다. 구성원 개인은 물론이고 조직 전체의 이해관계도 걸려 있다. 이러한 비영리 조직의 특성은 공적 가치 실현에 중요한 장애로 작용할 수 있는데, 개별 조직으로서는 공적 가치를 지향하더라도 사회적으로는 공적 가치에 부합하지 않는 결과를 산출할 가능성이 있다.

개인 구성원과 그들의 동기가 아니라 환경 또는 적응으로 비영리 부문의 행동을 설명하는 것은 중요한 정책적 의미가 있다. 비영리 조직이 공적 가치에 충실하고 공공성을 실현하려면, 구성원과 조직이 표방하는 목표나 동기, 또는 개별적 태도나 행동보다 환경과 제도를 공공화하는 것이 필요하다. 비영리 조직이 공공성을 실천하는 데는 체계와 시스템, 생태계, 레짐이 더 중요하며, 공공성을 실현하는 정도는 구체적인 제도와 사회적 통제에 따라 달라진다.

4. 보건의료의 민간부문: 비영리 조직의 공공성

보건의료에서는 어떤 분야보다 비영리 조직이 많다. 민간부문의 활동이 활발한 다른 분야와 비교해도 비영리 부문이 더 중요한 역할을 하며, 병원 또한 비영리병원의 비중이 훨씬 높다. 공공보건의료체계를 가진 유럽의 많은 국가는 말할 것도 없고, 민간병원의 비중이 높은 대표적 국가인 미국과 일본도 비영리병원이 대부분을 차지한다.

앞서 민간부문의 공공성에 관한 관심이 주로 영리추구 여부를 대상으로 한 것처럼, 보건의료조직(특히 병원)에서도 민간부문의 공공성 문제는 비영리병원에 초점을 맞추는 경향이 강하다. 즉, 비영리병원이 공적 가치를 추구할 동기가 있고 실제 그렇게 행동하는지, 또는 비영리병원은 영리(초과이윤) 추구와 무관한지가 중요한 관심사다.

비영리라 하더라도 보건의료기관이 움직이는 대부분의 동기는 경제적 이해관계를 벗어나기 어렵다. 이익의 배분을 금지한다는 비영리의 조건은 경제적 이해관계의 한 측면에 지나지 않는다. 비영리병원도 주로 경제적 이해관계와 동기를 바탕으로 행동하며, 조직환경이 제대로 갖추어지지 않으면 영리 조직의 행동과 전혀 차이가 없을 수도 있다. 비영리병원의 '비영리성'이 튼튼하지 않으면 어떤 형태 어떤 방법으로든 경제적 이익을 추구한다.

자본주의 시장경제체제라는 조직환경이 절대적으로 중요하다는 것을 거듭 강조한다. 현실적으로 병원이 비영리 조직으로 기능하는 가장 중요한 동기 한 가지는 면세 혜택이다. 조세 감면이 강력한 경제적 인센티브가 되면, 병원은 비영리 조직에 부여되는 제한을 감수하고라도 비영리 조직이 되려고 노력한다. 비경제적 이해관계로는 병원의 평판이나 문화자본이 있다. 병원은 공공성에 대한 사회적 기대와 요구가 높아 비영리 조직을 표방하는 것이 사회적으로 더 유리할 수도 있는데, 평판이나 문화자본이 경제적 이익으로 이어지기 때문이다.

경제학적으로 병원 행동을 설명하는 사람들은 비영리병원이 의도하는 비영리성의 실체와 무관하게 경제적 이익을 최대화하려는 동기가 행동을 결정한다고 본다. 대표적으로 폴리Mark Pauly와 레디시Michael Redisch는 비영리병원도 실제로는 이윤 최대화profit maximization를 추구한다고 주장했다(Pauly and Redisch, 1973). 비영리병원은 이익을 배분하는 데 제한을 받지만, 임금 계약이나 비영리에 대한 규칙 등 다양한 방법을 통해 구성원들의 이익을 최대화하는 데 노력한다는 것이다.

경제적 이익의 동기가 얼마나 큰지와 무관하게, 많은 비영리병원은 실질적인 동기를 드러내지 않고 형식적으로 공공성을 내세운다. 조직의 핵심 가치와 동기에서 비영리성이 없거나 약한 현실에서 이들 조직에서는 이익을 추구하는 경향이 더 강하게 나타난다. 조직의 실질적인 동기가 이익을 최대화하는 것이면, 비영리를 표방하는 병원의 행동도 실제로는 이익 최대화 모형에 부합한다. 공공성과 경제적 이해 사이에 존재하는 권력관계를 고려할 때, 적어도 현재로서는 비영리 민간병원이 공공성을 실천하고 실현하는 행동을 할 가능성이 그리 크지 않다.

비영리병원이 경제적·비경제적 이해관계에서 벗어날 수 없다고 해도, 그 행동이 영리 조직과 전혀 차이가 없다고 결론을 내리기는 아직 이르다. 이익을 최대화하려는 병원이 항상 경제적 이익만 추구하는지 단언할 수 없다. 어떤 조직환경에서는 비영리 조직이 가치를 부여하는 비경제적 이익 안에 공공성을 포함할 수 있는데, 예를 들어 한 기관은 단기 이익이 아니라 서비스 양이나 산출을 늘리려는 '이기적' 동기를 가질 수 있다. 주민들이 지역의 중심 기관으로 인정하는 것이 중요하기 때문에 경제적으로는 손해를 보면서도 응급실을 유지하는 경우가 이에 해당한다.

조직의 동기가 공적 가치를 실현하는 것이 아니어도, 이들의 실제 행동과 실천이 어떤가는 또 다른 문제다. 동기와 무관하게, 실제로는 전혀 무관할 수 없겠으나, 행동과 실천은 조직과 그 구성원을 둘러싼 다양한 환경과 조건의 제약을 받는다. 앞서 인용한 갈라스키위츠Joseph Galaskiewicz와 빌레펠트Wolfgang Bielefeld의 주장을 확장하면, 비영리병원은 실제 어떤 동기를 가지는지와 무관하게 병원을 둘러싼 환경과 생태계, 제도, 사회적 통제에 따라 실천하고 실현하는 공공성이 달라질 수 있다.

조직의 공공성이 상호작용의 산물이라는 점도 중요하다. 어떤 조직이 무엇을 이익으로 규정하고 이를 어떻게 실현할지 결정하는 데도 외부 조건만 영향을 미치는 것이 아니다. 어떤 조직도 마찬가지지만, 조직은 외부 조건에 일방적으로 적응하기보다 외부 요인과의 상호작용을 거치면서 변화한다. 비영리 조직의 공공성 실현에는 외부 조건뿐 아니라 조직의 가치와 규범, 문화도 중요한 역할을 한다. 이런 조직 내부 요소는 저절로 생기거나 주어지기보다 외부 조건과 만나면서 형성되고 축적된다.

어떤 비영리병원이 시장에서 점유율을 높이고 평판을 올리는 것 또는 노동조건을 개선하는 것에 중요한 이해관계가 있다고 가정하자. 일차적으로는 외부 조건, 예를 들어 비영리병원에 대한 규제나 제도적 인센티브가 중요하겠지만, 다른 내부 조건들도 상당한 영향을 미친다. 내부 구성원들이 점유율을 높여야 하는 대상, 예를 들어 대상 집단으로서 부유층과 빈곤층, 핵심 서비스로서 건강검진과 응급의료 중 무엇을 시장으로 간주하는가, 또는 지역사회 공헌, 양질의 서비스, 의학적 수준 중 무엇을 지역사회 평판으로 생각하는가 등에 따라 어떤 공적 가치를 얼마나 실현할 수 있는지 달라질 것이다.

민간, 그 가운데서도 비영리 조직이 공공성을 구현하는 주체가 될 수 없다고 단언하기는 이르나, 궁극적으로 그 역할을 충실하게 할 수 있는지는 비관적이다. 다른 사정보다 자본주의 시장경제체제에서 자기중심적 이해관계를 완전히 벗어나는 민간주체를 상상하기 어렵다는 점이 크다. 공공부문은 자기 이익을 추구하더라도 주로 구성원들의 그것으로 분산되고 개인화하는 것과 비교하여, 민간조직은 비영리에서도 자기 이익이 조직 그 자체의 동기와 행동에 직접 영향을 미친다. 다양한 민간주체가 경합하고 경쟁하는 환경에서 비영리 조직은 부분적인 공공성 이상을 실현하기 어렵다고 보는 것이 합리적 판단이다.

체계, 생태계, 레짐도 민간부문이 공적 주체로 진화하는 것을 가로막는다. 대부분 민간조직은 공공부문과 달리 독점적 위치를 차지하는 경우가 드물고, 이는 시장경쟁을 감수하고 자기 이익을 우선하도록 유도한다. 민간병원이 조금이라도 공공성을 실천하고 실현하려면, 먼저 조직의 이해와 동기를 구속하는 다양한 제도와 정책, 환경을 우호적으로 재편성해야 할 것이다.

5. 이른바 '혁신적' 민간과 공공성

먼저 사례 한 가지를 소개한다.

1976년 인도의 마두라이Madurai에서 시작된 아라빈드Aravind 안과병원은 이 분야에서는 세계에서 가장 규모가 크다. 홈페이지http://aravind.org에 있는 2016~2017년 보고서에 따르면, 300명 이상의 안과의사가 연간 3백만 명 이상을 진료하고 46만여 건의 수술을 시행한다. 병원과 연관 서비스는 영리와 비영리의 혼합으로 구성된다. 운영비 대부분을 자체 조달하는데, 환자들이 지불하는 비용에서 충당하는 것을 원칙으로 한다. 부담 능력이 있는 환자로부터 '초과' 진료비를 받아 부담 능력이 안 되는 환자까지 진료한다는 점에서 일종의 교차보조cross-subsidy가 일어난다. 자체 보고서에 따르면, 2016~2017년도에 수술환자 중 유료 환자와 무료 환자의 비가 2:1 정도이나, 다른 자료(시기가 다름)에는 27%의 환자는 무료, 26%의 환자는 최소 비용(미화 11~17달러), 47%는 정규 또는 고급 비용(미화 111~ 1044달러)을 선택한 것으로 되어 있다.[3] 가격의 차이는 환자 스스로 선택하는 편의시설의 차이(개인 병실과 다인실 등)와 인공 렌즈의 차이(하드와 소프트)로 구분한다. 병원진료 외에도 지역사회 보건사업을 비롯한 다양한 비영리 프로그램을 수행한다.

인도의 아라빈드 안과병원은 민간주체가 공공성을 실천하고 실현한 대표적 사례로, 보건의료 분야보다는 경영과 관리에서 더 주목을 받았다. 초점은 민간 부문의 효율성을 활용해 공적 가치를 생산했다는 것으로, 여러 나라의 많은 경영대학원이 사례연구 대상으로 삼을 정도로 안과 서비스의 생산과 관리가 효율적이라고 주장한다.

이 병원은 사회적 기업이나 사회투자social investment 등 혁신적 재정과 사업의 유명한 모델이기도 하다. 혁신적 재정은 공적 가치를 지닌 활동을 위해 재정을 조달하되, 기부나 자선이 아니라 시장 메커니즘을 활용한 재원조달 방식을 가리킨다(Innovative Financing Initiative, 2014). 아라빈드 병원이 외부 재원에 의존하지 않고 사회적으로 필요한 기능(빈곤층에 대한 안과진료)을 한다는 점에서 '사회적'이라는 이름을 얻은 셈이다. 이른바 '공공민간협력public private partnership: PPP'도 이 사례가 주장하는 메시지에서 크게 벗어나지 않는다. 공공성 관점에서는 민간부문과의 협력 또는 민간을 동원하거나 활용한 방식과 내용이 공적 가치를 충족할 수 있다는 것이 초점이다.

혁신을 표방하는 민간주체가 실제 공공성을 실현하는지 판단하려면, 먼저 이런 방식으로 산출되는 결과가 공적 가치에 부합하는지 물어야 한다. 넓게 보면 PPP나 사회투자, 사회적 기업 등 다양한 활동들이 공공성을 지향한다는 점은 부인할 수 없다. 지역사회에 안과 서비스를 제공하거나 (비록 통상적인 보상을 받는 것이라도) 모자보건이나 예방접종 등을 수행하는 것은 공공성에 부합하는 활동이자 가치이다.

문제는 결과를 잣대로 공공성 실현을 판단하는 데 불확실한 점이 많다는 것이다. 민간기업이 영리 목적으로 하는 많은 활동(예: 우유를 만들어 팔거나 이동통

---

3   인터넷 자료. Clark, Shannon. Infinite Vision: A Case Study on Aravind Eye Care System. https://shannclark.files.wordpress.com/2013/12/aravind-case-study-1.pdf, 2015년 6월 30일 접속.

신의 이용자를 늘리는 것)도 어느 정도까지 공공성을 가진다면, 지역사회에 필요한 안과 서비스를 제공하는 것과 우유를 파는 것 사이에 무슨 차이가 있는지 명확하게 판단하기 어렵다. 사회적 필요성이 크면서도 시장이 실패한 영역이라는 정도가 판단 기준이 될 수 있으나, 현실에서는 명확하게 구분하기 힘들다. 이와 같은 방식으로 이루어지는 민간활동의 공공성을 판단하는 관점은 앞서 설명한 비영리 부문의 공공성과 비슷하다.

서비스나 산출보다 판단이 더 어려운 영역은 재정이다. 그동안 민간이 공적 기능에 참여하는 것은 주로 공공재정을 활용하되 공공부문을 대신하여 공적 가치를 산출하는 일이었다. PPP나 민간위탁 등이 모두 그런 방식에 속한다. 사회적 기업이나 사회투자는 재정조달부터 민간에 의존한다는 점에서 전통적인 방식과 다르며, 민간자원과 활동만으로 주로 시장을 활용해서 공적 가치를 산출한다고 주장한다.

민간자원을 활용하여 공적 가치를 산출한다는 주장은 맥락에 따라 설득력이 있을 수 있다. 자원이 절대적으로 부족하고 다른 대안이 없는 상황(개발도상국)에서 민간투자를 활용하여 병원을 짓거나 시설을 개선하는 경우가 이런 예에 속한다. 나아가 '사회영향채권social impact bond'과 같이 참여자가 어느 정도 이익을 추구하더라도 상대적으로 유리한 조건으로 자원을 동원할 수 있으면 공적 가치가 없다거나 공공성을 훼손한다고 하기 어렵다.

문제는 이러한 공적 가치가 얼마나 지속하며 어떤 범위에서 그런가 하는 점이다. 미시적 관점과 좁은 범위에 한정하면 외부 자원을 활용하여 부분적이고 일시적으로 공적 가치를 산출할 수 있지만, 체계 수준에서(예: 국가) 장기간 공적 가치를 산출할 수 있는지는 의심스럽다. 민간재정의 동기가 어떤 수준이든 이익을 추구하는 것인 한, 특히 공공부문과 비교하면 공공성을 실현하는 정도에는 당연히 한계가 있다.

예를 들어, 2014년 미국 매사추세츠 주가 발행한 사회영향채권에는 투자사인 골드만삭스 사가 연리 5%의 이자를 받는 조건으로 참여했다.[4] 채권의 성격상 이 회사가 이자와 원금을 돌려받으려면 보통 채권과 달리 사업목표를 성공적으로 달성해야 한다는 조건이 붙지만, 이런 목표는 흔히 안정된 상황에서 이익을 확정하기 때문에 투자자에 유리하다. 설사 최종 결과가 공적 가치에 부합한다고 해서 이에 필요한 재정이 공공에 속한다고 할 수 있을까? 투입과 과정까지 공공성 개념에 포함하면, 공적 가치와 무관한 사적 시장원리에 기초한 재원이나 조달 방법이 공적 가치에 부합한다고 하기 어렵다. 장기적 결과 면에서도 재정의 효과와 효율성이 공공성에 부합하는지 분석할 필요가 있다.

공적 가치를 달성하려고 재원을 혁신한다고 하나, 현재로서는 공공의 재원조달 기능을 민간이 대신하는 것 이상의 의미를 찾기 어렵다. 재정조건을 결과와 연계해서 이익과 활동의 인센티브에 차이를 두는 점은 있지만, 이것만으로 혁신이라 할 수 있는지 불확실하다. 지불을 유예하는 데 불과하고 결국은 공공부문이 재정을 부담해야 하면, 사회영향채권은 지불하지 않아도 될 비용(이자)을 추가로 쓰는 것이나 다름없다. 정부가 해야 할 일을 추가 비용을 쓰면서 민간에게 위임하는 것이니, 재정의 민영화로 불러야 할 것이다. 겉으로는 민간이 공적 가치를 추구하는 것처럼 보이지만, 공공부문의 공백 상태에서 이루어지는 '유사 공공성' 또는 '공공성의 외주화'로 봐야 한다.

---

4   자세한 경과는 다음 인터넷 자료를 참고할 것. http://bit.ly/1B7u4eS, 2016년 2월 8일 접속.

한국 건강체제의
공공성과 공공보건의료

제17장
한국 공공보건의료의 역사적 전개*

보건의료의 공공성과 공공보건의료는 맥락에 의존하며 시공간에 따라 특정한 형태로 나타난다. 정의와 개념, 내포와 외연, 그리고 이에 대한 공동체의 이해가 선험적·규범적일 수 없다. 이때 공동체는 주로 정치공동체를 뜻하는 것으로, 보건의료의 공공성은 공동체가 정치적으로 건강과 보건의료를 어떻게 이해하고 무엇을 지향하는지에 좌우된다. 역사적으로 축적되어 좀처럼 잘 바뀌지 않은 경로 또한 다른 측면의 맥락이라 할 수 있다.

공공보건의료와 공공성은 역사적으로 축적된 것으로, 한국의 공공보건의료와 공공성도 다를 수 없다. 어떤 경로를 거쳐 공공보건의료와 공공성이 구성되고 수정되었는지가 현재를 규정한다. 유의할 것은 현재를 역사적 축적물로 이해한다고 해서 그것이 옳다거나 고정불변을 뜻하지 않는다는 점이다. 이런 이해 방식은 오히려 현재를 변형할 수 있다고 생각하고 따라서 미래를 개방적으로 인식하는 태도와 연결된다.

이 장에서는 한국에서 공공보건의료와 공공성이 형성된 과정을 개략적으로 추적하고자 한다. 아쉬운 것은 역사적 경로를 살폈다고는 하나 주로 유형의(눈

* 2012년 10월 19일 한국사회사학회 학술대회에서 발표한 「한국 보건의료의 공공성: 경로의존 또는 "근대화"」 원고를 고쳐 쓴 것이다.

에 보이는) 변화를 설명하는 데 그쳤다는 점이다. 공공보건의료와 보건의료의 공공성은 단지 공공병원의 수나 병상 수에 한정되지 않고 보건의료 전체, 나아가 보건의료를 넘어 건강과 이의 사회적 결정요인까지 포괄한다. 앞서 제시한 논지를 따르면 레짐 차원에서 분석하는 것이 옳다.

건강과 보건의료의 공공성을 모두 다루기 어려운 것은 단지 개인요인을 넘어 공동체 전체의 경험과 논의, 이론적 축적이 충분치 않기 때문이다. 현재로서는 가치와 이념, 태도, 문화 등을 포착하는 것, 특히 장기간에 걸친 역사적 이해는 엄두를 내기 어렵다. 연구와 분석이 부족하고 기초 자료도 충분치 않은 것으로 보인다. 작업이 진전되려면 더 많은 역량이 축적되어 사람, 정보, 지식, 담론, 공론 등이 상당한 규모critical mass에 이르러야 할 것이다. 지금은 보건의료를 하나의 대리변수로 삼아 한국사회 보건의료의 공공성 구조와 경험을 드러내는 것으로 만족하고자 한다.

1. 공공보건의료의 형성과 한계

한국의 공공보건의료가 취약성을 면치 못하는 것은 현재의 문제라기보다 오랜 기간 역사적으로 축적된 결과다. 직접적으로는 정부 수립 후 국가의 개입과 활동, 정책이 가장 중요한 결정요인이었으며, 따라서 그 결과에 대해서도 행위 주체로서 국가권력이 거의 전적인 책임을 져야 한다. 국가가 핵심 책임 주체라고 해서 공공보건의료에 대한 국가의 개입 수준과 방식이 체계적이고 일관된 것은 아니었다. 국가권력의 행동을 제약한 좀 더 근본적인 구조 또한 꾸준히 변화했다.

이 글은 국가보건의료체계의 틀이 갖추어지는 시기에는 보건의료의 내재적 요인보다 주로 외부 요인이 공공보건의료를 결정했다고 주장한다. 특히 정치경제적 요인을 가장 중요한 것으로 이해하고, 그 가운데서도 발전국가적 개입이 핵심적 결정요인이었다고 본다. 경제성장과 사회복지 두 가지 축을 현대 정부의 역할과 기능을 구분하는 기준으로 할 때, 경제성장에는 많이 개입하면서 사회복지에는 개입하지 않는 국가를 발전국가라 할 수 있다(김성수, 2004). 19세기 말의 독일이나 일본, 최근에는 한국 등 신흥 산업국이 여기에 속한다.

보건의료의 공공성이라는 개념은 단독으로 존재할 수 있는 것이 아니다. 민간이든 비공공성이든 상대적 개념으로만 존재할 수 있으며, 공공보건의료와 공공성 개념도 민간보건의료 또는 보건의료의 비공공적 성격이 본격화하면서 등장했다. '공공의료'라는 용어 자체는 (상대적 개념이 아닌 채로) 1934년 1월 1일 ≪동아일보≫에도 보일 정도로 오래되었다. 1980년대 초까지도 공공의료라는 용어는 주로 공공의료기관이라는 형태, 즉 기관의 소유를 나타내는 용어로 빈번하게 등장한다. 공공이 단독 또는 독립적 개념을 벗어나 상대적 개념으로, 즉 공공과 민간이 의료나 의료기관을 설명하면서 함께 쓰이는 것은 1970년대 말 이후이다.

1977년 의료보험제도가 시작되고 의료공급을 어떻게 할 것인지를 논의하는 과정에서 공공과 민간의 구분이 본격화한 것을 주목해야 한다. 예를 들어, 1978년 1월 30일 ≪경향신문≫은 보건사회부 장관이 "의료보장의 충실을 기하기 위해" 민간병원을 지원하고 "공공의료기관의 기능 강화"를 추진하겠다고 보고한 내용을 실었다. '민간'과 비교되는 '공공'이 성립하려면, 기본적인 보건의료체계를 구축해야 했을 뿐 아니라 민간보건의료가 '중요성'이 있을 정도로 성장해야 했다.

1) 정부 수립과 보건의료체계의 공백

해방 직후 새로운 나라를 건설하는 데 여러 방안이 충돌했고 특히 좌우 이념 갈등이 심했던 것은 잘 알려진 사실이다. 보건의료와 사회보험을 중심으로 한 여러 진영의 구체적인 구상은 당시 미소공동위원회 자문에 대한 답신안에 비교적 상세하게 나와 있다. 중요한 한 가지 특징은 보건의료를 둘러싼 견해차가 생각보다 그리 크지 않았다는 점이다.

특히 이념적으로 좌파와 우파 진영 사이에 큰 차이가 없었다는 점은 주목할 만하다. 우익으로 분류되는 '임시정부수립대책협의회'(이하 '임협')가 채택한 임시정부수립대강臨時政府樹立大綱은 도道병원의 하부 조직으로 군립병원을 설치하고 자선의료기관을 장려한다는 방침을 밝혔다(임시정부수립대책협의회, 1947). 좌익 계열인 '민주주의민족전선'(이하 '민전')이나 남조선노동당(남로당)의 의견도 외견 상 크게 다르지 않다(김남식, 1974: 204, 209). 넓은 범위에서는 1946년 4월에 작성된 '民戰의 美蘇共委諮問에 對한 答申案'이나 1947년 7월 7일 ≪노력인민≫에 실린 남로당의 주장도 비슷하다.

좌파에 속하는 민전이나 남로당이 제출한 구상에서 차이가 나는 것은 우익이 제안한 '군립병원' 대신 '협동조합병원'을 중요한 골격으로 삼았고, 임협이 주장한 '보건소' 설치를 언급하지 않은 점 정도다. 이념적 지향이 가장 큰 차이를 보이는 임협과 남로당 사이에서 보건의료에 대한 구상이 크게 다르지 않고, 의료기관에 대한 계획은 남로당안(협동조합병원)이 임협안(군립병원)에 비하여 오히려 온건한 편이다.

국가와 공공을 좀 더 강조한 정파도 있었는데, 1946년 10월 15일 발표된 사회노동당의 강령 초안은 "보건 급及 후생에 관한 일체 시설은 국가 혹은 공공기관에서 지도 관리할 것을 주장"했다(≪독립신보≫, 1946년 10월 17일). 사회노동당을 계승하여 여운형 등이 주도했던 근로인민당도 행동강령 초안을 통해 "대종합의료기관의 국공영화, 국비 의료기관의 보급, 국민건강수첩제 실시, 대중적 보건계몽사업 전개, 도시에 편偏한 의료기관 급及 일반 문화적 시설의 계획적 농촌이식안을 수립할 것을 주장"한다(≪독립신보≫, 1947년 5월 3~6일).

여러 정파의 보건의료정책(사회보장정책도 마찬가지다)이 상당 부분 수렴한 경과와 이유는 따로 분석해야 할 일이나, 어떤 방안이든 당시의 정치 상황과 사회경제적 여건, 즉 '현실 상황'을 고려해야 했을 것이다. 보건의료시설이 절대적으로 부족하고 국가재정이 아무런 기반이 없는 상황에서 전면적인 국영의료체계 또는 국가가 재정을 전담하는 방안을 주장하기는 어렵다. 의료기관이나 공급자 등 민간부문의 토대가 부실한 상황에서 '민간 중심'이나 '시장 논리'도 현실적 대안이 될 수 없다. 대형 기관은 국가 또는 공공이 운영하고 중소병원 이하는 자선 또는 민간을 중심으로 하는, 일종의 혼합체계를 택할 수밖에 없다.

여러 정파의 의견이 그냥 '의견'에 머물렀던 것과 비교하여, 미군정은 보건의료체계의 성격에 영향을 미칠 정책을 시행하거나 시행하지 않음으로써 사실상 한국 공공보건의료의 초기 성격을 결정했다. 가장 두드러진 정책은 미국식 보건소 체제를 도입하는 조치였다. 미국의 보건소는 주로 빈곤층을 대상으로 예방보건과 진료사업을 할 목적으로 설치되었으나, 미국의 영향 아래에 있던 한국, 일본, 필리핀 등에 이식되면서 통합적 기능보다는 주로 예방보건사업에 초점을 두게 되었다. 미국식 보건소는 정부 수립 후 보건기관의 기능을 정의하는 데 결정적 영향을 미쳤는데, 핵심적으로 보건기관은 예방 중심, 민간기관은 치료 중심이라는 이분법이 굳어진 결정적 계기가 되었다(문옥륜, 2000). 공공-보건(예방), 민간-치료라는 구분은 이 시기에 형성되어 지금까지 정부와 일반 대중의 인식에 영향을 미친다.

미군정 시기는 보건의료체계가 민간 중심으로 형성되는 데도 큰 역할을 했다. 이는 어떤 정책을 시행했다기보다는 시행하지 않음으로써 초래된 역설적 결과라고 해야 한다. 적극적으로 책임을 수행하지 않는다는 의미에서 '부작위'라 할 수 있지만, 이는 우연히 그렇게 된 것이 아니라 미군정이 보건의료체계의 기본 성격을 특정한 방향에 기초를 두고 규정한 결과였다. 당시 군정청 보건후생부장 이용설의 주장에서 알 수 있듯이, 미군정은 민간이 주도하고 국가의 역할은 최소한으로 줄이는 보건의료체계를 계획했던 것으로 보인다. 이용설은 바람직한 보건의료체계를 논의하면서 민간이 종합병원을 많이 짓고 환자들도 소규모 개업 의사보다 종합병원을 이용할 것을 주장했다(이용설, 1947). 개인 의견처럼 발표되었으나 글에 공식 직위를 명시한 만큼 미군정청의 방침을 충실하게 반영했다고 봐야 한다.

미군정은 병원제도뿐 아니라 전문의 제도를 비롯한 미국식 보건의료제도를 한국에 이식하는 데도 관여했다(신좌섭, 2001). 이들은 공공보건의료시설을 확충하는 데 큰 관심을 두지 않았고, 관련된 정책이나 자원 투자에도 뚜렷한 시도나 성과가 없었다. 개인 개업의와 아주 적은 수의 병원이 의료서비스를 공급하는, 보건의료체계의 '저발전' 상태가 지속한 것은 당연한 결과였다. 자연발생적 시장이 만들어지고 확대되는 과정은 그 뒤 민간 중심으로 보건의료 공급체계가 형성되는 데 돌이키기 어려운 경로로 작용한다.

대한민국 정부 수립 후에도 보건의료체계 구축에 큰 영향을 미친 요인은 자원이 절대적으로 부족한 국가적 상황이었다. 정부와 민간을 가릴 것 없이 보건의료, 복지, 사회서비스에 관심을 기울일 여유와 의지가 없었고, 자본 축적에 필요한 투자를 제공하는 것이 국가정책의 가장 중요한 목표였다. 특히, 1950년대는 보건의료를 비롯한 모든 분야가 국가에 의존해야 했지만, 국가재정은 절대적으로 부족했다. 1960년 이전까지 미국의 원조에 의존해 국가재정을 지탱했다고 할 수 있는데, 많을 때는 전체 세입의 50%를 넘을 정도였다(김재훈, 1988). 세입 중 조세가 차지하는 비중은 30%에도 미치지 못했으며, 한국전쟁 등 정치사회적 상황 때문에 지출 또한 기형적이었다. 실질 군사비의 비중이 약 42%에 이르렀고, 나머지 지출도 경제발전을 위한 재정 투융자, 특히 일반 산업자금 융자에 집중되었다.

이러한 상황에서 공공보건의료시설을 적극적으로 확충하는 국가 능력은 기대하기 어려웠고, 정치사회적 의지와 동기도 약했다. 이승만 정부는 자본주의 체계를 구축하고 유지·확대함으로써 총자본의 정치적·경제적 이익을 지키고 강화하는 데 노력을 집중했다(안철현, 1993: 207). 농업을 희생하고 노동조합을 정치적으로 통제하며 체제 순응 정책을 수립·집행하는 것이 국가의 핵심 역할이었고, 보건의료나 복지는 최소한의 구호활동에 머물렀다. 1959년을 예로 들면, 보건사회부와 문교부 소관 예산을 모두 합해 사회보장예산(사회복지, 생활구호, 의료구호, 보건위생 등 포함)이 일반재정의 9.41%에 지나지 않는다(이한빈, 1959).

결과적으로 기본적 보건의료자원조차 제대로 확대될 수 없었다. 이를 나타내는 한 가지 지표로, 국공립 병상 수는 1957년 5831개에서 1964년 5802개로 거의 변화가 없다. 이 시기 민간병상의 증가가 미미한 가운데 국가는 공공부문에도 투자를 거의 하지 않았으며, 이러한 상황이 1960년대 초까지 이어진다. 공공과 민간을 가리지 않고 자원과 투자가 절대적으로 부족했고, 보건의료에 관한 한, 국가와 시장이 동시에 존재하지 않는 공백 상황이었다.

미군정과 이승만 정부는 이른바 '나라 만들기' 시기를 책임졌고, 그런 의미에서 이 시기의 정책과 체계 구축이 그 후 경로를 형성하는 데 '결정적 분기점critical juncture' 역할을 했다고 할 것이다. 우리의 관심은 특히 신생국에서 이 시기의 국가체제가 보건의료라는 영역에 어떤 영향을 미치는가 하는 점이다. 보건의료체계가 거의 전적으로 국가체제의 성격을 반영한다는 상호관계의 특성은 쿠바나 북한, 사회주의 체제 붕괴 전의 동유럽 국가들이 구축한 보건의료체계에서 잘 드러난다.

자본주의적 경로를 택한 국가들에서 보건의료체계는, 적어도 겉으로는 '총체제'의 반영이라기보다 무정부적 발전이나 진화처럼 보인다. 자원의 절대 부족과 국가의 미흡한 능력 때문에 보건의료는 공적 개입보다는 사적 수단에 의존하고, 보건의료는 특별한 규제나 제약을 받지 않고 시장이 된다. 현재 아프리카 개발도상국에서 나타나는 현상은 정확하게 이런 경로를 따르는 것이다. 세계은행 통계를 따르면 2016년 기준으로 사하라 사막 이남 아프리카 국가들(고소득국가 제외)의 보건의료비 지출 가운데 정부지출이 차지하는 비중은 35.0% 수준에 지나지 않는데,[1] 절대적인 보건투자 규모가 빈약할 뿐 아니라 국가의 역할이 차지하는 비중도 매우 낮다. 이들 나라에서는 국가가 제 역할을 하지 못하는 상태에서 자연스럽게 시장체계가 구축되는 중이다.

자본주의 체제에서 보건의료체계는 국가체제 또는 '총체제'와 무관하게 자연스럽게 형성되는 것처럼 보이지만, 이는 시장체제의 한 특징일 뿐 체제를 반영하는 것은 마찬가지라 할 수 있다. 경제적 능력이 취약한 신생국에서 자원이 절대적으로 부족한 것은 당연하지만, 보건의료체계를 자원 부족으로만 모두 설명할 수 없다. 전체 사회경제체제가 부족한 자원을 배분하는 국가 개입의 특성을 결정하며, 자본주의 시장경제에서는 흔히 '개입하지 않는 방식'으로 역설적으로 개입한다.

미군정과 이승만 정부 또한 개입하지 않는 역설적 방법을 통해 일정한 노선을 관철했다고 할 수 있다. 공적 개입이 없으면 민간 행위자를 중심으로 보건의료 시장이 만들어지고, 결과적으로 시장은 자율적으로 작동한다. 의사면허제도가 없어도 의사 기능을 하는 직종이 생겨나며, 작은 의료기관은 시장에서 자본

---

1   https://data.worldbank.org/indicator/SH.XPD.GHED.CH.ZS?locations=UA-ZF, 2019년 1월 5
일 접속.

을 축적해 더 큰 병원으로 성장한다. 이런 맥락에서 보면, 건국 초기 절대적 자원 부족 때문에 국가도 시장도 작용하지 않는 보건의료의 공백 상황이 초래되었다는 해석은 지나치게 단순하다. 국가가 초래한 공백을 채우는 것이 민간과 시장의 역할이며, 국가가 시장에 개입하지 않음으로써 원시적 수준에서나마 자본주의 시장의 기초를 놓았다고 해야 옳을 것이다.

일단 형성된 이후에 보건의료 시장은 양면적 특성을 보인다. 시장은 보건의료가 양적으로 성장하는 토대가 되는 동시에 시간이 갈수록 국가가 개입하는 데 제약요건으로 바뀐다. 보건의료자원과 공급에서 일차적으로 이런 현상이 나타난다. 의료 필요와 요구가 늘면서 보건의료인력과 시설은 사적 자원과 수단에 의존해 성장하나, 이들 자원이 시장에 뿌리를 내릴수록 국가가 개입하고 역할을 강화하기 어렵다. 시장기전에 따라 분포하는 의사나 병원을 국가가 개입하여 인위적으로 바꾸기 어렵고, 시장에서 굳어진 서양의학과 전통의학의 역할을 재조정하기도 힘들다. 많은 개발도상국의 보건의료자원 개발에서도 이와 비슷한 현상이 나타난다(Hanson and Berman, 1998).

2) 공공보건의료의 확충과 한계

사회가 작동하는 데 보건의료가 한 가지 필수요소라면, 공공과 민간보건의료 모두 허약한 상태가 오래갈 수는 없다. 1950년대 이후에도 국가재정은 여전히 취약한 상태를 벗어나지 못했지만, 공공부문이 공백을 메우는 핵심적인 역할을 맡아야 했다. 국가가 기본적인 보건의료 수요를 맞추려면 공공부문과 공공보건의료를 확충하는 것이 불가피하다. 시장은 충분히 크지 않고 민간자본이 축적되지 못한 상황에서, 최소 수준에서라도 국가가 개입해야 했다.

핵심 수단이자 과제로 등장한 것이 보건소 확대였다. 미군정 시기에 형성된 틀 안에서 취약계층 진료와 예방사업에 초점을 둔 한계가 있었지만, 경로의존성의 관점에서 보면 가장 합리적인 선택이라 할 수도 있다. 보건의료자원이 절대적으로 부족한 상태에서 보건소는 치료 기능을 수행해야 했고, 실제 일차진료 기능의 상당 부분을 담당했다. 정부의 통계를 따르면, 1967년 한 해 동안

202개 종합병원에서 진료한 외래환자가 연인원 581만여 명 수준이었으나, 189개 보건소에서 진료한 환자는 연인원 1052만여 명에 이를 정도였다(보건사회부, 1968: 39, 61). 예방접종과 가정 방문, 집단 검진 등을 포함하면 보건소의 기능은 사소하거나 주변적인 차원이 아니었으며, 진료에 한정해도 당시 보건소의 기능은 현재보다 훨씬 중요성이 컸다.[2]

보건소는 1953년 15개소, 1954년 16개소에서 1960년 80개소, 1965년 189개소 등으로 빠르게 증가했다(문옥륜, 2000). 1962년 「보건소법」을 개정하면서 읍면 단위에 1개소 이상 보건지소를 설치한다는 조항이 신설되었고, 1968년대 말 189개소이던 보건소와 보건지소를 1981~1985년까지 3570개소로 확대한다는 계획을 수립하기도 했다(보건사회부 사회보장심의위원회, 1968). 결과적으로 이 계획은 계획으로 끝났으나, 비현실적으로 보일 만큼 적극적인 보건소 확대 계획을 수립했다는 것 자체가 당시 보건의료체계에서 보건소가 핵심적 기능을 수행했다는 것을 잘 보여준다.

공공보건의료 확대 계획이 보건소에 한정되었던 것은 아니다. 1960년대부터 1970년대 초까지 보건소망과 아울러 공공병원을 확충하는 계획을 세웠는데, 시도립병원 개선이 중요한 정책으로 포함되었다. "현 시도립병원 시설을 효과적으로 운영관리 및 개선하고 병상 이용률을 향상시키기 위하여 더욱 확장"하는 정책목표를 수립하고(보건사회부 사회보장심의위원회, 1968: 368), 1967년 64개소인 국공립과 시도립병원을 1981~1985년 기간에 134개소까지 확대하기로 했다. 이 계획은 사회보장심의위원회가 수립했지만, 위원회가 보건사회부 지휘를 받았다는 점에서 정부 차원의 계획으로 보아도 좋을 것이다. 최종 안에서는 다른 부처와 조정 과정을 거치면서 병원 수는 빠지고 병상 투자계획은 그대로 유지되었는데, 1982~1986년까지 6만 개의 병상을 확보하기로 하고 국공립 병상 2만

2　2009년 전체 보건기관(239개 보건소, 1292개 보건지소, 1914개 보건진료소)이 진료한 건강보험 환자의 총 내원일수가 1756만 건에 지나지 않는다(건강보험심사평가원, 국민건강보험공단, 2010). 서로 다른 지표로 직접 두 시기를 비교할 수는 없지만, 당시 보건소 기능의 중요성을 짐작하기에는 충분하다.

7천 개, 사립병원 병상 3만 3천 개로 배분했다(보건사회부 사회보장심의위원회, 1969: 171). 1969년에서 1986년 사이에 신설하는 병상도 국공립 2만 개, 사립 2만 5천 개로 국공립과 사립의 비중이 비슷하다. 이 계획에 기초하면, 적어도 1960년대 말까지, 그리고 보건사회부 내부는 공공부문이 보건의료 공급의 주도적 역할을 맡는다고 인식했던 것으로 보인다.

현실에서 공공부문의 확대가 부진한 가운데, 1960년대 말까지 민간 병의원이 조금씩 성장해 병원 의료에서 비중이 높아진다. 특히 1958년 전문의 제도를 시작하면서 진료 분야를 세분화한 것이 병원 의료에 큰 영향을 미쳤는데, 1960년대 중반부터 시설과 장비를 갖춘 30~50병상 규모의 병원이 늘어난 것이 대표적인 결과다(전종휘, 1987: 26). 일제강점기에 개원하여 1946년 공익법인이 된 백병원을 비롯해 1960년 을지병원, 1963년 서울제일병원, 1968년 고려병원 등이 새로 설립되었다.

양적으로 급속하게 성장했지만, 이때까지도 민간병원은 공공병원을 보완하는 역할에 그쳤다. 의료체계의 근간이 되는 병원들은 여전히 공공부문에 속했다. 1967년 기준으로 종합병원의 기관 수와 병상 수는 사립이 압도적으로 많았으나, 입원환자 총수에서는 큰 차이를 보이지 않는다(보건사회부, 1968: 38~39). 일반 사립병원의 병상 이용률이 36.4%에 불과한 것을 보더라도 의료서비스 공급의 주도권은 여전히 공공부문에 있었다고 할 것이다.

1970년대 이후에는 시설 확충과 함께 보건의료체계 정비가 중요한 정책 과제로 등장한다. 정부는 "농촌 및 도시 영세민 등의 의료균점을 위하여 보건의료망의 확충과 보건의료체계 개발을 시도"한다는 계획을 세웠다(보건사회부, 1981: 78~80).[3] 이 계획은 내용만 보면 보건서비스 '제공체계'를 합리적으로 구축한다는 것에 가까우나, 서비스 제공에는 인력, 시설, 재정 등이 같이 필요하므로 실제로는 제공체계를 넘어 전체 체계를 대상으로 했다고 할 수 있다.

이 계획과 논의의 의미는 보건의료서비스를 처음으로 체계 system 관점에서 파

---

3 '보건의료망'이라는 표현은 그 전부터 쓰였으나, 그때 보건의료망의 의미는 보건소와 공공병원만 포함하거나 민간을 포함하더라도 단순히 병렬적인 나열의 수준을 넘지 못했다.

악하기 시작했다는 데 있다. 체계 관점으로 접근하면, 체계의 경계와 구성요소 (인력, 시설, 서비스 등)를 정의하고, 각 구성요소와 하부 체계들(예: 민간과 공공) 의 상호관계를 통합적으로 파악하는 효과가 있다. 공공보건의료의 관점에서는 공공과 민간이라는 하부 체계의 경계와 그 상호관계가 인식된다는 점이 중요한 데, 이로써 공공과 민간의 관계가 중요한 정책 과제이자 사회적 의제로 등장했 다고 해도 좋다.[4]

전국 차원에서 보건의료망과 체계를 구상하는 계획은 지역 간 불평등, 즉 자 원이 부족한 지역을 어떻게 할 것인지 하는 논의로 이어졌다. 자원을 비롯해 당 시의 정책 여건으로 볼 때, 민간보다는 공공보건의료자원을 확충하는 방안이 수립된 것은 충분히 이해할 수 있는 경과다. 1976년 정부와 여당은 의료시설을 확충할 목적으로 전국을 대진료권과 소진료권으로 구분하고, 전국 11개 시도별 로 1개의 중앙병원과 68개 소진료권별로 거점병원을 지정하는 방안을 수립했 다(매일경제신문, 1976). 이와 함께 거점병원을 정할 목적으로 30개 시도립병원 을 증설할 방침임을 밝혔다.

계획과 달리 이상과 같은 공공보건의료 확충 계획은 대부분 실현되지 않았 다. 정부 수립 초기와 마찬가지로 정부가 공공보건의료에 투자할 의지와 능력 이 없었던 것이 핵심 이유다. 1960년대 이후 박정희 정권은 수출과 중화학 공업 으로 대표되는 강력한 국가 주도의 경제발전 전략을 채택했고, 정부가 핵심적 인 지휘부 역할을 하면서 목표를 달성하려고 모든 자원을 '총동원'했다. 이 시기 의 국가를 발전국가로 개념화할 수 있다면, 경제정책에는 강력하게 개입하면서 복지정책에는 소극적인 발전국가의 특성을 그대로 드러낸다(김성수, 2004). 1960~1970년대 국가재정은 경제개발과 국방에 집중되었고, 특히 사회간접자본 과 산업 등을 중심으로 한 재정 투융자 비중이 전체 재정의 29.8%(1962~1980년,

---

4　한국개발연구원이 작성한 『장기경제사회발전 1977-91년』에는 '전달체계', '보건의료 공급체계' '체계의 기본 구상' 등의 개념이 등장한다. 주목할 것은 "현존하는 공공부문과 민간부문의 혼합 체제를 유지하면서 이중 구조를 통합하여 종합적 공급체계를 조성"한다는 것을 의료공급체계의 원칙으로 제시했다는 점이다(한국개발연구원, 1976).

연평균)를 차지할 정도였다(기획예산처, 2007: 30~31). 남북 대치 상황이 지속함에 따라 국방비의 비중도 계속 유지되었다(평균 28%). 이와 대조적으로, 복지 분야 지출은 8% 수준으로 재정 투융자와 국방의 3분의 1 수준에도 미치지 못했다.

국가가 공공보건의료, 나아가 사회복지 전반의 저발전 상태를 유지할 수 있었던 것은 수요를 다른 방식으로 충족할 수 있었기 때문이다. 완전 고용에 가까운 노동시장과 급속하게 상승한 실질임금이 저복지로도 견딜 수 있는 토대가 되었고(양재진, 2001), 미약하지만 가족의 지원과 기업복지도 보완적 역할을 했다. 보건의료와 복지서비스는 시장을 통한 공급과 소비에 더욱 크게 의존하게 되고, '강한 민간과 약한 공공'의 구도가 공고해진다.

2. 민간보건의료의 성장과 주류화

시장을 통한 보건의료의 공급과 소비가 체계화·체제화한 결정적 계기는 의료보험제도 시행이었다. 의료보험은 보건의료서비스에 접근할 때 경제적 장애를 크게 낮추었고, 수요는 폭발적으로 증가했다. 수요를 충족할 공급의 물적 토대는 민간에 의존할 수밖에 없었다. 발전국가의 특성을 더욱 강화하던 시점에서 공공의 투자 확대는 기대할 수 없는 정책 선택이었다.

1) 의료보험의 출범과 민간부문의 확대

공공부문의 투자가 부진한 가운데에 국가는 보건의료 수요를 맞추는 데 민간을 동원했고, 1977년 의료보험제도 창설이 결정적 계기가 되었다. 1963년 「의료보험법」이 제정된 후 임의보험 형태를 지속하던 의료보험은 1977년 500인 이상 종업원이 있는 대기업을 대상으로 하여 강제보험으로 전환했다. 그 뒤 직장을 대상으로 한 의료보험이 급속도로 확대된다.

잠재된 의료수요가 의료보험 실시를 계기로 폭발적으로 증가할 것은 누구나 예측할 수 있었다. 중위소득국인 브라질이나 칠레 등 남미 국가가 1920년대에 이미 의료보험을 실시한 것과 비교하면 한국의 의료보험은 때늦은 것이다. 그렇지 않아도 소득 증가에 따라 의료수요가 증가하는 상황에서 의료보험 실시는 의료이용을 가속하는 계기가 되었다.[5]

정부정책은 수요 폭발에 대비하여 의료시설을 확충하는 데 집중되었는데, 핵심은 정부 지원과 차관 알선을 통해 민간자원을 동원하는 것이었다. 정부는 1978년부터 의료시설이 없는 의료 취약지와 공단지역을 대상으로 민간병원의 신설을 추진하고, 필요한 자금을 충당할 목적으로 일본 해외협력기금OECF과 독일 재건은행기금KFW 등의 외국 차관을 도입하여 활용했다(정명채, 1999: 66). 순천향병원(구미), 백병원(부산 사상), 고려병원(마산) 등이 여기에 해당한다. 1980년에는 지역 민간병원 계획을 수립하여 민간병원의 건립을 지원했다. 그 결과 정부지원자금(차관과 장기저리융자 알선)으로 신설된 병원이 65개소에 이르렀고(전종휘, 1987: 27), 1985년까지 OECF 차관을 받은 기관은 153개에 이른다(보건복지부, 2006b).

이러한 정부 지원으로 민간병원의 수와 비중은 급격하게 늘어난다. 그림 17-1은 1950년대 말부터 1990년대 말에 이르는 기간 동안 병의원을 구분하지 않고 소유 주체별 병상 수가 증가한 추세를 보인다. 특징 중 한 가지는 민간부문이 두 번에 걸쳐 직선적 추세선을 벗어나 '초과 성장' 경향을 보였다는 점이다.

민간병상의 비중은 1966년 처음으로 50%를 넘었으나, 의료보험 실시를 앞둔 1976년까지는 56~59% 사이에서 정체한다. 공교롭게도 의료보험이 시작된 1977년 민간부문의 비중이 처음으로 60%를 넘어 62.6%를 기록하며, 그 뒤 1985년까지 민간병상의 비중이 급격하게 증가하는 경향을 나타낸다. 1981년에는 민간병상 비중이 72%에 이르고, 1985년에는 80%까지 빠르게 늘어났다. 이를 '1차

---

5   특히 비용부담이 큰 의료이용이 큰 폭으로 증가했다. 의료보험 출범 후 흉부외과에서 시행하는
    개심술이 폭발적으로 늘어난 것은 널리 알려진 예다. 서울대학교병원 흉부외과는 1975년 41건,
    1976년 39건의 개심술을 시행했으나, 의료보험 실시 후 수술이 1977년 65건, 1978년 136건,
    1979년 225건 등으로 가파르게 증가했고, 1990년 451건, 1991년 526건으로 늘어나기에 이른다.
    스스로 평가한 대로 "1977년 국민의료보험이 발족되면서 폭발적인 잠재수요의 등장으로 본격
    적인 성장"이 시작되었다(서경필 외, 1994).

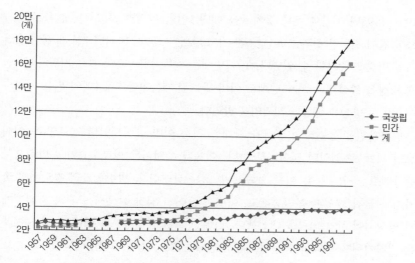

그림 17-1 / 소유 주체별 병상 수의 변화 추이
자료: 각 연도 보건사회통계연보.

확장기'라 할 수 있는데, 향후 민간이 절대적 우위를 차지하는 데 결정적으로 이바지한 전환기라 할 것이다.

민간부문을 집중적으로 육성한 결과 '2차 확장기'가 나타나는데, 1993~1994년에 이르면 전체 병상 중 민간병상의 비중이 85% 수준에 도달하고, 2000년 무렵에는 90% 수준까지 올라간다. 이 시기의 확장 또한 의료보험 확대에 따른 것으로, 1977년 대규모 사업장에서 시작했던 의료보험은 소규모 사업장까지 확대되었고, 1988년 농촌 그리고 1989년 도시 자영자까지 포함하게 된다. 의료보험의 전국 확대는 다시 한 번 의료수요가 폭증하는 계기가 되었으며, 차관과 융자를 알선하고 이를 통해 민간자원을 동원하는 대응 방식은 과거와 비슷했다. 정부는 필요한 병상을 확보하는 데 "민간부문의 투자 촉진이 시급하다고 판단"하고, 민간병원을 신축하거나 증축할 때 50%를 스스로 부담하면 시설자금을 융자 추천했다(보건복지부, 1995: 142~143). 그 결과 1990년부터 1994년까지 국제부흥개발은행IBRD 차관자금 6천만 달러, 응급의료장비 지원에 2천만 달러, 법인체 병원의 현대장비 확보에 2천만 달러씩을 지원한다(보건복지부, 2006a: 461). 또한,

1991~1993년 기간에 은행 융자금을 매년 1천억 원 확보하고 신증설을 희망하는 병원에 지원한 결과, 1991년 6천 개, 1992년 7천 개, 1993년 7천 개 등 총 2만 개의 병상을 증설할 수 있었다. 1994년에는 재특자금 9백억 원을 지원하여 6천 개 병상을 증설했고, 1995년에도 이미 확보된 재특자금 1천 1백억 원을 지원하여 6천 개 병상을 증설할 계획임을 밝혔다.

민간자원을 동원하여 공급을 확대한 것은 이미 예상되었던 경로였고, 어찌 보면 피할 수 없었던 것이기도 하다. 이유가 무엇이든 의료수요가 폭발적으로 증가했고, 공공부문은 이를 충족할 수 없는 상태였다. 발전국가적 경로에서 국가의 적극적 개입은 불가능했고, 이미 만들어진 시장 안에서 공급과 소비체계가 형성되어 국가 역할을 대신했다. 정해진 조건에서 정부가 택할 수 있는 정책은 민간자원을 최대한 동원하도록 조장하는 것이 최대, 최선이었다고 할 수도 있다.

2) 공공보건의료의 위축과 부분화

의료보험 실시를 계기로 민간부문이 크게 확대되는 가운데 공공보건의료는 주도적 역할을 잃는다. 처음에 정부가 보건의료체계 또는 보건의료망을 구축하는 목표를 정하고 공공과 민간을 망라하는 정책을 계획했다는 것은 앞서 살펴본 것과 같다. 특히 이런 시도가 본격적으로 시작된 것은 1977년 의료보호와 의료보험사업이 시행되면서부터였다. 정부는 의료보호사업을 추진할 목적으로 의료기관을 기능별로 구분하고 지역화하여 환자이송체계를 확립하고자 했다. 아울러 "공공보건의료부문을 대폭 강화, 확대하여 미충족 의료수요를 충당하면서 공공부문과 민간부문의 균형 있는 연결이 되도록 제도적인 장치를 마련"한다는 계획을 세웠다(보건사회부, 1981: 78~80).

이러한 계획은 바로 이어서 의료전달체계를 도입하는 과제로 확대되었다. 의료전달체계는 의료기관의 기능 분담과 의료의 지역화에 따른 진료권 설정을 핵심으로 하는 것으로, 전국을 적정한 수의 진료권으로 구분한 후 일차진료는 소진료권 내에서, 이차진료는 중진료권 내에서, 삼차진료는 대진료권에서 해결할 수 있도록 하자는 것이다. 환자가 일차, 이차, 삼차를 거치면서 단계적으로 의료를 이용하는 것이 합리적이고 효율적이라는 이론과 외국의 선례를 따른 것이었다.

정부는 1981년부터 1982년에 걸쳐 한국인구보건연구원에 의뢰하여 진료권 설정과 진료권별 적정 병상 수를 추계하는 '전국 보건의료망 편성에 관한 연구'를 수행했다. 1차 연구 보고서는 전국을 12개 대진료권으로 구분하고, 대진료권 내에 104개 중진료권을 두었으며, 각 진료권별로 병상 수를 추계했다. 이 연구는 공공과 민간을 망라하여 전국적인 의료전달체계를 처음으로 공식화한 데 중요한 의미가 있다. 1980년 무렵까지는 보건의료망 또는 의료전달체계라고 할 때 공공과 민간을 망라했고 지역보건기관과 민간의료기관을 함께 고려했다. 예를 들어, 보건사회부가 펴낸 1981년 『보건사회』에는 공공부문에서 "보건진료소를 설치하여 보건진료원을 배치함으로써 농촌형 의료전달체계가 정립"되어야 공공부문이 강화된다고 설명한다(보건사회부, 1981: 80). 도시형 의료전달체계는 민간기관을 중심으로 하는 것이었으나, 여기에도 보건소를 포함하고 있어 의료전달체계의 통합성이 완전히 사라진 것은 아니었다.

의료전달체계에 대한 최초의 포괄적인 구상은 결과적으로 큰 영향을 미치지 못했다. 정부가 개입하고 통제할 수 있는 공공부문에는 투자가 부진했고, 시장 참여자인 민간부문은 제대로 규율할 수 없었기 때문이다. 보건의료망이나 의료전달체계가 계획뿐 아니라 정책 집행과도 밀접하게 연관되어야 한다면, 실패는 이미 예정된 상태였다.

이 과정에서 보건의료망(의료전달체계)의 의미가 조금씩 달라지기 시작한 것을 주목해야 한다. 단기적으로는 분명하지 않아도 장기 추세는 뚜렷했는데, 가장 중요한 변화는 보건과 의료가 분리되기 시작한 것이다. 농어촌 취약지역을 제외하면 보건소와 보건지소가 의료전달체계에서 빠졌고, 그 결과 공공부문을 포함한 의료전달체계는 점차 농어촌에만 해당하는 것으로 바뀐다. 따로 설명이 붙지 않은 의료전달체계란 주로 민간 병의원이(도시지역에서는 소수의 공공병원 포함) 어떻게 서로 연결될 것인지를 의미하게 되었다. 의료보험과 의료보호제도의 실시, 의료자원의 확충, 의료전달체계의 확립이라는 과정을 거치면서 의료와 보건이 분리되고 이에 기초해서 공공과 민간이 나누어지게 된 셈이다. 이로부터 한국의 보건의료는 두 개의 길, 즉 공공-예방, 민간-치료라는 공식이 굳어졌다.

보건소가 보건과 예방이라는 틀에서 민간과 분리되었다면, 시도립병원 등 공공의료기관은 서민, 빈곤층, 취약계층 진료라는 또 다른 틀로 사실상 전체 체계(의료망 또는 의료전달체계)에서 분리된다. 이 분리 또한 1977년 의료보험과 의료보호제도 실시 그리고 이에 따른 의료수요 증가와 밀접한 관련이 있다. 새 제도 시행으로 보건의료자원이 상대적으로 부족하거나 접근성이 떨어지는 인구집단의 의료이용이 중요한 관심사가 되면서 이들을 위한 공공의료기관의 역할이 강조되기 시작했다. 정책적으로는 특히 의료보호 진료체계에서 시도립병원이 핵심을 차지하게 된 것이 결정적이었다. 결과적으로 공공병원은 주로 저소득층과 취약계층을 진료하는 기관으로 정체성이 강화된다. 제도 시행 전에도 시도립병원의 중요한 기능 중 하나가 빈곤층 진료였지만, 의료보험과 의료보호제도 시행과 함께 이런 이미지는 쉽게 바꿀 수 없을 정도로 굳어졌다.

오랫동안 지속한 낡은 시설과 인력 부족, 낮은 질은 공공보건의료의 또 다른 부분화, 즉 시도립병원의 기능을 주로 저소득층을 위한 진료로 한정시키는 데에 크게 이바지했다. 공공의료기관의 낙후성은 계속해서 언론과 대중의 관심을 끌었고, 중요한 정책 의제이기도 했다. 당시 대중과 언론의 일반적 인식은 "전국 시도립병원과 보건소의 의료장비가 크게 부족하고 건물, 시설 등도 대부분 낡거나 모자라 의료보호사업 등에 큰 지장을 준다"는 것이었다(경향신문, 1977). 1978년 3월 24일 《동아일보》는 대도시 민간 종합병원은 초만원인데도 시도립병원 병상은 45%만 이용되고 나머지는 비어 있다고 보도했다. 공공병원이 외면당하는 이유는 "시설과 장비가 낡은 데다 의사 수가 부족하고 경영도 부실하기 때문"이었다. 예를 들어 수원 도립병원은 50년 동안 한 번도 시설 개선을 하지 않아 150병상 중 50병상만 가동하고 있는 상태였다.

시도립병원이 시설과 인력, 운영 면에서 뒤떨어진 것은 미흡한 재정투자를 비롯해 정부의 능력과 의지가 부족했기 때문이었으나, 결과적으로 공립병원은 점차 경쟁력을 잃고 낙후한 의료기관으로 각인되었다. 싸지만 질이 낮고 제대로 기능을 하지 못하는, 의료보호 환자나 저소득층이 할 수 없이 이용하는, 주변부 의료기관으로 전락한다. 1980년대 중반까지 정부는 시도립병원을 개선하겠다는 의지를 여러 번 밝혔으나, 획기적인 정책 변화는 뒤따르지 않았다. 의료요원의 처우 개선이나 인력과 조직의 개선 등 주로 내부 관리에 초점을 맞춘 개선 방안이 제시되었지만(문창수, 1970), 근본 문제를 해결하기에는 턱없이 부족했다. 공공보건의료에 투자할 재정이 충분하지 않았던 데다, 근본적으로는 의료공급체계의 주도권이 이미 민간부문으로 넘어가기 시작했기 때문이다. 다른 시각으로 보면, 공공병원과 공공보건의료에 대한 정치적 의지와 동기가 상황을 되돌릴 정도로 강하지 못했다고도 할 수 있다.

새로운 변화의 전망이 흐린 가운데, 공적 체계 안에서 공공병원을 강화하기보다는 시장원리를 통해 공공병원을 '개혁'하는 방안이 대안으로 나오기 시작한다. 시장원리에 기초한 개혁 방안의 일차 단계가 공공병원의 공사화로, 1982년 내무부는 부실한 시도립병원의 운영을 개선한다는 명분으로 각 시도가 운영하던 병원을 공사화하기 시작했다.

3) 자본주의적 보건의료 시장과 공공의 주변화

1989년 전 국민 의료보험이 실현된 후 보건의료 시장은 빠른 속도로 확대되었다. 무엇보다 시장 규모 자체가 엄청나게 커졌는데, 최근 통계와 비교하면 그간의 변화가 더욱 두드러진다. 건강보험의 연간 지출은 1990년 2조 1641억 원에서 2006년 23조 2631억 원으로 11배 이상 증가했다(건강보험30주년기념사업추진위, 2007).[6] 이는 국민총생산의 3~4%에 해당하는 엄청난 규모이다. 보건의료의 물적 토대가 그만큼 강화된 것은 말할 것도 없다. 건강보험 진료를 제공하는 요양기관 수는 1980년 1만 3316개에서 2006년 7만 5108개로 5.6배 증가했다. 인구 10만 명당 의료인은 1981년 87.2명에서 2006년 408.9명으로 4.7배, 그리

---

6   이 통계도 그렇지만 이하에서 인용하는 자료들은 대부분 '가장 최근'이 아니라 '비교적 최근'인 1990년대에서 2000년대 중반에 해당하는 자료들이다. 보건의료의 현재 성격보다 역사적 변화가 진행된 당시를 기준으로 했기 때문이다.

고 인구 10만 명당 병상 수는 같은 기간 동안 168.5개에서 839.8개로 늘어났다.

양적 증가보다 보건의료의 성격이 변화한 것이 더 중요하다. 보건의료가 자본의 축적, 경쟁의 격화, 영리추구 등 자본주의 시장경제에 긴밀하게 통합되어 자본주의적 특성을 강화했다. 그동안 보건의료가 자본주의적 국가체제의 주변부로서 상대적으로 느슨한 관계를 맺고 있었다면, 시장이 확대되면서 보건의료는 자본주의 국가체제의 핵심 요소 중 하나가 되었다. 무엇보다 보건의료가 경제에서 차지하는 비중이 그만큼 커졌기 때문이다. 국내총생산 대비 국민의료비는 1993~1998년 사이에 3.8~4.1% 수준에 머물렀으나, 2001년 5.1%, 2006년 6.0%, 그리고 2012년 7.5%로 증가했다(보건복지부, 2014). 고용 측면에서도 1995~2008년 사이에 보건과 사회 부문에 종사하는 취업자 수가 연평균 8% 이상 증가했다(OECD, 2010).

양적 확대는 보건의료의 경제적 성격에 질적 변화를 가져왔는데, 그중 하나가 의료자본이 성장한 것이다. 한국에서 의료자본의 성격은 명확하게 규명되어야 할 것이 많지만, 최근 20~30년간 보건의료의 자본 축적이 꾸준히 진행되었다는 것을 부인하기는 어렵다. 이를 나타내는 대표적인 지표가 병원 규모의 증가와 대형 병원의 성장이다.[7] 병원과 종합병원을 가릴 것 없이 병원 규모는 대폭 커졌는데, 1996년과 2005년 사이에 병원급 기관의 평균 병상 수는 89.5개에서 117.6개로, 그리고 종합병원의 병상 수는 평균 394.7개에서 444.5개로 늘어났다(박형근·박연서, 2011).

의료기관의 불균등 발전도 뚜렷하다. 몇몇 대기업 관련 병원을 포함하여 대형 병원의 규모가 계속 커지고 이들이 전체 보건의료에서 차지하는 비중도 늘어났다. 5대 대형 병원을 가리키는 이른바 '빅5' 병원의 보험급여비 점유 비중은

---

7   병원들이 적자를 본다는 이유로 자본 축적을 부인하는 의견도 있다. 이들은 1994년 이후 병원의 이익잉여금이 매년 감소했다는 분석 결과에 기초하여 의료자본이 축적되기 어렵다고 주장한다(이해종, 2008). 문제는 분석의 기초가 되는 기본 자료의 신뢰도가 충분치 않고, 무엇보다 이러한 결과는 병원 규모가 계속 확대되고 시설투자가 일어나는 등 자본 축적이 진행되는 현실과 잘 부합하지 않는다. 회계상 적자만으로 자본 축적 여부를 가릴 수 없는 것도 고려해야 한다.

2006년 전체 의료기관의 7.1%에서 2010년 8.2%, 2013년 7.8%까지 올라갔다(국민건강보험공단, 2014).

경쟁이 심화하고 영리추구 경향이 강화된 것도 의심하기 어렵다. 문제의 성격상 종합적인 실증 자료를 내놓기는 어렵지만, 단편적 사례만으로도 근거는 충분하다. 세계적으로도 높은 수준을 보이는 고가 의료장비의 보급이 대표적이다. 1997년 연구에 따르면 1989년 말과 1993년 말 병원의 CT 도입에 영향을 미치는 요인 가운데 일관되게 나타난 변수는 도입연도 당시 인구 1만 명당 CT 보유 대수였다(윤석준 외, 1997). 이는 지역의 병원 간 경쟁 수준을 나타내는 것으로, 그 지역병원들이 CT를 가지고 있는가에 따라 다른 병원의 CT 도입 여부가 결정된다는 것을 뜻한다. 보건의료의 필요보다 병원 간의 경쟁요인이 더 중요하게 작용한다는 것으로, 이러한 추세는 최근까지도 이어진다. 한국의 병원들이 CT와 MRI를 비롯한 고가 의료장비를 OECD 국가 평균보다 훨씬 더 많이 가지고 있고, 특히 유방 촬영장치와 양전자 단층촬영기는 OECD 평균보다 2배 이상 많다(건강보험심사평가원, 2011).

병원 사이에 시장적 경쟁이 본격화된 것은 이른바 재벌 병원이 등장하면서부터이다. 1989년 아산병원, 1994년 삼성의료원이 개원하면서 대기업이 의료 분야에 진출했고, 대우(아주대병원), 한진(인하대병원) 등의 대기업 집단도 어떤 형태로든 병원사업에 참여하기 시작했다. 한 신문의 보도와 같이, 대기업이 병원에 진출하면서 "대학병원과 기존의 대형 병원도 서비스 개선 등 새 물결에 편승한 경쟁대열에" 나서게 되었다(동아일보, 1994).

1990년대 말까지만 하더라도 공공과 민간은 체제적 특성을 규정하는 포괄적 의미라기보다는 어느 정도까지는 좁은 정책 기술적 의미로 구분되었던 것으로 보인다. 공공과 민간은 보건의료서비스를 공급하는 서로 다른 주체로서, 정책을 수립하고 집행하는 과정에서 타당성과 현실성을 두고 경쟁하는 복수의 정책 대안처럼 받아들여졌다. 이를 단적으로 나타내는 것이 '공공보건의료'라는 말과 개념이 널리 쓰이지 않았다는 사실이다. 1990년대 초까지 정부기관에서 제시한 보건의료정책 방향에는 국가 수준에서 체계나 정책과 관계가 있으면서 공공의료라는 용어나 개념을 쓴 예를 찾기 어렵다(김수춘, 1994; 박봉상 외, 1990). 이들 정책 내용에는 경영의 공익성, 행정력, 공급체계 등 공공과 관련된 기술적이고 부분적인 서술만 나타난다. 이런 차원을 벗어나 공공보건의료가 민간의료와 이념적·철학적으로 대립하게 된 것은 체계 수준과 범위에서 그리고 세계적으로 민간이 새로운 의미를 얻은 후이다.

한국에서 공공과 민간의료가 새로운 의미를 얻게 된 것은 세계적 차원의 신자유주의적 흐름과도 관련이 있다. 신자유주의는 입장에 따라 다양한 이해가 있을 수 있지만, 1970년대 이후 미국과 영국을 중심으로 작은 정부, 시장 기능의 강화, 자유무역 등을 강조하는 정치경제적 운영 원리가 힘을 얻게 된 것은 분명하다. 영미의 신자유주의적 개혁은 일차적으로 정부 개혁의 형태로 나타났고, 조금 시간 간격이 있지만 이런 경향이 한국에도 영향력을 확대했다. 특히 1998년 경제위기 직후 집권한 김대중 정부가 추진한 행정 개혁은 신자유주의적 사회경제체제가 강화된 결정적 계기였다. 경제위기라는 특수한 상황이 있기는 했지만, 이때의 행정 개혁은 신공공관리론에 기반을 두고 작은 정부와 민영화를 지향하는 것이 초점이었다.

이로부터 공공과 민간은 과거의 역할분담론과는 다른 관계를 맺게 된다. 공공은 민간과 기업의 운영 원리를 도입해야 하는, 말하자면 개혁의 대상이었다. 가장 핵심적인 공공서비스조차 민영화 또는 민간과의 협력(파트너십)을 통해 성과를 올릴 수 있다는 주장이 힘을 얻게 되었다. 이런 흐름 속에서 "보건복지서비스의 공급체계에 대해서도 시장경제원리를 도입"하고, "서비스 공급 주체 간의 경쟁과 관리운영의 효율화"가 필요하다는 주장이 대세가 된다(이상영, 2000). 아울러 보건과 복지서비스를 공급하는 데 정부와 민간이 함께 참여하는 '공공민간협력'이 강조되었다. 한 걸음 더 나아가 취약한 공공의료기관의 기능을 '보완'하려면 민간과 연계해야 한다는 주장도 공공연하게 나타났다(김상기, 2002).

시장적 의료체제가 공고하게 구축되는 것과 함께 공공보건의료의 역할은 보건 기능과 주로 취약계층을 담당하는 범위로 더 축소된다. 치료 영역은 더는 공공보건의료의 주 기능이 아니며, 보건의료자원이 풍부한 도시지역에서 민간병원과 중복되는 기능을 수행하는 것은 금기가 되었다. 그뿐만 아니라, 민간 병의원이 농어촌 지역까지 진출함으로써 이들 지역의 보건소, 보건지소, 보건진료소가 진료 기능을 하는 것도 문제가 되기에 이른다. 1998년 행정자치부가 만든 지방조직개편 추진지침에는 보건소의 개편 방향으로 ① 주민 이용률이 낮고 민간 병의원 등 보건의료기관이 중복되는 지역은 적극 정비(보건지소, 보건진료소도 같은 맥락에서 검토), ② 의료·진료 기능 중 위탁 가능 기능 검토(보건의료원도 보건의 행정수요에 맞게 축소 또는 개편), ③ 지방공사의료원이 있는 시·도의 보건소는 존폐 검토 또는 기능 재정립 후 축소 등의 내용을 담았다(김창엽, 2011: 187~188).

공공부문 개혁을 빌미로 공공병원이 민영화에 가까운 구조적 압력을 받게 된 것도 이때다. 공공의료기관 개편의 중심에 서 있었던 지방공사의료원은 중장기 전략으로 민영화 및 민간위탁을 추진하는 것으로 개편 방향이 잡혔다. 내무부가 시행한 '지방공사 운영개선 방안 이행권고'(1998년 2월 24일), 강원도가 내놓은 '지방공기업 감축관리 지침'(1998년 2월 3일), 행정자치부의 '인건비 예산절감 운영권고'(1998년 5월 4일) 등이 이런 방향을 잘 드러낸다(한상태, 1998). 대학병원 등 민간의료기관에 위탁 경영을 확대하고, 조직과 인력을 감축하며, 임금을 삭감하는 것 등이 공공병원을 '개혁'하는 핵심 방안으로 제시되었다.

이러한 과정을 거치면서 1990년대 말 이후 공공과 민간 사이의 힘의 관계는 질적으로 변화했다. 그때까지 공공과 민간이 역할을 분담하는 관계였다면, 이제 민간이 핵심 역할을 하고 공공의 기능을 보완하는 관계로 바뀌었다. 적어도 의료에서는 이때부터 민간 독점이 명확해졌다고 해도 틀리지 않을 것 같다.[8]

4) 공공의료 강화론의 대두

시장의 득세와 공공의 위축이 일방적으로 진행된 것은 아니다. 공공보건의료가 후퇴하면서 오히려 '공공의료 강화론'이 제기되었고, 과거부터 존재하던 보

---

8   2010~2011년에 논란이 되었던 「건강관리서비스법」은 '민간 독점'이 심화하는 경향을 나타내는 대표적 사례다. 이는 과거 공공부문이 맡던 만성질환의 예방 서비스를 민간기관도 제공할 수 있도록 한다는 안이다.

건의료의 문제점이 압도적인 민간 우위의 보건의료체계에서 비롯되었다는 인식이 퍼졌다. 김대중 정부의 공공부문 개혁조차 시장 강화의 이데올로기를 일방적으로 전파하는 것으로 끝나지 않았다. 공공부문 개혁을 말하는 순간 역설적으로 공공부문이 드러나는 것을 피할 수 없었고, 공공의 고유한 기능을 다시 정의해야 했다. 시장이 더 큰 권력을 가지는 쪽으로 힘의 관계가 바뀐 것이 공공부문의 본래 기능을 정의하는 계기가 되었다.

공공의료를 강화해야 한다는 주장이 비교적 체계를 갖춘 것은 1990년대 초부터이다. 전 국민 의료보험의 실시와 더불어 민간의료의 비중이 빠른 속도로 커지면서 공공과 민간이라는 하부 체계의 균형은 새로운 관심사가 되었다. 이러한 논의는 공공보건의료에 간여하던 일부 전문가와 1980년대 말부터 형성되기 시작한 보건의료운동이 이끌었다.

전문가의 주장으로는 오랫동안 공공보건의료 실무와 보건의료정책에 참여했던 김주환을 대표적 예로 꼽을 수 있다. 그는 1990년대 초 "민간 주도의 의료공급체제로서는 의료시설의 지역적 편재가 불가피"하고 "국민들의 높아지는 보건의료에 대한 다양한 욕구를 충족시켜줄 수 없을 것"이라고 주장했다(김주환, 1992). 또한, 이러한 인식을 바탕으로 "공공의료가 민간이 주도하는 의료를 보완하는 정도의 역할을 담당할 것인가, 또는 국민에 대해서 의료를 보장하기 위하여 공공의료로 하여금 의료공급의 주도적인 역할을 담당하게 할 것인가"를 물었다.

이와 함께 비슷한 시기에, 비록 보건의료운동의 범위를 넘기는 어려웠지만, 공공보건의료가 중요한 사회운동의 의제로 포착되었다는 점은 특기할 만하다. 보건의료운동을 표방하는 여러 단체가 모인 '건강사회를 위한 보건의료인 연대회의'의 공공보건의료 논의와 주장이 대표적이다. 이들은 "공공의료의 역할을 일부 취약지역과 사회계층을 대상으로 소극적으로 의료서비스를 제공하는 것으로" 생각하는 것을 비판하고, "공공의료기관의 획기적 확대를 위해 정부가 보다 구체적이고 직접적인 투자계획을 수립"할 것을 제안했다(건강사회를 위한 보건의료인 연대회의, 1992: 30~31). 이들은 정부와 민간, 그리고 다른 전문가들보다 좀 더 분명한 어조로 공공보건의료 강화를 주장했다. 공공과 민간부문을 막론하고 공공보건의료를 체계적으로 평가하고 대안적 방향을 제시한 것은 이 시기가 처음이다.

이로부터 일부 전문가와 보건의료운동, 사회운동을 중심으로 공공의료 강화는 보건의료체계 전반을 규정하는 중요한 정책적 지향으로 굳어진다. 공공보건의료가 체계를 갖춘 이념이나 철학까지는 아니지만, 공공-민간의 이념적 구도는 좀 더 뚜렷하게 되었다. 공공보건의료 주장을 더욱 강화한 계기가 된 것은 역설적으로 김대중 정부의 공공부문 개혁 시도였다. 보건진료소와 지방공사의료원이 '구조조정'의 일차적 대상이 되었고, 이해 당사자들은 공공보건의료의 논리로 여기에 맞서는 상황으로 발전했다.

지방공사의료원의 구조조정이 진행되면서 공공보건의료 강화는 노동운동과 결합한다. 지방공사의료원의 노동조합, 그리고 상급 단체인 병원산업노동조합은 공공보건의료의 논리를 기초로 반대운동을 펼쳤고, 노동운동, 시민사회운동, 보건의료운동과 연대하여 공공보건의료 강화를 내세웠다.

조직적인 동시에 상당한 영향력을 미쳤던 구체적인 사례로는 1999년에서 2000년 사이에 진행되었던 수원의료원 민간위탁을 반대하는 연대운동을 들 수 있다. 경기도가 1999년 10월 수원의료원의 민간위탁 방침을 발표하고 난 후 약 4개월 동안 의료원의 노동조합과 시민, 사회단체가 함께 조직적인 반대 운동을 전개했다. 이는 노동조합 외에도 지역의 20여 개의 단체가 참여한 것으로, 지방공사의료원의 개편 문제를 놓고 벌어진 사상 초유의 연대운동으로 기록되었다(김승환, 2000). 병원 노동운동에서 공공보건의료 강화는 가장 우선순위가 높은 의제의 하나가 되었고, 공공보건의료 강화 요구는 노동운동 전반으로 퍼졌다.[9] 2002년 이후에는 전국 단위 노동조합들이 일관된 요구로 공공보건의료의 확충을 주장하기에 이른다.[10]

---

9 보건의료산업노조는 2001~2002년의 짧은 기간에 지방공사의료원 역할 강화와 발전 방안(2001), 지방공사의료원의 구조조정 민간위탁 민간매각의 문제점과 노동조합운동의 대응방안 연구(2001), 국립대병원 공공성 강화 프로젝트 연구(2002) 등의 연구를 진행하고 보고서를 발간했다.

10 예를 들어 2002년 9월 전국민주노동조합총연맹이 펴낸 『건강보험개혁 요구안 해설』에는 공공

공공보건의료 강화는 '제도권' 밖에만 머무르지 않았다. 김대중 정부의 집권을 계기로 공공보건의료라는 의제 그리고 그것을 강화하자는 지향은 국가체계 내로 진입했다. 1998년 새정치국민회의가 만든『보건의료선진화 정책보고서』에 공공보건의료가 별도의 장으로 포함된 것은 이를 상징적으로 보여준다. 주로 전문가들이 참여하여 만든 정책안이지만, 적어도 공식적으로는 공공보건의료가 새 정부의 중요한 의제가 되기에 이른 것이다. 비슷한 맥락에서 2000년에는「공공보건의료에 관한 법률」이 제정되었고, 이 법에 근거를 두고 모든 공공보건의료기관의 장은 공공보건의료계획을 수립하도록 의무화되었다. 법률과 계획 수립이 실질적인 변화나 효과로 바로 이어진 것은 아니었으나, 공공보건의료가 법률적·정책적·행적적 지위를 공식화한 것은 의미가 크다. 노무현 정부역시 마찬가지였다. 성취되지는 못했지만, 공공병상의 비중을 30%까지 올리겠다는 것을 공약으로 제시할 정도였다.

공공보건의료 강화론은 규범적이고 이념적 성격이 없지 않았지만, 어느 정도까지는 대중과 여론의 우호적 태도를 바탕으로 한 것이었다. 1990년대 후반 이후 공공보건의료의 정치적·사회적 토대가 취약했다는 것을 고려하면, 이 의제가 넓은 대중적 기반을 확보한 것은 주목할 만하다. 한편으로는, 2000년대부터 한국 보건의료의 여러 문제점이 드러나기 시작했고, 그것을 민간보건의료가 지나치게 큰 비중을 차지한 결과로 이해했다는 점에서 이해할 수 있는 인식이다.

2002년 보건의료노조가 시행한 여론조사의 응답 결과는 이런 대중적 인식의 일단을 보여준다(보건의료노조, 2002), 이 조사에서 응답자의 89.4%는 전체 의료기관 중 공공의료기관이 차지하는 비중이 미국 수준인 30% 이상이 되어야 한다고 응답했다. 유럽 수준인 80% 이상이 좋다고 응답한 비율이 25.2%에 그친 것으로 보아 전체 체계로서 공공보건의료체계를 지지한 것은 아니지만, 어느 정도 공공보건의료기관이 필요하다고 생각하는 것은 분명하다.

이런 우호적 여론은 지나친 민간 의존이 여러 가지 병폐를 낳는다고 생각한

의료 강화가 요구안에 포함되어 있다.

반작용일 가능성이 크다. 즉, 비용부담, 상업화, 영리추구, 불신 등이 모두 민간 의료에 투사된 것이라고 할 수도 있다. 공공보건의료가 추상적인 수준일망정 민간 주도 의료의 부정적 측면을 보완 또는 견제하는 대안으로 수용된 것이다.

3. 평가와 전망

제도권과 비제도권 모두에서 공공보건의료 강화는 현재까지도 여전히 중요한 정치적·정책적 의제다. 문제는 노무현 정부의 30% 공공병상 공약이 무력해진 후 공공보건의료 강화가 무엇을 뜻하는지 그리고 어떻게 성취할 수 있는지 적극적 대안이 명확하게 드러나지 않는다는 점이다. 영리병원, 의료산업화, 한미 자유무역협정FTA 등에서 보듯이, 시장, 영리, 민영화 등에 반대하는 대항 개념으로서 의의는 분명하지만, 적극적 대안으로서 어떤 체계와 원리를 가져야 하는지 여전히 모색하고 실험하는 과정에 있다.

한국의 보건의료는 정부 수립 초기에 국가 부재 상태와 1960년대 이후 발전국가를 거치면서 주로 민간자원에 의존하는 시장체계의 기반을 구축했다. 공공보건의료는 저발전 상태가 지속되었고 대중의 불신과 국가 개입의 회피가 악순환의 고리를 만들었다. 이러한 상태에서 의료보험과 의료보호제도의 실시는 공공보건의료를 보건(의료를 제외한 개념)과 일부 취약계층의 진료를 담당하는 후진적이고 주변적인 기능으로 밀어냈다. 결정적으로는 1990년대 말 이후 신자유주의적 공공개혁이 본격화되고 의료자본이 성장하면서 공공부문이 오히려 민간에 종속되는 불균형 상태가 시작된다. 그 반작용으로 1990년대 초반부터 공공보건의료 강화의 이념과 운동이 촉발되었다. 2000년대부터 부분적으로는 국가권력 내부까지 진출했으나, '대항' 권력은 민간이 공공을 압도하고 침입하는 체제의 권력관계를 바꾸지 못했다.

한국의 공공보건의료는 정부 수립 후 외부의 정치적·경제적 요인에 결정적 영향을 받으면서 저발전과 후퇴를 거듭했다. 현재 나타나는 공공보건의료의 취약함은 그동안 거쳐온 경로의 결과이자 하나의 종속변수라고 해야 한다. 이는 발전국가적 자본주의를 주어진 것으로 전제하는 한에서는 공공보건의료의 저발전이 피하기 어려운 결과였다는 것을 뜻한다. 이런 관점에서는 내재적 요인을 바꾸는 것만으로는 공공보건의료의 저발전 경로를 수정할 수 없다는 결론에 이른다. 공공보건의료 또는 보건의료의 공공성을 강화하는 기획은 보건의료 내부 요인을 바꾸는 데 그치지 않고 국가와 시장 전체를 포괄하는 자본주의 국가 체제의 개혁과 밀접한 관련이 있다.

첫머리에서 전제한 것과 마찬가지로, 이상의 분석은 공공성의 다양한 차원 중에 비교적 가시성이 뚜렷한 공공보건의료만 다룬 것이다. 명확하게 구분되고 변화를 추적하기 쉽다는 장점이 있지만, 공공성이 포괄하는 의미 일부만 분석한 것은 분명한 한계이다. 민간과 비영리 부문은 당분간 공적 주체에서 제외되어야 하겠지만, 이들이 과정과 내용의 공공성에서도 배제되는 것은 아니다. 보건의료에서의 협동조합운동이 대표적으로 여기에 해당한다. 반대로 공공보건의료기관은 주체를 기준으로 한 공공성에는 해당하지만, 내용에서도 저절로 공공성을 보장하는 것은 아니다. 즉, 개방성과 민주적 참여, 투명성, 공익의 지향 등 과정과 내용의 공공성은 주체의 공공성 개념에서는 잘 드러나지 않는다. 이처럼 공공성 개념을 확장했을 때 정부 수립 후 한국의 보건의료가 어떻게 변화·발전했는지를 추적하는 것은 다음 과제로 남긴다.

보건의료는 자본주의 국가체계에서 비교적 주변부적 성격을 보이고, 다른 분야와 비교하여 정책 또는 관료의 자율성이 상대적으로 더 크다. 이런 특성은 비슷한 자본주의 국가체제 사이에도 보건의료정책의 경로가 다를 수 있다는 것을 뜻하는 것으로, 선진 자본주의 국가인 영국에서 공영의료체계(국가보건서비스)를 수립할 수 있었던 것이 이를 설명하는 대표적 예에 속한다. 한국에서도 의료보험 실시에 맞추어 역사적 궤도trajectory를 수정할 계기가 전혀 없었던 것은 아니다. 특히 1970년대 말의 정치적 상황과 권위주의 정권의 정책결정 방식으로 볼 때 이런 가능성을 터무니없는 상상이라고만 할 수 없다. 더 상세한 수준에서 정책결정과 집행의 관련 요인을 분석할 수 있으면, 완고하게 지속하는 공공보건의료의 저발전을 더 풍부하게 설명하고 이해할 수 있을 것이다. 이러한 중간meso 단계의 분석 또한 앞으로의 과제로 미룬다.

제18장
공공보건의료정책

대부분 보건의료정책은 공적 성격을 포함하고, 더구나 '공공'을 앞에 붙이면 더 말할 나위도 없다. 공공보건의료정책을 두고 공공성을 말하는 것은 동어반복이거나 중언부언이 되어 아무 의미가 없을지도 모른다. 이 글이 다루는 공공보건의료정책은 당연히 이보다는 현실적이고 실용적이어야 한다. 여기서 공공보건의료정책이란 넓은 의미의 공공정책 모두를 포함하기보다 공공보건의료와 공공성에 직접 관계 있는 것으로 한정하는 것이 합리적이다.

공공(성)의 범위를 정하는 문제는 다른 논의에서 다루었으므로, 여기서 공공성의 관련성은 원칙적으로 이 책 전체 논의의 흐름을 따른다. 공공보건의료정책에는 건강형평성 정책을 포함해야 하고, 당연히 사회적 결정요인도 뺄 수 없다. 과정의 공공성을 주장한 만큼, 정책을 형성하고 결정하는 과정에서 공적 가치가 어떻게 관철되었는지도 중요한 요소이다.

어려운 문제는 정책의 주체를 어떻게 규정할지 하는 것으로, 이는 정책을 전통적으로 정부의 직접 행동으로 규정했던 데서 연유한다. 정책의 주체를 넓게 이해하면 국가와 정부의 범위를 넘을 수 있지만, 보통은 넓은 의미의 정부가 수행하는 권위 있는 결정이라고 정의한다. 비정부 부문과 민간의 활동은 대부분 제외된다.

정책을 좁게 규정하면 실용성과 한계가 동시에 나타난다. 정책의 개념과 범위가 명확하고 따라서 분석과 평가도 상대적으로 쉽다. 정책을 정부의 행동으로 규정하면, 다른 주체(비정부 부문)는 정책 주체가 아니라 정책에 영향을 미치는 고려사항 또는 효과변경 인자effect modifier가 된다. 분석과 평가는 정부의 구조, 결정, 행위에 집중된다.

한계도 같은 이유에서 나오는데, 정부를 중심에 놓으면 다른 요인이나 주체는 소극적이고 수동적인 위치를 벗어나기 어렵다. 정책 과정에서 효과변경 또는 영향이 있었다 하더라도, 흔히 의견을 들은 정도에 지나지 않는다. 참여라는 흔한 표현부터 핵심(뼈대)은 그대로 유지되고 다른 주체의 역할은 그것에 간접적인 영향을 미칠 뿐이라는 인상을 준다.

사회변화와 관련된 모든 행동과 결정을 기존의 정책 개념으로 포괄하는 것도 다른 의미에서 쉽지 않다. 굳이 정책이라는 기존의 개념과 이해를 확장할 필요가 있느냐는 반론이 설득력이 있다. 여기서는 기존 정책 개념에 정부 중심성이 나타나는 것을 인정하면서 동시에 그 한계를 고려하고자 한다. 정부 당국의 의사결정이라는 것을 수용하면서도 아울러 다른 실천 주체의 역할과 중요성을 충분히 그리고 정확하게 반영하자는 것이다. 비정부 주체들은 단지 정부의 정책에 반응하거나 부분적으로 영향을 미치는 행위자가 아니라, 정부와 함께 정책을 형성하고 결정하는 또 다른 중심 주체로 이해되어야 한다.

1. 정책 과정의 공공성: 참여를 중심으로

정책 과정은 정책학 이론의 중심을 차지하는 개념이지만, 여기서는 엄격한 학술적 의미보다는 정책이 논의되고 결정되며 실천되는 틀을 뜻한다. 굳이 정의하자면 정책의 내용과 짝을 이룬다는 뜻에서 '과정'이라는 말을 쓰려고 한다. 정책학 개념의 정책 과정과 많은 부분이 겹칠 수 있으나, 그 틀을 그대로 따르지 않는다는 것을 강조한다.

공공성은 추상적 개념이나, 정책 과정의 공공성을 느슨하게 정의하는 것은 그리 어렵지 않다. 어느 정도까지는 암묵적인 동의가 있기 때문인데, 일반적으로 참여, 개방성, 투명성, 책임성(책무성), 공정성 등을 중요한 요소로 꼽는다. 보건의료정책에서도 이들 요소가 특별히 다른 의미로 쓰이는 것은 아니라고 보고, 자세한 설명은 생략한다. 다만, 과정의 공공성이 어떤 의미가 있는지는 앞서 논의한 내용을 참고하기 바란다(제6장 참조).

한국에서 과정 관점에서 보건의료정책의 공공성을 논의한 경험은 많지 않으며, 다른 정책과 비교해도 축적된 논의와 지식이 상대적으로 부족하다. 예를 들어, 보건의료정책 중 정치적이고 사회적 성격이 강한 건강보험 정책에서도 과정의 공공성보다는 재정이나 급여와 같은 내용에 관심이 집중된다. 정책 과정보다 내용이 중심이 되는 것은 건강과 보건의료 결과가 사람들의 일차 관심사인 데다, 전문성과 전문가 권력이 크게 작용해 공공성의 다른 요소들 ─투명성, 개방성, 공정성 등─ 을 압도하기 때문이다.

공공성을 구성하는 요소 중 보건의료에서 그나마 경험이 많은 것이 참여이다. 이 또한 보건의료의 특성과 관계되는데, 정보 격차와 전문가주의가 의사결정의 권력관계에 큰 영향을 미친다는 특성이 오래전부터 참여(주로 개인 차원에서의 환자참여)의 의미와 중요성에 주목하게 한 핵심 요인이다. 참여가 개방성, 투명성, 책임성, 공정성 등의 다른 공공성 요소와 상관성이 있는 점도 중요하다. 이런 배경에서 이 장에서 논의하는 보건의료정책의 과정적 공공성은 주로 참여에 초점을 맞추기로 한다.

결론부터 먼저 말하면, 한국의 보건의료정책에서 참여는 추상적이고 규범적 수준을 벗어나지 못한다. 이런 평가조차 과장이라 말하는 이들은 정책 관련자나 대중이 이 주제에 아예 관심이 없으며, 따라서 의제도 되지 못한 상태라고 주장한다. 아마도 이런 평가가 정확하겠지만, 중요한 것은 변화와 추세다. 부분적이나마 다양한 논의와 실험이 이루어지고 정책 참여자의 관심도 커지는 것이 분명하다. 예를 들어, 몇 년 전부터 서울특별시가 추진하는 보건지소 설치 계획에는 아예 참여형 보건지소라는 이름이 붙어 있다.

더 자세한 설명을 하기 전에 참여의 개념을 가능한 한 명확하게 해둘 필요가 있다. 상세한 논의는 다른 장으로 미루지만(제27장 참고), 개념 규정이 참여의 현실과 과제를 이해하는 공통의 기반이기 때문이다. 참여가 복합적이고 이질적 개념이라는 점을 먼저 지적해야 하는데, 이는 내용 이전에 여러 가지 참여를 구분하고 경계를 설정하는 것에서 출발해야 한다는 뜻이기도 하다. 참여 그 자체보다는 여러 가지 참여의 방식과 수준이 중요하며, 이 두 가지가 밀접한 관계에 있으면서 참여 개념을 구성한다.

참여의 수준과 방법을 구분한 이론으로는 안스타인Sherry R. Arnstein이 제시한 참여의 단계(사다리)가 유명하다(Arnstein, 1969). 가장 높은 수준에 있는 참여 방법은 시민의 통제이고 그 아래 단계가 권한위임인데, 시민의 통제란 평범한 시민이 의사결정의 주도권을 가지거나 관리의 권한을 갖는 것을 가리킨다. 낮은 단계에는 (낮은 순서부터) 조종manipulation, 치료therapy, 정보 제공informing 등이 있다.

OECD는 제도적 요인을 고려하여 이 모델을 조금 수정했다(Organisation for Economic Co-operation and Development, 2002: 15~16). 참여의 맥락을 구성하는 제도(틀)에 따라 참여가 여러 모습으로 나타난다고 보고, 그 수준은 각각의 맥락에서 드러나는 특성을 기준으로 평가한다.

참여가 일어나는 네 가지 틀은 권위, 정보, 참여 범위, 의견수렴 방식 등이다. 권위를 기준으로 하면, 시민이 제안할 수 없을수록 참여 수준이 낮고 시민만 제안할 수 있으면 참여 수준이 높은 것으로 분류한다. 의견수렴 방식에서는 외부 전문가가 주도적 역할을 하면 참여 수준이 낮은 것이고 공동체의 토론을 거쳐 합의로 결정하면 참여 수준이 높다. 정보에 접근할 수 없고 정보 수집에 지원을 받지 못할수록 참여 수준이 낮으며, 일반인이 의사결정 과정에 접근하기 어려울수록 범위 측면에서 참여 수준이 낮은 것이다.

1) 지역주민의 참여

정부 부문에서 주민이 참여하는 것은 주로 위원회 등을 통한 형식이 많다. 예를 들어, 「지역보건법」이 규정한 '지역보건의료심의위원회'가 대표적인 주민참여 형식이다. 2019년 현재 「지역보건법」 제7조 3항은 "시장·군수·구청장은 해당 시·군·구 위원회의 심의를 거쳐 지역보건의료계획을 수립한 후 해당 시·군·구 의회에 보고하고 시·도지사에게 제출하여야 한다"고 규정하고, 제6조 3항은

"위원회의 위원은 지역주민 대표, 학교보건 관계자, 산업안전·보건 관계자, 보건의료 관련 기관·단체의 임직원 및 관계 공무원 중에서 해당 위원회가 속하는 지방자치단체의 장이 임명하거나 위촉한다"라고 되어 있다. 제6조 1항에 규정된 이 위원회의 업무는 다음과 같다.

지역보건의료에 관한 다음 각 호의 사항을 심의하기 위하여 특별시·광역시·도(이하 "시·도"라 한다) 및 특별자치시·특별자치도·시·군·구(구는 자치구를 말하며, 이하 "시·군·구"라 한다)에 지역보건의료심의위원회(이하 "위원회"라 한다)를 둔다.

1. 지역사회 건강실태조사 등 지역보건의료의 실태조사에 관한 사항
2. 지역보건의료계획 및 연차별 시행계획의 수립·시행 및 평가에 관한 사항
3. 지역보건의료계획의 효율적 시행을 위하여 보건의료 관련 기관·단체, 학교, 직장 등과의 협력이 필요한 사항
4. 그 밖에 지역보건의료시책의 추진을 위하여 필요한 사항

구조로만 보면 지역주민의 참여가 어느 정도 가능한 것처럼 보이지만, 참여는 구조나 형식보다 실제 운영과 내용이 중요하다. 대체로 지금 볼 수 있는 정책 과정 참여는 형식적이고 피상적이며, 양도 빈약하다. 서울의 한 자치구가 2014년에 만든 지역보건의료계획서를 보면 상황을 짐작할 수 있다(당시 법은 2019년 기준과 다르며, 위원회 이름도 '지역보건의료계획심의위원회'였다). 심의위원회의 위원 16명 가운데 공무원이 6명이고 구의원이 2명, 교수가 3명이며, 나머지는 지역 의사회장, 치과의사회장, 한의사회장, 약사회장, 건강보험공단 지사장 등이다. 게다가 위원장은 부구청장, 부위원장은 보건소장이 맡았다. 지역에서 거주하거나 일하는 주민은 사실상 한 명도 없는 셈인데, 그나마 이 위원회 활동은 계획을 단 한 차례 심의하는 것으로 그쳤다.

주민이 직접 참여할 수 있는 구조와 기회가 전혀 없었던 것은 아니다. 앞서 예로 든 이 구는 계획을 작성하는 과정에서 주민 600명을 대상으로 설문조사를 했고, 만들어진 초안을 2주간 공람하기도 했다. 안이 구의회에 제출되어 심의를 거치는 것도 일종의 주민참여라고 할 것이다. 당시 이 구는 계획을 '행정복지위

원회'에 제출하여 심의하고, 원안대로 가결한 것으로 되어 있다.

서울에 있는 한 구를 예로 들었지만, 이런 상황은 전국적으로 비슷하다. 지역보건의료심의위원회만의 문제도 아니며, 위원의 구성이나 기능, 활동 내용, 결과 등이 모두 '대동소이'라고 할 것이다. 규정만 있고 전혀 운영되지 않는 경우도 많다. 지역의 특성상 비공식적으로 의견을 수렴하고 정책에 반영한다는 반론이 있을 수 있으나, 비공식이 공식 부문 이상으로 작동한다는 근거가 없다. 지방정부가 비공식적으로 의사회나 약사회, 기업 등과 교류하고 의견을 주고받는 일은 많은 것이 사실이나, 이는 대체로 이익단체의 요구나 의견 수준을 넘지 못한다. 원칙적으로 이익단체도 정책 과정에 참여할 수 있지만, 현재와 같은 개입과 영향을 지역 또는 지역주민의 참여라고 하기는 어렵다.

참여의 부진은 실제 지역사회를 대상으로 한 실증 연구에서도 드러난다. 박유경 등의 연구에 따르면, 서울시의 구에서 일어나는 보건의료정책 결정과 집행은 대체로 구청과 보건소로 대표되는 공공부문을 벗어나지 못했다(Park et al., 2014). 참여는 지엽적이고 부분적이었으며 아직 형식과 수사를 벗어나지 못하는 수준이다. 참여를 기본 취지로 하는 지역사회 건강증진사업에서도 의미 있는 수준에서 참여가 일어난다고 보기 힘들다(김새롬, 2019).

지역에서 보건의료정책은 공식 부문, 특히 관료의 독점을 벗어나지 못했으며, 실천은 참여에 필요한 구조도 충족하지 못할 정도로 낮은 수준인 것으로 보인다. 지역주민이 주도하는 사안들도 정책을 형성하거나 정책에 영향을 주는 수준이라 하기 힘들다. 참여를 기준으로 평가한 보건의료정책의 공공성은 어느 정도 틀만 갖춘 상태에서 실질은 제대로 작동하지 않는 수준에 머물러 있다.

한두 가지 요인만으로 현재 상황을 설명하기는 어려우나, 원인이 보건의료 내부와 공공부문 내부에 한정되지 않는 것은 분명하다. 보건의료를 넘어 대부분 영역에서 참여 수준이 낮은데, 이는 지역 정치와 민주주의 역량이 그만큼 허약하다는 것을 뜻한다. 보건의료 또한 보편적 상황을 벗어나지 않는 데다, 이 분야는 전문성과 정보 격차 때문에도 주민참여가 쉽지 않다. 정부와 공공부문 내부의 인식이나 제도만 문제가 아니라, 참여에 필요한 전반적인 역량을 어떻게 증진할 것인지가 과제로 남는다.

2) 건강보험

건강보험체계에도 앞서 설명한 것과 비슷한 참여 구조가 있는데, 「국민건강보험법」 제4조 조항에 규정된 '건강보험정책심의위원회'(이하 '건정심')가 그것이다. 보건복지부 장관이 임명 또는 위촉하는 위원은, 근로자 단체와 사용자 단체가 추천하는 각 2명, 시민단체, 소비자 단체, 농어업인 단체, 자영업자 단체가 추천하는 각 1명, 의료계를 대표하는 단체와 약업계를 대표하는 단체가 추천하는 8명, 중앙 행정기관 소속 공무원 2명, 국민건강보험공단 이사장과 건강보험심사평가원 원장이 추천하는 각 1명, "건강보험에 관한 학식과 경험이 풍부한" 4명 등으로 되어 있다. 또한, 같은 법 제34조는 건강보험공단 안에 '재정운영위원회'를 두고 보험재정에 관련된 사항을 심의·의결하도록 규정했다. 이 위원회는 직장 가입자를 대표하는 위원 10명, 지역 가입자를 대표하는 위원 10명, '공익'을 대표하는 위원 10명으로 구성된다. 이 밖에도 정부나 다른 공공기관의 참여 구조와 비슷한 여러 위원회가 구성되어 있다.

앞서 설명한 정부나 공공기관과 비교하면 건강보험의 참여 구조에서는 실질적인 참여가 비교적 활발하다. 건정심의 결정을 분석한 최희경은 현재 작동하는 참여를 다음과 같이 요약했다(최희경, 2007).

> 보험 가입자들이 수가결정 과정에 가입자 대표로 공식적·제도적으로 참여하게 된 것은 주목할 만한 변화이며 현재의 삼자 구도 결정 틀과 주체들 간의 동수 인원비율을 변경시키기는 상당 기간 어려울 것으로 판단된다. 수가협상에서 제시되는 수치들 이면에는 각 단체의 기본 가치와 명분이 자리하고 있으며 이를 추구하는 데 다양한 전략이 동원되고 있었다. 객관적인 자료와 합리적 기준은 단체 간의 불신으로 제대로 생성·활용되지 못하고 있으며 정치적 합의나 표결이 중요한 해결책이 되고 있다. 정부는 공급자와 가입자 간의 중재자나 조정자 이상의 역할을 하고 있지만 특정한 정책목표와 가치를 달성하기 위해 내용적으로까지 상황을 주도하는 것에는 이르지 못하는 것으로 판단된다.

정부 역할의 한계를 지적하고 있지만, 다른 시각에서 보면 가입자 대표가 실질적인 역할을 하면서 의사결정 과정에 권력을 행사한다는 것을 뜻한다. 건강보험 정책결정에 대한 참여가 상대적으로 활발한 데는 건강보험이 전체 인구를 모두 포괄하고 모두 보험료를 내는 당사자라는 점, 보험료를 매개로 경제적 이해관계가 걸려 있는 점, 위원회 결정이 상당한 구속력을 발휘함으로써 참여의 '효능감'이 높은 점 등이 작용하는 것으로 추정한다.

참여의 경험이 역사적으로 축적되어 현재까지 영향을 미치는 점이 핵심 요인일 수도 있다. 체계적 분석은 없으나, 건정심이 작동하기 시작한 2000년 이전의 두 가지 경험이 건정심에도 영향을 미친 것으로 보인다. 하나는 건강보험 통합 전에 분산되어 있던 보험조합들이 한정된 범위 안에서나마 자체적으로 보험료를 결정한 경험이 있었다는 사실이다. 분산된 보험조합에 여러 당사자가 참여했으므로, 통합된 이후에도 가입자가 비슷한 구조와 운영을 요구하고 정부도 이를 쉽게 받아들였을 수 있다. 또 다른 경험은 건정심의 모태가 된 건강보험 통합이 노동과 농민, 소비자 등 여러 이해 당사자의 요구와 참여, 운동을 기반으로 했다는 점이다. 새로운 체계와 거버넌스를 만들면서 어느 때보다 참여의 기운이 강했고, 법 제정에도 알게 모르게 이런 시대적 환경이 작용했을 가능성이 크다.

최근 시도된 시민참여형 보험급여 우선순위 결정도 주목할 만하다(권순만 외, 2012). 2012년 건강보험공단이 최초로 시민위원을 선발한 후 심의 과정을 통해 급여의 우선순위를 정하게 했고, 2013년과 2014년에도 같은 과정을 진행했다. 건강보험심사평가원도 2014년 비슷한 과정을 만들어, 참여형 결정이 건강보험 전반으로 확산하는 경향을 보인다.

시민참여 방식에서 시민은 심의와 권고를 하지만 정책을 결정하는 권한은 없다. 시민을 훈련하는 의미를 빼면 단순한 자문이나 의견수렴과 어떤 차이가 있는지 분명하지 않고, 초기 실험 과정이어서 실제 참여가 일어나는지 또 그럴 가능성이 있는지 판단하기도 이르다. 이와 비교하여 정책 과정에 참여를 제도화하는 것은 중요한 장점이자 가능성이다. 초기 실험 단계이긴 하지만, 숙의민주주의와 참여의 가능성을 모색함으로써 건강보험 정책의 공공성을 강화하는 의미가 있다.

3) 정부의 보건의료정책

중앙정부와 지방정부를 가릴 것 없이 정책 과정의 공공성은 자세하게 논의할 만한 것이 많지 않다. 앞서 지역주민의 참여가 얼마나 형식적으로 이루어지는지 살펴봤지만, 대부분 정책결정 과정에서 참여는 정당화 또는 '수사rhetoric' 차원을 넘지 못한다. 정당화란 정책의 검토와 결정을 관료가 독점하지 않고 이해 당사자나 전문가, 공익의 대표자와 공유했다고 내세우는 것을 말한다.

정당화는 정책결정 주체의 책무성과 깊은 관계가 있다. 지역주민이나 시민이 정책 과정에 참여하여 형식적이나마 의사결정에 영향을 미치면, 그리고 그것이 정당한 것으로 인정되면, 정책의 책무성은 그만큼 분산된다. 행정부와 관료가 모든 책임을 질 필요가 없고, 주민이나 시민참여자는 책무성까지 공유해야 한다.

낮은 참여 수준은 보건의료 영역에만 보이는 현상이 아니다. 2006년 한 국가 연구기관은 지방행정에서 주민참여의 수준이 '보통'이라고 했지만(조석주·강인성, 2006), 이를 그대로 받아들이기는 어렵다. 이 연구는 역대 어느 정부보다 참여를 강조한 시기를 대상으로 한 것으로, 그 뒤에는 위원회 등을 통한 간접적이고 낮은 수준의 참여조차 크게 약화했다.

4) 정치적 참여

여기서 말하는 정치적 참여는 정치 행위를 통해 건강이나 보건의료정책에 영향을 미치는 것을 가리키는 것으로, 직접 참여(정당, 선거 등)와 정치나 정치인에 대한 간접적 압력을 모두 포함한다. 방법에 무관하게 정치적 참여로 보건의료 정책에 영향을 미치는 일은 매우 드물다. 가장 중요한 이유는 정치 행위와 보건의료정책 사이의 연결이 느슨한 것으로, 대통령이나 국회의원 선거에서 건강이나 보건의료정책이 핵심 쟁점이 된 예가 거의 없을 정도다. 보건의료정책에 대한 정치적 참여나 정치화는 그만큼 어렵다.

거의 유일한 예외가 이른바 '무상의료' 정책이다. 이 정책은 1992년 대통령 선거에서 백기완 후보가 처음 공식화했고(민중대통령후보 백기완 선거대책본부,

1993: 94), 민주노동당이 2002년 대선 공약에 포함하면서 본격적 의제가 되었다. 당시 민주노동당의 정책부장이던 박창규는 무상의료 공약을 다음과 같이 설명했다(박창규, 2002).

> 민주노동당은 무상의료와 무상교육에 대한 구체적인 상을 제시할 것이다. 현재 의료 비할인제도에 불과한 의료보험제도를 근본적으로 개혁해서 의료보험 급여항목을 확대하고 50%를 넘는 의료비 본인부담 비율을 대폭 낮춰 의료서비스의 공익적 기능을 회복할 것이다. 주민 5만 명당 1개소 이상 주민건강센터를 확충하고, 지역거점별 공공병원 설립 등 공공의료기관을 확대하며, 저소득층과 노인들에 대한 무상의료서비스의 시행 등 단계적인 무상의료를 실현해나갈 것이다.

이로부터 무상의료가 진보 정당들의 핵심 주장이 된 것은 잘 알려진 사실이다. 2000년대 후반 이후에는 진보 정당뿐 아니라 야당에까지 영향을 미쳤다. 여러 시민단체와 사회운동도 논의에 참여했고, 이에 반대한 정당, 단체, 의료단체까지 의견을 내야 할 정도로 공론장이 커졌다(김한나 외, 2011). 의견이 다양하고 참여 방법이나 수준도 일관되지 않으나, 내용과 결과에 무관하게 보건의료정책이 정치 참여의 대상이 된 드문 사례이다.

5) 사회운동으로서의 참여

'사회운동으로서의 참여'는 앞서 열거한 참여와 같은 기준으로 구분할 수 있는 것이라기보다는 다른 참여와 보완적으로 작동한다는 편이 맞을 것이다. 특히, 지역주민의 참여는 사회운동과 여러 측면에서 관계가 긴밀하다. 주체로서의 사회운동을 구분한 것은 주체 그 자체보다는 참여의 의미를 명확하게 하는 데 도움이 되기 때문이다.

공공보건의료와 연관된 사회운동은 주체에 따라 다양하게 나뉜다. 가장 쉽게 구분할 수 있는 형태는 보건의료 영역 안에서 조직되는 운동이다. 보건의료인들의 사회운동이 공공보건의료를 강화하자는 주장에 이르게 된 경과는 바로 앞장에서 역사적 경과를 설명했다. 1990년대 초반, 보건의료운동을 표방하는 여러 단체가 모인 '건강사회를 위한 보건의료인 연대회의'는 "공공의료의 역할을 일부 취약지역과 사회계층을 대상으로 소극적으로 의료서비스를 제공하는 것으로" 생각하는 것을 비판하고, "공공의료기관의 획기적 확대를 위해 정부가 보다 구체적이고 직접적인 투자계획을 수립"할 것을 주장했다(건강사회를 위한 보건의료인 연대회의, 1992: 30~31). 보건의료운동은 전문가와 사회운동, 노동운동과 연합하여 계속 공공의료 강화를 지지하고 옹호하는 역할을 했다.

지역에서 공공의료기관을 설립하자는 운동은 좀 더 적극적인 참여의 예로, 성남시와 대전광역시의 공공병원 설립 운동이 대표적이다. 앞서 설명한 사회운동이 주로 전국적 차원에서 보건의료 전문인들이 중심이 된 것이었다면, 지역의 운동은 일반 주민과 사회운동의 역할이 더 크다. 성남시에서 시립병원 설립운동을 할 목적으로 조직한 연대 단체는 이 운동의 특징을 다음과 같이 설명했다(김현지, 2006).

1) 사업 전 과정에서 시민들의 자발적 참여에 의한 진행

① 주민발의 조례제정 운동 진행

시립병원을 설립하기 위해서는 다양한 방법이 있으나, 다소 어렵고 더디더라도 시민 스스로 주체가 되어 지역의 문제를 해결하고자 '주민발의 조례제정' 운동을 전개했다.

② 시민참여 성금에 의해 사업 진행

문제 발생 시점부터 조례제정까지 만 3년의 시간 동안 사업에 들어간 모든 비용을 시민들의 자발적 성금과 시민참여 재정사업 등을 통해 스스로 해결했다. 물론 참여단체들의 사업비용 분담도 있었지만 거리 캠페인 등 행사에서의 시민들의 자발적 성금은 물론이고, 일일주점 등 재정사업에 있어서도 시민단체 회원이 중심이 아니라 동네 주민들이 함께 사업을 진행해갔다.

2) 주민밀착형 사업 진행

① 동별 주민간담회 진행

첫 주민발의 사업을 진행할 당시에는 일요일을 제외한 매일 저녁, 성남 24개 모든 동에서, 각 동의 노인정, 복지회관 등에서, 그 동네 주민들과 그 동네 시의원을 모시고 지역 현안을 공유하고 함께 해결해가기 위해 주민간담회를 실시했다. 이후에도 사업 시기별 지속적인 동별 주민간담회를 진행했다.

② 동별 시립병원추진단 구성

동별 간담회를 통해 각 '동별 시립병원추진단'을 구성하고, 동네 주민들을 추진단장 등으로 위촉해 주민들 스스로가 사업의 주체가 될 수 있도록 노력했다. 이에 각 동별 5~10명으로 동추진단 임원진을 구성, 총 200여 명의 시민대표단이 이후 주민발의 서명, 시의회 방청 등 사업에 지속적으로 함께했다.

③ 사업 진행 전 과정을 시민과 공유

동별 주민간담회 이외에도 사업 진행 상황에 대한 소식지를 제작하여 발송했고, 안내 포스터 동네 부착, 골목 차량홍보 방송, 여러 번의 시민 한마당 등 행사를 통해 사업 진행 전 과정을 지속적으로 시민들에게 보고, 공유했으며 이후 사업 참여를 유도했다.

(후략)

성남시의 운동에는 초기부터 서로 성향을 달리하는 많은 단체가 참여했다. "지역 제 시민사회단체는 물론이고 관변 단체, 정당, 시의원 등 정치인, 종교계, 학계 등에 시립병원 설립을 위한 공동사업을 제안, 조직해 추진"했다. 참고로 2006년 연대 단체에 참여한 조직은 다음과 같다. 특전사동지회나 향우회, 진보 정당과 노동조합 등 참여의 폭이 넓고 다양한 것을 알 수 있다.

강원도민회, 건강사회를위한약사회, 경기도민회, 경기도장애인정보화협회성남시지회, 경원대총학생회, 대한성공회성남교회, 모란상인회, 민족통일성남시협의회, 민주노동당성남 수정·수정·중원지구당, 민주노총성남광주하남지구협의회, 보건의료노조경기지역본부, 분당청년회, 분당환경시민의모임, (사)민족예술인연합성남지부, 서고총동문회, 성남KYC, 성남NCC인권위원회, 성남경기도의원연합, 성남동성당, 성남문화연구소, 성남민중교회연합, 성남분당구사암회, 성남새정치연구소, 성남참여자치시민연대, 성남시약사회, 성남시영남향우회, 성남여성의전화, 성남YMCA, 성남외국인노동자의집, 성남청년대학, 성남청년정보문화센터, 성남청년회, 성남청년회의소, 성남환경운동연합, 성일남고,성일남중학교, 성일여고, 성일정보고등학교, 성일중학교, 성일고총동문회, 성남특전사동지회, 성남미래포럼, 성남미래연구소, 소비자문제를연구하는시민의모임, 신구대학총동문회, 우리마당, 원불교성남교당, 이우학교, 이북5도민회, 전국건설산업연맹수도권협의회, 자주여성회, 주민교회, 주민신용협동조합, 충청향우회, 터사랑청년회, 푸른학교, 풍생고총동문회, 한국노총성남광주하남지역본부, 함께하는 주부모임, 호남향우회, 환경살리기실천중앙연합, 전교조성남지회, 참교육학부모회, 참사랑복지회, 성남문화연대, 주민생협

참여의 관점에서도 성남시의 시립병원 사례는 주목할 만하다. 많은 단체가 참여했고 범위가 넓은 것과 더불어 비교적 높은 수준의 참여가 일어났다는 점이 중요하다. 참여가 활성화된 이유와 결과와의 연관성은 별도로 분석되어야 하겠지만, 성남시 시립병원 사례는 이와 무관하게 사회운동을 통한 공공보건의료정책의 참여 가능성을 보인 대표적 사례로 남을 것이다.

2. 정책 내용

글의 도입부에서 지적한 것처럼 공공성과 전혀 관계없는 정책은 찾기 어렵다. 이 점을 고려하여 여기서는 좀 더 직접적으로 공공성 또는 공공보건의료와 관련된 정책을 중심으로 내용을 살펴보고자 한다. 정부와 국가뿐 아니라 여러 비정부-비국가 행위자도 정책 주체가 될 수 있다는 것을 다시 강조한다.

1) 정책의 구조와 제약조건

'구조'라는 조금 모호한 용어를 쓴 이유는 개별 정책에 영향을 미치는 조건과 환경을 강조하려는 것이다. 개별 정책의 특성은 자체 논리로 설명할 수 있는 부분이 작고 결국 핵심은 큰 틀을 벗어나지 못할 때가 많다. 예를 들어, 인력 정책의 공공성을 따지려면 개별 정책이 그럴 수밖에 없는 이유, 즉 이런 결과를 초래하게 된 구조를 먼저 고려해야 한다. 개별 정책 차원에서는 민간대학이 대부분 의사나 간호사 인력을 양성하는 것, 그리고 공공부문이 양성하더라도 대부분 비용을 각 개인이 부담하는 것이 인력의 공공성과 밀접한 관련이 있는데, 구조 차원에서는 교육 정책 전반의 기본 원리, 즉 교육의 비공공성이 문제다.

한국 보건의료정책의 가장 두드러지는 구조적 특성은 민간부문의 압도적 우위라고 할 것이다. 이는 비단 공공성의 시각이 아니라도 핵심 특성에 속하지만, 특히 공공보건의료는 이를 빼고는 그 어떤 것도 제대로 설명하기 어렵다. 구조와 개별 정책이 서로를 강화(악화)하는 순환관계에 있다는 점도 덧붙인다. 민간병원 중심의 보건의료 공급 정책은 정책 구조(민간병원의 비중이 훨씬 더 큰 것)에서 유래하고, 개별 정책은 다시 구조를 강화하는 방향으로 작용한다.

민간부문의 우위는 몇 가지 계량 지표로 쉽게 확인할 수 있다. 전체 병상 가운데 민간이 차지하는 비중이나 보건의료비 지출 중 공공지출의 비율 같은 지표가 흔히 쓰이는데, 사실 이보다 더 중요한 것은 계량할 수 없는, 체계가 작동하는 원리인 '민간 의존성'이다. 이 원리는 건강이나 보건의료는 당연히 민간부문에 속하고 사회적 체계도 그에 따라야 한다는 원칙을 토대로 한다. 공공은 민간이나 시장실패를 보완하는 역할을 하며 최소 범위에 머물러야 한다. 체계 관점에서 공공부문은 부분적·잔여적·종속적이다.

민간부문을 중심으로 한 구조와 직접 연관되는 중요한 특성이 시장기전에 의존하는 것이다. 여기서 시장기전은 좁은 의미에서 가격이나 수요-공급을 의미하기보다 이익과 인센티브를 중심으로 한 경제 메커니즘 전체를 가리킨다. 개입과 이에 따른 변화는 이른바 경제적 합리성에 좌우되고, 다른 시각에서 보면 이것 없이는 어떤 변화도 불가능하다. 시장 안에서 변화를 끌어낼 수 있는 유일한 수단이 바로 인센티브다.

한 예로, 일차의료를 강화하는 한 가지 방안으로 오랜 기간 논의한 주치의제도를 보자. 이 정책을 구상하고 논의하는 데는 당연히 의사와 병원, 환자를 모두 고려해야 하지만, 현재의 정책 구조를 그대로 두고 택할 수 있는 대안은 몇 가지에 지나지 않는다. 근본 구조를 바꾸지 않는 한, 새로운 정책과 프로그램의 핵심 수단은 이익과 인센티브를 벗어나지 못한다. 강제로 주치의를 지정하고 이용을 제한할 수 없는 상태에서 자발적으로 시장에 들어올 수 있을 정도의 이익을 제안해야 한다. 시장기전에 의존하지 않고는 작은 변화조차 쉽지 않은 것이 현재의 정책 구조다.

보건의료정책의 구조는 상위 단계에서 전체 정책의 구조, 나아가 사회경제적 틀(또는 보편성)과 연결된다. 전체 정책의 구조나 사회경제적 틀이 보건의료정책에 그대로 관철되지 않으면서도 상위 구조는 하위 구조를 결정적으로 제약하고 규율한다. 상위 구조와 보건의료 구조의 관계는 다른 영역과 비교하면 비교적 느슨한 편이나, 서로 독립적인 것은 아니다. 공공성의 관점에서 다른 영역보다 민간부문의 우위나 시장 의존성이 약하지만, 왈저Michael Waltzer가 말한 다른 정의의 '영역sphere'이라 하기는 어렵다.

2) 인력과 시설

인력과 시설은 보건의료'자원'이다.[1] 보건의료서비스를 생산하는 토대이면서, 자원으로서 역할을 하려면 다른 자원인 재정이 필요하다.[2] 공공성의 측면에

---

[1] '자원'이라는 용어, 특히 인적 자원, 인력 자원이라는 개념이 내포하는 이데올로기적 성격에 유의하면서 이 말을 쓰고자 한다. 자원은 그 자체로는 큰 의미가 없고 투입되어 어떤 가치를 생산하는 수단일 때만 의미가 있는, 즉 도구적 가치를 전제한 개념이다. 특히 인적 자원이나 인력자원이라는 말은 사람을 도구화한다는 데서 문제가 있다. 사람은 산출, 결과, 영향, 성과를 내는 수단으로, 그 내재적 가치는 잘 드러나지 않는다.

[2] 보건학의 전통에서는 재정을 자원으로 분류하지 않지만, 여기서는 통상 용법에 따라 재정을 자원의 하나로 본다.

서 인력과 시설은 양면성을 보이는데, 하나는 결과로 간주할 때 인력과 시설이 얼마나 공적 가치에 충실한지 또는 공적 특성을 드러내는지 하는 것이고, 다른 하나는 인력과 시설을 투입하여 생산하는 보건의료서비스가 공공성에 얼마나 이바지하는가 하는 점이다.

후자는 여러 요소가 한꺼번에 작용하고 영향을 미치기 때문에 흔히 인력이나 시설 정책으로 분류하지 않는다. 이들 정책에서 보건의료의 공공성은 인력과 시설 외에도 "보건의료서비스의 성격을 규정하는 여러 정책"에 좌우되고, 예를 들어 재정, 보수 지불, 기능 정립 등의 정책이 모두 영향을 미친다. 이 때문에 시설과 인력 정책이라고 하면 주로 전자를 가리킨다.

인력과 시설 자체의 공공성은 구조적 특성이 강하다. 병원을 예로 들면, 적어도 이론적으로는 공공병원인가 민간병원인가 또 민간병원 가운데 영리인가 비영리인가 하는 것이 공적 성격에 큰 영향을 미친다. 인력 역시 마찬가지다. 어떤 구조에 속해 있는지에 따라 공적 성격이나 공공성으로 부를 만한 특성이 달라질 수 있다. 예를 들어 군의관은 개인 특성보다는 군 업무에 종사한다는 이유만으로 공적 특성이 달라진다.

현재 한국에는 보건의료인력에 관한 한 공공성과 직접 관련된 정책은 전혀 없다고 해도 좋을 정도다. 공공보건의료시설에는 당연히 공공보건의료에 속하는 인력이 있지만, 공공성의 관점에서 이들 인력이 어떤 의미가 있는지는 명확하지 않다. 아마도 거의 유일한 예외는 군 의료를 전담하는 군의관이나 간호인력 정도일 것이나, 이를 보편적 의미의 공공보건의료인력 정책이라고 해야 할지는 의문이다. 공공부문에서 일할 의사, 치과의사, 간호사를 확보할 목적으로 장학제도를 시행하고 있지만(「공중보건장학을 위한 특례법」), 이 또한 공공보건의료를 위한 인력 정책이라고 해야 할지 확실하지 않다. 인력 정책에 해당한다 하더라도 그 성격은 매우 소극적인 것으로, 공공성을 구현하거나 그 가치에 충실한 인력을 양성하는 목적이 아니라 단순히 어떤 공공기관에서 일할 인력을 확보하기 위한 성격이 강하다. 준비 중인 '국립공공보건의료대학원'이 공공인력 양성을 목표로 하는 유일한 교육기관이 될 수 있겠으나, 현재 시점에서는 실제 그 기능을 수행할 수 있을지 예상하기 어렵다.

어떤 인력이든 양성 과정에서 공공보건의료는 별도로 구분되지 않는 것이 현실이다. 교육기관의 설립 주체가 국공립인 경우에도 공공이나 공공성과 연관된 인력 개념은 따로 없다. 여기서 공공보건의료인력이 따로 양성될 수 있는가 또는 그래야 하는가 하는 질문이 제기될 수 있다. 이는 "공공부문 또는 공공성이 높은 기관에서 양성된 인력이 보건의료의 공공성을 구현하는 데에 더 유리하거나 적절한가"를 묻는 것이다.

인력양성 과정에 따라 공공성의 가능성이 달라지는지 판단할 근거는 부족하다. 부분적으로 참고할 수 있는 경험 가운데 한 가지가 일본의 공공 의과대학으로, 1972년 농어촌 지역의 의사 부족을 해결하는 방안으로 신설한 대학이 지치自治의과대학이다(이하 '자치의대'). 이 대학은 한국의 광역자치단체에 해당하는 47개 도도후켄도도부현, 都道府県으로부터 추천받아 배분하여 학생을 선발하는데, 현 정부의 지원을 받아 수학하고 졸업 후 지정된 기관(농촌지역의 공공의원이나 병원)에서 9년간 의무적으로 근무해야 한다. 의과대학 교육 과정은 농촌 의료를 중심으로 편성되어 있으며, 9년간의 의무복무 기간 중에는 보통 3년간의 일차의료 수련 기간이 포함된다. 졸업생들을 추적 조사한 한 연구에 따르면, 이 대학 졸업생은 의무복무 기간이 끝난 이후에도 다른 의대 졸업생보다 농촌지역에 근무하는 비율이 4배 많았다고 한다(Matsumoto, Inoue and Kajii, 2008).

인력과 비교하면 시설 정책은 경계가 비교적 명확하다. 직접적으로는 소유 주체를 기준으로 공공병원에 대한 정책을 구분할 수 있고, 간접적으로는 민간병원의 공적 기능을 목표로 하는 정책이 있을 수 있다(진료비 보상 등 환경과 조건과 관련된 간접적인 정책은 제외한다). 어느 쪽이든 현재 시설을 대상으로 한 공공보건의료정책은 빈약한 수준이고, 공공병원에 직접 관련되는 정책은 더 심하다. 한 가지 유의할 것은 공공병원 정책이 현존하는 공공병원을 대상으로 한 정책과 잘 구분되지 않는다는 점이다. 민간부문까지 포함할 정책 수단이 부족한 가운데, 공공병원에 포괄수가제를 적용하거나 신종 감염병에 대비한 병상을 확보하도록 의무화하는 것은 후자에 속한다.

최근의 시도 가운데 가장 두드러진 공공병원 정책은 공공병상의 비중을 늘린다는 것이었다. 이는 1990년대 말 이후, 특히 김대중 정부가 출범한 이후부터 노무현 정부 전반기까지 공공병원 정책의 핵심을 차지했는데, 예를 들어 2005년 12월 만들어진 '공공보건의료 확충 종합대책'이 대표적 정책 구상이다. 이들 계획은 다른 나라와 비교할 때 절대적·상대적으로 공공병상이 부족하다는 배경에서 추진되었다. 공공병상 비중 '30%'라는 목표는 명확한 근거 없이 다른 나라와 비교한 최저 수준의 의미가 강했고, 지향과 선언의 성격을 벗어나지 못하면서 구체적인 정책목표로 전환되지 못했다. 목표를 달성할 수 있는 실질적인 방안도 뒷받침되지 않았고, 결과적으로 실천되지 못한 채 계획으로만 남은 정책이 되었다. 정권이 바뀌면서 그나마 형식적인 목표조차 사라지고 말았다.

'공공병상 확대론'이 약화하면서 2008년 이후에는 이른바 '기능과 서비스 중심'의 정책이 추진된다. "시장실패로 불균형이 초래된 의료서비스 분야(응급의료, 유·소아 의료, 분만 등) 및 의료 취약지 등을 회복시키고자 공적 재원과 시스템을 민간까지 확대"한다는 것이 취지였다(보건복지부, 2013). 구체적으로는 의료 취약지에 지역거점 의료기관을 키우고 필수 의료를 위한 전문질환센터를 육성하는 등의 정책을 제시했다. 세계적으로 유행하는 '공공민간협력' 방식을 떠올리게 하는 접근 방법이다.

공공부문이 취약한 상황에서 민간자원을 활용하는 것은 어느 정도까지는 불가피한 것으로 보인다. 공공기관의 인프라가 부족하면 서비스 공급이나 이용에서 최소한의 공공성도 발휘하기 어려운 것이 사실이다. 응급의료나 모성보건 등의 기초적 보건의료가 대표적 예다. 문제는 민간이 공공기능을 어느 수준까지 '대행'할 수 있는지 명확하지 않다는 것으로, '공공민간협력' 방식이 내포한 문제(예: 주인-대리인 역할에 따른 한계)가 그대로 나타난다.

공공병원과 함께 공공보건의료시설의 골간을 이루는 것이 보건소를 중심으로 한 공공보건시설이다(보건지소와 보건진료소는 보건소와 다른 기능을 수행하는 점이 있지만, 논의를 생략한다). 공공보건의료의 관점에서 이 시설이 갖는 가능성과 한계는 여기서 자세히 다시 설명할 필요가 없을 것으로 생각한다. 이들에 해당하면서 공공보건의료 또는 공공성을 지향하는 정책은 다음 장에서 기술하는 '공공보건의료조직'에서 다룬다.

3) 재정

공공보건의료와 서비스의 공공성은 재정의 공공성에 크게 의존하고, 그런 점에서 한국 보건의료 재정의 공공성은 어떤 기준으로도 취약성을 부인하기 어렵다. 2017년 기준으로 한국에서 공공부문이 부담하는 의료비(정부·의무가입보험 재원) 비중은 58.2%로, OECD 회원국 평균(73.5%)보다 크게 낮다(OECD, 2018). 개인이 직접 부담하는 비용의 비중이 그만큼 크다는 의미다.

국가 간 비교에 공공부문의 비중이 흔히 쓰이지만, 특성을 더 명확히 하려면 지표의 구성을 분해할 필요가 있다. 공공재정에는 건강보험이 모두 포함되는데, 국제 기준에 맞춘 것이긴 하나 많은 사람이 건강보험료를 개인 지출로 생각한다는 점에서 인식의 괴리가 있다. 재정의 공공성을 드러내는 다른 한 가지 지표가 정부가 직접 지출하는 재정의 비중이다. 한국은 2016년 기준 경상의료비 중 정부 재원이 10.3%, 의무가입(건강)보험이 48.8%를 차지한다(보건복지부, 2018). 건강보험을 통한 재원이 정부 재원보다 5배 가까이 많아서, 일반 시민이 체감하는 공공재정의 비중은 국제비교 지표보다 더 낮다.

정부지출의 소극성은 예산 배분에서도 잘 드러난다. 중앙정부 예산 중 보건의료 분야 비중은 1.0%(2007년)로, 미국(25.2%), 독일(20.4%), 일본(19.6%), 캐나다(9.3%), 싱가포르(6.0%) 등과 비교가 되지 않는다(오영호, 2013). 2018년도 건강보험을 제외한 보건의료예산은 2조 4081억 원으로 일반회계 세출 예산의 0.5% 수준이며(정형준, 2018), 현재로서는 많이 늘어날 전망이 없을 뿐만 아니라 오히려 감소하는 추세다.

지방정부도 크게 다르지 않다. 2013년의 한 연구에 따르면, 기초지방자치단체의 총지출에서 보건의료 지출이 차지하는 비율은 2.6%(2007년), 1.9%(2008년), 1.8%(2009년)에 머물러 있다(박삼영 외, 2013). 지방정부가 수행하는 많은 보건의료정책이나 사업이 중앙정부와 연계된 점을 고려하더라도, 지방정부의 취약한 공공재정 상황은 크게 달라지지 않는다.

공공재정에 속하는 의료급여의 재정은 여기서 따로 언급하는 것이 좋을 것 같다. 사실 의료급여는 재정 문제에 그치는 것이 아니라 보건의료서비스와도 밀접한 관계에 있지만, 빈곤층의 건강보장을 위한 유력한 방식이고 주로 재정이 중요한 의제가 된다는 것을 고려한 것이다.

국민건강보험공단의 의료급여통계에 기초하면, 2018년 기준 전국의 의료급여 수급자는 약 148만 명으로 수급률은 2.9% 수준이다.[3] 『사회보장통계』를 따르면, 2015년 기준 의료급여 재정 규모는 5조 8875억 원으로, 이 가운데 국비가 77%, 지방비가 23%를 차지한다.[4] 공공성 측면에서 의료급여의 중요한 한계는 수급자 수가 빈곤층의 일부만 포함한다는 것이다. 재정과 수급자 수는 분리할 수 없으며, 재정 부족은 당연히 낮은 수급률로 이어진다. 현재 의료급여 수급률은 빈곤율에 크게 미치지 못하는 수준으로, 『빈곤통계연보』를 보면 2016년 최저생계비 기준 빈곤율은 14%, 상대 빈곤율은 13.8%에 이른다(한국보건사회연구원, 2017). 어느 쪽 지표를 기준으로 하든 의료급여는 대상자의 20%가량만 포괄하는 셈이다.

빠른 속도로 의료급여 지출이 늘어난다는 이유로 다양한 재정절감 방안을 시도하고 있는 것도 공공성에 영향을 미친다. 지나친 의료이용을 억제하는 것을 목표로 하는 '사례관리'는 의료급여 수급자에게 필요한 의료이용까지 억제할 가능성이 있다. 심사나 진료비 지불에서 건강보험과 차이를 두면 의료기관이 의료급여 환자를 차별하는 결과를 초래한다.

4) 보건의료(서비스)

인력과 시설, 재정 등을 투입하는 것은 보건의료서비스를 산출하기 위한 것이고, 투입요소의 공공성은 보건의료의 공공성으로 실현되어야 한다. 투입요소가 산출로 전환되려면 이들 요소를 적절하게 결합하고 관리하며 변환해야 한다. 2000년 『세계보건보고서』는 이를 통틀어 '스튜어드십 stewardship'이라고 표현

---

3 http://www.index.go.kr/potal/main/EachDtlPageDetail.do?idx_cd=1406, 2019년 2월 28일 접속.

4 http://data.kihasa.re.kr/socialstat/social_stat_list.jsp?view_mode=view&indicator_seq=930 &stat_group_sub=2015, 2019년 2월 28일 접속.

했는데(World Health Organization, 2000), 한국어로는 적절한 표현을 찾기 어렵고 정책, 관리, 거버넌스 등을 모두 포함하는 개념이라고 보는 것이 좋겠다. 비슷한 요소를 1984년 세계보건기구의 보고서는 '조직화된 배치organized arrangement'와 '관리management'로 개념화했다(Kleczkowski, Roemer and van der Werff, 1984), 2007년 세계보건기구의 보건체계 보고서는 이를 다시 '지도력·거버넌스'로 바꾸었다(World Health Organization, 2007).

현실에서는 서비스에 대한 정책과 투입요소에 대한 정책을 명확하게 나누기 어렵다. 의료공급체계(의료전달체계)나 주치의제도가 관리와 거버넌스에 관련된 것인지 또는 인력과 시설 정책인지 구분할 수 없을 때가 많다(굳이 구분해야 할 이유도 적다). 대체로 이들은 서로 연관관계에 있는데, 인력과 시설을 양성하고 배치하는 동시에 이들을 조정하고 관리하는 것이 서비스 정책으로 포괄된다.

한국에서는 보건의료서비스 정책 또한 민간 우위라는 구조적 특성의 영향이 강하다. 정책 수단은 대체로 간접적이고 시장의 이해와 동기를 활용해야 하며, 접근성과 형평성, 질, 비용 등의 요소에는 공공부문과 정책이 직접 개입할 수 있는 여지가 좁다. 간접적인 수단, 즉 민간부문이 규제에 순응하거나 시장의 동기에 부합하도록 유도하는 데 초점을 맞출 수밖에 없다. 흔히 건강보험을 정책 수단으로 동원하는 것도 비슷한 맥락으로, 건강보험으로 재정 흐름을 바꾸고 시장참여자의 행동에 영향을 미치려고 한다.

보건의료서비스의 공공성과 밀접한 관계가 있는 정책목표로는 접근성과 형평성, 질, 효율성 등이 있다. 먼저, 접근성을 개선하려는 노력은 크게 두 가지 흐름으로 나뉘는데, 그중 경제적 접근성은 거의 전적으로 건강보장에 집중되어 있다. 다른 하나는 보건의료인력이나 시설에 대한 접근성으로, 이는 인력이나 시설의 지역 간 불평등 문제와 관련이 깊다. 건강보험과 의료급여는 재정에서 다루었으므로 별도로 언급하지 않는다.

지리적 접근성을 개선하려는 노력은 과거의 정책이었다는 인상이 강하다. 1980년대부터 보건지소와 보건진료소에 공중보건의와 보건진료원을 배치하면서 '무의면'으로 상징되던 의료자원 취약지는 크게 줄었다. 또한, 별다른 정책적 개입 없이도 민간의료기관들이 농어촌 지역으로 유입되어 접근성을 높이는 데 이바지했다.

　문제는 지리적 접근성이 다시 중요한 정책 과제로 등장했다는 점이다. 인구와 사회경제적 변화에 따라 지역 간 불평등은 오히려 심화할 가능성이 커졌다. 도시와 농어촌, 수도권과 비수도권 사이에 인구당 의사 수나 시설 수의 차이가 크며, 인구가 고령화하고 인구과소 지역이 늘어나면서 실질적인 접근성을 제한하는 현상이 심각하다. 특히 분만이나 응급의료 등 공공성이 강한 서비스가 더 큰 문제다. 일부 농어촌에는 인구가 줄고 노인인구 비중이 증가하면서 민간시장 자체가 붕괴하는 상황도 발생한다.

　보건의료의 공공성이 높다고 하려면 다른 무엇보다 형평성의 우선순위를 높여야 한다. 사실 정책에서 형평성은 독립적인 목표라기보다는 여러 영역과 목표를 가로지르는 '공통 목표'의 성격이 강하다. 즉, 인력, 시설, 재정과 같이 정책 영역으로 나누든, 접근성, 질, 효율성 등 목표나 가치 중심으로 구분하든, 형평성 기준을 같이 포함해야 한다. 인력 분포의 불평등, 접근성의 불평등, 질의 형평 등의 개념과 기준이 모두 가능하다는 뜻이다.

　형평성이라는 가치를 전혀 고려하지 않는 보건의료정책은 찾기 어려우나, 분명한 목표나 지향으로 명시된 것도 흔하지 않다. 예외적인 것 한 가지는 앞서 설명한 지리적 불균형에 대한 고려이다. 농어촌 지역, 그것도 접근성 위주의 접근이지만, 불평등을 줄이려는 목표가 포함되는 것은 분명하다. 건강보험 정책도 일부는 형평성을 고려하는데, 저소득층 등에 보험료를 감면하는 제도나 본인부담상한제가 여기에 속한다.

　나머지 정책들에서 형평을 증진하는 정책은 빈약하다. 빈곤층, 홈리스, 장애인, 노인 등 이른바 '취약계층'이 공공보건의료정책의 핵심 대상이라고 하지만, 이런 사업이나 정책이 형평성을 일차 목표로 하는 것인지는 불확실하다. 일부 집단을 대상으로 하는 데다, 형평을 목표로 하기보다 기본을 충족하거나 문제를 해결하려는 성격이 강하기 때문이다.

　공공성 관점에서 질과 효율성을 목표로 하는 정책은 더 찾기 어렵다. 보건의료서비스의 질은 최근에야 조금씩 정책의 영역으로 진입하고 있는데, 주로 재정지출과 연관된 질(예: 자원의 과다 사용)에 초점을 맞추면서 효율성 목표와 분리하기 어려운 경우도 많다. 질을 대상으로 하는 정책 중에서는 구조 측면의 정책이 비교적 오래된 것으로, 면허와 인증이 대표적인 방법이다. 정책의 용이성이나 가시성 면에서는 구조적 접근이 유용하나, 최근 의료기관 인증제도에서 볼 수 있듯이 만족할 만한 효과가 있는지는 명확하지 않다.

과정이나 결과를 기준으로 한 질 관리는 거의 전적으로 건강보험에 의존하는데, 건강보험이 시행하는 '요양급여 적정성 평가'가 대표적이다. 항생제나 주사제 처방률과 같은 결과를 공표하여 '소비자'의 행동을 바꿈으로써 의료기관에 영향을 미치려는 시도도 있다.

질과 효율성은 보건의료정책이 추구하는 중요한 목표이자 내용이다. 공공성의 관점에서 이와 관련된 정책이 부진하다는 것은 정책목표나 내용이 가치와 긴밀하게 결합하지 못했기 때문이다. 예컨대, 보건의료의 질은 평균도 중요하나 불평등의 측면을 무시할 수 없다. 전반적으로 불평등에 관심이 적은 미국만 하더라도 연방 보건부 차원에서 치료의 효과, 환자의 안전, 치료의 적시성, 환자 중심, 진료의 조정, 효율성 등 다양한 불평등 상황을 분석하고 발표한다(Agency for Healthcare Research and Quality, 2014).

효율성 또한 공공성의 관점을 보태면 초점이 달라질 수 있다. 예를 들어, 건강수준을 개선하는 데 어떤 정책과 프로그램이 효율이 높을 것인지 또는 사회경제적 계층 사이의 불평등을 완화하는 데는 어떤 접근을 하는 것이 더 효율적인지를 물을 수 있다.

공공성 관점의 질과 효율성 정책은 대체로 형식적이고 선언적 수준을 벗어나지 못한 것이 지금의 상황이다. 그나마 공식화된 목표를 제시한 정책도 드물다. 한 가지 예외는 '국민건강증진종합계획'으로, 2005년 수립된 계획부터 총괄 목표의 하나로 형평성을 포함했다. 2010년 발표한 제3차 국민건강증진종합계획(2011~2020년)에는 형평성과 관계 있는 하위 목표 수가 늘었고 지역 불평등을 해결하기 위한 지표를 제시했다. 형평성에 대한 총괄 지표가 없고 16개 대표 지표 중 형평성과 관련한 지표도 제시하지 않은 것은 중요한 한계다(최용준 외, 2012).[5] 구체적 사업과 접근 방법이 많지 않고 근거가 분명하지 않은 문제도 있다.

이 정책은 계획 수준을 벗어나 실행하는 것이 더 중요하다. 구체적인 정책과 프로그램이 제대로 개발되지 않은 점도 문제지만, 형평성 면에서는 계획을 실천할 하부 구조가 갖추어져 있지 않은 것이 더 심각하다. 이런 상황 또한 인력과 시설, 재정 등을 대부분 민간에 의존하는 정책 구조가 핵심 이유다.

5) 사회적 결정요인

건강과 건강 불평등에 영향을 미치는 사회적 결정요인을 다루는 정책은 전통적인 보건의료정책의 범위를 넘지만, 우리가 논의하는 공공성 관점에서는 보건의료정책의 범위에 포함하는 것이 맞다. 사실, 이런 관점에 기초한 몇몇 정책은 이미 건강과 보건의료정책의 주류에 진입한 상태다. 한국에서도 활발한 건강도시Healthy City 정책과 운동, 그리고 최근 주목을 받는 "모든 정책에 건강을Health in All Policies: HiAP 고려하자"는 주장(접근이나 정책)이 대표적이다. '건강한 공공정책healthy public policies' 논의나 '건강을 위한 부문 간 행동intersectoral action for health'도 크게 다르지 않다(김명희·이주희, 2013).

많은 주장과 지지가 있지만, 정부 부문에서 수직적 기능 분담을 넘어 사회적 결정요인에 접근하기는 쉽지 않다. 앞서 열거한 정책과 접근법만 하더라도 건강이나 보건의료에서 출발한 문제의식과 접근법을 벗어나기 어렵다. 다른 부문과의 협력과 조정을 주창하고 상위 수준에서의 정치적 의지를 요구하는 차원을 어떻게 넘을 수 있을까 하는 것이 과제다.

공공레짐이나 건강레짐의 관점을 채택하면, 정책은 좁은 의미의 정책 당국(정부)을 넘어 다양한 주체들이 모두 관계되고 참가하는, 넓은 의미의 행동이자 실천이다. 정부의 직접 행동뿐 아니라 여러 사회적 주체들의 실천과 상호작용이 모두 포함되어야 한다. 특히, 사회적 결정요인은 정책 내부의 과제보다 정책 내

---

5   2016년 제3차 계획을 보완하는 형식인 제4차 계획(2016~2020년)을 발표했는데, 여기서는 "건강형평성 제고를 위한 건강격차 모니터링 지표 및 전략을 강화"하고, "기대수명 및 건강수명의 소득·계층 및 지역 간 격차를 조망할 수 있는 건강형평성 지표 개발에 착수하여 제5차 국민건강증진종합계획(HP2030) 반영 계획"임을 밝혔다.

용과 주체의 포괄 범위가 훨씬 더 넓어야 하며, 기업을 비롯한 민간부문, 지역사회, 사회운동 등 다양한 주체들을 함께 고려해야 한다.

한국에서 건강의 사회적 결정요인에 관련된 실천은 영역을 가릴 것 없이 대체로 부진하고 미흡하다. 건강과 보건의료정책이라는 관점의 논의는 앞서 형평성을 설명하면서 지적한 그대로다. 한마디로 내부에서도 정책 의제로 제자리를 잡지 못한 것이 현재 상황이라고 할 수 있다(김명희·이주희, 2013).

다른 분야와의 협력이나 참여는 더 미흡하다. 한국에서 건강도시운동이 꽤 활발한 것처럼 보이지만, 원리에 맞추어 실제 여러 영역이 협력하고 사회적 결정요인을 폭넓게 다루는 정도에 이르렀는지 의심스럽다. 2011년의 한 평가에 따르면 한국의 건강도시는 "도시건강 프로파일이나 도시건강 개발계획 등을 수립하고 있는 지자체가 대부분"으로 유럽 지역과 비교하여 타 분야와의 공동 전략은 부족하다(오유미 외, 2011). 건강이나 보건 분야 내부 프로젝트로 머물러 있는 사례가 대부분인 것으로 보인다.

정부 부문 외의 실천은 엇갈린다. 시민사회나 사회운동, 일부 연구자와 언론이 건강과 보건의료 불평등 문제에 정부보다 더 적극적이었던 것은 분명하나(김창엽 외, 2015), 정책이나 실천 차원에서 사회적 결정요인에 얼마나 접근했는지는 확실하지 않다. 불평등은 주로 보건의료 문제에 집중되었고, 그것도 본래 불평등이 주 관심사가 아니었던 개별 정책이나 정책 변화를 벗어나지 못했다. 건강보험과 보장성, 공공의료, 영리의료기관, 민간보험 등에 초점이 있었고, 불평등 문제가 드러난 때도 사회적 결정요인보다는 좁은 범위의 건강보험 정책이나 의료정책으로 한정되는 경향을 보인다.

정부와 비정부 부문을 가릴 것 없이, 그리고 분야나 종류에 무관하게, 건강과 보건의료의 공공성은 사회적 결정요인을 포괄하지 못한 상태에 머물러 있다. 소득과 교육, 고용, 노동조건 등은 누구도 부인하지 못하는 중요한 사회적 결정요인이지만, 건강과 보건의료 외부에서 건강과 관련해 이 문제를 다루는 경우는 거의 없다. 소득이나 고용을 논의하면서 건강이나 보건의료 효과를 다루는 일이 드물다는 뜻이다. 소득이나 교육의 불평등이 꼭 건강과 연관되어야 중요한 가치가 되는 것은 아니나, 이들 요인이 좀처럼 건강과 결합하지 못하는 것은 중요한 문제다.

사회적 결정요인들을 건강 측면에서 잘 이해하지 못하면, 각각의 사회적 결정요인이 내포한 문제를 해결하는 데도 한계가 있다는 점이 중요하다. 비정규직 문제를 예로 들면, 고용의 안정 여부는 단지 임금의 격차 문제로 환원되지 않는다. 건강을 결정하는 사회적 요인의 하나로 비정규 노동 문제에 접근할 때, 고용이 소득(물적 토대)과 더불어 불안과 스트레스 등 사회심리적 문제와도 밀접한 관계가 있다는 사실이 분명하게 드러난다. 이런 인식을 바탕으로 다른 정책(예: "동일노동 동일임금"이라는 비정규직 정책)에 대안을 제시하거나 기존 대안의 근거를 보강할 수 있다.

제19장
한국의 공공보건의료조직

이론적으로 공공보건의료조직은 정부 내부 조직과 외부의 독립된 조직 모두를 포함한다. 한국에서는 보건복지부나 도의 보건과, 보건소, 공공병원이 모두 공공보건의료조직이라 할 수 있다. 같은 '공공보건의료'라고 하지만, 이 조직들은 위계와 영역, 기능에 따라 성격이 크게 다르다. 중앙정부와 지방정부는 주로 정책의 기획과 결정, 집행 기능을 담당하고, 공공병원은 예방과 치료를 포함한 보건의료서비스를 제공하며, 보건소는 기초지방자치단체 수준에서 정책, 행정 기능과 보건의료 제공 기능을 겸한다.

조직의 성격이 다르면 특성이 달라지고 문제와 과제도 같을 수 없다. 특히 정책 조직과 서비스 조직은 구분해서 다루어야 하며, 이 장에서는 그중에서도 서비스 조직에 초점을 두려고 한다. 정책 조직, 예를 들어 행정부와 관료 조직의 특성은 다른 영역에서도 자주 다룬다는 것이 분석 대상을 한정하는 가장 중요한 이유다. 정책 조직과 비교하면, 공공영역에 속하는 서비스 조직은 상대적으로 체계적 분석이 부족하고 이해의 수준도 높은 편이 아니다.

특별히 따로 언급할 때를 제외하고는 여기서 말하는 서비스 조직은 주로 병원을 가리킨다. 병원을 제외하면 다른 서비스 조직이 거의 존재하지 않는 한국 현실을 고려한 결과다. 필요한 부분에서는 서비스 제공 기능을 수행하는 다른 공공조직, 즉 보건소, 보건지소, 보건진료소 등의 기능이나 과제도 논의할 것이다.

이 책의 목적상 공공보건의료조직 각각의 고유한 기능이나 현상보다는 공통 특성과 과제를 논의하는 것이 더 중요하다. 공공병원에 어떤 종류가 있고 어떤 기능을 하는지, 현재 어떤 상황에 있고 어떤 문제를 안고 있는지 검토하는 것도 의미가 있으나, 공공성과 공공보건의료 전체를 조망하는 시각에서 공통 구조와 거버넌스, 기능, 공통의 제약조건과 지향을 검토하는 것이 더 유용할 것으로 판단한다.

1. 공공보건의료조직의 개요

병원을 중심으로 공공보건의료조직이 위치하는 체계, 즉 공공보건의료체계를 개략적으로 나타내면 그림 19-1과 같다. 이는 대중이 이해하는 '전달체계'와 비슷하다는 의미는 있으나, 현실을 그대로 반영하기보다 지향 또는 목표에 가깝다. 국가중앙의료원의 위상이나 국립대학병원의 위치는 비현실적이며, 진료 의뢰나 환자 후송, 지원 등도 현재는 체계를 갖추지 못한 상태다. 비중은 작으나 보훈병원이나 경찰병원 같은 공공병원이 빠지고, 보건소 산하에 보건진료소가 표시되지 않았다는 것도 염두에 두어야 한다.

그림 19-1이 암묵적으로 드러내는 중요한 이론적 문제는 '공공체계'를 그 자체로 독립된 폐쇄 시스템으로 오해할 수 있다는 점이다. 보건소는 기초자치단체 수준에서 일차의료서비스를 제공하는 여러 제공자 중의 하나, 그것도 비중이 미미한 제공자에 지나지 않으며, 지역거점병원과의 연계도 사실상 존재하지 않는다. 환자는 공공과 민간의 여러 제공자 중에 선택할 수 있고 상급 기관으로 옮길 때도 공공이나 민간체계의 경계에 제약을 받지 않는다. 체계 관점에서 보면 현재 '공공보건의료 전달체계'가 존재하는지, 또 그런 체계가 존재할 수 있는지 의심스럽다. 공공보건의료에 속하는 가장 작은 조직은 보건진료소와 보건지소라 할 수 있다. 『2018년 보건복지통계연보』를 참고하면, 2017년 기준으로 전국에 1905개의 보건진료소와 1332개의 보건지소가 운영 중이다. 보건진료소는 일정 규모 이하의 지역에 설치되고, 보건진료원 한 명이 근무하면서 한정된 범

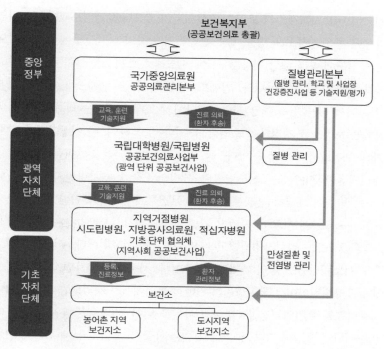

그림 19-1 / 공공보건의료 전달체계(2014년 기준)
자료: 오종희(2012: 72).

위의 일차진료와 보건사업을 담당한다. 농어촌 지역의 보건지소는 면 단위에 1
개소씩 설치되어, 공중보건의인 의사, 치과의사, 한의사가 일차진료 기능을 수
행한다. 도시지역의 보건지소는 지방자치단체마다 설치 여부나 기준이 다르며,
보건소의 분소 개념이 강하다.[1] 의사를 포함한 보건의료인력이 진료와 보건사
업을 시행한다.

2017년 기준으로 보건소는 254개에 이른다. 일반적으로 시(구가 설치되지 않

---

1   법적 근거는 「지역보건법」에 마련되어 있다. 「지역보건법」 13조에는 "지방자치단체는 보건소
의 업무 수행을 위하여 필요하다고 인정하는 경우에는 대통령령으로 정하는 기준에 따라 해당
지방자치단체의 조례로 보건소의 지소를 설치할 수 있다"고 되어 있다.

은 시)·군·구별로 1개소씩 보건소가 설치되어 있으나, 「지역보건법」은 "지역주민의 건강을 증진하고 질병을 예방·관리하기 위하여 시·군·구에 대통령령으로 정하는 기준에 따라 해당 지방자치단체의 조례로 보건소를 설치"하게 규정하여 숫자가 제한되는 것은 아니다. 법에도 "동일한 시·군·구에 2개 이상의 보건소가 설치되어 있는 경우 해당 지방자치단체의 조례로 정하는 바에 따라 업무를 총괄하는 보건소를 지정하여 운영할 수 있다"라고 하여, 한 지방자치단체에 여러 개의 보건소를 설치할 수 있다.

지역거점공공병원에는 시도립병원, 지방의료원, 적십자병원 등이 포함되지만, 모든 병원이 해당하는 것은 아니다. 보건복지부의 공공병원 종합정보시스템 http://rhs.mohw.go.kr/에 따르면 2016년 기준으로 지역거점공공병원은 모두 41개소로, 그중 5개소는 적십자병원이고 나머지는 지방의료원이다. 서울에 9개소를 비롯해 시도립병원도 여러 개가 운영 중이나, 서울을 제외하면 대부분 정신병원이나 요양병원이어서 공공병원의 일반적 논의에서는 제외되는 경우가 많다.

지방의료원은 지역거점공공병원의 차원을 넘어 전체 공공병원을 말할 때도 그 비중이나 중요성이 크다. 구조나 기능은 말할 것도 없고 문제나 과제 면에서도 공공보건의료 또는 공공병원의 전형 구실을 한다. 광역자치단체가 관리, 감독의 책임을 지고(목포의료원, 울진의료원, 진안의료원, 성남시의료원 등은 기초자치단체 소관), 2차 수준의 (지역사회) 종합병원 기능을 수행한다. 2005년 이전까지는 행정자치부가 관리, 감독의 책임을 맡았으나 그 뒤 보건복지부가 관장하는 것으로 바뀌었다.

지방의료원 외에도 비슷한 규모나 위상을 가진 공공병원들이 있는데, 보훈병원, 적십자병원, 산재병원, 원자력병원, 경찰병원 등이 그것이다. 이들은 경찰병원(국립)을 제외하면 모두 특수법인으로, 적십자병원은 특별한 기능을 따로 규정하지 않지만 다른 병원들은 특수한 기능을 수행하는 것을 목표로 한다. 지역사회 병원이 일부 집단을 대상으로 폐쇄적으로 운영할 수 없으므로 일반 환자를 같이 진료하는데, 일반 환자의 이용률은 차이가 크다. 예를 들어, 보훈병원은 6.9%(2011년)이고(김진현 외, 2012), 경찰병원은 35.3%(2013년)에 이른다(≪국민일보≫, 2014년 10월 6일). 진료 기능만 보면 적십자병원이 지방의료원과 가장 비숫한데, 2018년 기준으로 5개 병원이 운영 중이다. 이 밖에 보험자 병원인 건강보험공단 일산병원(특수법인)도 공공병원으로 분류할 수 있다.

국립대학교에 소속된 대학병원들은 주로 3차 수준(상급 종합병원)의 의뢰 기능을 하는 병원들로 교육부의 관리, 감독을 받는다. 대부분 국립 또는 국립에 준하는 법적 지위이며 의과대학과 치과대학의 부속병원 구실을 한다. 2019년 기준으로 치과를 포함해 14개의 국립대학병원이 설치되어 있다. 국립중앙의료원은 사실상 상급 종합병원 수준의 국립병원으로, 진료 외에도 다양한 공공의료 정책을 수행하고 지원하는 역할을 담당한다. 또한, 특수한 영역의 진료를 담당하는 국립병원(소속기관 또는 산하기관 포함)으로, 정신병원(국립정신건강센터, 춘천, 공주, 나주, 부곡), 결핵병원(목포, 마산), 국립재활원, 국립암센터, 국립소록도병원 등이 있다. 이들 공공병원 외에 군 병원이 있으나 이 논의에서는 제외한다.

2. 거버넌스와 조직

1) 정부의 관리체계

중앙정부 수준에서 직접 공공보건의료조직의 운영에 참여하는 부처는 보건복지부, 교육부, 기획재정부, 행정안전부 등이다. 공공병원의 종류에 따라 보훈처나 과학기술정보통신부(원자력병원) 등도 해당하나 비중이나 역할이 크지 않아서 따로 언급하지 않는다. 국립병원은 경찰병원을 제외하면 대체로 보건복지부의 산하기관이나, 국립대학병원은 교육부의 관리, 감독을 받는다. 국립대학병원은 보건의료와 직접 관련이 있는 사항은 보건복지부의 지원이나 감독을 받지만, 행정관리체계는 따로 떨어져 있다.

국립병원이나 국립대학병원과 비교하여 지방의료원의 관리체계는 다중적 구조로 되어 있다. 2005년부터 보건복지부가 관리 책임을 맡았으나, 실제로는 해당 광역자치단체(목포, 울진, 진안, 성남 등은 기초자치단체)가 거의 모든 책임을 진다. 설립 주체가 지방자치단체이므로 중앙정부의 권한 범위는 간접적인데, 지방의료원을 규율하는 법인 「지방의료원의 설립 및 운영에 관한 법률」에 따르면, 지방자치단체가 지방의료원을 설립(통합과 분원 포함) 또는 폐업·해산하고자 할 때는 보건복지부 장관과 '협의'하게 되어 있다. 또한, 법 제21~23조에는 보건복지부 장관이 평가한 후 필요한 시정조치, 지도, 감독을 할 수 있도록 규정해놓았다.

보건복지부 장관이 설치와 운영, 평가에 개입할 수 있게 되어 있지만, 광역자치단체의 권한, 책임과 비교하면 간접적이고 보조적이다. 그 실례로, 2013년 경상남도가 진주의료원의 폐업을 결정했을 때 보건복지부가 행사할 수 있는 권한은 거의 없었다. 지방의료원을 설립 또는 폐업할 때 보건복지부 장관과 협의해야 한다는 법 규정은 이 사태가 생긴 후 신설된 것이다.

지도, 감독, 관리 등을 통한 중앙정부 부처의 직간접 책임(권한, 의무)만큼 또는 그보다 더 중요한 것이 기획재정부의 개입이다. 기획재정부는 예산을 편성하고 공공기관의 운영 가이드라인을 제시함으로써 공공병원 운영에 큰 영향을 미친다. 간접적인 영향력은 주로 예산 편성에서 나온다. 중앙부처가 관장하는 공공병원, 예를 들어 국립중앙의료원, 국립대학병원, 보훈병원 등의 운영에 국가 예산이 얼마나 큰 영향을 미치는지는 말할 필요도 없다.

지방의료원의 운영에도 중앙정부의 예산이 영향을 미치는데, 보건복지부의 공공보건의료 관련 예산이 대표적 항목이다. 광역자치단체의 재정지원이 흔히 경상비 범위를 넘지 않기 때문에 지방의료원의 사업이나 투자에 중앙정부 예산이 미치는 영향은 절대적이다. 기관별로 나누면 그리 큰 규모는 아니나, 2019년 보건복지부 예산안에는 '지방의료원 등 육성'이란 항목으로 약 1117억 원의 예산이 편성되어 있다(정형준, 2018). 이런 종류의 예산에도 직간접으로 기획재정부가 개입한다. 공공병원의 사업과 예산이 분리될 수 없다는 점을 고려하면, 사업과 예산 모두가 중앙정부 예산 당국의 통제를 벗어나기 어려운 셈이다.

기획재정부는 많은 공공병원의 운영에 직접 개입할 수 있다. '경영실적 평가'가 가장 중요한 수단으로, 공식적으로는 각 정부 부처가 평가하는 체계에서도 전체 원리와 지침을 정하는 기획재정부의 실질적 권한이 크다. 경영실적 평가는 「공공기관의 운영에 관한 법률」에 토대를 둔 것으로, 정부가 공공기관의 신설, 기능 조정, 혁신, 임원 임명, 보수, 경영평가, 경영지침 등에 개입할 근거를 명시해놓았다. 사실상 거의 모든 국립 공공의료기관이 경영실적 평가 대상이라 할 수 있고, 2015년에는 그동안 경영평가에서 제외되었던 '기타 공공기관'을 새로 포함해 공공의료기관 다수가 새로 평가 대상으로 편입되었다. 국립중앙의료원, 국립대학병원, 원자력병원, 대한적십자사 등이 이에 해당한다. 기획재정부와 정부 전체의 공공성(또는 '공공 지향성')이 공공보건의료기관에 더 직접적인 영향을 미치게 되었다고 할 것이다.

보건복지부가 공공의료기관에 영향을 미치는 통로에는 기술적 측면도 존재한다. 주로 사업의 지도와 감독, 평가 등을 활용하고 흔히 재정지원이나 인센티브 등과 연계한다. 대표적인 개입은 「공공보건의료에 관한 법률」에 근거하여 '공공보건의료계획의 시행 결과'와 '공공보건의료사업의 시행결과'를 평가하는 것이다. 이런 평가가 공공성을 지향하는 데 도움이 될 것으로 생각하기 쉬우나 '기술'이 늘 중립적인 것은 아니라는 점을 유의해야 한다. 무엇을 공공보건의료사업으로 볼 것인지 또는 어떤 방법과 내용을 공공성 수준이 높다고 볼 것인지 등에는 공공성과 공적 가치에 관한 판단과 지향이 반영된다.

2) 공공병원의 조직과 거버넌스

공공병원은 다양한 위상과 거버넌스 구조 안에 있고 조직 형태와 기능도 단일하지 않지만, 한편으로는 병원 조직 일반이 갖는 구조와 특성을 공유한다. 공통점은 자세히 서술할 필요가 없을 것이다. 그림 19-2는 지방의료원의 일반적 조직 구조를 나타낸 것인데,[2] 이것만으로는 민간병원과 구분되는 고유한 특성을 발견하기 어렵다.

일반적 특성 중에서는 조직과 거버넌스 측면에서 진료 부문과 전문직의 중요성이 다른 부문을 압도하는 점을 지적해둔다. 그림 19-2에서도 다른 조직보다

---

2 진료부에 속하는 전문과목의 명칭은 2012년 기준으로, 현재는 소아청소년과, 비뇨의학과, 정신건강의학과, 마취통증의학과, 영상의학과 등으로 바뀌었다.

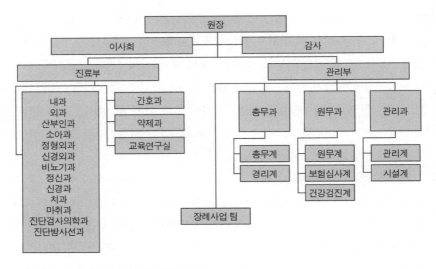

그림 19-2 / 지방의료원의 일반적 조직 구조

자료: 오종희(2012: 65).

진료부의 비중이 큰데, 이 비중은 단지 조직의 크기에 그치지 않고 의사결정이
나 운영 방식에도 영향을 미친다. 전문직의 독점 monopoly이 두드러지는 것은 어느
병원 조직이나 마찬가지이며, 공공병원도 예외가 아니다.

공공성 시각에서 보면, 공공병원은 조직 구조보다 의사결정의 거버넌스가 더
중요할 수도 있다. 국립병원의 거버넌스는 비교적 단순하나, 다른 공공병원은
좀 더 복잡하다. 최근 중요한 관심 대상은 이사회의 구조와 기능이다. 그 가운
데서도 이사회가 공공병원의 기능 설정과 운영 방향에 실질적인 권한을 가지고
있으며 또 그 역할을 하는지가 핵심이다.

이사회의 권한과 역할이 형식적인 수준에 그치는 기관이 많다는 점을 먼저
지적해야 하겠다. 예를 들어 「국립대학병원설치법」에 따르면, 국립대학병원의
이사회는 총장이 이사장이 되고, 대학병원의 장, 의과대학장, 치과병원장, "기획
재정부 장관, 교육부 장관 및 보건복지부 장관이 해당 부처의 3급 공무원 또는
고위공무원단에 속하는 일반직 공무원 중에서 지명하는 사람 각 1명", "해당 대
학병원의 소재지를 관할하는 특별시·광역시·도 또는 특별자치도의 부시장 또

는 부지사" 등의 당연직 이사로 구성된다. 당연직 이사 외의 이사 중에는 "병원 경영에 관한 지식과 경험이 풍부한 외부 인사가 1명 이상 포함"하도록 규정해놓았다. 「서울대학교병원설치법」에 따른 서울대학교병원 이사회도 크게 다르지 않다. 정부 관료를 제외하면 어떤 이해 당사자나 대표도 의사결정에 참여할 수 없는 구조다.

지방의료원은 다른 공공병원과 비교하여 상대적으로 주민이나 소비자가 이사회에 더 많이 참가한다. 「지방의료원의 설립 및 운영에 관한 법률」(2019년 현재)은 제8조에서 지방자치단체의 장이 추천한 지방자치단체 소속 공무원 2명(지역의 보건소장 1명이 포함), 지역 보건의료계가 추천하는 사람 1명, 비영리 민간단체와 소비자 관련 단체가 추천하는 사람 각 1명, 지방의회가 추천하는 사람 1명을 포함해야 한다고 규정해놓았다. 문제는 지방자치단체가 이사회의 구성원을 결정하는 권한을 독점하는 것으로, 많은 지방의료원에서 지자체의 전·현직 공무원이나 지역 유지가 이사가 된다(표 19-1 참조)(문정주, 2013). 표 19-1은 실제 사례로, 한 지방의료원의 이사회 구성을 요약한 것이다.

표 19-1 / OO의료원의 이사회 구성

연번	이사/감사	추천 기관	현재 직업	주요 경력
1	이사장/원장	추천위원회(도지사)	의사(원장)	전 개원의
2	이사 1	도지사	공무원(도 예산담당관)	
3	이사 2	도지사	공무원(도 보건위생과장)	
4	이사 3	도지사	공무원(OO시 보건소장)	
5	이사 4	OO시 보건의료계	의사(사립병원장)	
6	이사 5	소비자 관련 단체 (라이온스 클럽)	OO시 번영회장	전 공무원 (OO시 건설도시국장)
7	이사 6	도의회	OO시 새마을회장	전 도의원
8	이사 7	원장	공인회계사	
9	감사	도지사	공무원	

국립대학병원이든 지방의료원이든 이사진 구성이 편향된 현상보다 지배 구조에 근본적인 한계가 있다는 점이 더 중요하다. 이사진 대부분이 정부의 공무원으로, 이들은 정부의 방침을 전달하고 관철하는 역할 이상을 하기 어렵다. 선임되는 이사의 특성이나 이들의 역할도 적극적인 역할을 할 수 있는 환경이 아니다. 지방의료원에서는 이사장이 원장을 겸임하고 그 원장을 지방자치단체장이 임명하는 구조도 문제다.

공공성 관점에서 보면, 공공병원 이사회가 수행하는 역할은 아직 미미하다. 상대적으로 일반 소비자나 주민의 참여가 늘어난 것으로 보이는 지방의료원도 크게 다르지 않다. 실증 근거가 더 있어야 명확하게 판단할 수 있을 것이나, 가장 긍정적으로 보더라도 이사회의 역할과 기능은 매우 제한적이다.

이사회가 중요한 역할을 하기 어려운 데는 이사회의 구조와 기능이 가장 큰 원인으로 작용한다. 정치적 책임을 비롯한 책무성과 긴밀하게 결합하지 않고, 따라서 실질적인 의사결정 권한이 미약하다. 어떤 의사가 지역 보건의료계의 추천으로 이사가 되었다면, 이 이사가 어떤 의무가 있다고 인식하고 어떤 책임을 질 수 있을까? 현재 공공병원을 둘러싼 구조적·제도적 환경에서는 의사결정의 대상(예: 재정)과 실질적인 권한 사이에 큰 간격이 있다. 공공병원이 당면하는 중요한 의사결정이 재정, 특히 정부의 재정지원과 관련된 것이라면 이사회의 구성원만으로 책임 있는 결정을 하기는 불가능하다.

재정 외의 의사결정도 마찬가지다. 이사회 또는 이사의 책임이 명확하지 않고 따라서 권한을 주장하기도 어렵다. 의료기관을 운영하는 데는 일상적 의사결정이 필요한데, 현행 이사회 구조로는 정보와 지식의 불균형을 넘기 힘들고 결정의 적시성도 맞추기 힘들다. 이사회와 이사의 역할은 실무 차원의 '작은' 의사결정, 이미 정해진 방침을 추인하는 것, 또는 적시성이 큰 문제가 되지 않는 장기적 의제 등으로 한정된다.

지방의료원의 경우, 이사회와 비교하여 해당 지방자치단체 의회가 하는 역할을 유의해야 한다. 강원도 의회의 예를 보자. 2014년 당시 여러 지역 언론의 보도에 따르면, 2014년 12월 강원도 의회는 "지방의료원 지역개발기금 융자 상환금(30억 원) 전액을 삭감하고, 지방의료원 시설·장비 보강 지원비 60억 3천만 원

가운데 14억 4천 4백만 원을 삭감"했다. 예산을 통한 개입이 두드러져 보이지만, 의회의 영향은 예산에 그치지 않는다. 설치와 폐업, 기능, 운영 방식 등 지방의료원의 운영 전반에 직접 영향을 미칠 수 있다.

3. 기능과 역할

공공보건의료조직 가운데에 정부 부문을 제외하면, 기능과 역할을 논의할 만한 조직은 공공병원과 보건소망(보건지소와 보건진료소 포함) 정도다. 여기서는 실제 역할 가운데에 공공성과 관련된 기능에 초점을 맞추어 검토한다.

1) 공공병원

흔히 말하는 병원의 기능은 진료, 교육·훈련, 사회봉사 등이다. 진료는 따로 설명할 필요가 없을 것이고, 교육·훈련에는 학생은 물론 보건의료전문직의 교육·훈련을 모두 포함한다. 흔히 공식적인 교육, 예를 들어 학생 실습이나 전공의 수련만 생각하기 쉬우나, 이 밖에도 보건의료전문직, 학생, 환자와 일반인 등에 대한 다양한 교육이 가능하다는 점을 강조한다. 사회봉사는 다양한 요소와 방식을 모두 포함하고 있어서 체계적으로 정리하기 어렵다. 이론적·실천적으로도 모호하고 불확실한 점이 많다.

공공과 민간병원 모두 공공성 논란은 주로 진료 부문에 집중되는 경향을 보인다. 교육·훈련과 사회봉사(지역사회 기능 포함)는 영역 자체가 어느 정도 공공성과 관계가 있다는 이유가 클 것이나, 반드시 그렇지 않다는 점을 유의할 필요가 있다. 많은 사회봉사가 이름이나 공식 목표와 달리 조직의 자기 이해관계나 이윤 동기와 연관되고, 교육·훈련에도 위험이 상존한다. 교육·훈련과 사회봉사 또한 공공성 기준을 적용하여 평가해야 할 이유이다.

공공병원의 진료가 공적 가치를 실현하고 공공성에 부합해야 한다는 것은 다시 더 설명할 필요가 없다. 진료의 공공성은 공공병원의 가장 중요한 존재이유일 수도 있는데, 실제 공공병원이 그런 역할을 제대로 하는지를 판단하기가 쉽지 않다. 무슨 진료를 어떻게 해야 공공성이 높고 공적 가치에 부합하는지를 먼저 합의해야 한다. 주민이 기대하는 '고급' 진료도 공적 가치가 있는지, 환자가 적더라도 어린이나 장애인 진료에 중점을 두어야 하는지 상황에 따라 다르다. 여기서 다시 공공보건의료 또는 공공성이 무엇인가 하는 문제로 돌아가고, 개념에 내재한 모호함이 재차 드러난다.

개념의 한계를 인정하는 가운데 실용적 접근 한 가지는 현재 정부가 이해하는 공공병원 진료의 역할을 검토하는 방법이다. 예를 들어, 과거 보건복지부가 관리하던 '지역거점공공병원 종합정보시스템'은 지역거점공공병원의 역할을 크게 네 가지로 구분했다.[3] 지역사회 의료안전망, "민간병원보다 좋은 의료서비스 제공", "민간병원보다 생산성이 높음", "국민의료비 앙등의 제어판" 등이 그것이다. 공공병원 모두에 해당하는 일반적인 역할로 받아들이기 어렵다는 점을 고려해도, 지역사회 의료안전망을 제외하면 나머지 특성은 논란을 불러일으킬 가능성이 크다. 생산성 문제는 물론이지만, 민간병원보다 '좋은' 서비스가 무엇을 뜻하고 공공성 관점에서 어떤 가치가 있는지 분명하지 않다. 국민의료비를 억제한다는 기능 또한 공공병원이 차지하는 비중을 고려하면 논리의 비약이라는 비판을 받기 쉽다.

어떤 이름으로 부르든 공공병원이 중요하게 이바지하는 역할 한 가지가 '취약계층' 진료로,[4] 실제로도 자타가 인정하는 지역거점공공병원의 핵심 기능 중 한 가지다. '지역거점공공병원 알리미'의 자료에 따르면, 2017년 기준 지방의료원의 의료급여 입원환자 비율은 24.2% 수준으로, 민간병원과 비교할 수 없을 정도로 높다. 홈리스 등 다른 취약 집단 진료도 비슷하다. 지역거점공공병원이 의료급여 환자나 경제적 약자의 접근성을 높이는 데 중요한 역할을 하는 것은

3　해당 사이트는 2019년 현재 '지역거점공공병원 알리미'로 바뀌었고 내용도 달라졌다. 지역거점 공공병원의 역할도 보이지 않는다. 과거 명시했던 역할을 없앤 것 자체가 공공병원의 역할 설정이 쉽지 않음을 보여준다고 할 것이다.

4　'취약'이라는 용어와 개념의 문제점은 서론(제1장)에서 이미 지적한 바 있다.

분명하다.

사회적 재난을 대비하는 역할도 중요하다. 재난을 대비하는 기능은 예를 들어 의료기관 폐업-파업 시기에 진료를 유지하고, 신종 전염병이 발생했을 때 진료 기능을 수행하며, 재해가 생겼을 때 무료 진료를 하는 것 등을 포함한다. 실제 그런 일이 빈발하지 않고 재난이 있을 때 그 기능을 할 수 있다는 '가능성'을 말하는 것이지만, 필요한 때 공공병원이 공적 역할을 할 수 있다는 점이 중요하다. 일부 공공병원은 필수 서비스를 제공하는 기능도 수행한다. 중환자 진료, 응급진료, 정신질환의 진료, 전염병 병상 운영, 가정간호나 호스피스 등이 여기에 속하는 기능이다.

민간병원의 기능을 보완하는 데서 고유한 기능을 찾는 편이 쉽고 유용한 접근인 것처럼 보이나, 현재 구조에서는 그 한계도 분명하다. 개별 공공병원의 기능으로는 가능성과 잠재력이 있지만, 사회적 수준에서는 다른 기준을 적용해 역할을 판단해야 한다. 병원 시각이 아닌 체계의 시각, 즉 전체 체계에서 공공보건의료가 어떤 역할을 하고 그 중요성이 어느 정도인가 평가하는 것이 원칙이다. 다시 말해 개별 병원으로 하는 역할과 집합적 역할을 구분할 필요가 있다. 전자가 병원 자체로 또는 병원이 속한 지역사회에서 수행하는 역할이라면, 후자는 사회 전체적으로 공공병원 체계가 할 수 있고 또 해야 하는 역할이다.

체제 수준에서는 "취약계층의 의료수요를 충족하는 데 공공병원이 어느 정도 역할을 하는가?" 또는 "전체 응급환자 진료 중 공공병원이 수행한 역할의 비중은 어느 정도인가?" 등의 질문이 중요하다. 체제에 대한 질문이므로 답은 당연히 개별 기관의 기능이나 성과 수준을 넘는다. 양적으로 공공병원이 충분하게 분포하지 않으면 그 역할은 가능한 수준 또는 잠재적인 것에 그치고, 공공병원이 적극적으로 기능을 수행해도 지역사회 전체의 요구를 모두 충족하기 어렵다.

의료급여 환자 진료만 하더라도 대부분 지역에서 민간병원의 역할이 훨씬 더 크며, 감염병 병상이나 진료도 마찬가지다. 예를 들어, 충남 천안에 위치한 지역거점공공병원(천안의료원)은 천안과 그 인근 지역 '전체'에 어떤 역할을 하는가? 공공병원과 민간병원의 수가 워낙 차이가 큰 만큼 사회적 관점에서 보는 공공병원의 역할은 당연히 작다. 천안의료원의 경우는 병원이 책임져야 할 지역

(진료권)조차 명확하지 않다. 공공병원의 고유한 기능이 무엇인가 하는 질문 또한 공공병원의 구조적 한계를 드러낸다.

양이나 비중 외에 고유 기능이 분명하지 않은 점도 여전하다. 예를 들어, 흔히 공공병원의 역할로 거론되는 '의료안전망'이나 '필수중증의료'가 무엇을 뜻하는가? 과거 정부가 설명한 내용을 보면, 지역사회 의료안전망 기능은 "과목별 전문의 진료를 보장하는 종합병원", "취약계층이 의지하는 병원", "수익성이 없더라도 필수 서비스를 충실히 하는 공공기관", "사회적 재난을 대비하는 안전시설" 등으로 구성되어 있다. 2018년 10월에 발표된 '공공보건의료 발전 종합대책'에는 '필수중증의료'와 '산모·어린이·장애인 의료서비스' 등이 이와 연관된 정책이다.

일부는 앞서 설명한 취약계층이나 집단에 대한 진료와 겹치며, 또 다른 일부는 시장의 규모나 경제성, 효율성 등의 문제로 수익성이 모자라는 영역이다. 산모와 어린이 진료만 하더라도 일반적 대상을 뜻하기보다는 전체 인구와 환자 수가 적어 민간 병·의원은 수지를 맞추기 어려운 조건을 의미한다. 이렇게 해석하면, '안전망'과 '필수'는 여전히 민간과 민간실패를 보완하는 의미가 강하다.

지금까지 주로 지역거점공공병원의 기능을 다루었지만, 다른 공공병원의 사정은 더 나쁘다. 그나마 경찰병원이나 보훈병원처럼 특정 환자 집단을 주 대상으로 하는 병원은 기능의 혼란이 덜한 편이다. 본래 설정된 공공기능을 충실히 수행하는 것으로 최소한의 기준은 충족할 수 있기 때문이다. 국립대학병원, 국립중앙의료원, 국립암센터, 적십자병원, 원자력병원 등 민간병원과 차이가 작은 병원들은 공공병원으로 기능을 정립하기가 더 어렵다. 특정 환자 집단을 대상으로 하는 병원도 일반 환자 진료에서 공공병원 기능을 발휘하는 것은 또 다른 과제다.

적어도 현재까지 공공병원이 수행한 역할로 보면, 진료, 교육·훈련, 사회적 기능 등 모든 면에서 민간병원과 구분되는 특성을 찾기 어렵다. 이런 현상이 나타나는 근본 원인은 처음부터 근본 기능과 역할이 명확하지 않기 때문이다. 초기에는 역할이 분명했더라도 환경 변화에 따른 새로운 기능을 정립하지 못한 점도 있다. 공공병원이 제 역할을 하는 데는 이들의 고유한 기능이 무엇인지 정립하는 것이 선결 과제다.

2) 보건소 등의 보건기관

보건소와 보건지소, 보건진료소는 모두 일차진료 기능을 수행한다. 이 중 보건지소는 많은 지역에서 '면'의 유일한 의료기관으로, 최소한 접근성 측면에서는 중요한 역할을 담당한다. 충분한 훈련을 받지 않은 공중보건의가 배치되고 운영에도 문제가 있어, 의료의 질은 만족할 만한 수준에 이르지 못한다는 평가가 많다.

보건소와 보건진료소의 진료에 대한 평가는 보건지소와는 다르다. 먼저, 공공성 측면에서 보건소의 진료 기능은 무엇을 목표로 하는 것인지 명확하지 않다. 대부분 시·군·구에 1개씩 설치된 보건소가 수행하는 일차진료 기능은 질적·양적으로 제한적이다. 민간의원보다 진료비가 싸서, 지리적으로 보건소에 가까운 주민이나 빈곤층, 노인 등이 주로 이용한다. 비용이 싼 것을 제외하고는 한정된 지역, 일부 대상자에게 일차진료를 제공하는 기능에서 공공기관의 의의를 찾기 어렵다.

「농어촌 등 보건의료를 위한 특별조치법」 시행규칙(보건복지부령, 2019년 기준)에 따르면, 보건진료소는 "인구 5백 명 이상(도서지역은 3백 명 이상) 5천 명 미만을 기준으로 구분한 하나 또는 여러 개의 리·동을 관할 구역으로 하여" 설치할 수 있다. 인구 5백 명 미만(도서지역은 3백 명 미만)인 지역도 보건복지부 장관의 승인을 받으면 가능한데, 현재는 많은 보건진료소가 이런 경우에 속한다. 보건진료소는 다른 의료기관이 없는 지역에서, 제한된 범위지만 일차진료를 제공함으로써 주민의 의료 접근성을 높인다. 대상인구 감소, 진료의 질적 수준, 민간의료기관과의 갈등 등이 논란거리로 남아 있으나, 어느 정도까지는 공공성에 부합하는 기능을 수행하는 것이 분명하다. 농촌의 인구 구조가 급격하게 변화하는 동시에 민간의료 시장이 붕괴하는 새로운 상황에서 보건진료소와 보건진료원의 역할을 다시 설정할 필요가 있다.

보건소를 비롯한 보건기관이 담당하는 또 다른 공적 기능은 공중보건과 보건사업이다. 특히 보건소는 현재 공공부문이 수행하는 보건사업의 유일한 실행 조직이라 해도 크게 틀린 말이 아니다. 지방자치 조직이지만 지방분권적은 아니라는 점도 특징적이다. 각 보건소의 독자적인 사업보다 중앙정부의 지침에 따른 사업이 더 많을 정도다. 대부분의 보건소는 건강증진과 건강생활 실천, 방문보건, 암과 심혈관질환 등 만성질환 관리, 치매 관리와 정신보건, 예방접종, 모자보건, 영양, 구강보건, 감염병 관리, 재활, 금연과 절주 등의 사업을 수행한다. 일부 보건지소와 보건진료소는 이들 보건사업에 참여하지만, 역할은 그리 크지 않다.

보건소와 관련 기관이 보건사업에서 제대로 그리고 충분히 역할을 하고 있는지는 다른 문제다. 상세한 평가는 이 글의 범위를 넘으나, 판단은 보건사업을 통한 공공성의 실현을 어떻게 규정할 것인가에 달려 있다.

공공성 관점에서 한 가지 관심을 둘 것은 공공보건의료체계를 통한 보건사업이 '국가통치'의 도구라는 관점이 있을 수 있다는 점이다. 여기서 통치는 푸코식으로 말해 "사람들 일부나 전체의 품행을 형성·지도하거나 그에 영향을 끼치려고 하는 활동의 형태"를 가리킨다(고든, 2014: 15~19). 푸코는 개인들에게 행사되는 권력 형태를 지칭하면서 '생명권력biopower'이라는 용어를 사용하는데, 이 새로운 권력 아래서 정치는 인구의 구성원으로서 주체들에 관여하고 개인의 행위는 국가정책과 권력과 연결된다.

보건사업 대부분이 생명과 관련된 개인의 행위에 대한 것이라면, 국가가 주도하는 보건사업에서 권력과 통치를 떠올리는 것은 이상한 것이 아니다. 이런 관점을 비판의 토대로 삼으면, 보건사업의 공공성은 국가가 주체라는, 어떤 의미에서는 또 다른 소유 관념에서 벗어나야 한다. 공공성은 국가통치의 차원을 벗어나 사회 구성원으로서 주체들이 스스로 주체성과 안녕을 획득할 수 있는가에 달려 있다.

보건소 기능의 공공성에서 제외할 수 없는 과제가 보건(행정) 당국authority의 역할이다. 보건소는 원칙적으로 서비스 제공 조직과 보건 당국의 기능을 모두 수행한다. 보건 당국으로서 보건소 기능은 법 규정에 따라 권력을 독점하면서도 충분한 수준에 미치지 못하는 것으로 판단된다. 특히 국가기구로서 자기 역할을 정립하지 못한 것이 책무성과 동반한 '당국' 기능을 잘 하지 못하는 가장 중요한 이유가 아닌가 한다.

보건 당국의 능력은 기능과 역할의 범위와 수준에 밀접히 관련되는데, 앞서 설명한 것처럼 보건소의 진료 기능은 제한적이고 최소한 범위에서 공공부문을 통제·관리하는 역할 정도만 수행한다. 의료-보건의 이분법이 강화되면서 보건 사업을 수행하는 기관으로 굳어진 것도 또 다른 특징이다. 예방이나 보건사업보다 치료의 비중과 중요성이 압도적으로 큰 현실을 고려하면, 보건소의 위상과 권위가 위축되는 것은 당연하다.

치료와 예방 등 서비스 기능이 위축된 것보다 더 중요한 문제는 보건의료체계의 구조적 제약 때문에 공공과 민간을 모두 포괄하는 권위 있는 보건 당국으로서 역할을 할 수 없다는 것이다. 공적 주체 또는 당국이라기보다는 서비스 기관으로 보이는 데는 역사적 경험과 경로가 함께 영향을 미치는데, 그동안 민간부문(주로 진료와 치료를 담당하는)의 비중이 훨씬 더 큰 상황에서 보건소가 당국으로 개입할 수 있는 수단과 방법은 그리 많지 않았다. 현실적 제약과 실천이 관행과 규범으로 굳어진 점도 있다. '지역보건의료계획'을 수립하고 의약 감시를 하는 등 일부 기능은 작동하지만, 지역의 보건을 모두 책임지는 당국으로서의 기능은 '공적'이라고 하기에는 미흡한 수준이다.

4. 운영과 관리

운영과 관리에서 공공성 문제는 그리 익숙하지 않은 것으로, 이는 주로 과정 측면에서 그리고 공공보건의료조직의 내부에서 제기된다. 즉, 공공보건의료조직이 공공성이나 공적 가치를 실현하려고 활동하는 과정이 얼마나 공적 가치에 부합하는가 하는 질문과 연관된다(제15장 참조).

먼저 확인할 것은 공공보건의료조직의 운영과 관리가 폐쇄 체계에서 이루어지는 것이 아니라는 점이다. 공공과 민간 할 것 없이 다른 조직과 연결되어 있고, 운영과 관리 역시 독립적이지 못하다. 상호관계는 공공조직이 속한 시장과의 관계처럼 무형일 수도 있지만, 광역자치단체와 지방의료원의 관계처럼 직접적이고 유형의 형태일 수도 있다.

1) 운영의 자율성

공공병원의 운영은 민간병원과 달리 자율성이 제약되는 환경 속에 있는데, 공공병원의 현실적 지배 구조에서 비롯되는, 피할 수 없는 조건이다. 공공병원은 정부가 정한 정책과 지침, 원리의 틀을 벗어나기 어렵다. 한국적 상황에서는 비공식적인 영향과 간섭도 많다.

이러한 자율성의 조건을 인정하더라도 실제 영향은 여러 영역에서 복합적으로 나타난다. 첫째, 정부의 정책과 제도가 개별 기관의 상황과 부합하지 않는 데서 비롯되는 갈등이 있을 수 있다. 이런 정책과 제도란, 공공병원이라는 구조와 밀접하면서도 개별 병원과는 맞지 않는 조건을 가리킨다. 어떤 지역은 특정 진료 과목을 둘 필요가 없어도 병원이 알아서 결정할 수 없고, 직원을 구하기 어려운 지역이라고 급여나 처우를 자의적으로 높일 수 없다. 안전이나 고용 등에서 (지역 사정과 무관하게) 공공부문의 엄격한 기준을 따라야 할 때도 있다. 모두 정책이나 제도의 구조에서 비롯된 구조적 자율성의 문제다.

다른 자율성 문제는 이보다는 덜 구조적인 것으로, 중앙정부나 지방정부가 공공보건의료와 공공병원, 그리고 공공성을 어떻게 이해하는지에 따라 달라진다. 현실에서는 주로 공공병원의 역할과 기능을 둘러싼 갈등 또는 불일치의 형태로 나타난다. 많은 공공병원이 수익성이 떨어지고 정부의 재정지원을 받아야 하는 상황에서, 공공병원을 지배하는 정부의 가장 중요한 관심사는 경영성과와 재무 상태다. 이런 사정은 공공병원의 기능이 사회적으로 확립되어 있지 않고 권위 있는 해석과 이해가 없기 때문인 점도 있다. 어느 쪽이든 이런 조건에서는 공공병원이 자율적으로 기능과 역할을 설정하기 어렵다.

미시 차원에서는 실무적 자율성 문제도 있다. 현실에서 벌어지는 지나친 개입과 간섭은 공공병원의 재무 상태와 밀접한 관련이 있지만, 지배 구조 안에서의 권력관계에 좌우되는 것도 적지 않다. 공공병원 가운데서도 상대적으로 많은 권력자원을 가진 기관은 비교적 자율성 수준이 높고, 권력자원이 열위에 있는 기관은 자율성이 낮다. 국립대학병원이 전자의 예에 가깝다면, 많은 지역거점공공병원은 후자에 해당한다.

2) 운영과 관리의 역량

공공병원뿐 아니라 공공부문 전반은 흔히 민간부문보다 운영과 관리의 역량이 취약하다는 평가를 받는다. 특히 1980년대 이후 세계적으로 신공공관리론이 유행하면서 이런 인식은 더욱 강해졌다. 신공공관리론이 직접 역량을 말한 것이 아니라 민간기업의 운영 원리를 도입해야 한다고 주장했지만, 새로운 원리를 따르려면 그에 맞는 역량이 필요하다. 결국 메시지의 핵심 내용은 비슷한 셈이다.

이른바 역량 또는 능력이 관심사가 된 배경은 논외로 한다면, 실제 역량이 무엇을 말하는지 그리고 공공부문이 민간보다 취약한 것이 사실인지 살펴봐야 한다. 먼저, 공공병원의 역량을 모두가 동의할 수 있게 정의하기 어렵다는 점을 지적해둔다. 공공병원을 기준으로 역량을 말할 때 암묵적인 가정은 민간병원과 비교하는 것이지만, 원론적으로 공공병원의 역량은 공공병원이 수행해야 할 기능과 실천을 기준으로 해야 한다. 공공병원과 민간병원에 요구하는 기능과 실천이 다르다면 이에 필요한 역량도 당연히 다르다. 현재까지 이런 관점에서 공공병원의 역량을 평가하는 작업은 제대로 이루어지지 않았고, 이 문제는 다시 공공병원의 기능과 실천을 어떻게 정의할 것인지로 돌아간다.

민간병원과 직접 비교할 수 있는 영역도 있다. 기능 설정과 무관하게 현재 수행하고 있는 업무가 같은 종류인 경우, 예를 들어 일반진료는 어느 정도 같은 틀로 비교할 수 있을 것이다. 더 구체적으로는 고혈압이나 당뇨병 환자, 또는 진단이 불확실한 환자를 진료하는 능력을 비교하여 판단할 수 있다.

문제는 이런 경우조차 공공병원과 민간병원의 역량을 완전히 같은 잣대로 평가할 수 없다는 점이다. 양질의(좋은) 의료서비스라고 하더라도 질을 구성하는 요소는 단순하지 않다. 역량은 주로 의학적(의과학적) 기술 수준을 가리키는 경우가 많지만, 포괄성이나 지속성, 인간적 진료, 비용-효과성 등 다른 기준도 포함해야 한다. 환자를 비롯한 많은 사람이 말하는 역량이 주로 의학적 기술에 편향되어 있다는 점을 고려하면, 현재 공공병원의 진료 역량은 실제보다 과소평가된 면도 있다.

비슷한 조건의 민간병원보다 공공병원의 역량이 떨어지는 경우도 많다. 계량지표로 명확하게 비교할 수는 없으나, 많은 사람이 직관적·경험적으로 평가하는 것도 의미가 있다. 추가로 고려할 점은, 역량의 차이가 있다 하더라도 그 차이는 공공병원이 가진 구조적 한계에서 비롯될 가능성이 크다는 점이다. 공공병원과 민간병원이 개방체계에서 동일한 시장에서 경쟁한다는 것이 이런 의미의 구조다. 정책이나 제도 때문이든 또는 역사와 경로 때문이든, 공공병원은 인력, 시설, 장비 등에서 구조적으로 불리한 경우가 대부분이다. 이런 조건과 밀접한 관계가 있는 역량, 특히 기관 차원의 역량에서 차이가 날 수 있다.

3) 비효율성

공공병원의 운영, 관리를 평가하는 또 하나의 키워드가 비효율성이다. 문제는 효율성과 비효율성이 흔히 정확하게 정의되지 않은 채 사용되고, 특히 공공부문을 공격하기 위한 목적으로 활용된다는 점이다. 다른 곳에서 설명한 것과 마찬가지로(제14장 참조), 효율성은 투입과 산출을 무엇으로 규정하는가에 좌우되는 가치로, 한국에서 공공병원의 효율성을 논의할 때는 특히 이 점에 유의하여야 한다. 산출을 기관의 재무적 성과(수익)로 한정할 때 공공병원의 효율성은 당연히 낮을 수 있으나, 산출을 달리(빈곤층 진료, 안전망 기능 등) 규정하면 효율성 수준도 달라진다.

시장에서 쓰는 기준으로도 공공병원의 효율성은 일반적인 통념과는 차이가 난다. 과거 지역거점공공병원 종합정보시스템의 통계에서는 공공병원의 생산성이 비슷한 규모의 민간병원보다 높았다. 지방의료원은 "민간병원과 인력 규모가 유사한 반면 환자 수, 병상 이용률은 높음"이라는 것이 보건복지부의 평가였다. 국민의료비와 연관된 역할도 다른 측면의 효율성이라 할 수 있다. 정부는 과거 공공병원이 하는 역할 가운데 하나가 "국민의료비 앙등의 제어판"이라고 표현했는데, 이는 공공병원이 거시적 효율성을 달성하는 데 중요한 역할을 할 수 있거나 그를 기대한다는 의미다. 이런 주장은 지방의료원이 "민간병원 대비 65~88% 수준의 낮은 진료비를 유지"한다는 사실에서 나왔다.

공공병원을 비롯한 공공보건의료조직들이 마땅히 해야 할 공적 기능을 효율적으로 수행하고 있는지는 충분히 검토된 바가 없다. 앞서 주장한 논리를 근거로 하면, 효율성을 판단하려면 공적 기능을 명확하게 정의하는 일이 선행되어야 한다. 아울러 효율성 수준을 어떻게 측정할지 그리고 결과를 판단하는 기준이 무엇인지도 미리 결정되어야 할 것이다.

공공부문에서 나타나는 비효율성의 한 가지 요소 또는 원인으로 지목되는 것이 관료주의 문제다. 먼저 지적할 것은 관료주의 담론이 활용되는 맥락이다. 관료주의 또한 엄밀한 정의 없이 흔히 관료제의 부정적 현상을 부각할 목적으로 쓰인다는 점에서 공공부문의 비효율성 담론과 비슷하다. 실제 문제와 오명을 구분하려면 먼저 개념과 이론을 명확하게 해야 한다.

관료제 이론에 따르면 관료제와 관료주의를 구분해서 쓰는 경우는 드물다. 굳이 구분하자면 관료주의는 관료제의 특성을 나타내는 것처럼 보이며, 일상적으로 사용하는 관료주의의 내용은 '과잉 관료제'에서 나타나는 현상과 비슷하다. 과소 관료제나 이념형에 부합하는 관료제와 비교할 때, 과잉 관료제의 업무 수행에서는 경직성, 할거주의와 갈등, 복지부동과 무능력, 형식주의와 번문욕례繁文縟禮, red tape, 과잉 규제와 간섭 등이 나타난다(윤견수, 2011). 공직에 들어오려는 사람들은 보수·안정 성향을 보이며, 임용 과정도 폐쇄성과 경직성을 나타낸다.

현재 한국의 공공보건의료조직에서 과잉 관료제의 특성이 나타나는 것은 분명하다. 주목할 것은 이런 특성이 공공보건의료조직에만 나타나는 것이 아니며, 공공조직에 한정된 문제만도 아니라는 점이다. 많은 민간기업 역시 관료제 방식으로 운영되지만, 의사결정의 다른 특성, 예를 들어 경영자의 독단적이나 신속한 결정이 관료주의 문제(예: 의사결정의 지연)를 은폐한다. 관료주의의 문제는 공공인가 민간인가의 이분법으로 접근할 수 없으며, 민간조직의 운영 원리를 택한다고 해서 저절로 해결되는 문제도 아니다.

과잉 관료제 또는 관료주의인가의 문제는 공공보건의료조직이 목표로 하는 기능과 역할, 그리고 그를 성취하기 위한 활동과 과정을 어떻게 구성하는가에 따라 달라진다. 예를 들어, 의사결정의 질을 판단하는 데는 신속성과 적시성이 중요한 기준으로 쓰일 수 있다. 이는 효율성을 충족하는 기준인 동시에 관료주의를 타파한다고 할 때 흔히 목표로 제시되는 것이지만, 공공성 관점에서는 의사결정에 필요한 민주성과 투명성, 개방성 등의 특성을 제외할 수 없다.

문제는 이런 기준들이 항상 조화하는 것이 아니라 흔히 상충한다는 데 있다. 효율성도 중요하지만, 여러 이해 당사자가 참여하여 복잡하고 번거로운 과정을 거치는 것이 민주성에 부합하는 방식일 수도 있다. 공공보건의료조직의 구성원에게 적절한 노동조건을 보장하는 문제도 비슷하다. 좋은 근무시간과 처우는 보기에 따라, 그리고 어떤 가치를 부여하는가에 따라 관료제의 폐해일 수도 공공성의 구현일 수도 있다.

공공성의 성취를 조직의 목표와 기능으로 할 때도 당연히 관료주의적 폐해가 나타난다. 분명하고 명시적인 결과를 목표로 하지 않으면, 성과에 무관심하고 형식에만 주의를 기울일 가능성이 더 커진다. 모든 행위 주체, 그리고 공공부문도 자기 이익을 추구한다는 공공선택론의 주장이 아니더라도, 공공부문과 그 구성원 역시 이해관계를 완전히 벗어나기는 어렵기 때문이다. 관료주의의 폐해는 이른바 '정부실패'의 여러 가지 특성과도 관계가 있다.

공공보건의료기관에서 나타날 수 있는 관료제의 폐해를 극복하는 것은 민간부문과 관계없이 그 자체로 중요한 과제다. 주류 경제학은 시장이 정부실패를 수정하고 개선하는 가장 좋은 방법이라고 하지만, 그대로 받아들이기에는 근거가 부족하다. 간략하게 말해, 시장기전에 의지하는 것은 답이 아니며, 특히 공공보건의료의 관점에서는 더 그렇다.

제20장

건강과 보건의료의 결과

건강과 보건의료의 결과에서는 보건의료서비스, 건강수준, 건강위험요인을 모두 포괄하고, 아울러 직접적이고 고유한 범위는 아니나 사회적 결정요인도 포함하고자 한다. 이 중에서 공공성과 가장 관련성이 큰 것은 보건의료서비스의 결과다. 예를 들어, 비용이 너무 비싸다거나 보건소의 서비스를 이용하지 못한 것이 이에 해당한다. 형평성을 제외하면 건강수준은 그 자체로 공공성을 판단할 만한 것이 많지 않다. 공공성 관점에서도 결과는 주로 보건의료서비스에 초점을 맞추고, 필요하면 다른 결과나 요인을 추가하기로 한다.

보건의료서비스에 중점을 두더라도 그것이 공공에, 즉 공공보건의료서비스(공공기관과 조직, 제공자가 관여하는 서비스)에 한정되지 않는다는 점을 분명히 해둔다. 공공보건의료서비스만 건강과 보건의료 결과의 공공성에 영향을 미치는 요인이 아니기 때문이다. 공공성의 관점에서 전체 보건의료서비스를 검토하고, 공공보건의료서비스는 필요에 따라 따로 다룬다.

건강과 보건의료 결과가 공공성이 있다거나 공공적이라는 것은 무엇을 뜻할까? 앞서 보건의료와 공공성의 관련성을 다루면서 보건의료서비스의 공공성은 접근성, 효과, 적정성, 질, 효율, 지속성과 포괄성, 사람중심, 형평 등의 요소로 구성되고, 또한 맥락의존적이라고 주장했다(제14장 참조). 여기서 맥락이란 한 국적 상황을 가리키는 것으로, 맥락을 고려하면 어떤 요소는 더 강조되고 다른 것은 덜 중요할 수 있다는 뜻이다. 공공성의 이런 특성은 건강이나 건강위험 등에도 비슷하게 적용된다.

이 장에서는 현재의 한국 상황을 고려하여 특히 접근성, 비용, 형평, 질 등에 초점을 맞추고자 한다. 각 요소는 가능하면 넓은 의미로 규정하는 만큼, 서로 완전히 독립적이지 않다. 예를 들어 형평이라는 요소 안에는 접근성이나 질의 형평도 포함된다. 비용은 접근성, 형평, 질과 관련이 있고, 질은 효과, 효율, 지속성, 포괄성, 사람중심 등을 모두 포함한다.

이 장의 내용이 공공성을 평가하는 종합적인 접근이나 시도는 아니다. 한 가지 단일 지표로는 공공성 수준을 총괄적으로 측정하고 비교할 수 없으며, 공공성을 비롯한 여러 가치의 수준을 이분법적으로 판단할 수도 없다. 접근성이나 형평성을 일정 수준까지 성취하면 공공성이 실현된 것이고 그 이하는 아니라는 식의 판단은 불가능하다. 이분법적 판단이나 단일 지표가 가능하지 않다면, 여기서는 한국의 건강과 보건의료 결과가 공공성을 어떻게 실현하거나 훼손하는지 보이는 것으로 충분할 것이다.

1. 어떤 '결과'인가

결과의 공공성을 나누어 살펴보기 전에, 어떤 결과인지 검토할 필요가 있다. 이는 다른 이유보다 흔히 말하는 결과가 사람들(주민, 시민, 환자, 인민 등 무엇이라 표현해도 좋다)의 관심과 시각을 충분히 반영하고 있는지 하는 문제의식 때문이다. 예를 들어, 보건의료의 공공성을 말할 때 흔히 접근성이나 거시적 효율성을 거론하지만, 이들 기준은 말과 개념이 추상적이고 전문성이 높아 사람들의 일상에서 유리되어 있다. 환자들이 일차의료 강화나 의료전달체계 등을 잘 이해하지 못하는 것은 말할 것도 없고, 이런 말을 기억하는 사람도 드물다. 이런 상태에서 공적 가치를 따지는 대상으로서 결과는 자칫 현실이나 사람들과 분리된 지식의 차원에 머물기 쉽다.

용어와 개념을 공유하더라도 관점과 판단이 같은지는 다른 문제다. 지역에 이용할 만한 병원이 있는데도 많은 환자가 서울의 큰 병원을 찾아가는 상황을 두고 흔히 '의료전달체계'를 개선해야 한다고 주장한다. 환자 흐름을 조정하는 것이 사회적 편익과 효율성을 개선하는 한 가지 방법이 될 수 있으나, 현재 상황에서 환자가 이를 기꺼이 수용할지는 알 수 없다. 전문가는 질적 수준, 비용, 접근성 등을 기준으로 지역병원을 이용하는 것이 합리적이라고 판단하겠지만, 환자는 자신의 관점에서 전문가와는 다른 기준으로 판단할 것이다.

여러 집단이 건강과 보건의료 결과의 의미를 다르게 해석하는 것이 가장 큰 어려움이다. 객관적 지표로는 건강수준이 개선되었는데도 사람들은 여전히 건강하지 못하다고 생각하면, 그 차이나 사람들의 생각을 어떻게 해석해야 할까? 건강수명은 세계 최고 수준인데도 주관적 건강상태는 OECD 회원국 평균에도 미치지 못하는 분열적 결과야말로 '의미의 격차'를 나타내는 대표적 현상이다. 무엇을 결과라고 생각하고 그 결과를 어떻게 봐야 하는지, 의미가 일치하지 않아서 생기는 문제라 해야 한다. 서울의 '빅5'에서 명의로부터 빨리 진료를 받지 못하는 것을 접근성 문제라고 생각하면, 그것은 지표보다는 의미와 해석의 차이에서 연유한다.

대안적 결과를 구상하고 제안하는 것은 이 글의 목표 범위를 넘지만, 어떤 관점과 시각에서 결과를 보고 해석할 것인지는 중요한 과제다. 사람들이 실제 생각하고 이해하는 결과가 공적 주체와 그 실천, 또는 과정이나 목표 등과 아무런 상관이 없으면 그 공공성은 공허하다. 그런 격차를 그냥 두고는 사회적으로 공공성과 공공보건의료가 중요 의제가 되기 어려우니, 인식과 이해의 차이는 현실적으로도 그냥 무시하고 넘어갈 일이 아니다.

대안을 만드는 것은 앞으로 해야 할 과제다. 대안에 앞서 첫 단계로 이미 확립된, 또는 확립되었다고 생각하는 가치와 목표를 그대로 받아들이지 않는 것이 중요하다. 기존 관점을 비판적으로 재해석하는 것이야말로 대안을 형성하는 기초이기 때문이다. 추상적 수준에서는 앞서 '사람중심성'을 대안으로 제안한 바 있지만, 말 그대로 대강의 방향성과 문제의식을 담은 것에 지나지 않는다. 앞으로 더 많은 논의와 제안을 기대한다.

2. 접근성

접근이나 접근성은 필요가 있을 때 보건의료를 이용할 수 있는지, 그 기회 opportunity와 관계가 있는 과제를 가리키며(Oliver and Mossialos, 2004), 여기에는 경제적·사회적·문화적·지리적 요인이 단독으로 또는 함께 영향을 미친다. 그동안 한국에서는 특히 경제적·지리적 요인에 관심이 많았다.

1989년 전 국민 의료보험제도를 달성한 후 경제적 이유로 보건의료를 이용하지 못하는 경우는 크게 줄었으나, 접근성은 상대적 개념임을 고려해야 한다. 필요하다고 생각하는 보건의료를 모두 이용하지 못하면 접근성을 완전하게 충족할 수 없으며, 이용자 부담이 전혀 없는 수준이 아니면 비용이 접근성을 낮출 수 있다. 접근성의 수준을 간접적으로 추정할 수 있는 것이 '미충족 필요 unmet need'의 크기인데, 2013년 한국보건사회연구원이 소비자 인식을 조사한 결과, 한국인 4명 가운데 1명꼴로 자신이나 가족이 아플 때 미충족 필요의 경험이 있었다(윤강재 외, 2013). 진료비 부담과 생계활동 때문이라는 이유를 합하면 55%가량이 경제적 이유다.

의료보험제도가 접근성에 미치는 영향이 크지만, 이것만으로는 접근성을 모두 설명하지 못한다. 보건의료서비스 제공자와 접촉하는 단계에서 환자의 비용 부담이 없는 영국의 공영의료체계(국가보건서비스)에서도 접근의 불평등은 여전히 중요한 문제이다(Goddard and Smith, 2001). 다른 고소득국가와 마찬가지로 한국에서도 보건의료자원(인력과 시설, 장비)의 분포가 접근성에 영향을 미친다. 비용을 부담할 능력이 되더라도 거리가 너무 멀거나 불편해서 쉽게 보건의료서비스를 이용할 수 없으면 접근성이 떨어진다.

자원 분포의 지역 간 불평등은 심각하다. 전보영 등의 연구를 보면 보건의료자원은 경제 수준이 높은 지역에 유리하게 분포하는 불평등 양상을 보이며, 지역의 인구 특성과 건강수준으로 '필요(니즈)'를 보정한 후에는 부유한 지역에 자원이 유리하게 분포하는 불평등 정도가 더욱 커졌다(전보영 외, 2012). 여기서도 접근성은 상대적 개념인데, 예를 들어 환자들이 원하는(필요보다 욕구에 가깝다) 병원이나 의사로부터 멀리 떨어진 지역에서는 당연히 자원이 부족하다고 말할 것이다.

응급의료를 비롯한 몇몇 보건의료서비스는 지리적 접근성 문제가 더 심각하다. 2013년 2월 보건복지부가 발표한 '2013~2017년 응급의료기본계획(안)'에 따르면, 86개 군 소재 지역 응급의료기관 77개 중 63개(81.8%)가 법정 기준을 충족하지 못하고, 16개 군에는 응급의료기관 자체가 없다. 군 지역에 있는 지역 응급의료기관 71개소 가운데 55개소(77.5%)가 인력 기준을 충족하지 못하는 상태다. 여러 차례 문제가 제기된 분만이 가능한 의료기관의 분포 문제도 비슷하다.

문화적·사회적 요인으로 발생하는 접근성 문제는 문제의식이 약하고 현상조차 제대로 파악되어 있지 않다. 예를 들어, 2017년 기준으로 결혼 이민자 수는 15만 명을 넘는 만큼 이들에게 문화적 접근성은 이미 현실 문제다. 경제적·지리적 조건과 함께 언어적·문화적·사회적 요인이 이민자의 접근성을 제약하는데, 실제 전국 규모의 한 연구에서는 9.9%의 이민자에서 미충족 필요가 있는 것으로 나타났다(김수희·이정열, 2013). 일부 지역의 결혼 이주 여성을 대상으로 한 소규모 조사도 있는데, 의료기관을 이용할 때 가장 불편한 점으로 의료기관이 너무 멀다고 응답한 대상자가 35.7%, 의사소통에 문제가 있다고 응답한 사람이 27.7%, 비용이 비싸다고 응답한 경우가 19.8% 등이었다(김춘미 외, 2011).

앞서 설명한 접근성은 대체로 객관적으로 존재하는 필요를 전제로 한다. 즉, 손상이나 질병 등 현재의 의과학 지식을 기준으로 판단할 때 보건의료를 이용할 필요가 있는 상황에서 접근성이 문제가 되는 것이다. 이런 관점에서는 의원에서도 쉽게 진단하고 치료할 수 있는 감기 환자는 대학병원에 갈 '필요'가 없고, 증상이 있더라도 의학적 근거가 없는 치료는 받을 '필요'가 없다. 문제는 이 필요가 지식과 기술 변화는 물론, 문화와 가치 변화에 따라서도 변동한다는 점이다. 로봇 수술이 개발되고 나서야 이 수술에 대한 필요가 생기며, 과거에는 문제가 되지 않던 얼굴의 작은 흉터가 이제는 성형수술을 해야 하는 질병으로 바뀌었다.

필요와 접근성이 상대적이고 유동적인 개념이라 하더라도 환자의 요구와 욕구를 그대로 필요로 인정할 수는 없다. 특히 사회적 관점에서 필요를 어떻게 규정하는지는 정책과 자원배분, 특히 사회정의의 과제와 밀접한 관련이 있고, 이 때문에 주관성을 넘어 객관적 실재로 정의되고 측정되어야 한다. 현재로는 한 가지 실용적 방법으로 과정의 공공성을 보장하는 것, 예를 들어 다니엘스와 새 빈이 주장한 '타당성을 주장할 수 있는 조건'을 적용할 수도 있을 것이다(Daniels and Sabin, 1997, 2002: 43~46).

3. 비용

비용 때문에 접근성에 장애가 생길 수 있지만, 비용은 그 자체로도 중요한 문 제이자 과제다. 보건의료의 이용이나 지출 때문에 생기는 지나친 비용부담은 어떤 측면에서도 바람직하지 않다. 이른바 주류 경제학에서도 보건의료의 지출 이 지나치면 다른 효용을 추구하는 데 제약을 받는다고 본다.

한국에서 보건의료서비스에 직접 비용을 지출하는 수준은 다른 고소득국가 보다 높은 편이다. 보건의료비 지출을 분해하면 공공부문(건강보험 포함)의 비중 이 작고, 개인이 직접 지출하는 비용이 많다. 2017년 기준으로 OECD 회원국에 서 공공부문이 부담하는 의료비(정부·의무가입보험재원) 비중이 평균 73.5% 수 준이나, 한국은 58.2%에 지나지 않는다(OECD, 2018). 그만큼 개인이 직접 부담 하는 비용의 비중이 크다는 것을 뜻한다.

개인과 가계의 비용부담이 지나치게 크면, 가계 파탄과 빈곤으로 이어질 수 있다. 소비지출 가운데 의료비를 일정 비율보다 더 많이 지출하는 것을 '과부담 catastrophic' 의료비 지출이라 부르는데(재난적 의료비 또는 위험성 의료비라고도 함), 의료비 부담이 얼마나 큰지 나타내는 대표적 지표이다. 2008년을 대상으로 분 석한 한 연구에서는 가구생활비의 10%를 기준으로 할 때 19.7%, 가구소득의 10%를 기준으로 할 때 15.7%의 가구가 과부담의료비를 지출한 것으로 나타났 다(이태진 외, 2012). 대부분 분석과 마찬가지로 저소득층과 만성질환자가 있는 가구에서 과부담의료비 발생률이 높았다. 다른 연구 결과에 따르면, 의료비 지 출이 차지하는 비율이 10%를 넘는 가구가 20.6%나 되고 40%를 넘는 가구도 4.7%에 이른다(송은철·신영전, 2014). 최근의 한 연구에서는 10% 이상을 지출하는 과부담의료비 지출 가구가 조사 대상의 33.3%에 이르고, 40% 이상도 6.8%에 달했다(이혁수·최윤주, 2017).

한국의 과부담의료비 발생률은 건강보장제도의 보장성이 높은 나라들과 비교하면 매우 높은 수준이다. 좀 오랜 통계이고 기준도 다르지만, 한 국제비교 조사에서 나타난 고소득국가의 과부담의료비 발생률을 보면, 캐나다 0.09%, 프랑스 0.01%, 영국 0.04%, 미국 0.55%, 독일 0.03%, 한국 1.73% 등이다(Xu et al., 2003).

지나친 비용지출의 직접 결과 가운데 하나는 빈곤화다. 이는 보건의료 비용 때문에 개인이나 가계가 빈곤에 빠지는 것을 가리키며(신용불량이나 파산도 의미는 비슷하다), 보건의료 비용부담이 얼마나 큰지를 나타내는 간접 증거라 할 수 있다. 송은철·신영전은 복지패널 자료를 분석한 결과를 제시했는데, 재난적 의료비(10% 기준)가 발생할 때 빈곤으로 떨어질 확률이 18.6%라고 추정했다(송은철·신영전, 2014). 이는 재난적 의료비가 발생하지 않은 가구의 빈곤화 확률(5.7%)의 3.2배에 해당한다. 의료비 지출의 비중이 커지면 빈곤으로 떨어질 가능성이 더 커지는 것은 당연하다. 앞의 연구에서 소득의 40% 이상을 의료비로 지출할 경우 빈곤화 확률은 30.2%로 높아지는데, 이는 그렇지 않은 가구가 빈곤선 이하로 떨어질 가능성보다 4.3배나 크다.

보건의료의 비용부담이 큰 이유는 비용부담의 '사회화'가 미흡하기 때문이다. 국가재정, 건강보험, 의료급여 등을 통한 경제적 보장의 정도가 낮고, 이는 앞서 공공부문이 부담하는 재정 비중이 다른 고소득국가보다 낮다고 설명한 것과 같은 의미다. 어떤 기준을 채택하더라도 공적 건강보장체계의 보장성 수준이 낮고, 보건의료 재정의 공공성은 미흡하다.

비용 측면에서 상대적으로 큰 주목을 받지 못하는 것이 지출이다. 재정조달과 지출은 상대적인 것으로, 재원 확충과 비교하여 지출이 더 빠른 속도로 늘어나면 전체적으로 보장성 수준은 낮아진다. 비용부담의 공공성은 (형평성과 더불어) 얼마나 큰 비용을 부담하는지도 관계가 있고, 따라서 건강보장의 수준뿐 아니라 보건의료 비용의 상승에도 영향을 받는다.

보건의료 비용의 상승은 여러 가지 요인이 작용하는 복합적 현상이다. 고소득국가에서는 흔히 소득 증가, 의학기술 발전, 인구 노령화 등이 중요 원인으로 꼽히지만(Xu, Saksena and Holly, 2011), 이들 요인이 작용하는 기전은 좀 더 복잡하다. 공공성 측면에서 지적할 것은 필요하지(필수적이지) 않거나 효과가 떨어지는 보건의료 이용과 기술의 문제가 있다는 점이다. 필요성(필수성)이나 비용-효과성 등의 개념과 방법이 실제 의사결정으로 이어지려면 많은 과제를 해결해야 하나, 비용의 공공성에 재원조달뿐 아니라 지출의 공공성이 영향을 미친다는 사실은 부정하기 어렵다.

사람중심의 관점에서 볼 때 비용지출은 불평등 문제와 관련이 깊다. '부담 능력'이라는 표현에서 알 수 있듯이, 비용지출이 힘들고 고통스러운 것은 지불 능력에 달린 것이다. 과부담의료비가 불평등의 심각성을 어느 정도 나타내지만, 비용지출과 부담의 불평등을 직접 드러내지는 않는다. 비용의 공공성을 판단하려면 부담의 불평등을 같이 포착할 필요가 있다.

4. 질

공공성 측면에서 질은 적극적 개념이자 목표이다. 접근성이나 비용이 양에 초점을 둔 판단이라면 질은 이들과는 다른 축에서 공공성을 반영한다. 질 개념에 포함된 핵심적 특성은 건강과 보건의료가 본래의 목표와 가치를 충분히 달성했는지 묻는 것이다. 보건의료자원, 비용, 서비스 이용, 서비스 제공 등이 건강과 보건의료의 구조와 형식에 초점을 맞추는 것이라면, 질은 그를 통해 산출되는 중간 결과와 최종 결과, 때에 따라서는 과정의 내용에 관심을 둔다.

보건의료에서 질은 넓은 범위에서 복합적인 요소를 가진 개념이다. 간단하게만 보더라도 도나베디안이 지적한 대로 의학적(기술적, 과학적) 측면, 인간관계 측면, 기본적 편의의 측면을 모두 포함한다. 환자를 진료할 때 의학과 기술 수준이 높아야 하지만, 인간적 관계나 시설의 편리성 등도 질의 요소에서 뺄 수 없다. 그뿐만 아니라, 포괄성과 지속성, 적절성, 안전, 인간 중심 등의 가치도 질과 관계가 깊다. 임산부가 산전진찰을 받는 상황을 가정하면, 산전진찰 자체의 기술적 수준 외에 지속성, 다른 건강문제를 같이 관리하는지와 같은 포괄성, 제공자와의 인간관계, 시설의 편리성, 서비스의 적시성 등 여러 가지 질 관련 요소가 개입하는 것을 알 수 있다.

질을 구성하는 요소가 다양한 것 이상으로 중요한 과제는 이해 당사자에 따라 무엇을 강조하는지 다를 수 있다는 점이다. 두통이 있는 사람이 머리 전산화단층촬영CT을 하는 것을 예로 들면 이해하기 쉽다. 환자와 의사, 병원, 건강보험이 주로 관심을 두거나 이해관계가 달린 측면이 다르고, 따라서 어떤 요소가 양질의 의료인지 서로 판단이 다를 수 있다. 이런 관점에서 보면, 흔히 질과는 잘 조화하지 않는다고 생각하기 쉬운 효율성도 질을 구성하는 한 가지 요소가 될 것이다.

1) 기술적 수준

절대적 기준으로 기술 수준을 평가하고 판단할 방법은 없으며, 다른 국가와 비교하거나 예외적인 사례로 상황을 추정할 수 있을 뿐이다. 대체로 한국 보건의료의 질은 그리 좋은 평가를 받지 못하는데, 대표적으로 2012년 OECD의 한국 보건의료의 질 평가 가운데 일부를 인용한다(OECD, 2012: 18).

한국의 보건의료체계는 지금까지 급격하게 투자를 늘리고 물리적 자원을 확충해왔음에도 불구하고 양질의 의료를 제공하고 있다는 근거는 분명하지 않다. 천식과 만성 폐색성 폐질환COPD과 같은 흔한 호흡기 질환으로 인한 예방 가능한 입원율이 가장 높은 수준이다. 이와 마찬가지로 (관리 가능한 질환인) 고혈압 환자의 입원율도 최근 몇 년 동안 계속해서 증가하여 현재는 OECD 국가 중 네 번째로 그 비율이 높다. 급성 심근경색증으로 병원에 입원하여 30일 이내에 병원에서 사망하는 비율은 OECD 회원국 가운데 가장 높다. 일반적으로 병원에 일단 입원을 하게 되면, OECD 국가 환자들은 평균 9일 동안 입원하는 데 비해, 한국의 환자들은 그 2배의 기간 동안 병원에 입원한다. 이렇게 상대적으로 저조한 성과는, 보장성을 급속히 확대하고 본인부담금을 낮추는 데 초점을 두었던 한국의 보건의료체계가 정책적 과제에 당면하고 있다는 사실을 반영한다. 따라서 향후 10년간 한국 보건의료체계의 가장 큰 과제는 의료의 질과 비용 대비 가치를 높이는 것을 보건정책의 작동 원리로 삼는 것이어야 한다.

이 평가는 절대적 수준보다는 비용(투입) 대비 효과에 초점을 맞추며, 전체 평가는 "질과 비용 대비 가치를 높이는 것"이 필요하다고 요약할 수 있다. 분석에 활용된 지표들은 국제비교를 위해 흔히 쓰이는 대표적인 질 지표들이다. 몇몇 지표로 전체를 일반화하기는 어렵지만, 현재 한국 상황은 보건의료의 질을 높이는 것이 중요한 과제이자 도전인 것은 분명하다.

전반적인 질 수준 못지않게 중요한 문제는 의료 제공자 개인과 기관 사이에 변이(variation)가 크다는 사실이다. 변이가 큰 것은 질적 수준이 낮은 보건의료가 존재함을 가리키는 중요한 근거가 될 수 있는데, 특히 적정 수준 또는 양질을 판단하는 절대적 기준을 정하기 어려울 때 의미가 더 크다. 예를 들어, 기관 간에 제왕절개 분만율의 변이가 크면, 절대 기준을 정하지 못해도 질적 수준이 낮은 진

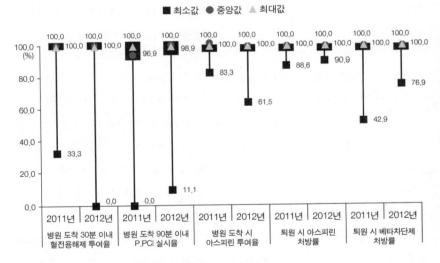

그림 20-1 / 급성 심근경색증 진료의 기관별 질 수준의 분포
자료: 건강보험심사평가원(2014: 30).

료가 포함되어 있다고 말할 수 있다.

질 수준의 변이를 볼 수 있는 자료 한 가지가 건강보험심사평가원이 실시하는 적정성 평가이다. 2013년 진료를 평가한 결과를 보면, 급성 심근경색증으로 치료받은 환자가 입원 30일 내 사망할 확률(환자의 중증도를 보정한 후)이 병원에 따라 최소 0%에서 최고 25.4%까지 차이가 난다(건강보험심사평가원, 2014: 29). 결과뿐 아니라 질 수준을 반영하는 과정 지표의 변이도 크다. 그림 20-1에서 보는 것처럼 심근경색증을 치료하는 데 필요한 보건의료서비스의 시행률은 병원에 따라 무시할 수 없을 정도로 범위가 넓다.

2) 다른 영역의 질

기술적 수준 외에 다른 영역의 질 수준을 객관적으로 표현하기는 어렵다. 질적 수준을 판단하는 데는 다른 나라(체계)와 비교하는 방법이 흔히 쓰이지만, 포괄성, 지속성, 적절성, 안전, 사람중심 등의 가치를 비교하기는 쉽지 않다. 몇 가지 간접적인 지표로 실상을 짐작하는 방법이 최선이다.

체계 수준 또는 전반적 질 수준을 나타내는 지표의 하나로 흔히 만족도를 활용한다. 개념과 측정, 해석 등에 많은 논란이 있는 가운데도 단일 지표로 체계나 국가의 보건의료 수준을 표시할 수 있어 널리 쓰이는 추세다. 한 가지 한계는 서로 다른 사회나 국가를 비교하기 어렵고, 그 때문이겠지만 여러 국가를 비교한 자료는 그리 많지 않다.

산업의 시각에서 만족도를 비교한 한 조사에서 한국 보건의료의 평가는 일관성을 발견하기 어렵다. 한국의 만족도가 낮았던 한 조사에서는 독일 7.8점(설문조사 10점 기준), 프랑스 7.1점, 미국 6.8점, 한국 5.6점 등으로 나타났다(강성욱 외, 2006). 반대 결과도 있는데, 한국은 15개 국가를 대상으로 한 서비스 만족도 조사(민간 컨설팅 회사의 조사)에서 가장 높은 순위를 차지했다(이병문·김덕식, 2013).

지속성과 조정 등의 질 수준은 전문가의 암묵적인 평가에 의존해야 한다. 이에 해당하는 것이 다음과 같은 OECD 평가 결과이다(OECD, 2012: 23).

한국 보건체계에서는 나이 많고, 가난한 환자들은 하나 이상의 건강문제를 가지고 살아갈 가능성이 높고, 복수의 의료서비스와 전문가를 필요로 할 가능성이 높다. 그러한 경우에 효과적으로 대처하려면 진료의 연계coordination of care가 더 잘 이뤄져야 하고, 건강문제의 위험도를 낮추는 행동을 취하도록 지원하는 것이 필요하다. 한국의 보건의료체계는 환자를 도와서 다양한 전문가 서비스 영역에 걸친 건강상의 필요를 조화롭게 연계하고, 진료의 연속성이 잘 보장되도록 하여야 한다. 특히, 필수불가결한 상황이 아니면 급성기 진료를 피할 수 있도록 환자를 지원해야 한다. 현재의 체계는 그 반대로서, 병원 부문에서의 진단과 의료이용을 장려하고 있다. 이것은 의학적으로 바람직하지 않고 불필요하며, 비용이 많이 든다. 병원에 대한 의존도가 높다는 것은 병원에 기반한 진료에 더 많은 가치를 부여하는 오래된 건강추구 행위 전통에 의해 가중되고 있다. 치료서비스의 과잉 제공은 한국에서의 중요한 질 문제 가운데 하나이다.

표현은 비교적 온건하나, 전반적 평가는 좋지 않은 편이다. 이 평가에서 지적된 보건의료의 질은 지속성, 조정, 일차의료의 기능, 보건의료체계의 조직화 등과 모두 연관이 있는 속성으로, "현재 한국의 지역사회 기반 가정의학 분야는 너무도 개발되지 않았다"라는 평가 보고서의 표현이 질의 한 측면을 요약해서 나타낸다.

특별히 언급할 것은 환자의 안전 영역이다. 외국과 같은 수준이라고 가정할 때 한국에서도 한 해 약 1만 7천여 명의 환자가 예방할 수 있는 안전사고로 사망하는 것으로 추정된다(이상일·옥민수, 2014). 이런 통계는 현재까지 정확한 실태 파악도 하지 못한 상황에서 문제의 크기를 강조하는 의미가 있는 것으로, 얼마나 정확한 숫자인지를 따지는 것은 중요하지 않다. 환자 사고는 다른 나라 통계에 기초한 추정보다 훨씬 심각할 가능성이 크지만, 현황 파악, 사고 예방, 환자 보호 등을 위한 체계적인 노력은 거의 없다.

최근 한국 정부가 추진 중인 '환자경험' 평가는 사람중심 또는 환자중심의 시각에서 질을 평가하고 개선하려는 한 가지 시도이다. 환자경험의 구성요소가 무엇인지에 대해서는 다양한 의견이 있을 수 있으나, 공공성 시각에서는 환자가 평가하는 질을 중요하게 고려한다는 것에 의미를 부여할 수 있다. 환자경험을 기준으로 할 때 한국의 질 수준은 현황 파악도 충분치 않지만, 다음 인용에서 볼 수 있듯이 간접 근거만으로도 상당한 문제가 있을 것으로 추정된다(도영경, 2017).

> 입원진료 중 의료진의 경청, 환자에 대한 존중과 예의, 환자가 예측 가능한 회진 시간과 변경 시 정보 제공, 담당 의사와 이야기를 나눌 수 있는 기회, 치료나 검사 전후 이해하기 쉬운 설명, 함께하는 의사결정shared decision making, 환자의 불안감을 줄이기 위한 노력 등의 측면에서 환자들의 경험은 어떠한가? 불행하게도 우리는 그런 정보를 갖고 있지 못하다. 전체적인 수준은 물론, 어떤 유형의 의료기관이나 어느 지역에서 문제가 더 심각한지, 시계열적으로 개선되고 있는 추이인지 아닌지도 알 길이 없다. 그렇지만 환자로서 입원진료를 받은 사람들의 일화적 경험이나 질적 연구는 한국 의료의 환자중심성에 중대한 문제가 있음을 시사한다.

3) 질의 왜곡

질에는 다양한 측면이 있고 당사자에 따라 강조점이 다를 수도 있다. 질의 왜곡을 다른 주제로 분리하여 다루는 이유는 특히 공공성 관점에서 질을 둘러싼 심각한 오해가 있기 때문이다. 한국에서 보건의료의 질은 흔히 전문가들이 중시하는 기술적 질과 일치하지 않으며, 그렇다고 해서 시설이나 편의 등 환자가 인식할 수 있는 질과 같은 것도 아니다. 보건의료 전반의 상업화·영리화 경향과 밀접한 관련이 있으면서, 첨단, 최신, 기술을 앞세우는 특성을 보인다. 다음은 이런 경향을 잘 보여주는 예로, 척추 수술의 변천을 설명한 한 전문의의 글이다(이춘성, 2012: 193).

> 1980년대 초반부터 칼을 대지 않고 디스크를 치료하는 수술-시술법들이 개발되기 시작했다. 첫 번째로 나온 것이 카이모파파인 효소주사 요법이다. … 한때 디스크를 정복하는 방법으로 과대 홍보되었지만 여러 가지 합병증으로 현재는 거의 사용되지 않는다. 최초로 시행된 '칼 안 대는 수술 방법'이라는 역사적인 의미만 가지고 있다. 다음으로 나온 치료법이 뉴클레오톰 시술이다. … 1980년대 후반에 많이 사용되었으나, 1990년대 초반

치료 효과에 의문이 제기되면서 현재는 사용되지 않고 있다. 레이저 디스크 수술은 레이저로 수핵을 녹여 디스크 내의 압력을 감소시키는 방법이다 1990년대 초반 유독 우리나라 개원병원에서 많이 사용되었다. 사용된 지 20년이 지나도 치료 효과가 입증되지 않았으며 현재 거의 사용되지 않고 있다. …

널리 알려진 예를 들었지만, 비슷한 현상은 많다. 약품이나 주사제 남용, 건강검진의 과잉, 첨단 장비와 기술의 무차별 적용 등도 같은 맥락에서 벌어지는 일이다. 이런 현상은 분명 질적 수준과 관련된 것이나, 앞서 설명한 질의 측면으로는 설명하기 어려운, 보건의료체계와 관련된 질의 왜곡 또는 '악용'이라고 할 수 있다. 질의 구성요소라고 할 수 있는 기술적 수준, 효과성, 적절성 등의 측면과 부합하지 않는다. 효율성과 연관되기는 하나, 정확하게 같은 의미라고 하기도 어렵다.

질의 구성요소와 잘 부합하지 않는 것이 문제가 아니라, 환자는 물론 일부 의료 제공자도 이런 속성을 양질의 의료로 간주하는 사실이 중요하다. 기술적(의학적)인 근거가 부족한 가운데서도 첨단의 기술과 장비를 사용하고 새롭다는 이유만으로 높은 수준의 보건의료서비스라고 생각하는 것이다. 보건의료의 공공성 측면에서는 접근성, 비용, 효율, 질 등의 문제 모두가 이런 질 왜곡과 긴밀한 관계가 있다.

의료 제공자와 환자가 이런 보건의료서비스를 수용하고 확산시키는 것은 상업화와 영리화를 촉진하는 한국 보건의료체계의 구조적 특성에서 비롯된다. 의료 제공자(예: 의사나 병원) 대부분은 시장에서 더 많은 환자를 유치할 목적으로 서비스의 상품성을 높이려 한다. 이때 첨단이나 새로움, 기술집약성, 심지어 높은 가격조차 질적 수준이 높은 것을 나타내는 중요한 소구訴求요소가 된다.

4) 질의 불평등

형평과 불평등은 건강과 보건의료의 대부분 영역에서 나타나는 문제이므로, 질에도 당연히 중요한 문제로 포함된다. 뒤에서 따로 형평을 설명하는 이유도 불평등과 형평이 거의 모든 영역 구분을 가로지르는 cross-sectional 문제이자 과제이기 때문이다. 여러 영역에 공통으로 나타난다고는 하지만, 영역별로 강조점은 다소 차이가 난다. 접근성이나 비용과 비교하면 질에서는 형평에 관한 관심이 덜한데, 형평 개념이 좀 더 추상적인 데다 질이 상대적으로 보편성을 가지는 가치로 받아들여지기 때문으로 보인다. 현실에서는 일단 병원에 갈 수 있으면(접근성), 그 후에는 불평등이 생기지 않는다고 생각하기 쉽다.

일반적 인상이나 인식과 달리 보건의료서비스의 과정이나 결과에는 여러 측면에서 질의 불평등이 나타난다. 한국에서 나온 실증 자료는 많지 않지만, 환자를 면담하고 진찰하는 시간, 의사소통, 태도와 상호관계 등의 차원은 말할 것도 없고, 임상 검사와 환자의 행동 변화에 이르기까지 넓은 범위에서 질의 불평등이 존재할 것으로 추정한다. 한 연구에 따르면, 교육 수준별로 당뇨병 진료의 질적 차이가 뚜렷하게 나타나는데, 무학인 환자가 당뇨 교육을 받는 비율은 대졸자의 23%에 지나지 않고, 안저 검사는 40%, 미세단백뇨 검사는 52% 수준에 그친다(Do and Eggleston, 2011).

질의 여러 가지 불평등, 그중에서도 흔히 잘 드러나지 않고 관심도 적은 불평등 문제의 실상은 미국 연방 보건부가 매년 펴내는 보고서를 참고해서 추정할 수 있다. 미국은 치료의 효과, 환자의 안전, 치료의 적시성, 환자중심, 진료의 조정, 효율성 등의 측면에서 불평등 상황을 분석해서 발표한다(Agency for Healthcare Research and Quality, 2014). 주로 인종에 따른 불평등에 초점을 맞춘 한계는 있지만, 치료의 부작용 발생률이나 퇴원할 때 환자가 완전한 지침을 받은 비율 등은 질을 나타내는 중요한 지표라고 할 수 있다. 전반적 상황을 고려할 때, 한국에서도 대부분 질 영역에서 사회경제적 지위, 고용과 노동, 젠더 등에 따라 상당한 불평등이 존재할 것으로 예상한다.

5. 형평

불평등은 사회적으로 유-불리가 다른 집단 사이에 체계적으로 나타나는 어떤 종류의 차이를 뜻한다. 불평등이 아닌 차이와 불평등인 차이가 나누어지는 것이다. 예를 들어, 여성과 남성 사이에는 평균수명의 차이가 있지만(대부분 여성이 더 오래 산다) 그냥 차이라고 하지 불평등하다고 하지 않는다. 체계적systematic 이란 말에는 좀 더 설명이 필요하다. 이는 어떤 차이가 사회 구조적 요인 때문에 일관되게 나타나는 것을 뜻한다. 개인 사이의 (우연한) 차이가 아니라 사회적인 처지가 다른 집단 사이의 차이를 문제 삼는다는 것도 맥락이 비슷하다. 미국에서 흑인과 백인 간에 나타나는 평균수명의 차이, 한국의 저학력 계층과 고학력 계층 사이에 존재하는 저체중 출산의 확률 차이, 이런 것들이 건강 불평등의 전형적인 예다.

건강과 보건의료의 불평등은 "불필요하고, 피할 수 있으며, 공정하지 못한 차이"를 가리킨다(건강 불평등 분야에서 가장 유명한 정의이다). 킹Martin Luther King, Jr. 목사가 말한 대로 "모든 불평등 가운데에 보건의료의 부정의가 가장 충격적이고 비인간적"이라면, 불평등이 중요한 사회 문제이고 따라서 공공성에 관련된다는 데 반론을 내놓기 어렵다.

꼭 명시적이지 않더라도 보건의료 불평등은 오랜 기간 중요한 관심사였으나, '무엇what'의 불평등인지는 시기와 맥락에 따라 다양하다. 보건의료의 경우, 크게 나누어도 접근성이나 효과, 비용 등의 불평등을 따로 구분할 수 있다. 불평등을 공공성과 연관시키는 것은 익숙하지 않지만, 건강과 건강위험, 이의 사회적 결정요인에서도 불평등은 일관되게 나타난다. 구체적으로 무엇의 불평등인지는 관점과 관심사에 따라 여러 가지로 나눌 수 있다.

무엇의 불평등인가에 못지않게 어떤 인구집단 사이의 불평등인가 하는 문제도 중요하다. 일반적으로는 서로 다른 계급 또는 계층 사이의 격차가 중요 관심사로, 특별히 언급하지 않은 채 불평등이나 형평이라고 하면 사회경제적 지위나 계층, 계급에 따른 격차를 가리킨다. 사회경제적 계층 외에도 지역이나 인종, 젠더, 연령 등을 기준으로 불평등을 말할 수 있는데, 일부 국가에서는 역사적으로 인종이 가장 중요한 불평등의 축이었다.

공공성 관점에서 강조할 것은 불평등의 결정요인과 개입 방법 모두에 정책과 의사를 결정하는 과정이 중요한 역할을 한다는 점이다. 보건의료와 다른 사회적 결정요인이 모두 마찬가지다. 보건의료시설의 지역 간 불평등은 자원배분과 밀접한 관련이 있고, 결정 과정에는 지역 불평등의 권력관계가 개입한다. 농촌 지역에 인력과 시설을 늘리지 않는 것은 기술적 판단에 따른 것이라기보다는 정치와 경제의 권력관계를 반영한 것이다. 공공성을 구성하는 한 요소로서 형평에는 정책 과정의 권력관계가 큰 영향을 미치고, 이는 결국 과정의 공공성으로 연결된다.

1) 보건의료 불평등

보건의료 불평등은 개인과 가정, 지역별로 생생하게 경험할 수 있는 것으로, 이 중 지역 간 불평등에 대해서는 일부를 앞에서 기술했다. 보건의료 불평등은 전체 상황을 한두 가지로 요약해서 나타내기 어려우므로 몇 가지 연구 결과를 제시하는 것으로 대신한다. 언급하지 않은 영역에 불평등이 존재하지 않거나 이런 불평등이 더 중요해서라기보다, 거의 모든 영역에 나타나는 불평등 중 전형적인 분석 일부를 소개하는 것이다.

먼저, 미충족 필요와 그 이유에 대해서는 앞서 언급한 윤강재 등의 연구를 참고하기 바란다. 김동진 등(2014)은 한국의료패널 자료를 이용하여 필요(니즈)를 반영한 의료이용의 수직적 형평성을 분석했다. 외래, 응급의료, 입원의 횟수를 기준으로 할 때는 저소득층의 의료이용이 더 많거나 소득계층 사이에 불평등이 없었으나, 의료비를 기준으로 하면 외래나 응급의료에서 상대적으로 고소득층인 집단이 의료비를 더 많이 지출한다(김동진 외, 2014). 이 결과는 이용 횟수에는 불평등 현상이 별로 없으나 의료이용의 질이나 서비스의 강도가 고소득층에서 더 높다는 것을 뜻한다.

최근 주목 대상은 노인에서 나타나는 보건의료의 불평등으로, 전국적으로 실시하는 국민건강영양조사 자료를 활용해 노인의 의료이용을 분석한 연구에서 현상의 일부를 볼 수 있다. 개인 단위에서 외래와 입원 모두 경제적 상위 계층에 유리한 불평등이 나타났고, 집단별로도 교육 수준과 소득이 낮을수록 의료이용이 불리했다(Kim, Shin and Kim, 2012). 노인의 의료이용이 사회경제적 계층에 따라 불평등 현상을 보인 것이다. 노인인구가 급증하고 소득보장이 충실하지 않은 현재 상황을 고려하면, 노인의 의료이용 불평등이 앞으로 중요한 사회문제이자 과제로 등장할 가능성이 크다.

2) 건강과 건강위험

개인이 직접 경험하긴 어렵지만, 건강 불평등도 덜하지 않다. 거의 모든 건강지표에서 사회계층별 불평등이 일관되게 나타나는데, 2010년 한 해 동안의 30~44세 연령의 사망률을 분석한 자료가 대표적이다(김동진, 2013). 남성에서 중졸이하 집단은 대졸 이상인 집단보다 사망률이 8.4배 높았고, 고졸 집단은 대졸이상보다 사망률이 2.2배 높았다. 같은 연령 집단의 여성 사망률도 대졸 이상집단보다 중졸 이하는 8.1배, 고졸은 1.8배 높았다.

건강위험도 전형적 예 한 가지를 제시하는 것으로 충분할 것이다. 흡연의 경우, 남성에서 저소득 사분위수보다 고소득 사분위수의 흡연율은 1998년 5.7%, 2001년 12.5%, 2005년 12.5%, 2007년 12%, 2008년 15.4%, 2009년 12.5%, 2010년 10.7% 더 낮다(김유미·정최경희, 2013). 여성에서도 저소득 사분위수와 고소득 사분위수의 흡연율 차이가 2.1~6.8%(1998~2010년)로, 일관되게 저소득층의 흡연율이 더 높다. 같은 연구를 참고하면, 고위험 음주율 또한 불평등 분포가 나타나는데, 2007년 남성을 제외하면 낮은 소득계층의 음주율이 일관되게더 높다.

앞서 여러 차례 설명하고 강조한 것처럼, 건강과 건강위험의 불평등은 보건의료서비스의 불평등만으로 설명할 수 없다. 보건의료서비스가 일부 건강 불평등에 영향을 미칠 수 있지만, 전반적으로는 사회적 결정요인이 더 중요하다.

어떤 수준에서 어떻게 개입하여 결정요인을 수정할 수 있는지는 이와 좀 다르다. 소득 불평등이 건강에 가장 큰 영향을 미친다 하더라도, 단기적으로 개입하고 결과를 수정할 수 있는 요인 중에는 보건의료가 가장 유력한 수단일 수 있다. 개발도상국의 감염병과 사망을 줄이는 데는 사회적 결정요인의 불평등을 줄이는 것이 무엇보다 중요하지만, 감염병 때문에 생기는 조기 사망의 불평등을 줄이는 가장 빠르고 효과적인 한 가지 방법은 모든 대상자에게 예방접종을 하는 것이다.

3) 사회적 결정요인

건강과 보건의료 불평등은 사회적 결정요인을 수정하는 것으로, 즉 사회적 맥락 안에서 결정요인을 파악하고 이를 바꾸는 해결 방법을 구해야 한다. 지금까지 연구 결과를 종합하면, 소득과 교육의 불평등, 노동조건, 고용 불안정, 지역 간 불평등 따위가 건강 불평등을 결정짓는 중대한 요인들이다.

한국사회에서 이러한 사회적 결정요인의 현상과 추세는 분명하다. 건강과 보건의료의 불평등이 더욱 심해져 사회발전을 막고 삶의 질을 위협하는 요소가 되기에 충분하다. 이들 요소 하나하나를 자세하게 살펴보는 것은 이 글의 목표가 아니므로, 보건의 불평등이라는 시각에서 간단하게 추세와 현황, 그 문제점을 지적하는 것으로 그친다.

우선 소득 불평등과 그것의 심화 추세는 부인할 수 없는 현상으로, 특히 1998년 경제위기 후 소득 불평등이 계속 나빠지는 추세를 보이는 것은 잘 알려진 사실이다. 앞으로 불평등을 촉진하는 경향성이 강화하고 단기간으로는 개선될 전망이 어둡다는 것이 더 중요하다.

개념적으로 강조할 것은 소득 불평등이 빈곤이나 양극화로 환원되지 않는다는 사실로, 빈곤은 일정 수준 이하 집단의 문제이며 양극화는 소득 분포가 양쪽 극단으로 갈리는 현상을 말한다. 건강 불평등의 관점에서 소득은 전체 범위에 걸쳐 비례하여gradient 부정적인 영향을 미치는 현상으로, 소득이 높은 사회에서도 불평등의 부정적 건강 효과가 감소하지 않는다. 빈곤선을 벗어났다 해도 불평등의 영향을 받는 것 역시 비슷한 이유다.

교육도 건강과 보건의료의 불평등을 결정하는 중요한 요인이다. 소득과 직접적인 관련이 있기 때문이기도 하지만, 그 자체로 건강과 보건의료에 크게 영향을 미친다. 건강 행태와 생활습관에는 인지적 요소가 중요하게 개입하는데, 교육은 이러한 인지적 요소를 긍정적으로 형성하는 데 중요한 역할을 한다. 같은 소득에서도 교육 수준이 높으면 건강수준이 향상된다는 많은 연구는 교육이 건강에 독립적으로 영향을 미친다는 사실을 잘 보여준다. 교육 불평등의 세대 간 이전은 악순환의 중요한 고리라는 점에서 특히 중요한 의미가 있다.

소득이나 교육과 비교하면 미시적이지만, 노동과 작업환경도 따로 언급할 필요가 있다. 비정규직 문제를 포함해 작업환경과 노동조건은 건강 불평등을 초래하는 중요한 요소다. 전통적인 요인인 장시간 노동이나 불안전한 작업환경은 물론이고, 최근 변화한 고용 구조(예: 플랫폼 경제)와 노동 과정 때문에 사회심리적 스트레스도 중요한 위험으로 작용한다. 사회심리적 스트레스는 노동 조직과 과정에 직접 관계가 있는 것으로, 미시적인 접근뿐 아니라 노동 과정에 대한 참여 또는 자기 결정권이라는 문제를 동시에 제기한다.

건강과 보건의료 불평등은 주거조건, 지역사회의 특성, 환경적 요인 등과도 관련이 있다. 더 넓게 보면, 불평등에 영향을 미치는 요인들은 보건의료를 비롯한 정책, 정치적 참여, 사회관계망 등을 모두 포함한다. 불평등을 매개로 한 건강과 보건의료의 지속가능성이 곧 이들 요인과 긴밀하게 연결되어 있다는 뜻이다.

제21장

건강과 공공보건의료의 정치경제

공공성과 공공보건의료를 논의하면서 정치경제적 관점이나 방법을 택하는 것은 흔한 시도가 아니다. 공공은 흔히 정부정책과 밀접한 관계가 있고, 건강과 보건의료는 상대적으로 전문성이 높으며 기술적 성격이 강하다. 공공보건의료를 구성하는 두 요소 모두 정치나 경제와 떨어져 있다고 생각하면, 건강이나 보건의료의 공공성 또는 공공보건의료와 그 제도를 정치경제적 관점에서 해명하는 것은 관심에서 멀어진다. 적어도 한국에서는 공공보건의료를 정치경제적 관점에서 분석한 경험이 거의 또는 전혀 없다고 해도 과장하는 말이 아니다.

건강과 보건의료, 그리고 이와 관련된 정책, 사업, 사회적 실천을 도구적·기술적 측면에서만 이해하는 것은 더는 유효하지 않다. 이론적으로도 그렇지만, 현실 정책과 사회적 실천에서도 정치경제적 요인을 포함하지 않고는 현상을 이해하고 분석하며 대안을 제시하기 어렵다. 최근 '문재인 케어'를 둘러싼 논란이나 신의료기술에 대한 규제완화를 생각해보라.

정책과 실천의 성공보다는 실패 때문에 정치경제적 접근에 대한 요구가 점점 더 커지는 면도 있다. 공공성이나 공공보건의료도 이에 해당하는 영역으로, 오랫동안 개혁과 강화를 주장하고 요구했으나 성과는 미미하다. 실패와 좌절의 경과와 결과는 정책 내부 또는 정책 기술로만 설명할 수 없으며, 요인을 분석하고 대안을 제시하는 데도 정치경제적 원리와 방법으로 보완해야 한다. 오래전부터 한 가지 대안으로 논의했으나 결국 정책으로 채택되지 못한 주치의제도는 의료 전문직 사이의 정치적·경제적 이해관계를 고려해야 제대로 설명할 수 있다.

공공성과 공공보건의료의 모든 측면을 다룰 수 없으므로, 여기서는 대표적인 몇 가지 영역에 초점을 맞추어 정치경제적 접근을 설명하고자 한다. 포괄성과 체계성보다는 정치경제적 접근의 필요성과 추가 연구의 과제를 드러내는 데 중점을 두었음을 미리 밝힌다.

1. 정치경제 분석의 필요성[1]

정치경제political economy 또는 정치경제학적 접근은 단일한 이론체계가 아니라, 정치, 경제, 사회 구조가 개인의 삶에 영향을 미치는 것을 강조하는 하나의 이론 틀framework이다. 이는 서로 영향을 주고받는 정치, 경제, 사회문화 요소가 사회적 부, 권력, 삶의 기회를 어떻게 불균등하게 배분하는지 탐구한다. 부, 권력, 기회 등이 모든 사회, 모든 영역에서 핵심 자원으로 기능하며, 모든 구성원이 그 배분을 둘러싸고 경쟁을 벌이고 협력·갈등한다고 본다. 영역과 대상을 가릴 것 없이 정치경제학적 접근이 필요한 중요한 이유다.

정치경제학의 방법론은 토대에 해당하는 정치-경제 관계를 어떻게 개념화·이론화하는지에 따라 달라지며, 이를 어떻게 구분하는지에 따라 비슷하거나 대립적인 여러 흐름이 함께 나타난다. 예를 들어, 스미스로 대표되는 고전경제학이 정치경제학을 표방했다는 사실은 널리 알려져 있다. 고전파와 신고전파 경제학에서 시작하여 조절이론, 신그람시학파, 초국적 역사유물론, 권력자본론, 문화정치경제학 등이 모두 정치경제학이란 이름으로 묶일 수 있다(지주형, 2013).

지주형의 분석을 따르면, 초기 정치경제학은 "독자적이고 자율적인 영역으로서의 경제에 대한 '정책학'이자 '통치술'로 출발"했고, 이는 "정치와 경제의 자연

---

1   일부 내용은 다음을 참조했다. 김창엽, 『건강보장의 이론』(파주: 한울아카데미, 2018). 자세한 내용은 이 책의 서론과 제4장을 보기 바란다.

적 분리를 전제한 상태에서, 인구와 사물을 적절히 감시하고 배치하여 경제적 자원을 확보하고 질서를 안정시키는 기술에 관한 지식이었다"(지주형, 2013). 이후 정치경제학은 정치를 배제한 경제학 또는 정치 현상에 대한 경제학(예: '공공선택론')으로 변모하거나, 이에 대한 반작용으로 정치의 우위를 주장하는 정치주의 또는 정치환원론으로 치우치는 경향을 보인다. 최근에는 사회질서의 정치적·역사적·제도적·문화적 성격에 대한 균형 잡힌 분석과 한 나라를 뛰어넘는 지구적 분석을 강조하는 경향도 있다. 경제적 범주(예: 시장이나 경쟁)가 사회적으로 구성된 것으로 이해하면서 경제의 정치적·상징적·문화적 측면과 정치 분석을 중시한다.

정치-경제 관계를 어떻게 규정하든 공공성과 건강체제, 공공보건의료, 그리고 관련된 세부 요소는 정치경제와 무관할 수 없다. 예를 들어, 전통적인 영국 공영의료체계(국가보건서비스)의 공공성이 위협을 받는 최근 상황은 단순히 재원이나 인력 문제가 아니라 정치와 경제가 개입한 결과다. 보수 정당이 민간 공급자의 시장 진입을 허용했고, 2008년 금융위기 후 강력한 재정긴축 정책을 펴고 있으며, 보건의료인력 충원은 이른바 브렉시트 결과에 큰 영향을 받는다. 현실 정치에서 이런 정책과 방침, 그리고 결과는 유권자의 지지를 얻으려는 동기와 긴밀한 관계가 있다. 정책과 제도 내부 논리로는 이러한 변화의 전모를 이해하거나 설명하기 어렵다.

한국의 공공보건의료도 정치경제 구조 안에서 작동하며, 따라서 변화를 촉발하거나 막는 요인들도 정치경제 구조와 직간접으로 연결되어 있다. 지방의료원에 대한 운영비 지원은 기술적이고 미시적 결정으로 보이지만, 불과 수억 원의 지원을 둘러싸고도 중앙정부와 지방정부의 재정 상황, 재정배분의 우선순위, 지역 간 경쟁, 지방의회의 평가와 이해관계, 주민의 이해와 지지가 복잡하게 얽혀 있다. 예를 들어, 어떤 지방의료원이 1개 군 주민만 주로 진료하는 상황이면, 이 문제를 다루는 도의회에서는 해당 지역 의원을 제외한 나머지 도의원은 그 지방의료원의 지지 세력이 되기 어렵다. 개인적 판단이나 지향은 거의 영향을 미치지 않는다. 한정된 자원(예산)을 배분하는 과정에서 자신이 대표하는 지역(시·군)과 지방의료원이 위치하는 지역(시·군)이 서로 경쟁하는 관계에 놓일 때,

도의원이 어떤 태도를 보일지 명확하다. 이른바 지역 정치 또는 지방의회의 정치가 지방의료원에 직접 영향을 미친다.

한국 현실에서는 주로 정책의 실패를 극복하려는 노력이 정치경제적 접근을 강화해야 한다는 요구나 동기로 나타난다. 공공보건의료에서는 최근 수십 년간 시도한 정책 대부분이 성공하지 못했고, 현재 시도하는 정책이나 사업 또한 그동안 추진하던 정책의 적극적인 대안으로 보기 힘들다. 건강 불평등에 개입해야 한다는 목소리가 높지만, 정책 의제가 되지도 못하는 상태다. 국립대학병원과 민간병원의 공공성을 강화하는 정책을 다른 관점에서 보면, 기술적으로 가능한 범위 안에서 공공보건의료를 강화하겠다는 최소주의적 접근을 벗어나지 못한다. 더 부정적인 것으로는 행정부의 성과를 주장하기 위한 전시성 정책 또는 책무성 측면에서 노력을 다했음을 보이는 정당화 정책이라는 평가도 있다.

이를 '공공건강' 또는 공공보건의료의 실패라 부른다면, 공공성과 공공보건의료는 왜 실패를 거듭하는지가 근본 질문이다. 정책으로 설명할 수 있는 현상과 원인도 존재한다. 예를 들어, 어떤 지역의 보건의료서비스 공급이 부족하지 않다든지, 현재 규정으로는 의사인력의 급여를 더 인상하기 어렵다고 설명하는 것이 이에 해당한다. 문제는 실패에 대한 답이 되기에는 이런 설명들이 충분하지 않다는 점이다. 실패는 공공보건의료체계나 가치 또는 권력의 실패를 의미하며, 의사 인건비를 더 많이 주지 못하는 이유를 묻기보다는 왜 그 근본 원인인 규정을 고치지 못하는지 묻는다. 현실의 정치경제 분석은 정책과 제도의 원인, 즉 '원인들의 원인cause of causes' 또는 근본 원인root cause을 묻는 것에 가깝다.

정책 내부 관점으로는 공공보건의료의 조건이나 맥락이라고 할 만한 요소들이 사실은 정책과 제도를 결정하는 주요인이라는 점도 정치경제적 접근이 필요한 다른 이유다. 국가권력은 공공보건의료에 적극적으로 투자하지 않고, 지방정부는 의료자원이 부족한 상황에서도 공공보건의료 확대에 큰 의지가 없다. 주민들은 공공보건의료를 신뢰하지 않으며, 대형 민간병원을 유치하거나 이용을 쉽게 할 방법을 요구한다. 특히 재정이 충분치 않을 때 공공보건의료에 투자하는 것은 우선순위가 크게 떨어진다. 민간의료 제공자는 공공보건의료를 확대하는 정책에 강하게 반대하며, 같은 재정으로 민간을 지원하는 것이 더 효과적이고 효율적이라 주장한다. 많은 정책 과정 참여자는 오히려 민간병원의 주장에 동조하는 것처럼 보인다. 지금까지는 이런 조건이나 맥락 안에서 어떻게 공공병원이나 공공보건의료를 개선·강화·개혁할 수 있는지가 초점이었다. 정치경제적 분석은 조건과 맥락을 구성하는 정치와 경제 주체의 동기와 이해관계에 관심을 두고, 어떤 요인이 어떤 경로로 영향을 미치는지 탐색한다.

다른 시각에서 보면, 정치경제적 분석은 어떤 정책이나 제도가 좋다거나 그렇게 되어야 한다는 과제, 즉 '무엇을what'이라는 과제보다는 주로 '어떻게how'에 관심을 두는 접근이다. 공공보건의료에 실질적인 변화가 일어나려면, 어떤 공공병원이 바람직하다, 도 보건과는 이런 일을 해야 한다, 담당 공무원의 역량이 이 정도가 되어야 한다, 이만한 예산을 배정해야 한다 등을 제시하거나 주장하는 것으로는 부족하다. 그보다는, '어떻게' 그러한 변화가 가능하고, 어떤 과정이 그것을 촉발하거나 강화할 수 있는지, 또는 권력관계가 어떠하며 언제 어떤 방법으로 그것이 바뀔 수 있는지 분석해야 한다.

'어떻게'를 분석하는 방법 중 한 가지가 과정과 권력에 초점을 맞추어 정책을 기술하고 분석하는 것이다. 영국의 건강정책 분석 전문가인 월트Gill Walt는 정책에서 과정과 권력이 중요한 이유를 다음과 같이 설명했다(월트, 2016: 85).

> 정책결정이론은 과정에 관심을 둔다. 이 이론은 의사결정 과정에 초점을 맞춘 분석 양식으로, 미시적 관점을 택한 것과 거시적 관점을 택한 것으로 나눌 수 있다. 거시이론은 정치체제에서 권력을 다루고, 주제에 따라 합의모형과 갈등모형으로 나눈다 … 이스턴의 체제이론은 [전형적인 합의모형으로] 전체 정치체제가 환경의 요구에 반응하는 것을 강조하고, 정치체제가 합의를 유지하는 데 정책이 어떤 역할을 하는지 주목한다. 이 이론에서 정치권력은 정부가 집합적 결정을 내리고 합의한 정책을 실행할 수 있는 능력으로 정의할 수 있다. 거시적 관점의 두 번째 주제인 갈등모형에서는 누가 정책을 만드는가, 즉 소수 엘리트인가 아니면 여러 다양한 집단인가에 관심을 둔다. 이런 관점에서 정치권력은 반대가 있을 수 있는 정책을 강제할 힘을 가리킨다. 정치권력은 "공통 목표를 달성하려는 것이라기보다는 다른 이들을 지배할 수 있는 힘의 문제"다.

2. 통치로서의 공공보건의료

푸코가 인구를 통해 국가권력의 통치성을 설명한 것은 널리 알려져 있다. 푸코는 18세기 이후 유럽에서 인구가 가족을 대신해 통치의 목표이자 도구로 등장했다고 주장했는데(푸코, 2014: 150~151), 그가 말하는 인구의 통치란 인구의 조건을 개선하고 부, 수명, 건강 등을 증진하려는 국가권력의 개입이나 실천을 가리킨다. 국가권력이 피치자의 건강을 도모하고 이를 통해 부국강병의 목표를 달성한다는 국가이성의 동기는 비교적 쉽게 이해할 수 있다.

일본의 후생성(현재는 후생노동성)이 설립된 과정은 국가권력이 통치 관점에서 건강에 어떤 의미를 부여하는지 보여주는 대표적 사례다(다카오카 히로유키, 2013).

> 후생성 설립의 직접적인 계기가 되었던 것은 1936년 6월, 육군이 제시한 '위생성설립론'이다. 당시의 육군성 의무국장 고이즈미 치카히코小泉親彦가 주창한 '위생성설립론'이란, 징병검사 결과에서 얻어진 병종丙種의 증가를 근거로 제시하며 '국민체위'가 위기 상태에 있으며, 이를 극복하기 위해 '위생성 설립'이 필요하다고 한 주장이었다 … 원래 고이즈미의 관심은, 장비 측면에서의 구미제국에 대한 열세를 의학의 응용('생활과학')에 의한 병사의 '체력'(체격, 작업 능력, 정신적 능력) 향상='인적 전력'의 강화에 의해서 극복하려는 데 있었다.

인구가 통치의 목표이자 도구라고 할 때 그 인구가 갖추어야 할 핵심 요건의 하나가 건강이다. 병사든 노동자든 인구가 건강해야 전쟁을 수행할 수 있고 생산력을 유지할 수 있다. 인구의 관점에서 각 개인의 건강은 그리 중요한 관심사가 아니며, 이 때문에 통치는 개인 복리 중 하나인 건강과 충돌할 수 있다. 인구에 대한 통치는 통계학의 발전과 밀접한 관련이 있는데, '허용 범위'나 '정상 범위', '예외', '평균' 등의 지식을 활용하여 개인의 복리보다 집단의 '안전'을 앞세운다.

보건과 의료는 또한 국가가 인구의 안전을 보장하는 데 유용한 통치 기술의 하나로 활용된다. 스미스는 "내치의 목적은 저렴한 가격의 상품, 공공의 안전, 그리고 청결"이라고 주장하고 "공공의 안전과 청결은 이 강의에서 다룰 만큼 미묘하고 복잡한 주제는" 아니라고 했으나, 인구를 통치하는 시대에는 상황이 달라진다. 푸코는 "안전을 그저 정치권력의 자명한 전제조건으로서가 아니라 법률·주권·규율의 원리 및 실천과 구별되며 다양한 통치 지형 내에서 이런 상이한 원리와 실천들의 상호 결합을 가능케 하는 정치의 방식이자 실천의 원칙으로 파악"한다(고든, 2014: 43).

푸코는 또한 안전의 방법이 세 가지 일반적인 특징을 보인다고 설명했다. "첫째, 안전은 일련의 가능하고 개연적인 사건들을 다룬다. 둘째, 안전은 비용의 비교와 계산에 근거해 가치를 평가한다. 셋째, 안전은 허용된 행위와 금지된 행위 간의 절대적인 이분법적 구분에 근거하기보다는 허용 범위 내에서 최적 평균에 근거해 작동한다." 근대국가에서 국가권력의 통치는 인구로 이동하고, 안전은 가장 중요한 통치 대상에 속하게 되었다. "주권이 영토라는 광대한 공간을 대상으로 삼고 규율이 개인의 신체에 초점을 맞춘다면, 안전은 '인구 전체'를 대상으로 삼는다." 건강이 개인과 인구 모두의 안전에 관계되는 것은 다시 말할 필요도 없다.

보건의료가 건강에 이바지하는 정도가 크지 않다는 것은 보건학적 지식일 뿐, 안전의 의미에서 보건의료는 가장 효과적이고 가시적인 통치 기술이다. '가능하고 개연적인 사건'을 다루는 점에서 보건의료로 건강을 설명할 수 있고, 비용과 가치 측면에서도 통치자와 피치자 모두 쉽게 이해할 수 있다. 가시성과 즉시성의 측면에서 보건의료만큼 건강을 보호하는 효과적인 통치술은 찾기 어렵다. 국가권력은 인구 전체를 대상으로 보건의료라는 기술을 통해 피치자의 안전을 도모하려는 것이다.

안전을 대상으로 한 통치 관점에서 공공보건의료의 역할은 민간부문이 보장하지 못하는 틈을 채우려 한다. 그 틈은 개인 차원이 아니라 인구 전체를 포괄하는 체제 차원에서 통치를 위협할 만큼 중대한 것이다. 예를 들어, 메르스가 유행할 때 환자를 격리하고 치료할 공간이 없으면 인구집단의 안전은 위협받는다. 실제 위협인지 아닌지는 중요하지 않으며, 인구 전체가 위협으로 받아들이면 그 자체가 통치에 대한 위협이고 통치의 위험이다. 홈리스나 빈곤층에 대한 보건의료 제공도 비슷하다. 각 개인이 아니라 체제 수준에서, 허용과 금지의 이분법이 아니라 안전이 위협받지 않는 범위 안에서 최적 수준을 찾는 것이 통치성이자 통치 기술이다.[2]

다른 측면에서 볼 때 국가통치의 또 다른 특징 한 가지는 책임과 책무성을 지속해서 분산하되 미시화하는 것이다. 건강과 보건의료 영역에 이를 적용하면, 정부 수립 후 한국 건강체제 전체의 진화는 거대한 민영화 과정으로 볼 수 있다. 국가권력이 책임을 피하려고 보건의료의 통치를 민영화하고, 직접 개입해야 하는 영역도 준민영화를 추진했다. 다른 말로는 큰 공공성을 회피하면서 작은 공공성을 강조하는 전략을 활용했고, 이는 책임 주체를 전환하는 방법이기도 하다.

진주의료원을 예로 들면, 공공성이나 공공보건의료 문제는 중앙정부로부터 광역정부(도)로 이전되고, 이는 다시 개별 기관(진주의료원)으로 넘어갔으며, 한 가지 방법으로 의료급여 환자를 문제 삼는 순간 책임은 개인까지 이르렀다. 문제의 원인이든 해결의 주체든 국가권력은 보이지 않고, 공공성과 공공보건의료는 최종적으로 진주의료원이 운영을 어떻게 했느니 의료급여 환자의 의료이용이 과잉이니 하는 미시적 문제로 전환했다.

통치 관점에서 공공보건의료 강화의 동력이나 동기가 얼마나 강한지가 우리의 현재 관심이다. 이는 두 가지 요소에 달려 있는데, 첫째는 현재 건강체제와 보건의료체계로 인구 전체 또는 사회의 안전을 충분히 보호할 수 있는지 하는 과제이고, 둘째는 안전이 위협받을 때 공공보건의료 강화가 새로운 통치 기술이 될 수 있는가 하는 점이다. 현재는 두 가지 요소 모두 공공보건의료 강화에 유리하다고 할 수 없다.

---

2   이런 시각은 건강이나 보건의료를 권리로 보는 시각과 반드시 상충하지는 않는다. 권리 침해나 불평등이 인구집단의 안전을 위협하는 것으로 인식하면, 국가권력은 이를 통치 대상에 포함하지 않을 수 없다. 홈리스와 빈곤층의 건강과 보건의료를 방치하는 것이 국가권력의 무책임이나 무능력으로 해석되면 통치는 불안정해진다.

통치(성) 차원에서 현재의 건강체제와 보건의료체계는 대체로 안정된 것으로 보인다. 안정적 통치가 가능한 가장 중요한 이유는 건강보험이며, 이는 역사적으로 건강과 보건의료 전체를 건강보험과 동일시하게 된 한국적 상황과 관련이 깊다. 통치 관점에서 건강보험은 성립 이후 핵심 통치술로 기능해왔고, 보건의료 이용을 보장함으로써 통치를 위태롭게 하는 건강과 의료의 위험과 위협을 완화하는 역할을 했다.

국가권력과 국민 모두 건강보험을 '비용 대비 우수한 제도'로 평가하는 데서 이러한 건강보험의 통치성이 전형적으로 드러난다. 다음 기사처럼 건강보험을 평가하고 인식하면(신재우, 2017), 그 누구도 국가권력이 아무것도 한 것이 없다거나 무능하다고 하지 못한다. 권력과 통치는 안전하다.

전 국민이 의료보험의 혜택을 받게 되면서 국민 건강수준은 크게 높아졌다. 2014년 기준 한국의 1인당 외래진료 횟수는 14.9회로 OECD 평균 6.8회보다 2배 이상 많고, 입원일 수도 16.5일로 OECD 7.5일보다 2배 이상이다. 과잉진료, 의료비 남용 문제가 지적되기는 하지만 의료 접근성이 다른 나라에 비해 월등하게 높은 것이 사실이다. (중략) 사회적 연대를 기초로 의료비 문제를 해결하는 우리나라의 건강보험의 장점은 비용 대비 효과성이 높다는 데 있다 ⋯ 선진국보다 낮은 비용을 지불하고도 수명, 영아사망률, 의료 접근성 등 많은 지표에서 OECD 평균 이상에 도달한 것이다. 우리나라 국민의 건강수준은 OECD 가운데 5위 정도로 평가되고, 유엔UN 등은 모든 국민에게 양질의 의료서비스를 제공하는 '보편적 건강보장'의 모범 사례로 한국을 주목하고 있다.

현재 국가권력이 고민할 법한 것은 건강보험을 핵심 수단으로 하는 통치(술)가 점점 불안정해질 가능성이 크다는 점이다. 그동안 건강보험 문제를 대표했던 비용부담이나 의료비 지출도 있지만, 통치 관점에서는 고령화와 노인인구 증가가 핵심 위험요소인 것으로 보인다. 모든 사람이 고령화 추세에 민감하고, 국가가 돌봄 수요를 맞추면서도 의료비 증가에 대처할 것을 요구한다. 국가권력이 정당성을 의심받지 않으려면, 새로운 통치술로 통치와 피치자의 안전을 동시에 도모하지 않으면 안 된다.

국가권력이 공공보건의료에 어떤 관심과 동기가 있는지는 이것이 새로운 통치술로서 역할을 할 수 있는지에 달렸다. 공공보건의료가 통치의 위기를 해결할 수 있으면, 또는 그럴 가능성이 있거나 국민이 그렇게 인식하면, 국가권력은 공공보건의료를 새로운 통치 방법으로 채택할 수밖에 없다. 문제는 적어도 현재로서는 공공보건의료에서 그와 같은 가능성을 보기 어렵다는 데 있다.

3. 건강과 보건의료의 경제

건강과 보건의료의 공공성을 위협하는 가장 중요한 사회적 제도는 시장이다. 시장이 참여자의 경제적 자기 이해에 토대를 두고 작동하는 한, 시장은 끊임없이 공공성에 영향을 미친다. 건강과 보건의료가 시장과 경제에 미치는 영향도 중요하다. 건강과 보건의료는 시장을 확대하고 새로운 이해관계를 창출하며 경제체제를 바꾼다. 공공보건의료는 스스로 경제 주체이면서, 자본주의 사회경제 체제에 구속되는 수동적 존재의 특성도 있다.

건강과 보건의료의 경제적 중요성이 상당하다는 점을 먼저 지적한다. 2016년 기준으로 한국의 'GDP 대비 경상의료비 비율'은 7.3% 수준으로, 현재는 다른 고소득국가보다 낮은 편이나 다른 어느 나라보다 증가 속도가 빠르다(보건복지부, 2018). 경제적 관점에서 의료비의 크기와 증가 속도는 양면성을 보인다. 의료비가 빠르게 증가하면, 개인과 가계는 부담이 늘어나 부정적 영향을 받지만, 경제의 양적 성장에는 오히려 긍정적 요인으로 작용한다. 현재 의료비 비중으로 단순 환산하면, 경상의료비가 10% 증가할 때마다 GDP는 약 0.7% 증가할 수 있다. 경제적 관점까지 고려하면, 의료비 상승을 억제해야 한다는 목표는 누구나 공유하는 공통의 목표라 할 수 없다.

자본주의 시장경제체제에서 시장을 확대하고 경제 규모를 늘리는 핵심 주체는 민간부문이다. 경제 주체들이 사익을 추구할 수 없으면, 전에 없던 새로운 상품을 만들고 시장에서 거래하며 수익을 올리려는 동기는 크게 줄어든다. 인공지능 기술을 의료에 적용하고 새로운 검사법을 건강보험 급여에 포함하려 노력하는 이유는 분명하다. 민간부문이 아니면 새로운 기술을 개발하거나 그 기술을 상용화·상품화하는 동력은 훨씬 약할 것이다. 이들이 아니면 소비를 늘리고 시장을 확대할 동기가 크지 않다.

경제적 시각 특히 양적 확대와 성장에 초점을 두면, 공공부문을 확대·강화하는 방법은 경제에 큰 도움이 되지 않는다. 더 많은 환자와 더 많은 병상, 더 큰 규모의 의료소비와 비용지출, 공적 보험을 보완하는 민간보험의 성장, 그리고 이에 따른 일자리 증가가 경제에는 더 유리하다. 경제로만 보면 민간은 더 커져야 하고 시장이 더 확장되어야 한다. 새로운 상품이 늘어나고 소비가 증가해야 한다.

보건의료와 연관된 상품이 거래되고 소비되는 시장의 성격도 공공성과 무관하지 않다. 현재 국가권력과 경제를 연결하는 핵심 통로는 공적 의료보장체계로, 그중에서도 건강보험이 다른 시장을 압도한다. 건강보험 급여에 포함되지 않으면 상품성이 없고 수익이 발생하기도 어렵다. 이러한 건강보험의 경제적 특성은 공공성을 토대로 시장을 규율하고 조절하는 것으로, 주로 건강보험 급여의 범위와 가격 결정 기전을 활용한다. 문제는 이 공공성이 국가권력과 경제권력의 균형에 따라 계속 동요한다는 것으로, 경제권력이 우위를 차지하면 건강보험에 편입되는 상품과 시장 규모가 확대되는 경향을 보인다.

다른 방향으로 작용하는 힘도 있다. 어떤 권력 균형에서도 공공성을 완전히 배제할 수 없는 것이 국가권력의 특성이다. 국가권력의 책임이자 과제 중 하나가 안전한 통치 또는 통치의 안전이라면, 공적 의료보장체계가 잘 운영되고 유지되어야 하며 또한 피치자가 이를 수용해야 한다. 경제성장에 큰 도움이 되더라도 보험료를 지나치게 많이 올려야 하면 통치의 원리에 부합하지 않는다. 어느 정도까지는 건강보험의 공공성을 강화해야 하는 이유다.

공적 건강보장체계의 구조가 보건의료의 경제와 모순되는 점도 존재한다. 건강보험의 재정 일부가 정부 예산에서 나오고, 의료급여 재정은 전적으로 국가가 책임져야 한다. 건강과 보건의료의 시장이 커지고 의료소비와 지출이 늘어나면, 경제 외형은 성장하나 정부의 단기 재정부담도 같은 속도로 늘어난다. 정부의 재정 건전성은 관료체제, 특히 경제 관료의 이해와 직접 관련이 있는 것으로, 정부가 일방적으로 재정을 더 부담해야 하면 보건의료 시장 확대를 환영하지 않는다.

4. 관료체제와 관료

관료와 관료체제의 정치경제적 특성은 보건의료 또는 공공보건의료라고 해서 특별히 다르지 않다. 공공선택론이 가장 설명력이 높다고 할 만큼 대체로 자기 이해에 충실하다고 보는 것이 맞을 것이다. 이를 전제하면서도, 건강과 보건의료, 그 체제에서 관료와 관료체제의 정치경제가 어떤 역할을 하는지 관심을 기울일 필요가 있다.

중앙정부 차원에서 중요한 관심사 한 가지는 보건을 담당하는 부처가 공공성이나 공공보건의료와 어떤 이해관계에 있는가 하는 점이다. 중앙정부 차원에서 작동하는 힘의 관계로 보면, 보건부처는 경제부처의 권력과 비교할 정도가 아니며, 상명하복의 원리 면에서도 가장 힘이 약한 부처에 속한다. 보건복지부 스스로 공공보건의료에 적극적인 경우에도 중앙정부 차원에서 이를 뒷받침할 만한 권력 기반은 거의 존재하지 않는다.

보건부처 내부로도 공공성과 공공보건의료 강화는 대체로 불리한 위치에 있다. 복지와 비교하여 보건과 의료가 상대적으로 비중이 작다는 것이 중요한 한 가지 원인이다. 좀 더 근본적으로는, 신자유주의적 자본주의 체제의 틀과 작은 정부, 시장화, 민영화 등 신공공관리론이 득세하는 정책환경에서 공공성과 공공부문을 강화하는 지향은 힘을 키우기 어렵다. 국가권력의 통치성 관점에서 보면, "지금 큰 문제없이 운영되는" 보건의료체계의 대안을 모색하고 추구하는 것 자체가 관료의 이해관계에서 벗어난다. 일부 보건 분야 관료 또한 시장주의적 원리를 내면화하고 있으므로, 공공성과 공공보건의료에는 관료적 동기 이상의 적극성을 보이지 않는다.

지방정부에서도 사정은 비슷하다. 건강과 보건은 정치적 우선순위가 낮고, 이를 담당하는 공무원은 대체로 권력자원이 부족하다. 지역의 보건 당국인 보건소가 외청의 지위로 존재하는 것, 말하자면 권력의 주변부에 있는 위상도 영향을 미친다. 보건의료에서 민간이 차지하는 비중이 압도적인 것이 '권력 부재'의 가장 중요한 요인이지만, 이를 촉진하는 조건 한 가지가 보건과 의료의 중앙집권적 특성이다. 건강, 보건, 의료는 흔히 중앙정부가 책임지는 국가 사무로 인식되고, 지방정부의 역할은 이를 집행하는 정도에 지나지 않는다. 역사적으로 중앙집권적 보건사업의 전통이 강했지만, 이런 인식은 건강보험제도가 국가화한 후 결정적으로 강화되고 굳어졌다. 재정, 자원, 서비스, 관리, 정책과 사업 모두 지역 차원에서는 다루기 어려운 문제가 되었다.

지방정부의 관료체제는 공공부문만 아니라 전체 보건과 의료에 대해 책무성을 회피하는 것으로 반응한다. 현재 구조에서 공공의 반응은 민간을 보완하는 역할, 그나마 중앙정부의 방침을 집행하는 역할로 충분하다. 지역의 필요와 지역주민의 요구에 대해서는 직접 문제를 해결하거나 개입하는 정치적·정책적 주체라기보다 중앙정부에 민원을 전달하는 역할을 자임한다. 그 결과, 건강수준이 낮고 불평등이 심해도, 의사가 없고 보건의료 이용이 불편하더라도, 자치단체장이나 보건소장에게 책임을 묻는 일은 거의 없다. 자치단체장 선거에서 어떤 공약이 어떤 형태로 나오는지 참고하기 바란다.

지방정부에서 보건과 의료를 담당하는 공무원에는 기술직군이 많고, 이들은 상대적으로 전문성이 높으나 보직이나 승진 등은 제한적이다. 예를 들어 보건소에 9급으로 임용되면 수십 년을 같은 조직에서 일하며 담당하는 분야나 업무도 크게 차이가 나지 않는다. 경험이 필요한 일은 잘 수행할 수 있지만, 대체로 체계 수준이나 혁신적 업무를 수행하기에는 역량이 미치지 못한다. 공공보건의료 측면에서는 기존 체계의 유지나 점증적 변화에 장점이 있지만, 체계적·구조적 변화나 단절적 개혁에는 적응하기 어렵거나 저항할 가능성이 크다.

5. 공공성의 문화: 시민과 지역주민에게 공공보건의료란

공공성과 공공보건의료, 또는 공공보건의료 강화를 둘러싼 권력관계에는 시민과 일반 대중도 영향을 미친다. 일반적으로는 여론이 통로 역할을 한다고 이해하나, 대의제 민주주의에서는 선거를 통해서도 의사나 선호를 표출한다. 흔히 말하는 시민운동이나 사회운동도 중요한 역할을 할 수 있다. 국가, 지방, 지역의 모든 차원에서 시민과 지역주민은 공공성과 공공보건의료를 둘러싼 의사결정에 참여하고 또 영향을 미치는 셈이다.

현재 시점에서 공공성과 공공보건의료에 대한 개인의 이해관계는 느슨하다. 공공성과 공공보건의료는 추상적 가치에 가깝고, 경험할 수 있는 공공(성)의 실체로서 공공의료기관(주로 공공병원)은 '필수불가결'이거나 '대체 불가'가 아니다. 의료를 찾고 이용해야 할 때, 민간기관을 이용하는 쪽이 더 쉽고 편리한 사람이 대부분이다. 공공성과 공공보건의료를 일상적으로 경험하고 생활세계에 포함하는 사람이 흔하지 않으면, 정치경제는 아예 부재 상태라 해야 한다.

지역이나 지방 수준에서 직접적인 이해관계가 있을 수 있지만, 이는 대체로 건강이나 보건의료의 공공성 또는 공공보건의료와 무관하다. 어떤 군이 지방의료원을 유치하겠다고 할 때는 주민들도 분명한 이해관계가 있다. 가까운 지역에 의료기관이 생기면 편리한 것, 또는 대규모 사업장이 생겨 지역경제에 도움이 되는 것을 이익으로 보는 것인데, 이런 이해관계는 지방의료원 대신 대학이나 관공서를 유치해도 크게 달라지지 않는다. 건강과 보건의료에 도움이 되지 않고 오히려 해가 되는, 예를 들어 담배를 만드는 공장이나 사고가 빈번한 업체가 들어와도 마찬가지다. 적어도 건강과 보건의료의 공공성과는 무관하다고 할 수 있다.

직접 경험이 적고 이에 기초한 정치가 작동하지 않는 상태에서, 시민과 지역주민은 주로 여론이나 담론, 또는 지식의 형태로 공공성과 공공보건의료를 알고 이해한다. 공공성과 공공보건의료를 직접 경험하지 못한 채, 다른 사람의 경험, 여론, 정보 등을 통해 간접적으로 평가하고 판단하는 것이다. 어느 지방의료원이 수준이 어떻다거나 "노는 직원이 많다"라는 식의 말들이 모두 이런 간접 경험에 해당하는데, 정보와 판단이 얼마나 정확한지는 그리 중요하지 않다. 정확성보다는 공공보건의료에 대한 여론과 담론이 판단과 태도를 결정한다.

정보, 여론, 담론이 통합되고 체계화되면 지식으로 바뀌고, 아주 간접적인 지식도 판단과 결정에 큰 영향을 미친다. 지역에 국한된 것이든 좀 더 광범위한 것이든 마찬가지다. 공공부문과 공공보건의료를 상징하는 특성, 예를 들어 비효율성이나 관료주의는 각 개인의 현실 경험에 토대를 두었다기보다 상당 부분 지식을 토대로 한 것이다.

체계적 지식은 부분적으로는 현실 경험을 통해서도 형성되지만, 특히 이론이나 외국의 경험 등 간접적 근거에 바탕을 둔 것이 많다. 이런 지식이 현실을 이해하는 데 도움이 되거나 기존 지식체계와 들어맞으면, 지식권력이 더 강화되면서 현실을 설명하는 역할을 넘어 거꾸로 현실을 규정하는 데 이른다. 한국에서 "공공부문은 비효율적이다"라는 지식은 주로 이런 과정을 거쳐 생산되고 퍼졌다.

특별히 강조할 것은 공공부문과 공공성에 대한 기존 지식이 세계화와 연관이 있고, 결과적으로 특정 지식과 이념에 기초를 둔다는 사실이다. 여러 차례 반복해서 설명한 것과 같이, 공공성과 공공부문을 이해하는 데 지식으로서 신공공관리론과 이를 뒷받침하는 신자유주의 이념이 큰 영향을 미쳤다. 한국에서는 특히 정부의 경제부처, 한국개발원을 비롯한 정부 산하 연구기관, 대학의 연구자 등이 지식 확산과 한국적 지식의 생산에 주도적 역할을 했다. 권위 있는 지식이 퍼져 지역주민과 시민까지 이르고(관료와 연구자는 말할 것도 없다), 다시 이들이 관여하는 일상과 생활세계에서 권력으로 작동한다. 예를 들어 "민영화해야 효율적"이라는 지식의 유통 과정을 생각해보라. 경상남도가 진주의료원을 폐쇄할 수 있었던 데는 이와 같은 지식(예: 공공부문의 비효율성)의 생산과 확산 과정도 상당한 역할을 했을 것으로 추정한다.

지역주민, 시민, 국민에게 공공성과 공공보건의료는 직접적인 이해관계가 느슨하고 정치와 정책 의제가 되기 힘든 영역이다. 간접 경험과 지식은 공공성이나 공공보건의료에 대해 대체로 부정적 방향으로 편향되어 있다. 시민, 지역주민, 국민이 정치적 행위자, 예를 들어 유권자로 행동해도, 보건의료의 공공성이나 공공보건의료는 절실하고 절박한 요구가 아니다. 고통을 해결하는 미래 비전이나 대안으로 인정되고 수용되는 것 같지도 않다.

한 가지 가능성 또한 사회권력이 중심이 된 지식과 담론에서 나오는데, 앞서 말한 지식 또는 담론과는 경쟁하거나 갈등하는 관계에 있다. 대항적 지식과 담론은 현재 건강체제와 보건의료체계에 명백한 한계와 문제가 있다고 본다. 공공성과 공공보건의료, 나아가 공공성에 기초한 건강체제(건강레짐)를, 문제를 규정하는 틀(프레임)이자 실현해야 할 대안으로 이해한다.

이러한 지식과 담론의 권력 기반은 아직 견고하지 않지만, 현실의 요구와 가능성 또한 사소하다고 하기 어렵다. 건강체제와 보건의료체계에서 유래하는 문제와 고통이 끊이지 않으면서, 공공성과 공공보건의료 또한 계속 호출되는 것이 현재 상황이다. 과제는 문제 진단의 근거와 틀을 넘어 새로운 체제와 정책의 근거가 될 정도로 대안권력을 확보하는 일이다.

6. 공공보건의료의 딜레마: 정치경제적 불가능성

앞서 설명한 정치경제 구조에서 건강체제, 건강, 보건의료 등의 공공성을 강화할 수 있는 기반은 취약하다. 국가권력이 건강과 보건의료의 공공성에 강한 동기가 있을 이유가 없고, 관료와 관료체제 또한 마찬가지다. 통치의 안정성을 위협하지 않는 한, 이들은 급격한 변화나 개혁 등을 시도할 동력이 없다. 무엇보다 중요한 이유는 여론이나 유권자가 이들에게 건강과 보건의료, 또는 이의 공공성과 결부된 정치적 책임을 묻지 않는 것이다.

경제적 요인은 공공보건의료에 더 불리하다. 민간부문을 중심으로 서비스를 공급하고 공적 재정(건강보험)으로 이를 뒷받침하는 구조가 안정되고 점차 더 견고해지는 중이다. 민간 중심의 보건의료서비스 공급 구조를 바꾸는 것은 거의 불가능해 보이며, 시장을 근본적으로 바꾸지 않는 한, 민간부문의 공공성을 끌어올리는 것도 기대하기 어렵다.

공급 구조를 그대로 두고는 건강보험을 비롯한 재정의 공공성도 더 나빠질 가능성이 크다. 무정부적 의료제공과 의료이용으로 공적 재정은 계속 더 많은 의료비 지출과 보험재정의 압력을 받을 것이 분명하다. 현재 구조의 공적 재정으로 소요를 충당하지 못할 때 어떤 대안을 선택할지는 전적으로 정치적 결정이다. 대안은 공공(보험료와 정부 예산) 확대와 민간(개인, 가계, 민간보험 포함) 확대라는 두 가지로 나눌 수 있는데, 그 중간에 많은 변형된 대안들이 존재할 수 있다. 현재 추세로는 두 가지 전형적 대안 중 공공이 중심이 될 가능성이 상대적으로 더 희박하다.

경제 측면에서 고려할 또 한 가지 추세는 보건의료 전반에서 산업화와 영리화가 심화한다는 점이다. 국가권력이 시장을 만들고 경제화를 촉진하는 동력과 시장과 자본이 자기 논리로 스스로 확대하는 동력 두 가지 모두가 건강과 보건의료의 경제화를 부추긴다. 앞으로 공공성과 공공보건의료를 둘러싼 정치경제 요인 가운데 가장 중요한 요인이 될 것이며, 공공성을 강화하는 데는 가장 부정적으로 작용할 요인이기도 하다.

국민과 시민, 지역주민이 공공성과 공공보건의료 강화에 큰 이해관계가 없다는 것이 무엇보다 중요한 정치경제적 조건이다. 정치 주체의 허약한 정치적 교양 정치적 소양 또는 정치적 문해력, political literacy, 예를 들어 공공성이나 공공보건의료라는 용어와 개념부터 익숙하지 않으면, 이와 관련된 문제가 정치적·정책적 의제가 되기는 요원하다. 직접적 이해관계가 느슨한 상태에서는 정치적 경험을 축적하기 어렵고, 그 대안으로 지식과 이념이 공공성 권력의 기반이 되기도 쉽지 않다. 현재로는 공공성과는 모순되는 시장과 효율성 논리가 오히려 더 튼튼한 기반을 구축한 것처럼 보인다. 지역으로부터, 시민과 주민으로부터 공공성과 공공보건의료를 강화하라는 정치경제적 압력을 기대하기 어렵다는 뜻이다.

공공성과 공공보건의료 강화에 적극적인 정치적 주체는 일부 연구자와 사회운동(이와 밀접한 정치운동 포함)에 한정되는데, 이들이 확보한 권력 기반은 주로 지식과 사회적 규범에 집중된다. 예를 들어, "병원이 돈벌이에 혈안이 된 것이 말이 되느냐", "영리병원의 질이 더 낮다", "영리병원이 많아지면 국민의 비용부담이 늘고 불평등이 커진다" 같은 주장이나 지식이 곧 이들의 힘이고 권력의 토대를 구성한다. 추상적이고 가치에 대한 것이며 또한 불확실한 가능성에 대한 것이지만, 대중과 여론을 움직이는 힘이 있어 정치적 효과를 생산할 수 있었고 앞으로도 상당 기간 그러할 것이다.

문제는 이것만으로는 적극적 대안을 형성하고 정치적 의제로 만들기 어렵다는 점이다. 영리병원과 민영화를 반대해도 공공성은 "공공성을 훼손한다"라는 말에 포함될 뿐, 공공성과 공공보건의료 강화가 그 대안으로 포착되는 데 이르지 못한다. 공공보건의료 강화는 아직 추상적 목표 또는 슬로건 수준을 벗어나지 않으며, 정치적·정책적 대안을 형성하지 못한 상태다. 공공부문의 병상을 늘려야 한다는 요구를 정치와 정책으로 전환하지 못하면서, 구체적인 프로그램과 프로젝트도 미흡하다. 실무적·기술적 내용뿐 아니라 지식과 이념도 구체적 대안을 제시하기에는 역부족이다. 현재의 권력관계로 판단하면, 적어도 객관적으로는 공공성과 공공보건의료를 강화할 수 있는 조건은 그리 유리하지 않다.

7. 공공성과 공공보건의료의 새로운 상황: 지역을 중심으로

공공성과 공공보건의료에 관한 한, 조만간 국가권력의 통치를 위협할 가장 중요한 사회적 요인은 인구 고령화다. 노인인구가 늘어나고 인구 구조에서 차지하는 비중이 증가하는 데는 여러 요인이 복잡하게 얽혀 있지만, 한 가지 분명한 기여요인은 인구의 건강수준 향상이다. 건강한 인구는 근대국가의 통치가 대상이자 방법으로 삼은 핵심 중 하나라는 점에서, 성공한 통치의 결과물이 역설적으로 통치를 위협하는 것이 바로 인구 고령화라 할 수 있다.

노인인구와 고령화에 대해서는 다양한 측면에서 통치성이 발현되어야 하는데, 거의 모든 사회적 영역에서 '통치의 안전'을 위협하는 것이 가장 중요한 이유이다. 노인은 경제와 생활 능력, 건강, 기능 등이 떨어져 대부분 부양, 의료, 돌봄이 필요하며, 당연히 개인, 가계, 국가의 부담이 늘어난다. 거시적으로는 경제성장률과 생산성을 낮추며, 국가기구인 연금, 의료보장, 복지체계를 불안정하게 한다. 세입이 정체되고 세출을 늘림으로써 국가의 재정 적자를 유발하는 것도 직접적 위험이다.

한국에서, 아마도 다른 나라에서도, 국가권력이 노인인구 증가와 고령화에 가장 효율적으로 대응하는 방법은 신자유주의적 통치성을 전면화하는 것이다. 프레이저Nancy Fraser의 말을 빌리면, 신자유주의 통치성이란 이런 것이다(프레이저, 2010: 215).

개인주의적으로 표준화된 빅토리아 시대의 주체도 아니고 집단적 복지와 관련된 포드주의적 주체도 아닌 새로운 통치성의 주체는 적극적으로 책임지는 행위자다. (시장에서) 선택하는 주체이고 서비스의 소비자인 이러한 개인은 그 자신의 결정을 통해서 자신의 삶의 질을 고양시켜야만 한다.

국가권력은 노인들이 소득과 의료와 돌봄을 집단적 복지에 의존하지 않고 스스로 적극적으로 책임지며 자신의 결정을 통해서 삶의 질을 고양하기를 바랄 것이다.

한국사회에는 (국가권력이 희망하는 것과는 달리) 아직 새로운 통치성의 주체가 형성되지 않았고, 신자유주의적 주체와 국가에 의존하는 주체가 서로 경쟁한다. 한쪽에서는 기초연금을 더 늘려야 한다고 주장하는데, 흔히 "경제성장의 주역들을 이렇게 홀대하면 안 된다"는 명분이 뒤따른다. 다른 한편에서는 기초연금과 국민연금으로 다 해결할 수 없다면서 각자 개인연금으로 노후를 대비해야 한다고 주장한다. 후자는 전형적인 신자유주의 통치성의 한 실천 방식이다. 건강과 보건의료도 비슷하다. 돌봄에 대한 공적 보장을 강화해야 한다는 주장과 각 개인이 의료비의 급격한 상승에 대비해야 한다는 주장이 팽팽하게 맞선다.

한국에서 노인인구와 고령화의 통치성은 지역 문제와 상당 부분 중첩된다. 특히 비수도권 농촌지역에서는 인구가 유출되고 출산율이 떨어지면서, 인구가 감소하고 고령화는 더 빨라진다. 이른바 소멸 위기를 맞았다는 지역이 대부분 비슷한 상황이다. 소멸은 현실 정치와 행정 관점에서 지역의 위기를 표현하지만, 이는 오히려 기존 권력체계의 관심을 드러낸 것일 뿐 실제 위기는 사람과 그들의 생활에 있다. 인구가 줄고 고령화하면서 이들 지역에서 대부분 민간시장이 붕괴하고 기본적인 삶과 생활의 기반이 무너지는 것이 진정한 위기다. 예를 들어 중간 규모의 민간병원은 더는 충분한 수익을 올리기 어려워 요양병원이나 시설로 전환해야 한다. 인구가 줄면 이 또한 존립할 수 없을 것이다.

국가권력의 통치성 관점에서 이 문제는 지역 쇠퇴나 소멸 그 자체에 있다기보다, 이를 둘러싼 지역 간 격차와 불평등 또는 사회 문제화에 있는 것으로 보인다. "지역 균형발전에 아무 관심과 의지가 없다"라거나 이 "문제를 방치한다"라는 여론이나 담론 그 자체가 통치를 위협하는 요소다. 노인이 제대로 치료나 돌봄을 받지 못하는 것도 마찬가지로, 권리나 삶의 질 차원보다는 '노인을 학대한다', '고독사', '독거노인', '치매 때문에 가정이 깨지는' 현상에 국가권력이 얼마나 의지와 관심이 있고 얼마나 적극적으로 개입하는지 그 자체가 통치성의 대상이다. 통치성의 관점에서 보면, '분만 취약지 지원사업'으로 실제 분만이 얼마나 늘어났는지 하는 실적보다 그 지역과 다른 지역의 주민이 안심한다거나 "국가가 최선을 다했다"라고 인식하는 것이 더 중요하다.

보건의료와 돌봄, 건강체제를 가릴 것 없이 고령화와 비수도권 농촌지역의 위축은 이미 국가통치에 심각한 위험요소가 되거나 조만간 그렇게 될 것으로 보인다. 신자유주의적 주체가 형성되어 개인이 책임지는 방식이 주류가 되거나, 또는 더 급격한 위축과 소멸로 아예 정치적 중요성을 상실하는 시나리오도 있지만, 둘 다 가능성은 크지 않다. 고령화가 더 진행되고 인구가 더 줄어들면서 건강, 의료, 돌봄, 복지는 이 지역, 나아가 한국 전체의 안전에 위험요소가 될 것이며, 어떤 형식으로든 국가통치가 개입해야 할 것이다.

현재 생각할 수 있는 새로운 통치이자 대안은 공공부문을 중심으로 지역의 건강, 의료, 돌봄, 복지체계를 근본적이고 전면적으로 개편하는 방법이 유일하다. 정책과 기술적 가능성을 따지기 전에, 민간시장이 붕괴하거나 소멸하는 상황에서 공적 주체의 개입 외에 다른 대안은 상상하기 어렵다. 기존의 틀에 구속되지 않으면, 오히려 정책과 기술 면에서는 전례 없이 다양하게 접근할 수 있을 것이다.

정치경제적 관점에서는 어떤 주체의 정치적 동기가 강하며 어떤 동력이 작동할 수 있는지가 중요하다. 지금 상황에서 가장 가능성이 큰 정치적 주체는 기초자치단체(시·군·구) 수준의 정치, 경제, 사회권력이 아닌가 한다. 2018년 지방선거 시기에 충북 한 군에서 형성된 정치는 이런 사정을 보여주는 대표적 사례라 할 만하다(김형우, 2018).

충북 단양은 도내에서 유일하게 응급의료기관이 없다. 단양군이 군립노인요양병원에 의료인력과 장비를 갖춰 24시간 응급의료체계를 가동하고 있지만 임시방편이다. 유일한 응급의료기관이자 종합병원이었던 단양서울병원이 경영상의 이유로 4년째 휴업했기 때문이다. 지역의 의료 수준은 삶의 질과 연관된다. 부족한 의료 인프라는 주민들이 지역을 떠나게 만든다. 의료 사각지대 해소는 인구 유출로 위기감을 느끼는 단양군이 시급히 해결해야 할 과제인 셈이다. 6·13 지방선거에 출마한 단양군수 후보들이 앞다퉈 의료시스템 확충을 주요 공약으로 내세운 이유다.

국가권력의 통치성과 결합해야 비로소 동력이 생기겠지만, 지역은 새로운 변화에 대한 정치경제적 이해관계가 가장 분명하다. 공공보건의료에 한정해도 이들에게는 지역의 보건의료 인프라를 확충하고 재정을 확보하며 서비스를 개선할 구조를 만들 이유가 충분하다. 스스로 현실을 바꾸어야 하는 정치경제적 이해와 동기가 국가권력의 통치성과 만나는 것이야말로 새로운 차원에서 공공보건의료를 강화하는 획기적 전환점이 될 것이다.

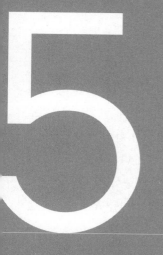

PART

5

외국 건강체제와
보건의료의 공공성

제22장
일본의 공공보건의료

한국인의 눈으로 보면 일본의 보건의료체계는 한국과 '대동소이'라고 말할 수 있는데, 근대 이후 특히 식민지를 경험하면서 일본이 한국에 큰 영향을 미쳤기 때문일 것이다. 여러 용어와 개념, 법률, 조직, 제도, 정책 등이 전파·확산하거나 '수출·수입'되었다. 보건의료로 한정해도, 보건의료자원(인력, 시설 등)과 재정 등 체계의 여러 영역이 비슷하고 체계나 제도의 작동 원리 또한 닮은 점이 많다. 보건의료자원과 그 운영을 민간부문에 크게 의존하는 것이 대표적이다.

일본처럼 한국과 비슷한 점이 많은 사회나 체계를 비교·분석하면 몇 가지 교훈을 얻을 수 있다. 첫째, 왜 비슷한지 공통의 이유를 찾음으로써 우리 사회와 체계를 이해하는 데에 도움이 된다. 예를 들어, 민간부문의 절대 우위를 설명할 수 있는 공통 요인을 발견할 수 있으면, 한국의 보건의료체계를 분석하고 대안을 구하는 데도 유용하다. 둘째, 유사성 속에 포함된 미시적 차이를 통해 체계와 제도를 더 잘 이해하고 차이를 만든 요인을 분석할 수 있다. 체계(들)는 겉으로 비슷하더라도 완전히 같을 수 없으며, 시간이 흐르면서 차이는 작아지거나 커진다. 기본 구조가 같을 때도 미시 제도나 정책은 서로 다른 맥락과 필요에 따라 변한다. 예를 들어, 일본과 한국 모두 공공병원의 비중이 작지만, 지역보건의료체계에서 차지하는 중요성은 상당히 다르다. 그 차이를 분석하는 일은 한국 공공병원의 현상과 장래를 이해하는 데 큰 도움이 될 것이다.

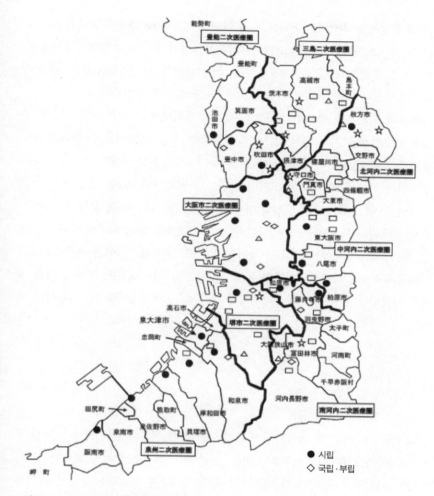

● 시립
◇ 국립·부립

그림 22-1 / 오사카의 설립 주체별 병원 분포

자료: http://www.pref.osaka.lg.jp/attach/2203/00005265/080918shishinan.pdf, 2012년 5월 30일 접속.

일본에서는 공립병원의 위상이 높은 지역이 많다. 그림 22-1은 2008년 기준
으로 인구 약 880만 명의 광역자치단체인 오사카부, 府의 공립병원 분포를 나타
내는데, ●=시립, ◇=국립과 부립府立을 가리킨다.[1] 대강만 보더라도 공립병원
이 적지 않고 분포도 비교적 고른 것을 알 수 있다. 숫자와 분포도 의미가 있지

만, 공립병원들이 전체 체계와 기능의 뼈대 구실을 하는 경우가 많다는 것이 더 중요하다. 오사카만 하더라도 시립대학 부속병원(965병상), 적십자병원(979병상), 시립 종합의료센터(975병상), 부립 급성기·종합의료센터(734병상) 등 공공병원이 규모나 기능 면에서 전체 의료체계의 중심 역할을 한다.

한국과 일본은 건강보험의 구조와 재정의 성격에서도 비슷한 점이 많다. 한국의 의료보험은 거의 전적으로 일본 모델을 가져온 것으로, 작동 방식은 말할 것도 없고 장단점도 비슷하다. 건강보장제도의 공공성도 마찬가지다. 한국보다 일본이 공적 재원의 비중이 크지만 다른 고소득국가와 비교하면 그리 높다고 할 수 없으며, 영리추구와 상업화 경향도 비슷한 양상과 추세를 보인다.

영역에 따라 두 나라 사이에 약간의 차이가 있지만, 넓은 의미에서 건강과 보건의료의 공공성에서는 그리 큰 차이가 있는 것 같지 않다. 이는 근본적으로는 사회경제체제와 보건의료체제의 유사성에서 연유하는 것으로, 앞서 설명한 개념을 사용하면 두 나라의 공공레짐이나 건강레짐에서는 큰 차이를 발견하기 어렵다.

1. 공공부문의 구조

소유를 기준으로 한 공공부문의 비중은 한국보다 좀 더 높은 편이나, 핵심 구성요소는 비슷하다. 정부(중앙과 지방), 공공병원, 보건소 등이 공공보건의료를 담당하는데, 한국과 다른 점 한 가지는 광역자치단체가 보건소를 설립·운영하고 기초자치단체에는 '보건센터'가 있는 것이다. 기초자치단체가 설립·운영하는 공공병원이 많다는 것도 한국과는 다르다. 여기서는 후생노동성이나 지방정부의 보건과 등 정부조직 자체를 다루는 것은 큰 의미가 없다고 보고, 공공보건의료조직 위주로 서술하려 한다.

---

1   약 10년 전 현황을 제시하는 것은 자료의 가용성과 접근성 문제도 있지만, 이 시기 일본이 공공병원 '개혁' 방침을 논의했으므로 당시 상황을 보이는 것이 더 적절하다고 판단했기 때문이다.

1) 보건소 등 공공보건조직

기능 측면에서 일본의 보건소는 한국과 비슷한 점이 많다. 일반적인 의료서비스 기능이 거의 없고, 공중보건 업무를 주로 수행한다는 것이 가장 중요한 공통점이다.

원칙적으로 광역자치단체라 할 수 있는 도都·도道·부府·현県(도도후켄)이 보건소 설치의 주체인데, 이 밖에도 지역보건법의 시행령에 근거해 지정된 시市, 지정도시, 중핵시, 정령시 등와 도쿄 도의 23개 특별구도 보건소를 설치할 수 있다(배상수, 2010: 118~129). 기초자치단체인 시·군·구가 설치하고 운영하는 한국과는 설치·운영 주체가 다른 셈이다.

보건소 설치의 기준은 이차진료권(인구 약 35만 명)마다 하나 또는 고령자 보건복지권을 고려하여 정하게 되어 있다. 2018년 기준으로 469개 보건소가 설치되어 있는데, 인구가 정체하고 특히 농촌지역이 위축되면서 점차 줄어드는 추세를 보인다.[2]

보건소의 기능은 한국과 비교하면 대인 서비스 기능이 상대적으로 적은 대신, 전문적 업무, 기술지원, 기획조정 등을 강조하는 경향이 있다. 2010년을 기준으로 할 때 보건소의 업무로 규정된 것은 다음과 같다.

① 전문적이고 기술적인 업무
- 정신보건, 난치병 대책, 에이즈 대책 등
- 식품위생, 환경위생, 의사·약사 업무 등 광역적 감시와 검사
② 정보 수집, 정리와 활용
- 보건, 의료, 복지와 관련된 정보 수집, 관리, 제공
- 주민 상담 시 활용할 수 있는 정보 네트워크 구축

---

2 후생노동성 통계에 따름. https://www.mhlw.go.jp/file/06-Seisakujouhou-10900000-Kenkoukyoku/0000 203248.pdf, 2019년 2월 28일 접속.

③ 조사, 연구 등

- 지역주민의 생활과 밀접한 조사연구 기능

- 역학조사 기능

④ 시·정·촌에 대한 기술적 지원

- 시·정·촌에 대한 전문적·기술적 지원, 시·정·촌 보건센터의 운영에 협력

- 시·정·촌 직원에 대한 현직 훈련과 연수

⑤ 지역의 건강위기 관리와 대응

- 건강위기 발생 대비와 예방, 지역의 의료제공체제 확보

- 건강위기 발생 시 환자의 생명 등에 대한 정보 수집과 제공, 의료지원 기능

⑥ 기획조정 기능

- 각종 지역보건 서비스 평가, 보건·의료·복지 시스템 구축

- 의약 분업, 생활위생 서비스 등의 기획조정

- 시·정·촌에서 작성한 노인보건복지계획에 관여(보건·의료·복지의 코디네이터 역할)

조직과 기능 면에서 한국과 큰 차이를 보이는 기관이 기초자치단체인 시·정·촌이 설립하고 운영하는 보건센터이다. 보건소와 달리 의무적으로 설치해야 하는 기준은 따로 없는데, 2017년 기준으로 전국에 2456개가 설치되어 있다.[3] 보건센터는 보건소와 비교하여 주로 일상생활에 밀착해 이용 빈도가 높은 보건과 복지서비스를 제공한다. 임산부와 신생아의 방문 관리, 모자보건 수첩의 교부, 임산부와 영유아의 건강진단, 영양 지도, 건강증진사업, 정신보건복지 상담 등이 주요 사업 내용이다.

2) 공공병원

민간병원이 훨씬 많은 것은 한국과 사정이 비슷하다. 일본의 공공병원은 크

---

3   후생노동성 통계에 따름. https://www.mhlw.go.jp/file/06-Seisakujouhou-10900000-Kenkoukyoku/0000
123170.pdf, 2019년 2월 28일 접속.

게 국립병원, 지방공공단체가 경영하는 공립병원('자치체병원'이라고 한다), 기타 공적 의료기관(지방독립행정법인, 일본적십자사, 제생회, 홋카이도사회사업협회, 국민건강보험단체연합회 등), 사회보험 관련 단체 등으로 나눠진다. 국립에는 후생노동성 소속, 국립병원기구(독립행정법인), 국립대학법인, 노동자건강복지기구(독립행정법인), 국립고도전문의료연구센터 등이, 그리고 사회보험 관련 단체에는 전국사회보험협회연합회, 후생연금사업진흥단, 선원보험회, 건강보험조합연합회, 공제조합연합회, 국민건강보험조합 등이 포함된다.

후생노동성의 「의료시설조사·병원보고」에 따르면 2017년 기준으로 전국의 병원은 8412개소로, 구성은 국립이 327개소, 공적 의료기관이 1211개소, 사회보험 관련 단체가 52개소 등이다.[4] 한국과 비교하면 기초자치단체(주로 시와 정)가 설립·운영하는 공공병원이 많은데, 일본 정부의 통계를 보면, 2016년 기준으로 시·정·촌 공공병원이 634개소로 도도부현이 운영하는 병원(201개소)의 3배가 넘는다. 반드시 규모가 작은 것도 아니어서, 규모가 500병상이 넘는 시·정·촌 병원도 50개 이상에 이른다.[5]

이들을 모두 포함하면 공공병원은 기관 수를 기준으로 전체 병원의 약 18.9%를 차지한다. 병원의 총 병상 수는 약 155만 개로, 국립이 12만 8184개(8.2%), 공적 의료기관이 31만 6804개(20.4%), 사회보험 관련 단체가 1만 5643개(1.0%)의 병상을 운영한다.[6] 앞과 같은 기준으로 공공병원 병상을 계산하면 전체 병상의 약 29.6%를 차지하므로, 대체로 공공병원의 규모가 더 크다는 것을 알 수 있다. 다른 특징 한 가지는 공적 주체가 운영하는 의원급 기관이 적지 않다는 사실이다. 2017년 기준으로 여러 개의 국립(의원 532개, 치과의원 5개), 공적 의료기관(의원 3583개, 치과의원 265개), 사회보험 관련 단체(의원 471개, 치과의원 7개) 의

4   후생노동성 통계에 따름. https://www.mhlw.go.jp/toukei/saikin/hw/iryosd/17/dl/02sisetu29-1.pd f, 2019년 2월 28일 접속.

5   일본 정부 통계 데이터베이스 e-Stat. https://www.e-stat.go.jp/dbview?sid=0001455558, 2019년 3월 1일 접속.

6   후생노동성 통계에 따름. https://www.mhlw.go.jp/toukei/saikin/hw/iryosd/17/dl/02sisetu29-2.pd f, 2019년 2월 28일 접속.

원이 운영 중이다.

한국에서는 공공병원이 특정한 기능을 수행하는 경우가 많지만, 일본의 공공병원은 대체로 일반 기능을 수행하고, 규모도 민간병원보다 더 크다. 앞서 인용한 통계에 따르면, 2017년 기준으로 국립병원은 기관당 약 392병상, 공적 의료기관이 262병상, 사회보험 관련 단체 병원은 301병상 등인 것과 비교하여, 의료법인은 평균 150병상 수준이다. '기타 병원'은 약 247병상, 개인 병원은 96병상 내외의 규모이다.

한국과 비교하여 일본의 공공병원은 기관 수와 병상 수 비중이 더 클 뿐 아니라 의료제공체계에서 차지하는 위상도 더 높은 것으로 보인다. 간단하게 그 차이를 분석하기는 어렵지만, 한 가지 중요한 이유는 의료제공체계가 형성되는 초기에 여러 공공병원이 설립되어 중요한 역할을 했다는 것이다. 예를 들어, 도쿄 시는 관동대지진(1923년) 후 5개 시립병원을 설립했고, 오사카 시는 1925년 시립시민병원을 설립한 이후 1930년 5개 지역에 부속의원을 개설했으며, 비슷한 시기에 센다이, 도요하(아이치 현), 오카야(나가노 현) 등도 시립병원을 설립했다(伊関友伸, 2014: 122~125).[7] 이들 병원 대다수는 대규모 민간병원이 설립되기 이전부터 의료체계의 중추적 역할을 했다.[8]

제2차 세계대전 패전 후 의료제공체계를 재건하는 시기에도 공공병원의 역할이 중요했다. 전쟁으로 여러 의료기관이 기능을 제대로 할 수 없게 되고 민간이 투자할 여력도 없는 상태에서 정부, 특히 중앙정부가 의료제공체계를 정비하는 중심 역할을 해야 했다(伊関友伸, 2014: 224~229). 후생성은 1948년 제정된 「의료법」에 '공적 의료기관'을 규정하고, '공적 의료기관의 아홉 가지 원칙'을 제시했다.[9] 병원과 의료제공체계를 재건하는 과정은 지역의료계획과 밀접한 관계

---

7   이들 병원은 주로 중산층 이하 경제적 약자에게 의료를 제공하는 것을 목표로 했으며, 당시 기준으로 규모가 크고 진료량이 많았다. 예를 들어, 도쿄 시의 시립병원은 병원당 200명의 환자를 수용하기로 계획했고, 오사카 시립병원이 진료 환자 정원으로 정한 기준은 하루 입원 450명, 외래 500명 수준이었다.

8   예를 들어 도쿄의 분쿄 구에는 의대 부속병원이 여러 개 있는데도, 1929년 설립된 도쿄도립 오쓰카병원(약 400병상 규모)이 종합병원으로 충실하게 역할을 하는 중이다.

가 있었는데, 이 또한 공공병원을 중심으로 하는 것이 불가피했다. 전 국민 의료보험을 달성하고 민간병원의 비중이 커진 후에도 이러한 공공병원의 위상과 역할은 소멸하지 않고 상당한 정도로 남았다.

공공병원과 공공기관이 좀 더 적극적인 역할을 하는 데는 공공재정과의 관련성도 있다. 건강보험 중 자영자를 대상으로 하는 국민건강보험(국보)과 개호보험에서는 시·정·촌(정부)이 보험자 역할을 했고, 이들은 지역의 보험재정 관리와 함께 서비스 공급도 책임져야 했다. 접근성뿐 아니라 재정의 효율적 관리를 위해서도 공공병원과 공공기관이 필요하다.

공공병원이 의료제공체계에서 중요한 역할을 하고 일반 기능을 수행한다고 해서 민간병원과 전혀 차이가 없는 것은 아니다. 광역이나 기초지방자치단체가 운영하는 공립병원은 지역 사정에 따라 공적 기능에 치중하는 곳이 적지 않다. 최근 들어 민간의 비중과 역할이 커지면서 공공병원의 고유한 역할을 더 강조하는 경향도 나타난다. 예를 들어, 오사카 부 정부는 보건의료계획에서 네 가지 사업에 중점을 두었는데, 응급의료, 재해의료, 주산기 의료, 소아응급을 포함한 소아의료가 그것이다(大阪府, 2008). 실제 이 지역 내 공립병원의 비중은 응급의료 지정 기관의 4.9%(3차 응급은 15.4%), 소아 응급진료 기관의 38.9%, 소아과 입원이 가능한 병원의 28.4%, 분만이 가능한 병원의 11.4% 등을 차지한다. 특히, 민간병원의 응급진료와 소아 응급진료 기능이 위축되면서 공공병원의 역할이 커진 것이 이 지역의 경험이다. 이들이 구상한 또 한 가지 공공병원 기능은 전공의 수련으로, 오사카 부에서는 공립병원이 수련 병원의 약 25%를 차지한다고 한다.

공공보건의료기관의 역사적 경험은 다르지만, 최근 논의하는 기능은 한국과

9　원칙을 요약하면 다음과 같다. ① 보편적이고 평등한 의료를 제공할 것, ② 적정 의료의 실천, ③ 의료비 부담의 경감, ④ 경제 변동에 따라 경영이 좌우되지 않도록 경영 주체가 경제적 기초를 확보할 것, ⑤ 경영 주체는 의료수익을 의료기관을 개선하는 용도 외에는 사용하지 않을 것, ⑥ 사회보험제도와 밀접하게 연계·협력할 것, ⑦ 의료와 보건예방을 통합하여 운영해도 모순이 없는 경영 주체일 것, ⑧ 인사와 행정 등에서 다른 공적 의료기관과 연계하고 교류할 수 있을 것, ⑨ 지역 환경과 유리되지 않을 것.

큰 차이가 없다. 제2차 세계대전 직후 공공병원이 중심이 되고 민간이 보완했던 관계는 이제 민간이 중심이 되고 공공이 보완 역할을 하는 것으로 바뀌었다. 예를 들어, 한국의 행정안전부에 해당하는 총무성은 공공의료기관이 해야 할 기능을 "지역에 제공될 필요가 있는 의료 가운데에 채산성 등의 측면에서 민간의료기관이 제공하기 곤란한 의료를 담당한다"라고 규정했다(総務省, 2007: 1). 구체적으로는 ① 산간, 벽지, 섬 등 민간의료기관이 들어서기 어려운 지역에서 일반 의료를 제공하는 것, ② 응급의료, 소아와 주산기 진료, 재해, 정신 등 채산이 맞지 않고 특수한 분야의 진료, ③ 암센터, 순환기 센터 등 지역의 민간의료기관만으로는 한계가 있는 고급·첨단 의료의 제공, ④ 의사 수련을 포함하여 광역단위에서 의사 수급의 거점 역할 등을 제시했다.

한국에서 병원의 수익성은 공공병원을 압박하는 가장 중요한 문제지만, 일본 공공병원의 경영 상황은 대체로 안정적인 것으로 보인다. 오사카 부의 자료에 따르면, 전국 공립병원의 경상수지 비율은 2006년 기준 약 95.1% 수준이다(大阪府, 2008). 병상 이용률은 평균 84.4%, 직원 인건비 대비 의료수익 비율(인건비/의료수익)은 약 55% 수준을 보인다. 총무성이 실시한 현황 조사에서도 2013년 기준 전국 892개 공립병원 가운데에 414개 병원의 경상수지가 흑자를 보였고(総務省, 2014), 사업을 기준으로 하면 2017년에는 흑자인 병원사업이 전체의 40.1%에 이른다(総務省自治財政局, 2018: 9).

이런 상황에서 일본 정부는 2000년대 중반 이후 공공병원의 '개혁'을 추진 중이다. 예를 들어, 총무성은 2007년 12월 24일 「공립병원 개혁 가이드라인」을 제시했는데, 이는 당시 고이즈미 정권의 재정개혁과 밀접한 관련이 있다. 고이즈미 내각이 국고보조 부담금 개혁, 지방교부세 개혁, 세원 이양을 포함한 세원 배분 개선의 개혁 등 이른바 '삼위일체 지방재정개혁'을 시행한 것은 유명하다(이정만, 2008).

총무성의 지침은 두 가지 개혁 방향을 명시했는데, 하나는 민간의료기관과 역할을 분담하는 과제이고, 다른 한 가지는 다른 공공병원과 역할이 중복되는 문제다. 특히 전자의 경우, 민간의료기관이 다수 존재하는 도시지역에서는 공립병원의 필요성이 충분치 않으면 병원을 폐지 또는 통합하는 방안을 제시했다. 이는 전체 보건의료 제공의 중심 주체는 민간부문이며, 공공병원은 이를 보완하는 역할에 그쳐야 한다는 기본 인식을 명확히 한 것이다.

지방자치단체의 재정에 직접 영향을 미친 것은 「지방공공단체의 재정 건전화에 관한 법률」이다. 지방자치단체가 운영하는 공립병원이 지방재정에 큰 영향을 미치는 상황에서 병원개혁은 당연히 재정과 경영에 초점을 맞추게 되었다. 예를 들어, 오사카 부에 속한 공립병원은 2004년부터 경영 부진이 심해져 2006년에는 전국 공립병원이 진 불량채무의 20%를 차지할 정도가 되었다고 한다. 공립병원의 의사 부족, 진료권 문제 등을 같이 논의하기는 하지만, 재정 문제가 개혁의 배경이자 초점이 된 것은 부인하기 어렵다.

개혁 방안에서는 현재 일본 공공병원의 성격, 그리고 개혁의 방향이 분명하게 드러난다. 총무성 지침에 따르면 병원을 개설한 지방자치단체들은 2008년 말까지 '공립병원 개혁 플랜'을 작성해야 했는데, 반드시 포함해야 할 세 가지 방침이 ① 경영 효율화, ② 진료권 재편과 네트워크 구축, ③ 경영 형태 재검토 등이었다. 경영 효율화는 급여와 정원 관리의 적정화, 경비 절감, 병상 이용률 향상과 수입 확보 등으로 구성된다. 진료권 재편과 네트워크 구축에는 의료기관의 기능 분담 강화, 지역 의료제공체계 유지, 의사 확보를 위한 환경 정비 등을 요구했고, 경영 형태 재검토 부문에서는 민간부문 경영 기법 도입이 핵심을 차지했다. '지정관리자'제도(민간단체에 공공시설 관리를 위탁하는 제도), 법인화, 민간부문에 사업을 양도하는 것 등이 예시에 들어 있다.

고이즈미 정권이 신자유주의적 개혁의 하나로 '작은 정부'를 지향했다는 것은 널리 알려진 사실이다. 일본 정부가 제시한 공립병원의 개혁 방안은 이런 신자유주의적 정부 개혁에 완전히 부합하지만, 이를 어느 한 정권에만 해당하는 예외나 특이성이라고 할 수 없다. 민주당으로 정권이 교체된 이후에도 신자유주의 개혁을 지속했고, 공립병원 개혁도 2019년 현재 「새로운 공립병원 개혁 가이드라인」(2015년 공표)이라는 이름으로 계속되는 중이다.[10] 공공부문 개혁이

---

10   총무성 자료. http://www.soumu.go.jp/main_content/000382135.pdf, 2019년 3월 1일 접속.

단순히 한두 가지의 제도나 정책이라기보다는 사회경제체제 전반을 바꾸는 기획 속에 위치한다고 해석할 수 있다.

공공성이나 공적 가치의 관점에서는 이른바 개혁이 어떤 결과와 성과를 보였는지, 또는 어떤 문제가 나타났는지 등 평가가 중요하다. 먼저, 이런 종류의 정책이나 제도 변화는 과학적 평가가 어렵다는 점을 지적해둔다. 기술적으로 한계가 있을 뿐 아니라 공공부문이 차지하는 비중이 작다는 점 때문에도, 국가 수준 또는 전체 국민을 대상으로 한 건강과 보건의료 변화는 파악하기 어렵다.

간접적으로 변화 방향을 추정할 수 있는데, 특히 지정관리자제도 도입, 기업형 관리의 강화, 법인화 등 주로 민영화 또는 시장기전을 강화하는 쪽으로 병원 경영이 바뀌었다는 점이 중요하다. 앞서 인용한 총무성의 2014년 조사자료에 따르면, 2009년부터 2013년 사이에 경영 형태를 개편한 공립병원이 227개에 이르고, 민영화한 곳도 14개소나 된다(総務省, 2014).

공공성과 공적 가치를 크게 확장하여 공공병원의 경영을 포함해도 개혁의 성과는 확실하지 않다. 일부 도시지역과 교통이 편리한 지역을 중심으로 병원 경영이 다소 개선되었다는 것이 정부의 평가지만, 취약지 병원은 경영이 나빠진 곳도 많다(伊関友伸, 2017). 인구가 줄고 노인인구의 비중은 늘어나는 가운데, 경제 상황이 나쁘고 교통 사정이 좋지 않은 지역은 의료 시장이 붕괴한다. 시장기전에 의존하는 공공병원 개혁은 이런 구조적 한계를 극복하기 어렵다.

공공병원 개혁이라는 관점에서 2015년 발표한 새로운 가이드라인을 주목할 필요가 있는데, 과거 진행된 공공병원 개혁에 대한 반성을 기초로 일부를 보완했다. 가장 중요한 특징은 기존 방침에 "지역의료계획에 따른 역할을 명확하게 할 것"을 추가한 점이다. "공공병원 개혁은 재무 성과를 개선하는 것도 필요하지만, 어디까지나 지역에 필요한 의료를 계속 제공해야 한다는 전제"를 충족해야 한다고 명시했다(伊関友伸, 2017).[11] 기본 지향은 아직 큰 변화가 없으나, 시장

<hr>

11 2016년 9월 일본 총무성이 설치한 공공병원 개혁 자문위원회의 이름이 '지역의료 확보와 공공병원 개혁 추진에 관한 조사연구회'인데, 총무성이 처음으로 '지역의료 확보'의 중요성을 표방한 것이라고 한다(伊関友伸, 2017).

기전에 의존한 공공병원 개혁의 한계를 일부 인정한 것으로 해석할 수 있다.

2. 보건의료의 공공성

한국과 마찬가지로 일본도 병원과 의원, 그리고 이와 연관된 보건의료인력을 민간에 의존하는 정도가 크며, 이는 보건의료의 공공성을 결정하는 기본 구조로 작용한다. 제도와 정책, 관리 등 보건의료의 틀과 환경을 조정하는 간접적 수단을 사용해 공적 가치와 공공성을 추구해야 하고, 이 때문에 구조를 바꾸는 데는 많은 한계가 있다. 일찍부터 보건의료 재정을 조달하는 공적 체계를 구축한 것을 계기로(1922년 「건강보험법」이 제정되고 1927년부터 시행되었다), 특히 민간부문이 본격적으로 성장하기 전에 공공부문이 기본적 역할을 정립한 것은 공공성을 강화하는 데 상대적으로 유리한 요소로 작용한다.

1) 재정

일본은 의료비 지출 가운데 공공지출이 차지하는 비중이 가장 높은 국가에 속한다. 2018년 OECD 건강통계에 따르면 2017년 기준 공공지출(정부+사회보험)의 비중이 84.2%에 이르는데, 1998~1999년(80.1%)부터 꾸준하게 증가하는 추세를 보인다(OECD, 2018). 이는 독일, 덴마크, 노르웨이 등과 더불어 세계에서 가장 높은 수준으로, 같은 시기 한국의 58.2%와 비교하면 차이가 크다. 전체 의료비 중 직접 부담하는 지출의 비중은 낮고(12.9%, 2016년), 2000년부터 2016년 기간에도 3% 포인트 줄어들었다. 이런 지표들을 기준으로 삼으면, 적어도 재정 면에서는 세계적으로도 가장 높은 수준의 공공성을 달성했다고 할 수 있다.

공공지출의 비중이 크면 가계에 긍정적인 영향을 미친다. 일본의 경우 최종 소비지출 가운데에 의료비 부담이 차지하는 비중이 다른 나라보다 낮은 편이다. 2009년을 기준으로 한국은 직접 부담하는 의료비 지출이 소비지출의 4.3%로 OECD 국가 중 5위를 차지한 데 비교하여, 일본은 2.4%로 가장 낮은 국가에 속했다(Organisation for Economic Co-operation and Development, 2011: 135).

전체 지출에서 공중보건이나 예방이 차지하는 비중은 다른 측면에서 보건의료의 공공성을 나타내는 지표다. OECD는 지출 분야에서 예방prevention을 따로 구분하는데, 명확한 분류가 어렵다 하더라도 공공보건의료 또는 보건의료의 공공성을 일부 반영한다고 해도 무방하다. OECD 통계 포털OECD.stat을 참고하면, 2015년 기준 일본이 예방에 지출하는 비용은 전체 의료비의 2.8%로 OECD 회원국 평균 수준이다(한국 4.0%, 영국 5.3%, 미국 2.9%, 프랑스 1.8% 등).[12]

예방을 위한 지출은 전체 크기도 중요하지만, 어떤 용도로 지출하는지도 공공성 수준을 나타낸다. 일본의 예방 목적 지출은 다른 나라와 비교하여 건강상태 모니터링과 재난응급 대비에 지출하는 비중이 압도적으로 크다. 2015년 기준으로 전체 예방의 75%를 건강상태 모니터링에, 21%를 재난응급 대비에 지출하고, 교육과 상담, 질병 조기 발견, 예방접종, 역학조사와 위험요인 관리 등에 지출하는 비용은 미미하다. 영역별 지출 비중을 기준으로 할 때 일본의 예방체계는 공공성과 공공보건의료가 지향하는 가치에 부합한다고 하기 어렵다.

2) 제도와 거버넌스

기본적인 또는 권리로서 건강과 보건의료를 보장한다는 취지에서 공공부조 제도를 살펴볼 필요가 있다. 일본의 공공부조는 생활보호제도라 불리는 것으로 한국의 기초생활보장제도와 기본 틀이 비슷하다. 보건의료서비스는 의료부조라는 이름으로 포함되고, 원칙적으로 본인부담 없이 정부가 의료서비스 비용을 의료기관에 직접 지불하는 형식이다(출산부조가 따로 있는데, 정해진 범위 안에서 대상자에게 실비를 지급한다). 의료부조를 취급하는 의료기관은 따로 지정하는데, 급여의 범위와 진료비(수가)는 특별한 사정이 없으면 국민건강보험과 같다.

국립사회보장인구문제연구소의 통계에 따르면, 2015년 기준 보호율은 약

---

12   https://stats.oecd.org/index.aspx?DataSetCode=HEALTH_STAT, 2019년 3월 20일 접속. 이하 세부 영역별 지출도 같다.

1.7% 수준으로 1개월 평균 약 216만 명 정도다.[13] 보호율은 1952년 2.38%에서 점차 줄어들어 1995년을 전후해 0.7% 수준까지 떨어졌으나, 이후 다시 증가하여 현재 수준에 이르렀다. 2015년 기준 생활보호 지출 총액은 약 3조 7천억 엔으로, 이 가운데 의료부조와 출산부조가 약 48%를 차지한다.

생활보호제도가 가진 한계 가운데 하나는 보호 대상이 되는 인구가 상대적으로 적다는 것이다. 일본 국내에서는 이른바 부정수급과 최근의 대상자 급증이 가장 큰 관심사지만, 다른 나라와 비교하면 수급률이 여전히 낮다. 앞서 제시한 통계를 따르더라도, 현재 생활보호를 받는 실인원은 1개월 평균 약 216만 명, 보호율은 1.7%에 지나지 않는다. OECD 통계에 따르면 2015년 일본의 빈곤율이 15.7%에 이를 정도이므로(한국 13.8%),[14] 현재의 수급률은 필요보다 크게 낮은 수준이라는 것이 합리적 판단이다. 특히 일본은 1980년대 이후 빈곤율이 빠르게 증가한 국가에 속한다. 생활보호(그리고 의료부조)의 낮은 수급률은 곧 빈곤층에 대한 공적 의료보장의 수준이 떨어진다는 것을 뜻한다.

정책과 제도 관점에서 수급률이 떨어지는 가장 유력한 이유는 진입이 어렵다는 점이다. 일본에서 생활보호를 신청하려면 신청 절차가 복잡하고 접수 거부가 많아 제도에 진입하기 전 단계부터 어려움이 많다. 한 조사에서는 2006년 정령 지정도시와 도쿄 도에서 생활보호의 신청률이 45%에 머물렀는데(久礼義一, 平峯潤, 2010), 신청하지 못한 사람 가운데도 약 반수는 수급자격을 갖추었을 것으로 추정한다. 특히 신청자나 보호자가 어떤 조사라도 받을 수 있다는 것에 포괄적 동의를 해야 하는 것이 신청을 꺼리게 만드는 중요한 이유로 꼽힌다.

건강보험은 좁게는 앞서 설명한 재원조달에 관련되지만 넓게는 보건의료의 공공성에 직접 영향을 미치는 제도적 틀이다. 사회보험(강제보험)의 하나로 건강보험은 진료비 지불을 매개로 보건의료의 생산과 제공에 직접 영향을 주고, 이를 통해 다시 보건의료 이용을 규정한다. 간접적으로는 인력과 시설 등 자원

---

13   원자료의 출처는 다음과 같다. http://www.ipss.go.jp/s-info/j/seiho/seiho.asp, 2019년 3월 5일 접속.

14   https://data.oecd.org/inequality/poverty-rate.htm#indicator-chart, 2019년 3월 5일 접속.

의 육성과 배치도 건강보험의 제도, 정책과 밀접한 관련이 있다. 보건의료를 공급하는 데 민간부문의 비중이 큰 상황에서는 공적 재정을 통한 접근이 더욱 중요하다.

일본의 건강보험은 1927년 사업장 근로자를 대상으로 시작한 후, 대상자를 꾸준히 확대하여 1961년 전체 국민을 대상으로 포괄하게 되었다. 공공성의 관점에서 특기할 만한 것은 일부 자영자에 대해서 지방정부(시·정·촌)가 직접 보험자 역할을 한다는 점이다. 국민건강보험에 속하는 지역보험이 그것으로, 농어민, 자영자, 5명 이하의 직장 근로자 등이 대상이다. 이들 조합은 세대를 기준으로 한 가입자의 보험료 외에 정부보조금으로 재정을 충당하므로 전형적인 사회보험 방식에서 벗어나 있다. 2012년을 예로 들면, 시·정·촌 국민건강보험의 보험료 수입은 급여비 총액의 약 29%에 지나지 않는다. 중앙과 지방정부의 보조금이 비슷한 규모이고, 나머지는 '전기고령자 교부금'이라는 이름으로 다른 건강보험이 지원하는 재정이다(厚生労働省, 2012). 일반 정부재정이 큰 역할을 한다는 점에서 시·정·촌 국민건강보험은 사회보험 방식과 조세 방식의 혼합이라고 볼 수도 있다.

모든 나라에서 건강보험은 어떤 방식으로든 보건의료를 규정하고 규제하며, 민간부문이 강한 상황에서도 보건의료의 공공성을 유지·강화하는 수단으로 활용될 수 있다. 건강보험의 보장성 수준에 따라 공적 가치인 접근성 수준이 달라지고, 서비스의 양과 질, 인력과 시설 등도 영향을 받는다. 최근 주목을 받는 전략적 구매strategic purchasing는 재정기전을 활용하여 보건의료에 영향을 미치려는 대표적 방법이다(Figueras, Robinson and Jakubowski, 2005). 이 방법의 본질적 가치는 재정운영의 효율성이라기보다 이를 통해 공적 가치, 예를 들어 질, 효과성, 형평 등을 달성하려는 것이다.

일본에서 노인의 보건의료 이용을 어떻게 보장해왔는지 살펴보면 건강보험과 공공성, 그 가운데서도 환자 본인부담과 접근성의 관계를 이해할 수 있다. 짧은 기간이지만 건강보험에서 노인의 일부 본인부담을 완전 무료로 한 것이 가장 중요한 역사적 경험이다. 즉, 1973년 건강보험 안에서 노인의료비의 환자 부담을 완전히 없앴는데, 과거 몇몇 지방자치단체가 독자적으로 실시한 제도가 확대되면서 국가 차원의 사회보장으로 수용했다(池上直己, 2017: 33).[15] 무료화를 통한 접근성의 보장은 전체 의료비 지출의 급증을 불러와 적정 비용이라는 또 다른 공적 가치와 충돌하게 된다.

노인의 의료이용과 의료비 지출이 급증하면서,[16] 1983년 「노인보건법」을 제정하고 정액부담을 도입했다. 의료비 지출 증가가 완화되지 않으면서 2002년 환자부담을 정률제(10%)로 바꾸었고, 추세가 계속되면서 소득 수준 이상 노인의 본인부담률을 20%로, 이어서 2006년에는 30%까지 인상했다.

2008년에는 75세 이상의 노인을 대상으로 '후기고령자의료제도'를 창설하여 비용부담의 주체와 분담을 명확하게 한다고 했으나, 한편에서 "세계에서 유례를 볼 수 없는 열악한 제도"라는 나쁜 평가를 받았다(전일본민주의료기관연합회, 2014: 609). 부양가족인 고령자를 분리해 보험료를 징수하고, 70~74세 사이 노인의 본인부담을 20%로 했으며, 75세 이상 노인에게 10%의 본인부담을 부과하는 동시에 의료 내용을 제한했다. 본인부담의 본래 목적이 보건의료 이용을 억제하는 데 있는 만큼, 노인에게 본인부담을 늘리면 보건의료 접근성이라는 공적 가치와 충돌하게 된다. 노인인구와 의료비 급증, 정부의 재정지출 능력 등이 더해져 재정 건전성을 강조하는 것을 이해할 수 있으나, 재정적 목표를 어떻게 달성하려 하는지에는 공공성을 비롯한 가치판단이 개입한다.

일본의 건강보험은 노인의료비의 범위를 넘어 전체 보건의료비 지출을 통제하는 데 중대한 역할을 한다. 건강보험을 통해 의료비 지출 증가를 억제하는 것이 중요한 목표였고, 주로 진료비(수가) 수준을 통제함으로써 목표를 달성하고자 했다(Ikegami and Campbell, 1996: 71). 현재까지는 이 목표를 성취했다고 하기 어려운데, OECD의 2018년 건강통계에 기초하면 일본의 보건의료비 지출은 국내총생산의 약 10.7%(2017년 기준)를 차지한다. 미국과는 비교할 수 없을 정도로 낮지만, 다른 고소득국가와 비슷한 수준이거나 오히려 더 높다. 어떤 기준

---

15   정부 예산과 보험료로 충당했다는 점에서 좁은 의미에서의 건강보험이라고만 할 수 없으나 일본의 건강보험 구조로 볼 때 넓은 뜻의 건강보험이라 불러도 무방할 것이다.

16   병·의원이 노인들의 '살롱'이 되고 이른바 '사회적 입원'이 급증한다는 비판이 제기되었다.

으로도 재정을 효율적으로 활용한다고 하기는 어렵다.

최근 건강보험의 재정 건전성이나 의료비 지출보다 이용자에게 더 큰 문제로 등장한 것이 필수적인 의료서비스가 제대로 공급되는가 하는 것이다. 지리적으로 취약한 지역에 의료인력과 시설의 공급이 미흡하고 따라서 의료서비스의 필요도 충족되지 못한다. 물론, 지역 문제는 인구 구조와 산업의 변화에 따른 것으로 의료에 한정된 것이 아니다. 일본 정부는 재정 상태와 인구 등을 기준으로 '과소지역過疎地域'을 정하고 중앙정부가 다양한 방법으로 지원한다. 2017년 기준으로 「과소지역자립촉진특별조치법」이 정한 과소지역은 전국 시·정·촌 가운데 47.6%에 이른다.[17] 2000년과 비교하면 시·정·촌의 수가 줄었을 뿐 아니라 (3229개 → 1718개), 과소지역의 비율도 증가했다(36.3% → 4.66%).

법에는 '무의지구無医地区'가 규정되어 있는데, 이는 "의료기관이 없고, 중심에서 반경 4km 안에 50인 이상이 거주하면서, 쉽게 의료기관을 이용할 수 없는 지역"을 가리킨다. 도도부현 정부는 이런 무의지구에 대해 진료소 설치, 환자운송 차량(환자운송선 포함) 구비, 정기 순회진료, 보건사의 보건지도 활동, 의료기관의 협력체계 구축 등을 시행한다. 가장 최근인 2014년 조사에 따르면, 전국 무의지구 수는 637개(인구 약 12만 4천 명)로 이는 2009년의 705개(인구 약 13만 6천 명)에서 약간 줄어든 것이다.[18]

취약지역의 의사 부족을 해결할 목적으로 시도한 정책이 지방에 근무할 의사를 양성하는 별도의 의과대학을 신설한 것이다. 1972년 신설된 자치의과대학이 그것으로, 47개 도도부현으로부터 학생을 추천받아 배분하여 선발한다. 학생은 광역자치단체 정부의 지원으로 교육을 받고 졸업하면 지정된 기관(농촌지역의 공공 병·의원)에서 9년간 의무적으로 근무하게 된다. 졸업생들을 추적 조사한 결과 의무복무 기간이 끝난 후에도 농촌에 근무하는 비율이 높아 비교적 성공한 정책으로 평가하지만(Matsumoto, Inoue and Kajii, 2008), 전체 의사인력 양성과 체계에 미친 영향은 확실하지 않다.

---

17   http://www.soumu.go.jp/main_content/000476763.pdf, 2019년 3월 12일 접속.

18   https://www.mhlw.go.jp/stf/houdou/0000115612.html, 2019년 3월 14일 접속.

일본 보건의료의 공공성은 건강보험을 비롯한 재정에 크게 의존하는 것이 사실이다. 민간자원의 비중이 크고 기본적으로 시장형 보건의료체계를 운영하므로 개입, 통제, 정책 수단이 많지 않다. 문제는 재정만으로는 민간의 상대적 자율성을 모두 규율하기 어렵다는 점으로, 공공성 관점에서는 실천과 실현의 한계가 분명하다.

자치의대의 예에서 본 것처럼, 몇 가지 세부 정책, 소수 인원, 일부 특정 시설로는 전체 체계의 특성에 영향을 미치기 어렵다. 자치의대나 어떤 공공병원이 자체적으로는 성과를 낼 수도 있으나(예: 졸업생의 근무지), 기관 단위의 성과가 체계에 영향을 미치는지는 다른 문제다. 결국, 공공성 또는 공공보건의료와 관련된 정책들은 주류라기보다는 민간부문 위주의 보건의료체계가 빚어낸 부작용을 완화하는 역할을 하는 것으로 보인다.

1990년대 후반 이후 최근에 이르기까지 일본 보건의료의 공공성은 더욱 약화하는 추세라는 것이 일반적 평가다. 정부의 재정 적자가 심화하면서 사회보장이 후퇴하고 시장화와 영리화가 강화되었다. 의료비 억제, 개호보험에서 시장기전의 강화, 공공병원의 민영화 등 다양한 영역에서 이른바 구조개혁을 시도했고, 그 결과 빈곤이 심화하고 격차가 확대되었다(전일본민주의료기관연합회, 2014: 498~502). 경제 활성화를 이유로 최소한의 공공성을 유지하는 수단인 규제를 완화하려는 경향도 강하다. 예를 들어 경제부처를 중심으로 '국가전략특구' 내에서 병상 규제를 완화하고 이른바 '혼합진료'를 허용하는 계획을 추진했다(国家戦略特区ワーキンググループ, 2013; 日本経済新聞, 2014).[19] 신약과 첨단 의료의 가격규제를 완화하는 시도도 끊이지 않는다.

---

19 일본에서 '혼합진료'란 건강보험의 급여와 비급여 항목을 섞어서 진료하는 것으로, 이 경우 건강보험의 급여 혜택을 받지 못하고 전액을 환자가 부담해야 한다. 혼합진료를 금지하면 비급여 진료를 억제하는 효과가 나타난다.

3. 건강과 사회적 결정요인

어떤 지표로 보더라도 일본인의 건강은 세계적으로 가장 높은 수준이다. 어떤 요소가 영향을 미쳤는지는 논란이 많으나 사회적 결정요인이 중요한 역할을 했다는 데는 큰 견해차가 없다. 급격한 경제성장과 비교적 낮은 불평등, 높은 교육 수준 등이 건강수준을 개선한 중요한 요소이고, 사회적 요인으로서의 보건의료체계와 제도도 무시하지 못한다. 모든 국민을 포괄하는 건강보장과 비교적 낮은 직접부담은 대부분 국민이 쉽게 보건의료를 이용할 수 있게 한 핵심 요소다.

특히 제2차 세계대전 이후 일본의 경제사회 발전은 고소득국가 가운데서도 '형평 지향적'인 것이었다. 여기에는 농촌인구의 도시 이동, 빠른 경제성장에 기초한 도시지역 근로자의 보편적인 소득 향상, 전쟁에 따른 특권계층 폐지 등이 중요한 이유로 작용했다(강신욱 외, 2008: 124). 전후 경제발전기부터 1990년대 이전까지 일본 사회는 '1억 총 중류中流'라는 표현이 나올 정도로 불평등이 작고 중간층이 두터운 사회라는 평가를 받았다.

1990년대 후반 이른바 '거품 경제'가 꺼지고 불황이 계속되면서 이런 상황은 근본적으로 바뀐다. 비정규직 고용이 확산하고 노동과 소득의 양극화와 불평등이 심화하면서 노동 빈곤과 개인 파산 등 '격차사회'가 현실이 되었다(강신욱 외, 2008: 56~57). 빈곤율은 고소득국가 가운데서도 가장 높은 수준을 보이고, 2000년대 초반 개인 파산이 최고 수준에 이르렀으며, 홈리스가 늘고 청년층 노동자 3명 가운데 1명이 비정규직일 정도로 고용은 불안해졌다. 일본 사회의 변화는 이 시기 노동시장의 구조 변화와 밀접한 관련이 있고, 고용 구조의 변동에는 일본 정부의 신자유주의적 탈규제 정책이 큰 영향을 미쳤다는 것이 통설이다.

사회경제적 변화가 건강과 그 공공성에 어떤 영향을 미쳤는지는 분명하지 않으나, 일본 정부의 문제인식에서 전반적인 환경과 조건의 한 측면을 이해하는 것은 그리 어렵지 않다. 1990년대 후반 경제부처(후생노동성이 아니다)의 한 공무원이 발언한 내용은 의료비 억제라는 본래 범위에 한정되지 않고 건강과 보건의료정책 전반, 나아가 전체 정부정책의 기조를 보여준다. 인터뷰에서 그가 말했다는 내용에는 환자에게 비용의식을 가지게 하고 '프리 억세스(본인부담 무료)'를 수정하며, 의료기관에 경쟁 원리를 도입하고, 공공보험의 책임을 최소 필요로 줄이는 것 등이 들어 있다(전일본민주의료기관연합회, 2014: 499). 이는 단지 의료비에 그치지 않고 전체 사회와 경제의 운영 원리에 대한 것이다. 시장기전의 강화, 민영화, 공적 책임의 감축과 개인 책임의 강조 등 이른바 신자유주의적 원리가 핵심 기조로 굳어졌다.

경제와 고용정책의 흐름도 비슷하다. 일본 정부는 격차 문제에 대해 "격차 확대는 악이고 격차 축소는 선"이라는 시각 자체가 잘못된 것이라는 기본 인식을 유지하는 것으로 보인다(강신욱 외, 2008: 129~131). 전체 소득 수준을 올리고 고용을 확대하는 것이 우선이며, 결과적인 불평등이나 빈곤 문제는 사회안전망이나 재분배 정책을 통해 해결한다는 것이다. 비정규 고용 역시 변화된 경제 상황에서 나타나는 노동시장의 필연적 변화로 보기 때문에 고용 형태 자체를 문제 삼지 않는다. 분배보다는 경제의 효율성이 더 중요하며, 그것을 추구하는 과정에서 나타나는 부작용은 다른 보완적 조치를 통해 문제를 줄인다는 것이 정책 기조다.

소득 불평등의 심화, 비정규직의 증가, 파산자와 홈리스의 급증 등이 건강에 악영향을 미치는 것은 분명하다. 전체 인구에서 나타나는 변화를 포착하기는 쉽지 않지만, 축적되는 연구에서 사회적 결정요인에 따른 건강의 불평등이 뚜렷하게 나타난다. 2011년 9월 일본학술회의 산하 '퍼블릭헬스과학분과회'는 「건강의 사회격차에 대한 현상 이해와 그 개선을 위하여」라는 제언을 내고 상황을 다음과 같이 요약했다(近藤克則, 2013: 111).

소득과 학력이 낮은 집단에서 주관적 건강수준이 낮고 만성질환으로 인한 유병과 사망률이 높다. 가정의 빈곤이 자녀의 건강과 성인의 건강에 영향을 미친다는 연구도 적지 않다. 육체노동과 기계 조작에 종사하는 직업계층은 관리직과 전문직과 비교하여, 그리고 비정규직 노동자는 정규직 노동자와 비교하여, 신체와 정신의 건강상태가 더 나쁘다. 실업자는 만성질환을 더 많이 가지고 있고 자살률이 높다. 고령자도 사회경제 상태에 따라 사망, 요양의 필요, 정신건강, 사회활동 등의 불평등이 존재한다.

상황은 다른 나라와 크게 다르지 않으며, 보건 전문가들이 진단하는 원인도 앞서 설명한 사회경제 구조의 변화를 벗어나지 않는다. 불평등이나 사회적 결정요인을 크기나 수준을 기준으로 다른 나라와 직접 비교하기는 어렵지만, 어느 나라보다 높은 건강수준을 누렸던, 그런 측면에서 결과적인 공공성을 일정하게 성취했던 일본이 불평등의 거센 도전에 직면해 있는 것은 분명하다.

4. 민간과 시민사회의 공적 역할

일본에서 국가의 역할을 보완하거나 대신하는 민간과 시민사회의 공적 역할은 역사가 짧지 않다. 제1차 세계대전 후부터 지역과 빈부 격차에 따른 의료 불평등을 해결하려는 이른바 '의료의 사회화' 운동이 벌어졌고, 그 토대가 된 것이 '실비진료소' 개설과 운영이었다(伊関友伸, 2014: 107~111). 1911년 도쿄에 최초의 실비진료소가 개설되었는데, 중산층과 저소득계층이 의료비 때문에 더 가난해지는 것을 예방하려는 목적이었다. 의사회가 반대하는 조건에서도 실비진료소는 전국으로 확대되었고, 1919년 무렵에는 여러 기초자치단체(시·정·촌)도 참여하게 된다(공립 실비진료소). 의료보험제도를 도입한 이후에도 보험 가입자가 한정되어 있었으므로, 1935년 기준으로 전국에 249개의 실비진료소가 운영될 정도였다.

이 시기까지 빈곤층에게 무료로 의료를 제공한다는 시혜 개념이 강했으나, 실비진료소 개설과 활동으로 중산층 이하 계층이 필요할 때 필요한 의료를 이용할 수 있어야 한다는 인식이 형성되었다. 실비진료소 활동을 기초로 '의료의 사회화'라는 개념이 제시되었는데, 이는 지역과 빈부에 따른 의료 불평등을 해결해야 함을 표현한 말로, 이후 '의료이용조합'과 건강보험 확대 운동의 뿌리가 되었다. 주목할 것은 이 운동을 시작한 스즈키 우메시로鈴木梅四郎가 '의료의 사회화'를 몇몇 부유층이 자선을 베푸는 것이 아니라 인민이 협력하는 상호부조로 이해했다는 점이다. 현재의 사회연대, 사회보장, 인권, 공공성 등과 연결되는 개념이라 할 만하다.

1927년 세계적 대공황으로 농촌 경제가 어려움에 빠진 후에는 전국적으로 의료이용조합운동이 벌어진다(伊関友伸, 2014: 159~160). 의료이용조합은 당시의 「산업조합법」에 토대를 둔 것으로, 1919년부터 일부 산업조합이 의료사업을 사업 내용에 포함한 이후 1928년부터는 의료이용조합이 전국적으로 퍼졌다. 특히 농촌을 중심으로 건강보험 가입자가 적고 의료기관도 많지 않은 상황에서 주민 스스로 재원을 조달하고 의료제공체계를 갖추는 방식이 바로 의료이용조합이다.

의료이용조합이 늘어난 계기는 아오모리 현에서 의료이용조합 방식으로 병원을 개설하여 성공적으로 운영한 경험이었다. 초기에는 진료소를 개설해 운영하는 데 어려움을 겪었으나 병원으로 키우면서 환자가 늘고 경영이 개선되었으며 적자 상태를 벗어났다. 좀 더 넓은 지역(광역)에서 많은 조합원을 모아 이른바 대수의 법칙을 따른 전략도 성공요인으로 작용했다.[20] 성공 사례가 생기면서 의료이용조합운동은 전국적으로 퍼져나갔고, 1940년 기준으로 전국 40개 도도부현에 89개 병원과 137개 의원이 운영되기에 이른다.

1930년부터 시작된 '무산자진료소'운동 또한 경제적 이유로 의료를 이용할 수 없는 노동자, 농민, 빈곤층을 대상으로 의료에 대한 접근성을 높이려 한 활동이다(非営利協同総合研究所いのちとくらし, 2007: 30~36). "사상적으로는 '무산자해방운동'의 하나로, 의료의 사회화와 의료제도의 변혁을 통해 노동자와 농민, 빈곤층('무산 시민')의 생활과 건강을 지키는 것을 목표로" 삼았다. 이 운동으로 1930년 도쿄의 오사키大崎에 처음으로 진료소를 개설했고, 1936년까지 10개 도도부현, 1개 병원, 23개 진료소로 늘어났다. 1931년에는 각 진료소 대표가 모여 '일본무산자의료동맹'을 결성하고 "① 부르주아가 독점하는 의료제도 반대, ② 노동자·농민의 병은 노동자·농민의 손으로 치료, ③ 무산자진료소의 전국 확

---

20 건강이 나빠 의료를 이용할 사람만 조합(보험도 마찬가지다)에 가입하면 재정을 유지할 수 없다. 확률적으로 건강한 사람과 그렇지 않은 사람이 골고루 분산되려면 가입자 수가 충분히 많을 뿐 아니라('대수') 의도에 따라 가입하거나 탈퇴하는 것을 방지할 수 있어야 한다. 의료이용조합 단독으로는 가입과 탈퇴의 선택을 막기 어려우나, 산업조합의 한 사업으로 의료사업을 포함하면 의료 목적만으로 가입하거나 탈퇴하는 것을 줄일 수 있다.

대·강화, ④ 전체 노동자·농민·무산 시민은 일본무산자의료동맹의 구성원" 등
을 결의했다.

무산자진료소운동도 실비진료소나 의료이용조합운동과 마찬가지로 '의료의
사회화' 운동이라는 흐름 속에 있으나, 의사와 의료 제공자가 직접 실천의 주체
가 되었다는 점이 한 가지 특징이다. 환자와 사람중심의 의료가 되려면 환자는
말할 것도 없고 의사를 비롯한 보건의료전문직도 사회화되어야 한다는 것이 이
운동의 핵심 주장이자 메시지다. 무산자진료소운동의 흐름은 제2차 세계대전
종전 후(1953년) '전일본민주의료기관연합회민의련, 民医連'를 결성하는 것으로 이어
진다.

일본 보건의료에서 민간과 시민사회(사회권력)의 공적 역할은 주로 경제적 약
자에게 의료서비스를 제공하는 것에 집중되었다. 자본주의적 사회경제체제와
미비한 건강보장체계 하에서, 공공성을 실천하고 실현하려는 것은 곧 의료이용
의 경제적 부담 능력과 접근성으로 수렴된다. 실비진료소, 의료이용조합, 무산
자진료소운동이 성과를 거둘 수 있었던 이유도 이런 현실적 요구에 토대를 두
었기 때문이다.

주로 경제적 접근성에 초점을 맞춘 민간의 공적 역할은 같은 이유로 한계로
도 작용한다. 전 국민 건강보험을 달성하면서 공식적으로는 국가 건강보장체제
에서 제외되는 사람이 없어졌고 의료비 부담도 크게 줄었다. '의료의 사회화' 운
동은 대부분의 물적·사회적·정치적 토대를 잃고, 역할과 실천도 축소되었다.
의료이용조합이 운영하던 병원은 아예 공적 의료기관 등으로 전환하고, 무산자
진료소운동에 참여하던 병원과 진료소도 건강보험의 재정 구조로 편입된다.

공공성과 공적 가치로 여전히 유효한 것은 주민과 환자중심으로 보건의료서
비스를 이용하거나 제공한다는 관점이다. 현재는 의료를 이용하는 과정에 환자
가 더 적극적으로 참여한다는 차원을 넘어 주민이 협동조합을 조직하고 병원과
의원을 운영하는, 즉 의료의 생산 주체가 되는 것을 강조한다. '일본의료복지생
활협동조합연합회'에는 2017년 기준으로 106개 협동조합, 약 296만 명의 조합
원, 75개 병원, 344개 진료소(의원), 73개 치과 시설이 가입해 있다.[21]

민의련 소속 병원들의 공공성이나 공적 가치 추구도 주목할 만하다. '공동 소

유'를 원칙으로 현재 1천 7백 개 이상의 의료시설과 6만 2천 명 이상의 직원이 소속되어 있는데, 조직의 강령에 명시된 지향은 다음과 같다.[22]

- 인권을 존중하고 공동의 실천으로 의료와 장기요양, 복지를 증진하여 사람들의 생명과 건강을 지킨다.
- 지역과 지역에 속하는 사람들과 함께 의료기관, 복지시설 등과 연계를 강화하여, 안심하고 삶을 계속할 수 있는 지역공동체를 만든다.
- 학문의 자유를 존중하고, 학술·문화 발전에 노력하며, 지역과 함께하는 인간성이 풍부한 전문가를 육성한다.
- 과학적이고 민주적인 관리와 운영을 통하여 사업소를 보호하고, 의료, 장기요양, 복지 종사자의 생활 향상과 권리 확립을 목표로 한다.
- 국가와 기업의 책임을 명확하게 하고, 권리로서 사회보장을 실현하기 위해 투쟁한다.
- 인류의 생명과 건강을 파괴하는 모든 전쟁 정책을 반대하며, 핵무기를 없애고 평화와 환경을 보호한다.

구체적으로는 의료제도 개선, 불평등과 사회적 결정요인, 지역보건, 인권, 반핵과 평화 등에 관심이 크고, 병원 차원에서 상급병실료 차액을 받지 않고 무료진료나 진료비 감면 등의 활동도 활발하다.

---

21 http://www.hew.coop/about#gaiyo, 2019년 3월 1일 접속.
22 https://www.min-iren.gr.jp/?p=21267, 2019년 2월 28일 접속.

제23장
미국의 공공보건의료

　미국은 공공보건의료 또는 보건의료의 공공성이 취약하다는 평가를 받는 대표적 국가로, 소유 주체를 기준으로 한 공공부문의 비중은 일본이나 한국과 크게 다르지 않다. 보건의료 전반의 운영 원리는 그 어느 나라보다 시장과 민간의 '자유'를 중시하는 국가라는 데 이론이 없다. 2019년 시점까지 국민 전체를 대상으로 한 보편적 의료보장체계가 없는 나라로, 개인이 직접 부담하는 재정의 비중이 어느 국가보다 높다. 국가와 공공이 소유하고 운영하는 보건의료기관이 적고 공적 재정의 비중도 상대적으로 빈약하다. 어떤 기준으로도 공공성과 공공보건의료의 위상은 낮다.

　다른 고소득국가보다 공공부문이 허약한 것은 부인할 수 없으나, 그 정도는 다소 과장된 면이 있다. 정부재정이 차지하는 비중을 매우 낮은 수준으로 오해하는 것이 대표적 예다. 2018년 OECD 건강통계에 따르면, 미국은 2015년 기준으로 전체 보건의료비 지출 중 공적 지출이 차지하는 비중이 50%를 넘는다(정부 직접 지출 40.3%, 공적 보험이 10.2%). 다른 고소득국가에 견줄 수준은 아니지만, 흔히 생각하는 것보다는 정부의 역할이 상당히 크다. 그렇다고 이 정도 비중을 공공부문이 '건전하다'라거나 국가가 적극적인 역할을 하는 것으로 해석하기는 어렵다. 짐작보다 높은 수준의 공공재정은 미국처럼 (치우친) 체제에서도 공공의 역할을 더 축소하기 어렵다는 점을 역설적으로 드러낸다.

미국의 극단적 민간 우위와 시장적 보건의료에서 교훈을 얻어 공공성과 공공 보건의료의 존립 근거를 구축할 수 있다는 것 또한 역설적이다. 공공성의 중요 성과 필요성이 오히려 예외적 보건의료체계를 통해 드러나는 셈이다. 미국 정 치가 보편적 의료보장체계 실현을 둘러싸고 격렬한 논쟁을 계속한다는 사실 자 체가 건강과 보건의료의 공적 성격을 그대로 드러낸다. 공적 건강보장체계가 취약하고 개인의 책임과 능력을 강조하는 데서 생기는 문제들, 예를 들어 접근 성, 불평등, 비용부담 등의 문제는 미국과 대조적인 상황으로 공공성이 높은 건 강과 보건의료의 상태를 규정할 수 있게 한다.

1. 공공부문과 그 구조

인구집단을 대상으로 하는 공중보건과 행정 등 정부의 고유 역할은 이 논의 에서 제외한다. 정부의 정책 기능을 제외하면 공공부문이 직접 서비스를 제공 하는 것은 주로 병원을 통한 것으로, 공공병원은 보편적 건강보장체계가 미비 한 가운데 보건의료의 공공성을 강화하는 핵심 역할을 한다. 빈곤층이 밀집해 있고 폭력이 빈발하는 대도시지역에서 특히 공공병원의 역할이 크다.

국가의 공적 기능을 최소한으로 줄이더라도 민간이 모든 역할을 할 수 없으 며, 미국의 보건의료 시장을 고려할 때 부분적이나마 일차의료와 예방 서비스 제공을 위한 공적 체계를 갖추어야 한다. 빈곤층을 비롯해 경제적 이유로 의료 에 접근할 수 없는 집단을 완전히 내버려둘 수 없기 때문이다. 공적 건강보장체 계가 확립된 국가에서 보편적 일차의료 보장은 주로 민간의 역할이지만, 미국 에서는 오히려 일종의 '공공 일차의료'가 필요하다. 연방정부가 지원하는 '지역 보건센터'가 이런 기능을 수행하는 공적 체계의 하나이며, 지역보건 당국(보건 과)도 일부 역할을 담당한다.

1) 공공병원

무엇을 기준으로 삼든 고소득국가 가운데 국가와 공공부문의 비중이 가장 낮은 나라가 미국이다. 2014년의 OECD 건강통계에 따르면 2010년 공공소유의 병상은 전체 병원 병상의 24.5%를 점유한다(OECD, 2014). 같은 시점에 미국보다 낮은 비율을 보이는 국가는 한국(13.0%)이 유일하고, 일본(26.4%)이 미국과 비슷한 수준을 나타낸다. 다른 고소득국가와는 큰 차이가 나는데, 그나마 독일(40.6%)이 근접해 있고, 프랑스(62.5%), 이탈리아(68.4%), 스페인(68.7%), 오스트레일리아(69.5%) 등은 중간이며, 캐나다, 덴마크, 핀란드 등과는 거리가 멀다.

공공부문이 소유하는 병원은 운영 주체에 따라 연방정부, 주정부, 지방정부로 나눌 수 있다. 미국병원협회의 자료를 보면 2017년 기준으로 연방정부 병원이 208개소, 주와 지방정부가 운영하는 일반 병원이 972개소에 이른다.[1] 단기 입원진료를 담당하는 종합병원과 전문병원을 흔히 지역병원community hospital이라고 하는데, 연방정부 소속의 병원, 정신병원, 장기요양병원은 제외된다. 2017년 조사에서 지역병원은 모두 5262개로, 공공병원이 약 18.5%를 차지한다.

연방정부가 운영하는 병원은 대부분 보훈병원(보훈부에 소속된 병원, 흔히 VA병원이라고 한다)과 군 병원, 아메리카 원주민 병원이다. 모든 주민에게 개방되지 않고 특수 집단을 대상으로 한다는 점에서 지역병원과는 구분된다.[2] 주정부 병원은 결핵병원과 정신병원이 많은데, 과거 정부의 역할이 주로 이들 질병에 집중되었기 때문이다. 카운티나 시가 운영하는 지방정부 병원은 일반 지역주민을 대상으로 지역병원 기능을 수행한다. 병원은 중소 규모(평균 115병상)가 많고, 주로 대도시지역에 위치하며, 도시지역 주민의 좋지 못한 건강상태와 빈번한 폭력 등으로 이용률이 높다(Shi and Singh, 2010: 192). 메디케어와 메디케이

---

1 http://www.aha.org/research/rc/stat-studies/fast-facts.shtml, 2019년 3월 30일 접속.

2 보훈병원은 보훈의료시스템Veterans Health Administration에 속하는 병원이다. 2019년 초 홈페이지 http://www.va.gov/health/aboutVHA.asp에 게시한 정보에 따르면, 보훈의료시스템은 172개 병원과 약 1천 개 지역 시설에서 930만 명 이상의 퇴역군인에게 서비스를 제공한다.

드, 정부보조금 등이 전체 예산의 80% 정도를 차지하나, 대상자와 역할 때문에 대부분 병원이 재정적 어려움을 겪는다.

민간의료기관이 훨씬 많은 환경에서 병원 기능을 수행한다는 것이 미국 공공병원의 기본 조건이며, 이는 한국이나 일본과 비슷하다. 즉, 공공병원은 인력이나 시설에서는 동일한 시장에서 민간과 경쟁하면서 시장실패에 대해서는 민간을 보완해야 한다. 이중적이면서 모순되는 상호관계라 할 수 있는데, 특히 기능과 재정 면에서 공공병원의 딜레마가 가장 크다.

미국공공병원협회America's Essential Hospitals가 제시하는 공공병원의 핵심 기능은 크게 다섯 가지로 나뉜다. 취약 집단에 대한 서비스를 강조하는 것과 아울러, 인력양성, 포괄적이고 지속적인 의료제공, 전문적인 필수 의료서비스, 공중보건과 형평성 향상 등 지역사회에 필요한 보건의료서비스를 책임진다고 한다(America's Essential Hospitals, 2018).[3] 2016년 기준으로 회원 병원이 진료한 환자 중 4분의 3은 의료보험이 없거나 메디케이드·메디케어 대상자였고, 퇴원환자의 68%는 소수 인종이며, 분만의 절반 이상은 메디케이드에 해당한다. 취약계층의 비중이 높아서 전국 '비용감면 진료uncompensated care, charity care'의 14.4%, 전국 자선진료 재정의 20%를 차지한다.

지역주민의 필요를 충족하려면 앞서 말한 일반 기능을 수행하는 것은 당연하나, 시장에서 민간과 경쟁해야 하는 상황에서는 정체성을 정립해야 한다. 특히 인력양성과 진료의 포괄성, 지속성을 강조하는 것은 현실에서 공공병원의 중요성을 설득하는 데 한계가 있다.

민간이 꺼리는 전문·필수 서비스를 제공하는 기능은 중요하다. 메디케어와 메디케이드를 제외하고는 최근까지 공적 의료보장이 미비했다는 점을 고려하면, 지역 종합병원에서 필수 서비스를 담당하는 것은 더 큰 의미가 있다. 대도시에서 공공병원이 차지하는 일반 기능의 비중이 큰 것은 이런 사정을 반영한

---

3   1981년에 'National Association of Public Hospitals and Health Systems'가 조직되었고, 2013년 이름을 'America's Essential Hospitals'로 바꾸었다. 홈페이지 http://essentialhospitals.org/ 내용에 따르면, 325개 병원이 회원으로 가입해 있고 일부는 비영리 민간병원이다.

다. 앞서 인용한 공공병원협회의 통계를 보면, 공공병원(협회의 회원 병원)은 1단
계 손상센터의 35%, 화상치료 병상의 38%, 소아 중환자실 병상의 27%를 차지
하고, 72%의 공공병원이 정신과 응급의료서비스를 제공한다(다른 급성기 병원은
36%).

　공공병원이 공중보건과 형평성에 이바지하는 기능은 공공성과 직접 연관이
있다. 미국공공병원협회 소속 병원의 36%는 지방정부의 보건 당국과 공식 관계
를 맺었으며, 54%는 비공식적으로 협력하거나 정보를 공유한다. 90%의 병원이
지방정부의 보건 당국과 협력하여 일하는 셈이다. 또한, 약 절반에 해당하는 공
공병원이 보건의료의 불평등에 대한 미국병원협회의 선언#123forEquity Pledge to Act에
동참했다.

　공공병원의 경영수지는 좋지 못하나 예상보다는 괜찮은 편이다. 공공병원협
회의 자료에 따르면 회원 병원의 경상수지는 평균 4% 흑자로(메디케이드의 적자
보전이 없으면 1.4% 적자), 다른 병원의 수익률(7.8%)보다는 낮다. 미국에서도 재정
적자 때문에 공공병원을 축소하려는 경향이 강한데, 1990년과 2005년 사이에
주정부와 지방정부 병원은 23%가 줄었고 연방정부 병원은 33%가 감소했다(Shi
and Singh, 2010: 192). 정부의 재정부담 논리에 대해 공공병원들은 병원이 지역경
제에 기여한다고 주장한다. 공공병원협회는 병원당 6천 5백 개 일자리를 유지
하며, 병원당 한 해 평균 약 5억 2천만 달러의 비용을 쓰고. 주 경제에 10억 달
러 이상을 이바지한 것으로 추산했다.

2) 지역보건센터

　연방정부의 지원을 받아 운영되는 지역보건센터Community Health Center가 일차진
료, 치과, 예방 서비스를 제공하는데, 정부가 재정 일부를 지원하고 민간이 위탁
운영하는 형식이다. 의료보험 미가입자 또는 보장성이 낮은 보험 가입자, 빈곤
층, 접근성이 떨어지는 취약지역 등을 주 대상으로 하여 일종의 안전망 구실을
한다. 2016년 통계에 따르면, 센터를 이용하는 환자의 92%가 빈곤층이거나 준
빈곤층에 속한다(National Association of Community Health Centers, 2018). 메디케

이드 환자가 49%이고 보험이 없는 사람도 23%에 이른다.

2016년 기준으로 전국에 1367개의 지역보건센터가 운영 중인데, 최근 10년 이상 숫자와 재정 모두 꾸준하게 증가하는 추세를 보인다(National Association of Community Health Centers, 2018). 2016년에 전일(풀타임) 근무를 기준으로 1만 2419명의 의사와 1만 1485명의 비의사 의료전문직이 일한다.

지역보건센터의 비용은 메디케이드와 메디케어 등 공공재원, 민간보험, 본인 부담 등으로 충당한다. 2016년 기준으로 메디케이드 비중이 43%로 가장 크고, 연방정부 지원이 19%를 차지한다(Rosenbaum et al., 2018). 연방정부 재정은 의료보험이 없거나 다른 재원으로 의료이용을 할 수 없는 환자들의 비용으로 쓰인다. 지역보건센터의 재정은 계속 불안정한 상태로, 2000년을 전후한 시점에는 적자를 기록한 센터가 많았다. 재정이 불안정한 가장 중요한 이유는 환자 진료에 드는 비용과 비교하여 진료비 보상이 적기 때문이다(National Association of Community Health Centers, 2018).

3) 지방정부의 보건 당국

미국은 각 주와 지방에 따라 다양한 행정체계를 운영하는데, 시, 카운티, 대도시metropolitan, 구district, 구역 등의 지방행정 단위마다 보건부서local health department가 있다. 미국 전역에 약 2천 8백 개의 보건부서가 설치되어 있다고 한다(National Association of County and City Health Officials, 2013). 그림 23-1은 지역정부 보건부서의 한 예로, 인구 약 330만 규모의 샌디에이고 카운티 정부의 조직도와 그 구성이다. 보건복지의 큰 범주 안에 건강 행태, 노인, 공중보건 등의 보건 기능이 설치되어 있다.

각급 지방정부의 보건 당국은 주로 지역사회를 대상으로 공중보건사업을 수행하고 조정하는 책임을 진다. 지역에 따라 다르지만, 많은 보건부서가 성인과 소아 예방접종, 감염병 감시체계 운영, 결핵 검진과 치료, 식품 관련 기관 감독, 환경보건 감시, 식품안전 교육, 학교와 주간 보호시설 감독, 지역사회 영양 사업 등을 실시한다. 예산은 다양한 재원에서 충당하는데, 지방정부 예산과 함께 연

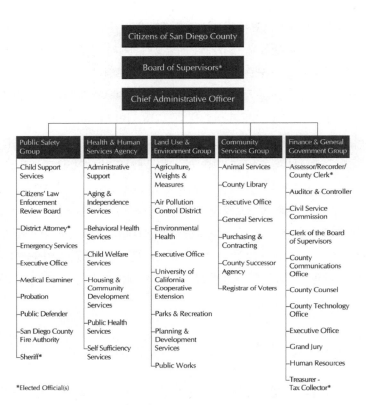

그림 23-1 / 미국 샌디에이고 보건부서의 조직도

방정부와 주정부의 보조금, 메디케이드와 메디케어 등의 진료비가 중요한 재원이다.

지역보건 당국이 사업과 정책을 수행하는 방법은 주로 민간자원을 활용하는 것이다. 앞서 설명한 지역보건센터가 전형적인 예로, 다양한 민간주체가 정부나 공공부문과 계약을 맺고 사업에 참가한다. 공공이나 준공공조직이 직접 정책과 사업을 집행하는 곳도 있지만, 공공과 민간부문의 협력을 일컫는 '공공민간협력' 형태가 대부분이다.

2. 보건의료의 공공성

공적 건강보장체계가 미흡한 상태에서 보건의료의 공공성을 보완하거나 강화하려면 공공부문이 직접 개입해야 한다. 앞서 살펴본 것과 같이 연방정부가 지역보건센터를 지원하는 것이 이런 예에 속한다.

공적 건강보장체계가 미흡하다고 해서 공공부문 재정이 사소하거나 무의미한 정도는 아니다. 공공재정으로 운영되는 메디케어와 메디케이드는 비중이 작지 않을 뿐 아니라 진료비나 보건의료체계, 관리 방법 등을 통해 민간부문에도 영향을 미친다. 공공부문이 보건의료에 직접 개입하는 또 다른 방법은 공공병원을 통한 것이다. 연방정부 소속인 보훈병원과 지방정부가 운영하는 공공병원이 이런 역할을 한다는 것은 앞서 지적한 것과 같다.

1) 재정

보건의료 재정에서 민간보험과 개인 지출 등 민간부문이 큰 비중을 차지하고 중요한 역할을 하는 것은 분명하다. 자본주의 시장경제에서 재정이 차지하는 비중을 생각하면, 민간 중심의 재정은 한 영역의 문제가 아니며 드러나는 숫자 이상으로 중요하다. 공적 건강보장체계가 미흡할 때 재정의 공공성은 말할 것도 없고 보건의료 전반이 부정적 영향을 받는다. 공적 재정의 중요성은 이미 널리 알려져 있으므로 자세한 설명은 생략한다.

미국은 고소득국가 중에서는 유일하게 공적 건강보장체계를 갖추지 못한 국가로 널리 알려져 있다. 오바마 정부의 의료보험 개혁이 시작되기 전인 2010년에 19~64세 성인 가운데에 28%가 의료보장을 받지 못했고 16%는 보장이 미흡했다는 사실만으로도 민간보험에 의존하는 재정조달의 한계를 알 수 있다(The Commonwealth Fund, 2011a: 49). 미국이 세계에서 가장 높은 수준의 의료비 지출로 고통받고 해결책을 찾느라 고민하는 것은 유명하다.

보건의료로 지출되는 공적 재원에는 메디케어와 메디케이드가 핵심을 차지하는데, 공공보건의료를 넘어 보건의료 전반에 큰 영향을 미친다. 미국 보건의료의 공공성을 결정하는 핵심 재원이자 제도라고 할 수 있다. 메디케어는 연방정부가 관장하고 주로 노인을 대상으로 하며, 메디케이드는 주정부가 관장하고 주로 빈곤층을 대상으로 한다.

메디케어는 원칙적으로 65세 이상 노인과 장애인을 위한 의료보장제도다. 재원조달 방법으로는 사회보험이라고 할 수 있지만, 사용자와 피용자가 내는 사회보장세를 재원으로 하고, 정부가 전적으로 관리하며, 정부가 일반 예산에서 상당한 재정을 지원하므로 순수 보험 방식이라고 하기 어렵다.

2019년 현재 메디케어는 재정조달 방법과 급여에 따라 네 부분으로 나눈다.[4] 파트 A Part A는 입원 서비스에 대한 의료보장으로, 병원 입원, 전문요양기관skilled nursing facility 입소, 호스피스, 가정치료home health care[5] 등의 급여를 포괄한다. 파트 B Part B는 원하는 사람들이 별도 보험료를 내고 가입하는 보충 보험으로, 의사진료비physician fee, 병원 외래 서비스, 예방 서비스, 일부 가정치료 등에 대한 급여를 제공한다. 파트 C Part C는 급여에 따라 나눈 분류가 아니라, 별도의 관리 방식을 가리킨다(메디케어 어드밴티지Medicare Advantage 프로그램으로 부른다). 즉, 관리의료 방식으로 가입자를 관리하는 사업으로, 연방정부가 보험료를 부담하여 원하는 대상자를 민간보험에 등록(사실상 가입)하고 실제 관리는 민간보험이 맡는 방식이다(따라서 별도 재원을 가진 것은 아니다). 파트 D Part D는 2006년에 시작된 외래처방약에 대한 급여다.

메디케어의 재원은 각 파트별로 다르게 조달하는데, 2017년 기준으로 파트 A는 사용자와 피용자가 소득의 1.45%(합계 2.9%)를 세금으로 내는 재정이 전체의 87%를 차지한다.[6] 파트 B의 재정은 주로 보험료(27%)와 일반 예산(71%)으로 충당하고, 파트 D는 일반 예산(73%), 가입자의 보험료(15%), 주정부의 지원 등으

---

4 https://medicare.kaiserpermanente.org/wps/portal/medicare/plans/learn/what-is-medicare, 2019년 2월 9일 접속.

5 가정치료는 'home health care'라는 영어의 어감과는 달리 인공호흡기를 유지하는 치료와 같이 전문적인 의료서비스도 포함한다. 한국의 방문보건 서비스와는 큰 차이가 있다.

6 https://www.kff.org/medicare/issue-brief/an-overview-of-medicare/, 2019년 2월 9일 접속.

로 구성된다. 한편, 2017년 기준으로 급여 범주별 지출을 보면, 파트 C(메디케어 어드밴티지) 30%, 입원진료 21%, 외래 처방약 14%, 의사진료료 10%, 병원 외래 7%, 전문요양기관 4%, 가정치료 3%, 기타 11% 등의 구성을 보인다.

대상인구는 한정되지만, 메디케어는 의료보장은 물론 전체 보건의료체계 안에서도 비중이 크다. 재정 측면은 더 중요한데, 2017년 기준으로 연방정부 지출의 15%에 이를 정도다(국방비 지출과 규모가 같다). 2016년 기준 국민의료비의 20%, 소매가 기준 처방약품비의 29%, 병원진료비의 25%, 의사진료비의 23%를 차지한다.

많은 재정을 쓰면서도 제도의 보장성 수준은 낮고 불완전해서, 환자 직접부담이 많을 뿐 아니라 접근성에도 악영향을 미친다. 메디케어 대상자는 흔히 파트 B와 D에 추가로 가입하느라 추가 보험료를 부담해야 하며, 급여 범위가 제한되고 본인부담도 상당하다. 많은 민간보험과 달리 본인부담의 상한이 없고, 장기요양(시설과 재택), 일반 치과진료와 의치, 시력검사와 안경, 청력검사와 보청기 등은 급여에서 제외되어 있다. 2016년 기준으로 파트 B에 가입한 사람(따라서 파트 A, B의 급여를 모두 받는다)은 1인당 평균 5806달러의 의료비를 직접 부담했는데, 여기에는 2640달러의 보험료가 포함되어 있다.

2017년 시점에서 메디케이드는 전국적으로 약 7천만 명 이상의 미국인을 대상으로 하는 제도다. 주로 빈곤층에게 의료서비스를 제공하는 연방정부와 주정부의 공동 프로그램joint federal-state program이자 가장 큰 의료보장제도라 할 수 있다 (The Henry J. Kaiser Family Foundation, 2017). 전체 보건의료비 지출의 16%를 차지한다. 메디케어와 달리 연방정부와 주정부가 공동 책임으로 재정을 조달하는데, 연방정부는 법령, 규칙, 정책, 지침 등을 통하여 전국적 보편성을 유지하는 역할을 하며, 주정부는 이 범위 내에서 실제 프로그램을 운영한다. 구체적인 정책과 프로그램에는 주의 역할이 더 중요하다. 주는 ① 대상자 기준eligibility 설정, ② 급여 유형, 양, 기간, 범위 등의 결정, ③ 서비스에 대한 보상수준 결정, ④ 프로그램의 행정·관리 등을 모두 담당한다. 주별로 분산된 메디케이드 구조 때문에 대상자 기준, 급여의 내용, 지불 방식 등이 천차만별이다.

메디케이드는 기본적으로 빈곤층의 보건의료를 보장하려는 제도로, 미국 보건의료의 공공성을 유지하는 데 중요한 역할을 한다. 2017년 기준으로 메디케이드의 적용을 받는 7천 4백만 저소득자는 크게 네 집단으로 나눌 수 있는데, 어린이, 임산부, 부모, 장애인과 저소득 노인이 포함된다. 주정부는 자체적으로 더 높은 소득 수준의 대상자도 포함할 수 있다. 메디케이드의 한계는 많은 빈곤층이 제외되는 것으로, 연방 빈곤선 이하 어린이의 76%와 성인의 40%, 메디케어 대상자의 20%, 장애인의 35%만 혜택을 받는다. 일반적으로 대상 기준이 지나치게 엄격하고 특히 근로가능 인구는 포함될 가능성이 거의 없는 것으로 유명하다. 또 한 가지 특징은 주별로 변이가 매우 큰 것으로, 주에 따라 대상자의 종류와 규모가 크게 다르다. 지역의 경제 수준에 따라 빈곤층의 규모는 달라질 수 있으나 대상 기준이 서로 다른 것은 이와는 다른 문제다.

최근 메디케이드는 크게 확대되었는데, 이는 2010년 오바마 정부가 제정한 「의료보험법Affordable Care Act: ACA」에 따라 2014년부터 보험 미가입자가 메디케이드로 편입되었기 때문이다. 소득이 연방 빈곤선의 138%(2016년 기준 1만 6394달러) 이하인 65세 미만 성인 대부분이 적용 대상이 되었다. 2016년까지는 연방정부가 예산 전액을 지원하고 2020년까지 지원 수준을 90%까지 감축하게 되어 있었으나, 연방대법원의 결정으로 주마다 다른 경과를 거칠 수 있게 되었다.

메디케이드에 지출되는 예산은 2018 회계연도를 기준으로 연방정부 예산의 9%, 주정부 전체 지출의 26.5%(주 자체 재원의 14.2%)를 차지한다(The Henry J. Kaiser Family Foundation, 2019). 2017 회계연도 자료에 따르면 연방정부가 주정부에 지원하는 예산 가운데 55.1%가 메디케이드로 지원된다.

메디케이드가 빈곤층의 의료와 건강에 긍정적인 효과를 미치는 것은 분명하다(The Henry J. Kaiser Family Foundation, 2017). 메디케이드 적용을 받으면 보험이 없는 것과 비교하여 필수 의료에 대한 접근성이 좋아지고, 영아와 어린이의 사망률도 크게 떨어진다. 어린이를 대상으로 메디케이드를 적용한 후 장기 결과가 개선되는 것이 특히 중요한데, 청소년기 사망률 감소, 학력 향상, 장애 감소, 입원과 응급실 이용 감소 등의 효과가 나타난다.

재정의 공공성과 관계가 있는 미국의 특성 중 한 가지는 행정관리 비용을 지나치게 많이 쓴다는 점이다. 체계 전반의 비효율성을 반영하는 지표로, 재정 측면에서 조달과 지출 모두 공적 가치를 떨어뜨린다고 할 수 있다. 비교적 최근 분석에 따르면, 2016년 기준으로 미국 보건의료의 행정관리 비용은 국민의료비의 8%로, 일본(1%), 프랑스(1%), 영국(2%), 캐나다(3%), 독일(5%) 등과 비교하여 훨씬 높은 수준이다(Papanicolas, Woskie and Jha, 2018). 또 다른 분석을 보면, 미국의 행정관리 비용은 공공과 민간재정의 혼합체제인 독일, 스위스, 네덜란드보다 30~75% 많고, 고소득국가 가운데 비중이 낮은 국가들(일본, 핀란드, 오스트레일리아, 오스트리아)의 3배에 이른다(The Commonwealth Fund, 2011b: 49).

2) 보건의료서비스

공공재정은 수요와 접근성 측면에서 보건의료서비스의 제공과 이용에 직접 영향을 미칠 뿐 아니라, 간접적인 방법으로 민간이 제공하는 보건의료를 바꾼다. 미국에서도 메디케어와 메디케이드는 진료비 보상 방식과 질적 수준에 대한 요구 등을 통해 보건의료의 공공성(비용과 질 등)에 개입한다. 진료비지불(보상)제도가 대표적인 예로, 공공부문에서 먼저 도입한 포괄진료비제도(DRG 제도)는 민간부문까지 확대되어 전체 보건의료서비스의 제공과 진료비, 질에 큰 영향을 미쳤다.

접근성을 개선하는 데는 공공재정을 통한 수요보조 정책과 아울러 공공부문이 직접 서비스를 공급할 수도 있다. 공공병원 등의 시설을 통해 보건의료를 제공하는 것이 대표적인 방법이다. 직접 서비스를 공급하는 목표는 명확한데, 접근성과 비용, 질 등의 측면에서 공적 가치를 실현하려는 것이다. 앞서 기술한 공공병원과 지역보건센터가 빈곤층과 보건의료자원이 부족한 지역에서 접근성을 높이고 경제적 부담을 완화하는 역할을 한다.

미국 보건의료에서는 수요를 늘리고 서비스를 직접 공급하는 공공부문의 역할이 민간을 보완하는 수준에 머문다는 것이 한계다. 특히 재정 측면에서 민간의 비중이 큰 것이 전반적인 공공성 수준에 큰 영향을 미친다. 예를 들어, 자원과 서비스 공급 수준은 일본과 비슷하지만, 재정의 공공성은 일본보다 공적 성격이 훨씬 약하다. 재정과 자원 모두 절대적 열세를 벗어나지 못하는 공공부문이 전체 보건의료의 특성과 공공성 수준에 큰 영향을 미친다고 보기는 어렵다.

민간부문이 재정과 자원을 지배하면서 공공부문의 민간화와 민영화가 일어나고 시장화 현상이 촉진되는 점은 특기할 만하다. 메디케어와 메디케이드가 일부 대상자 관리를 민간보험에 위탁하는 것이 대표적 사례다(예: 메디케어 어드밴티지). 보건의료 시장이 주류가 되고 여러 행위 주체의 논리와 동기를 지배하면 상대적으로 열세인 공공부문도 비슷한 원리, 문화, 규범을 따를 수밖에 없다. 기술이나 시설 경쟁을 통해 질적 수준에서 경쟁력을 갖추는 것은 긍정적이지만, 공적 가치를 유지하고 강화하기보다는 민간의 논리와 행동을 수용하고 동화하는 것이 일반적 현상이다. 비영리 민간보험도 영리를 추구하는 데는 차이가 없고 공공병원이 경영수지와 효율성을 가장 중요한 가치로 삼는 현상이 드물지 않다.

구조적 이유가 작용해 결과 또는 산출물로서 보건의료의 공공성은 낮은 수준을 면치 못하는데, 전반적 지표를 보면 미국 보건의료에 공공성이 미흡하다는 것을 쉽게 알 수 있다. 16개 고소득국가의 보건의료체계를 평가한 한 조사에서 미국은 보건의료로 고칠 수 있는amenable 사망이 가장 많은 국가로 나타났다(The Commonwealth Fund, 2011a: 4). 2006~2007년 인구 10만 명당 96명의 사망은 보건의료로 막을 수 있었고, 이는 다른 나라와 비교하여 훨씬 높은 수준이다(2위인 영국이 83명, 3위인 덴마크는 80명이다). 이 지표가 보건의료(치료와 예방)가 건강에 얼마나 이바지하는지를 나타내는 대표적 지표라는 점을 고려하면, 미국 보건의료의 전반적인 효과는 다른 나라보다 낮다.

보건의료의 효과가 떨어지는 한 가지 이유는 미국이 고소득국가 가운데 보건의료 접근성이 가장 낮기 때문이다. 이를 나타내는 지표는 한둘이 아니어서 미국의 보건의료체계를 분석하거나 평가하는 문헌을 어디서나 쉽게 찾을 수 있다. 예를 들어 커먼웰스 펀드Commonwealth Fund의 조사결과를 보면, 2010년 현재 미국에서 "한 해 동안 비용 때문에 의사를 찾지 못하거나, 검사나 치료 또는 다음 방문이 불가능했거나, 처방받은 대로 약을 복용하지 못한" 성인의 비율이 33%에 이른다. 이는 11개 고소득국가 가운데 가장 높고, 2위인 독일과 비교해도 8% 포인트나 높다(The Commonwealth Fund, 2011a: 50). 다른 조사에서도 결과는 크게 다르지 않다. 보건부의 보건의료 불평등 보고서에 따르면, 2010년 기준으로 미국민의 24%는 보건의료에 접근하는 데 어려움이 있다고 응답했다(Agency for Healthcare Research and Quality, 2014: 12). 인종과 소득계층별로 접근성의 정도가 크게 다른 것도 예상할 수 있는 결과다.

접근성이 떨어지는 문제는 비용부담과 연관되는데, 보험료와 의료비가 소득에서 차지하는 비중이 지나치게 높은 인구가 저소득층과 빈곤층의 42~43%나 된다(The Commonwealth Fund, 2011a: 56~57).[7] 비용부담이 높은 이유 가운데 하나는 보험료가 지나치게 많기 때문이다. 2009년 현재 보험료가 가계소득(중간 값)의 18%를 넘는 가구가 전체의 67%, 15~17.9%인 가구가 29%로 대부분 가구가 15% 이상의 소득을 보험료로 지출한다.

비용이 비싼 대신 질적 수준은 높다는 것이 미국 국내외에 널리 퍼진 인식으로, 효율성은 떨어지나 절대적 질 수준은 높다는 주장이 많다. 여러 실증적 분석 결과는 이런 통념이 사실과 부합하지 않는다는 것을 보이는데, 예를 들어 2007~2008년 성인 당뇨병의 관리율은 86%, 고혈압의 관리율은 50% 수준에 머물러 있다(The Commonwealth Fund, 2011a: 18). 커먼웰스 펀드가 11개 고소득국가를 비교한 조사에서도 미국 의료의 전반적 질은 중간(5위) 수준이다(The Commonwealth Fund, 2014: 12). 세부적으로는 효과성 3위, 환자중심 4위, 조정 6위, 안전 7위 등이었다. 당뇨병이나 천식으로 입원하는 비율(일차의료의 질이 낮다는 것을 나타낸다)은 고소득국가 중 가장 높은 수준이다(Papanicolas, Woskie and Jha, 2018).

질 수준이 보통의 인식과 다른 이유는 보건의료의 질을 무엇으로 규정하는지에 차이가 있기 때문이다. 많은 사람이 질을 첨단 장비나 혁신적 기술과 관련해 이해하지만, 질의 범위와 차원은 단순하지 않다. 지속성이나 포괄성, 환자중심, 진료의 효율성 같은 가치도 질의 중요한 요소로, 예를 들어 만성질환이나 산전 관리의 질적 수준에서는 기술보다 지속성이나 환자중심이라는 가치가 더 중요

---

7   소득계층과 부담의 구체적인 기준은 인용된 참고문헌에 나와 있다.

할 수도 있다. 미국 보건의료가 좁은 의미의 의학과 기술(특히 첨단과 최신)에서
는 수준이 높을지 모르나, 전반적 질 수준은 다른 국가와 비교하여 결코 높다고
하기 어렵다.

미국 보건의료가 드러내는 공공성의 가장 큰 한계는 불평등이 크다는 것으
로, 특히 인종과 사회경제적 지위에 따라 보건의료 제공과 이용은 큰 차이를 보
인다. 앞서 인용한 커먼웰스 펀드의 분석에서는 의료서비스의 질, 접근성, 비용
부담, 진료의 적시성, 정상근무 시간 외의 진료 가능성, 전문의 진료를 받는 데
걸리는 대기 기간, 응급실 대기 시간, 불필요한 검사 중복 등 거의 모든 항목에
서 최하위 또는 최하위권에 속했다(The Commonwealth Fund, 2014: 24~25).

3) 보건의료정책과 제도

보건의료정책과 제도가 얼마나 공공성을 지향하는지는 이미 검토한 공적 재
정 상황이 보이는 그대로다. 연방정부와 주정부의 특성에 따라 일률적으로 말
할 수 없으나, 정책과 제도를 통한 공적 개입의 정도는 다른 고소득국가와 비교
하여 가장 낮은 수준인 것이 부인할 수 없는 현실이다. 자원과 재정 등 영역에
따라 상당한 편차를 보이지만, 구조적 한계가 있는 것이 분명하다.

자원배분에 관한 정책은 앞서 재정에서 부분적으로 다루었지만, 여기서는 보
건의료정책의 공공성과 직접 연관된 '보건의료 안전망 Health Care Safety Nets' 정책을
살펴보고자 한다. 보건의료 안전망은 특정한 제도가 아니라 주로 보험 미가입
자와 빈곤층에 보건의료를 제공하는 다양한 형태의 프로그램을 가리키는 것으
로, 공공뿐 아니라 민간 공급자도 참여한다. 보건의료 안전망에 속하는 공급자
는 두 가지 유형 중 하나에 속하는데, 법정의무나 명확하게 설정된 역할에 따라
보건의료를 제공하는 형태와, 통상적인 서비스를 제공하는 중에 일부 대상자를
포함하는 형태가 있다(Jones and Sajid, 2009). 실제로는 많은 지역에서 공공병원
과 지역보건센터가 큰 역할을 한다.

보건의료 안전망을 운영하는 재정은 주로 공공에 의존한다. 예를 들어, 캘리
포니아 주에서는 지역보건센터 진료 수입의 70%, 전체 예산 수입의 50%가 주

의 메디케이드(메디-칼Medi-Cal이라고 부른다)에서 나오고, 연방정부의 지원이 다음을 차지한다(Lee, Hill and McConville, 2012). 환자부담금은 비중이 적고 민간의 기부 역시 미미한 수준이다. 공공병원 또한 메디케이드가 부담하는 재정의 비중이 크다. 병원의 경우 진료비 감면에 대해 연방정부가 지원하는 특별 재정이 중요한 역할을 하는데, 무료 환자나 메디케이드 환자의 비중이 높은 병원들이 지원을 받는다. 이런 병원을 '빈곤층 환자 과다 병원disproportionate share hospital: DSH'이라고 하고, 이들 병원에 비용을 보전하는 정도는 주에 따라 다르다.

보건의료 안전망은 의료보험에서 제외된 인구를 대상으로 하는 보완 장치에 지나지 않는다. 독립된 정책이나 제도가 아니며, 주로 메디케이드를 재원으로 하고 지역보건센터와 공공병원을 활용하는 방식이다. 지역과 대상인구, 필요에 따라 점증적·보조적으로 발전해온 것으로, '안전망'이라는 표현과 달리 보편적 의료보장의 역할을 하지 못한다. 체계적이지 않은 것은 물론 접근성 측면에서도 모든 필요를 충족할 수 없다. 안전망이 제 역할을 하지 못하는 데는 전체 인구를 포괄하는 보편적 시스템을 갖출 수 없다는 근본 문제가 작용하며, 이는 오바마 정부의 의료보험 개혁이 시행되더라도 수백 만 명이 의료보장에서 제외된다는 예측에서도 확인할 수 있다(Jones and Sajid, 2009).

자유지상주의 또는 시장적 보건의료(체계)라는 흔한 인식과 달리 규제정책 영역에서는 정부의 역할이 크다. 보건의료 규제정책의 사례가 많고 상당수는 주정부가 주체이기 때문에 전체를 일목요연하게 나타내기는 어렵지만, 강한 국가 개입 사례를 찾는 것은 어렵지 않다.

2005년 3월 3일 ≪보스턴 글로브Boston Globe 신문≫은 보스턴의 큰 대학병원들이 응급환자들을 채 못 입원시킬 정도로 혼잡하다고 보도하면서, 이 병원들의 응급환자 처리에 대한 주 보건국의 정책 일부를 소개했다(Kowalczyk, 2005). 주 보건국은 2005년 1월 처음으로 응급실 대기 환자를 (병실이나 진료실이 아닌) 복도에 둘 수 있도록 '허용'했다. 또한, 조만간 대기 환자 수를 주정부 홈페이지에 게시하고, 대기 환자가 너무 많으면 해당 병원의 비응급 수술을 취소시키는 조치를 하기로 했다. 주정부의 규제 수준은 응급실의 대기 환자를 어디에 두는지, 또는 민간병원의 수술을 취소시킬지 말지 규정할 정도로 강력하다.

또 한 가지 유명한 사례는 뉴욕 주의 심장수술 결과 발표이다. 뉴욕 주에서는 관상동맥 성형술angioplasty이나 성인의 심장을 수술하려면 주정부의 허가를 받아야 하고, 허가받은 각 병원은 환자 정보와 치료 결과에 대한 정보를 주정부에 제출해야 한다(New York State Department of Health, 2014). 주정부는 정기적으로 이 자료를 분석하여 시술 결과를 병원별·의사별로 발표한다. 이러한 규제정책들은 시민의 안전과 건강을 보호하는 것이 정부의 고유한 기능이라는 논리에 근거를 둔 것이다. 집권하는 정부의 성격에 따라 다소 차이를 보이나, 정부가 질이나 안전 등 공익적 가치 또는 시민의 건강과 관련된 분야 등에 개입해야 한다는 데는 대체로 큰 이론이 없다.

보건 영역도 상대적으로 공공의 역할이 크다. 1988년 미국 의학연구소는 보건에서의 정부 역할을 세 가지로 제시했는데, 건강수준과 요구의 평가, 정책 개발, 적정 서비스 공급의 보장이 그것이다(Institute of Medicine, 1988). 연방주의의 속성상 세부 보건정책의 수립은 주정부와 지방정부가 책임지고, 특히 주정부가 대부분 보건정책에서 핵심 역할을 한다. 보건정책에는 행정부뿐 아니라 입법부와 사법부도 상당한 영향을 미친다. 특히 입법부는 입법과 예산과정을 통하여 보건정책을 만들고 집행하는 데 중요한 역할을 한다(Boufford and Lee, 2001).

3. 건강의 공공성

미국의 전반적 건강수준은 다른 고소득국가보다 낮고 불평등도 심하다. 여러 분야에서 지적되는 미국 예외주의exceptionalism가 건강에서도 비슷하게 나타난다. 건강이나 보건의료 내적 문제보다는 사회적 요인을 비롯한 외부 요인이 영향을 미친 결과다.

1) 건강수준과 불평등

한 나라의 건강수준을 나타내는 대표 지표 가운데 하나인 영아사망률은 고소

득국가 가운데 가장 높다. 2016년 기준으로 미국의 영아사망률은 5.8(출생아 1
천 명당)로, 주요 고소득국가와는 격차가 크다(Papanicolas, Woskie and Jha, 2018).
미국 중앙정보국CIA의 2014년 통계에서는 사망률로 본 건강수준 순위가 모든 국
가 가운데 169위에 머물러 있다(Central Intelligence Agency, 2014). 폴란드, 크로
아티아, 칠레 등과 비슷한 수준이고, 헝가리, 그리스, 쿠바, 타이완, 남한 등보다
순위가 처진다. 또 다른 건강수준 지표인 건강수명도 마찬가지여서, 대부분 고
소득국가보다 낮은 수준이다.

건강수준이 높지 않은 데다 불평등과 상관관계가 큰 것(또는 불평등의 결과라
는 것)이 중요하다. 인종에 따라 또한 사회경제적 지위에 따라 건강수준의 불평
등이 뚜렷하게 나타난다. 거의 모든 영역에서 많은 근거가 있으므로 따로 열거
할 필요가 없을 것이나, 어느 사회보다 불평등이 심각한 수준이라는 점은 특별
히 지적해둔다. 예를 들어, 백인과 흑인의 사망률에 차이가 없었으면 1991년에
서 2000년 사이에 88만 6202명의 사망이 줄어들었을 것이라고 한다(WHO
Commission on Social Determinants of Health, 2008: 30). 이는 의학 발전으로 구한
생명의 5배를 넘는다.

2) 사회적 요인

건강에 영향을 미치는 사회적 요인, 즉 소득, 교육, 직업과 노동 등의 공공성
도 많은 설명이 필요하지 않다. 가장 기본 지표에 속하는 소득 불평등만 하더라
도 주요 고소득국가 가운데 가장 높은 수준이다. OECD의 통계 포털OECD.Stat을
보면, 2016년 기준으로 미국의 지니계수는 0.39로, 터키, 브라질, 멕시코, 칠레
등 신흥국을 제외하면 가장 높다. 빈곤율 수준도 이와 비슷하다.

불평등이나 빈곤의 절대적 크기보다 이 문제를 보는 사회적 시각이 더 중요
할 수도 있다. 미국은 전통적으로 사회경제적 불평등을 구조적 문제라기보다
개인의 책임으로 이해하고, 공공의 개입보다는 시장에서 해답을 찾는 대표적
국가다. 불평등을 자본주의와 시장경제의 필연적인 산물로 인정하는 것을 넘
어, 때로 발전을 위해서는 불평등이 바람직하다는 주장도 볼 수 있다. 불평등과

아울러 이와 같은 사회적 반응은 건강과 보건의료에 부정적 결과를 빚어낼 뿐 아니라 공공성과 관련된 정책과 제도에도 영향을 미친다. 보편적 의료보장을 성취하는 데 계속 실패했고 지금도 완결되지 않은 과제로 남아 있는 것은 이런 사회적 조건과 반응의 결과라고 할 것이다.

불평등과 상관이 있지만 구분되는 문제로 특별히 언급할 필요가 있는 것이 차별이다. 크리거Nancy Krieger의 정의에 따르면, 차별은 "지배-피지배의 관계를 공고하게 하고 지배 집단의 특권을 강화할 목적으로 사회적으로 불리한 집단의 구성원을 불공정하게 대우하는 것"을 가리킨다(Krieger, 2014: 69). 미국에서 가장 흔하고 잘 알려진 인종 차별은 말할 것도 없고, 이민자, 젠더, 성, 장애인, 연령, 사회계급 등이 모두 차별의 원인이자 유형이 될 수 있다. 차별의 정도를 객관적으로 비교하기는 어렵지만, 인종으로 대표되는 미국의 차별 문제는 결코 가볍다고 하기 어렵다.

차별이 건강으로 이어지는 경로는 단일하지 않으며 여러 요인이 복잡하게 얽힌다. 크리거는 불평등한 인종 간 관계는 우위 집단이 갖는 유리한 조건, 인종주의의 생물학적 발현, 물질과 노동조건에 대한 영향을 통해 건강 불평등을 만들어낸다고 설명한다(Krieger, 2014: 73~75). 차별에서 건강 불평등에 이르는 경로는 여럿인데, 경제적·사회적 박탈, 독성물질·위험·병원균에 대한 노출, 사회적 충격(트라우마), 건강에 해로운 차별 반응, 유해 상품의 표적 마케팅, 부적절한 보건의료, (특히 원주민에게는) 환경 파괴와 토지의 상실 등을 통한다.

실증적 연구를 통해 밝혀진 차별의 효과는 몇 가지로 요약할 수 있다. 차별은 정신심리적 고통과 상관관계가 있고, 차별을 경험하면 건강에 해로운 행동(흡연, 술, 약물 중독, 위험한 성관계 등)을 할 가능성이 커진다(Krieger, 2014: 104~105).

폭력과 살인은 사회적 요인과 밀접한 관련이 있는 특수한 건강문제이자 미국적 특성이 강한 사회 문제다. 연방수사국FBI 통계에 따르면 한 해 1만 7천 명 이상의 미국인이 살해당할 정도다. 미국에서 폭력과 살인은 가장 중요한 공중보건의 과제 가운데 하나로, 사회경제적 요인과 불평등, 제도와 정책, 건강이 맞물려 있는 복합적이고 포괄적인 문제다.

폭력에 노출될 가능성은 사회경제적으로 불리한 집단과 지역사회에서 가장 크다(Egerter et al., 2011). 예를 들어, 사회경제적으로 낮은 계층에 속한 어린이는 부당한 대우를 받을 가능성이 5배 이상 더 크고, 실업 또는 준실업 상태에 있는 가정이 친밀한 파트너의 폭력을 경험할 확률이 더 높다. 학력이 낮고 실업 상태에 있는 사람은 살인의 피해자가 될 가능성이 더 크다.

공공성의 관점에서는 지역사회 환경이 나쁠 때 폭력과 살인의 위험이 커진다는 점이 중요하다. 소득, 교육, 실업 등의 개인 조건이 같아도 빈곤한 지역neighborhood에 사는 쪽이 파트너의 폭력을 더 많이 경험한다. 또한, 대부분 연구에서 소득 불평등의 정도와 살인율은 비례한다.

사회적으로 불리한 조건이 폭력으로 이어지는 경로는 주로 스트레스로 설명한다. 경제적·사회적으로 자원이 부족하면 만성 스트레스를 더 많이 경험하는데, 이런 조건에서 물질적·정서적 지지를 제공할 자원은 오히려 부족하다. 또한, 지역적으로 사회 해체가 분노와 좌절을 유발하고 폭력을 통해 갈등을 해결하려는 경향을 강화한다. 건물이나 도로와 같은 물리적 환경 또한 폭력에 영향을 미친다.

폭력은 개인에게도 영향을 미쳐 각 개인의 사회적 조건을 악화시키는 요인으로 작용한다. 폭력에 노출된 어린이와 청소년은 교육 성취도가 떨어질 가능성이 크고, 다시 취업조건과 소득에 불리하게 영향을 미친다. 지역사회 차원에서도 비슷한 악순환이 일어나는데, 폭력이 빈발하는 지역사회에는 투자와 사업체가 줄고 일자리와 취업기회가 감소하게 된다. 또한, 거주환경이 나빠지면 지역사회 해체가 촉진된다.

제24장
영국 건강체제의 공공성

　다른 나라의 공공성 사례를 검토하면서 영국을 빼놓을 수는 없다. 그 유명한 '국가보건서비스National Health Service: NHS'를 비롯해 이름과 실질 어느 쪽으로도 영국은 공적 건강보장체계나 보건의료체계의 대표 사례에 해당한다.[1] 세부 평가가 엇갈리고 정권에 따라 불안정한 모습을 보이기는 하나, 큰 골격을 검토하고 참고할 가치가 충분하다.

　영국 공공보건의료체계와 NHS의 가장 중요한 특성은 조세로 재원을 조달하고 보건의료를 제공하는 시점에서 환자가 비용을 부담하지 않는(무료) 점이다. 한국에서는 정확한 정의가 없어 논란이 많으나 이런 특성을 '무상의료'라고 해도 크게 틀리지 않을 것이다. 최근 영국 보수당 정부가 '개혁'을 추진한다고 하지만, 보건의료를 이용할 때 비용을 부담하지 않는 원칙은 그대로다.

　다른 장과 마찬가지로 여기서도 영국 공공보건의료체계 전체를 체계적으로

1　'National Health Service(NHS)'의 한국어 번역은 다양하다. '국영'이라는 표현은 민간 제공자가 일차 수준의 의료를 담당한다는 점에서 적절하다고 하기 어렵다. '국가보건서비스'라고 번역하기도 하지만, 한국에서는 의료와 보건을 나누는 경향이 있고 '서비스'라는 표현도 오해를 부를 수 있다. 재정, 자원, 보건 등을 포함하는 전체 공공보건의료체계와 주로 치료를 담당하는 NHS를 구분해서 표현하기도 쉽지 않다. 여기서는 실제 이 이름으로 운영 중인 'NHS'와 이를 포함한 전체 '공공보건의료체계'로 구분하기로 한다.

설명하는 것이 목표는 아니다. 공공성과 공공보건의료의 관점에서 영국 보건의료가 어떤 결과를 실현하고 있으며 그것의 가치는 무엇인지를 살펴보는 것에 초점을 맞춘다. 공공보건의료체계 가운데서도 NHS에 특별한 관심을 두어야 하겠으나, 인력과 보건 등 유관 분야도 같이 살펴야 한다. 체계의 장점과 함께 한계와 과제도 교훈으로 삼아야 하는데, 예를 들어 민간의 역할이 무엇인지 고려함으로써 공공부문의 역할과 한계를 좀 더 분명하게 드러낼 수 있을 것이다.

1. 공공부문의 구조

영국의 정부조직은 집권당에 따라 변화가 크다. 특히 신공공관리론의 영향이 강해진 1980년대 후반 이후에는 전통적 정부조직을 벗어나 준정부조직이 많아지고 민간부문에 업무를 위탁하는 민영화가 진행되었다. 보건의료와 직접 관련이 있는 변화로는 2013년의 NHS 개혁이 가장 최근 시도이다.

1) 공공보건의료체계의 거버넌스와 조직

건강과 보건의료는 중앙정부의 보건사회부Department of Health and Social Care가 관장한다. 잉글랜드 보건부를 예로 들면, 2019년 기준으로 장관Secretary of State for Health and Social Care, 복수의 정무차관Minister of State과 사무차관Permanent Secretary, 정무차관보Parliamentary Under Secretary 등이 업무를 담당한다.[2] 정무차관은 숫자와 업무 분장이 유동적이며, 직업 관료로는 사무차관이 가장 고위직으로 예산과 운영 등 일상 관리

---

2 영국United Kingdom은 잉글랜드, 웨일스, 스코틀랜드, 북아일랜드 등 사실상 4개 '국가'로 구성된다. 주권국가로 인정되지는 않으나, 각각 의회와 행정부를 구성하고 NHS도 따로 운영한다. 각각의 NHS는 NHS England, NHS Wales, NHS Scotland, Health & Social Care Services in Northern Ireland 등으로 부른다. 여기서는 전체를 가리킬 때는 '영국'이라 하고, 각 지역을 의미할 때는 지역별 이름으로 부르기로 한다.

를 책임진다.

2019년 초 잉글랜드 보건부는 본부 외에도 실행 조직으로 28개의 공공기관agency and public body을 관장하는데, 공공기관에는 NHS England, 보건의료서비스를 감독하는 Care Quality Commission, 공중보건을 담당하는 Public Health England, 연구를 관장하는 Health Research Authority 등 다양한 조직이 포함된다.

보건부의 업무 가운데에 가장 비중이 큰 것은 NHS다. NHS는 여러 차례 조직과 운영 방법이 바뀌었는데, 최근에는 2013년에 큰 변화를 겪었다. 2012년에 통과된 「보건·사회서비스법Health and Social Care Act 2012」에 따른 것으로, 가장 큰 변화는 일차진료와 특수진료의 구매commissioning 주체를 일차진료 트러스트Primary Care Trust에서 모든 일반의를 포괄하는 211개의 Clinical Commissioning Groups(CCGs)로 바꾼 것이다.[3] 과거 지역별로 기획과 자원배분 기능을 하던 보건 당국Strategic Health Authorities은 폐지되었다. 지역 구분을 없애고 NHS England가 CCGs와 직접 계약하며, 전체 예산의 3분의 2를 이런 방식으로 지출한다(나머지는 NHS England가 직접 관리한다)(Ham et al., 2015: 12).

CCGs를 중심으로 체계를 바꾼 이유는 보건의료서비스를 구매하는 과정에서 일반의가 더 많이 참여하고 지도력을 발휘하도록, 그리고 자율적인 의사결정을 촉진하도록 한 것이었다. 계획과 달리 처음 만들어졌을 때 일반의가 책임자인 경우는 4분의 1에 미치지 못했고 이사회도 절반가량만 일반의였다(Ham et al., 2015: 30). 의사결정과 기획의 권한은 상당한 정도로 CCGs로 이관되었으나, 지역 개념이 없어지면서 자원배분과 병원의 책무성이 큰 변화를 겪게 된다. 특히 모든 사람에게 보편적 서비스를 제공해야 할 책임은 중앙정부로 추상화되고, 각 CCGs는 지역을 고려하지 않고 각각 환자를 두고 경쟁하는 시스템이 되었다(Pollock and Price, 2013). 질과 형평성, 효율성을 보장하려면 다시 중앙정부가

---

3   NHS에서 자주 쓰이는 'commissioning'은 단순히 '구매'라고 하기 어려운 복잡한 개념이자 과정이다. 이는 계획 수립과 자원배분, 서비스 공급자 결정과 계약, 질 관리 등을 모두 포함하며, 환자와 소비자 대신 어떤 보건의료를 구입하고 질을 보장할지 총괄하는 기능이라 할 수 있다. 건강보험에서 말하는 '전략적 구매'와 비슷하다.

관료적으로 개입해야 하는 결과를 초래했다.

중앙정부가 관장하는 NHS England는 CCGs를 지원·감독하면서 동시에 일차진료, 치과 서비스, 약국 서비스, 일부 전문 서비스 등을 구매하는 역할을 하며, CCGs는 병원 서비스, 정신보건, 재활, 응급, 지역보건 서비스 등의 구매자 역할을 한다. 결국 전체 보건의료의 구매 기능은 CCGs, NHS England, 지방정부로 분산되었다. 지역 차원에서 서비스를 통합·조정하려고 보건복지위원회 Health and Wellbeing Board를 만들었으나 분절화 문제는 비판이 끊이지 않는다.

2013년부터 진행되는 개혁에 따른 거버넌스 구조를 간략하게 표시하면 그림 24-1과 같다.

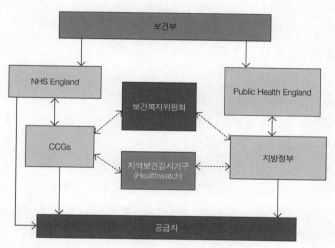

그림 24-1 / 잉글랜드의 NHS 거버넌스 구조

2) 병원의 구성

영국은 일본이나 미국과 달리 공공부문에 속한 병원이나 인력을 나눌 필요가 없다. 민간부문에 속한 병원이 존재하고 최근 그 중요성이 커졌으나, 아직 수가 적고 보완적 역할을 하는 데에 그친다(정치적으로는 중요하다). 일차의료를 담당하는 일반의·가정의는 개인이 소유하는 시설에서 일하는 민간인력이고 많은 전문의가 병원의 자비 병상 등을 통해 민간부문에서 일하지만, 이들은 한국·미국·일본 등의 민간과 같은 의미의 민간이라 할 수 없다. 국가에 속하지 않지만 사실상 공공의 역할을 하는 '비국가 공공' 영역이라 부르는 것이 더 정확할 수도 있다.

잉글랜드의 공공병원은 최근 정부의 직접 통제와 감독에서 벗어나 독립적으로 운영되는 기업형 병원으로 바뀌는 중이다. 잉글랜드 정부 스스로 '사회적 기업'을 지향한다고 명시했는데(Ham et al., 2015: 35), 소유와 관리 주체는 대체로 재단foundation trust 형태다. 즉, 병원은 재단에 속하고, 병원을 관장하는 재단은 병원뿐 아니라 지역사회 서비스의 공급자 역할도 할 수 있다. 2013년 이후 NHS 재단이 다른 재단이나 민간조직과 통합할 수 있게 되면서, 잉글랜드의 NHS 개혁이 공공성을 유지하는 기본 구조를 허물었다는 비판이 많다.

민간병원 수는 아직 많지 않다. 한 자료에 따르면 2010년 무렵 영국 전체에서 운영 중인 민간병원과 클리닉은 183개이고, 그중 23개가 런던에 있다고 한다 (The London Economic Plan and Major Industries, 2010). 다른 통계를 보면, 민간병원이 운영하는 병상은 약 1만 1200개에 이른다(Senior, 2012). 전체 병상이 약 18만 개 내외이므로 6%를 조금 넘는 비중이다.

시설 수나 병상 수로 민간부문의 크기를 판단하는 것은 정확하지 않은데, 민간병원 외에 NHS 병원의 민간병상private bed을 통해서도 자기 부담이나 민간보험이 부담하는 보건의료가 제공되기 때문이다. 최근 많은 민간병원이 NHS의 보건의료를 제공하고 공공재정에서 보상을 받는 것도 고려해야 한다. NHS가 민간병원으로부터 서비스를 구매하는 셈인데, 새로운 형태의 민영화라는 반발에 직면해 있다.

구조 측면에서 공공과 민간부문의 크기를 파악하는 데는 재원을 중심으로 구분하는 것이 실상에 더 가깝다. 2016년 영국 보건계정에서는 전체 보건의료비 지출 가운데 정부재정이 차지하는 비중이 79.4%였다.[4] 민간재원이 차지하는 비

---

4   https://www.ons.gov.uk/peoplepopulationandcommunity/healthandsocialcare/health caresystem/bulletins/ukhealthaccounts/2016, 2018년 11월 20일 접속.

중은 연도별로 증감이 있으나 1990년대 초반 이후 최근까지 꾸준하게 증가하는
추세를 보인다.

앞서 설명한 대로, 민간병원은 공공보건의료를 제공하고 공공재정의 보상을
받을 수 있다. 2011년 현재 급성기 진료를 제공하는 민간병원 수입의 26%는
NHS에서 오고, 이는 2004년 10% 이하 수준에서 급격하게 증가한 것이다(Com-
mission on the Future of Health and Social Care in England, 2014). 이러한 추세는
NHS가 보건의료서비스의 공급 기능을 민간부문으로 더 많이 이전했다는 것을
뜻한다.

3) 재정

2016년 영국 보건계정에 따르면, 영국의 총 의료비는 국내총생산의 9.8% 수
준으로 OECD 회원국 중간값보다 높다. 전체 보건의료비는 2013~2016년 사이
에 연평균 3.8% 증가했으며, 정부지출은 정확하게 같은 추세로 증가했으나 직
접부담 의료비는 평균치 이상인 연평균 4.6% 늘어났다.

전체 재정에서 민간의료보험이 차지하는 비중은 작다. 최근 통계로는 약
11%의 인구가 어떤 형태로든 민간의료보험에 가입해 있다(Commission on the
Future of Health and Social Care in England, 2014). 가입자 수는 수십 년간 큰 변동
이 없는데, 1992년 350만 명에서 2009년 430만 명으로 약간 증가했다. 과거에
는 개인 가입자와 고용에 기초한 가입자가 비슷했으나 현재는 기업을 통한 가
입자가 82%로 훨씬 더 많다. 비응급 수술의 13%가 민간보험을 재원으로 하지
만, 공적 체계의 특성상 일차진료와 응급의료는 모든 민간보험의 보장 범위에
서 제외되어 있다.

4) 인력

특히 의사인력은 공공과 민간부문에서 동시에 일하는 경우가 많다. 영국의사
협회가 조사한 결과는 전문의의 53%가 민간부문 일을 한다고 한다(조사 대상의

수는 그리 많지 않다)(Commission on the Future of Health and Social Care in England, 2014). 85%의 민간부문 진료는 NHS에 속한 의사들이 공적 업무에 추가해서 하는 것이며, 전적으로 민간부문 진료만 하는 의사는 약 3천 명 정도의 소규모이고 주로 대도시에 집중되어 있다.

5) 공중보건과 체계

인구집단을 대상으로 하는 공중보건은 중앙정부의 보건사회부가 관장한다. 건강증진과 보호를 위한 정책과 사업을 시행하고, 지방 사무소를 지휘·운영한다. 보건부가 직접 서비스를 제공하지는 않으며 NHS, 지역 행정조직, 위생조직, 정부 다른 부처, 민간조직 등을 통해 사업을 수행하고 서비스를 제공한다. 2018년 말 기준으로 잉글랜드의 공중보건은 실행조직인 Public Health England가 담당하는데, 여기에는 5천 5백 명 이상의 직원이 근무하고, 8개의 지역센터, 권역region과 런던 통합센터, 4개의 권역 사무소(런던, 남부, 중부와 동부, 북부) 등을 운영한다.[5]

2013년 개혁에 따라 공중보건은 NHS 외부로 나갔고 예산도 지방정부로 이관되었다(Ham et al., 2015: 13; Middleton, 2017). 지방정부는 기존의 정책수립 업무 외에 공중보건서비스를 직접 제공하거나 위탁·구매하는 역할을 한다. 지방정부가 반드시 해야 할 중앙정부 예산사업은 성인성性因性 질환의 진단과 치료, 피임, NHS가 정한 건강검진, 감염이나 환경질환 등 지방정부의 건강보호 업무, NHS에 대한 공중보건 자문과 지원, 국가 어린이신체계측 프로그램National Child Measurement Programme 등이다.

---

5   https://www.gov.uk/government/organisations/public-health-england/about, 2019년 1월 10일 접속.

2. 보건의료의 공공성

영국(또는 잉글랜드) NHS는 적어도 몇 가지 영역에서는 어떤 기준을 적용하더라도 공공성 수준이 높다. 보건의료를 제공하고 이용할 때 낮은 비용, 접근성, 형평을 보장하는 것은 처음부터 NHS가 목표로 하던 공적 가치다. 비용은 자세한 설명이 필요하지 않을 것이나, 접근성이나 형평은 보건의료체계 외에 다른 요소들이 영향을 미치므로 비용만큼 충분히 보장된다고 하기 어렵다.

보건의료서비스의 기반, 즉 재정과 자원 배치 등 보건의료정책의 공공성은 결과물인 서비스의 공공성에 미치지 못하는 수준으로 보인다. 영국 보건의료체계의 특성상 서비스 공급과 이용, 자원 배치, 재정 등을 따로 평가하기 어렵지만, 정책과 제도 영역에 따라 편차가 존재한다. 예를 들어 서비스 이용 시점에서 비용부담이 없지만, 접근성에는 비용뿐 아니라 자원의 지역 간 불평등 분포도 중요하다. 영국에서는 보건의료체계의 특성상 일차진료의사일반의, GP의 분포에 관심이 많은데, NHS가 출범할 때부터 인구당 일차진료의사 수에 지역 간 불평등이 존재했다. 이런 상황은 현재도 해소되지 않아 상당수 지역에서 일차진료의사가 부족한 형편이다(Goddard et al., 2010).

일부 영역에서 불평등이 존재하나, 공적(또는 공영) 보건의료체계의 특성상 인력과 시설 등은 다른 나라보다 훨씬 균등하게 분포한다. 보건의료서비스와 정책에서 비용과 접근성, 형평 문제는 상세하게 다룰 필요가 없을 것이다. 비교적 널리 알려진 지식이기도 하지만, 비용과 접근성에 초점을 맞춰 설계한 제도의 결과를 다시 다루는 것은 정책평가 이상의 의미를 찾기 어렵다. 영국에 대해서는 공공성의 다른 측면, 예를 들어, 질, 효율성, 관료주의, 또는 환자들에 대한 '반응성'에 초점을 맞추는 것이 의의가 더 큰 것으로 본다.

1) 보건의료서비스

NHS와 보건의료의 공공성 수준을 결정하는 것이 무엇인지 먼저 검토할 필요가 있다. 몇 가지 요인만으로 한 체제의 특성과 산출, 성과를 설명하는 것은 지나치지만, 논의를 촉진하려면 체제의 구조적(본질적) 문제와 체제를 운영·관리하는 문제를 구분해야 한다. 영국 NHS에서도 한편에서는 구조에서 비롯된 문제가 있고, 다른 측면에서는 체제와 제도 운영에 따라 달라지는 문제도 있다.

보건의료서비스의 공공성을 말하려면 현상에 가까운 관리·운영에 앞서 NHS의 구조를 먼저 지적해야 한다. 그 가운데서도 가장 중요한 것은 재정투자이다. 현상이자 관리, 운영의 한 측면인 보건의료의 질은 시설, 인력과 긴밀한 관계에 있고, 주로 조세를 기반으로 하는 공공보건의료체계에서 자원(인력, 시설, 장비 등)은 거의 전적으로 정부재정에 의존한다.

NHS가 창설된 이후 재원 부족은 만성적인 문제로, 2000년대 이전 영국 체계가 양과 질에서 많은 비판을 받은 핵심 이유가 재정과 투자 부족이었음을 부인하기 어렵다. NHS의 역사를 쓴 웹스터Charles Webster는 블레어 정부 출범을 전후한 시기 상황을 이렇게 표현한다(Webster, 2002: 252).

> 노동당이 지출을 늘리기 위해 노력하는 것은 상황이 나아지는 데 필수적 조건이다. 그러나 앞에서 평가한 결과로 보자면, 노동당의 정책으로 유럽연합 어디에서나 당연하게 생각하는 보건의료 수준을 달성할 정도로 충분한 개선이 이루어질지는 미지수이다. 이제 대중은 유럽 국가 수준의 NHS를 기대하고 있다.

당시 보건의료서비스 수준은 다른 유럽 국가에 미치지 못했고, 평균 수준을 달성하려면 보건의료에 대한 재정을 크게 늘려야 한다는 것이 요지다. 노동당 정부가 집권한 후 재정투자를 크게 확대했다는 것은 잘 알려져 있다. NHS의 구조 변화와 투자가 동시에 진행되어 그에 따른 효과를 분리해서 설명하기는 어렵지만, 재정을 확대한 후 상황이 개선되었다는 평가에는 대부분 동의한다.

다른 나라보다 재정 상황이 불리한데도 상대적으로 보건의료서비스의 공공성 수준이 높은 이유 또한 NHS의 구조에서 찾아야 할 것이다. 보건의료체계라는 토대가 보건의료서비스의 공공성을 상당 부분 결정하는데, 미국, 일본, 한국과 같이 민간에 크게 의존하는 국가와 공공부문이 재정과 공급을 함께 책임지는 NHS는 구조적으로 분명히 다르다. 개인요인이나 정치·경제·사회 상황이 비숫해도, 공영체계 쪽이 비용, 접근성, 형평 등에서 상대적으로 유리하다.

비용, 접근성, 형평성 등은 어떤 지표로도 우열이 분명하므로, 여기서는 영국 보건의료서비스에 대한 비판을 중심으로 공공성을 검토하기로 한다. NHS를 비판할 때 초점은 주로 질, 효율성, 환자중심(또는 반응성) 등에 집중되는데, 타당한 비판도 있지만 어떤 지적은 상당 부분 오해에서 비롯된 것이다.

영국 보건의료서비스의 한계 중에 가장 관심이 크고 비판이 집중되는 측면은 바로 질 문제다. '무상의료'이기 때문에 질이 낮고 정부재정에 의존하므로 대기열waiting list이 길다는 것이 일반적 인상이자 평가로 굳어졌다. '낮은 질'은 부분적으로 사실이지만 또한 사실이 아니기도 한데, 평가의 이중성은 보건의료의 질이 다면적이고 다차원적 개념이라는 사실에서 비롯된다.

NHS가 생산하고 제공하는 보건의료 또한 같은 개념으로 묶어 한 가지 잣대로 평가할 수 없다. 주치의에게 감기 치료를 받는 환자와 대학병원에서 암 수술을 받는 환자는 질을 구성하는 요소부터 다른데, 한쪽은 설명을 비롯한 인간관계를 중시하고 다른 쪽은 의학기술의 수준을 강조하는 차이가 있을 수 있다. 질의 어떤 속성을 강조하고 어떤 기준을 적용하는지에 따라 체계 수준의 평가도 달라진다. 일차진료의 지속성이나 포괄성에 관해서는 다른 어떤 체계보다 영국의 수준이 높다.

많은 사람이 의심하는 질의 영역은 좁은 의미의 기술적·의학적 질인 것으로 보이나, 이 또한 한 가지 기준으로 평가하거나 비교하기 힘들다. 상식적인 인상이나 짐작과 달리 전문의료 영역에서도 영국의 의학·의료기술 수준은 낮지 않다.[6] 2014년 OECD 건강통계를 보면, 영국의 질 지표는 다른 나라와 비교하여 일관되게 높거나 낮은 경향을 보이지 않는다. 유방암의 5년 생존율은 다른 국가보다 조금 낮은 편이나, 급성 심근경색으로 인한 30일 사망률은 중간 수준이다 (OECD, 2014).

---

6 한국에서는 영국 의료의 질을 흔히 미국이나 한국의 '최고' 수준 병원이나 '첨단' 기술과 비교하는 경향이 있다. 체계적이고 객관적인 비교는 어렵다 하더라도 이런 방식으로 비교하는 것은 합리적이라 하기 어렵다.

'스캔들'이 간헐적으로 발생하고 이들이 예외 없이 의료의 질과 관련이 있는 것은 사실이다. 특히 2000년 이전 만성적 재정 부족에 시달리던 NHS에서는 낮은 질 문제가 자주 지적되었다. 예를 들어, 브리스톨 국립병원의 소아 심장혈관외과에서는 1984년과 1995년 사이에 개심술을 받은 소아환자의 3분의 1 이상이 수준 이하의 치료를 받았고 다른 병원보다 훨씬 높은 사망률을 기록했다(Morris, 2001). 이 사고는 대규모의 정밀 조사를 거쳐 질 관리와 환자안전에 대한 체계적인 국가대책을 세우는 계기가 되었다.

현재 시점에서 NHS의 질적 수준을 종합적으로 판단하기는 어렵다. 외부에서 주장하는 질 수준은 주로 인상과 단편적 경험에 기초한 것으로, 실제보다 과장된 측면이 없지 않다. 특히 공공보건의료체계나 NHS에 부정적인 시각을 가진 경우에는 부분적 현상을 근거로 전체를 비판하는 경향이 강하다.

영국의 보건의료를 설명하는 데, 특히 부정적 측면으로 빠지지 않는 문제가 긴 대기열과 대기 시간이다. 긴 대기열은 NHS가 출범할 때부터 시작해 1999년까지 계속 악화한 고질적 문제였다(Lewis and Appleby, 2006). 긴 대기열이 보건의료의 공공성을 훼손하는 것은 분명하나, 제도와 정책, 체계의 공공성에 이르려면 원인까지 분석해야 한다. 일부에서는 대기열이 길어지는 이유가 비효율이나 생산성, 의료인들의 동기 등이라고 하지만 근거는 부족하다. 그보다는 앞서 지적한 자원과 재정 부족이 더 중요한 요인으로 작용했다고 해석하는 것이 객관적이다. 영국과는 다른 체계인 여러 유럽 국가도 비슷한 문제를 겪는데(Siciliani, Moran and Borowitz, 2014), 재정과 투자 부족이라는 이유는 비슷하다.

노동당의 블레어 정부가 투자를 늘린 후 대기열과 대기 시간은 크게 줄었다. 비응급 수술을 받으려고 기다리는 시간은 2000년대 후 대폭 감소했고, 2011~2012년 기준으로는 다른 국가와 비교해도 양호한 수준이다(Siciliani, Moran and Borowitz, 2014). 최근의 대기 시간은 다른 국가보다 그렇게 길지 않거나 오히려 짧다. 고관절 치환술의 대기 시간은 조금 긴 편이나, 백내장 수술은 다른 나라보다 짧고 비응급 수술은 비슷하다(Viberg et al., 2013). 응급실을 가지 않는 경우 근무시간 외에 진료를 받는 데 어려움을 겪는 환자의 비율(45%)도 독일이나 뉴질랜드보다는 높지만, 미국, 캐나다, 프랑스, 오스트레일리아보다는 낮은 비율이다(The Commonwealth Fund, 2011a: 41). 전문의에게 예약하는 데 4주 이상 걸린다고 응답한 사람의 비율은 자료가 있는 다른 국가보다 낮다(OECD, 2014).

질이나 대기열과 달리 체제와 그 원리에 대한 비판도 있다. 비효율과 관료주의가 대표적인데, 실제 이것이 무엇을 의미하는지 정확하게 규정하기 어렵다는 점이 문제다. 예를 들어, 효율성 지표를 자원 투입량과 비교한 건강수준으로 정의하면 영국만큼 효율적인 체계가 많지 않으며, 미시 수준에서도 관료주의와 비효율의 의미와 실상을 정확하게 알기 어렵다.

영국 NHS가 미국이나 일본 등 시장성이 강하고 공공성이 떨어지는 보건의료체계와 비교하여 효율성이 낮고 관료주의적이라는 근거는 명확하지 않다. 특히 거시적 효율성은 다른 고소득국가보다 당연히 높다. 관료주의적 특성, 또는 여기서 비롯된 반응성 등도 어떤 관점에서 보는가에 따라 달라진다. 예를 들어 2014년 OECD 건강통계에서는 영국에서 주치의의 반응성이 비교적 높은 수준으로 나타난다. 주치의에게 진료받는 시간이 충분했다고 답한 사람의 비율이 88.6%(2010년)로, 비교 대상 10개 나라 가운데에 네 번째로 높았다(OECD, 2014). NHS의 시장적 개혁에서 중요한 참고가 되는 미국보다 오히려 더 등위가 높았다는 점이 특기할 만하다.

미시적 관점을 택하더라도 효율성과 관료주의에 근거한 비판은 모호하다. 비효율의 근거로 의사의 낮은 생산성, 예를 들어 단위 시간에 진료하는 환자 수가 적다는 점을 지적할 수 있으나(영국이 실제 그렇다는 뜻은 아니다), 이 지표는 질이나 환자와의 관계를 고려하지 않는 문제가 있다. 병원의 생산성이 떨어지거나 관리·운영에서 낭비가 많은 것을 비효율로 간주해도, 실제 비중이나 중요성이 얼마나 큰지는 정확하게 분석하기 어렵다. 반응성이나 환자의 만족도가 떨어진다는 지적도 있으나, 실제 수준은 그리 나쁘지 않다. 또한, 긴 대기열과 낮은 질 문제는 체제 자체의 한계보다는 재정, 인력 부족, 시설과 장비 노후화 같은 만성적인 문제에서 비롯된 것이다.

관료주의와 비효율성을 비판하는 데는 다분히 정치적 의도가 작용한다고 해야 한다. 모든 NHS 개혁은 관료주의와 비효율성을 개선한다는 명분을 내세웠고, 예외 없이 시장 메커니즘, 선택, 경쟁 등의 수단을 동원했다. 보수당 정부는

1989년 'Working for Patients'와 'Caring for People'이라는 백서를 내고 NHS에 이른바 내부 시장internal market을 도입했는데, 효율성, 선택, 경쟁 등의 가치를 내세운 것이었다(NHS 역사상 가장 큰 규모의 변화를 추진한 것으로 평가받는다). 지금까지 비슷한 흐름의 개혁이 계속 시도되었으며, 이는 '제3의 길'을 표방한 노동당 정부 때도 크게 달라지지 않았다. 최근 진행된 보수당 정부의 개혁 노선도 시장 메커니즘을 강조하는 방향을 유지하고 강화한다.

이른바 개혁의 동기와 동력이 계속되는 것은 근본적으로는 NHS와 그 체제가 정치 영역에 속하기 때문이다. 그 정치는 전체 사회경제체제의 변동과 분리되지 않는다. 1980년대 이후 신자유주의 개혁 특히 신공공관리론이 정부와 공공부문 개혁을 주도했고, NHS 또한 중요한 (신자유주의적) 개혁 대상이었다. 더 정확하게 말하면, 신자유주의 개혁은 정부와 공공부문만 대상으로 한 것이 아니라 정치와 사회경제체제 전반을 아우르는 국가와 체제 수준(나아가 세계적 차원)에서 진행된 것이다. 1990년대 이후 NHS를 지배한 변화의 근거와 목표, 즉 비효율과 관료주의를 비판하고 시장 메커니즘을 강화하는 개혁은 당면한 문제를 기술적으로 해결하려는 것보다는 하나의 정치적 프로젝트라 해야 한다(Webster, 2002: 141).

2) 보건의료정책과 제도

영국 보건의료체계의 특성상 보건의료정책의 공공성은 NHS를 중심으로 하는, 즉 NHS가 핵심 행위자이자 이해 당사자가 될 수밖에 없다. 직접 관련이 없는 정책, 예를 들어 인력양성도 NHS와 불가분의 관계에 있다. 미국이나 일본처럼 시장 또는 혼합체계인 국가에서 건강보장 재정이 비슷한 역할을 하는 원리와 크게 다르지 않다.

조세를 기반으로 하는 공적 체계로서 영국 보건의료체계의 공공성을 결정하는 가장 중요한 요소는 국가의 자원 투입이다. 체제적 특성과 구조가 공공성을 실현할 수 있는 기반을 갖추었다 해도 충분한 자원이 투입되지 않으면 전체 체계가 제대로 작동할 수 없다. 공공성 실현도 당연히 제약을 받는다. 완전한 공적 체계를 갖춘 상태에서도 물적 토대가 뒷받침되지 않아 체계가 부실해지거나 형식만 남은 국가에서 보듯이, 필수 자원을 적정하게 확보하지 못하면 공공성은 선언이나 수사에 그치게 마련이다.

앞서 설명한 바와 같이 NHS에 대한 자원 투입은 만성적으로 부족했다는 것이 정설이다. NHS의 역사를 쓴 웹스터는 1997년부터 시작된 노동당 정부의 NHS '현대화' 계획을 분석하면서 다음과 같이 평가했다(Webster, 2002: 257).

새천년에 영국 정부는 보건의료에 유럽 국가 평균 이상의 재정을 쓸 필요가 있다는 것을 처음으로 인정했다. … 영국의 현재 수준을 유럽 평균으로 높이는 데 필요한 만큼 재정을 지속적으로 마련할 수 있을지는 장담할 수 없다. 그러나 정부는 가장 낮게 잡아서 국민이 받아들일 수 있는 정도라도 재정을 조달할 방법을 찾는 중이어서 최소한의 의미는 있다고 하겠다. 기본 요건을 충족하는 데 드는 비용이 증가한다는 문제를 안고 있는 것은 모든 국가가 같다. 그러나 특히 영국에서는 지난 수십 년 동안 방치한 청구서를 신노동당이 들고 있어서 더 급한 문제가 되어 있다.

재정 부족은 인력과 시설에 직접 영향을 미친다. 예를 들어, NHS 출범 초기부터 시설투자가 중요한 과제였으나 오랜 기간 재원이 중요한 장애물로 작용했다. 구체적으로는 1962년 중요 병원에 대한 투자 원칙이 수립된 후에도 1990년대 말까지 투자는 부진했다(Gaffney et al., 1999). 1980~1997년 기간에 비용이 2천 5백만 파운드가 넘는 공공건축은 완공된 곳이 7개에 그칠 정도였다.

1990년대 말부터 불만이 늘어나고 정치적 압력이 강해진 상태에서 노동당이 집권했고, 새 정부의 정치적 의지에 따라 NHS에 대한 재정 투입이 대폭 늘어났다. 2000년에 정부는 국내총생산 대비 보건의료비 지출 수준을 유럽 15개국 평균으로 올린다는 목표를 세웠고, 이후 격차를 빠르게 줄였다. 재정의 연평균 증가율은 2000년 이전 3.5%와 비교하여 2000년 이후에는 6.6%에 이른다(Appleby, Crawford and Emmerson, 2009). 노동당 정부 이후에도 NHS 재정을 확충하는 노력은 계속되었다. 2014년 보수당-자유당 연립정부는 경제불황과 긴축 기조 속에서도 2020년까지 NHS 재정을 줄이지 않을 것이라는 공약을 내놓았다(Wintour, 2014).

재정 확충과 함께 공공성에 큰 영향을 미치는 것이 이른바 NHS의 개혁이다. NHS의 비중이 크고 보건의료정책 전반에 영향을 미치는 것도 이유지만, 정부는 개혁 과정을 통해 건강과 보건의료에 대한 의사결정 방식과 지향을 관철한다. 이런 관점에서, 1980년대 후반 이후 보건의료정책, 특히 개혁 프로젝트들은 공공성을 약화하고 시장적 접근을 강화한 중요한 계기들이었다. 1990년대 초반부터 NHS가 내부 시장을 비롯해 다양한 방식으로 시장 메커니즘을 강화한 것은 이미 설명한 것과 같다. 여기서는 개혁 시도 중에 주로 NHS의 외부에 초점을 맞추어 관련 정책들을 검토하기로 한다.

먼저 지적할 만한 것은 영국 정부가 1990년대 이후 지속해서 보건의료 부문의 민영화를 추진했다는 점이다(Reynolds and McKee, 2012). 대표적 사례는 1992년 보수당 정부가 도입한 민간자본투자사업Private Finance Initiative: PFI으로, 이는 부족한 정부 재원을 보완할 목적으로 민간자본이 투자해 병원을 지은 후 공공에 빌려주는 방식이다. 사업을 시작한 보수당은 말할 것도 없고 노동당 정부도 이를 수용하고 적극적으로 추진한 결과, 2009년 말까지 159개의 병원이 계약을 맺고 약 130억 파운드(미화 220억 달러)의 자본비용을 조달했다(Pollock, Price and Liebe, 2011). 잉글랜드에서 새로 짓는 NHS 병원 135개 가운데 101개(비용 기준으로는 90%)가 이 방식으로 재원을 마련할 정도로 비중이 크다.

민간자본에 의존한 시설 확충은 장점이 있지만, 부정적 결과도 나타났다. 민간투자자에게 지불할 비용이 급증해 NHS 인력과 서비스가 부실해지고, 비용 때문에 NHS 서비스나 기관을 폐쇄하는 사태가 이어졌다(Pollock, 2012). 병원은 수익을 올릴 목적으로 새로운 영리회사를 설립하고 NHS 바깥의 환자를 유치하려고 노력한다. 이 사업이 시작되고 얼마 지나지 않았을 때 웹스터가 한 평가는 다음과 같다(Webster, 2002: 227).

비용을 감당해야 한다는 것 때문에 '비용 절감'의 압력이 커졌고, 그 결과 시설 관리를 위해 사업자가 고용한 직원뿐 아니라 모든 분야에서 직원 수를 줄여야 할 형편이다. 서비스 공급량을 줄여서 목표를 최소한으로 다시 정하는 것이 불가피하고, 그 결과 NHS가 운영하는 병원에서 제공하는 서비스의 범위도 점차 축소되고 있다. 민간자본투자는 병원

시설을 갱신하기 위해 채택된 대체 수단에만 그치지 않았다. NHS의 전체 운영 방향이 민간부문에 더 의존하도록 만드는 광범위한 효과를 발휘했다.

이른바 민영화는 다양한 양상으로 나타난다. NHS는 오래전부터 일차진료의사, 치과의사, 약사 등 민간 제공자가 중요한 역할을 했으나, 최근의 민영화는 기업형 제공자가 보건의료 생산과 공급에서 더 중요한 역할을 하게 된 특징이 있다. 전통적 의미의 민영화가 주로 공적 소유를 민간으로 이전하는 변화를 가리킨다면, 현재 영국에서 진행되는 민영화는 세계보건기구가 정의한 것처럼 "비정부 주체가 보건의료서비스의 재정 또는 공급에 더 많이 참여하게 되는 과정"을 의미한다(Muschell, 1995: 3). 어떤 정부도 NHS를 민영화한다고 표현하지 않았으나, 1990년대 이후 넓은 의미의 민영화 시도가 계속되고 지금까지 이어진다고 할 것이다.

NHS의 민영화는 크게 두 가지 흐름으로 나뉜다. 하나는 민간회사나 병원이 NHS와 계약을 맺고 보건의료를 제공함으로써 이익을 추구하는 것이고, 다른 하나는 NHS 내부 제공자가 민간회사와 같은 방식으로 영리를 추구하는 것이다. 전자에 해당하는 대표적 사례가 노동당 정부 때인 2002년부터 추진한 독립치료센터Independent Sector Treatment Centre로, 이 시설은 민간이 소유하고 운영하면서도 NHS와 계약을 맺고 NHS 환자만 진료한다. 과정이 간단하고 표준화되어 있는 진단이나 비응급 수술을 담당하는 것이 주된 기능이며, 인공관절 치환술이나 MRI 촬영이 대표적 서비스다. 고관절과 무릎관절 치환술을 합하면 2012/13년도를 기준으로 전체 NHS 수술의 5.88%를 수행한다고 한다(Cooper, Gibbons and Skellern, 2014). NHS의 서비스와 책임을 외주화하는 것으로도 볼 수 있는데, 2017/18 회계연도 기준으로 민간이 재정의 7.3%를 차지한다.[7]

진료의 생산성과 질 수준을 높이고 의료전문직의 수를 늘리며 효율성이 올라갈 것으로 기대하고 민영화(외주)를 추진했으나, 생산성과 질에 대한 근거는 부

7   https://www.kingsfund.org.uk/publications/articles/big-election-questions-nhs-privatised,
    2019년 1월 11일 접속.

족하다. 많은 의료전문직이 민간으로 이동했으며, 안전과 질에 대한 감독이 제대로 이루어지지 않았다(Pollock and Godden, 2008). NHS 병원과 동일한 시장에서 환자를 선택하고 보상을 받기 때문에 이 센터는 중증환자를 피하고 대신 NHS 병원에서는 환자의 중증도가 올라가는 경향이 나타난다(Cooper, Gibbons and Skellern, 2014; Mason, Street and Verzulli, 2010).

민영화의 두 가지 흐름 가운데 후자에 해당하는 형태가 NHS 병원과 재단이 자비自費, private 환자를 진료해 수익을 올리는 것이다. 2012년 통과된 개혁 법안(「보건·사회서비스법」)은 재단 수익 가운데 NHS 외부 영역에서 얻는 수익의 비중을 최대 49%까지 허용했다. 2013/14년도에 NHS 재단의 자비환자 수익의 평균 비중이 1.1%라는 점을 고려하면(Knowles, 2014), NHS 병원이 자비환자를 비롯해 NHS 외부에서 수익을 올리려는 경향은 강화될 것이 분명하다.

두 가지 방식을 통해 민간부문의 역할이 급증했고 NHS의 역할은 줄어들었다. 4천 명 이상의 숙련 간호사가 실직했고, 230개의 당일 외래진료클리닉walk-in centre 가운데 50개 이상이 폐쇄되었으며, 170개의 일차진료클리닉이 민간회사에 의해 운영된다(Lucas, 2015). 민간부문으로 흘러가는 NHS 재정의 비중도 급증했다. NHS 재단의 수익 구조뿐 아니라 NHS 전체가 '49% 민영화'로 나아가는 중이라는 것이 대체적인 평가다.

민간부문과 시장 메커니즘을 더 많이 활용함에 따라 질을 강조하는 것은 한편으로 당연하고 또 한편으로는 역설적이다. 질이 보건의료의 공공성을 구성하는 한 요소라는 것은 분명하나, 어떤 맥락에서 어떤 방법을 통해 질을 보장하는지에 따라 실제 공공성을 실현할 수 있을지 달라진다.

NHS의 틀 속에서 질을 보장하는 방법은 모니터링과 함께 양질의 서비스를 진료비로 보상하는 인센티브 시스템에 의존한다. 전형적으로 시장기전을 활용하는 방식이다. 질을 보장하는 것은 보건사회부 산하의 별도 조직인 모니터 Monitor(재단)와 의료질위원회Care Quality Commission(서비스)가 총괄한다. 보상은 크게 두 가지로 나뉘는데, 병원 서비스는 '결과에 따른 보상Payment by Results: PbR'이라는 이름으로, 그리고 일차진료는 '질과 결과 프레임워크Quality and Outcomes Framework: QOF'라는 이름으로 시행한다(Appleby et al., 2012).

인센티브에 의존하는 전략이 실제 질 향상으로 이어지는지는 명확하지 않다 (Appleby et al., 2012). 여러 가지 요소들이 제도의 효과를 설명할 수 있지만, 경제적 유인으로 질 향상을 유도하는 것은 구조적으로 복잡하고 어렵다. 민간의 질을 규제하거나 향상하는 것은 더 힘들다. 낮은 중증도의 환자를 선택하는 독립치료센터의 '단물 빨기'에서 보듯, 질을 비롯한 결과를 관리하는 것만으로는 공적 가치 실현과 이와 관련된 행동을 규율하기 어렵다.

3) 시민참여

「2012년 보건·사회서비스법」에서는 과거 법률에 없던 두 가지 규정을 포함해 시민과 환자참여를 의무화했다. 하나는 서비스를 구매하는 과정에서 환자와 서비스 제공자가 기획, 관리, 진료의 의사결정에 참여하게 하는 것이고(개인의 참여), 또 하나는 서비스가 주민의 필요를 반영하도록 구매 과정에 시민참여를 보장하는 것이다(공공의 참여)(NHS England, 2013).

개인 수준에서는 공동의 의사결정과 케어의 계획 수립·실행에 참여하고, 이를 위해 이해 능력을 향상하고 교육을 강화하게 되었다. 2013년에 발표한 계획에는 2015년까지 만성 건강문제를 가진 환자가 개인별로 예산과 케어 계획을 수립하는 수준에 도달하도록 규정했다. 건강 이해력(문해력)을 개선하는 온라인 프로그램을 개발하고 지역사회 훈련을 강화하는 것도 포함한다.

집단과 공공 차원에서는 NHS의 의사결정에 시민의 의견을 반영할 목적으로 시민의회Citizen Assembly를 설치하고 2014년 9월 18일 처음 회의를 개최했다.[8] 당시 회의에서는 250명이 다섯 가지 주제에 대해 발언하고 각 주제에 대해 전체 토론과 분반 토론을 벌였다. 이 밖에 포상과 훈련 기회를 제공하여 더 많은 사람이 참여할 수 있도록 촉진하고, 참여 희망자의 풀을 만들어 관심을 가진 시민들이 쉽게 참여할 수 있게 했다.

---

8 https://www.england.nhs.uk/wp-content/uploads/2014/10/item5-board-1114.pdf, 2017년 7월 30일 접속.

영국에서 참여와 민주주의가 강조되는 것은 새삼스러운 일이 아니며, 보건의료 분야에서도 하나의 전통으로 확립된 것이나 마찬가지다. 예를 들어, 1974년부터 운영된 NHS의 지역보건위원회Community Health Council: CHC 는 지역주민의 의견을 반영하는 대표적 참여기구인데, 잉글랜드의 CHC는 2003년 이후 여러 차례 바뀌어 2012년 지역보건감시기구Healthwatch가 된다. 웨일스에서는 2003년 이후에도 지역보건위원회를 유지했고, 2018년 기준으로 8개 지역에서 CHC를 운영한다.9 이들은 각 지역에서 지역주민의 관점과 이해를 대변하여 NHS를 감시하는 역할을 한다.

시민과 환자의 참여는 분명히 공공성과 관련이 있지만, 한편으로 개인화·개별화와 무관할 수 없다는 것이 딜레마다. 대표적인 예가 잉글랜드 NHS가 적극적으로 추진하는 개인건강예산Personal Health Budget: PHB 프로그램이다. 환자와 환자의 대리인, NHS가 합의하면 일정 금액을 배정하여 환자가 자율적으로 서비스나 장비를 구매할 수 있다. 시범사업을 거쳐 2014년부터 지속해서 외래진료를 이용하는 환자들은 이를 신청할 수 있게 되었고, 2015년 이후부터는 만성적인 문제를 가진 누구나 대상자가 될 수 있게 했다(Scott-Samuel, 2015).

이 제도를 지지하는 근거는 개인의 선택과 유연성을 높일 뿐 아니라 환자가 서비스를 통제할 가능성이 커진다는 것이다. 앞서 설명한 참여의 분류에 의하면 개인 차원의 참여를 촉진할 수 있으나, 이 제도가 잉글랜드 NHS가 지향하는 민영화를 반영한다는 비판도 강력하다. 정해진 비용을 넘으면 개인 부담으로 서비스를 구매해야 하고, 이는 또 다른 민간보험이 필요한 상황으로 이어진다(Scott-Samuel, 2015).

더 중요한 문제는 참여가 개인의 자기 관리와 책임을 강조한다는 데 있다. PHB와 같은 접근은 한편으로 개인의 역량을 높이고 보건의료에 대한 통제와 자율성이 커지는 것을 뜻하지만, 달리 보면 주체와 그 행동을 개인화·개별화하는 것이다. 형평과 사회적 연대와 밀접한 관련을 가지는 공공성과는 상충하는

---

9   http://www.wales.nhs.uk/ourservices/directory/communityhealthcouncils, 2018년 11월 25일 접속.

요소를 포함한다.

3. 건강과 사회적 요인

NHS 때문에 건강과 보건의료의 공공성이 높은 평가를 받는 것은 사실이나, 바로 그 때문에 건강과 보건의료의 전체 공공성을 파악하는 데 착시현상을 부를 수 있다. 건강과 보건의료는 여러 사회적 요인과 밀접하게 연관되고, 따라서 국가권력이나 사회경제체제의 성격과 무관하지 않다. 신자유주의적 자본주의가 사회경제를 규정하는 영국의 기본 체제라 보면, NHS가 영국 자본주의 속에 하나의 '섬'으로 존재한다는 평가가 오히려 더 정확할 것이다(Powell, 1997).

NHS와 이와 연관된 보건의료를 제외하면 영국의 사회경제체제와 제도는 어떤 의미로도 공공부문이 강하다거나 공공성이 높다고 하기 어렵다. 1980년대 이후 대처Margaret Thatcher 총리의 보수당 정부가 신자유주의와 신공공관리에 기초한 개혁을 추진한 후 공공성을 논의하는 전체 상황은 더욱 불리하다. 유럽 모형과 비교하여 영미 모형이라는 말이 있듯이 영국과 미국의 시장주의적 기조는 크게 차이가 없을 정도다. 노동당이 집권한 이후 표방한 '제3의 길'도 크게 보면 이런 방향에서 크게 벗어나지 않는다.

NHS도 이런 경향에서 완전히 떨어져 있지 않지만, 보건의료를 넘어 건강에 영향을 주는 사회적 요인에 이르면 영국 사회경제체제와 제도, 정책들은 공공성에 반₨한다고 할 만한 여러 특성을 보인다. 대표적 지표인 소득 불평등만 하더라도 이런 특성을 부인할 수 없는데, OECD 통계 포털OECD.Stat을 참고하면, 2016년 기준 영국의 지니계수는 0.351로, 미국과 칠레 등 몇 나라를 제외하면 가장 높은 수준에 있다.

1) 건강수준과 불평등

다른 고소득국가와 비교하여 영국의 건강수준은 그리 좋은 편이 아니다. 최근의 한 비교 조사를 보면 영국은 건강수준 영역에서 11개 나라 가운데에 9위를 차지했다(보건의료에 해당하는 접근성과 효율성, 의료의 질 등에서는 1위였고 전체 성적도 1위였다). 세부 지표인 보건의료로 줄일 수 있는 사망, 영아사망률, 60세 시점의 기대여명 등에서 모두 8~9위에 머무른다(The Commonwealth Fund, 2014: 25~26). OECD 회원국과 비교하면 대체로 중간 수준이다. 2014년 영국 보건부가 정리한 자료에 따르면, 36개 회원국 중 평균수명은 13위, 자가평가 건강수준은 10위, 정신적 안녕은 20위(27개국 대상), 삶의 만족도는 18위 등이다(Department of Health, 2014).

건강수준과 비교하여 건강 불평등은 국제비교가 어렵다. 영국이 다른 나라보다 일찍 건강 불평등에 관심을 가졌고, 불평등을 줄이려고 오랫동안 체계적이고 종합적인 노력을 기울인 것은 사실이다. 1979년의 블랙 보고서는 잘 알려진 역사적 계기이며, 그 후 특히 노동당 정부가 집권했을 때 건강 불평등 정책과 사업을 적극적으로 추진했다. 최근의 예는 2001년 장기 목표를 수립하고 불평등 완화를 위한 종합적인 프로그램을 시행한 것이다. 2010년까지 평균수명의 지역 간 격차와 영아사망률의 계급 간 차이를 10% 줄이겠다는 목표를 세우고, 12개의 중점 지표headline indicator와 82개의 부처별 과제departmental commitments를 만들었다. 지표에는 일차의료에 대한 접근성, 교통사고, 어린이 빈곤, 식사, 교육, 홈리스, 주거, 인플루엔자 예방접종, 학교체육, 흡연, 청소년 임신, 주요 사망 원인 등을 포함해, 여러 부문과 개입을 망라했다.

노동당 정부가 주도해 다른 국가에서 쉽게 볼 수 없는 노력을 기울였지만, 결과적으로 목표를 달성하지 못했다. 평균수명 격차는 오히려 늘어났고 영아사망률의 격차는 큰 변동이 없었다. 이런 결과가 초래된 데는 여러 요인이 영향을 미쳤는데, 전문가들은 개입의 대상 영역이 정확하지 못했고, 효과적인 정책을 개발하지 않았으며, 인구집단에 영향을 미칠 정도로 대규모가 아니었다는 점 등을 지적한다(Mackenbach, 2011).

첫 번째 요인, 즉 불평등을 완화할 수 있게 적절한 영역을 선정했는지에 특별히 주목할 필요가 있다. 마큰바흐Johan Mackenbach가 지적한 것과 같이, 이미 알려진 중요 요인인 소득 불평등이나 노동조건이 포함되지 않은 것은 중요한 한계다(Mackenbach, 2011). 앞서 지적한 세 가지 한계는 병렬적이라기보다는 단계적이거나 서로 영향을 주고받는 관계에 있다. 즉, 대상 영역을 제대로 선정하지 않으면, 효과적인 정책을 개발하고 시행해도 좋은 결과를 산출하기 어렵다. 효과적인 정책을 개발할 수 없다는 예측이 대상 영역을 선정하는 데에 영향을 미쳤을 수도 있다. 결국, 건강 불평등을 초래하는 좀 더 근본적인 원인을 바꿀 수 없었던 것이 중요한 한계라고 하겠다.

소득 불평등과 같은 근본적인 원인을 교정하는 데 성공하지 못한 것은 단지 정책, 사업, 또는 기술의 실패가 아니다. 2000년대 초반 노동당의 건강 불평등 정책은 영국의 사회경제체제를 그대로 두고 시도할 수 있는 최대치에 가까웠을 것이다. 소득 불평등을 완화하려면 고용과 노동, 조세는 물론 폭넓은 경제·사회 정책을 모두 동원하지 않으면 안 된다. 불평등 완화는 정책 과제라기보다는 정치의 영역에 속하고, 더 크게는 영국 자본주의라는 특정한 사회경제체제를 어떻게 바꾸어나갈 것인지 하는 문제로 확대된다. 노동당 정부가 이런 범위와 수준의 변화를 목표로 하지 않았으면 처음부터 소득 불평등을 범위에 포함할 수 없었을 것이며, 따라서 건강 불평등 정책의 실패(또는 부분적 성공)도 예정된 결과라 할 수 있다.

2) 사회적 배제와 다차원적 접근

건강레짐 또는 공공레짐의 공공성을 반영한다는 점에서 1990년대 말부터 영국 노동당 정부가 관심을 가졌던 사회적 배제를 주목할 필요가 있다. 사회적 배제가 단순히 개념이나 철학의 차원에 그치지 않았던 것은 블레어Tony Blair의 노동당 정부가 1997년 이를 다루는 전담 조직을 설치했다는 데서 알 수 있다. 이 조직을 사회적 배제 팀Social Exclusion Unit: SEU이라 불렀는데, 2006년 태스크포스로 바뀌었다가 2010년 정권 교체 후 없어졌다.

사회적 배제는 복합적이고 다차원적인 개념으로, 원인과 결과를 모두 포함하며 세대를 넘어 이전된다는 특성이 있다. 노동당 정부는 사회적 배제를 "사람이나 지역이 서로 연관된 여러 문제로부터 고통을 받을 때 일어날 수 있는 결과를 요약해서 부르는 말"로 정의했다. 여기에 해당하는 문제로는 실업, 미숙한 기술, 낮은 소득, 불공정한 차별, 열악한 주거조건, 높은 범죄율, 나쁜 건강상태, 가족 해체 등이 있다(Social Exclusion Unit, 2004: 4).

사회적 배제라는 개념을 쓰는 이유는 여러 문제가 서로 관련되어 있을 뿐 아니라 상승 작용을 일으키거나 악순환의 관계에 있어 원인과 결과를 구분하기 어렵기 때문이다. 가난이 교육이나 건강문제를 낳고, 이는 다시 고용과 소득 문제로 이어지며, 또다시 건강, 교육, 주거 등의 문제로 연결된다. 한 지역이나 가족, 개인을 중심으로 보면 여러 문제와 위험이 한꺼번에 나타나고 대를 이어서 반복되거나 강화된다.

영국 정부가 택했던 정책적 지향은 적어도 공식적으로는 종합적이고 다차원적인 것으로, 건강의 공공성이라는 면에서 다양한 사회적 결정요인을 함께 해결하려는 시도였다. 예를 들어, 경제적으로는 뉴딜New Deal 사업을 통해 취약계층의 고용을 촉진하고, 최저임금 정책과 조세제도를 통해 소득 불평등을 완화하려 했다. 또한, 아동의 빈곤감소, 어린이 조기교육의 강화와 형평성, 취약지역 지원을 통한 지역사회 환경개선 등을 추진했다. 전체적으로는 사회투자라는 개념과 전략을 강조한다. 노동당 정부는 2010년 정권 교체 때까지 이 정책을 의욕적으로 추진했고(여러 부처를 아우른다는 점 때문에 부총리실이 관장했다), 사회투자 전략은 여러 나라의 사회정책에 큰 영향을 미쳤다.

목표나 방법과 비교하면 정책 효과는 불분명하다고 해야 하겠다. 사회적 배제의 특성상 몇 가지 정책의 순수 효과나 영향을 명확하게 측정하고 평가하기 어려운데, 이를 고려하더라도 결과는 그리 긍정적이지 않다. 대표적 지표인 소득 불평등만 하더라도, 2000년 무렵의 지니계수(1999년 0.340, 2000년 0.352)와 2010년 무렵의 지니계수(2009년 0.345, 2010년 0.341) 사이에 큰 변화가 없었다. 취약한 어린이를 대상으로 한 지원 프로그램Sure Start Local Programme이 효과가 있었다는 평가도 있지만, 덜 불리한 부모들이 더 혜택을 받고 가장 불리한 대상에게는 오히려 부정적인 영향을 미쳤다는 분석도 있다(Belsky et al., 2006).

사회적 배제는 근본적으로는 사회경제적 지위나 계급 등 이른바 원인遠因, distal causes에 해당하는 요인과 관련이 깊고, 따라서 문제를 해결하는 데도 상향식upstream 접근을 포함해야 한다. 앞서 사회적 결정요인과 건강 불평등에서도 비슷하게 제기된 문제이자 과제다. 문제의 뿌리에 해당하는 사회경제적 불평등을 그냥 둔 채 정책이나 프로그램 차원에서 불평등이나 박탈, 사회적 배제를 해결하려는 시도는 반드시 한계가 있기 마련이다. 사회적 배제에 대응하는 정책을 사회'투자'로 요약했다는 것에서 영국의 전략이 구조보다는 실무적 프로그램에 집중했다는 점이 그대로 드러난다. 노동당 정부가 '제3의 길'을 표방했고 이것이 신자유주의적 기조와 그리 멀지 않다는 평가를 받았다는 점을 고려하면, 사회적 배제에 기초한 접근의 근본 한계를 알 수 있다.

건강 불평등과 사회적 배제 모두 현상을 진단하고 처방하는 것으로는 충분하지 않다. 좀 더 근본 원인(또는 원인達因)과의 연관성 속에서 문제를 이해해야 하고 대안 또한 이에 기초해야 한다. NHS가 공영의료체계(국가보건서비스)라거나 공공재정의 비중이 크다는 차원을 넘어, 좀 더 근본 원인에 속하는 공공레짐이나 건강레짐 차원에서 접근해야 넓은 의미의 공공성을 강화할 수 있다.

제25장

유럽 보건의료의 공공성

'유럽'은 하나가 아니고 동질적이지 않다. 유럽을 유럽연합이라는 정치체와 같은 것으로 보더라도, 미국이나 일본, 영국과 같은 국가와는 다르다. 국가를 비교하는 목적이라면, 유럽을 비교 단위로 하는 것이 적절한지 당연히 의문이 생긴다.

실재하는 이질성과는 반대로, 유럽 전체로 어떤 동질적 이미지가 있는 것도 사실이다. 꼭 한국사회만 그렇게 인식하는 것도 아니어서, 리프킨Jeremy Rifkin이 쓴 『유러피안 드림』은 미국과 대비하면서 유럽을 하나의 실체로 부각한다. 그는 유럽이 "개인의 자유보다 공동체 내의 관계를, 동화보다는 문화적 다양성을, 부의 축적보다 삶의 질을, 무제한적 발전보다 환경 보존을 염두에 둔 지속가능한 개발을, … 재산권보다 보편적 인권과 자연의 권리를, 일방적 무력 행사보다 다원적 협력"을 중요하게 고려한다고 주장한다(리프킨, 2005: 12).

꼭 리프킨의 대조가 아니더라도, 미국이나 영국을 비롯한 이른바 앵글로아메리카 국가들보다 유럽 국가들이 상대적으로 공공성을 더 강조하는 경향을 보이는 것은 분명하다. 같은 지역에 있다고 이들 국가가 동일한 특성을 나타내지는 않지만, 교육, 건강과 보건의료, 주거 등에서 특히 미국과 유럽 국가들의 차이가 크다.

이 정도의 동질성은 인정해도, 건강과 보건의료의 공공성 측면에서 유럽 국가들로부터 얻을 수 있는 교훈은 체계적이고 종합적이기 어렵다. 스칸디나비아 국가처럼 보편적이고 공공성이 높은 체계가 있는가 하면, 사회주의 체제에서 시장경제로 이전하면서 오히려 신자유주의 체제를 구축한 (동유럽) 국가들도 있다. 다른 많은 나라는 그 사이에 있지만, 혼합형조차 같은 기준을 적용하기 어려울 만큼 다채롭다.

앞서 살펴본 다른 나라와 마찬가지로, 유럽에 대해서도 체계를 전체로 분석하고 평가하는 것을 목적으로 하지 않는다. 유럽은 한 국가가 아니어서 포괄성과 일관성을 갖추기 더 어렵다. 여기서는 어느 정도 일반 환경과 맥락을 안다고 전제하고, 우리의 논의와 관련성이 높은 일부 사례나 측면에 초점을 맞추기로 한다. 교훈과 성찰의 기회로 삼자는 것이므로, 모든 관심을 현재에 집중하는 것도 아니다. 현재와 과거, 또는 미래 지향과 무관하게 문제의식과 접근 방법에서 교훈을 얻고자 한다.

1. 프랑스: 민간부문의 공공성

경제와 복지정책의 기조는 건강과 보건의료가 변동하는 데 중요한 배경으로 작용한다. 현대 프랑스 정치와 사회경제를 이해하는 데는 여러 시각이 있을 수 있으나, 보통 혼합경제, 코포라티즘적 복지레짐, 사회보험에 기초한 복지체제 등을 핵심 특징으로 본다. 우파와 좌파 정권이 번갈아 집권하면서 좌우가 동거하는 정치 지형이 중요한 역할을 했을 것이다. 경제와 복지를 중심축으로 프랑스의 변화를 세 시기로 나누는 시각을 참고할 만하다(은재호, 2009).

처음은 1945년 이후 1980년대 중반까지 케인스주의에 근거한 국가 개입의 시기다. 이때는 프랑스만 그랬던 것이 아니라 유럽 대부분 국가가 높은 경제성장과 사회복지 정책을 조화할 수 있던 시기였다. 두 번째 시기는 신자유주의적 전환이 일어나는 1983년부터 1990년대 중반까지로, 미국 레이건 행정부나 영국 대처 정부의 영향을 받은 시기다. 세 번째 시기는 1990년대 중·후반부터 현재까지로, 프랑스형 '제3의 길'로 부를 수 있다. 이 시기에 프랑스는 신자유주의 경제정책과 전통적 복지정책을 접목해 혼합주의적 사회경제체제를 구축했다.

건강과 보건의료는 사회경제 구조를 기계적으로 반영하지 않지만, 또한 그 구조를 완전히 탈피할 방법도 없다. 프랑스의 건강레짐과 보건의료는 한편으로 강한 공공부문을 가지고 있으면서 다른 쪽으로는 민간부문과 시장기전을 적극적으로 활용하는 경향을 보인다. 예를 들어, 강력한 사회보험제도를 운용하지만, 보험 가입자 대부분이 동시에 보충형 민간보험을 구입한다. 보건의료 제공자(의사와 병원)도 혼합체제의 특성을 보이는데, 병원의 소유 주체는 공공병원, 민간 비영리병원, 민간 영리병원이 각각 3분의 1씩 비슷한 비중을 점유한다(Chevreul et al., 2010: 140).

혼합체제라고 하지만, 영리병원이 비교적 큰 비중을 차지하는 데서 보건의료의 공공성을 보장하는 것이 만만치 않은 과제라는 것을 알 수 있다. 민간, 특히 영리를 추구하는 민간부문의 비중이 클 때 보건의료의 공공성은 민간부문을 규율하는 틀과 이에 영향을 미치는 조건에 좌우된다. 민간에 영향을 미치는 구조로 제도와 정책은 말할 것도 없고, 정부와 공공부문이 실제 제도와 정책을 어떻게 운용하고 규제하는지에 따라 공공성의 조건과 환경이 달라진다.

1) 민간병원

병원은 진료와 의료서비스뿐 아니라 보건의료 전반의 공공성을 결정하는 중요한 역할을 하는데, 프랑스에서는 민간병원이 사실상 공공병원 기능을 한다는 점이 주목할 만하다. 공공부문의 자원 부족을 메꾸려 1970년부터 공공의료서비스병원Service public hospitalier: SPH 개념을 도입한 것이 민간병원의 기능을 공공화한 직접적 계기가 되었다(김대중, 2012).

민간병원은 영리와 비영리로 나뉘는데, 비영리 민간병원이 전체 병원의 약 30%, 입원 병상의 15% 정도를 차지한다(Chevreul et al., 2010: 141). 2009년 이전에는 민간 비영리병원 가운데 약 3분의 2가 응급의료, 교육, 취약계층에 대한 사회 프로그램 등 공적 서비스를 의무적으로 수행했고, 이를 공공병원서비스참여자participant au service public hospitalier: PSPH라고 불렀다. 2009년 「병원개혁법」을 시행하면서 모든 민간 비영리병원이 공공이익참여 민간병원Établissements de santé privés d'intérêt collectif: ESPIC이 되었다. 국공립병원과 공공이익참여 민간병원을 합하면, 전체 병상 수의 약 77%가 공공보건의료서비스를 제공하는 역할을 한다(김대중, 2012).

공공보건의료를 담당하는 병원은 소득 수준이나 거주지와 무관하게 환자의 접근성을 보장하고 24시간 이용할 수 있으며, 예방, 다빈도질환 치료, 응급의료 등의 필수 서비스를 제공한다. 프랑스의 '공공형' 민간병원은 국공립병원과 같은 재원조달 방식으로 병원을 운영한다. 국공립병원과 같은 수준으로 의료장비 보조를 받고, 필요한 때 다른 국립병원 의사의 도움을 요청할 수 있다. 소유 주체만 민간일 뿐, 국공립병원과 지위, 의무와 책임, 기능이 같다.

2) 일차의료 주치의제도

다른 나라와 마찬가지로 프랑스도 일차진료를 담당하는 인력과 시설은 모두 민간부문에 속한다. 영국의 NHS와 달리 환자들이 자유롭게 일차진료의사를 고를 수 있고 개업한 전문의에게 바로 진료를 받을 수 있다. 양질의 일차진료와 바람직한 환자의뢰체계의 관점에서 이러한 일차의료체계는 바람직하지 않다는 지적이 많았다.

일차진료를 개혁하는 방안으로 시도한 것이 선택과 경제적 인센티브에 기초한 문지기gate-keeping의사(주치의)제도이다. 프랑스는 2005년부터 주치의제도를 도입했는데, 이들은 주치의를 선호의사Médecin Traitant라고 부른다. 16세 이상 원하는 사람이면 누구나 참여할 수 있고(자발적, 선택적), 일반의와 전문의 어느 쪽이든 주치의로 정할 수 있으며, 환자가 원하면 언제라도 주치의를 바꿀 수 있다. 자발적 제도지만 사회적 맥락과 인센티브 때문에 대부분 인구가 주치의제도를 수용했다. 2009년 기준으로 인구의 98%가 주치의를 등록했고, 의료이용을 하지 않는 사람까지 고려하면 사실상 전체 인구가 제도에 참가한다(Dumontet et al., 2017).

일반의와 전문의 모두 주치의가 될 수 있으나, 약 95%가 일반의를 주치의로 정했다. 주치의는 진료 서비스를 제공하고, 필요한 때 전문의에게 의뢰하며, 환자의 전자 의무기록을 유지해야 할 의무가 있다. 만성질환을 앓는 등록환자를 관리하면 매년 일정액의 진료비를 더 받는다. 주치의를 정하지 않은 환자는 추가 비용을 내거나 혜택을 보지 못하는 등 경제적 불이익을 받게 해놓았다.

3) 공적 규제

민간의 공공성을 확보하는 다른 방법은 정부가 직접 규제하는 것이다. 건강과 보건의료 분야는 특히 규제가 많고 강력하나, 규제 양상은 국가마다 다르고 실행과 운영도 큰 차이가 있다. 예를 들어, 대부분 나라가 병원 개설과 병상 수를 규제하지만, 실제 어떤 규제를 얼마나 강하게 적용하는지는 나라마다 다르다.

프랑스 또한 정부가 보건의료의 공공성을 확보하는 한 수단으로 다양한 규제를 활용한다. 사회보험 방식의 건강보장제도를 운영하므로, 재정을 활용해 진료비, 진료 행위, 질 등을 규제하는 것은 다른 나라와 비슷하다. 영리병원도 의료보험에서 나오는 재정에 의존하는 정도가 큰데, 재정을 통한 규제는 비영리병원과 원칙적으로 차이가 없다.

정책을 통한 규제는 주로 시설, 인력, 질 등에 집중되어 있다. 보건의료자원에 대한 규제는 상당히 엄격한데, 예를 들어 영리병원을 포함한 모든 병원은 정부가 수립한 계획에 따라 서비스 종류와 시설, 규모 등을 정해야 한다(Chevreul et al., 2010: 123~124). 지방병원당국Agences Régionales de Santé: ARS은 지방보건조직계획SROS을 수립하고, 이에 기초하여 각 병원에 대해 3~5년 단위로 병원의 책임과 서비스 목표를 명시한 계약을 맺는다. 계약 사항을 충족하지 못하면 병원 수입의 1%까지 재정적 불이익을 줄 수 있고, 아예 서비스 제공을 금지할 수도 있다.

의사를 비롯한 의료인력 수나 분포도 규제를 받는다. 의과대학 교육 과정을 통해 전문의 분포를 규제하며, 지리적 분포를 고려하여 지방별로도 의사 수를 규제한다(Chevreul et al., 2010: 126). 간호사, 조산사, 치과의사 등의 인력도 규제 대상이다.

병원의 질을 보증하는 목적으로는 보건부가 인증제도accreditation를 시행한다. 인증 결과 때문에 폐쇄된 병원은 없었으나, 실제로는 인증제도를 시작하기 전에 많은 병원이 나쁜 결과를 예상하고 문을 닫았다. 최초 인증 프로그램은 2006년 말까지 운용되었는데, 병원 수가 3260개에서 2870개로 줄어들었다(Chevreul et al., 2010: 114). 병원이 줄어든 것은 폐쇄보다는 소형 병원이 장기요양시설로 바뀌거나 다른 병원과 통합한 결과라고 한다.

2. 독일

독일은 이른바 사회적 시장경제 또는 질서자유주의Ordoliberalismus를 지향하는 체제로 유명하다. 이는 무제한적 시장이 빚어내는 위협과 위험으로부터 경제를 보호해야 한다는 관점으로, 정부가 개입하되 기업이나 근로자 대표 등 관련 주체들과 협의하고 결정한다는 협의(협조)주의 색채가 강하다. 질서자유주의에는 다음과 같은 특성이 있다(안두순, 1998).

첫째, 경제 문제를 시장에 모두 맡기는 것이 아니라 '시장과 정부 간의 공동 작용'을 최적화하는 구상으로 경제질서를 중요시하고, 둘째, 사회 문제를 경제 문제에서 분리시키지 않고 경제질서의 한 부분으로 보기 때문에 정부와 경제계의 사회정책적 역할을 중요시한다. 셋째, 지나친 상업주의 대신에 공공 분야의 중요성을 인식하고, 또 정부와 경제 간의 역할분담을 강조한다. "시장 법칙이 아니라 돈의 독재체제"로 전락하는 대신 직업교육에 공사 간의 많은 노력, 연구개발 투자의 적극 장려 등을 통해서 사회가 비교적 평등하며, 공동체 이익이 개인 이익보다 우선하고, 공동체적 연대의식을 갖는 경제 문화가 지배적인 체제를 갖추는데 많은 관심을 기울인다.

건강과 보건의료에서 프랑스와 비슷한 혼합주의적 특성을 보이는 이유는 이런 사회경제적 배경 때문일 것이다. 혼합주의적 특성은 보건의료 하부 구조에서도 확인할 수 있는데, 체계의 토대이면서 보건의료서비스의 공공성을 좌우하는 요소인 병원의 소유 주체별 분포가 대표적인 지표다.

공공과 민간병원의 비중은 대체로 비슷하다. 2012년 기준으로 2017개 병원 가운데 601개는 공공, 719개는 민간 비영리, 697개는 영리병원이다(Busse and Blümel, 2014: 161). 시설과 인력을 민간부문에 의존하면서도 보건의료의 공공성을 강조하는 경향은 프랑스와 비슷하며, 공공성을 유지하는 수단도 공통점이 많다.

1) 병원에 대한 공공투자

독일 병원의 중요한 특징 가운데 하나는 이른바 '이중재정'체계를 운영하는 것이다. 이는 주정부가 공공재정으로 재정을 투자하고, 의료보험, 민간보험, 본인부담 등을 경상운영비 재원으로 하는 것을 가리킨다(Busse and Blümel, 2014: 140~141). 자본투자 목적으로 지원을 받으려면 주정부의 병원계획에 포함되어야 하며, 여기서는 전문 과목과 각 병원의 전문 과목별 병상 수까지 규제한다. 병원과 병상 수 계획은 주정부, 병원, 의료보험조합의 3자 위원회에서 결정한다.

병원의 시설투자 재원은 공공재정(정부, 조세)이 대부분으로, 2012년 기준으로 대학병원을 비롯해 조세로 자본투자를 하는 병원이 전체의 89%를 차지한다(Busse and Blümel, 2014: 162). 주정부의 병원계획에 포함된 병원이 전체 병원의 80%에 이르며, 병원 소유자 스스로 투자하는 비율은 2.2%에 지나지 않는다.

공공성 측면에서 중요한 의미가 있는 제도적 장치는 병원의 소유 주체와 무관하게(영리병원 포함) 고정 비용을 공공재정으로 충당하고 정부의 보건의료계획과 연계하는 것이다. 자본투자의 주체와 성격은 당연히 보건의료서비스의 목표와 생산 과정에 개입하고, 따라서 공공성 실천과 실현에 결정적인 영향을 미친다. 예를 들어, 이윤을 추구하는 영리병원은 더 많은 수익을 올리려고 상업적 시설이나 장비에 투자하고, 비영리병원도 시장에서 경쟁력을 유지할 목적으로 새로운 시설이나 장비를 확보하려고 한다. 자본투자는 병원의 행동을 결정하는 가장 중요한 요소로, 독일 사례는 자본투자를 공공화함으로써 병원, 병상, 전문 과목 등을 좀 더 합리적으로 규제하려는 것이다. 개인에게 내재한 수익과 이윤 동기를 규제하고 서비스 공급과 공급자 행동, 효율성을 적정화하려는 시도라 할 만하다.

2) 의료보험의 시장화

독일은 사회보험 방식으로 건강보장 재원을 조달한 첫 번째 국가로, 사회보험을 빼고 보건의료체계를 설명하기는 어렵다. 독일의 사회보험은 공공재정을 기초로 해 공적 성격이 강하지만, 사회적 시장경제라는 기조를 반영하여 시장 친화적이기도 하다. 독일 사회경제체제와 건강보장의 정합성은 긴 시간에 걸쳐 형성된 것으로, 최근 시도하는 의료보험 개혁에도 직간접으로 영향을 미친다.

보건의료에서 질서자유주의의 특성이 나타나는 대표적 영역이 사회보험의 재원조달과 거버넌스이다. 의료보험은 큰 틀에서 사회보험에 부합하는 공공성을 유지하지만, 끊임없이 시장기전을 강화하는 방향으로 변화하는 것으로 보인다. 이런 지향은 보험자(의료보험조합, 질병금고) 사이에 경쟁을 도입하고 강화하는 데서 잘 드러난다.

독일은 오랜 기간 여러 의료보험조합으로 나누어진 이른바 분립식 의료보험을 운영했다. 과거에는 지역과 조건에 따라 가입해야 할 보험조합이 정해졌으나, 1993년 「보건의료구조법」을 제정하고 조합을 자유롭게 선택할 수 있게 바꾸었다(Busse and Blümel, 2014: 122). 사회보험의 일부 원리는 그대로 유지했는데, 가입할 때 보험자가 가입자를 고를 수 없게 하고 보험료는 개인의 위험이 아니라 집단별 위험에 기초한 보험료 산정community rating 방법을 강제했다.

가입자가 조합을 선택할 수 있게 됨으로써 조합 사이에 경쟁이 강화되었고, 조합 간에 보험료율의 차이가 줄었음에도 조합 간 이동은 큰 폭으로 늘어났다. 1995년에 6.5%였던 이동률은 1999년 10.1%로 높아졌고 2004년까지 비슷하게 유지되었다(Becker and Uebelmesser, 2010). 경쟁과 합병에 따라 1993년 1221개에 이르던 조합 수는 2015년 124개로 급감했으나, 3대 보합조합의 시장점유율은 같은 추세로 높아지지 않았다(28.8%에서 34.5%로 증가)(Busse et al., 2017).

선택과 경쟁을 강화한 효과가 어떻게 나타났는지 정확하게 평가하기는 쉽지 않다. 경쟁이 심해져 조합 수가 줄고 보험료가 많이 증가하지 않았다는 것만으로는 공적 가치를 평가하기에 부족하다. 가입자가 조합을 선택할 수 있게 한 정책이 공공성을 증진하는지 또는 이를 통해 효용(예: 이용자 만족도)이 더 커졌는지를 평가해야 하나, 적절한 방법과 기술이 뒷받침되지 않으면 큰 의미가 없다. 의료보험처럼 복잡한 개방 시스템에서는 한 가지 제도나 정책만으로 변화를 설명할 수 없고, 비용과 같이 비교적 명확한 지표로도 정확하게 판단하고 결론을 내리기 어렵다.

비용과 효율성, 나아가 공공성 측면에서 경쟁 격화가 부정적 효과를 초래한다는 사실이 더 중요하다. 경쟁이 심화하면서 거래비용이 같이 늘어난 것이 대표적인 부작용이다. 한 연구에 따르면 1990년에서 2003년 사이에 5개 주요 보험조합이 모두 5만 4천 회 이상 광고를 했고, 2억 2천만 유로 이상의 광고비를 썼다(Becker and Uebelmesser, 2010). 가입자가 빈번하게 조합을 옮기는 것 또한 상당한 행정과 관리비용을 발생시켰을 것이다.

의료보험과 조합의 시장화가 공공성 측면에서 특히 거시 차원에서 긍정적인 효과를 발휘한다는 근거는 부족하다. 민영화나 탈규제와 같은 이념은 효율성과 비용, 질 향상 등의 실용성보다는 특정한 이념(이 경우는 신자유주의와 시장화)에 근거한 체제 변화를 목표로 한다고 봐야 한다.

3) 민주적 의사결정 구조

앞서 지적한 대로 독일은 사회적 합의주의(코포라티즘)와 '협조행동'의 전통이 강한 국가다. 이는 보건의료에서도 마찬가지로, 예를 들어 독일에서 시작된 의료보험은 이해 당사자 간의 합의와 자치에 기초해서 출발했다(굳이 표현하면 '공적 민간'의 성격이 강하다). 정부는 규칙을 정하고 결정 사항을 실행하는 역할을 하는 것이 보통이다.

독일은 협조행동의 하나로 보건의료 영역에서 국가합의회의national forum라는 코포라티즘적 기구를 조직하여 운영했다(Glaser, 1993; Hoffmeyer and McCarthy, 1994: 469~471). 예를 들어, 1990년대 독일은 급증하는 의료보험 재정지출을 통제하느라 여러 수단을 고민했는데, 이 또한 합의회의를 통해 논의와 타협을 시도했다.[1] 한 예로, 1994년 합의회의는 각계를 대표하는 90명으로 구성되었는데, 구체적인 구성원은 다음과 같다.

질병금고	
1. 지역질병금고연합회	2. 직장질병금고연합회
3. 수공업자질병금고연합회	4. 농업질병금고연합회
5. 광부질병금고	6. 선원질병금고
7. 사무직질병금고연합회	8. 생산직질병금고연합회
9. 민간보험회사연합회	

의사와 치과의사	
10. 연방의사협회	11. 연방치과의사협회
12. 연방의학회의소 Federal Medical Chamber	13. 연방치과의학회의소 Federal Dental Chamber

병원
14. 독일병원협회

제약 부문	
15. 연방약사협회	16. 연방제약산업협회

노동조합과 피고용자 조직	
17. 독일노동조합협회	18. 독일사무직노동조합
19. 독일공무원협회	20. 연방피고용자협회

정부	
21. 연방지방자치단체협회	22. 각 주 노동사회부
23. 연방 노동사회부	24. 연방 경제부
25. 연방 보건부	

회의에서 결정하는 사항에 법적 구속력이 있는 것은 아니지만, 여기서 부문별 재정지출 증가율을 합의하며, 이를 기초로 보험료율을 정한다. 별도의 전문가 위원회가 이 합의기구의 의사결정을 지원하는데, 이들은 주로 보건과 경제 분야를 전공한 학자들로 보건부 장관이 임명한다.

이와 같은 의사결정 구조와 방식은 참여와 민주적 제도 운영이라는 측면에서

---

1   코포라티즘의 전통이 있는 국가에서는 비슷한 시도가 많다. 예를 들어, 독일과 인접하고 정치적·사회적·문화적 전통이 비슷한 오스트리아도 국가 차원의 사회적 협조체제 social partnership 틀 안에 사회보험의 합의 거버넌스가 존재한다(Greer and Falkenbach, 2017). 연방노조, 노동회의소, 상공회의소, 농업회의소 등 사회적 '파트너'들이 자발적으로 사회적 동반협력제도Partnerschaft 를 운영하고 정부와 함께 물가, 임금, 사회보장 등을 합의한다. 보건의료, 사회보장, 건강보장도 규범과 문화 측면에서 사회적 협조체계의 영향 아래 있는데, 사회보험을 운영하는 보험자(다수), 근로자, 자영자 대표가 자율적으로 관리기구를 구성하고 운영한다.

긍정적으로 평가할 수 있으나, 이것만으로 공공성이라는 가치에 부합한다고 평가하기는 이르다. 보건의료의 속성 때문에 코포라티즘적 합의가 흔히 불평등한 권력관계를 반영한다는 것과 함께, 흩어지고 분권화한 의사결정 구조가 분절화로 이어진다는 비판도 강하다. 분권화하고 분절화하면서 전체 보건의료체계는 매우 복잡해지며 그만큼 투명성도 떨어진다(Noack, 2011: 270).

4) 공중보건

사회위생의 전통이 강한 유럽에서 공중보건이 '의료화'하는 현상이 나타나는 것은 역설적이다. 독일에서는 예방과 건강증진에 해당하는 보건의료서비스가 의료보험에 의존하는 정도가 크다. 집단을 대상으로 하는 공중보건이 개인 서비스가 되고, 따라서 의료화 또는 의료보험화하는 현상이 나타난다.

독일 전역에 350개 이상의 공중보건 담당 조직이 있으나, 1970년대 이후 개인을 대상으로 하는 공중보건서비스의 상당수는 의료보험과 일차진료의사에게 넘어갔다(Busse and Blümel, 2014: 180). 1970년대 이전부터 의료보험에 포함되어 있던 산전진찰은 말할 것도 없고, 암 조기검진, 어린이 정기검진, 어린이 치과검진, 일반 건강검진 등이 모두 의료보험 급여에 포함되었다. 1989년에는 모든 의료보험조합이 일차예방과 건강증진을 급여에 포함하도록 의무화했다(1996년에 빠졌다가 2000년 다시 도입되었다). 개인을 대상으로 한 예방 서비스는 이용과 제공, 재정 측면에서 치료 서비스와 차이가 없다. 결과적으로 공중보건의 기능은 약해지고 병원 치료를 포함하는 '공공의료'가 공중보건의 역할을 대신하는 상황이다.

이 때문에 보건의료서비스가 유일한 공중보건 전략처럼 받아들여졌고, "규제와 건강증진은 유럽의 다른 나라에 뒤떨어져 있다"(Noack, 2011: 274). 공중보건을 포함한 전체 보건의료의 거버넌스가 취약하고, 인구집단을 대상으로 한 건강증진과 일차의료를 효과적으로 수행하지 못하는 상황이다. 인과관계를 명확하게 제시하지는 않았으나, 노악 Horst Noack 은 공중보건의 취약한 거버넌스가 보건의료체계 전체로 확대되고, 결과적으로 인구집단의 필요에 대한 낮은 인식

수준, 불평등 문제에 대한 낮은 인식도, 모니터링 시스템 부재, 보건의료서비스 공급의 불균형, 예방·건강증진과 치료 서비스 사이의 불균형 등을 초래했다고 비판한다(Noack, 2011: 270~271).

예방·건강증진과 치료, 개인과 인구집단에 대한 서비스, 중앙(연방)정부와 지방정부의 역할분담과 조정 등은 장단점을 일률적으로 말하기 어렵다. 기능을 통합하면 내부적으로 전문화, 효율화, 관료주의 완화 등의 과제가 제기되고, 분권화 수준이 높으면 통합과 조정이 중요한 과제가 된다. 독일의 공중보건은 국가의 책임이 약하고 의료 제공자와 의료보험에 의존하면서 공중보건의 의료화 경향이 강하다. 거버넌스의 과제도 이와 관계가 있는데, 공중보건의 역할과 책임 주체를 명확하게 하고 분절화를 극복하는 것이 중요하다.

3. 노르딕 모델과 보편주의

스웨덴, 핀란드, 노르웨이 등의 스칸디나비아 국가는 덴마크나 아이슬란드 등과 더불어 복지와 보건의료에서 이른바 보편주의universalism를 지향하는 대표 국가로 꼽힌다. 공공성이나 공공보건의료의 내용과 근거를 찾을 때 영국과 더불어 흔히 이들 나라를 준거reference로 삼을 정도이다.

스칸디나비아 국가의 보건의료정책과 프로그램, 그리고 체계와 이념은 공통점이 많을 뿐 아니라 다른 나라와 뚜렷하게 구분되는 특징을 나타낸다. 이런 공통성과 특징 때문에 사회경제체제 전반을 흔히 노르딕 모델이나 스칸디나비아 모델, 또는 사회민주주의(사민주의) 모델이라고 부른다. 국제적으로는 덴마크와 아이슬란드를 포함해서 '노르딕 모델'이라는 말이 더 널리 사용되므로 여기서도 이를 따르기로 한다.

건강과 보건의료에서 노르딕 모델에 속하는 국가들이 다른 어느 나라보다 공공성 수준이 높은 것은 분명하다. 보건의료 재정, 자원, 서비스 공급, 거버넌스 등 모든 영역이 비슷한데, 예를 들어 보건의료비 지출의 공공부문 비중은 대부분 노르딕 국가가 세계적으로 가장 높은 수준에 있다.

1) 노르딕 모델과 보편복지의 후퇴

이 글은 노르딕 모델을 종합적으로 설명하려는 것이 아니므로, 전체 내용과 논점을 다룰 필요는 없을 것이다. 여기서는 건강과 보건의료의 공공성과 직접 관련이 있는 사항에 한정해서 체제의 특성을 설명하고자 한다. 많은 사람이 동의하는 노르딕 모델의 특징은 몇 가지로 수렴된다. 앤더슨Torben M. Andersen 등은 각 나라 사이에 무시할 수 없는 차이가 있지만 비슷한 점이 다수 존재한다고 하고 이를 다음과 같이 요약했다(Andersen et al., 2007: 13~14).

- 조세를 기반으로 하는 높은 수준의 포괄적인 가계 이전과 사회서비스
- 인적 자본에 대한 공공과 민간의 높은 투자: 연구개발비, 보육, 교육 등
- 강력한 노동조합과 사용자 조직, 임금조정 메커니즘, 높은 수준의 실업보상, 적극적 노동시장 정책 등으로 이루어진 노동시장과 제도

알레스탈로Matti Alestalo 등은 노르딕 복지국가의 특성은 국가 주도와 보편주의이며, 그 결과 형평성이 중요한 특징으로 나타난다고 주장했다(Alestalo, Hort and Kuhnle, 2009). 과정 측면에서는 복지레짐이 형성되기까지 민주적 거버넌스가 중요한 요소로 작용했으며, 결과적으로 광범위한 사회적 위험에 대한 보편주의적 보호, 저소득층을 적극적으로 보호하는 기초생계와 임금보장의 조화, 무상 또는 보조금으로 운영되는 다양한 공적 사회서비스 등을 특징으로 한다(후버·스테픈스, 2002).

노르딕 복지국가가 어떻게 형성되었고, 세계화가 진전되면서 어떤 도전에 직면해 있는지는 여기서 논의하지 않는다. 중요한 주제지만, 건강과 보건의료 관점에서는 복지국가가 '주어진' 것이라고 전제한다. 노르딕 국가의 보편주의는 건강과 보건의료의 공공성이 더 큰 범위 또는 상위 수준, 레짐 차원으로 실현된 것으로 보기 때문이다. 이들 나라의 정치와 사회경제체제, 복지레짐의 틀 안에서, 특히 보편주의와 형평의 공통 원리 속에서 건강과 보건의료의 기본 특성이 결정되었다(Magnussen et al., 2009: 4).

상위 또는 보편적 틀이 결정적으로 중요하지만, 그것 한 가지로만 공공성과 그 특성을 규정할 수 없다. 중요한 이유는 건강과 보건의료를 넘어 건강레짐이나 공공레짐까지 확장해도 이들의 특성이 사회경제체제나 복지레짐의 성격에 따라 일방적·단선적으로 결정되지 않기 때문이다. 보건의료 내부의 발전 경로와 역사적 경험 또한 중요한 역할을 한다. 예를 들어, 스웨덴과 노르웨이, 핀란드 등에서는 18세기부터 국가가 의사를 고용하여 농민과 빈곤층에게 의료를 제공했다(Saltman and Dubois, 2004: 22). 스웨덴은 19세기에 전문가협회였던 의사협회를 국가보건위원회로 바꾸고, 1862년에는 광역정부에 병원을 관리할 책임을 맡겼다(순딘·빌네르, 2012: 108~109). 의사들은 민간진료만으로 생계를 유지할 수 없어 국가나 대도시 행정기관에 취직해서 일했다. 이런 역사적 경험과 전통은 국가가 기본 의료를 제공하는 책임 주체가 되는 데 영향을 미쳤을 것이다.

노르딕 모델의 특징인 보편주의는 단순하게는 대상인구를 기준으로, 즉 시민권자나 거주자 모두를 포괄하는 의미로 이해하지만, 그 밖에도 급여와 서비스에 대한 권리, 조세 방식의 재원조달, 전국적 통일성, 강제 적용을 뒷받침하는 입법, 동일한 접근성, 적절한 급여 수준 등의 요소를 포함한다(Andersen, 2012). 이처럼 보편주의를 폭넓게 이해하면, 건강이나 보건의료는 말할 것도 없고 그와 관련된 사회적 결정요인(소득이나 고용 등)도 모두 높은 공공성을 지향할 수밖에 없다. 앞서 검토한 것과 마찬가지로, 권리보장, 조세 방식의 재원, 동일하게 높은 접근성, 충분한 급여 등이 바로 공공성을 구성하는 핵심 요소들이다.

역사적으로 형성되어 전통이 된 노르딕 국가의 보건의료와 건강체제도 1990년대 이후 변화와 개혁의 흐름을 피하지 못했다. 경제, 사회, 문화환경이 변화함에 따라 노르딕 국가 역시 변화를 모색했고 현재도 진행 중이다. 일부 국가의 개혁 시도는 신자유주의적이라 할 만큼 보편주의의 전통을 벗어났다(Magnussen et al., 2009: 4). 대표적 시도 한 가지가 그동안 큰 관심이 없었던 환자의 역할을 강조하는 한편 재정효율성을 높이고자 한 것이다. 상대적으로 소극적 역할에 머물러 있던 환자가 좀 더 적극적으로 의사결정에 참여하고 권력을 행사하자는 것으로, 주로 환자의 선택을 확대하는 데 중점을 두었다.

스웨덴에서는 처음에 보건센터와 공공병원에 내부 시장을 도입했고, 이어서 공공재정으로 보상하는 영리 부문의 비중을 확대했으며, 마지막으로 필수 의료에 대한 민간재정의 역할을 키웠다(Dahlgren, 2014). 재정의 효율성을 개선한다는 명분으로 환자 본인부담을 꾸준히 늘렸고, 건강의 사회적 결정요인들은 '재상품화'되었다(Farrants and Bambra, 2018). 노르웨이도 다른 나라보다 속도는 느리지만 신공공관리론을 받아들이고 시장기전을 활용하는 개혁을 시도했다. 지방정부가 장기요양서비스를 비롯한 보건의료를 민간에 위탁한 것이 대표적 예이다(van Riemsdijk, 2010).

공공성 관점에서 시장적 개혁의 결과는 대체로 부정적 평가가 많다. 효율성이 개선된 증거가 없고, 불평등은 심해지고 자원 낭비가 늘었으며, 질을 개선하지도 못했다. 특히 영리와 상업적 이해관계가 긴밀해짐에 따라 민주주의 제도와 그 힘이 훼손되었다는 평가를 주목할 필요가 있다.

부스트룀Bo Burström은 스웨덴 보건의료체계가 선택의 원리를 내세우면서 의사결정을 둘러싼 권력관계가 변화했음을 강조했다(Burström, 2015). 필요에 기초했던 자원배분 방식은 소비자 선택에 따른 방식으로 바뀌고, 상대적으로 부유한 지역 환자들이 더 많은 혜택을 보게 되었다. 자원배분의 결과보다 더 중요한 변화는 집합적으로 작동하는 정치적 대표성이 위축되고 개인의 (경제적) 권력이 의사결정의 핵심 요소가 된 것이다. 개인이 책임 주체가 됨에 따라 누구도 보건의료 이용의 불평등과 질 문제 등을 책임지지 않는 책무성의 부재 상태가 초래되었다. 이와 대조적으로 민영화한 일차의료에서 질이 나아졌다는 증거는 찾기 어렵다.

시장기전을 강조하고 신자유주의적 경향을 강화했지만, 노르딕 국가의 개혁은 체계적이고 일관된다고 하기 어렵다. 예를 들어 노르웨이의 보건정책은 2003년까지 구조보다 개인을 강조했으나, 2005년 좌파 연립정부가 집권한 후 다시 구조와 사회적 요인을 강조하는 쪽으로 이동했다(Fosse, 2009). 노르딕 모델의 특징인 보편주의와 구조적 접근이 부활한 것이라 할 수 있다. 2008년 금융위기 후 아이슬란드는 국제금융기관의 권고와는 반대로 노르딕 모델에 가까운 대응으로 좀 더 일찍 경제를 회복할 수 있었다(Hannibalsson, 2018).

2) 공공성의 확대: 사회적 결정요인

노르딕 국가의 건강과 보건의료는 이에 영향을 미치는 다른 요인들과 긴밀하게 연결되어 있다. 형평과 보편주의가 전체를 관통하는 중요한 원리이자 지향이라는 것은 앞에서 이미 지적했다. 이 원리는 건강과 보건의료에 그치지 않고, 소득과 빈곤, 보육과 교육, 고용과 노동, 노인, 주거, 지역사회 등에 모두 적용된다. 건강 불평등과 사회적 결정요인에 관심을 두는 것은 당연하고 자연스럽다.

노르딕 국가들의 보건체계는 비슷한 점이 많고, 개인과 국가의 역할을 동시에 강조하는 점도 비슷하다. 사회적 요인을 얼마나 중요하게 인식하는지 그리고 인구집단의 건강에 정치가 얼마나 큰 책임을 져야 하는지는 나라마다 차이가 있다. 노르웨이가 사회적 요인의 중요성을 강조하는 것과 비교하여 덴마크는 그 정도가 약하고 스웨덴과 핀란드는 중간 정도에 위치한다(Vallgårda, 2011). 집권 정당에 따라 한 나라 안에서도 변동이 있다. 스웨덴은 보수당 정부가 집권하면서 좀 더 자유주의적인 기조로 바뀌었으나, 노르웨이는 집권당의 변화에 크게 영향을 받지 않고 정책 기조가 비교적 안정적이다.

노르딕 모형의 중요한 특성 한 가지는 통합적 접근을 강조하는 점이다. 인구집단에 초점을 둔다고 하면서도 취약계층에 집중한다는 비판이 있지만(Povlsen et al., 2014), 통합적 관점에서 건강 불평등과 사회적 결정요인을 해결한다는 지향은 비슷하다. 노르웨이는 2012년부터 시행된 「공중보건법」에서 불평등과 사회적 결정요인을 해결하겠다는 목표를 명확하게 정하고 근원적 개입과 현실적 개입을 모두 포함했다. 법 7조에서 지방자치단체가 책임져야 할 공중보건의 수단을 다음과 같이 규정했다(Ministry of Health and Care Services, 2011).

지방자치단체는 공중보건의 도전을 해결하는 데 필요한 조치를 시행하여야 한다. 예를 들어 이 조치에는 어린이의 환경과 생활조건과 관련된 다음과 같은 수단을 포함할 수 있다. 주거, 교육, 고용과 소득, 물리적·사회적 환경, 신체활동, 영양, 손상과 사고, 담배 사용, 알코올과 기타 정신활성 물질의 사용.

취약계층이나 일부 집단이 아니라 인구집단 전체의 불평등 분포를 교정하는 목표를 수립했다는 점이 특기할 만하다. 유의할 것은 빈곤층의 생활조건을 개선하는 정책과 인구집단 전체에서 나타나는 불평등social gradient을 완화하는 정책이 다를 수 있다는 점이다. 후자는 일부 계층에만 초점을 맞추는 방법보다는 조세와 노동시장 정책 등을 통해 집단 간의 재분배를 목표로 해야 한다. 전체 사회경제체계와 더 긴밀한 관계에 있고, 따라서 더 논쟁적이다. 다른 노르딕 국가들도 노르웨이와 비슷한 목표를 추구하는 중이어서 불평등과 사회적 결정요인에 초점을 맞춘 통합적 보건정책은 더 확대·강화될 가능성이 크다(Povlsen et al., 2014).

3) 신자유주의 개혁과 공공성

1990년대 초반 이후 노르딕 국가들이 신자유주의적 또는 시장적 개혁을 시도한 것은 앞서 언급한 것과 같다. 노르딕 모델은 보편주의와 형평에 기초한, 가장 공공성이 높은 사회경제체제로 꼽혔고 특히 사회정책과 복지체계를 기준으로 다른 나라와 뚜렷하게 구분되는 사회적 체제(레짐)를 구축했다. 이런 노르딕 국가들이 신자유주의와 신공공관리론의 영향을 받게 된 것은 미국과 영국의 신자유주의 개혁이 세계적으로 영향을 미치고, 세계화가 진전됨에 따라 일국 차원의 복지국가가 불가능해졌기 때문이다.

노르딕 국가들에서 개혁은 주로 비용 급등과 환자 진료에서 나타나는 병원의 비효율성에 초점을 맞추었고, 자연히 준시장적 기전을 도입하는 대안이 유행했다. 최대 대기시간 보장, 환자의 병원 선택권, 활동기준예산activity-based funding: ABF 등을 도입했고, 신공공관리론의 영향을 받아 효율성과 효과성을 올리려는 다양한 시도가 나타났다(Martinussen and Magnussen, 2009: 21).

개혁을 대표하는 사례는 스웨덴의 구매자-제공자 분리purchaser-provider split이다. 이는 영국의 내부시장 모델과 비슷한 것으로, 1990년대 초반 병원을 대상으로 정치적 차원의 자원배분(구매)과 병원과 전문가가 담당하는 서비스 공급(제공)을 분리했다. 이런 시스템에서는 주민의 필요(니즈)에 따라 목표를 정해 자원을 배분하고, 병원과 전문가에 대해서는 목표달성 여부에 따라 재정배분과 보상이 달라진다. 이런 기전을 통해 병원 사이에 환자의 접근성과 질 경쟁이 일어나고, 따라서 효율성도 개선된다는 것이 개혁 목표이자 기대였다. 1994년까지 스웨덴의 26개 카운티 가운데에 절반 이상이 이런 종류의 개혁을 시도했다(Martinussen and Magnussen, 2009: 24).

민간부문의 역할이 커진 것도 비슷하게 나타나는 현상이다. 민간보험이 확대되었고, 공공재정으로 서비스를 제공하는 영리형 제공자도 증가했다. 스웨덴에서는 1998년 민영화된 병원이 생겼고, 2007년부터 2012년 사이에 영리 제공자로부터 서비스를 구매하는 카운티가 56% 늘어났으며, 조세로 운영되는 보건센터의 23%가 민영화되었다(Dahlgren, 2014). 노르웨이에서는 2002년 병원을 의료기업health enterprise으로 만들어 보건 당국에서 떼어내고, 다른 의료기업이나 민간 제공자로부터 서비스를 구매할 수 있도록 했다(Martinussen and Magnussen, 2009: 25). 위탁, 외주, 구매 등을 통해 경쟁이 일어나도록 유도한 것이다.[2]

신자유주의 개혁의 효과를 총체적으로 평가하기 어려운 것은 다른 나라와 마찬가지나, 앞서 인용한 달그렌 등의 연구처럼 부정적 평가가 적지 않다. 한마디로 효율성, 형평, 서비스의 질, 거버넌스 등의 측면에서 긍정적인 효과를 보이지 못했다는 것이다. 스웨덴에서 대표적인 개혁 조치로 꼽히는 구매자-제공자 분리만 해도 정책목표를 달성하지 못했다는 평가가 많다. 경쟁과 효율성 향상이라는 목표를 실현하기 어려운 데다, 형평성에는 오히려 부정적 효과를 미칠 가능성이 크다(Martinussen and Magnussen, 2009: 24).

4. 종합: 유럽에서 건강과 보건의료의 공공성

이미 지적한 것처럼, 유럽이라는 하나의 범주로 여러 국가를 동일한 정치체

2　노르웨이의 병원개혁은 사민당 정권에서 추진되었고 신자유주의적 개혁이라기보다는 민영화와 시장화에 대항하는 시도였다는 주장도 있다(Byrkjeflo, 2005).

나 사회경제 단위로 묶는 것은 불가능하다. 노르딕 국가라는 비교적 동질적인 국가군 안에서도 다양한 차이가 나타나고, 각 국민국가 사이에는 수렴되기 어려운 다양성이 존재한다. 이 글에서 다루지는 못했지만, 동유럽과 지중해 연안의 라틴 유럽까지 포함하면 범위는 훨씬 더 넓어진다.

다른 한편으로는 지리적 근접성, 역사적 경험, 문화적 유사성 등이 유럽의 공통성을 만드는 것 또한 부인하기 어렵다. 체계, 제도, 정책 도입을 확산으로 설명할 수 있다면, 유럽은 다른 어느 국가들보다 확산에 유리한 조건을 고루 갖추었다. 1993년 유럽연합이 창립된 것은 이러한 유럽 국가들의 상호관련성을 가장 극적으로 드러낸 정치적 사건이라고 봐도 좋을 것이다.

건강과 보건의료의 공공성 측면에서 가장 두드러지는 유럽적 특성은 국가가 상대적으로 큰 책임을 진다는 점이다. 이는 역사적으로 사회보험이 유럽에서 시작되어 다른 곳으로 퍼졌다는 것과도 관련이 있으며, 노동계급의 조직화 정도가 높고 계급정당이 이들의 이해관계를 대변했다는 역사적 경과도 영향을 미쳤다. 이런 관점에서 유럽은 건강과 보건의료의 공공성이 정치와 사회경제라는 거시환경과 어떤 관계에 있는지를 보여주는 하나의 전형이라 할 만하다. 대조적으로 다른 조건에서 건강과 보건의료체계가 발전한 국가, 예를 들어 미국과 비교하면 차이가 더 두드러진다.

유럽에서 국가의 역할은 시장과 민간부문을 활용할 때도 크게 위축되지 않는다. 프랑스의 공공이익참여 민간병원이나 독일의 병원에 대한 공공재원 투자 등이 대표적 예다. 또한, 1990년대 이후 신자유주의적 개혁이 진행되는 가운데서도 많은 국가는 국가와 공공부문의 책임성을 유지했다. 병원을 민영화한 국가는 거의 없었고 공공재원의 역할이나 비중이 줄어든 국가도 많지 않다. 일부 국가에서 영리추구형의 민간 제공자가 확대되었으나, 이때도 공공재정의 범위를 크게 벗어나지 않는다.

이념적으로는 형평과 보편주의의 지향이 강하다는 것을 지적해야 하겠다. 비단 노르딕 국가에만 한정되는 것이 아니라, 영국의 NHS와 불평등 정책, 사회적 배제를 줄이기 위한 노력 등과 더불어, 독일, 프랑스, 네덜란드 등의 코포라티즘 국가에서도 이런 지향이 강하다. 코포라티즘 국가들의 복지레짐은 탈상품화와 계층화의 측면에서 노르딕 국가에 미치지 못하지만, 코포라티즘 체계가 계급타협의 산물인 한 이들 국가에서도 형평과 보편주의의 지향을 완전히 배제하기는 어렵다.

유럽 국가들의 상대적인 차별성을 인정하면서도, 그 특성이 과거의 것이고 세계화가 진행된 현재는 큰 차이가 없다는 주장도 있다. 이들은 1980년대 이후 유럽 국가들이 공통으로 신자유주의적 세계화 과정에 있고, 이른바 '개혁'의 경향도 비슷한 것을 근거로 제시한다.

신자유주의 개혁이 복지와 사회경제는 물론 전체 사회에 큰 영향을 미쳤기 때문에 건강과 보건의료도 당연히 그 영향권 안에 있다. 특히 보건의료는 많은 나라가 비슷한 조건(공공부문의 높은 비중, 급증하는 의료비, 노령화 등)을 맞아 개혁의 동기나 방법이 비슷하다. 대부분 국가가 어떤 형태로든 신자유주의적 개혁을 추진했고, 민간부문과 시장기전의 역할을 확대하는 방법에 주력했다.

유행처럼 개혁을 시도했지만, 실제로 정책과 제도가 크게 변화했는지 분명하지 않다. 약 20~30년 이상 시간이 지났지만, 건강과 보건의료 개혁의 결과라 할 만한 급진적 변화를 발견하기는 어렵다. 예를 들어, 보건의료에서는 에너지, 통신, 교통 등에서 일어난 것과 같은 수준의 민영화는 거의 없었다. 신자유주의 개혁의 중심에 있었던 영국조차 최근 들어서야 민간부문 제공자의 비중이 늘어나고 부분적인 민영화가 진행되는 정도다.

간접적인 지표이긴 하지만 공공재정의 비중이 변화하는 추세를 보면 개혁의 효과가 없거나 미미한 것을 추정할 수 있다. 2014년 OECD 건강 데이터의 통계에 근거할 때, 2000년에서 최근까지 전체 보건의료 지출 중 공공재정이 차지하는 비중은 많은 나라에서 오히려 늘어났다. 시장주의적 개혁의 대표처럼 취급되는 네덜란드는 2000년 63.1%에서 2011년 79.5%로 공공재정의 비중이 큰 폭으로 증가했다. 노르딕 국가들은 스웨덴이 약간 줄어든 것을 제외하면 모두 비중이 증가했고, 프랑스와 독일은 줄어드는 추세이기는 하나 그 폭은 그리 크지 않다. 2018년 보건통계에서도 비슷한 경향을 확인할 수 있는데, 프랑스, 독일, 스웨덴 등 대부분 나라가 2010년대 이후 공공부문 지출의 비중이 증가하는 추세다.

한동안 신자유주의 개혁의 목소리가 득세했지만, 건강과 보건의료, 그리고 건강레짐의 공공성에 근본적 변화가 일어난 것 같지는 않다. 지금까지 시장주의적 개혁은 급진적이거나 전면적 수준에 이르지 못했고, 건강과 보건의료체계는 아직 상대적으로 높은 공공성을 유지한다. 2008년 금융위기 후에는 신자유주의적 세계화를 경계하는 분위기가 더 고조된 것도 중요한 고려사항이다.

문제는 미래의 사회경제적 환경 변화로, 세계적으로 경제성장이 정체하고 고령화가 진행되는 등 여러 나라가 신자유주의 개혁을 추진할 동기는 충분하다. 국가권력은 통치성 관점에서 자신의 책임을 최소한으로 줄이고 모든 영역에서 이를 개인화할 가능성이 크다. 최근 영국 NHS가 민영화를 시도하고 많은 나라에서 극우파 정당이 세력을 키우는 데서 보듯이, 공공보건의료체계의 훼손과 공공성 후퇴는 언제라도 새로 나타나거나 강화될 수 있는 것이 현재의 객관적 조건이다.

제26장
개발도상국(저소득국가)의 건강과 공공보건의료

건강과 보건의료에서, 또한 공공성에 관한 문제에서 개발도상국이 당면한 상황과 과제는 고소득국가와 다르다.[1] 많은 나라에서 국가체계를 채 갖추기 전에 '자연발생적'으로 시장이 만들어지고 이에 맞는 체계가 구축되는 현상이 두드러진다. 전문직의 면허제도를 정비하기 전에 여러 경로로 의료 제공자가 진입하고 시장을 통해 의료이용체계와 제공체계가 무정부적으로 구축된다. 예를 들어, 일부 국가에서는 자격을 갖추지 못한 사람이 초음파기를 사서 공공병원 앞에서 산전진찰 영업을 하는 것을 쉽게 볼 수 있다. 인력과 시설 등 자원이 공적체계를 갖출 만큼 충분치 않아서 생기는 현상으로, 이렇게 되면 공공보건의료체계나 공공성을 논의하기 전에 체계와 레짐의 특성은 시장형을 강요당하는 것이나 마찬가지다.

---

1   '개발도상국'이라는 용어는 많은 비판을 받는다. 서구의 고소득 자본주의 국가를 '개발'이나 '발전'의 모범으로 삼고, 개발도상국은 그 길을 따라가는(또는 따라야 하는) 국가를 뜻한다는 것이 핵심이다. 개발을 정상과 규범으로 보면, 개발도상국은 이미 그 길을 간 '선진국'과 비교하여 당연히 '후진국'이 된다. 고소득, 중소득, 저소득 식으로 구분하는 이유 가운데 하나다. 문제는 고소득-중소득-저소득으로 나누는 기준이 모호하다는 점으로, 현재 100개 이상의 국가가 중소득 국가로 분류되는 것이 이런 사정을 대변한다. 이 글에서는 편의상 개발도상국과 저소득국가 사이에 큰 차이가 없는 것으로 보고 혼용한다.

이런 상황에서도 공공성의 가치나 과제가 줄어드는 것은 아니다. 공공보건의료나 공공성이 지향하는 가치(예: 비용과 접근성, 질, 형평, 또는 참여나 민주성 등)는 한 나라의 소득 수준과 무관하게 보편적으로 적용될 수 있다. 사회경제 상황과 문화, 역사적 경험에 따라 구체적 내용은 다르지만, 개발도상국에서도 건강과 보건의료의 공공성이 중요한 가치인 것은 자명하다.

저소득국가의 공공보건의료와 공공성을 주목하는 또 한 가지 이유는 특히 공공과 민간의 관계를 둘러싸고 다양한 실험이 벌어지고 이로부터 여러 교훈을 얻을 수 있다는 점이다. 자원이 부족하고 공공부문이 충분히 역할을 할 수 없는 상황에서 부족한 부분을 민간에 의존하는 것은 어느 정도 불가피하다고 할 수 있으나, 개발도상국의 현실은 이런 수준을 넘어 시장과 민간 중심의 접근(예: '공공민간협력' 방식)이 더 바람직한 것 같은 인상(또는 착각)을 불러일으킬 정도다. 공적 가치의 원리를 현실에 적용할 수 없는 상황에서, 그 현실이 오히려 원리를 변경하려 하는 것이나 마찬가지다. 이 상황은 보편적 차원에서(반드시 저소득국가에 한정되지 않는) 공공보건의료와 공공성의 원리와 내용을 검토할 기회이기도 하다.

1. 공공부문의 현실

개발도상국의 건강과 보건의료는 구조와 토대부터 취약하다. 누구나 짐작할수 있듯이 물적 토대가 허약하고 자원이 부족한 것이 핵심 이유다. 대부분 개발도상국에서 공식적으로는 공공부문의 역할이 중요한데, 많은 보건의료시설이 공적 소유이고 공공부문에 속한 자원의 비중도 높다. 경제와 시장이 체제 수준에 이르지 못한 국가에서는 국가와 정부 등 공공을 제외하고는 유의미한 다른주체를 찾기 어렵다. 말라위, 모잠비크, 파푸아뉴기니, 솔로몬, 탄자니아 등은 공공재정의 비중이 전체 보건의료비의 80%를 넘는다(Elovainio and Evans, 2013: 14).

수치나 통계상 공공의 비중이 큰 것만으로 공공성이 높다고 하기는 이르다. 자원이 절대적으로 부족하면 공공보건의료체계의 기능은 한계가 많고, 공적 소유나 공공성을 따지는 것이 큰 의미가 없다. 공공재정이 부족해 기관별로 재정을 조달해야 하거나(환자부담금 등) 의료인력에 인건비를 지급하지 못하고 개인 환자 진료를 허용하면 공적 소유는 형식에 지나지 않는다.

공공성을 공공-민간의 이분법으로 보면, 개발도상국 상황에서는 공공성 논의가 필요하지 않거나 무의미하다는 결론으로 흐르기 쉽다. 공공과 민간을 가릴 것 없이 자원 확충이 최선이라는 논리가 이에 해당하는 것으로, 이들은 국가가 농촌까지 초음파기를 보급할 여력이 없는데 민간업자가 진출해 역할을 대신하는 것이 왜 공적 가치가 아니냐고 반문한다. 민간보험의 진출과 시장 확대 또한 공적 가치를 실현하는 것으로 봐야 한다는 일부 주장도 비슷하다.

문제는 건강과 보건의료의 공공성을 소유 주체 측면에서 공공-민간이라는 한 가지 축으로 모두 설명할 수 없다는 점이다. 자원을 확충하고 배분하는 과정과 그 구조 안에 이미 공공성이라는 가치가 내재한다는 점이 더 중요하다. 민간보험에 가입하고 그 보호를 받는 사람의 수나 비율도 중요하지만, 어떤 사람들이 포함되고 누가 배제되는지도 무시할 수 없는 가치다. 고소득층을 중심으로 전체 인구의 20%가 민간보험에 가입한 경우와 공공재원으로 저소득 빈곤층 10%를 보호하는 것을 비교하면, 공공성이라는 가치가 하나의 잣대로 쓰일 수 있다는 것은 분명하다.

개발도상국의 건강과 보건의료, 그리고 그 체계와 체제는 요약할 수 없을 정도로 많은 문제에 직면해 있다. 우리가 논의하는 공공성과 공공보건의료는 모든 영역과 측면에서 이 문제들과 만난다. 재정이 부족하거나 인력이 충분치 않은 것이 공공성과 무관할 수 없다. 개발도상국의 건강과 보건의료 전체를 대상으로 해야 공공성과 공공보건의료를 제대로 논의할 수 있을 것이나, 포괄적이고 종합적인 분석은 비현실적 목표다. 이 글에서는 개발도상국의 공공부문이 당면한 상황을 몇 가지 영역으로 나누어 간단하게 살펴보고자 한다.

1) 재정과 경제

많은 개발도상국이 절대적이고 만성적인 재정 부족 상태에 있는 것은 새삼스러운 조건이 아니다. 건강과 보건의료에 투입할 수 있는 자원은 전반적인 사회경제 수준과 소득에 따라 달라지며, 소득 수준(1인당 국내총생산)과 보건의료비 지출(1인당 보건의료비)이 비례한다.

이런 전제를 받아들이더라도 공공부문의 역할은 나라마다 편차가 크다. 세계보건기구의 국제보건의료비 데이터베이스Global Health Expenditure Database 자료에 따르면, 전체 보건의료비 지출 중 공공재정(정부+사회보험)의 비중은 나라별로 큰 차이를 보인다.[2] 이른바 최저개발도상국least developed country에 속하는 46개 나라 안에서도 2016년 기준 비중의 범위는 97%(키리바시)에서 9%(아프가니스탄)까지 벌어진다. 최고와 최저는 예외일 수 있다 하더라도, 부탄(78%), 탄자니아(61%), 방글라데시(18%), 우간다(16%) 등의 분포를 볼 때 공공부문의 역할은 반드시 경제수준에 비례하지 않는다.

공공부문의 역할 또는 공공성의 수준을 나타내는 또 다른 양적 지표가 정부지출 가운데 보건의료 지출의 비중이다. 이는 각 나라가 정부재정의 크기와 무관하게 건강과 보건의료에 어느 정도 우선순위를 부여하는지 나타낸다. 최빈국 46개국을 대상으로 한 조사에서는 2016년 기준으로 5개 국가만 10% 이상의 재정을 보건에 쓰고, 16개 나라는 5%에 미치지 못하는 수준이었다. 비중은 최하 2%(아프가니스탄)에서 최고 18%(마다가스카르) 범위에 있고, 각 나라의 소득 수준과는 큰 관계가 없다.

개발도상국 정부는 보건의료 지출의 많은 과제를 해결해야 한다. 절대적 재정 부족과 더불어 재정과 불가분의 관계에 있는 보건의료체계 정비, 부패, 효과적이고 효율적인 서비스 등의 여러 과제도 중요하다. 이런 조건에서 정부가 보건의료 지출을 늘리거나 적정화하는 것은 간단한 과제가 아니지만, 정책의 거시적 공공성이 보건재정의 공공성을 결정하는 핵심 중 하나라는 사실도 무시할 수 없다. 예를 들어, 1980년부터 2002년까지 아프리카 국가들의 군사비를 분석한 연구에서는 중앙정부가 지출하는 군사비의 비중이 상당히 크다(Omitoogun,

---

2   https://apps.who.int/nha/database, 2019년 4월 2일 산출.

2003: 129~138). 카메룬(6~11%), 에티오피아(8~40%), 가나(2.5~7.5%), 케냐(4~11.5%), 나이지리아(3~11%), 우간다(9~25%) 등이 이런 나라에 해당하는데, 이 중에는 공공재정의 비중이 가장 하위에 속하는 나라도 있다. 절대적 자원 부족에 시달리는 저소득국가들이 많은 군사비를 지출하는 것은 다른 측면에서 이들 나라의 공공성 수준을 드러내는 것이다.

외국이 원조하는 보건재정에도 관심을 기울일 필요가 있는데, 저소득국가의 재정에서 원조가 차지하는 비중은 매우 크다. 유럽연합의 분석에 따르면, 2011년 기준으로 11개 최빈개발도상국의 중앙정부 예산 가운데 71%가 외국 원조였다(Griffiths et al., 2014: 18). 다른 개발도상국의 사정은 이들 최빈국보다는 나을 것이나, 공공재정과 정부재정의 상당 부분을 외국 원조에 의존하는 것은 비슷하다.

재정을 외국 원조에 의존하는 정도가 클수록 원조가 공공부문과 공공성에 큰 영향을 미치는데, 특히 원조국의 정책과 방침, 그리고 이에 따른 원조의 원리와 방법이 중요하다. 원조에서 다른 국가와의 조화harmonization와 수원국 정책과의 일치alignment를 점점 더 강조하지만, 원조에서 나타나는 권력관계의 불평등은 여전하다. 한 국가의 정책이나 사회적 합의가 외국, 그중에서도 특히 원조국의 영향에 종속되는 것은 건강과 보건의료의 공공성 문제가 국민국가의 경계를 넘어 세계화되어 있다는 것을 뜻한다.

공공성의 세계화 현상을 잘 드러낸 사례가 이른바 구조조정 프로그램Structural Adjustment Programmes: SAPs이다. 이는 국가가 아닌 국제기구가 개발도상국에 (원조와 차관을 통해) 개입한 것이지만, 원조를 통해 개발도상국의 공공성에 영향을 미쳤다는 점은 같다. 이 프로그램은 1980년대부터 재정 위기에 빠진 개발도상국에 세계은행과 국제통화기금IMF이 차관을 제공하면서 원조조건으로 경제 구조를 바꾸도록 요구한 것을 통틀어 말한다. 세계은행과 국제통화기금은 정부와 공공부문의 역할을 줄이고 민간과 시장기전을 더 많이 활용하도록 요구했고, 여기에는 통화 가치절하, 균형재정, 공공재정 지출과 서비스 축소, 인플레이션 억제, 임금상승 억제, 민영화, 무역자유화, 규제완화 등을 포함했다.

보건 분야도 이런 재정정책의 영향을 피하지 못했으며, 대다수 수원국 정부는 공공부문 지출을 줄이고 공공부문 인력과 시설, 사업을 축소했다. 국내 자원을 동원하고 서비스의 질을 올린다는 이유로 보건의료 이용에 사용자 부담user fee을 부과하기 시작한 나라도 많다. 건강과 보건에는 대체로 부정적인 영향을 미쳤는데, 특히 형평 관점에서 빈곤층과 취약 집단에게 피해가 집중되었다는 비판을 받는다(Thomson, Kentikelenis and Stubbs, 2017).

개발도상국 보건의료의 공공성에 원조가 영향을 미치는 현상은 지금까지도 계속된다. 국제원조에서 큰 비중을 차지하는 미국, 일본, 영국과 같은 국가들은 말할 것도 없고, 세계은행과 국제통화기금 등 국제기구도 직간접으로 개발도상국의 국내 정책과 정책 기조에 영향을 미친다. 문제는 이들 국가와 국제기구의 원조가 어떤 기준으로도 가치중립적이거나 인도주의적 가치에 부합하지 않는다는 점이다. 원조의 지향과 원리는 원조국 국내의 보건의료 개혁을 확산하는 것이 되기 쉬우며, 그것은 대체로 신자유주의적 기조에 충실한 것이었다. 예를 들어, '공공민간협력'을 중요한 전략으로 채택하고 민간부문의 역할을 강조하는 것은 이른바 신공공관리론의 흐름을 따른 결과다. 조건부 현금급여conditional cash transfer나 바우처제도 등도 마찬가지다.

2) 인력

보건의료인력의 규모나 수준은 물론, 양성과 분포, 관리 등 모든 측면이 재정의 영향을 받는다. 개발도상국처럼 보건의료 재정의 제약이 심하면 인력 또한 열악한 상황을 면하기 어렵다. 특히 의사인력 부족은 해결하기 어려운 만성적 문제로, 숫자만 모자라는 것이 아니라 도시로 인력이 집중하고 많은 인력이 외국으로 유출되는 문제도 심각하다. 이와 함께 최근에는 인력의 질적 수준이나 관리도 중요한 과제로 떠오른다. 여기서는 주로 공공성의 시각에서 보건의료인력의 상황과 과제를 검토한다.

인력 부족은 그 자체로 건강과 보건의료의 공공성을 제한하는 요소로, 특히 주민의 시각에서는 접근성이 떨어지는 것이 가장 중요한 문제다. 인력을 주제로 다룬 2006년 『세계보건보고서』에 따르면, 아프리카 지역은 세계 질병부담의

24%를 차지하지만, 보건의료인력은 전체의 3%에 지나지 않는다(World Health Organization, 2006: 8). 사하라 이남 아프리카 57개국 중 36개 나라가 심각한 인력 부족을 겪는 상태이며, 75% 이상의 나라가 세계보건기구가 권고하는 최소 의사 수(인구 10만 명당 20명)를 채우지 못한다. 일부 분석에서는 이 지역에서 기초보건의료를 제공하는 데 150만 명의 인력이 더 필요한 것으로 추정했다(Global Health Workforce Alliance, 2008: 5). 그만큼 이 지역에 인력이 부족하고 주민들은 보건의료에 접근하기 어렵다는 뜻이다.

보건의료인력이 부족한 것은 양성되는 인력이 적은 탓도 있지만, 그나마 훈련된 인력이 외국으로 유출되는 것도 중요한 이유다. 개발도상국에서 고소득국가로 인력이 빠져나가는 이른바 두뇌 유출brain drain은 특히 아프리카 국가들 그리고 최빈개발도상국에서 가장 중요한 인력 문제다. 한 조사에 따르면 2000년 기준으로 아프리카 출신 의사 6만 명과 간호사 7만 5천 명이 고소득국가에서 일하는데 이는 아프리카 출신 의사의 5분의 1, 간호사의 10분의 1에 해당한다 (Clemens and Pettersson, 2008). 유출의 크기는 같은 아프리카 국가 안에서도 변이가 커서, 유출 비율이 1%에 그치는 곳과 70%에 이르는 나라까지 범위가 넓다. 유출되는 인력이 일하는 나라는 영국, 미국, 프랑스, 캐나다, 스페인, 포르투갈 등 몇 나라에 집중된다.

보건의료인력의 국제 이동은 사회경제적 환경과 노동조건이 복합적으로 작용하기 때문에 해결 방법을 찾기가 쉽지 않다. 유출 국가와 유입 국가 양쪽 모두 보건의료정책이 중요한 요소로 작용하는데, 특히 유출을 촉진하는 개발도상국의 요인들은 공공성 또는 공공보건의료와 밀접한 관련이 있다. 보건의료인력에 대한 처우(봉급 등), 근로조건(특히 안전), 미흡한 인력관리, 부실한 보건의료 기반시설, 경력발전 기회의 미비 등이 유출을 촉진한다(Physicians for Human Rights, 2004: 3).

보건의료인력의 국내 불균형 또는 내부 유출internal drainage도 중요하다. 농촌에서 도시로, 취약지역에서 상대적으로 유리한 지역으로, 경제적·사회적 강점이 있는 부문으로 인력이 이동하는 이유는 근본적으로는 국경을 넘는 두뇌 유출과 다르지 않다. 국내 이동은 한 국가 안에서 벌어지는 현상이므로 일부 요인은 변동이 없다는 점이 국외 이동과는 다르다. 예를 들어, 기본 교육훈련, 공공부문 인력에 대한 처우, 경제적 인센티브에 대한 반응 정도 등은 이동 전후에 큰 차이가 없다. 정책적으로 개입할 여지가 크다는 장점이 있지만, 국내 이동이 국제 이동보다 쉬워 효과가 반감되는 단점도 있다.

공공부문의 조건과 환경 때문에 민간부문으로 (완전히 또는 부분적으로) 이동하는 현상도 흔히 볼 수 있다. 최빈국 상태를 벗어나 어느 정도 시장이 만들어진 상태에서는 도시를 중심으로 민간이 소유하고 운영하는 의료기관이 적지 않다. 많은 개발도상국에서 민간부문은 일차진료나 지원 서비스(영상이나 검사 등)에 머물지만, 때로 자본을 축적해 병원급 의료기관으로 성장하며 일부에서는 외국자본이 진출해 민간부문을 확장하기도 한다. 이와 함께 공공부문에서 일하는 보건의료인력(특히 의사)이 따로 개인 진료시설을 열고 환자를 진료하는 것도 흔히 볼 수 있다.

이러한 상황에서 공공과 민간은 서로 보완하는 기능을 한다고 보기 어렵다. 흔히 공공자원이 민간으로 유출되고(공공재원으로 양성한 인력이 민간부문으로 이동하는 것), 민간부문의 '단물 빨기'가 일어나며(병이 가볍고 경제적 여유가 있는 계층은 민간이 진료하고 병이 중증이고 경제적 능력이 부족한 환자는 공공이 진료하는 것), 그 결과 공공보건의료는 자원 부족과 질 낮은 서비스를 제공하게 되기 쉽다. 공공자원은 비효율적으로 활용되고, 그 결과 환자와 주민의 인식과 평가가 나빠지며, 다시 공공보건의료의 역할과 기능은 줄어드는 악순환을 되풀이하게 된다.

3) 체계와 정책

건강과 보건의료를 둘러싼 개발도상국의 체계와 정책은 어쩔 수 없이 자원 부족과 (이렇게 부를 수 있다면) '원조레짐'의 지배를 받는다. 앞서 살펴본 구조조정 프로그램이 개발도상국의 보건의료체계와 정책을 둘러싼 거시환경을 대표적으로 드러내는 것으로, 단순하게 말하면 민간부문과 협력하고 주로 시장기전을 강화하는 원리가 체계와 정책의 중심에 존재한다. 이 원리는 공공자원이 부족하다는 조건을 전제로 하지만, 늘 그렇듯 조건과 정책은 상호의존적 관계에 있다.

개발도상국에서는 공공정책이 민간부문과 시장을 뒤따르는 경우가 많다는 것을 먼저 지적해야 하겠다. 정부가 정책결정을 할 능력이 없거나 결정한 후에도 실행 능력이 없으면, 공공이 책임질 영역에서도 민간부문과 시장이 무정부적으로 발생하고 커지며 공고해진다. 공공부문의 부재를 틈타 민간과 시장이 먼저 자리를 잡고 권력을 강화하는 셈이다. 꼭 보건의료가 아니라도 현실에는 다양한 삶과 생활의 요구가 존재하고, 국가가 이에 대응하지 못하면 민간과 시장이 국가를 대신하는 사태를 피하기 어렵다.

일단 민간과 시장이 만들어지고 제도화 또는 체제화하면, 그 후 공공부문의 정책과 의사결정은 이미 만들어진 제도와 체제를 무시할 수 없다. 고려하는 정도를 넘어 이미 형성된 제도나 체계에서 출발해야 하는 경우도 많다. 예를 들어, 일차진료에 대한 공공정책과 체계가 확정되기 전에 다수의 민간주체가 이미 시장을 형성하고 기능하는 중이면, 그 후 국가나 정부가 선택하는 일차의료 정책의 대안(체계, 제도, 정책)은 그 어떤 것이라도 바로 그 현실에 기반을 둬야 한다. 이미 성숙한 시장을 해체할 수 없을 뿐 아니라 견고한 이해관계를 거스를 수 있을 정도로 정치적·경제적 역량을 갖춘 국가는 드물다. 국가권력과 정부로서는 굳이 그럴 동기가 없다는 것이 더 정확할 수도 있다.

결과적으로 많은 개발도상국에서 공공부문은 허약한 상태에 있다. 주목할 것은 민간과 시장 또한 저발전 상태에 있는 국가보다 어느 정도 성장한 국가들에서 공공성 문제가 더 크다는 점이다. 아예 취약국가fragile state가 아닌 한, 다른 대안이 없는 상태에서 국가는 최소한의 공적 책임을 피하지 못하지만, 민간과 시장이 어느 정도 필요를 충족하는 조건에서는 공공부문이 오히려 책임을 소홀히 한다. 경제성장을 앞세우는 개발도상국이 재정이 부족하다는 이유로 보건, 교육, 주거 등에 대한 공공투자를 피하고 서비스를 민영화·시장화하는 것이 바로 이런 경우라 할 것이다.

확립된 민간의 제도와 이에 토대를 둔 정책 지향을 더욱 촉진·강화하는 것이 국내외의 정책 대안과 지향, 그리고 이를 뒷받침하는 지식과 이념이다. 이때 대안은 단순히 실무적 차원에서 형성된 것보다는 특정한 지향과 기조를 반영하거나 추종한 결과다. 하나의 정치경제라 할 만한 이런 영향요인을 대표하는 것이 1990년대 이후 유행한 신공공관리론 등 신자유주의적 기조라는 점은 앞서 지적한 것과 같다.

여기서 신공공관리론을 자세하게 설명할 이유는 없으므로, 특히 미국을 중심으로 정부와 사회경제체제 개혁론에 큰 영향을 미친 오스본David Osborne과 게블러 Ted Gaebler의 저서 『정부혁신의 길Reinventing Government 』, 그중에서도 '기업가적 정부'의 운영 원리를 살펴보는 것으로 대신한다(오스본·게블러, 1994). 이들의 이론은 신공공관리론의 특징과 정부의 역할을 잘 설명한 것으로 유명한데, 핵심 내용의 하나로 전통적 정부 역할과 새로운 역할을 비교한 것이 표 26-1이다(염재호 외, 2007: 10). 공공성의 관점에서는 가치와 목표(경제성, 효율성, 효과성), 서비스의 경쟁 도입(민영화, 민간위탁 등), 시장 메커니즘을 활용한 공급, 결과와 성과에 기초한 관리 등을 주목해야 한다.

표 26-1 / 전통적 정부와 기업가적 정부의 비교

	전통적인 관료제 정부	기업가적 정부
정부의 역할	• 노젓기rowing	• 방향 잡기steering
정부의 활동	• 직접 서비스 제공	• 권한 부여empowering
행정의 가치	• 형평성, 민주성	• 경제성, 효율성, 효과성
서비스	• 독점적 공급	• 경쟁: 민영화, 민간위탁 등
공급 방식	• 행정 메커니즘	• 시장 메커니즘
행정관리 기제	• 법령, 규칙 중심 관리	• 임무 중심 관리
행정관리 방식	• 투입 중심 예산 • 지출 지향 • 사후 대처 • 명령과 통제	• 성과 연계 예산 • 수익 창출 • 예측과 예방 • 참여, 팀워크, 네트워크 관리
행정주도 주체	• 관료와 행정기관	• 고객 중심
책임성	• 계층제적 책임 확보	• 참여적 대응성 확보

신공공관리론이 주장하는 정부의 새로운 역할은 이 이론이 출발한 영국, 미국 등의 고소득국가뿐 아니라 개발도상국에서도 큰 영향을 미쳤다. 자발적으로 이를 채택한 저소득국가도 있지만, 원조국이나 국제기구(특히 세계은행, 국제통화기금 등) 또한 중요한 역할을 했다.

건강과 보건 영역에서도 신공공관리론은 다양한 모습으로 나타나는데, 다른 무엇보다 효율성 중심의 가치와 목표가 거스를 수 없는 추세로 굳어졌다. 개발도상국 대부분이 원조에 의존한 결과 원조국이 강조하는 '원조 효과성'과 연계되는 점, 그리고 많은 개발도상국이 부패와 투명성 등 거버넌스 문제를 겪는 것이 상황을 더 나쁘게 한다. 원조 효과와 투명성 등의 과제가 효율성이나 투자의 효용-value for money 등 신공공관리론이 강조하는 가치와 긴밀한 관계에 있기 때문이다. 이와 대조적으로 형평, 참여와 민주주의, 인권 등의 가치는 상대적으로 덜 강조하거나 형식에 그친다.

시장 메커니즘과 경쟁기전을 도입하는 시도도 활발하다. 공공부문의 취약성과 역량 부족, 또는 공공자원이 부족한 상황과 밀접한 관련이 있는데, 공공병원 등의 시설을 민간에게 위탁하는 시도는 많은 나라에서 흔히 보는 시장화 방식이다. 공공조직 대신 민간조직을 보건사업에 활용하고, 때로 경쟁입찰 방식으로 사업자를 선택하는 사례도 드물지 않다.

시장 메커니즘을 활용한다는 명분을 내세워 공공시설이나 인력을 사실상 민영화하는 경우도 자주 나타난다. 공공기관을 관료 조직이 아닌 준공공조직으로 분리하고, 자율적 운영으로 효율성을 높인다는 정책이 대표적이다. 이들 조직은 시장에서 민간부문과 경쟁하여 수익을 올리고 그 재원으로 운영해야 하므로, 공적 소유의 법률적 위상을 유지한다는 점을 제외하면 민영화와 차이가 없다.

주민이나 환자에 권한을 부여하거나 역량을 키우는 것empowerment, 주민참여, 협력 거버넌스co-governance 등도 신공공관리론과 결합한 경우가 많다는 사실에 주의해야 한다. 공동의 의사결정이나 역량 강화, 민주주의 등의 가치를 표방하지만, 실제로는 민간자원을 동원하고 이를 통해 공공의 부담을 줄이려는 목적과 연계되기 쉽다. 공공성의 관점에서 국가와 시민(소비자 또는 제3섹터)의 관련성을 일률적으로 재단할 수 없지만, 국가권력과의 불평등이 줄어드는 것처럼 보이는 새로운 권력관계가 반드시 공적 가치를 보장하는 것은 아니다.

2. 공공과 민간의 역할과 관계

민간의 역할과 비중을 부인할 수 없는 것이 현실이므로, 공공과 민간의 관계를 따로 검토할 필요가 있다. 대부분 개발도상국에서 민간의 역할과 기능은 폭이 넓고 다양하며, 때로 공공 이상으로 중요하다. 공공성의 관점에서도 긍정적·부정적 영향이 모두 나타난다. 개발도상국에 직접 영향을 미치는 원조국의 정책에서 민간이 큰 비중을 차지하는 점도 있다. 여기서는 몇 가지 구체적인 정책과 사업 모델을 통해 공공과 민간의 관계와 공공성을 검토하려고 한다.

1) 공공부문의 민영화

고소득국가에서 흔히 보는 민영화는 공공기관을 매각하거나 위탁·운영하는 것을 가리킨다. 개발도상국이나 중위소득국은 이와 사정이 다른데, 공적 소유라는 점을 제외하고는 공공부문(예: 공공병원)이 민간과 같은 원리와 방법으로 운영되는 것을 사실상의 민영화라고 해야 한다.[3] 공공자원이 부족한 많은 국가에서는 공공부문이 일부 재정을 스스로 조달하고(검사나 약품을 환자에게 부담시키는 예가 많다), 일부는 인건비를 포함한 모든 재정을 자체 충당하기도 한다. 한국에서 보는 것처럼 제도적으로(사회보험 등) 공공재정을 통해 병원이 재정을 조달할 수 있으면, 이런 경향이 더 심하다. 베트남은 재정 자립self-sufficiency에 초점을 두고 공공병원 운영을 자율화한 국가로 유명하다.

민간과 같은 방식이나 시장원리로 공공부문을 운영하면 핵심적인 공공성이 훼손될 가능성이 커진다. 병원이 재정 자립을 목표로 하면 환자나 체계의 필요

---

3 베트남에서는 이를 '사회화socialization'라고 하는데, 국가와 민간, 시민사회의 관계와 그 특성을 나타내는(반영하는) 흥미로운 개념이자 용어라 할 것이다.

보다는 수입과 수익을 우선 판단 기준으로 삼고, 자원배분은 지역사회나 체계의 필요를 따르기보다 시장경쟁을 통해 사후적으로 결정된다.[4] 앞서 예로 든 베트남의 공공병원 개혁 효과를 보더라도 그렇다. 전체 비용이 상승했다는 증거는 없으나, 병원 환자의 직접부담이 늘고 진료 건당 진료비도 늘어났다. 병원의 효율성은 크게 개선되지 않았다(Wagstaff and Bales, 2012).

2) 공공-민간의 협력

공공과 민간의 협력을 상징하는 대표적 모델은 이른바 '공공민간협력' 방식이다. 완전한 합의에는 이르지 못했으나, '공공민간협력'이라고 부를 수 있으려면 일반적으로 세 가지 조건을 갖추어야 한다. ① 하나 이상의 영리 조직과 하나 이상의 비영리 조직을 포함하고, ② 참여자 사이에 사회적 가치를 창출한다는 목표를 공유하며, ③ 핵심 참여자들은 노력과 성과를 공유하기로 동의해야 한다(Reich, 2002).

이 정의를 따르면 비영리 민간조직도 파트너가 될 수 있지만, 현실에서 공공은 대부분 정부 또는 공공부문을 가리킨다. 민간이 원조를 받을 때는 정부를 통하든 직접 사업을 하든 원조국이 공공부문의 역할을 한다. 민간은 영리를 의미한다고 했지만, 실제로는 영리뿐 아니라 비영리를 가리키는 경우도 많다. 나머지 조건은 사실 동어반복이거나 부수적인 것이다. 비영리 조직이 참여하면 적어도 공식적으로는 사회적 가치가 전제된 것이며, 참여라고 할 수 있으려면 당연히 노력과 성과를 나누어야 한다. 핵심은 파트너십이나 공유라기보다 영리 또는 민간이 활동과 이익의 한 축을 담당하는 데 있다.

'공공민간협력'의 범주 안에서도 다양한 유형이 존재한다. 공공과 민간의 관

---

4   시장에서 인공관절 수술의 수요와 공급이 많으면 결과적으로 재정(국가재정, 사회보험, 민간보험을 모두 포함), 인력, 시설 등 자원은 이 수술에 더 많이 배분된다. '사후적'이란 이런 의미이다. 시장에서 수요와 공급이 적은 의료(예: 분만)는 필수적이라 해도 상대적으로 적은 자원이 배분될 것이다.

계와 공공성은 협력의 여부와 정도보다 권력과 주권sovereignty의 분포에 따라 결정된다는 점이 중요하다. 즉, 정부나 공공부문이 의사결정과 자원을 지배하고 민간이 실행 역할을 하는 경우와 민간이 자원을 보유하면서 정부의 지원을 받거나 공적 체계를 활용하는 유형은 실천의 양상이 다르다. '공공민간협력'의 한쪽 파트너인 민간의 특성이 어떤지도 중요하다. 공공부문의 자원이 부족하거나, 있다 하더라도 외국 원조와 같이 형식적 권한만 있으면, 공공성은 민간의 성격이 어떤지에 따라 결정적으로 달라진다.

'공공민간협력'의 효과와 가치를 둘러싼 논쟁은 현재도 계속되는데, 이런 종류의 사회적 실천을 과학적으로 평가하기는 쉽지 않고 결과도 논란이 크다. 이런 한계와 더불어 맥락에 따라 평가가 다르다는 점을 고려해도, 적어도 공공성 관점에서는 '공공민간협력'에 대해 부정적 평가가 더 많다. 특히 공공자원을 민간과 공유하는 방식에서는 공공자원, 산출, 가치가 감소하는 것을 피하기 어려운데, 이는 대부분 민간이 지대추구적 행태를 완전히 벗어나지 못하기 때문이다. 모든 민간주체는 꼭 영리나 수익이 아니라도 여러 이해관계(조직의 크기, 평판, 사회적 권력 등)에 종속되며, 이는 어떤 형태로든 공공부문과의 관계에 영향을 미친다.[5] 특히 민간재정으로 공공시설을 확충하는 방식에 대한 평가는 신랄하다.[6] "지난 15년간의 경험으로 볼 때, '공공민간협력' 방식은 기초 시설의 재원조달 방식으로는 비싸고 비효율적이며 다른 공공서비스에 쓰일 재정을 가로채는 방식"이다(Hall, 2015).

---

5   파트너십의 장점을 주장할 때 흔히 나타나는 오류 한 가지는 복수의 비교 대상에게 동일한 기준을 적용하지 않는 것이다. 즉, 공공은 현실에 존재하는 것(비효율성이나 관료주의 등)을 평가하면서 파트너십은 이상적 상황(효율성 등)을 가정하는 식이다. 이러한 논리적 오류는 이 경우뿐 아니라 가치와 관련된 사회활동을 평가할 때 자주 볼 수 있다.

6   한국에서도 임대형 민간투자사업Build-Transfer-Lease: BTL이나 수익형 민자사업Build-Transfer-Operation: BTO 방식의 '공공민간협력' 사례가 많다. 논란이 되었던 서울시 지하철 9호선 사업은 후자에 해당한다.

3) 비영리 민간부문

꼭 개발도상국에 한정할 수 없지만, 영리를 목적으로 하지 않는 비영리 민간의 공공성을 어떻게 볼지도 논란거리다. 개발도상국의 비영리 부문은 고소득국가의 비영리 부문(조직)과 밀접한 관련을 맺는다는 특성이 있다. 숫자와 외형으로만 보면 비영리 민간부문을 통한 공적 활동이 활발한 것으로 볼 수 있으나, 국제적으로 활동하는 비영리 단체나 조직의 지부 역할을 하거나 활동을 대행하는 형태도 많다.

비정부기구가 제 역할을 하려면 (역설적으로) 정부와 민간부문이 제대로 기능하는 조건을 갖추어야 한다. 정부와 민간부문이 건전하지 못하면 비정부 부문이 정부와 민간의 발전을 저해할 수 있는데, 대부분 개발도상국에서 공공과 민간인력이 대우가 더 좋은 비정부기구로 유출된다. 장기적으로 재정과 인력이 비정부기구로 집중되면, 국가와 정부의 역량이 저하하고 신뢰가 훼손되는 사태가 발생한다(Kalb, 2006).

공공성에 영향을 미치는 더 중요한 문제는 많은 비영리 민간조직이 사실상 시장에 통합되어 있다는 점이다. 2013년 기준으로 캄보디아 정부에 등록된 비정부조직 수는 3천 5백 개를 넘는다고 한다(Domashneva, 2013). 법률과 제도가 느슨한 데다 비정부기구가 난립하면서 국제개발협력 시장이 형성되고 사업은 상업화되었다. 방글라데시에서도 비슷한 현상이 나타난다. 방글라데시의 비정부조직은 초기에는 불평등, 보건의료, 빈곤 등을 다루었으나, 정부 규제, 활동의 어려움, 원조조건 등의 이유로 대부분 소액금융microfinance 사업으로 옮겨 갔다(Muhammad, 2015). 비정부기구의 경쟁이 격화하면서 조직의 양극화가 일어나고 일부는 기업화 현상을 보인다.

이런 조건 때문에 개발도상국에서 비영리 민간부문이 공공성을 실현하는 데는 제약이 많다. 아직 취약한 공공부문을 대신하여 공적 기능을 수행할 공간이 크지만, 비정부조직을 둘러싼 구조적 환경은 그리 우호적이지 않다. 특히 국제개발협력 또는 원조와 연관되면 그 제약을 뛰어넘기 어렵다. 개별 조직과 미시적 수준에서는 공공성에 부합하는 것처럼 보여도, 체계 수준에서는 공적 가치를 실현하기 어려운 경우가 많다.

3. 건강과 보건의료의 공공성

개발도상국의 건강과 보건 상황이 열악한 이유로 흔히 경제적 요인을 꼽지만, 자원과 경제가 절대적 조건일 수는 없다. 쿠바는 경제와 건강·보건의료가 분리될 수 있다는 것을 보여주는 대표적 국가다. 2000년대 초반 쿠바의 1인당 국내총생산은 미화 5천~6천 달러 내외로, 최빈국은 아니나 중미 국가 가운데서도 중간 정도에 속한다. 경제 수준과 달리 의사인력을 비롯한 보건의료자원, 그리고 영아사망률을 비롯한 건강수준은 다른 개발도상국보다 훨씬 좋다. 2000년 『세계보건보고서』가 분석한 쿠바의 보건의료체계 성과는 세계 39위로, 미국(37위)이나 뉴질랜드(41위)와 비슷하고, 체코(48위), 폴란드(50위), 한국(58위), 멕시코(61위), 터키(70위)에 앞선다.

1) 건강과 보건의료 수준

몇몇 예외를 제외하면 개발도상국의 건강과 보건의료 수준은 열악하다. 기초 수준의 보건의료에 대해서도 접근성이 떨어지고, 비용부담이 크며, 불평등 정도도 심하다. 어떤 기준으로 평가해도 공공성과 공적 가치를 충족한다고 하기 어렵다. 여기서는 건강과 보건의료의 상당 부분이 경제와 자원의 종속변수라는 점을 인정하고, 절대 수준보다는 형평과 불평등에 주목하고자 한다.

2) 불평등

개발도상국 안에서도 당연히 건강과 보건의료의 불평등이 존재하므로, 불평등이 있다는 사실 자체보다 추세와 그것을 어떻게 받아들일 것인지가 더 중요하다. 현실적으로 개발도상국 내부 동력보다는 국제적 동향이 불평등에 관한 관심을 촉구하는 측면이 강하다. 유엔이 중심이 되어 2000년부터 추진한 새천년개발목표Millenium Development Goals: MDGs는 개발도상국의 사회경제정책, 특히 빈곤감소에 큰 관심을 기울였다. 역사상 가장 넓은 범위의 국제협력이라 할 수 있는 이 프로그램은 국가별로 달성해야 할 목표를 설정하고 이를 달성했는지에 따라 성패를 평가했다.

최근에는 지속가능발전목표Sustainable Development Goals: SDGs를 비롯하여 개발도상국의 국내within 불평등에 관심이 커지는 추세다. 국내 불평등에 주목하는 이유는 크게 주로 두 가지로, 하나는 경제가 성장함에 따라 부유층과 빈곤층의 소득 격차가 벌어진 것이고, 다른 하나는 도시화가 진행되면서 도농 간 격차가 극심해진 것이다. 특히 급격한 도시화와 지방분권에 따른 지역 간 격차는 계층과 계급 간 불평등과 맞물려 경제 문제의 차원을 넘어 정치적·사회적 과제로 떠올랐다.

국제적 프로젝트에서는 국가 간 불평등이 당연한 관심사지만, 국내 불평등이 다시 주목받는 데는 윤리적·실천적 이유가 동시에 작용한다. 윤리적 이유란 국가 차원에서 총량 지표만 개선되는 것이 어떤 의미가 있는지 하는 질문과 연관되고, 실천적 이유에는 불평등을 개선하지 않고는 한 국가의 총량 지표를 어느 정도 이상으로 개선하기 어렵다는 사정이 있다. 또한, 국내 불평등을 강조하는 데는 국내 자원을 동원하고 국내 거버넌스를 강화해야 한다는 필요도 반영되었다.

건강과 보건의료에서도 한 국가 내 불평등은 국가 간 불평등만큼 중요하다. 대표적인 건강지표인 모성, 신생아, 어린이의 사망률을 줄이기 위한 보건의료 개입은 한 국가 안에서 심각한 불평등 현상을 보인다(Barros et al., 2012). 건강결과의 불평등 또한 외부에서 개입해야 할 정도로 심각하다. 일부 연구자는 개발도상국 내에서 나타나는 5세 이하 사망률 격차를 없애면, 고소득국가와 개발도상국의 사망률 격차를 절반가량 줄일 수 있다고 추정했다(Amouzou, Kozuki and Gwatkin, 2014). 형평을 지향하는 보건의료정책을 통해 건강수준의 불평등을 줄일 수 있다는 것도 중요하다(Kruk et al., 2011).

4. 도전과 과제

많은 개발도상국은 아직 국가체계의 기초를 튼튼하게 구축하지 못한 상태다. 빈곤 탈출을 가장 중요한 국가 과제로 삼을 정도면, 건강과 보건의료의 공공성 은커녕 기본 체계를 갖추는 것도 힘겹다. 대부분 나라가 경제와 성장에 높은 우선순위를 두는 만큼, 건강이나 보건의료 자체에 큰 관심을 기울일 여유가 없는 것이 보통이다. 건강을 인적 '자본'으로 이해하고 경제성장에 긍정적 영향을 미친다고 설득해도 결과는 크게 다르지 않다.

이런 상황에서도 세계적으로 부담이 큰 에이즈 문제에 이어 2000년 이후 진행된 MDGs가 건강과 보건의료의 우선순위를 높이는 데 큰 영향을 미쳤다. MDGs는 8개 주요 목표 가운데 세 가지가 건강과 직접 관련될 정도로 이 분야의 비중이 크고, MDGs를 계승한 SDGs에서도 건강과 보건은 모든 기준에서 핵심 영역에 들어간다. 국제적 협력과 압력이 일반적 추세를 바꿀 수 있을지는 확신할 수 없으나, 개발도상국의 건강과 보건의료가 국제적으로 중심 의제가 된 것은 분명하다. 개발도상국이 큰 영향을 받은 것도 부인할 수 없는데, 고소득국가를 비롯한 외부 자원에 크게 의존해야 하는 개발도상국으로서는 MDGs나 SDGs와 같은 국제협력을 활용해야 하기 때문이다. 유엔을 중심으로 한 국제적 거버넌스가 개발도상국의 보건개발을 촉진하는 셈이다.

이러한 국제·국내환경이 건강과 보건의료의 공공성을 높이는 데 긍정적으로 작용하는지는 분명하지 않다. 건강과 보건의료도 중요하지만, 국내외의 사회경제적 조건과 정치가 건강과 보건의료에 결정적인 영향을 미치기 때문이다. 적어도 공공성의 측면에서는 현재의 국제보건 거버넌스가 상당한 불안요인을 내포하는데, 다른 것보다 시장과 민간을 적극적으로 활용한다는 세계적인 지향과 기조가 개발도상국을 포섭한 상태다. 앞서 설명한 '공공민간협력' 방식이나 조건부 현금급여, 바우처, 임팩트 투자, 사회적 기업 등은 지금 단계 사회경제체제의 정치경제적 산물로, 건강과 보건의료에도 점점 더 비중과 영향력이 커질 전망이다. 국제개발협력이란 명목으로 민간기구(예: 게이츠재단)나 기업의 재정이 개발도상국에 미치는 영향도 막대하다. 공공부문의 자원과 역량이 부족하다는 현실적 요구와 맞물려 민간 중심의 시장적 접근은 미래에도 그대로 유지되거나 오히려 강화될 가능성이 크다.

이러한 조건이 바뀌지 않으면 공공성을 유지·강화하려는 개발도상국이 선택할 수 있는 대안은 그리 많지 않다. 세계적인 신자유주의 질서가 더 강화되면서 국가 간 불평등과 국내 불평등이 더욱 심해질 것이라는 비관적 전망도 상당하다. 다소 낙관적 시나리오도 있는데, 이는 건강과 보건의료가 그 자체로 공공성을 요구하는 특성을 내재한다는 것을 근거로 한다. 지나친 비용부담과 극심한 불평등은 개발도상국뿐 아니라 어떤 사회에서도 일정 수준 이상 지속하기 어렵다. 그 어떤 국가라도, 최악의 조건에서조차 최소한의 공공성은 유지해야 한다는 것이다.

한정된 범위지만 건강과 보건의료의 공공성을 위해 필요한 과제는 실천의 층위에 따라 몇 가지로 나눠볼 수 있다.

1) 개발도상국 정부의 과제

개발도상국 정부의 방향 설정과 개입은 여전히 중요하다. 민간부문과 시장을 어떻게 규율하고 조정하며 공공성을 유지할 것인가, 또는 공공성 훼손을 어떻게 줄일까 등은 공공부문이 책임져야 할 고유한 과제이다. 국가와 정부의 공적 역할은 스스로 동원할 수 있는 자원과 재정이 부족해도 민간과 시장에 개입하는 것으로, 그 권력은 현실의 정치체제나 관료체계가 아니라 민주주의의 대표성에서 나온다.

개발도상국의 일반적 상황 때문에도 민간부문과 시장을 규율하고 조정하는 것은 피할 수 없는 과제다. 많은 나라에서는 공공부문이 허약한 가운데 민간부문의 비중과 역할이 커지고 시장은 계속 확대된다. 공적 의료보장이 미비한 상황에서 민간의료보험 시장이 커지는 개발도상국이 많은데, 민간보험 전부를 금지하지 않는 한, 시장 확대를 막기는 어렵다. 공공성 관점에서는 민간부문에 의존하는 의료보장도 문제지만(비용이나 형평), 민간의 성장이 장기적으로 공공부문의 성립과 확대를 방해하는 것, 즉 공공-민간의 상호관련성이 더 중요하다.

의사인력 시장도 비슷한 관점에서 볼 수 있다. 민간부문이 무정부적 시장 논리를 충실하게 따르면, 공공부문 인력이 민간에 유출되는 것과 함께, 공공부문 인력도 결국 같은 시장으로 편입되고 경제적 보상이나 일하는 방식, 나아가 문화와 규범까지 하나로 통일된다.

민간부문과 시장이 확대하는 것을 피할 수 없는 경우에도 그 과정은 질서가 있어야 한다. 제도 설계와 정책, 거버넌스 구축 등을 통해 민간과 시장이 공적 가치에 이바지하도록 유도하는 것이 정부의 고유한 책임이다. 많은 개발도상국이 정책과 행정관리, 거버넌스에서 허점을 보이지만, 초기 단계에서 권력이 약한 민간과 시장에 개입하는 데 상대적으로 유리한 점도 있다. 낙관할 수 없는 것은 정부와 공공부문 등 개발도상국의 공적 주체가 공공성을 실천할 것으로 보증할 수 없다는 점이다. 부패하고 사익을 추구하는 공공부문이 민간에 개입하는 것은 공공성과 아무런 관련이 없다.

한 가지 유념할 것은 제도와 체계는 처음에 우연히 만들어졌다 하더라도 장기적으로는 경로에 크게 의존한다는 점이다. 예를 들어, 민간이 영리 목적의 의과대학을 설립하고 그에 맞추어 체계를 확대하면, 그 후에 부작용이 나타나도 과거로 되돌리기 어렵다. 시장이 형성되어 확대되면서 많은 이해 당사자가 생긴 후에는 경로를 바꾸는 데 큰 비용을 치러야 한다. 일부 개발도상국, 특히 강한 정부를 자신하는 국가는 이런 경로를 거슬러 민간과 시장의 확대를 충분히 통제할 수 있다고 생각하는 듯하지만, 낙관할 수 없다. 부작용이 나타나거나 목표를 달성하지 못하면 새로운 경로를 택할 수 있으나, 일단 시장이 조성되고 이해관계가 고착되면 기본 구조나 원리를 공공성을 강화하는 방향으로 바꾸기 어렵다.

2) 국제개발협력

국제개발협력이 개발도상국에 미치는 영향은 막대하지만, 이에 개입할 수 있는 통로와 방법은 모호하고 불확실하다. 단지 보건의료에 한정되는 것이 아니라 국제개발협력 전반에 걸친 문제다. 다양하고 복잡하다는 것도 문제지만 실천의 영역과 수준이 잘 포착되지 않는 점이 더 어렵다. 예를 들어, 미국의 국제

개발협력에 영향을 미칠 수 있는 실질적 방법은 무엇이 있을까?

국제정치와 그 거버넌스가 국제개발협력의 특성을 결정하는 가장 중요한 요소로, 여기에는 그 틀 안에 있는 국가들의 지향, 의도, 행동도 포함된다. 특히 미국을 비롯한 주요 강대국의 이익과 영향력이 국제개발협력에 미치는 영향력이 막대하다. 이 때문에 현실에서 작동하는 국제정치 또는 거버넌스와 다른 관점에서, 예를 들어 시민이나 노동자의 국제연대를 통한 협력으로 국제개발협력에 영향을 미치는 방법은 지식, 연구, 이념 등의 틀을 벗어나기 어렵다. 비정부기구나 시민사회조직의 중요성이 점차 커지고 있으나, 현실을 바꿀 만한 수준에 이르는 경우는 거의 없다.

국제정치의 틀 안에서도 국제개발협력의 공공성을 도모하는 움직임이 있는데, 원조국과 국제기구, 수원국, 시민사회조직 등이 협력하여 국제개발협력의 원칙을 만들고 적용하려는 노력이 대표적이다. 특히 2005년의 파리선언은 원리와 실천 모두 국제개발협력에 큰 영향을 미쳤다. 여기에는 국제원조 과정에서 수원국이 주도적 역할을 하고, 원조가 수원국의 정책과 일치해야align 하며, 원조국(기관) 사이에 조화harmonization가 있어야 한다는 등의 원칙을 포함했다(High Level Forum on Aid Effectiveness, 2005).

이러한 노력이 개발도상국의 정책과 사업, 그리고 정책 기조와 원리에 긍정적 영향을 미치는 것은 분명하다. 건강과 보건의료의 공공성을 강화하는 데도 크게 이바지하는 것으로 평가한다. 예를 들어, 원조 일치를 제대로 실천하면 원조국은 별도 체계를 만들고 따로 사업을 하기보다 수원국의 보건의료체계를 강화하고 지원하는 데에 중점을 둘 것이다.

이 정도의 느슨한 협력과 원칙만으로 냉엄한 국제정치의 현실을 극복하기 어렵다는 것이 한계다. 파리선언을 명시적으로 반대하는 국가나 국제기구는 없지만, 원칙을 충실하게 적용하고 실천하는지는 다른 문제다. 예를 들어, 미국은 세계 최대의 원조국이지만, 대부분 개발도상국에서 여러 원조국 사이의 조화보다는 독자적 활동에 치중한다. 많은 원조국과 국제기구들 또한 자신의 전략과 이해관계 때문에 일치와 조화에 소극적이다(Winters, 2012).

3) 국제적 사회연대

국제개발협력의 중심에는 공적개발원조official development assistance: ODA가 있다. '공적'이라는 말이 의미하듯, 이는 기본적으로 각 나라 정부 사이의 공식 관계를 전제한다(국제기구를 통한 간접적 관계도 마찬가지다). 국가 또는 정부 사이의 관계는 대체로 국제정치의 논리를 따르고, 무슨 명분을 내세우든 국가 또는 정부의 이익을 가장 중요하게 고려한다. 가령 명분과 실질 모두 인도주의적 지원을 하는 원조국도 정치적으로는 평판, 국내 정치, 국제적 권력관계 등 자신이 추구하는 이익에 민감하다. 공적개발원조라고 하지만 공여국과 수원국 모두에서 공공성이 저절로 보장되지 않는 셈이다.

국제정치와 자기 이익의 논리 속에서 국제개발협력이 공공성 실현에 이바지할 수 있는 한 가지 가능성은 제3섹터, 비정부조직, 시민사회 등의 역할을 강화하는 것이다. 비정부 부문이 국제개발협력에 참여하는 방법은 다양하나, 공공성을 강화하는 데는 통상적인 활동 방식보다는 좀 더 정치적 역할에 초점을 두어야 한다. 비정부 부문은 규모나 영향력 면에서 공적개발원조와 비교할 수 없으므로, 사업 실행이나 서비스 제공만으로는 체계에 영향을 미치기 어렵다. 그보다는 원조국과 수원국 모두에서 국제개발협력과 관련된 의사결정에 참여하고 영향을 미치는 것을 목표로 해야 한다.

이 과정에서는 또 다른 국제협력이 필요하다. 대도시에 병원을 세우는 것보다는 기초보건을 강화하는 사업이 공공성에 부합하는 국제개발협력이라고 가정하자(현실에서는 공공성에 부합하지 않는 사업도 많다). 어떤 시각에서 보든 공공성 기준을 충족하지 못하는 정책과 의사결정을 바꾸는 데는 정부나 국제기구의 합의나 압력만으로는 충분치 않다. 이런 종류의 결정(예: 도시지역 병원 건립)이 처음부터 참여자(주민)의 즉자적 요구를 성찰 없이 받아들인 결과라면, 원조국과 수원국 내에서, 그리고 상호관계 속에서 각 사회가 참여하고 영향력을 행사하며 민주적 의사결정을 강화하는 과정이 필요하다. 직접이든 간접이든 이러한 상호관계를 가능하게 하는 것이 대안적 국제협력이라고 할 것이다.

인권이나 민주주의, 불평등 등과 관련된 국제협력도 비슷한 과제를 수행해야 한다. 이들 과제는 어떤 의미로든 공공성과 관계가 있고, 불평등 문제에서 보듯 건강과 보건의료의 과제이기도 하다. 문제는 공적개발원조가 각 나라 정부의 범위를 벗어나기 어렵고, 흔히 합법적이고 공식적인 실천만 허용된다는 점이 다. 인권을 침해하는 국가도 국제협력의 대상이 될 수 있으며, 인권을 침해하는 바로 그 국가나 정부와 협력해야 하는 것이 공적개발원조의 특성이자 한계다.

이런 상황에서는 공여국(원조국)이 공공성을 추구할수록 수원국과 긴장관계 에 놓일 가능성이 크며, 원조국 내에서도 이를 둘러싼 갈등이 생길 수 있다. 원 조국의 시민사회가 나서 인권을 탄압하는 나라에 원조를 중단하라고 요구하는 것이 전형적인 경우다. 사례는 드물지만, 수원국 정부나 시민사회가 원조와 사 업의 공공성을 강조하면서 공여국과 충돌할 수도 있다. 어느 경우든 원칙으로 는 정부와 공적 원조를 우회하는 사회권력이나 시민사회 차원의 국제협력과 연 대가 필요하다. 노동자 건강과 직업보건 문제를 개선하기 위해 노동조합과 국 제적 노동단체가 연대하고 협력하는 것이 이런 대안에 해당할 것이다.

PART

6

새로운 '건강레짐'의
공공성

제27장

공공성의 토대와 민주적 공공성의 이념

앞서 공공과 관련된 이론을 모색하고 현실을 검토했지만, 안정된 기반을 구축하는 데까지는 거리가 멀어 보인다. 특히 공공성과 공공보건의료, 공공레짐, 건강레짐 등은 '시론'에 가깝고 검증과 토론을 충분히 거치지 못한 상태다. 변명일 수도 있으나, 공공성과 공공보건의료, 그리고 이와 관련된 이론과 실천은 개인을 넘어 사회적 차원에서 축적과 발전이 있어야 새로운 단계에 진입할 수 있을 것이다. 예를 들어, 과정의 공공성을 해명하는 작업은 가설적 이론, 현실의 실천과 검증, 사회적 숙고, 새로운 이론 등의 발전 단계를 거쳐야 한다. 앞으로 많은 토론과 연구, 그리고 새로운 분석과 이론을 기대한다.

이론과 이념, 실천론이 채 체계를 갖추기 전에 현실의 도전을 견뎌내야 하는 것은 딜레마다. 충분한 검토와 튼튼한 이론을 기다리지 못하고 문제를 해결해야 하며, 나아가 새로운 대안을 모색하고 비전을 제시해야 하는 현실은 반드시 갖가지 긴장을 유발한다. 현실이 새로운 관점과 이론, 대안을 자극하기도 하지만, 그것을 제약하면서 무력하게 하는 것도 분명하다. 예를 들어, 현실은 '실현가능성'을 강조하면서 공공 개념을 확대하여 민간부문을 포괄하도록 압력을 가하는 한편, 좀 더 구조적으로 공공성을 강화하는 전략, 예를 들어 공공재정과 공공인력을 크게 확대하는 대안은 비현실적이라는 이유로 체계적으로 배제한다.

허약한 기초를 감수하고 새로운 공공성과 공공보건의료, 나아가 새로운 공공레짐과 건강레짐을 규명하려는 것은 앞서 말한 현실의 제약을 거슬러 그 현실을 재구성하는 데 영향을 미치기 위한 것이다. 새로운 공공은 현실의 공공과 민간을 성찰하고 비판하는 토대 위에 가능하며, 이를 모색하는 것은 그 현실을 재규정하고 변형하는 것이기도 하다. 현존하는 공공성과 공공보건의료의 문제점은 이를 완화하거나 극복하는 대안을 모색하는 과정에서 그 구조가 더 분명하게 드러날 수 있으며, 이를 기초로 다시 대안을 수정하거나 정교하게 다듬을 수 있다.

예를 들어, 지방의료원에 대한 재정지원이 부족한 현실을 분석하면 지방의료원의 현상뿐 아니라 재정을 지원하는 지방정부나 중앙정부의 공공성이 노출되며, 이는 다시 공공성 관점에서 정부의 재정지원을 강화하는 토대가 된다. 이처럼 현실을 이해하고 재규정하며 이론을 모색하는 과정은 공공성에 대한 분석과 이해를 넘어 현실을 변화하고 변형하는 데 직접 개입할 수 있다.

여러 한계 때문에 이 작업은 공공성과 공공보건의료의 모든 측면을 포괄하지 못한다. 바로 실천할 수 있는 정책과 사업을 제안하는 것이 아니며 그러기도 어렵다. 무엇을 중심으로 대안을 탐색해야 하는지 얼개를 보이려고 하는 것이 현실적 목표로, 앞서 설명한 이유로 충분히 과학적 근거를 제시하기 어려운 경우가 많다는 점은 미리 말해둔다. 라이트가 『리얼 유토피아』에서 말한 그대로, 얼마나 멀리 왔고 앞으로 얼마나 더 남았는지는 잘 알 수 없지만, 나침반 정도의 역할이라도 할 수 있기를 바란다.

1. 새로운 공공성의 배경

우리는 앞서 국가권력, 자본 또는 시장권력, 그리고 사회권력(시민사회)이라는 세 주체 사이의 균형과 긴장에 따라 공공성이 결정된다고 파악했다. 한국 현실에 이를 적용하면 공공성은 한편으로 권위주의적 국가권력, 다른 쪽으로는 신자유주의적 경제권력(시장, 자본)에 대한 대항 개념에 가깝다. 아울러 때로 국가권력과 밀착하고 때로 자본의 영향을 받는 시민사회의 역량이나 지향, 권력도 중요한 결정요인이다. 공공성은 국가-공공, 시장-공공, 시민사회-공공이라는 삼중의 긴장관계, 그것도 단순한 병렬적 관계보다는 서로 얽히며 늘 동요하는 관계를 설명하는 틀이라 할 것이다.

자본 또는 시장권력에 대항하는 개념일 때 공공성은 비교적 명확하고 동의의 범위도 넓다. 주로 형평성, 배분적 정의로서의 사회정의, 과정의 공정성, 약자의 보호 등을 포함하는 데 크게 이론이 없고, 건강과 보건의료에서는 비용부담과 접근성 등을 핵심 구성요소로 추가할 수 있다. 이런 내포와 비교하여 바깥 경계, 외연을 획정하기는 쉽지 않다. 형평의 정도는 어느 수준인지, 과정의 공정성은 얼마나 강하게 요구하는지 등 불확실한 점이 많다.

국가권력에 대항하는 개념으로 공공성은 특히 민주주의와 관련이 깊다. 권위주의적 발전국가는 오랫동안 권력을 사유화하고 자유권적 권리를 침해했으며, 부정적 의미의 관료주의와 결합하여 공공은 국가주의와 뗄 수 없는 지경에 이르렀다. 새로운 정치, 사회적 조건에서 공공성 개념은 이런 전통적 국가권력에 대항하거나 반ぁ하는 가치를 포함한다. 공공성 개념을 국가권력과 분리하여 재구성하려면, 민주성, 진정한 참여의 보장, 투명성과 개방성, 권력의 균점과 분권화, 관료와 관료 구조에 대한 공적 통제 등을 핵심 요소로 해야 한다.

특별히 건강과 보건의료 영역이 직면하는 도전은 집단을 대상으로 하는 보건의 특성, 전문성과 전문직업주의, 공중보건에서 국가의 전통적 역할 등이 중첩되면서 국가권력의 성격 또는 국가권력과 다른 권력의 관계가 더욱 복잡하다는 점이다. 대중과 관료 모두 병원 운영에는 높은 전문성이 필요하다고 생각하고, 이 때문에 때로 의사와 전문직이 국가권력이나 경제권력보다 더 큰 권력을 행사하는 사태가 벌어진다. 예방접종이나 격리(검역) 등 강제성을 띤 공중보건학적 조치를 할 때 공익 또는 공공성이라는 이유로 관료의 독점적 권한과 의사결정을 용인하는 이유도 비슷하다.

이와 같은 이중, 삼중의 긴장관계와 과제를 해결하려는 지향이 '민주적 공공성'이라는 개념이자 실천 방법이다. 이 개념은 동어반복일 수도 있는데, 민주적 공공성이라고 할 때 공공성 속에는 이미 민주주의라는 구성요소를 포함하고 또 당연히 그래야 하기 때문이다. 과정의 공공성을 공공성 개념에서 제외할 수 없다면, 민주주의는 공공성을 구성하는 가장 중요한 요소 가운데 하나다.

동어반복의 위험을 무릅쓰고 민주적 공공성 개념(지향)을 정식화하려는 이유는 이론과 지향이 현실, 즉 민주주의와 공공성을 동시에 강조해야 하는 상황이기 때문이다. 이중, 삼중의 긴장관계라고 했을 때 그 핵심 요소는 (현실의) 국가권력을 어떻게 민주적으로 변형할 것인가, 그리고 (현실의) 시장권력을 어떻게 (넓은 의미에서) 공적으로 통제할 것인지로 요약할 수 있다. 오해를 피하려 덧붙이면, 이 통제는 좁은 의미의 관료적 통제가 아니라 넓은 범위의 사회적 통제를 가리킨다. 국가권력은 (공공성에는 문제가 없고) 민주성만 중요한 과제이며 시장은 (민주적이어서) 공공성이 더 중요하다는 뜻이 아니다. 국가권력은 민주성을 그리고 시장은 공공성을 중심 과제로 한다면, 국가권력과 시장을 어떻게 변형해야 할지 그 지향을 민주적 공공성의 개념으로 포괄할 수 있을 것으로 본다.

범위를 넓히면 시민사회 안에서 그리고 시민사회에 대해서도 이 개념은 유효하다. 사회권력은 그 토대부터 민주성과 공공성을 기반으로 성립했을 뿐 아니라, 현재도 핵심 존재이유raison d'etre라 할 것이다. 사회권력이 존재만으로 공공성 실현을 담보하지 못하는 것이 현실이지만, 사회권력이 움직이는 '운동'의 방향만큼은 명확하다. 국가와 시장(경제)과의 권력관계 때문에도 항상 불안정하고 동요하는 가운데서도, 사회권력은 민주적 공공성을 지향하는 데서 자신의 존재이유를 찾아야 한다.

시민사회는 존립 기반인 가치를 지향하면서도 내부적으로 그리고 다른 주체와의 관계 속에서 끊임없이 동요한다. 사실 모든 권력이 상호관계 속에서 성립하는 것이면, 사회권력뿐 아니라 국가권력과 경제권력도 불안정하기는 마찬가지다. 사회권력은 국가와 경제로부터 침투를 견뎌야 하고, 민주성과 공공성의 기반을 확대하여 스스로 국가와 경제에 영향을 미칠 만한 역량을 확보해야 한다. 사회권력이 스스로 갱신하거나 더 큰 사회권력을 만들지 못하면 민주적 공공성을 확보하는 것은 불가능하다. 경제권력이 국가와 사회권력을 압도하면서 사회 전체의 공공성을 위협하는 현실까지 고려할 때, 시민사회가 다시 민주적 공공성의 원리를 회복하고 나아가 이를 더 강화해야 할 필요성이 더 크다.

민주적 공공성이 권력의 상호관계를 반영할 뿐 아니라 새로운 관계를 가능하게 하는 권력의 원천이라는 점을 다시 강조한다. 국가, 시장(경제), 시민사회(사회권력)는 그 자체 변화와 발전도 의미가 있지만, 상호관련성 또는 상호의존성의 맥락에서 파악해야 한다. 각 주체는 관계에 따라 규정되고 또한 규정하는데, 예를 들어 시민사회의 권력이 얼마나 큰지에 따라 국가와 시장이 영향을 받지 않을 수 없다. 이때 권력이란 단지 더 다수라거나 물적 토대가 우위에 있다거나 하는 것이 아니라, 어떤 가치와 지향을 토대로 하는 것이며, 또한 반드시 그래야 한다. 사회권력의 정치적 권력은 국가권력에 미칠 수 없으며, 자원과 물적 토대는 경제권력과 비교할 수 없다. 민주적 공공성을 기반으로 하지 않으면, 사회권력은 국가권력 또는 경제권력과의 권력관계를 바꾸기 어렵다.

2. 민주적 공공성의 논리

민주적 공공성은 '민주'와 '공공'의 두 요소를 핵심으로 한다. 이들을 핵심 요소로 드러내는 이유는 이 둘이 항상 배타적인 것은 아니지만 그렇다고 반드시 조화하지도 않기 때문이다. 두 요소 사이의 관계는 현실에서 흔히 볼 수 있는데, 예를 들어 공공보건의료기관들의 공적 기능과 공공성을 인정해도 주민참여와 민주적 통제는 좀처럼 경험하기 어렵다. 어떤 경우에는 주민들의 의견과 인식을 거슬러야 공공성을 확보할 수 있을 정도다. 그와 반대로 공적 가치를 실현하지 못하는 지역 공공병원에 주민들이 전혀 개입하지 못하는 사례도 흔하다. 공공성과 민주성은 여러 축에서 적절한 긴장관계를 형성하지 못하는 상태다.

민주적 공공성은 공공성을 둘러싼 이른바 삼분법, 즉 국가-시장(자본)-사회(시민) 사이의 관계를 관통하는 원리다. 각 주체가 해결해야 할 내부 과제인 동시에 상호관련성 안에서 역동을 파악해야 하는 원리로, 민주성과 공공성 모두 권력 사이의 상호작용 또는 상호침투와 깊은 관련이 있다. 국가권력이나 시장 권력의 민주성은 사회권력이 얼마나 참여하고 침투하여 그 권력을 통제하는지에 따라 달라진다.

1) 국가와 사회권력

사회권력을 강화하여 국가에 개입하는 것은 대체로 민주주의의 심화라는 과제와 부합하는데, 여기서 민주주의는 국가권력의 '반反 또는 非 공공성'을 통제하고 견제하는 원리이자 방법을 의미한다. 흔히 지적하는 관료주의와 전문가주의, 비효율, 비민주성 등과 함께 경제권력에 포획된 신자유주의 국가의 반공공성 또한 민주적 통제의 대상이다.

민주주의의 형태는 흔히 대의민주주의, 결사체 민주주의, 직접 민주주의 등으로 나눌 수 있고, 꼭 이런 전형과 이상형이 아니라도 민주주의의 수준에 따라 다양한 형태가 있을 수 있다. 공공성 관점에서 주목할 만한 것은 라이트 등이 제시한 민주적 통치 방식이다. 그는 바람직한 민주적 통치 방식의 하나로 "권력이 강화된 참여적 통치empowered participatory governance: EPG"를 주장했는데, 이는 심화한 형태의 직접 민주주의라 할 수 있다(라이트, 2012). 여기에 해당하는 대표적인 사례가 브라질의 참여형 예산제이고,[1] 보건의료에서는 브라질의 민중건강평의회 People's Health Council가 비슷한 맥락에 있다(Cornwall, 2008).

민주주의의 원리와 방법은 당연히 정치적·사회적·경제적 맥락에 따라 다르다. 예를 들어, EPG는 어떤 형태로든 국가권력(지방 권력을 포함)에 진입한 이후의 민주주의에 대한 것으로, 이러한 원리를 실천하는 것은 국가권력의 민주적 변화를 거친 후에야 가능하다(이들은 국가권력을 민주적으로 변화시키는 방법은 말하지 않는다). EPG가 새로운 민주주의의 좋은 예이긴 하나 모든 상황에서 같은 방식으로 적용될 수 없다는 뜻이다.

국가(정치)권력에서 배제된 상태에서도 민주주의의 실천을 통해 국가에 개입하는 의의는 달라지지 않으며, 목표 또한 크게 다르지 않다. EPG가 말하는 권력의 작동 방식은 달라질 수 있는데, 국가권력과 사회권력이 분리되어 있을수록 민주주의와 참여는 형식에 그칠 가능성이 크다. 사회권력이 일단 국가에 성공

---

1   참여예산제는 세계적으로 전파되어, 한국에서도 (원래 형태와는 다르지만) 2012년부터 각 지방 자치단체에서 시범적으로 시행하기 시작했다.

적으로 개입하더라도 그대로 안정된다고 볼 수 없으며, 국가와 사회권력은 상호작용을 거듭하면서 계속 변형된다. 침투의 수준이 다를 뿐 국가 또한 사회권력의 압력을 벗어날 수 없고, 두 권력은 끊임없이 자신을 바꾸어나가야 한다.

반대로, 국가도 사회권력에 영향을 미치는데 그 정도는 국가를 구성하는 전략적 관계 속에 공공성이 얼마나 높은 수준으로 관철되는지에 달렸다. 공공성 관점에서 국가가 사회권력에 개입하는 배경에는 사회권력의 취약성, 특히 경제권력에 포획된 공공성 문제가 있다. 이론적으로 사회권력은 공공성을 전제로 하지 않으면 성립하기 어려우나, 현실에서 사회권력은 국가와 경제의 영향을 벗어나기 어렵다. 특히 경제(자본)의 영향이 커질수록 사회권력의 공공성은 동요하기 쉽다. 스페인의 몬드라곤 협동조합이 세계 경제의 영향을 받으면서 상당 부분 변형되고 그 결과 공공성을 의심받는 것이 이에 해당한다.

국가와 사회권력의 관계는 고정된 상태가 아니며(전략적 관계), 특히 민주적 공공성 문제에서는 더욱 그렇다. 국가가 정치공동체의 공익을 보호한다고 자임하는 한 공공성을 완전히 폐기하기 어렵고, 이 때문에 국가는 때로 경제와 긴장관계를 조성하면서까지 사회권력의 공공성을 강제할 수 있다. 사회권력은 공공성이라는 가치를 두고 한편으로 국가와 경쟁하지만, 국가권력-경제권력-사회권력의 삼자관계는 단순하지 않다. 사회권력은 국가권력과 경제권력의 압력을 받으면서 동시에 내부 압력도 견뎌야 한다. 권력관계의 균형에 따라 사회권력은 자칫 서로 방향을 달리하는 트릴레마trilemma에 봉착할 수도 있다. 사회권력이 권력을 키운 상태에서 민주적 공공성과의 긴장을 잃으면 사회권력이 국가에 개입하고 침투하는 의미도 줄어든다.

2) 경제(시장)와 사회권력

사회권력이 경제에 개입하는 것은 국가에 개입하는 것과 다르다. 앞서 언급한 라이트는 사회권력이 경제에 개입할 수 있는 방식으로 사회적 경제, 기초소득, 사회적 자본주의, 협동조합적 시장경제, 비시장적 참여 민주주의 경제파레콘, parecon 등 다양한 방식을 제시했다.[2] 각각을 두고 다양한 가능성과 비판이 나와 있으나, 여기서 구체적 전략을 모두 설명할 필요는 없을 것이다. 구체적 설계와 경험은 상상력을 넓히는 데 자극이 되고 추상적 이론을 수정하는 데도 유용성이 있으므로, 필요에 따라 참고하기 바란다.

건강과 보건의료는 비슷한 문제의식으로 보되, 세부 구상은 수정해야 한다. 일반 과제와 더불어 건강과 보건의료가 가지는 특수 과제를 해결해야 한다는 뜻으로, 대표적인 특수 과제는 전문직업주의를 극복하는 문제다. 역사적으로 어떤 정치·경제체제에서도 보건의료에서 나타나는 전문직업주의를 만족할 만한 수준으로 해결하지 못한 만큼, 다양한 모색과 깊은 고민이 필요하다.

구체적인 전략과 대안의 종류와는 무관하게, 사회권력이 경제에 개입할 때 핵심 과제이자 목표가 되는 것은 생산체제를 어떻게 민주화할 것인가 하는 문제이다. 앞서 언급한 여러 영역의 다양한 개입도 근본적으로는 생산체제의 민주화와 연관되어 있다. 건강과 보건의료에서는 협동조합이 가장 익숙한 대안적 생산 방식이나, 대안은 이에 한정할 필요가 없다. 이 과제는 이 책의 마지막 장에서 다시 다룬다.

경제와 사회권력의 관계에서는 민주주의의 구현과 함께 공공성 실현도 도전적 과제이다. 주류 경제의 압도적인 권력을 고려하면, 사회권력이 이에 영향을 미치는 정도는 대체로 미약하고 부분적이다. 경제권력과 긴장관계를 형성하면서 공공성을 추구하는 것은 그만큼 더 어려운 과제가 될 수밖에 없다. 경제권력이 '최고 품질'이나 '최저 가격'으로, 또는 그렇다는 문화나 인식을 형성하면서 시장을 장악할 때, 고도로 상업화된 시장과 상품에 대항하여 사회권력이 공공성을 유지·강화하는 것은 쉽지 않다.

---

2   파레콘parecon은 'PARticipatory ECONomics'에서 따온 것으로, 앨버트Michael Albert가 제시한 민주주의적 경제체제 구상이다(앨버트, 2003). 현실성을 두고 비판이 많지만, 구상의 상상력과 정교함은 참고할 만하다.

3) 사회권력의 민주적 공공성

공공선택론의 시각에서는 사회권력(시민사회) 또한 자신의 이해관계에 따라 이익을 추구하는 시장참여자일 뿐이다. 공익 같은 것은 존재하지 않으며, 따라서 공공성을 따지는 것은 무의미하다. 사회권력이 공공성에 토대를 둔다는 시각은 이와는 다른 관점으로, 모든 사회 구성원에게 공통으로 중요한 과제와 관심이 있고, 대화와 논쟁, 문화를 통해 이들 과제에 대응하는 것이 가능하며, 국가와 사회조직은 보통 사람들의 집합적 이해관계를 해결하는 데 이바지할 수 있다고 본다(Calhoun, 2011: 311).

사회권력이 공공성을 실천하고 실현할 수 있다고 인정하더라도, 공공성은 가능성이고 잠재된 것일 뿐, 사회권력 그 자체로 민주성과 공공성이 저절로 보장되지 않는다. 공공선택론의 주장을 그대로 인정할 수는 없으나, 사회권력 또한 자신의 이익을 추구할 수 있으며, 더 큰 권력의 이익에 봉사하거나 의존할 가능성도 있다. 사회권력의 공공성 또한 내·외부의 권력관계에 따라 달라지는데, 민주적 공공성을 자기 원리로 받아들이고 실천하는 과정에서 공론장(공공영역)이 핵심 역할을 한다는 데 많은 사람이 동의한다.

하버마스에 따르면 공론장은 정치적·문화적으로 비판적 여론을 형성하는 공간으로, 근대 이후 특히 언론매체에 크게 의존한다. 여론은 공공의 관심에 대해 의사소통, 숙고, 비판과 논쟁을 통해 공론을 형성한다는 점에서 민주적 공공성을 실천하는 역할을 한다. 문제는 언론을 비롯한 공론장 역시 '공'이라는 이름과 명분만으로는 공공성을 보장하지 못한다는 점이다. 근대 이후 국가와 자본이 언론과 여론을 지배하고 공론장을 왜곡한다는 비판은 널리 알려져 있다.

한국사회의 사정은 더욱 좋지 못하다. 역사적으로 공론장이 충분히 성숙하지 못한 데다, 국가와 자본의 지배와 영향은 다른 사회와 비교해 작다고 할 수 없다. 특히, 자본(경제권력)의 힘이 비대해진 가운데 공론장이 더 왜곡되고 공론장으로서 역할을 상실했다는 평가도 많다. 이런 진단이 정확하다면, 공론장을 토대로 사회권력이 민주적 공공성을 유지하고 나아가 국가권력이나 시장권력을 견제·통제하는 역할을 하는 데는 한계가 분명하다.

공론장(공공영역)과 사회권력의 민주적 공공성을 분리할 수 없고, 이런 맥락에서 왜곡된 공론장은 사회권력이 민주적 공공성을 실천하고 실현하는 데에 결정적 장애물로 작용한다. 공론장은 사회권력이 국가권력-경제권력과 어떤 균형에 있느냐에 영향을 받고, 그 결과는 다시 사회권력이 민주적 공공성을 실천할 가능성으로 이어진다.

4) 민주적 공공성과 참여의 논리

공공, 국가, 정부 부문이 참여를 강조하는 데는 여러 이유가 있겠으나, 현대국가 특히 대의제 민주주의 체제에서는 형식적으로라도 참여를 바람직하다고 인정하고 권장하기 때문이다. 국가권력이 주도하는 참여가 상징성이나 합리화, 정당화 이상의 의미가 있는지는 명확하지 않다. 그런 점에서 참여가 권력강화적empowering이어야 민주적 공공성에 부합한다는 주장은 정당하고 합당하다(김새롬·김창엽, 2018; 라이트, 2012: 229).

민주주의에서 참여는 공적 결과(성과)를 향상하는 것을 목표로 하고, 특히 제도적으로는 세 가지 제도 모두에 영향을 미치려는 것이다(세 가지 제도에 대해서는 제6장을 참고할 것). 규제적 제도에 대해서는 상대적으로 상위 수준의 의사결정에 참여함으로써 공적 가치를 강화할 수 있는데, 대표적으로는 입법과 정책결정 과정에 참여하여 공적 가치에 부합하는 결정을 끌어내고 구조를 형성하는 것이 이에 해당한다. 규제적 제도는 공공조직이 달성해야 할 목표를 정하고 공공조직이 산출하는 가치를 정할 수 있으며, 이는 국가 또는 그 하위 수준에서 각종 제도와 정책, 법률 등을 통해 구체화한다. 연계적 제도는 지역사회 조직이나 네트워크, 비정부기구, 민간 인증기구 등을 통해서 형성되고, 민주적 참여는 이러한 기구, 네트워크, 의사결정 과정에 참여하는 것을 뜻한다. 한편, 문화인지적 제도는 일차적으로는 공공조직 내에서 만들어지는 것으로, 조직문화를 형성하고 가치를 공유하는 것이 핵심이다. 문화인지적 제도를 형성하는 과정에는 조직 내 민주주의나 조직 구성원의 참여가 중요한 역할을 해야 한다.

3. 민주적 공공성의 영역과 층위

건강과 보건의료의 공공성을 '레짐'에 이를 정도로 넓게 규정하면, 민주적 공공성의 원리를 여러 영역과 층위에 같이 적용할 수 있는지가 중요한 질문이다. 민주성과 공공성을 원리 수준에서 검토하면 특별히 영역과 층위를 구분할 필요가 없을지 모르나, 현실에서는 국가권력-경제권력-사회권력의 상호작용이 다면적·중층적으로 일어나고 이에 적용할 원리도 복합적이다. 국가 수준은 물론, 지방과 지역, 소규모 공동체, 기관 등 다양한 층위를 포함하며, 영역으로 보더라도 (보건과 직접 관련되는 것만 해도) 정치, 정책, 경제, 사회문화 등 여러 분야를 아우른다.

민주적 공공성의 원리를 적용하고 실천하는 데는 특히 층위에 따라 중요한 관심사가 달라지는데, 예를 들어 국가정책에 원리를 적용하는 것과 공공병원과 보건소에 적용하는 데는 차이가 크다. 전자는 국가 수준의 참여와 민주주의 제도, 정책결정의 거버넌스 등이 관심사라면, 후자는 기관의 거버넌스, 주민참여, 직원들의 참여와 생산체제 등이 중요한 과제가 될 것이다.

중층적이라는 의미에서는 공공성을 이해하는 관점의 차이보다 '민주적' 또는 민주성에 초점을 맞추어야 할 것으로 보인다. 공공성이 좀 더 일반적 원리와 가치 지향을 뜻하는 것과 비교하여 민주성은 실천이나 방법과 더 긴밀한 관계가 있기 때문이다. 실천과 방법이라 해도 영역보다는 층위에 따른 특성이 더 차이가 크므로, 민주성의 중층적 구조를 나누는 일은 영역보다는 주로 층위를 기준으로 하는 것이 합리적이다. 즉, 정치, 경제, 사회문화, 정책 같은 구분보다는 국가-지역-기관과 같은 위계로 나누는 것이 현실의 관심사에 부합한다.

1) 국가 수준

국가 수준에서 민주적 공공성의 원리를 실천할 수 있는지는 사회권력이 국가와 자본에 영향을 미치고 통제할 수 있는지에 따라 달라진다. 한 예로, 영리병원 또는 병원의 영리 자법인을 허용하고 촉진하는 정책에서는 국가와 자본이 의사결정을 주도하고 사회권력은 비판과 견제를 통해 영향을 미친다. 이때 의사결정 과정과 결과의 공공성을 높이는 방법은 사회권력이 어떻게 민주적 참여를 강화할 것인지에 집중된다. 입법부와 사법부까지 포함하는 국가의 내부 권력관계도 결국 사회권력의 참여에 따라 달라진다.

국가 수준에서 민주적 공공성을 실천하고 실현하는 데는 거버넌스와 의사결정의 민주주의가 핵심 역할을 한다. 건강과 보건의료에서 국가의 의사결정은 대체로 행정부가 독점하고, 일부 이해 당사자나 시민이 참여하는 구조와 통로가 있으나 실질적인 영향을 미친다고 하기는 미흡하다. 건강보험에서는 건강보험정책심의위원회가 제도화되어 있으나, 이 또한 한계가 있고 다른 참여 구조는 더욱 형식적인 역할에 그친다(한주성·김창엽, 2017). 건강과 보건의료가 전문성이 높다고 인식하고 모든 측면에서 이를 강조하면서, 다른 영역과 비교해도 의사결정의 독점과 폐쇄성이 더 강하다.

미흡한 민주성을 극복하는 과제는 어느 한 영역에 한정되지 않고, 행정부와 관료제의 개선, 행정부에 대한 견제와 통제, 민주주의 제도와 운영, 규범과 문화 등을 모두 포괄한다. 건강과 보건의료만 해당하는 문제가 아니라 보편적인 문제이자 과제라는 점이 중요하다. 보편적이고 수평적인 과제로서 민주적 역량과 토대 문제는 문제 진단뿐 아니라 과제와도 연결된다. 여기서는 모든 과제를 다루기 어려우므로, 건강과 보건의료를 중심으로 한 맥락적 관심사에 한정한다.

건강과 보건의료의 민주성을 근본적으로 제약하는 요소는 특수하게는 지금까지 건강과 보건의료를 주로 과학적·기술적·생물학적 측면에서 이해한 편향된 관점을 빼놓기 어렵다. 그동안 건강과 보건의료를 이해하는 태도는 가장 범위를 넓게 잡아도 몇몇 관련 정책과 '사회적인 것'의 관점을 보태는 정도였다. 민주적 공공성을 정립하려면 건강과 보건의료를 구성하고 규정하는 정치성과 정치적인 것을 이해하고 실천의 토대로 활용해야 한다.

공공성 관점에서 건강과 보건의료와 관련된 민주주의를 어떻게 구성하고 형성할 것인가? 일반적 과제는 크게 봐서 민주주의의 보편적 과제를 벗어나지 않지만, 투표와 선거, 여론조사와 같은 이른바 '얇은' 민주주의를 벗어나야 하는 과제는 특별히 강조하고자 한다. 대의민주주의를 어떻게 규정하든 정치적 대표가 시민(유권자)의 의견과 견해를 충분히 반영하지 못하는 것은 이미 잘 알려져 있다. 정치적 대표의 의사결정이 국익을 기초로 자신의 양심과 소신에 따르는 것(수탁자 역할), 대리인이라는 시각에서 유권자의 의견을 충실하게 반영하는 것, 또는 정당의 당론이 우선이라는 것 등, 그 어느 쪽으로 해석하든 실제 유권자의 의견과는 뚜렷하게 차이가 난다(서병훈, 2011).

건강이나 보건의료와 같이 구체적·부분적·세부적 의사결정이 필요할 때는 '일반' 의사와 '부분' 의사의 불합치도 중요한 문제다. 일반과 부분을 어떻게 구분할지는 다른 과제지만, 흔히 나타나는 현상으로 상대적으로 더 일반적인 것과 부분적인 것의 불일치를 해결하는 것은 중요하다. 전체로는 보건복지 확대를 지지하면서도 정책 목록에 포함된 본인부담 폐지를 반대할 때, 대의민주주의의 체계와 방법으로는 갈등을 해결할 방법이 뚜렷하지 않다.

얕은 민주주의 문제를 해결하려면 (민주주의 또는 대의민주주의의 틀을 그대로 인정한다고 전제하더라도) '심층' 민주주의로 약점과 한계를 보완해야 한다. 대표적인 논의로는 심의 민주주의deliberative democracy와 직접 민주주의가 있는데, 표 27-1은 민주성의 정도와 민주적 지배의 형태에 따라 참여와 통치의 유형을 나눈 것이다. 이들 각각에 대해 많은 논의가 있으므로 여기서는 참고할 만한 몇 가지 논의와 사례를 소개하는 것으로 그친다.

첫 사례는 앞서 언급한 라이트 등의 '권력이 강화된 참여적 통치'로, 이들은 브라질의 포르토 알리그리를 중심으로 발전한 참여예산제를 분석하고 권력이 강화된 참여적 통치의 일곱 가지 특성을 정리했다(라이트, 2012: 228~237). 여기

표 27-1 / 민주성의 정도와 민주적 지배 형태에 따른 참여와 통치 유형

		민주성의 정도	
		얕은 민주주의	심층 민주주의
민주적 지배의 형태	대의민주주의	엘리트가 지배하는 선거 민주주의	튼튼한 평등주의적 선거 민주주의
	결사체 민주주의	관료적 조합주의	민주적인 결사체 조합주의
	직접 민주주의	국민투표제적 선거	참여적 통치

자료: 라이트(2012: 220).

에는 ① 역량을 강화하면서 진행하는 상향적 참여bottom-up empowered participation, ② 현실 문제를 해결하는 데 초점을 두는 실용적 지향pragmatic orientation, ③ 개방된 논의와 토론에 따라 합의에 이르는 숙의deliberation, ④ 분권화devolution and decentralization, ⑤ 책임성과 의사소통을 통해 중앙정부가 지원하고 책임을 공유하는 방식의 분권화를 뜻하는 재조합적 분권화recombinant decentralization 또는 '조정된 분권화', ⑥ 국가중심적 제도화, ⑦ 역량 강화를 위한 맥락으로서 대항 권력 등을 포함한다. 참여예산제가 실례가 되겠지만, 보건 분야의 '민중건강평의회'도 같은 맥락에서 이해할 수 있다.

표 27-1에 포함된 결사체 민주주의도 주목할 만하다. 코헨Joshua Cohen과 로저스Joel Rogers는 특수한 집단의 이해를 대변하는 결사체가 민주주의 발전에 이바지할 수 있다고 하고, 이는 네 가지 과정을 통한다고 주장했다(Cohen and Rogers, 1995). 첫째는 약자들도 정치적 목적을 위하여 자원을 모을 수 있고 정치 과정에서 자원의 불평등을 완화할 수 있으며, 둘째, 특정 집단의 이해를 대변하더라도 그 과정이 민주주의의 학교가 되며 시민교육에 이바지할 수 있다. 셋째, 개인보다는 결사체 형식으로 정보 불균형을 완화할 수 있는데, 이는 정책 참여자가 정보 문제를 해결하는 데에 보탬이 된다. 마지막으로, 새로운 형태의 집합적 문제해결과정에 결사체가 핵심적 행위자 역할을 할 수 있다. 마지막 두 가지 과정은 국가가 문제를 해결하는 능력을 민주적으로 향상하는 데 이바지하는 것으로, 국가가 문제해결을 전담하거나 시장에 맡기는 양극단 사이에서 민주적 정책결정을 강화하는 역할을 한다.

유의해야 할 것은 민주적 공공성의 과제를 국가권력과의 관계나 정치 측면에서만 이해해서는 안 된다는 점이다. 특히 두 가지 측면의 민주적 공공성을 강조해야 하는데, 하나는 시장(경제, 자본)권력과의 관련성이고, 다른 하나는 전문가 또는 전문성(지식)을 기초로 한 권력이다.[3] 시장권력으로부터 민주적 공공성을

---

3 전문가와 국가-경제-사회권력의 관계는 때로 모호하다. 예를 들어, 자본주의 체제에서 의료를 경제활동으로 그리고 그 주체를 경제권력으로 보면, 이 활동에 종사하는 의료전문직이나 병원 등은 전문가라기보다 경제권력에 가깝다. 물론, 이러한 성격 규정은 보건의료를 통한 경제활동

확보하는 것은 비단 건강과 보건의료에 국한된 것이 아니라 보편적 과제다(건강과 보건의료는 다른 분야보다 문제가 덜 될지도 모른다). 이 과제는 주의를 환기하는 데에 그치고 더 상세하게 논의하지 않는다.

건강과 보건의료의 특수한 민주주의 과제는 전문가(전문성) 또는 지식권력과의 관계에서 발생한다. 어느 영역이든 정보의 불균형과 이에 따른 권력의 불균형이 나타날 수 있지만, 건강과 보건의료에서는 불균형이 더 심하다. 흔히 환자의 대리인을 자처하고 그런 의미에서 공적 역할을 강조하지만, 전문가 또한 이익에 종속되고 이해관계에 깊게 개입한다. 최근 건강과 보건의료의 시장이 커지고 상업화가 촉진됨에 따라 경제권력의 영향을 받을 가능성은 더 커졌다. 이들의 이해관계가 국가권력이나 경제권력과 결합하면 공공성은 가장 나쁜 방향으로 훼손될 수 있다.

전문가와 지식권력도 스스로 절대적 권력이 될 수는 없으므로, 여러 다른 권력이 다양한 통로를 통해 개입하고 통제하려 시도한다. 국가, 시장, 사회권력 모두가 전문가 권력과 경쟁하거나 협력하는데, 막대한 자원을 가진 국가는 말할 것도 없고 대항자원과 지식을 조직할 수 있는 시장 또한 전문가 권력을 통제하거나 이와 협력하려 한다. 민간보험이 보험진료를 심사하겠다는 이유로 병원이나 의사를 통제하려는 것이 전형적인 예다. 사회권력은 대체로 전문가 권력에 대항할 수 있는 자원이 부족한데, 조직화 정도가 약하고 물적 자원과 지식자원을 동원할 수 있는 능력이 미흡하다.

전문가 권력을 통제하려는 동기는 비슷해도, 국가, 시장, 시민사회의 이해관계는 반드시 일치하지 않는다. 지향과 목표에 따라 서로 협력하거나 경쟁하고, 전문가 권력을 포섭하거나 이들과 연대하기도 한다. 정부와 민간보험이 공공보험(건강보험)의 정보를 활용하려고 연합하고, 시민사회와 의료전문가가 연대하여 이에 반대하는 것이 이런 상호관계의 한 가지 예다. 공공성 관점에서는 (실질적 이해관계가 무엇이든) 개인정보 보호라는 공적 가치를 매개로 협력(또는 동맹)

의 구조와 특성에 따라 크게 달라진다.

관계가 형성된다.

2) 지역

국가, 시장, 사회권력, 또는 전문가 권력이 다면적이고 다층적으로 개입하는 공간이 지역이다. 지역을 엄밀하게 규정하려면 더 많은 논의가 필요하나 여기서는 국가 하부subnational 수준을 뜻하는 것으로 규정하고자 한다. 지역은 행정, 정책, 생활의 현실 공간으로, 국가 수준에서 벌어지는 상호작용의 연장선 위에 있지만, 그것으로 환원되지 않는다.

국가-경제-사회권력의 상호관계로 볼 때, 민주적 공공성을 지향하는 지역의 '현실성'은 더 명확해진다. 여기에도 건강레짐 개념을 적용하는 것이 의미가 있다. 공공성에 기초한 지역 건강레짐이란 지역에서 건강과 보건의료와 연관이 있는 가치, 규범, 규칙, 정책, 법률, 제도가 총체적으로 공공성에 기초하는 것으로, 실천과 행태, 상호관계의 방향 역시 공공성을 토대로 하게 된다.

민주적 공공성을 새로운 공공성의 지향이라고 하면, 이런 지역 건강레짐의 공공성에 민주성을 보태는 것은 당연한 과제다. 그중에서도 건강한 지역 건강레짐의 토대인 사회권력을 어떻게 형성할 것인지가 중요한데, 이는 민주적 공공성을 지향하는 현실 조건으로 (국가 수준과 비교하여) 지역에서 상대적으로 사회권력의 취약성이 두드러지기 때문이다. 지역에서 사회권력이 국가와 자본에 대항하거나 침투할 힘을 축적하지 못하면, 민주적 공공성을 실천하고 실현할 공간은 크게 좁아진다.

지역은 사회권력이 형성되고 성장하는 물적 토대이자 공간이기도 하다. 지리적 개념이든 또는 인위적으로 만들어진 공동체에 가깝든, 지역은 사회권력을 구축하는 데 빼놓을 수 없는, 잠재력이 큰 기반이다. 삶을 실천하고 문화와 가치를 공유하며 공론을 생산하는 '친밀성'의 공간으로, 지역사회는 대안적 건강레짐의 출발이자 기본 요소라 할 수 있다.

지역은 또한 대안적 생산체제가 작동하는 곳이다. 특히 건강과 보건의료는 생산과 소비가 동시에 이루어지는 특성 때문에 지역을 떠난 생산을 생각하기 어렵고, 자연히 대안적 생산체제도 지역과 분리되지 않는다. 예를 들어, 협동조합적 생산 방식에 기초한 종합병원이나 장기요양서비스 공급(체계)은 지역을 기반으로 삼아 통합적으로 접근해야 한다.

지역은 민주적 공공성의 원리를 적용하고 실천하는 가장 중요한 공간이자 대상이다. 지역사회 구성원이 소유와 의사결정, 실천의 주체가 되어야 하고, 이는 작은 집단의 자기 이익에 기초한 것이 아니라 공공적인 것이 되어야 한다. 특히 지역사회는 광범위한 불평등과 배제, 경제적 이해관계가 실재하는 현장이라는 점에서 민주적 공공성이라는 과제가 더 중요하다.

3) 조직

여기서 조직은 현실적으로 국가, 경제, 시민사회의 어디에도 속할 수 있다. 보건소나 공공병원, 공익을 표방하는 비영리 민간병원, 또는 사회적 기업이나 협동조합 형식의 기관 등이 모두 조직에 해당한다. 이들 조직은 소유 주체라는 기준으로는 어느 한 주체에 소속되지만, 공공성의 실천이라는 측면에서는 여러 권력이 같이 영향을 미치고 작동하는 '장'이다. 국립대학교에 소속된 대학병원은 소유 주체로는 국가권력에 속하나, 국가-경제-사회권력의 상호관계와 운동에 따라 공공성이 영향을 받고 또한 결정된다.

상호관계의 긴밀성에 따라 민주적 공공성의 강조점은 달라진다. 일반적으로는 국가권력에 가까운 조직은 민주성이, 시민사회로 분류될 수 있는 조직은 공공성이, 시장권력에 해당하는 조직은 민주성과 공공성이 모두 중요한 과제이다. 현실적으로 민주성과 공공성 하나만 중요한 조직은 존재하기 어려운 만큼, 이런 구분은 상대적인 중요성을 강조한 것에 지나지 않는다.

국가권력에 가까운 조직, 즉 공공조직으로는 보건소나 공공병원을 예로 들수 있다. 민주적 공공성의 관점에서 이들 조직의 일차적 과제는 어떻게 민주주의를 강화할 것인지에 집중된다. 조직의 위계, 맥락, 특성에 따라 과제가 다르지만, 민주적 거버넌스와 의사결정 구조의 구축, 그리고 이를 바탕으로 한 민주주의의 제도화라는 원칙에서 크게 벗어나지 않는다.

공공조직 가운데 지역을 기초로 한 조직은 민주적 공공성의 거버넌스와 체계, 제도를 구축하는 일이 비교적 단순하다. 목표를 성취하기 쉽다는 뜻이라기보다 범위와 상호관련성을 비교적 명확하게 규정할 수 있다는 의미다. 예를 들어, 지방의료원과 같은 공공병원 또는 보건소는 국립대학병원이나 국립중앙의료원 등의 조직과 비교하여 상대적으로 민주적 거버넌스나 의사결정의 구조와 과정을 다루기 쉽다.

지역에 기반을 둔 조직이 민주적 공공성을 추구하는 구조이자 방법은 주로 주민참여를 통한 것이다. 바람직하고 효과적인 참여의 구체적인 형식과 방법은 한 가지로 규정할 수 없고, 이론적으로나 실천적으로 모두 불확실한 점이 많다는 것이 과제다. 지금 단계에서 참여를 통한 민주적 공공성은 확정된 원리가 존재하기보다는, 이론과 실천의 상호작용을 통해 형성·정립되어야 하는 과제의 성격이 더 강하다. 특히 현장에서 실천을 통해 모범을 만들고 성찰을 통해 이론을 구축해야 하는 과제다.

시장권력의 영향 아래에 있는 조직에서도 민주적 공공성의 과제는 중요한 의미가 있다. 공공성을 내세우는 영리와 비영리 민간조직이 마찬가지 상황으로, 영리와 비영리 모두 구분이 불명확한 점이 있고 시민사회와의 경계도 모호한 점이 많다. 협동조합은 외형상 시민사회와 밀접한 관련이 있는 것처럼 보이면서도 법률적으로는 영리 조직과 다르지 않다. 사회적 기업도 영리와 비영리, 시장권력과 시민사회 식의 구분으로 포괄하지 못하는 특성을 보인다.

시장권력의 영향이 강하면, 영리와 비영리 구분과 무관하게 민주적 공공성이 요구하는 두 가지 핵심 원리, 즉 민주성과 공공성이 모두 도전적 과제이다. 시장권력에서는 사실상 민주성과 공공성을 구분하기 어렵다는 점도 중요하다. 시장을 통한 활동의 공공성은 그 활동의 목표와 방법이 얼마나 공적 가치를 지향하고 결과가 이에 부합하는지에 달려 있다. 이때 공적 가치는 개방성, 투명성, 민주적 의사결정과 같은 가치(특히 과정과 방법에서)와 관계가 있고, 이는 민주성인 동시에 이와 분리할 수 없는 공공성이기도 하다.

실질적인 권력관계로 보면, 사회권력에 속한 조직에서도 민주성과 공공성이 작동하는 통로가 다를 수 있다. 즉, 국가권력과의 관계에서는 스스로 공공성을 더 강조하고 시민사회와의 관계에서는 민주성에 초점을 두는 식인데(각각의 관계에서 사회권력에 대해 무엇을 주로 기대하고 사회권력 스스로 자신을 어떻게 규정하는지에 따른 것이다), 이런 관계와 그 영향은 일대일 관계와 직접적인 관련성에 의해서만 결정되지 않는다. 시민사회는 국가권력을 향해 공공성과 민주성의 압력을 가하고, 국가권력 또한 시민사회를 통해 시장에 간접적으로 영향을 미친다. 사회적 기업이 민주적 공공성의 원리에 충실한 데는 국가(법률, 규제, 행정 등)와 시민사회(여론, 시장에서의 선택, 직접 참여)의 영향과 압력이 중요하다. 시민사회는 공론장을 통해 국가권력의 규제를 끌어내고 이는 간접적인 방식의 영향과 '침투'에 해당한다.

사회권력(시민사회)이 민주적 공공성을 어떻게 유지하고 강화할 것인지의 문제는 앞서 설명한 것과 같다. 조직 차원에서도 민주적 공공성은 저절로 보장되지 않지만, 사회권력은 필연적으로 민주적 공공성의 토대 위에 존재한다는 점이 핵심이다. 마뚜라나Humberto Maturana와 바렐라Francisco Varela가 말하는 '자기 생성autopoiesis' 개념을 이에 적용할 수 있는데(마뚜라나·바렐라, 2007), 사회권력은 본질적으로 스스로 생성할 수 있는 존재로, 환경 변동과 외부 요구에 적응해야 한다. 이 과정이 자신에게 돌아가 스스로 참조하는 실천이라는 점이 더 중요하다. 이때 '스스로'란 사회권력의 존재이유와 기반, 즉 민주적 공공성을 핵심으로 하는 사회권력의 본질 또는 존재 기반을 가리킨다.

민주적 공공성의 측면에서 사회권력 또한 국가와 시장에 영향을 받고 침투를 당하며, 심하면 식민지 노릇을 하기도 한다. 이런 상호작용은 민주적 공공성에 대한 위협일 가능성이 높고, 그것을 복원하는 것은 외부의 힘이 아니라 자기 생성에 의존해야 한다. 때로 국가권력이 공공성을 강화하는 쪽으로 영향을 줄 수 있으나, 이는 전적으로 국가권력의 성격에 달려 있다. 브라질의 참여예산제 사례는 이런 드문 사례에 해당한다. 참여예산제는 시민사회가 국가권력에 영향을 미친 데서 출발했다고 할 수 있지만, 국가권력이 이를 제도화한 이후에는 국가제도가 사회권력을 자극하고 참여를 촉진하는 쪽으로 작용했다(Baiocchi, Heller and Silva, 2011).

현실적으로 모든 조직의 민주적 공공성에는 노동자와 그 조직, 노동계급의 권력이 중요하다. 국가권력, 경제권력, 사회권력 모두 마찬가지며, '노동'은 경쟁과 개입, 침투를 통해 이들 권력을 견제하고 공공성을 강화할 수 있다. 사회권력과의 차이는 노동은 조직 내부에 갇히면 '자기 생성'이 불가능하며 오히려 다른 권력에 종속되어 민주적 공공성에서 이탈할 수 있다는 점이다.

4. 민주적 공공성의 몇 가지 논점

민주적 공공성은 과정이자 결과다. 과정으로 이해할 때도 그 과정은 만들어지고 경험하고 축적된 결과라는 점에서 다시 결과의 하나다. 따라서 어떻게 그런 결과를 만들고 축적할 수 있는지가 중요하다. 여기서는 그 가운데서도 공론 형성과 참여에 초점을 두고 검토한다.

1) 공론장과 공론의 형성

민주적 공공성의 실천과 실현이 공론에 영향을 받는 것은 분명하다. 공론이 만들어지는 공간이란 뜻의 공론장 또는 공공영역에 대해서는 '공공과 공공성의 개념'에서 살펴보았다. 이제 관심을 둘 것은 건강과 보건의료를 중심으로 민주적 공공성이라는 담론이 어떻게 만들어지고 성장할 수 있는가 하는 점이다.

먼저 지적할 것 한 가지는 건강과 보건의료의 공론장을 특수한 것으로 분리해서는 안 된다는 점이다. 건강과 보건의료에 관한 담론(예: 민주적 공공성)은 다른 영역과 구분된 채 건강과 보건의료 안에서만 따로 만들어지기 어렵다. 민주주의와 공공성 모두 내용에서는 전반적 규범과 합의의 영향을 받고 과정으로도 일반적 담론의 형성과정을 벗어나기 힘들다. 과정의 차이는 있을 수 있다. 건강과 보건의료에서 특히 전문직과 지식권력의 영향이 강력하므로, 다른 영역이나 의제와 비교하여 담론과 공론장의 형성이 더 어렵거나 치우칠 수 있다.

과정의 차이를 부각하는 중요한 이유는 공론장과 공론이 형성되는 데 필요한 이른바 담론 윤리의 문제를 무시할 수 없기 때문이다. 공론을 형성할 수 있는 바람직한(윤리적) 담론은 이른바 이상적 담화 상황이라는 절차상의 원리를 따른 결과물로, 특히 대칭성, 상호성, 성찰성 등을 대표적 원리로 꼽는다(Benhabib, 1986: 284~285; 코헨·아라토, 2013: 20~21).

건강과 보건의료에서 민주적 공공성이 담론으로 되는 데도 이런 원리가 바탕이 되어야 할 것이나, 그러기에는 현재의 공론장 구조와 권력관계에 명백한 한계가 있다. 불평등한 전문가 권력은 제외하더라도, 민주적 공공성을 둘러싼 의견은 대칭적이지 않고(경제적·시장적 견해가 압도적으로 강하다) 성찰의 기회도 막혀 있다.

공론장에 적용할 규범은 일정한 조건을 충족해야 한다. "규범의 영향을 받는 사람들 모두가 규범의 일반적 준수가 모든 사람의 이해관계의 충족과 관련하여 가져올 것으로 예상되는 결과와 부작용을 받아들여야 한다(그리고 그러한 결과가 대안적인 규제 가능성이 가져올 결과보다 선호된다)는 것이다"(Habermas, 1990: 65; 코헨·아라토, 2013: 24). 이 또한 근본 원리로는 충분한 의의가 있으나, 건강과 보건의료의 민주적 공공성은 아예 공론장에 진입하기에도 어렵다는 점에서 현실적 한계가 뚜렷하다.

담론과 공론장의 경험적 차원에는 기대를 걸 수 있고 또 그럴 필요가 있다. 공론장에서 견해차를 줄이고 합의에 이르는 방법은 크게 합리적 합의와 경험적 합의로 나눈다(Apel, 1980: 238~239; 코헨·아라토, 2013: 22). 롤스가 제시한 '무지의 장막'이 합리적 합의를 위한 조건이라면, 적자가 심한 지방의료원을 폐쇄할지 말지 결정하는 것은 경험적 합의에 속한다. 건강과 보건의료에서는 가상의 대화를 통한 합리적 합의보다 실제 대화를 통해 경험적 합의를 끌어내는 쪽이 담론 형성에 더 효과적일 수 있다. 어떤 보건의료가 공공성에 부합하는지 오로지 합리성에 기초해서 합의하는 것은 불가능하기 때문이다. 담론이 합당한 것으로 인정될 수 있으려면 실제 대화의 맥락에서 유효한 규범이라야 하고, 이는 그만큼 경험적 합의가 중요하다는 것을 가리킨다(코헨·아라토, 2013: 22).

경험적 합의에 기초하면, 건강과 보건의료의 공공성을 두고는 더 많은 경험과 이를 기초로 한 합의, 공론의 형성이 필요하다. 비교적 최근에 있었던 진주의료원 폐쇄는 서로 다른 의견을 논의할 수 있는 현실 경험이었다. 적절한 구조와 과정에서 논의하고 합의할 수 있었으면(즉, 공론장을 만들 수 있었으면) 공공의료기관의 공적 역할이나 공공성에 대한 공론의 진전에 큰 역할을 했을 것이다. 앞으로도 비슷한 사례(때로는 사건)를 피할 수 없을 것으로 전제할 때, 이들은 경험적 합의를 위한, 또는 경험적 합의에 기초한 공론장과 공론 형성에 중요한 역할을 할 수 있다.

경험의 한계를 벗어나기 어렵다는 점이 경험적 합의 모델이 갖는 역설적 한계다. 지방의료원의 기능을 둘러싼 논쟁을 예로 들면, 공론과 공론장은 이미 존재하는 건강, 의료, 공공의료기관의 이해 범위를 벗어나기 어렵고 민주적 공공성도 마찬가지다. 민주주의와 공공성에 대한 기존의 이해를 넘지 못하면, 자칫 합리성을 결여한 채 단순한 정당화나 이해관계의 조정에 그칠 수도 있다. 이때는 다시 합리성과 긴장관계 속에서 경험적 합의를 시도하는 것이 핵심 과제가 된다. 예를 들어, 공공병원의 수익성을 개선한다는 명분으로 민간병원과 경쟁하며 특정한 의료서비스를 확대해야 하는지, 이런 공공병원의 역할이 '합리적'인지 공론장에서 물어야 한다.

2) 참여

참여도 모호한 개념 가운데 하나다. 영역은 말할 것도 없고, 국가 수준이나 조직, 심지어 일대일(예: 환자-의사) 관계에도 참여 개념과 이론이 적용된다. 참여의 주체와 방법, 수준도 보기에 따라 얼마든지 달라질 수 있다. 여기서는 앞서 논의한 민주적 공공성과 연관되는 것에 초점을 맞추어 일부 관심사를 검토하고자 한다.

논의의 편의성을 고려하면, 일반적 참여나 정치 전반의 참여보다 건강 분야 논의에서 출발하는 쪽이 쉽다. 건강과 보건의료 논의에서 참여와 민주를 대표하는 개념이자 전략은 지역사회 주민참여다.[4] 특히 세계보건기구가 일차보건의

---

4   영어로는 지역사회 주민참여를 'community mobilization', 'community participation', 'community involvement' 등으로 다양하게 표현한다. 약간 어감 차이가 있으나 한국어로는 구별하기

료 전략을 제안한 이후, 지역사회 주민참여는 건강문제를 해결하는 전략이면서 동시에 변화의 지향성을 나타내는 대표적인 원리가 되었다.[5] 이후 주민참여는 때로 부족한 자원을 동원하는 전략이자 건강이나 보건의료를 위한 도구적 실천으로 활용된 면이 강하지만, 보건 그중에서도 지역보건의 핵심 원리가 된 것은 분명하다.

건강과 보건의료에서 참여는 지역사회 주민참여에 그치지 않는다. 1970년대 이후 소비자 참여, 일반인 참여, 시민참여, 환자참여 등의 다양한 이름으로 비전문가 또는 '일반' 사람들의 참여가 강조되었다. 여러 가지 표현이 존재하는 것에서도 알 수 있듯이, 참여는 역할, 참여의 수준, 참여의 대상 영역 등에 따라 다양한 모습을 보인다. 참여의 원론과 다양한 차원을 모두 검토하는 것은 이 글의 범위를 넘기 때문에 다루지 않지만, 그림 27-1을 참고하면 참여의 다층적·다면적 속성을 이해할 수 있다(Charles and DeMaio, 1993).

참여를 강조하는 이유는 그것이 어떤 가치가 있거나 그럴 것이라고 기대하기 때문인데, 참여의 효과 또는 가치에 대한 태도 가운데 한 가지는 참여 또는 민주적 참여 그 자체로 내재적 의미가 있다고 해석하는 것이다. 이에 따르면, 자신의 삶에 영향을 미치는 의사결정 과정에 참여하는 것은 삶의 본질적 가치 또는 센이 말하는 '능력'에 해당한다. 참여가 산출하는 결과도 중요하나 그것만으로는 참여의 가치를 모두 설명할 수 없으며, 모든 참여가 긍정적 의미를 내포한 바람직한 것으로 본다. 이때 결과(예: 더 좋은 결정)보다 과정의 적절성과 참여의 대표성이 더 중요하다. 참여를 이렇게 이해하는 데는 강한 도덕적·철학적 근거가 있지만, 내재적 가치에 대한 경험적·실증적 근거를 도출하기 어렵다는 단점이 있다.

어렵다. 굳이 구분하자면 'mobilization'이 가장 소극적 수준인데, 우리말로는 참여라기보다 동원에 가깝다.

5 보건의료에서의 지역사회 주민참여, 특히 세계보건기구를 중심으로 한 논의는 다음을 참고할 것. 김용익, 「보건의료 주민참여의 정의와 전략에 대한 연구」, ≪보건행정학회지≫, 제2권, 제2호 (1992), 90~111쪽, 세계보건기구, 『보건의료발전을 위한 지역주민참여』. 서울의대 의료관리학교실 옮김(서울: 한울아카데미, 1994).

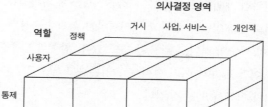

그림 27-1 / 참여의 다양한 차원

자료: Charles and DeMaio(1993)(일부 수정).

참여의 의의를 결과주의적으로 볼 수도 있는데, 의사결정의 질을 높이거나 정책목표를 달성하는 수단으로 참여를 이해하는 것이 대표적이다. 여기서는 정책의 영향을 받거나 대상이 되는 사람이 정책결정에 참여하는 수준이 높을수록 더 좋은 결정을 할 수 있고 정책 집행의 순응도도 올라간다고 기대한다. 참여를 결과 중심으로, 또한 도구적으로 이해하면, 달성하려는 목표에 따라 바람직한 참여의 역할, 수준, 대상 영역이 다르고, 좀 더 좋은 결정을 할 수 있는 참여의 방법도 맥락과 조건에 따라 달라져야 한다. 예를 들어, 건강보험의 급여 범위를 정할 때와 지역보건 정책을 집행할 때의 바람직한 참여는 판단 기준이 다르다. 결과주의적 또는 실용적 가치를 기준으로 삼으면, 바람직한 참여는 규범보다 경험적 근거에 기초해서 결정된다. 참여로 얻을 수 있는 도구적 가치, 예를 들어 의사결정의 질이 좋아진다든지 참여자의 건강과 행동이 좋아지는 등의 효과는 상당한 실증적 근거들이 있다.

참여를 어떻게 실천하고 강화할 수 있는지는 가치를 인정하는 것과는 다른 과제다. 의의와 가치를 부인하는 사람이 별로 없으면서도 실제로는 바람직한 참여를 실천하고 결과에 이른 사례를 찾기 어려운 것이 이런 현실을 반영한다. 특히 참여를 강조하는 담론이 낮은 수준의 참여, 예를 들어 동원이나 정책 대상에 대한 인위적 개입manipulation을 호도하는 수단으로 활용되는 것에 주의해야 한다. 국가권력이 책임을 분산하고 개인화하는 신자유주의 통치체제에서 참여는 새로운 통치 기술의 하나로 활용될 수도 있다. 참여와 민주주의의 작동에 대해서는 이미 여러 학자가 여러 형식으로 거론하고 있으므로 여기서는 중요한 관심 몇 가지만 언급하면 될 것 같다.

참여의 범위와 수준, 대표성, 합리적 판단(숙고)의 가능성, 참여를 제도화하고 정책으로 전환하는 과제 등은 우리에게도 익숙한 논점이다. 특히 참여의 현실성은 민주주의를 제도로 이해하는 것과 사회적 삶의 구성 방식으로 이해하는 것에 따라 다르게 이해해야 하는 과제다. 제도에 한정하더라도 대의제도와 직접 참여(민주주의) 사이에 발생하는 긴장은 여전히 해결하기 어려운데, 한국에서 가장 유력한 대의제도인 선거에 참여하는 것만으로 민주적 공공성을 실천한다고 할 수 있을지는 의심스럽다. 차원은 좀 다르지만, 다운스Anthony Downs가 말하는 합리적 무지rational ignorance나 시리아니Carmen Siriani가 언급한 '다원주의적 참여의 역설paradox of participatory pluralism'이라는 도전도 무시하기 어렵다(다운스, 2013; Shapiro, 1996: 132).[6]

참여가 실제 작동하는가 하는 질문은 참여가 민주적 공공성의 관점에서 새로운 전망, 때로 근본적이고 급진적인 전망의 토대가 될 수 있는지, 또는 그 핵심 원리이자 전략으로 활용될 수 있는가 하는 질문으로 이어진다. 전망이란 좁게 보면 어떤 제도나 정책이지만, 가장 넓게 이해하면 새로운 공동체(이는 근본적으로 정치공동체이다)를 구상하는 지향이나 태도를 말한다. 이런 전망에 단 한 가지 원리만 존재하진 않겠으나, 참여와 민주주의에서 그 가능성을 발견한다면 이는 더 크고 장기적인(또는 총체적인) 지평에서 전망할 수 있는 출발점이 될 것이다.

참여 개념이 갖는 한계도 함께 지적해두고자 한다. 이는 이론적인 것이기보다는 주로 현실적이고 경험적인 것으로, 참여의 '자기 제한성self-limitation' 문제가 그중 중요하다. 특히 국가권력과의 관계에서 참여를 주체의 능동적 실천이라기

---

6   다원주의적 참여의 역설이란 정치와 참여가 여러 영역으로 나누어져 있을 때 한 영역의 참여를 강화하는 것이 다른 영역의 참여는 약하게 하는 것을 가리킨다.

보다 흔히 공식적인 의사결정을 보완하는 수동적이고 보조적 실천으로 인식하는 경향이 강하다. 참여를 통해 결정에 영향을 '미친다'라거나 의견을 '반영한다'라는 표현부터 참여의 자기 규정이 드러나는데, 참여의 목표가 영향을 미치거나 반영하는 정도에 머물면 결과와 과정 모두 사회권력의 주체적 실천, 또는 통제라고 하기 어렵다. 원칙적으로 가장 높은 수준의 참여는 시민이나 지역사회가 스스로 결정하고 통제하는 것으로, 의사결정의 구조나 과정을 소유하거나 그 안에서 주체가 되어야 한다.

의사결정의 권력을 누가 보유하고 행사하는가 하는 관점에서 보면, (암묵적이지만) 참여가 보조적인 역할을 벗어날 수 없는 것이 현실일지 모른다. 국가와 시장이 의사결정의 권력을 독점하는 상황에서 참여의 주체들이 보조적 역할을 넘어 의사결정의 진정한 주체가 되는 것은 어렵다. 참여가 보완적 수준을 벗어나지 못하는 상황은 지역사회 또는 시민사회가 국가 또는 시장과 불평등한 관계에 있기 때문이다. 다시 말하면, 참여의 특성과 수준은 국가와 시장, 그리고 지역사회 또는 시민(사회권력) 사이의 권력 균형에 따라 결정된다.

공공성 관점에서 참여의 수준을 높이는 것, 그리고 이를 통해 민주적 공공성을 강화하는 것은 단지 방법을 정교하게 만들어서 가능한 것이라기보다는 권력관계를 근본적으로 재편해야 하는 과제다. 민주적 공공성이 요구하는 참여는 익명의 개인이 파편화된 상태에서 의사결정에 개입하는 수준을 높이는 것과는 근본적으로 다르다. 민주적 참여의 문제는 사회권력이 어떻게 국가와 시장에 개입하고 침투할 수 있는지 하는 과제와 직결되며, 이때 사회권력은 한쪽으로는 국가권력과의 관계를, 또 다른 쪽으로는 경제권력과의 관계를 변형하여 재구성하는 이중적 과제를 안게 된다.

제28장
공공성과 새로운 공공보건의료

'새로운' 공공보건의료라고 했지만, 이 새로움을 그동안 쓰던 말로 표현하기는 쉽지 않다. 필요가 있을 때마다 이미 개선, 개편, 개혁, 혁신 등의 말이 쓰였고, 좀 더 나가면 변혁이나 '근본적 개혁' 같은 표현도 등장한 적이 있다. 하나같이 분석과 판단이 쉽지 않은 모호한 표현으로, 이 개념들은 내용을 채운 새로운 정책이나 변화라기보다 지향이나 다짐에 가깝다. 특정한 표현을 한다고 해서 내용이 그에 부합하는 것도 아니다. 때로 내용은 빈약하면서 표현만 새로운, 과잉 개념화의 위험도 있다.

말의 의미를 따지는 이유는 '새로운' 공공보건의료가 포함하는 '새로움'을 어떤 차원에서 규정할 것인지 명확하게 할 필요가 있기 때문이다. 새로움에 대한 동의가 충분하지 않으면 기대와 실제 논의의 간격이 벌어지고, 결과적으로 생산적인 공론장이 만들어지지 못한다. 한쪽은 지방의료원의 적자를 줄일 방안을 기대했는데 다른 쪽은 다른 차원에서 건강레짐과 공공레짐을 말하면, 그 사이에는 충분한 토론과 합의가 형성될 수 없다.

여기서 말하는 새로운 공공보건의료는 체계(시스템)에 초점을 맞춘 것임을 먼저 밝힌다. 괄호 안에 시스템이라는 말을 같이 쓴 것처럼 체계는 현실의 제도나 행정, 법률의 범위를 넘어 문화와 규범, 가치 등을 모두 포괄한다. 앞에서 제안한 개념으로는 '레짐'의 뜻과 가깝다. 이 글에서 공공보건의료를 기술적·실무적·

정책적·제도적으로 개선하는 것은 이차적 관심이다(덜 중요하다는 뜻은 아니다).

또 한 가지 고민은 근본적 접근을 한다고 해서 외연(경계)을 끝없이 확장할 수 없는 점이다. 그렇게 하기가 불가능하다, 비현실적이다, 또는 비효율적이다는 문제를 떠나 현실의 문제의식을 어느 정도까지는 유지해야 하기 때문이다. 현실과 근본 모두에 철저하지 못하면 자칫 어정쩡한 타협이 될 수 있지만, 위험을 감수하고라도 이들 사이의 긴장관계를 유지하면서 새로움을 탐색하는 것에 의의가 있다고 생각한다.

이런 맥락에서 이 논의의 최대 범위는 자본주의 체제로, 장기 지속으로서 자본주의를 현실적 조건으로 전제한다. 달리 표현하면, 자본주의 체계 '안'에서 공공성과 공공보건의료를 최대로 확장하고 보장하는 체계를 모색하고자 한다. 현실에 존재하는 체계 또는 체제를 참조하면 수정된 영국의 공영의료체계(국가보건서비스)나 노르딕 모델을 지향한다고 해석하거나, 라이트가 『리얼 유토피아』에서 표명한 '공생적' 전략이라고 해도 무방하다. 자본주의 체제를 전제한다고 해서 현존 자본주의가 필연적으로 지속한다고 보거나 또는 그것이 바람직하다는 의미는 아니라는 점을 분명히 밝힌다. 여기서 자본주의 체제는 객관적 조건이나 환경 그 이상도 이하도 아니다.

새로운 공공보건의료는 단순히 '공공'과 '보건의료'를 어떻게 바꿀 것인지의 과제를 넘는다. 앞선 논의의 연장선 위에 공공과 민간 모두를 포괄하며, 보건의료뿐 아니라 건강과 다른 사회적 요인을 포함하는 종합적·포괄적 프로젝트가 되어야 한다. 단순히 이론적 관심에서만 이렇게 접근하는 것이 아니라는 것도 함께 강조한다. 공공보건의료가 새로워지려면 몇 가지 사업과 개선이 아니라 '체계 혁신'이 필수적이다.

1. 공공레짐

앞서 공공레짐을 다루면서, 이런 접근이 공적 주체에 비국가(비정부), 비공식 부문까지 고려하고, 제도나 정책, 구조뿐 아니라 원칙이나 규범, 규칙, 법률, 가치, 문화까지 포함하며, 유형의 공식, 비공식 제도와 정책의 총합을 의미한다고 규정했다(제7장 참조). 또한, 이 개념이 잠정적이며 공공시스템이나 공공생태계도 비슷한 문제의식에서 출발한다고 설명했다. 여기서 공공레짐 개념을 다시 불러 공공보건의료를 말하는 이유도 크게 다르지 않다. 이론적으로 공공레짐을 더 엄격하게 정의하고 규명하는 것은 이차적 관심일 뿐, 더 상위 수준, 즉 포괄적이며 추상적인 층위에서 공공보건의료를 이해하는 것이 중요하다고 생각한다. 이론적 관심보다는 실제 공공보건의료를 새롭게 하기 위한 접근임을 거듭 강조한다.

1) 신자유주의 사회경제체제의 극복

건강과 보건의료까지 포함하여 가장 넓은 범위에서 공공성을 위협하는 구조적 조건은 신자유주의적 자본주의 사회경제체제라고 할 수 있다. 이는 국민국가의 범위에 머물지 않고 지구적 차원에서 '중기' 지속적 경향으로 관철되는 체제다. 공공성의 수준이 가장 높은 것으로 인정되는 노르딕 국가도 예외가 아닐 정도로, 경향적 추세는 강력하고 지속적이다. 2008년 세계적 금융위기가 발생한 후 잠시 체제가 동요하고 새로운 전망이 등장했지만, 신자유주의 체제는 위기를 극복하고 즉시 복원되었다.

사회경제체제라는 표현을 쓴 이유는 우리의 관심사인 공공성이 근본적으로는 특정 집권 세력이나 정파, 정치사회적 이념의 범위를 넘는 조건 속에서 형성되고 작동하기 때문이다. 제3의 길을 표방한 영국의 신노동당 정부가 신자유주의에서 벗어나지 못했다는 비판을 받은 사실을 고려하면, 이를 체제적 조건이라 부르는 것이 가장 정확하다. 신자유주의를 비판하면서 집권한 많은 정치 세력이 실제 정책에서는 큰 차이와 효과를 보이지 못하는 것도 예외 없이 체제에 구속되기 때문이다.

신자유주의 체제를 완전히 외부 조건으로만 파악하는 것은 적절하지 않으며, 구조와 주체가 서로 영향을 주고받으면서 서로를 재구성하는 것으로 이해해야 한다. 신자유주의적 사회경제체제는 주체의 사고와 행동을 규정하고, 그 주체는 다시 구조를 변형한다. 사회경제체제는 개인의 선호와 동기, 선택을 규정하고 영향을 미치지만, 그 개인은 새롭게 구조에 영향을 미친다. 따라서 구조의 하나인 체제와 그 속에서 살아가는 주체는 완전히 분리할 수 없으며, 독립적으로 존재하거나 변화할 수 있는 외부 요인이 아니다. 그런 점에서 신자유주의적 공공레짐이라는 표현이 더 적절할 수도 있다.

건강과 보건의료의 공공성으로 범위를 좁혀도 신자유주의 사회경제체제는 결정적인 영향을 미친다. 보수당이 집권한 후(처음에는 연립정부) 잉글랜드의 NHS가 급격하게 민영화-상업화로 경도된 것을 건강과 보건의료 내부 요인만으로 설명하기는 불가능하다. 한국의 공공보건의료도 직간접으로 사회경제체제의 영향력 아래에 있다.

구조적 조건이면서 동시에 근본에 접근해 있는 만큼, 신자유주의 사회경제체제를 넘어서는 과제는 간단치 않다. 구조로 작용함과 아울러 주체들이 이 구조에 조응한다는 의미에서 주체화되어 있으므로, 새로운 구조와 새로운 주체를 한꺼번에 구성해야 하는 것도 큰 도전이다. 범위와 차원을 이 정도로 넓혀 과제를 논의하는 것은 이 글의 범위와 능력을 넘는다. 그 대신 여기서는 건강과 보건의료의 관점에서 몇 가지 가능성을 모색해보려고 한다.

건강과 보건의료의 공공성 또는 공공보건의료를 체제, 그중에서도 사회경제체제와 연결해 생각하려면, 먼저 구조 또는 레짐 차원으로 논의를 확장해야 한다. 공공성과 공공보건의료는 기술적이고 부분적인 보완, 예를 들어 정책이나 프로그램으로 개선할 수 있는 여지가 좁다. 현실 문제를 발판으로 삼아 더 큰 범위에서 변화를 모색하는 방법이 불가능하지는 않겠지만, 그것이 가능하다 하더라도 결과가 얼마나 지속하고 안정적일지는 장담하기 어렵다. 공공성과 공공보건의료를 보는 시각 자체를 확대하는 것이 더 중요한 과제이고, 그런 의미에서 관점을 바꾸는 작업은 그 자체로 새로운 실천이라 할 것이다.

좀 더 넓은 시각으로 새로운 공공보건의료를 모색하는 즉시 환원주의적 접근이라는 비판에 노출될 가능성이 크다. 공공보건의료뿐 아니라 많은 사회적 실천의 공공성은 어느 정도까지는 신자유주의 사회경제체제에 제약된다. 분야의 한계를 넘는 모든 실천이 사회경제체제의 변화에 초점을 맞추어야 하면, 그런 접근은 일원주의적 또는 환원주의적이라 불려야 마땅하다. 모든 구조적 접근이 환원주의로 빠질 위험이 있는 것은 구조가 애초에 여러 현상과 원인이 공유하는 토대를 가리키기 때문이다. 우리가 해결하려 하는 경험이나 사건이 어떤 공통의 토대에 기초해 있으면, 그 토대의 변화를 목표로 한다는 뜻에서 환원주의를 완전히 벗어나는 것은 불가능하다.

환원주의라는 비판은 주로 인식론의 영역에 집중되고, 실천적 비판인 것처럼 보일 때도 인식론의 연장인 경우가 많다. 건강과 보건의료만 하더라도 사회경제체제를 환원주의적으로 인식하는 것, 예를 들어 모든 현상과 문제의 원인을 사회경제체제로 돌리는 것은 가능하지만, 환원주의적 실천은 그 의미가 모호하거나 실천의 범주라고 할 수 없는 것들이다. 건강과 보건의료를 해결하려는 실천을 전적으로 심층 구조, 예를 들어 자본주의 사회경제체제의 개편에 의존하는 것은 비현실적이고 불가능하다. 사회경제체제를 바꾸는 것은 실천적 목표라기보다는 인식의 목표일 가능성이 더 크다.

사회경제체제 차원의 실천이 불가능한 것은 아니며, 상당수 정치운동이나 사회운동은 이런 방식으로 실천한다. 문제는 여러 현실 과제의 실천이 환원주의적 경향을 보이는 것이다. 실제 건강과 보건의료와 같은 세부 영역이나 하위 부문이 자기 한계에 부닥칠 때 실천의 환원주의가 나타나는 일이 흔하다. 근본적인 체제의 제약을 받는 상황에서는 체계, 제도, 정책을 바꾸기 어렵고, 체제 자체를 변형해야 구체적인 제도와 정책도 바뀔 수 있다는 것이다. 구조의 관점에서 보면 이러한 실천론이 터무니없다고 할 수 없다.

환원주의적 실천론은 현실 기반이 강하지 못하며, 실천론이 실천으로 연결되는 과정도 잘 설명하지 못한다. 대부분 실천은 자기 근거를 떠나 성립하기 어렵다. 실천의 위상 또한 상위-하위 또는 보편-특수의 위계적 관계보다는 목적과 지향에 따라 수렴되거나 분산되는 상호작용에 가깝다. 보건 분야의 자유무역협정FTA과 사회경제체제로서 신자유주의 무역정책의 관련성은 기계적으로 상-하 또는 부분-전체의 관계만으로 해석하기 어렵다.

이런 이유로 관점과 인식의 차원을 넘는 실천은 다시 내부로 돌아온다. 앞서 말한 것처럼 사회경제체제와 연결된 실천은 심층 구조로만 환원될 수 없고, 발현된 다양한 문제와 직결된 과제가 제기되기 때문이다. 영리병원을 촉진하는 정책은 사회경제체제와 직접 연관이 있지만, 실천 차원에서는 현실적 문제와 과제가 출발점이 된다. 실천은 구체적 과제, 즉 건강과 보건의료의 공공성에서 출발하되, 어떤 과정에서 어떤 경험을 축적하고 인식을 확장하는지에 따라 보편적 사회경제체제에 도달할 수 있는지가 결정된다.

사회경제체제와 구체적 실천이 일방적 관계가 아님은 말할 것도 없다. 예를 들어, 신자유주의 사회경제체제가 영리병원을 촉진하지만, 영리병원을 둘러싼 경쟁과 갈등, 합의는 다시 사회경제체제의 성격과 재구성에 영향을 미친다. 이는 구체적 실천을 통해 심층 구조에 변화를 초래하는 과정이며, 특수한 과제(보건의료)가 보편적인 것(사회경제체제)으로 전화·진화하는 것이기도 하다.[1] 모든 과정은 저절로 그렇게 된다기보다 실천에 기초한 비판과 성찰의 결과물이다.

보편과 특수의 관계에서 건강과 보건의료가 신자유주의적 사회경제체제와 상대적으로 느슨한 관계에 있다는 것도 중요하다. 건강과 보건의료는 신자유주의와 그 체제의 영향이 상대적으로 약한 분야에 속한다. 기원과 근거가 무엇이든 건강과 보건의료는 시장과 상품에 완전히 통합되지 않고, 앞으로도 당분간 긴장관계를 지속할 것이다. 어떤 사회든 공공성을 완전히 배제할 수 없는 이유도 이 때문인데, 대표적으로 미국조차 보건의료를 완전히 시장화·상품화할 수 없고 최소한의 공공성을 유지해야 한다. 최근 확산하는 전 국민 의료보험 Medicare for All 운동에서 보듯, 보건의료에서는 신자유주의 체제에 대한 역풍이 더 강해질 정도다.

보편체제의 관점에서 보면, 건강과 보건의료가 새롭게 공공성을 상상하게 하고 또한 자극하는 중요한 토대라 할 수 있다. 헌혈이나 탈상품적 돌봄 서비스는 상품이 아닌 교환 양식의 가능성과 공공성에 기초한 다른 대안적 체제를 고려할 수 있게 한다. 또한, 건강에 대한 권리는 다른 사회적 권리(교육이나 주거 등)와 함께 경제적 능력에 무관하게 기본권을 주장할 수 있는 유력한 근거로 활용

---

1   특수와 보편이라고 했지만, '부분'과 '종합'이라는 개념이 더 적합할 수도 있다. 보편적 사회경제 체제는 독립적으로 실재하는 것이 아니라 여러 '부분'이 구성하는 '종합'의 성격이 강하기 때문이다.

된다. 건강 불평등에 대한 비판과 형평성에 대한 요구도 신자유주의 체제를 위협하는 중요한 요소임이 틀림없다.

2) 거버넌스와 민주주의

공공성을 실현하는 데 장애물로 작용하는 또 한 가지 공공레짐의 취약성은 거버넌스와 민주주의 문제다. 공공성을 둘러싼 권력관계는 사회권력이 상대적으로 취약한 가운데 국가권력과 경제권력의 유착과 '동맹'은 더욱 공고해지는 양상을 보인다. 국가권력이 역사적으로 축적한 최소한의 공공성마저 포기하고 권력을 경제(자본, 시장)에 넘겨주는 것이 신자유주의 사회경제체제의 두드러진 특성이다. 거버넌스와 민주주의의 문제는 이런 국가권력과 경제권력을 견제하고 통제하는 과제를 가리킨다.

공공레짐의 관점에서 사회권력이, 또는 국가권력 스스로 국가권력에 영향을 미치거나 진입할 가능성은 국가권력이 요구받는 형식적 정당성 또는 공공성에서 출발한다. 예를 들어, 스스로 민주국가를 표방하는 국가는 어떤 형식으로든 대의민주주의의 틀을 갖추어야 하고, 이는 공공성을 압박하는 유력한 통로가될 수 있다. 한국의 의료보험이 1989년 자영자까지 대상자를 확대하여 보편적 의료보장이 된 것이 좋은 예다. 의료보험 확대가 민주화 이후 선거를 통해 집권한 노태우 정부(1988~1993년)의 유력한 집권 전략이자 통치술이었다는 사실은 유명하다.[2]

이 때문에 국가권력이 추구하는 정당성은 어떤 경우에도 형식에 그칠 수 없다. 예를 들어, 행정부가 의사결정에 비정부기구나 시민단체를 참여하게 하면, 의례적이고 형식적 차원에서 시작하더라도 국가권력의 (형식적) 공공성은 사회권력(시민사회)의 권력을 확대·강화하는 방향으로 작동한다. 수준과 무관하게 참여의 형식만으로도 국가권력과 사회권력의 긴장관계를 구축할 수 있고, 거버

---

2   노태우 대통령은 1987년 12월 대통령 선거 당시 농어촌과 도시의 자영자에게 의료보험을 확대하겠다고 공약했다(김일천, 1993).

넌스에 직간접적 영향을 미칠 수 있다.

국가권력이 공공성을 추구할 가능성은 사회권력의 역량에 따라 달라진다. 형식적으로 대의민주주의 체계가 성숙했다 하더라도 사회권력의 힘이 약하면, 그 사회권력은 국가권력을 정당화하는 역할, 형식적 공공성을 과시하는 역할에 동원될 가능성이 크다. 현대 국가의 거버넌스를 말하면서 흔히 시민과 소비자의 시각을 반영해야 한다고 하지만, 사회권력이 정당화 기능을 벗어나지 못하면 국가권력의 공공성을 견제할 다른 권력을 찾기 어렵다. 대의민주주의를 보완하는 직접 민주주의의 가능성도 거의 전적으로 사회권력에 의존한다. 사회권력이 충분한 수준으로 성장하면, 대의민주주의에서도 국가권력을 더 적절하게 통제하고 공공성의 우선순위를 높일 수 있다.

사회권력의 힘과 크기는 단지 선거나 정당과 같은 제도로만 나타나지 않는다. 거버넌스 구조 안에서 사회권력이 국가권력을 통해 공공성을 실현할 수 있으려면, 사회권력이 공론과 공론장을 형성할 능력을 갖추어야 한다. 지방의료원의 기능을 민간병원과 전혀 차별성 없이 정하고 운영에서도 재정 자립만 강조하는 현실을 생각해 보자. 이는 국가권력이 공공보건의료를 어떻게 이해하는지를 직접 반영하지만, 동시에 사회권력(시민사회)이 공공보건의료와 공공성을 어떻게 받아들이는지, 그 이해와 공론의 수준을 드러낸다. 또한, 사회권력이 국가권력에 영향을 미친 결과다. 공공보건의료에 대한 공론장과 공론을 형성하지 못한 채 거버넌스의 형식적 구조만 갖춰서는 공공레짐이 제대로 형성되고 작동할 수 없다.

3) 국가와 관료제도

단기·중기 관점에서는 국가와 관료제도의 성격도 공공레짐을 규정하는 중요한 한 가지 요소다. 같은 신자유주의 사회경제체제에서도 집권 세력에 따라 공공레짐은 달라질 수 있는데, 김대중-노무현-문재인 정부와 이명박-박근혜 정부를 비교하면 적어도 외부에 비치는 공공보건의료에 대한 태도와 의지는 다르다. 그것이 본질적이고 근본적인 차이인지는 견해차가 있을 수 있으나(따라서 진정한 차이인지도 의견이 다를 수 있다), 정책과 제도를 통해 건강과 보건의료에 미치는 영향은 분명히 다르다.

차이가 얼마나 큰지 또 어떤 결과를 초래하는지는 더 상세한 분석과 논의가 필요하지만, 국가를 전략관계적 시각에서 보면 그 차이는 권력관계가 달라지고 그것이 국가기구에 반영된 결과이다. 다른 정부보다 김대중-노무현-문재인 정부 시기에 공공보건의료를 더 강조했다면, 공공성을 지지·옹호하는 권력(예: 노동운동이나 시민운동)이 국가권력에 (상대적으로 더 강한) 영향력을 미친 것으로 해석해야 한다.

권력관계를 바꾸는 과제는 다시 사회권력을 어떻게 강화할 것인지로 되돌아간다. 실천의 주체로 보면 국가권력과 경제권력을 다루는 것은 논의 범위를 넘지만, 사회권력을 통한 간접적 영향까지 뺄 수는 없다. 특히 국가권력을 전략관계적 관점에서 이해하면(동질적인 권력 또는 일원론적으로 환원하지 않고), 국가권력이 어떻게 구성되고 어떤 요소가 이에 영향을 미치는지, 그중에서도 사회권력이 어떤 역할을 할 수 있는지 중요하게 고려해야 한다. 이는 이른바 현실 정치와 관계가 있는 과제다.

현실 정치에서 국가권력은 정책의 주체지만, 이 정책은 다시 국가를 규정한다. 정책은 국가권력이 자신을 실현한 결과인 동시에 다른 요인이 같이 개입한 발현의 산물이다. 따라서 정책은 국가권력으로 환원되지 않고 스스로 실재하는 또 하나의 구조로 형성되고 존재하며 작용한다. 예를 들어, 보편복지에 소극적인 국가권력도 무상급식(공공 학교급식)을 정책으로 채택할 수 있는데, 이때 정책은 국가권력의 성격으로만 설명할 수 없고 사회권력(학부모의 여론과 운동)을 비롯한 다른 요인도 같이 작용한 결과다. 이 정책은 국가권력으로 환원되지 않는 독립적 실재이며, 일단 성립한 후에는 국가권력에 영향을 미친다(예: 무상교육에 대한 요구와 검토).

하나의 특성으로 환원되지 않는 정책이 국가권력에 영향을 미치는 것을 주목해야 한다. 한국에서 의료보험이나 국민연금은 보수적이고 권위주의적 정권에서 정립되었는데, 복지국가에 대한 지향보다는 국가권력을 정당화할 필요가 더 중요한 동력이었을 것으로 해석한다. 권위주의 정권은 의료보험 도입 후 폭증하는 의료수요를 해결하는 방법으로 민간자본과 자원을 동원했고, 이 정책은 국가권력의 특성을 따른 것일 뿐 아니라 사회경제적 조건에 맞게 합리성을 추구한 결과이기도 하다. 국가권력에서 출발한 정책이 거꾸로 국가권력을 변형했다는 것은 이들 정책이 결과적으로 국가권력을 구성하는 한 요소(복지국가적 요소)로 편입되고 이후 국가권력의 전반적 성격에 영향을 미쳤다는 뜻이다. 국가권력은 일부 영역에서는 보편복지를 수용하면서 서비스 공급은 대부분 민간에 의존하는 혼합복지 모형을 구조화하게 된다.

공공레짐을 뒷받침하는 정책에 주목하는 것은 바로 이런 이유 때문인데, 추가로 고려할 사항은 국가권력이나 경제권력이 요구하는 합리성과 공공성 사이에 반드시 긴장관계가 조성되는 점이다. 특히 국가권력과 경제권력에 직접 영향을 미치는 정책(예: 재정 소요가 큰 정책)일수록 긴장의 강도는 강해진다. 건강보험의 보장성을 둘러싼 긴장이 대표적 예다. 긴장관계의 강도와 결과는 권력사이의 힘의 관계에 따라 결정되고, 공공성을 결정하는 데는 사회권력의 크기가 영향을 미친다.

정책과 더불어 국가권력의 구조, 특히 행정부의 구조가 공공성에 개입하는 것도 중요한데, 이 중 공공레짐의 개인화 현상을 주목하고자 한다. 대통령제가 권력 집중을 초래하는 것, 그리고 그 결과로 정당이나 정치 이념이 아닌 개인의 특성이나 지향이 지나치게 크게 반영되는 것은 한국에서 나타나는 국가권력의 한 특성이다. 그뿐만 아니라 행정부의 미시적 의사결정에서도 중요한 참여자(예: 장관)에게 권한이 집중되고, 이들의 특성이 국가권력과 정부의 지향에 상당한 영향을 미친다. 건강이나 보건의료와 같이 상대적으로 국가권력의 주변부에 있는 영역일수록 개인화 현상이 강하다.

공공레짐에 직접 영향을 미친다는 점에서 국가권력 또는 행정부의 경제화 현상도 또 다른 관심사다. 박정희 정권이 경제성장 특히 발전국가적 성장을 추진한 이후, 국가권력의 기조는 말할 것도 없고 행정부의 구조와 기능 또한 경제화한 것은 더 자세히 설명할 필요가 없을 정도다. 구조로는 경제부처가 양적·질적으로 다른 부처를 압도하고, 기능으로는 모든 부처가 경제적 가치를 창출하는 기능을 포함하고 실천한다. 경제부처가 예산을 매개로 대부분 정책에 개입하고, 사회정책을 다루는 부처(보건복지부, 교육부, 고용노동부 등)가 경제를 먼저 고려하는 일도 흔하다.

국가권력과 행정부의 구조를 공공성을 지향하는 방향으로 바꾸는 것은 중대한 과제지만, 현실적으로 가능성이 있는 대안과 실천 방안은 마땅치 않다. 건강과 보건의료 분야는 더 빈약하다. 국제적으로 '모든 정책에 건강을 Health in All Policies: HiAP' 고려하자는 권고와 운동을 대표적인 노력으로 꼽을 수 있지만, 아직 제안과 실험의 수준을 넘지 못했다. 기본 문제의식은 건강에 영향을 미치는 여러 사회적 요인들에 어떻게 개입할 수 있는지 하는 것으로, 지금까지 논의한 공공레짐에 대한 관심과 크게 다르지 않다.

문제는 실천과 실현의 가능성이다. 이것이 어떻게 가능한지 그리고 어떻게 실천할 수 있는지 묻는 단계에서 거버넌스와 참여, 국가권력의 개편, 사회권력의 역량 강화 등으로 되돌아가야 하는 것은 딜레마다. 현실에서는 전문성과 기능 분담의 논리에 기반을 둔 관료체제를 어떻게 바꿀 수 있는지가 가장 중요한 질문이나, 다시 순환 논리라는 비판이 제기될 수 있다. "국가권력과 행정부의 공공성을 높이려면 국가권력과 행정부의 공공성이 높아야 한다"라는 비합리적 순환 논리는 한계가 뚜렷하며, 국가와 관료제의 공공성 강화가 부분적으로는 불가능한 것도 분명하다. 보편성이 다시 구체성(예: 건강이나 보건의료)과 결합해야 한다는 것은 앞서 주장한 것과 같다.

2. 새로운 건강레짐

먼저 '건강레짐'은 '의료전달체계'나 '보건복지부', '군 응급의료체계'처럼 하나의 제도나 체계가 아니라는 것을 다시 명확히 해둔다. 건강레짐은 앞서 정의한 것처럼 유형의 제도나 체계보다 더 넓은 범위에서 개인과 집단의 인식과 가치, 행동에 영향을 미치는 상호관계의 총합이다. 행정체계로는 여러 부처에 걸쳐 있을 수 있고, 정부 부문에 한정되지 않으며, 법률과 제도만으로 구성되는 것도 아니다. 잉글랜드의 공영의료체계(국가보건서비스)를 예로 들면, 이들의 건강레짐은 일차진료와 환자 의뢰 시스템뿐 아니라 이를 이용하는 사회 구성원의 인식과 행동, 규범까지 포함한다고 볼 수 있다.

개념의 포괄성에 비추어 실천을 목표로 건강레짐을 다시 구성하는 과제는 간단하지 않다. 특히 분석과 당위가 아니라 대안 제시와 실천에서는 구체적이고 설득력 있는 방법을 명확하게 제시하기 어렵다. 이런 상황을 고려하여 여기서는 건강레짐을 말하는 문제의식을 중심에 놓고 몇 가지 과제와 지향의 실마리를 검토하고자 한다.

1) 건강과 보건의료를 보는 시각의 전환

현재의 건강레짐에서 건강이라는 결과를 보는 전형적 관점은 몇 가지로 나뉜다(결과로서 건강을 이해하는 것이므로, 건강을 결정하는 요인이 생물학적인가 또는 사회적 요인인가는 무관하다). 첫째, 건강이 개인의 복지와 안녕이라는 관점이다. 건강수준이 높을수록 개인의 복지 수준은 높아지고, 건강에 대한 개인의 욕망과 요구를 적절하게 설명할 수 있다. 두 번째 관점은 다른 가치를 가능하게 하는 도구와 수단으로 건강을 이해하는 것이다. 더 높은 수준의 가치는 '옳음', '좋음'과 같은 본질적 가치를 포함하지만, 현실에서는 경제적 가치(소득이나 노동, 비용 등)를 실현하는 수단으로 이해할 수도 있다. 첫 번째는 내재적 관점으로, 두 번째는 도구적 관점으로 부를 수 있을 것이다.

건강을 이런 관점에서 이해하면, 사회적으로 건강이나 불건강은 흔히 사회문제의 형태로 드러난다. 복지를 충족하지 못하거나 가치를 달성하지 못하면 바람직하지 않은 결과가 나타나고, 사회적으로 해결해야 할 문제로 규정된다. 노인과 노인의 건강이 전형적이라 할 수 있는데, 노인의 건강·질병·장애와 그로 인한 결과는 개인의 복지를 반영하는 동시에 부정적 복지는 경제적으로 부負의 가치로 인식된다.

이런 건강 이해가 틀렸다거나 잘못되었다고 하기는 어렵다. 건강을 한 가지 측면으로만 볼 수 있는 것도 아닌 만큼, 위에서 제시한 둘 가운데 하나를 선택해야 할 문제도 아니다. 강조하려는 것은 사회적 차원의 건강을 포함하는 건강레짐 개념은 앞의 두 가지 이해와 더불어 이와는 다른 측면에서 분포와 배분을 고려해야 한다는 점이다. 복지와 안녕이든 또는 다른 가치 달성을 위한 수단이든, 개인 차원을 넘어, 사회 속에서 사람들 사이의 관계를 기준으로 새롭게 규정할 필요가 있다.

대안으로 제안하려는 것은 권리와 정의로서의 건강이다. 건강의 가치를 어떻게 부여하든 권리와 정의는 (분포와 배분이라는 면에서) 모든 사람이 그 가치를 골고루 누릴 수 있어야 한다는 횡단적cross-cutting 규범이다. 건강에 대한 권리와 사람들 사이의 분포에 대한 문제로서 정의justice는 비슷하지만 다르다. 권리가 보편성(누구나)과 기본의 충족(어느 수준 이상의)에 기초하고 있고 주로 개인에 해당하는 것이라면, 정의는 사람들 사이에서 나타나는 분포(이 경우는 건강의 분포)를 문제로 삼고 주로 집단과 사회에 해당한다.

여기서 건강권과 건강 정의를 더 상세하게 다룰 여유는 없다. 권리와 형평이 공공성의 핵심 가치라는 점을 인정하면, 건강권과 건강 정의 또한 건강과 보건의료의 공공성을 결정하는 핵심 가치이자 지향이라는 점을 부인하기 어렵다. 레짐은 본질적으로 가치와 규범을 내포한다는 점에서, 새로운 건강레짐은 전체를 관통하는 원리의 하나로 건강에 대한 권리와 정의를 기초로 해야 한다.

건강뿐 아니라 보건의료를 보는 시각도 재구성할 필요가 있다. 권리와 정의(형평)로서의 보건의료는 비교적 익숙하나, 건강레짐에서는 보건의료의 가치나 기대에 비건강 효과까지 포함하도록 확장해야 할 것이다. 보건의료를 찾고 이용하는 데는 불안을 없애고 안심하는 수단, 건강을 회복하려고 최선을 다하는 행동, 보건의료 이용 과정에서 다른 가치를 얻는 것, 스스로 돌보고 관리하는 실천 등 다양한 의미를 부여할 수 있다. 의학적 근거가 없거나 효과성, 효율성이 부족하다고 해서 보건의료를 구하고 이용하는 것이 아무 가치가 없는 것이 아니다. 전문가와 보건의료 지식을 넘어 사람중심의 관점에서 보건의료를 해석하고 이해해야 한다.

2) 구성요소인 사회적 결정요인

지금까지 공공성과 공공보건의료를 규정한 흐름을 그대로 유지하면, 건강과 보건의료에 영향을 미치는 사회적 요인들은 당연히 건강레짐에 포함된다. 건강과 보건의료가 내부 요소만으로 작동할 수 있는 자기 완결적 현상이나 활동이 아니기 때문이다. 이처럼 이론과 경험 모두에서 건강레짐을 확장하는 것이 당연한 시도처럼 보이지만, 현실은 이에 미치지 못한다. 보건 영역을 벗어나면, 건강이나 보건의료를 사회적 결정요인, 예를 들어 소득이나 교육과 더불어 생각하기보다는 대체로 특수하며 전문적인 영역으로 좁게 본다.

건강이 전통적인 영역을 넘어 본격적으로 사회적 결정요인에 관심을 보이게 된 것은 건강 불평등이 중요한 보건 문제로 등장한 후이다. 사회적 결정요인이 불평등의 중요한 원인으로 드러나고, 이 문제를 어떻게 해결할 것인지 고민하면서 개입(중재)의 수준과 범위는 전통적인 건강·보건의료 영역을 넘게 되었다. 주로 사회적 결정요인이 건강에 미치는 영향을 평가하는 건강영향평가health impact assessment 와 보건 외의 정책까지 범위를 넓혀 '모든 정책에 건강을' 고려하자는 주장이자 운동이 활성화된 사정도 비슷하다. 범위를 넓히면 신공중보건New Public Health 운동이나 일차보건의료, 건강도시 프로그램도 사회적 결정요인에 관심을 둔다는 점에서 서로 연관이 있다.

과거보다 사회적 결정요인에 관한 관심이 커졌지만, 아직 건강레짐에 통합되었다고 할 정도는 아니다. 앞으로도 당분간 그렇게 되기는 어려울 것으로 예상한다. 건강 불평등에서 출발하면 건강과 소득을 같이 고려하기가 비교적 쉬우나, 소득에서 출발하여 건강문제까지 이르는 것은 현실적으로 기대하기 어렵다. 보건 영역에서 오래전부터 분야 간 협력intersectoral collaboration을 강조했지만, 보건의 일방적 주장에 머물고 다른 분야와의 교류와 협력은 해결되지 않은 것도 이런 사정과 연관이 있다.

사회적 가치로서 건강의 우선순위가 비교적 낮다는 점을 빼더라도 최소한 두 가지 조건이 건강레짐을 구성하는 데 어려움으로 작용하는 것으로 보인다. 첫번째로, 전문주의(전문가주의) 경향과 이에 따른 영역 구분의 문제가 있다. 전문성과 전문가의 성장, 발달은 실제 삶을 전문성의 영역에 따라 재구성하고, 소득, 건강, 교육 등과 같은 추상적인 구분이 삶의 구체성과 통합성을 대체한다. 가난과 질병은 하나의 문제일 수 있으나, 전문가와 전문성의 시각으로는 소득과 보건 문제로 분리되기 쉽다. 제도나 정책도 이 구분을 따르게 된다.

이와 상관관계가 있는 또 다른 문제가 관료제와 관료주의의 문제다. 소득은 경제부처에서 담당하고 건강은 보건복지부에서 책임지는 것이면, 빈곤과 질병을 하나의 과제로 보고 통합적으로 접근하기가 쉽지 않다. 협의나 조정, 협력이 강조되고 실제 그렇게 할 수 있지만, 그것은 여전히 관료제적 분할을 전제한 문제해결 방법이다. 전문(가)주의와 관료제적 구조는 근대국가의 핵심 특성이라 해도 좋을 정도이므로, 그 특성 자체에서 유래하는 건강레짐의 유동성(반대로 경직성일 수도 있다)은 쉽게 극복하기 어렵다. 근대국가의 조직, 운용 원리가 근본적으로 바뀌어야 의미 있는 건강레짐이 구축될 수 있다는 뜻이기도 하다.

현실에 적용할 수 있는 대안 가운데 하나는 통합 구조를 설치하여 기존 관료제를 보완하는 방법이다. 이는 많은 국가에서 실천하고 있는 익숙한 접근법이지만, 목적과 목표는 반드시 같지 않다. 그 가운데서도 건강레짐의 취지에 비교적 부합하는 사례는 블레어 총리 시절의 영국 노동당 정부에서 찾아볼 수 있다. 이들은 사회적 배제 문제를 해결할 목적으로 기존의 부처별 조직을 넘나드는 '사회적 배제 팀'을 조직하고 운영했다. 앞서 영국의 공공보건의료에서 설명한 것처럼, 이 조직은 복합적이고 다차원적인 사회적 배제 문제를 해결하려고 고용, 기술교육, 소득 증대, 차별 감소, 주거조건 개선, 범죄 방지, 건강상태, 지역사회 개발 등을 종합적으로 추진하는 역할을 했다. 이 사례는 건강레짐보다 범위가 좁고 정부조직에만 초점을 맞춘 한계가 있지만, 적어도 구조적으로는 전문가주의와 관료제의 제한을 넘을 수 있다는 교훈이 있다.

사회적 결정요인을 포함하는 건강레짐을 주장한다고 해서 모든 가치와 과제를 건강의 관점에서 해석하자는 것은 아니다. 건강이 가장 우선순위가 높은 가치라거나 모든 가치가 건강과 관계가 있다고 주장할 의도도 없다. 건강이 다른 사회적 요인들과 중요한 상호관계를 맺고 있으며, 이를 정확하게 이해하는 데에 건강레짐의 관점이 유용하다는 것이 핵심이다.

3) 시민중심성과 민주주의

새로운 건강레짐의 중요한 특성 가운데 하나는 시민과 그들의 참여가 중요한 역할을 한다는 것이다. 정책을 비롯한 여러 활동과 실천의 내용은 물론, 과정에서도 관료와 자본(시장, 경제), 전문가가 아니라 공적 주체로서 시민과 대중(일반인, 비전문가)이 권력과 주권을 갖는다. 국가와 지역 수준의 정책은 물론 집단과 개인에 대한 서비스, 그리고 그 결정에서도 이런 원리가 적용되는 것이 대안적 건강레짐의 특성이다.

시민의 주권과 권력을 강화하는 것은 기술적으로 더 많이 의견을 듣고 참여시키며 의사결정의 권한을 분담하는 차원을 넘는다. 과정과 내용을 실질적으로 통제하고 결과에 대한 책임도 배분하는 수준에 이르러야 한다. 예를 들어, 보건의료비 지출이 급증하는 문제에 대응하는 방법과 과정을 생각해보자. 비용과 직접 관련된 정책결정에 의견을 반영하는 것은 당연하고, 그 원인이 되는 인구변화, 행동과 습관, 의료이용 행태, 재정조달 등이 모두 참여와 통제의 대상이 된다. 참여와 통제를 대비하면, 시민중심성이란 국가가 가진 권력에 참여하는 것이라기보다는 시민과 사회권력이 실질적으로 통제하는 것을 가리킨다. 여기서 통제는 당연히 스스로 규율하는 '자기 규제적 self-regulatory'인 것이 될 수도 있다.

시민중심성을 강조하는 건강레짐은 아직 개념 수준을 벗어나지 못했고, 구체적인 방법은 실천과 반성을 통해 발전시켜나가야 하는 과제이다. 레짐 개념이 가리키듯이, 이런 실천과 반성은 국가 수준에서 지역사회와 소집단에 이르기까지, 그리고 의료 영역에서 사회적 결정요인에 이르기까지, 다층적이고 다면적으로 진행된다. 이분법으로 규정할 수 있는 것이 아니라 지속적이고 연속적인 변화이자 진보임을 강조하고 싶다.

4) 생산체제의 공공성

서비스의 생산과 소비를 제외하고 건강레짐을 규정하는 것은 가능하지 않다. 이 과제는 주로 병원을 중심으로 보건의료인력의 노동조건과 환경 문제가 불거

지는 것과도 관계가 있는데, 좀 더 최근에는 돌봄노동과 감정노동이 문제가 되면서 중요성이 더 커졌다. 이론과 실천 모두에서 공공성 또는 전체 건강레짐의틀 안에서 생산체제를 검토한 적이 없고, 여기서도 논의는 초보 수준을 벗어나기 어렵다.

공공성의 정의에 무관하게 생산체제의 공공성은 두 가지 측면에서 깊게 논의할 가치가 있다. 하나는 생산체제의 공공성이 갖는 '내재적' 가치다. 보건의료의생산체제는 보건의료의 정책과 사업, 서비스를 만들어내는 틀이자 공간이며 또한 방식의 총합이라 할 수 있다. 여기에 참여하는 사람들에게 생산체제는 노동하는 공간이자 틀이며 이에 따른 '관계'이다. 생산체제는 삶의 총체적 조건으로,이 속에서 노동하는 이들에게 생산체제는 공공적이어야 한다. 생산체제가 비인간적이고 노동을 착취하는 것이면 사회정의와 윤리에 어긋난다.

내재적 가치와 함께 생산체제의 '도구적' 가치도 중요하다. 생산체제의 성격에 따라 생산되는 산출물(서비스)의 질이 보장될 수 있고, 이에 따라 건강과 보건의료가 큰 영향을 받는다. 생산체제를 도구로 보면, 공공성을 유지하고 강화함으로써 산출물의 질을 보장하고 그 편익이 사회 구성원에게 미치고자 하는것이다. 생산체제 안에 지나친 노동 강도, 나쁜 환경, 노동자 사이의 갈등 등을포함하고 있으면 산출물의 질이 보장될 수 없고 환자와 이용자에게 나쁜 영향이 미친다.

생산체제는 건강과 보건의료의 이용이나 소비와 긴장관계를 조성한다. 특히자본주의 시장경제 안에서는 그 긴장과 갈등이 증폭되는데, 이를 매개하는 것이 바로 생산관계다. 보건의료의 생산에 이윤 동기가 개입하면 더 높은 생산성과 효율이 강요되고, 생산관계는 생산-소비관계에 직접 영향을 미친다. 환자는양적·질적으로 더 높은 수준의 서비스를 요구하고 생산체제에 포함되는 노동자는 더 강도 높은 노동을 요구받는다. 여기에 건강과 보건의료와 관련된 노동의특성상 감정노동이 동반되는 것도 무시할 수 없다.

건강과 보건의료의 공공성이 산출물이나 이용, 이용자(환자)에게만 초점을맞추면 이와 같은 갈등은 더 커질 수 있다. 장기요양서비스를 제공하는 돌봄노동자의 예가 전형적이다. 환자나 가족이 필요로 하는 서비스는 양과 질 모두 다

다익선에 가깝지만, 돌봄노동자가 할 수 있는 일은 제한되어 있다. 정도와 양상의 차이는 있으나 병원의 의사나 간호사도 비슷한 딜레마에 빠질 가능성이 크다. 이는 생산체제의 공공성을 규정하는 것과 함께 보건의료의 공공성 또한 생산체제를 고려하면서 재구성되어야 한다는 것을 뜻한다.

생산체제를 같이 고려하면서 건강과 보건의료의 공공성을 재구성하는 문제는 간단치 않다. 지금 단계에서는 뚜렷한 해답을 찾기 어렵지만, 앞서 논의한 것과 같이 공론과 공론장, 그리고 시민성에 기대를 건다. 여기서 시민성이란 국가의 규제나 시장의 거래를 통한 것이 아니라, 공론장에서 가치와 규범을 형성하고 실천하며 강제하는 것을 통해 생산과 이용(소비)의 공공성을 동시에 충족하는 거점을 말한다.

3. 건강체계와 제도, 정책

체계와 제도, 정책은 앞서 논의한 '레짐'이 현실에서 실현된 것으로, 파악할수 있고 실천할 수 있는 대상이다. 레짐은 당연히 그대로 실현될 수 없으며, 자신의 논리와 작동 원리를 따른다. 예를 들어, 투입할 수 있는 자원이 한정되면 우선순위를 정해야 하고, 여기에는 실현 가능성이라는 정책과 제도의 원리가 중요한 기준으로 작용한다.

다른 주제와 마찬가지로, 여기서도 구체적인 제도와 정책의 제시를 목표로 하지 않는다. 그보다는 체계, 제도, 정책을 관통하는 기본 원리를 살펴보고 공공성을 강화·확대할 수 있는 근거를 모색하고자 한다.

1) 공공레짐과 건강레짐의 재구축

앞서 설명한 공공레짐과 건강레짐을 다시 구축하는 노력이 필요하다는 것을 강조한다. 체계와 정책, 제도가 레짐의 영향 아래 있다는 점을 고려하면 이런 주장의 설득력은 충분치 않지만, 모든 체계와 정책, 제도가 레짐으로 환원되지 않는다는 점, 그리고 그 때문에 레짐에 (반대 방향으로) 영향을 미칠 수 있다는 것을 유념하고자 한다.

우리가 관심을 가질 대상은 건강과 보건의료의 구체성에서 출발해 공공레짐과 건강레짐에 이르는 경로이다. 구체적인 제도와 정책 몇 가지는 이미 앞에서 예로 들었다. 되풀이하자면 건강도시나 '모든 정책에 건강을' 고려하자는 주장, 부문 간 협력, 일차보건의료 등이 잠재력을 가진다.

잠재력과 가능성이라는 표현에 주목하기 바란다. 건강이나 보건의료에 속하면서 공공레짐이나 건강레짐에서 완전히 분리될 수 있는 제도와 정책은 거의 없지만, 처음부터 공공레짐 또는 건강레짐과의 관련성을 목표로 하는 제도와 정책도 흔하지 않다. 실천의 수준에 이른 것은 더욱 드물다. 이런 상황에서는 구체적이고 특수한 제도와 정책이 어떻게 공공레짐이나 건강레짐과 정렬되는지가 더 중요하다. 자체 충족적인 목표가 아니라 잠재력과 가능성의 관점에서 볼 필요가 있다.

공공레짐과 건강레짐 그 자체가 아니라 건강과 보건의료로부터 공공레짐 또는 건강레짐에 이르는 경로를 새로 만드는 데는 실천 경험이 적다. 앞서 예로 든 건강도시, '모든 정책에 건강을' 고려하자는 주장, 일차보건의료 등도 제안이나 부분적 실천에 머물러 있는 정도다. 아직은 가능성을 생각하면서 원리를 강조하는 수준을 벗어나지 못했다.

먼저 (그리고 다시) 강조할 것은 시각과 관점을 바꾸어야 한다는 것이다. 건강과 보건의료에서 출발하되, 그것을 현실과 사람, 지역사회의 관점에서 이해하는 것이 중요하다. 보건의료인력을 예로 들어보자. 어떤 종류의 의사나 간호사가 몇 명이나 필요하고 어떻게 배치되어야 하며 어떻게 양성할 것인가는 가장 빈번하게 논의되는 정책(또는 제도나 체계의) 과제에 속하지만, 이런 논의가 막상 사람과 지역사회의 관점에 기초하는 경우는 드물다. 전문가와 관료 등 정책 참여자의 보호자주의paternalism 시각에 기초하는 한, 이 정책이 공공레짐이나 건강레짐과 만날 기회는 찾기 어렵다. 여러 개발도상국에서 건강 개발을 위한 유력한 접근법으로 이해하는 보건의료체계 강화health system strengthening도 마찬가지다. 시스템을 강조하지만 전문가주의, 보호자주의, 중앙정부의 관료제적 시각을 벗어나

지 못한다. 공공레짐과 건강레짐이 여전히 분야 간 협력의 대상에 머무르는 것
은 당연한 결과다.

한 가지 대안으로 사람을 중심에 둔people-centered 접근을 제안하고자 한다. 최근
'사람중심'이라는 용어와 개념이 점점 더 많이 쓰이지만 주된 용법은 개인 차원
의 편의나 필요 충족에 머무르는 경우가 많다. 흔히 서비스의 통합이나 지속성,
의사결정 참여 등을 뜻하는 것을 봐도 그 의미가 비교적 미시적인 차원이라는
것을 이해할 수 있다. 여기서는 그보다 관점과 가치, 조직과 정책의 원리로서
강조하려 한다.

일차보건의료 인력의 예를 생각하면, '사람중심'이라는 관점의 특징을 드러낼
수 있다. 이 관점에서 일차보건의료 인력은 의료인력의 틀(인력의 수나 질, 기능,
양성 등)로부터 출발하지 않는다. 어떤 질병은 감당할 수 있고 어떤 것은 전문인
력에게 의뢰해야 하는지는 더구나 아니다. 그 대신 지역사회에서 어떤 일이 필
요하고 누가 그 일을 할 수 있는지에서 출발한다. 일차보건의료 인력이라는 이
름이나 기능 규정은 덜 중요하다. 건강 정보의 전달과 아이들의 교육을 돕는 것,
소득창출을 지원하는 것은 같은 사람이 담당할 수도 있고 다른 사람이 할 수도
있다.

사람중심의 접근, 또는 상향식 접근만으로 모든 현실 과제에 대처할 수 있다
는 뜻은 아니다.3 역사적 경험과 학습에 기초한 어느 정도의 기능 분화와 전문
화·제도화는 당연하나, '사람중심'의 현실과 제도는 서로 긴장관계에 있는 것이
바람직하다. 현실이 계속해서 제도에 도전하고 재구성되는 제도가 현실을 개선
하는 상호관계가 구축되어야 한다.

2) 분절화된 의료에서 양질의 포괄적 건강보호로

건강관리와 보건의료의 분절화는 공공성을 훼손하는 가장 중요한 현상이자

---

3   상향식이라는 표현은 적합하지 않다. 개인이나 지역사회가 열등하거나 지위가 낮다는 인상을
     주면서 가치판단에 개입하기 때문이다. 다른 표현이 마땅치 않아 여기서는 그대로 따른다.

원인 중 하나다. 여기서 분절화란 책임이나 행동, 실천의 주체가 분화한 것을 의미하지 않는다. 기능이 확대되고 기술이 발전함에 따라 전문화와 기능 분화는 피할 수 없는 추세이고 현상이다. 분절화란 이런 과정에서 필요한 기능 분담, 조정과 조화, 수평적 통합 등이 제대로 이루어지지 않는 것을 가리킨다.

한국은 넓은 범위에서 영역별 분절화가 심각한 상태인데, 이에 대해서는 많은 설명이 필요 없을 것으로 본다. 건강체계의 현상은 개인, 치료, 민간을 중심으로 구성되어 있고 꼭 한국적 현상이라고만 할 수 없다. 흔히 집단 차원의 접근, 예방과 건강증진을 포함하는 포괄성, 공공성을 말하지만, 현실은 좀처럼 그런 지향을 유지하지 못한다.

사정이 이런 데는 분명 삶과 사회의 현실이 배경으로 작용한다. 즉, 예방과 건강증진, 집단, 공공성 등이 규범적 성격이 강한 것과 비교하여, 치료와 개인은 경험적 성격이 두드러진다. 예방이나 건강증진과 같은, 그것도 집단 차원의 이성적 행동보다는 직관적 필요에 기초한 개인 치료가 우선순위가 더 높다.

이런 맥락에서 개인-치료-민간이 서로 친화성을 보인다. 개인은 치료에 관심을 두기 쉽고, 이는 공공보다는 민간부문의 활동을 촉진한다. 결과적으로 개인에 대한 서비스(주로 치료, 의료)와 집단을 대상으로 서비스(주로 공중보건, 예방과 건강증진)는 뚜렷하게 분리된 상태다. 한국에서는 공공과 민간의 이분법 구도와 연결된 빈곤층-취약계층이라는 사회경제적 분리선도 존재한다. 민간기관과 보건소가 서로 다른 대상자에게 같은 종류의 예방 서비스(예: 예방접종)를 제공하는 것은 이러한 다중의 분리선을 반영하는 한국적 현상이다.

치료로 범위를 좁혀도 분절화 현상은 마찬가지다. 일차진료의 역할이 제대로 정립되어 있지 않고 의뢰체계가 잘 작동하지 않는 것은 유명하다. 의료기관 사이의 기능 분담을 비롯한 다른 문제도 굳이 자세하게 설명할 필요가 없을 정도다. 이에 따른 자원의 배치나 배분 역시 크게 다르지 않다. 한마디로 말해, 보건의료체계와 정책의 '무정부성'이 강하게 나타난다.

기원과 이유가 무엇이든, 공공성 실현을 위해서는 분절화 현상을 완화해야 한다. 분절화가 건강과 보건의료 대부분에서 나타나고 또한 깊게 뿌리박혀 있어, 통상적 방법으로 쉽게 해결할 수 없다는 점이 문제다. 한두 가지 제도 변화와 정책만으로 효과를 보기 어렵다는 점은 현실의 도전이다. 장기간에 걸쳐 일관되고 조화된 노력을 해야 변화할 수 있다.

분절화가 심각한 상태에서 제도와 정책이 이를 완화할 수 있는지는 국가의 조정·통합 기능을 어떻게 키우는가에 달려 있다. 서비스 공급에서 민간부문이 차지하는 비중이 매우 크지만, 국가가 가진 조정·통합의 힘 또한 여전히 막강하다. 행정과 법률 집행의 주체인 데다, 건강보험을 비롯해 대부분 재정을 관장한다. 분절화를 줄이고 조정과 통합을 강화할 수 있는가는 국가권력이 제도와 정책의 목표를 어떻게 설정하고 운영하는가에 따라 달라질 것이다.

지금까지와 같은 문제의식에서, 국가권력이 조정과 통합의 동기를 가지고 힘을 발휘하는 데에는 사회권력이 큰 역할을 한다는 점을 다시 강조한다. 역사적으로 형성되어온 분절적 체계는 다양한 이해관계를 반영하는 동시에 새로운 이해관계를 만들어낸다. 때로 국가권력 자체가 중요한 이해 당사자인 경우도 있다. 결과적으로 현실의 건강체제는 국가를 포함한 여러 당사자의 복잡한 이해관계를 내포하고, 따라서 국가권력의 힘만으로는 변화를 일으키기 어렵다. 여기에 사회권력의 역할이 있으며, 기존 체계가 공고할수록 책임져야 할 역할은 더 커진다.

3) 공공 거버넌스

참여와 민주주의에 기초한 거버넌스 구축은 앞서 설명한 것과 같으며, 이는 과정 측면에서 건강정책과 제도의 공공성을 강화하는 과제이기도 하다. 반복하는 것이지만, 정책과 제도의 공공성 강화는 공공부문의 역할과 기능을 양적으로 확대하고 국가권력과 관료의 권한을 강화하는 것이 아니다. 그보다는 국가와 공공부문의 적절한 역할을 포함하여 공적 가치를 실현할 수 있는 공공 거버넌스를 구축하는 것을 의미한다.

여기에는 적어도 세 가지 이상의 경로를 통한 접근이 필요하다. 관료제와 관료를 견제하고 통제하는 것, 대의민주주의 강화를 통한 사회(시민)권력의 확대, 그리고 직접 민주주의를 통한 권력 확대가 그것으로, 이들은 당연히 서로 완전히 분리되지 않는다. 건강과 보건의료에서는 특히 직접 민주주의의 중요성을 강조해야 하겠다. 전문직업주의와 결합한 관료제와 관료주의의 문제도 있으나, 건강과 보건의료는 특히 대의민주주의에서의 주변부성을 어떻게 완화할 것인지가 중요한 과제다. 직접 민주주의 방식을 통해 관료제와 관료를 통제하는 한편, 대의민주주의의 한계를 보완하는 것이 필요하다. 앞서 예로 든 브라질의 민중건강평의회 사례가 도움이 될 것이다.

4. 민간부문의 공공성 강화

민간부문이 공공성 실현에 어떤 역할을 하려면 그 기능이 명확하게 규정되어야 하고, 특히 공공부문과 적절하게 역할을 분담해야 한다. 기능과 역할분담은 자연스럽게 발생하는 것이라기보다 구성되고 구축되는 것에 가깝다. 이는 제대로 작동하는 거버넌스 체계 위에 구축되며, 국가권력과 사회권력의 협력과 상호작용에 따라 결정적으로 달라진다. 거버넌스 구조를 통해 국가권력과 사회권력이 개입하지 못하면, 어떤 체계와 제도로도 민간부문의 공공성에 실질적으로 개입하기 어려울 것이다.

한국 상황에서 민간부문이 공공성을 강화하기 위한 핵심 조건은 자기 이해관계의 실현과 관련된 환경이다. 이해관계는 직접적인 이윤 동기뿐 아니라, 인력과 시설, 규모, 권력과 영향력 등 자기 확대를 지향하는 모든 동기를 포함한다. 민간부문에서 이런 자기 이해관계를 떼어내지 못하면, 다른 정책 기술이나 제도로 공공성을 실천하게 할 방법은 생각하기 어렵다.

구체적인 제도와 정책 이전에 민간부문 보건의료의 규범을 형성하는 것이 중요하다는 점을 지적한다. 규범은 상당 부분 문화적인 것으로, 당연히 어떠해야 한다는 지침인 동시에 판단 기준으로 작용하는 힘이다. 민간부문이 어떤 목표를 세우고 어떤 기능을 해야 하며 어떻게 운영되는지에 대한 사회의 집단적 이해라고 해도 좋다. 이런 규범이 형성되는 데는 국가권력과 사회권력이 중요한 역할을 할 수 있다. 통제와 견제는 물론이고 필요하면 당연히 지원도 필요하다.

보건의료시설의 경우, 독일의 예와 같이 공공부문이 민간 소유에 자본투자를 하는 것이 한 가지 (부분적) 대안일 수 있다. 시설을 확장하고 고급화하는 통로를 사회화함으로써 스스로 재정수입을 늘리고 규모를 확대하는 동기는 줄일 수 있을 것이다. 좀 더 미시적으로는 비영리 민간부문의 공적 활동에 대한 사회적 보상을 강화할 수 있다. 사회적 인정이나 평판, 영향력 등 비경제적 동기가 공공성 실현에 더 유리하게 작용할 가능성이 크다.

민간부문(넓게 보면 이 역시 시장권력에 속한다)의 공공성 역시 사회권력이 얼마나 큰 영향을 미치고 개입할 수 있는지에 따라 달라진다. 사회권력은 민간부문에 직접 개입하기도 하지만, 국가권력에 영향을 주는 방식으로 우회할 수도 있다. 한국의 민간병원은 대부분 비영리법인이지만 공공성의 주체가 되기는 역부족이다. 공공성을 실현하는 데는 앞으로도 상당 기간 국가권력이 중요한 역할을 할 것으로 전망한다. 영리나 비영리 민간에 개입할 만한 사회권력의 발전이 충분하지 못하고, 따라서 민간과 시장을 통제할 수 있는 권력도 그만큼 부족하기 때문이다.

제29장
보건의료자원의 공공성 강화

　보건의료자원은 새로운 공공보건의료를 가능하게 하는 투입요소다. 보건에서는 흔히 시설, 인력, 장비, 물품 등을 자원으로 분류하는데, 여기에는 세계보건기구를 비롯해 여러 연구자가 시스템 개념에 기초해 보건의료체계를 개념화한 것이 영향을 미쳤다. 그림 29-1과 같이 자원의 위상을 이해하면(Kleczkowski, Roemer and van der Werff, 1984), 체계를 각 요소로 분해하는 장점과 아울러 요소 사이의 '관계'나 '과정'은 관심을 덜 두게 되는 단점이 나타난다. 이 틀을 그대로 따르면 서비스를 비롯한 산출물은 '자원의 조직적 배치' 없이는 생산되지 않는데, 이 요소는 사실상 관계와 과정을 나타내는 것이나 마찬가지다. 자원의 조직적 배치와도 관계가 있는 '정책과 관리' 또한 '자원'과 마찬가지로 따로 떨어져 존재하는 듯한 인상을 준다.

　이 글에서는 자원과 체계를 통합적으로 이해하기 위해, 활동과 실천까지 포함하는 좀 더 넓은 개념으로 자원을 정의하고자 한다. 시설과 인력은 좁은 의미에서 중요한 자원이지만, 그 자체로는 결과물을 낼 수 없고 반드시 활동과 실천을 통해 '배치'되거나 '관리'되어야 한다. 자원보다는 '투입input' 개념이 이런 내용에 더 부합할 수도 있다.

　이런 방식으로 보건의료자원을 정의하면, 전통적 자원뿐 아니라 이를 둘러싼 실천 대부분을 자원 범주에 포함하여 공공보건의료와 공공성을 이해해야 한다.

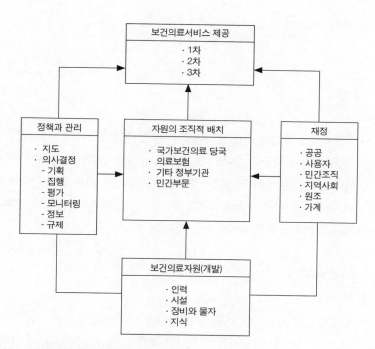

그림 29-1 / 국가보건의료체계의 '하부 구조'

지방의료원을 어떻게 해야 한다든지 공공병상을 늘려야 한다든지 하는 주장은 보건의료자원의 양과 그 활동, 투입에 관한 것이다. "재정, 인력, 병상이 더 늘어나야 한다"고 주장하는 것은 단지 양(숫자)을 늘리는 것을 넘어 과정을 재구성하고 체계를 다시 구축하는 것을 뜻하며, 여기서는 이 또한 자원(투입)의 한 요소로 이해한다.

다른 시각에서 보건의료자원은 환자와 주민, 사람들이 보건의료를 경험하는 진입 지점이자 과정이다. 환자나 의료이용자는 필요할 때 보건의료기관(시설)을 방문하고 그곳에서 일하는 사람들을 만난다. 외래나 입원을 통해 시설이나 장비를 경험하는 것도 이곳이다. 어떤 병원이 좋다거나 의사가 환자 이야기를 잘 들어준다고 하는 평가나 평판은 이런 경험을 통해 축적된다. 공공에 속한 보건의료자원은 공공보건의료에 대한 반응과 가치, 판단, 규범을 형성하는 실질적인 장이라는 의미가 있다.

1. 재정

건강과 보건의료의 공공성을 높이려면 재원은 주로 공공재정에 토대를 두어야 한다. 공공재정의 비중이 작다는 평가를 받는 한국에서는 더 그렇다. 바람직하거나 필수적이라 할 만한 절대값이 있는 것은 아니나, 예를 들어 OECD 회원국 가운데 공공재정 비중이 거의 최하위를 기록하는 만큼, 일반적인 국제비교를 통해서도 공공재정을 확대해야 하는 것은 분명하다.

1) 건강보험 재정

한국 건강보험의 보장성이 낮은 것은 자타가 공인하는 문제다. 객관적 수치가 그렇고, 환자와 보험 가입자의 인식이나 경험도 마찬가지다. 급여 범위, 본인부담, 재난적 의료비 지출, 민간보험 의존도 등 어떤 기준으로도 공공성 수준이 낮다. 건강보험 재정은 그 자체를 개선해야 하는 독립된 과제라기보다 다른 자원과 투입의 성격을 결정하는 핵심 요소라는 점이 더 중요하다. 고령화와 불평등 확대, 의료이용 증가 등 앞으로 재정수요가 더 늘어날 것이 명확하므로, 시간을 기준으로 한 우선순위 면에서도 다른 어떤 과제보다 시급하다.

건강보험 재정의 공공성을 강화해야 한다는 데 대체로 이론이 없지만, 구체적 방법에는 다양한 주장이 있다. 무엇을 목표로 설정할지, 재원조달과 지출 가운데 어느 쪽을 강조하는지, 조달과 지출의 구체적인 방법이 무엇인지에 따라 강조점이 다르다. 먼저, 공공성 관점에서는 지출 억제에 초점을 둔 대안이 가장 한계가 뚜렷하고 현실성도 낮다. 고령화와 의료이용 증가 등 지출을 줄이기 어려운 조건도 문제지만, 현재로는 보건의료체계의 공공성을 훼손하지 않고 비용을 억제하는 수단과 기술을 찾기 어렵다는 것이 이유다. 흔히 본인부담을 늘리는 방식으로 의료이용과 비용지출을 억제하려 하나 그동안 축적된 근거에만 기초해도 목표를 달성하는 데 큰 효과가 없다. 오히려 미충족 의료와 불평등을 키우는 결과로 귀결될 가능성이 크다.

재원과 재정을 확대하는 방법이 핵심이면, 다음은 현재 구조로 공공성 강화가 가능한지 또는 새로운 재원조달 구조가 필요한지 결정해야 한다. 한국에서는 이미 공고한 경로가 형성된 후라 논의가 활발하지 않지만, 건강보장의 재정 기반을 조세로 할 것인지 사회보험료로 할 것인지는 재정 구조를 둘러싼 핵심 의제 중 하나다. 새로 공적 건강보장체계를 구축해야 하는 많은 개발도상국이 조세와 사회보험료 사이에서 고민하는 것은 둘 다 장단점이 있기 때문이다.

보험료와 조세 방식 사이에는 정치적 책임 또는 '책무성'에 큰 차이가 있다는 것을 먼저 지적한다. 조세, 특히 목적세가 아니라 일반 조세로 재원을 조달하면 국가와 정부가 건강보장의 재정에 모든 책임을 진다. 예산으로 재정을 조달하면서 건강보장 재정이 모자라면, 정부가 재정을 필요보다 적게 배분했다는 뜻이다. 조세와 대조적으로 보험료로 재원을 조달하면, 한국과 같은 단일 보험자 체제에서도 재정에 대한 책무성은 정치적 실체인 건강보험에 집중된다. 건강보험 재정이 문제가 되면 국가와 정부보다는 즉시 건강보험료 인상과 지출 억제로 논점이 모이는 것이 정치적 책무성의 메커니즘 때문이다.

기존의 재원 구조를 그대로 유지하면, 보험료 수입을 늘리는 것이 재정을 확대하는 가장 유력한 방법이다. 보험료를 올리거나 보험료 부과체계를 개선해야 하는데, 부과체계 개선도 흔히 전체 보험재정을 늘리는 목표까지 포함한다. 한국에서는 주로 부과체계 개선에 초점을 맞추었으나, '재정 중립'을 표방하면서(전체 보험료 수입은 늘어나지 않는다고 전제하면서) 재정을 늘리는 목표와는 분리된 상태다. 재원조달의 형평성 때문에 보험료 부과 방법을 바꾸고 개선해야 하나, 근본적인 재정 상황을 고려하면 중장기적으로 보험료 총액도 인상해야 한다.

보험료 대신 조세 기반을 확충하는 방안도 있을 수 있는데, 조세가 보험료를 보완하는 방법(일종의 혼합형)과 더불어 적어도 이론적으로는 완전히 조세로 전환하는 근본적 개혁도 가능하다. 보험료와 조세 간 부담의 크기나 방식에 큰 차이가 없고 재정을 부담하는 주체, 즉 국민도 그렇게 인식하는 것은 조세로 전환하는 데 유리한 조건이다.

조세와 보험료는 책임과 책무성에서 차이가 크다. 목적세와 일반 조세를 가릴 것 없이 국가가 전적으로 책임을 지고 재정을 조달하는 것은 건강보장의 안정성을 높일 것이 틀림없다. 국가권력의 통치, 즉 정당성과 역량에 관련되므로 책무성이 높아지는 것 자체가 조세 방식의 장점이다. 같은 이유로 국가권력과 정부는 보험료 방식을 유지하려고 할 공산이 크다.

보험료와 조세의 공통점은 재정을 확장하면 반드시 납세자 또는 보험 가입자의 부담이 늘어나는 것이다. 직장 가입자에서는 기업(사용자)이 부담하는 비중을 올려야 한다는 주장도 강하나, 이 보험료는 노동자가 받는 임금에 속하며 결국 가입자 부담과 마찬가지다. 소득세와 법인세 등 직접세나 소비세 등의 간접세 모두 '총부담'을 늘리는 데는 차이가 없다.

건강보장 재정의 공공성을 둘러싼 또 한 가지 과제는 부담을 어떻게 배분하는지의 문제다. 배분 방법은 재정 전체를 키울 때도 생각해야 할 과제로, 보험 재정을 늘리는 것과 그 부담을 어떻게 배분할지 결정하는 데는 전혀 다른 정치적·사회적·경제적 요인이 작용한다. 공공성의 관점에서는 임금이나 소득이 많은 가입자(납세자)가 누진적으로 더 많이 부담하는 것이 건강보장의 목적과 취지에 부합한다.

보험료나 조세를 올리고 부담을 배분하는 결정이 중요한 정치적·사회적·경제적 의제인 이유는 그 과정에 보험재정 지출의 구조와 특성, 의사결정의 과정과 투명성, 정책과 거버넌스 등이 영향을 미치기 때문이다. 근본적으로는 자원 배분을 둘러싼 권력관계가 작동하는 점이 더 중요하다. 단순히 기술적 결정이 아니라 복잡한 이해관계와 그것의 상충, 갈등과 타협으로 구성되는 과정이라는 뜻이다. 사용자가 보험료의 50%보다 더 많이 내야 할 것인가 하는 논의에는 건강보험의 재정 상황이나 기업의 재정부담 능력보다 기업(자본)이 행사할 수 있는 권력, 그리고 그것이 반영된 사회경제체제의 권력관계가 더 중요하다. 예상되는 반론, 예를 들어 "준조세 부담을 늘려 국제경쟁력을 떨어뜨린다"라는 반대는 이미 사회경제체제의 특정한 권력관계를 반영한다.

건강보장 재정의 공공성이 본래 정치적·사회적·경제적 의제이면, 공공성을 강화하는 데 특히 의사결정과 거버넌스 등 과정이 중요하다. 어느 정도나 재정을 확대해야 하고 어떤 방법으로 조달할 수 있는지 합의하기 어려울수록, 즉 정치적·사회적·경제적 권력의 경쟁과 갈등이 심할수록 과정은 더 중요하다.

현재 한국 상황에서는 건강보장의 재정 기반을 더 튼튼하게 해야 한다는 데 대부분이 동의하면서도 어느 수준까지 늘려야 하는지는 견해차가 크다. 부과체계 개선을 비롯해 어떤 방법으로 재정을 늘릴지도 논란거리다. 더 중요한 문제는 기존 권력관계에서는 견해차를 줄이고 합의에 이르기가 쉽지 않다는 것, 따라서 재정의 공공성을 강화하기에 어려움이 많다는 점이다.

2) 일반재정

한국 보건의료에서 공공재정은 곧 건강보험 재정을 뜻한다고 해도 과장이 아니다. 이는 보건의료는 말할 것도 없고 건강조차 건강보험과 같은 것으로 보는, 한국 건강레짐의 의료화 또는 건강보험화를 반영하고 드러낸 결과다. 건강과 보건의료에서 정부의 일반재정 규모가 건강보험보다 절대적 열세라는 점도 한계지만, 사회적 이해와 정책 참여자의 인식이 편향되고 고착화하는 문제가 더 심각하다.

단순한 인식의 문제로 끝나지 않고 체제화하는 것이 더 중요할 수도 있다. 명백하게 공공재정을 투입해야 할 때도 일차적으로 건강보험 재정에 의존하고, 건강정책과 보건의료정책, 그리고 정부 바깥의 사회적 실천에서도 건강보험과 재정을 변화의 핵심 수단으로(때로 유일한 것으로) 간주한다. 이 때문에 흔히 공공보건의료의 논리와 실천이 제약되는 결과가 빚어지는데, 지역사회 건강증진이나 감염병 관리와 같이 공적 성격이 강한 보건사업조차 건강보험에 의존하는 사태가 벌어진다.

일반재정의 비중과 역할이 약한 것은 건강보험에 대한 의존성 외에 건강증진기금과도 관련이 있다. 공중보건이나 인구집단에 대한 보건의료정책의 재원으로 쓰이는 건강증진기금은 재정의 국가 책임을 약화 또는 분리하는 대표적 기제로 작용한다. 건강증진기금은 담배를 피우는 사람에게 물리는 일종의 죄악세로, 다른 목적세와 비교해서도 책임 주체로서 국가가 잘 드러나지 않는다. 이름부터 세금이 아니라 부담금으로 되어 있고, "내가 낸 세금을 왜 엉뚱한 곳에 쓰느냐"는 불만에서 나타나듯, 이 재원을 부담한 사람들 또한 국가의 책무성을 인식하지 않는다. 실무적으로는 건강증진기금이 일반재원의 배분을 회피하는 수단으로 쓰이는 점도 무시하기 어렵다. 일반재정에 대한 경쟁이 심할수록 예산부처나 보건부처는 건강증진기금을 활용하는 것이 손쉬운 대안이다.

일반재정은 규모가 얼마나 큰지 또는 용도가 무엇인지 하는 기술적 차원을 넘는 의의가 있다. 국가가 책임져야 할 건강과 보건의료가 무엇인지 규정하는 것과 아울러 그 책임의 크기를 반영하는 것이 바로 일반재정이다. 사회적 결정요인과 공중보건을 넘어 치료나 재활, 대인 보건의료에 이르기까지, 국가의 직접 책임은 일반재정을 통해 드러난다.

지금은 국가가 직접 책임져야 할 재정 중 상당 부분이 건강보험과 건강증진기금에 전가된다. 의료급여 대상자 수가 빈곤층 규모와 비교하여 지나치게 적고 그 부담이 건강보험으로 넘어가는 것만으로도 일반재정이 책임을 미루고 전가하는 경향을 부정할 수 없다. 장기적으로는 빈약한 일반재정이 국가 책임의 틀 자체를 바꾸는 것에 주목해야 한다. 이미 상당 부분 그렇게 되었지만, 사회적으로 건강을 위한 재정은 건강보험에 (지나치게) 집중되고, 대신 국가의 책임은 자연스럽고 당연하게 최소주의로 굳어지는 중이다. 국가의 책임을 적정 수준까지 키우는 것이 공공성 강화의 한 가지 과제라고 할 때, 국가가 책임지는 일반재정을 적정한 수준으로 확충해야 전반적 공공성 또한 일정한 한계를 벗어날 수 있을 것이다.

3) 재정배분과 거버넌스

건강보험을 포함하여 현재 건강과 보건의료 재정이 당면한 한 가지 중요한 문제는 중앙정부 중심의 관료체제를 조금도 벗어나지 못하는 것이다. 단순히 지방분권이 미흡하거나 관료주의가 강한 것이 과제가 아니라, 재원조달-재정배분-필요와 수요가 일치하지 않고 따라서 공공성 강화의 유력한 방법인 재정기전이 효과적으로 작동하지 않는 것이 중요한 문제다.

건강보험 재정은 전국적인 단일 체계를 통해 중앙집권적으로 재정을 조달하고 개인과 기관에 배분하며, 필요와 수요는 시장을 통해 조정하는 것이나 마찬가지다. 전국 또는 지역 단위의 조정과 배분이 없고, 지방정부가 하는 역할도 없다. 결과적으로 주민과 지방정부는 건강보험 재정을 효과적이고 효율적으로 사용해야 할 아무런 동기가 없는 셈이며, 지역 차원에서 보건의료서비스 제공과 이용을 구조화·체계화할 동력과 메커니즘도 존재하지 않는다. 광역과 기초 모두 지역별로 자원을 배분하는 방법과 기전이 없다.

최근 관심이 높아진 커뮤니티 케어를 생각하면 현행 재정 거버넌스의 한계를 알 수 있다. 현실적으로 재정 흐름이 서비스의 양과 질, 조정과 통합, 체계에 결정적 역할을 할 수 있으나, 현재 구조로는 재원과 서비스 제공 모두 파편화되어 있고 거버넌스도 분산되어 있다. 지방정부로서는 건강보험이나 장기요양보험을 관리할 동기가 없고, 중앙정부와 건강보험은 관료적 감독체계 외에 서비스 제공과 이용, 그리고 이에 따른 재정지출에 개입할 수단을 갖고 있지 못하다. 서로 다른 영역의 제공자는 서로 협력하거나 연계할 동기와 인센티브가 없는 조건에서 자기 이익을 최대화하는 방향으로 행동할 가능성이 크다. 이런 거버넌스 구조로는 서비스와 재정 모두 낮은 질과 비효율성을 피하기 어렵다.

2. 인력

보건의료의 공공성과 보건의료인력의 상관관계는 명확하지 않다. 공공보건의료기관에 근무하는 인력의 태도, 규범, 윤리 등을 지적하는 사람이 많지만, 그것이 반드시 공공성과 관련이 있는지는 의문이다. 개인 차원에서는 인력의 공공성이 무엇을 의미하는지 명료하지 않으며, 사회적으로도 보건의료인력의 구조와 기능, 그 성격이 건강과 보건의료의 공공성에 어떤 영향을 미치는지는 잘 알 수 없다. 개인과 구조의 상호관계도 모호하다. 개인의 역할이 없고 전혀 중요하지 않다고 하기는 어렵지만, 이들이 공공보건의료의 구조와 기능에 어떤 역할을 할 수 있는지 불확실하다.

1) 인력양성

인력과 공공성을 결부하는 가장 흔한 방법은 인력양성체계를 공공화하는 것이다. 교육이 끝난 후 특정 기능이나 분야, 지역에서 일하도록 조건을 걸고 인력을 양성·배출하는 기관을 따로 설립하는 방법이 가장 적극적인 대안에 속한다. 일본의 자치의대나 산업의과대학 등이 이에 해당하고, 최근 한국에서 논의 중인 국립공공보건의료대학원도 같은 목적을 표방한다.

어떤 인력을 양성할지 목표를 정하고(예: 취약지 공공병원에서 필수 의료에 종사하는 의사) 이에 맞추어 교과 과정이나 교육 방법을 개발·적용할 수 있는 것은 따로 교육기관을 만드는 방법의 장점이다. 문제는 따로 교육기관을 설치한다고 해서 인력의 공공성을 강화하는지 확신할 수 없고, 전체(예: 국가) 교육체계와 훈련체계의 틀 안에서 이 과정이 얼마나 특수한 과정과 결과를 산출할 수 있을지도 의문이다.

기관을 따로 만드는 방법으로 기대할 수 있는 중요한 효과 한 가지는 넓은 의미에서 정치적 성과에 속하는 것이다. 인력을 교육하고 양성하는 과정에서 사회적으로 어떤 공공성이 필요한지, 어떤 인력이 공공성과 연관되고 어떤 인력 구조가 공공성 강화에 이바지하는지, 어떤 교육 과정과 내용을 적용해야 하는지 등을 논의하고 정해야 하면, 이 과정 자체가 체제 차원에서 공공성을 강화하는 기초가 된다. 사회적·문화적으로도 공공성의 논리, 이론, 담론을 생산하고 논의를 확산하는 계기가 될 수 있다.

기관을 따로 만드는 방법보다는 덜 적극적이지만, 목표를 정해 일부 인원을 따로 육성하는 대안도 있다. 많은 나라에서 활용하는 방법으로, 주로 장학제도나 학자금 융자 등의 형태를 띤다. 대부분은 기관 차원에서 별도 프로그램을 운영하는 것이 아니므로 교과 과정이나 교육 내용을 따로 구성하거나 적용할 수 없다. 재정지원을 통해 인력의 수를 늘리는 데는 효과적일 수 있으나, 전체 인력체계의 한 부분으로 제도를 운용하는 이상 구체적인 기능을 부여하거나 특별한 다른 요구조건을 구체적으로 정하기는 어렵다. 예를 들어, 전체적으로는 소수에 속하는 대상자에 대해 졸업한 후 일차진료나 응급의료를 훈련하고 취약지에서 근무하도록 의무로 정하는 정도까지 관리하기는 쉽지 않다.

교과 과정이나 교육 내용, 졸업 후 훈련과 공공성의 관계는 더 명확하지 않다. 교육 과정에 공공성을 고려하는 것이 무슨 의미이며 실제 무엇을 어떻게 교육할 수 있는지, 이론적으로 규명한 적이 없고 경험도 없다. 한 가지 명확한 것은 현재의 주류 교육 과정과 방법으로는 공공성에 기초한 보건의료인력을 양성하기 어렵다는 점이다. 보건의료인력, 특히 의사인력을 교육하는 현행 교육 과정과 내용은 의과학과 건강과학health science의 생의학적 과학성에 기울어져 있고, 주로 사회와 집단의 가치와 연관되는 공공성에는 큰 관심을 두지 않는다.

생의학적 과학성은 보건과 의료서비스의 질을 보장하려면 반드시 추구해야 할 가치에 속하지만, 과학의 이름으로 진행되는 인력 교육과 훈련이 어떤 사회적 가치도 배제된 빈 공간이 아니라는 사실 또한 중요하다. 의과학이나 건강과학 자체가 가진 의료화·과학화의 경향은 문제로 삼지 않더라도, 교육과 훈련은 각 개인이 전문직으로 자신을 규정하고 집단과 상호관계 안에서 사회화하는 과정이다. 공식·비공식으로 공공성이나 공공보건의료에 노출되면서 태도를 형성하고 가치를 판단하며, 이를 기초로 집단적·사회적 규범을 내재화해야 공공인력 양성의 취지를 달성할 수 있다.

이상과 같은 맥락을 고려하면, 개인과 기관 수준에서 인력과 인력양성의 공공성을 강화하는 것은 쉽지 않은 과제다. 공공성과 공적 가치는 인력과 인력양성, 또는 그 체계에 간접적으로만 영향을 미칠 수 있으며, 개인과 집단의 공공성 추구는 사회경제체제와 보건의료체계를 포함하는 공공성의 전체 구조에 더 큰 영향을 받기 때문이다. 보건의료체제가 상업화·영리화한 상태에서는 따로 기관을 만들어 교육하고 행정적으로 의무를 부여해도 충분한 수준으로 인력의 공공성을 보장하기 어렵다. 쿠바에서 양성된 의사들이 공공성의 측면에서 어떤 특성을 보인다는 것은 개인요인이라기보다 교육체계와 보건의료체계, 나아가 사회경제체제 또는 그 조직 원리와 분리되지 않는다.

2) 인력관리

시장의 지배력이 강할수록 보건의료인력 구조에 개입하여 효과를 보기 어렵다. 특히 공공성이나 공공보건의료라는 맥락에서 시장은 개입하는 방법과 효과 모두 불리한 체제다. 자원이 모자라고 민간보다 환경이 좋지 않은 공공보건의료는 좋은 인력을 확보하려고 더 큰 비용을 지불하기 어렵고 인센티브로 인력을 움직이는 데도 한계가 있다. 공공보건의료가 개방 시스템에서 작동하는 것이 특히 어려운 점인데, 이 개방 시스템에서는 민간부문이 양과 질에서 공공부문을 압도하고 사회적·문화적 환경도 더 유리하다. 공공보건의료인력은 공공부문의 경계 안에만 머무르지 않으며, 공공과 민간부문 사이를 비교적 자유롭게 이동한다. 병원을 찾는 환자도 마찬가지며, 개방 시스템이 작동하는 논리는 기본적으로 시장기전이다.

개방 시스템이라고 하지만, 그것은 또 다른 권력관계가 작동하는 불평등한 영역이다. 의사와 환자 모두 가격과 품질, 조건에 따라 공공과 민간을 선택하고 이동하는데, 그 조건은 흔히 한쪽으로 기울어져 있다. 시장기전이 작동하는 체계에서, 특히 민간의 지배력이 더 강한 개방 시스템에서 인력은 공공이 민간에 종속된 것이나 마찬가지다. 공공병원이 좋은 인력을 구하려면 민간에 맞추어, 즉 시장 가격을 지불해야 하는 것이 바로 이런 종속관계의 한 현상이다.

공공부문으로서는 시장기전에 기초해 인력을 확보해야 하는 상황이 딜레마다. 시장에서 처우나 급여를 민간부문에 상응할 만한 수준으로 보장하지 않으면, 인력을 끌어들일 만한 매력이 부족하다. 유연한 관리 방식으로 시장에서 경쟁력을 높이면, 이번에는 조직 운용과 관리, 문화 등에서 공공성을 위협하는 요인이 나타날 수 있다. 의사에게 지급하는 보수를 민간 수준에 맞추면 병원은 그만한 수입을 올려야 하고 수익 구조도 이에 맞춰 민간화해야 한다.

경제적 요인이나 인센티브만 보건의료인력을 움직이는 동기가 아니지만, 이 또한 건강레짐 또는 공공레짐의 공공성에 따라 중요성이 달라진다. 예를 들어 전문직이 누리는 사회적 인정이나 무형의 보상도 중요하나, 이는 건강과 보건의료의 상업화와 영리화가 진행될수록 비중이 줄어든다. 자본주의 사회경제체제에서 가치를 인정받는 일반적 조건(경제적·사회적·문화적 조건 등)이 더 중요해지는 상황에서는 공공성을 확보하기 위한 역설적 선택, 즉 경제적 보상에서 경쟁력을 확보하는 단기적·미시적 관리가 더 효과적인 대안이자 과제일 수 있다.

시스템 측면에서, 공공보건의료에 필요한 인력 풀을 체계적으로 관리하는 과제가 중요함을 강조하고자 한다. 전체 보건의료체계가 다 비슷하지만, 인력관리는 더 분산되고 분절적이다. 통합적 관리는 엄두도 내지 못할 정도로 정보가 충분치 않고, 그나마 있는 정보도 제대로 관리되거나 정리되어 있지 않다. 국가나 광역 단위로 정보체계와 관리체계를 구축하는 것이 공공보건의료인력을 적절하게 확보하고 관리하는 데 도움이 될 것이다.

인력의 질을 유지하기 위한 체계적인 노력도 필요하다. 보건소 등의 보건 조직과 병원을 가릴 것 없이, 양질의 인력을 확보하고 유지하는 것, 그리고 기존 인력의 질을 향상하는 것은 말을 보탤 필요가 없을 정도로 중요하다. 공공보건의료의 질은 보건의료와 의과학적 질뿐 아니라 기획과 평가 등 '관리'의 질을 포함한다.

질을 높이는 데는 개인의 노력이나 다짐, 자세를 넘는 구조 변화가 선행해야 하는데, 먼저 국가 수준에서 인력의 지속적 훈련에 더 큰 관심을 기울이고 더 많은 투자를 해야 한다. 국가체계를 구축하는 데는 인력관리를 위한 기능을 배분하고 통합·연계의 원리를 기초로 기능을 체계화할 필요가 있다. 예를 들어, 새로운 서비스나 프로그램, 정책을 시작할 때 인력을 훈련하고 업무의 질을 보장해야 하나, 현재는 이에 대한 책임과 기능이 제대로 규정되지 않고 수행도 미흡하다.

조직과 기관이 교육과 훈련에 적합한 조건을 조성하는 것이 그다음이다. 이는 다시 체계와 구조의 문제로 회귀할 가능성이 큰데, 예를 들어 인력의 수나 배치 등 구조적 문제와 관계가 있기 때문이다. 인력의 수와 규모가 당장 해야 하는 업무를 수행하는 데도 급급할 정도면, 질 향상을 위해 따로 훈련하고 교육하는 것은 불가능하다.

3. 조직과 시설

굳이 분리해서 말하면, 재정과 인력보다 더 직접 공공보건의료를 경험하는 창구가 공공보건의료조직과 시설이다. 다시 말해 보건소나 공공병원(국립대병원, 지방의료원 등)을 통한 보통 사람들의 경험이야말로 보건의료의 공공성이나 공공보건의료를 대표하고 상징한다. 공공보건의료를 추상화하는 데 바탕이 된다는 점에서 이들은 곧 공공보건의료의 구현이자 현실이라 해도 좋을 것이다. 이런 점에서 지금까지 공공보건의료 논의가 조직과 시설에 집중된 것은 (항상 바람직하다 할 수는 없어도) 피할 수 없는 현실이다.

공공보건의료에 해당하는 조직과 시설을 어떻게 개편해나가야 할지 간단하게 정리하기는 어렵다. 충분한 근거를 가지고 방향과 내용을 제시하는 것도 쉬운 일이 아니다. 지금까지의 경과와 현실 경험을 무시할 수 없으며, 그렇다고 그것을 그대로 인정하고 받아들일 근거나 기준도 부족하다. 이런 사정을 고려하면서 여기서는 중요한 몇 가지 사항에 대해 논점과 의견을 요약해서 제시한다. 의견이라고 표현한 것과 같이 어느 정도까지는 주관적인 판단과 지향을 포함할 수밖에 없다.

1) 보건의료 '당국'

공공성 관점에서 공공보건의료기관의 책무성은 일차적으로 정치적 주체로서 '당국'의 역할을 적절하게 수행하는 데 있다. 당국이란 기관의 책무성이 정치적 책임을 져야 할 인구집단 전체에 이른다는 뜻으로, 예를 들어 행정 구역별로 설치된 보건소는 보건소를 찾는 환자나 민원인 또는 감독과 행정 대상인 지역의 개인과 조직만 책임지는 것이 아니라, 해당 지역주민 전체의 건강과 보건을 책임지는 당국이다. 어떤 지방의료원이 해당 진료권의 주민에게 의료서비스의 접근성을 보장하는 당국이라면, 그 기관은 병원을 찾아오는 환자를 진료하는 책임을 넘어 해당하는 주민 전체의 접근성을 보장하는 역할을 해야 한다.

책무성의 시각으로 볼 때 당국의 역할은 고정될 수 없으며, 각 기관의 조건과 상황에 따라 다르다. 지리적으로 가까운 곳에 일차진료를 제공하는 의원이 있는 보건소는 상대적으로 일차진료 기능을 줄이고, 지역에 빈곤층이 많고 의료비 부담이 큰 지역에 있는 국립대학병원은 취약계층의 접근성을 강조하는 것이 당국으로 해야 할 역할이다. 만성질환이 많으면 이에 대응하고 감염병이 발생하면 이에 맞는 역할을 해야 한다. 어떤 당국은 보건사업과 진료가 아닌 다른 기능, 예를 들어 교육에 치중하거나 다른 기관에 기술지원을 해야 하고, 일부 병원은 보건의료뿐 아니라 건강을 보장해야 할 책임도 진다.

당국이 이런 기능을 제대로 수행하려면, 문제를 정확하게 파악하고 진단하며 고유한 기능을 명확하게 정해야 한다. 당국은 기관을 찾아오는 사람뿐 아니라 지역사회나 진료권 전체를 책임져야 함을 거듭 강조한다. 예를 들어, 민간병원이 다수인 진료권에서 공공병원은 필수적이지만 충족되지 않는 보건의료를 제공하는 책임을 지는 경우가 많다. 수익성이 미흡한 응급의료나 분만, 경제적 취약계층에 대한 서비스, 노인의 만성질환 관리 등이 핵심 대상이라 가정하면, 책임을 다하는 데는 먼저 진료권을 통틀어 어떤 미충족 필요가 얼마나 있고, 어떻게 분포하며, 어떤 방법으로 이를 충족할 수 있는지, 진단하고 기획하며 이에 기초하여 실천해야 한다.

어떤 기관이 공공보건의료 기능을 제대로 수행하는지는 환자 수와 같은 총량 지표나 실적 지표보다 당국으로서 전체 주민의 필요와 요구에 얼마나 부합하는지로 평가할 수 있다. 당국으로서 공공병원은 한 달 동안 50건의 분만을 했다는 기관 성과보다 민간병원과 협력하고 연계하여 95%의 분만을 해당 진료권에서 해결했다는 사회적 성과를 추구해야 한다.

2) 의료서비스의 양적 확대와 '민간견제론'

공공성과 공공보건의료를 어떻게 정의하더라도, 그리고 공공부문의 어떤 역할을 강조하더라도, 현재의 공공보건의료조직과 시설을 양적으로 확대해야 한다. 논점과 고민은 왜 확대해야 하며, 어느 수준까지 늘릴 것인가 하는 것이다. 이는 민간이 기관과 조직 대부분을 차지하는 상황에서 공공부문의 양을 늘리는 것이 무슨 의미가 있으며 또한 어떻게 가능할 것인지를 묻는 것과 같다.

확대의 논리와 근거를 검토하기 전에 일단 보건소나 보건지소, 보건진료소와 같은 보건기관의 의료서비스는 제외한다는 점을 밝혀둔다. 진료 기능을 어느 정도로 할지는 논란거리지만, 지역의 맥락, 필요와 요구에 부응하기에 충분해야 한다는 것이 분명하기 때문이다. 다만, 필요와 요구가 인구 규모나 행정 구역 등 전통적 기준에 얽매여서는 안 된다는 점을 특별히 언급해두고자 한다. 공공성과 공공보건의료의 가치는 인구가 적거나 접근성이 떨어지는 지역이나 취약한 인구에 더 높은 우선순위를 두는 것이므로, 체계와 사업의 효율성 기준은 이와 조화하기 어렵다.

주로 치료기능에 집중하는 공공병원이 왜 늘어나고 커져야 하는지 합리적인 논리가 필요하다. 이미 과잉 공급이라 할 정도로 민간기관이 많은 상태에서 특별한 근거가 없는 한 공공병원을 늘려야 한다는 주장을 그대로 수용하기는 어렵다. 정책결정에 참여하는 많은 당사자와 지역주민, 대중도 공공병원 '확대론'을 잘 이해하지 못하는 것이 부인할 수 없는 현실이다.

공공병원 확대에 무관심하거나 반대하는 데는 적어도 두 가지 전제 또는 근거가 작용하는 것처럼 보인다. 첫 번째는 보건의료서비스의 공공성이나 공공보건의료의 기능을 부정하는 견해가 있다. 보건의료의 공공성은 모호하고 불확실한 개념이며, 설사 그런 것이 있다 하더라도 의료를 제공하는 데 공공과 민간기관 사이에 차이가 없다고 본다. 모든 국민이 건강보장제도 대상이자 건강보험 가입자로, (수요보조를 통해) 접근성 문제는 이미 해결된 것으로 보아야 한다고 주장하는 견해다.

공공기관은 민간기관이 하지 않거나 할 수 없는 기능을 해야 한다는, 이른바 '민간보완론'이 다른 종류의 근거다. 민간병원이 훨씬 많은 상황에서 공공이 굳이 민간의 역할과 경쟁할 필요는 없으며, 공공은 비용이 지나치게 많이 들거나 수익이 나지 않는 영역을 맡는 것이 바람직하다는 것이다. 공공이 민간을 보완해야 한다는 논리는 현실적으로 공공병원의 기능은 최소한에 머물러야 한다는 '최소 기능론'으로 귀착된다.

민간이 주도하고 시장 의존성을 특성으로 하는 현실을 인정하면서도 민간보완론을 대신하는 관점이 공공병원이 민간을 견제해야 한다는 주장이다('민간견제론'). 이런 주장은 보건의료의 공공성과 공공보건의료의 실재를 인정하고, 한국사회에서 이것이 제대로 기능하는 것이 중요하고 가치가 있다는 전제 위에 성립한다. 공공성 측면에서 공공과 민간병원은 차이가 분명하며, 특히 기존 공공병원이 강화되면 그 차이는 더 벌어질 것으로 본다.

공공병원이 견제 역할을 할 수 있으려면, 양적으로 '상당한critical' 비중을 차지해야 한다. 어떤 규모가 이런 수준인지는 일률적으로 정할 수 없으며 맥락에 따라 다르다. 지역이나 진료권 단위로 생각하면, 한 지역이나 진료권에서 공공병원이 민간병원을 견제하는 데는 규모와 질, 접근성 면에서 실질적인 경쟁을 할 수 있을 정도여야 한다. 주민과 환자 시각에서 공공병원이 선택할 수 있는 대안이며 또한 그렇게 인식되는 것이 핵심이다. 중소병원이 3~4개 있는 지역에서 그중 하나가 대등한 규모와 질의 공공병원이면 이런 경쟁관계가 성립할 수 있다.

많은 인구를 포함하는 전국이나 광역 수준 또는 영역별 기능에서도 견제의 논리는 비슷하다. 규모와 질, 접근성의 측면에서 공공보건의료기관이 민간기관과 경쟁할 수 있어야 한다. 여기에서 경쟁은 그 자체에 가치를 두는 것이 아니라, 시장에서 민간부문을 견제하는 수단이라는 데 의미를 부여한다. 민간병원이 공공병원을 의식할 뿐 아니라 실질적 압력을 받아 시장에서 행동이 규율되기를 기대하는 것이다.

급성기 병상이 과잉인 가운데에 양을 늘리는 것이 어떻게 가능한지가 다음 질문이다. 기술적 차원에서 이에 대한 답은 복잡하지 않다. 공공병원을 신설하는 것이 아니라, 한계 상황의 민간병원을 공공병원으로 전환하는 방안이 설득력과 가능성이 가장 크다. 한국 상황에서 민간병원의 경영 상태는 정확하게 알 수 없는 경우가 많으나, 지역에 따라 이런 상태에 있는 민간병원이 존재하는 것은 분명하다.

주목할 것은 인구가 감소하면서 사실상 시장형 보건의료체계가 붕괴하는 곳이 속출할 가능성이 크다는 점이다. 인구 규모가 충분하지 않으면 민간병원은 시장에서 생존하기 어려우나 공공병원이나 시설은 그렇지 않다. 인구가 적정 수준 이하로 감소하고 물적 토대가 충분치 않으며 인력을 구하기 어려운 지역은 공공보건의료 외에는 대안이 없다. 공급과 수요 여건에 따라서는 전통적인 (급성기) 병원 모형을 넘어 새로운 보건의료 제공체계까지 염두에 두어야 한다.

실무적 가능성보다 더 중요한 것은 정치적·경제적 상황과 조건이다. 특히 공공병원 확대를 둘러싼 정치적 조건이 척박하다는 것은 더 말할 필요가 없을 것이다. 운영 중인 공공병원조차 폐쇄하거나 민간에 위탁하려는 마당에 새로 공공병원을 설치하기는 쉽지 않다. 이는 단지 정책 참여자나 결정자만의 문제가 아니며 공공보건의료의 사회적 토대와 연관된다. 오랜 기간에 걸쳐 환경을 조성하고 토대를 구축해야 할 과제다.

모범 사례가 중요하다는 것을 강조하고 싶다. 여기서 모범 사례는 곧 경험의 모범을 뜻한다. 공공병원 확대의 조건이 정치적인 것이고 특히 시민(주민)의 공공보건의료 이해가 관건이라고 할 때, 현실에서의 공공병원 경험이 확장의 토대가 될 것이 분명하다. 공공성을 기초로 실제 요구를 충족하는 모범을 만들어낼 수 있으면, 비슷한 문제에 봉착한 지방자치단체가 이를 따를 가능성이 크다.

공공보건의료를 양적으로 확대할 수 있는 다른 한 가지 조건은 정치경제적 동력과 조화하고 결합해야 한다는 것이다. 공공보건의료시설과 서비스가 절실하게 필요한 당사자는 주로 시·군·구나 그 주민인 것과 비교하여, 공공보건의료시설과 인력, 재정을 운영하거나 투자하는 주체는 국가 또는 광역지자체이다 (이들은 이해관계가 느슨하다). 공공보건의료서비스의 재정부담과 효율화의 이해관계도 여러 주체 사이에 일치하지 않는다. 공공보건의료를 확대하려면, 공공보건의료를 확대해야 하는 이해 당사자와 재정·운영·관리의 주체가 일치하는 방향으로 공공보건의료의 거버넌스를 재조정해야 할 것이다.

3) 질 향상

공공보건의료기관의 질 문제는 현실일 뿐만 아니라 미래와 연결되는 과제이기도 하다. 대중과 정책 결정자는 주로 질 측면에서 부정적 경험을 하는 경향이 있고, 이러한 공공보건의료의 개인적·사회적 경험은 양적 확대를 가로막는 핵심 요인으로 작용한다. 이들은 사실이나 실질과 무관하게 공공기관의 질이 민간기관보다 낮다고 인식하고, 낮은 질을 공공부문과 공공보건의료의 본질에 속한다고 이해한다. 이런 조건에서 공공보건의료를 옹호하고 양적 확대를 추진하기는 쉽지 않다.

먼저 명확하게 해둘 한 가지는 공공보건의료의 질이 정말 심각하게 낮은가 하는 문제다. 과학적·객관적으로는 보건소나 공공병원의 질적 수준이 어떤 상태에 있는지 정확하게 평가하기 어렵다. 비슷한 상황에 있는 민간기관과 비교할 수 있으나, 구조, 환경, 요구가 근본적으로 다른 점을 고려해야 한다. 결과가 아니라 경영, 운영, 관리를 비교해도 마찬가지다. 효율성이나 생산성을 같은 기준으로 비교할 수 없다.

공공보건의료의 질은 실제보다 인상이나 느낌을 나타낼 때가 더 많은데, 그 인상과 느낌이 그리 공정하지 못하다는 점도 고려해야 한다. 공공병원의 질을 민간의 크고 좋은 병원이나 (같은 공공병원이어도) 국립대학병원과 비교하면, 당연히 공공병원이 불리하다. 이런 비교 방법으로는 공공병원의 질이 실제보다 더 낮게 평가될 가능성이 크다.

공공보건의료기관의 질 수준이 실제 낮다 하더라도, 단기적으로는 뚜렷한 대책을 찾기 어렵다. 질에 영향을 미치는 요인들이 복잡하게 서로 얽혀 있고 구조적이기 때문이다. 인력 수준을 높이려면 처음부터 좋은 인력을 채용하고 유지해야 하는데, 공공부문의 인사와 급여 구조로는 '시장'에서 경쟁력이 낮다. 시설이나 장비도 마찬가지다. 정부가 자본투자를 하지 않으면 새로운 장비나 시설을 도입하는 것은 불가능하다. 공공보건의료의 질을 개선하려면 일차적으로 기관 내부가 아니라 외부 조건과 환경을, 그리고 각 기관에 근무하는 개인이 아니라 기관을 둘러싼 구조를 개선해야 한다.

4) 거버넌스

일선 공공보건의료조직의 구조와 기능, 활동은 중앙과 지방정부의 결정에 크게 의존한다. 관료체제에서 각 조직을 관장하는 부처(부서)의 통제와 관리, 지원 등은 개별 조직이 무엇을 어떻게 할 수 있는지에 절대적 영향을 미친다. 정부가 모든 것을 결정할 수는 없으나 정부, 특히 중앙정부가 기본적인 조직환경으로 작용하는 것은 부인하기 어렵다. 지방의료원의 경영평가를 하겠다는 중앙정부의 방침이나 예산지원의 크기를 결정하는 지방정부의 역할은 공공보건의료조직을 근본적으로 규율한다. 광역지방의회가 지방의료원의 축소나 폐쇄를 결정하는 것이 대표적이면서도 가장 극단적인 정치권력의 예라 할 것이다.

거버넌스 측면에서 중앙정부와 지방정부의 영향은 부처(부서)나 그에 속한 관료 개인에 따라 정해지기보다는 공공성이나 공공보건의료의 사회적 이해 정도에 따라 결정된다는 것이 중요하다. 부서와 관료 역시 사회적 이해와 문화를 벗어나지 못할 뿐 아니라, 관료제의 특성상 정치적 결정이나 상위 수준의 결정을 그대로 따라야 할 때가 많다. 공공보건의료나 지방의료원을 담당하는 공무원이 공공성과 공공보건의료에 대해 특별한 이해와 지향을 드러내고 관철할 수 있으리라 기대하는 것은 전형적인 개인화다. 공공보건의료에 대한 행정부 전체와 정치인 일반의 이해가 공고할수록 업무를 지휘하는 부서나 관료 개인이 기조를 바꾸거나 결정을 변경할 가능성은 줄어든다. 이런 의미에서 공공보건의료를 둘러싼 판단과 의사결정 또한 개인보다는 구조와 체제의 산물이다.

담당 부서나 관료의 의지와 기술적 역량도 무시할 수 없다. 1994년부터 보건소나 보건지소, 보건진료소 등의 시설을 개선한 농어촌의료서비스 개선사업은 미시적 접근의 가능성을 보인 대표적 예다. 평가는 관점에 따라 다를 수 있으나, 정책이 공공보건의료에 영향을 미칠 수 있다는 것을 보여준 것은 분명하다. 시설과 장비 등 외형에만 초점을 맞춘 것은 한계로 지적되지만, 특히 농어촌 지역에서 공공보건시설의 질에 대한 주민들의 인식을 크게 바꾼 것은 중요한 성과라 할 만하다.

그밖에 실무 수준의 의지와 역량은 대체로 좋게 평가하기 어렵고, 특히 지방정부의 상황은 개선되어야 할 점이 많다. 이 문제는 관련 부서에 한정되지 않고, 지방정부 전반, 나아가 한국사회 전체가 처한 상황과 연관되어 있다. 관료의 전문성이 떨어지는 상황에서도 이를 보완할 기회는 별로 없으므로, 지방자치단체장과 지방의회를 견제하거나 지원할 수 있는 수준에 이르기 어렵다. 현실을 뛰어넘어 새로운 이해와 전망을 제시하고 정치인 등 고위 의사결정자를 설득하는 것은 더 어렵다.

지역사회 주민이나 시민참여가 거버넌스를 둘러싼 또 하나의 중요한 도전이다. 주민이나 시민참여를 어떻게 이해하든, 참여를 반대하는 의견은 찾아보기 어렵다. 문제는 공공보건의료조직이 공공부문에 속한 데다 전문성이 높은 것으로 인식되어, 중요한 의사결정이나 운영에 참여하기가 쉽지 않다는 점이다. 참여가 무엇을 뜻하는지 명확하지 않고 구체적인 방법도 모호하다.

실질적으로 참여하고 개입할 수 있어야 한다는 점이 중요하다. 지방의료원을 예로 들면, 현재는 형식적 지배 구조인 이사회에 몇 명의 주민이나 시민, 유관 단체의 대표가 참여하는 정도로, 실제 이들이 지역주민이나 시민을 대표하고 그들의 관점을 대표하는지 의문이다. 역량과 의지가 있는 주민이나 시민대표라 하더라도 개인 차원의 참여에 머문다면 이들은 주민을 정치적으로 대표하는 것이라 하기 어렵다. 계획과 운영에 영향을 미치려면 주민대표가 실질적 권력을 확보해야 하는데, 이는 주로 지역을 기초로 공공보건의료와 관련된 정치권력이 어떻게 조직되고 작동되는지에 따라 달라진다. 실질적으로는 지역의 정당, 시민과 소비자, 보건의료, 행정부와 입법부 등이 연계하고 협력하는 가운데에 협치 거버넌스를 형성할 수 있다.

상대적으로 소홀하게 다루어지는 거버넌스 구조가 기관이나 시설의 구성원(직원, 노동자)이 참여하는 문제다. 흔히 노사문제로 치부하는 경향이 있으나 조직 구성원의 참여는 기관 운영과 그 결과에 큰 영향을 미친다. 특히 공공병원에서는 두 가지 차원의 내부 거버넌스가 중요한데, 하나는 이른바 노동자-사용자 관계이고 또 다른 하나는 의료전문직(특히 의사)과 다른 직종 사이의 관계이다.

두 가지 측면 모두 상당한 문제와 과제가 있으나, 현재로서는 뚜렷한 지향이나 해결 방법을 제시하기 어렵다. 짧은 시간 안에 변화하기 어렵다는 점도 있으나, 공공보건의료를 넘는 더 큰 구조적 조건이 문제해결의 장애로 작용한다. 많은 작업장에서 노동자의 참여는 전혀 관심사가 아니며, 의료전문직과 다른 직종 사이의 일반적인 관계는 오래된 틀을 벗어나지 못한 상태다.

전체적으로는 정치적 접근이 필요하다는 것을 강조하고자 한다. 앞서 설명한 것처럼 정부와의 관계, 주민과 시민의 참여, 조직 구성원의 참여 등은 모두 기술적 요소보다는 공공보건의료조직의 거시 조직환경에 더 큰 영향을 받는다. 예를 들어, 지방의료원의 이사회 구조를 일부 바꾼다 하더라도 주민을 대표하는 이사를 한두 명 추가하는 등의 방법으로는 전체 거버넌스 구조를 근본적으로 바꾸는 데 한계가 있다. 모든 수준과 측면에서 공공보건의료기관을 실질적으로 통제할 수 있는 구조와 기능 설정, 운영을 강화해나가는 정치적 접근이 필요하다. 바람직한 거버넌스 구조에 도달하는 것은 오히려 그런 과정에서 중간 결과물로 얻을 수 있다고 이해하는 편이 정확할 것이다. 구조에서 출발하여 그 힘으로 실질과 내용을 강화할 수 있는 경로도 물론 가능하다.

제30장

민간부문의 공공성 강화

보건의료에서 공공과 민간의 기능을 구분하고 적절한 조합mix이 필요하다는 것은 오래된 논의 주제이다. 세계적으로는 공공부문 중심의 보건의료체계를 운영하던 유럽 국가들이 1980년대 이후 민간부문의 역할을 재검토하고 새로운 역할을 부여하기 시작하면서 논의가 본격화했다. 민간부문 중심으로 발전해온 미국이나 일본에서 비슷한 논의가 부족한 이유는 논의의 출발이 된 보건의료체계의 특성이 서로 다르기 때문이다. 처음부터 민간부문이 중요한 역할을 하는 보건의료체계에서 공공과 민간의 협력과 연계를 논의할 필요는 크지 않다.

공공부문과 민간부문의 역할분담은 국가마다 서로 다른 방식으로 논의되고 진행된다. 공공부문과 민간부문의 구체적인 범위와 역할의 내용도 다른데, 예를 들어 비교제도론적 관점에서 공공-민간부문을 조합하는 형태는 다음과 같이 나눌 수 있다(Deber et al., 1998).

① 공공부문이 의료공급 전반을 담당(예: 영국)
② 공공부문이 공급의 대부분을 담당하고, 민간부문은 특수 서비스나 선택적 서비스를 담당(두 부문은 비경쟁 관계)
③ 공공부문은 의료공급을 담당하는 여러 주체 가운데 하나로, 공공부문과 민간은 경쟁관계

- 공공부문의 역할이 소득에 연계된 경우(예: 미국의 메디케이드)
- 공공부문이 특수 집단에 대한 의료공급 담당(예: 미국이나 캐나다의 재향군인병원)
- 완전 경쟁관계의 공공과 민간

④ 주로 민간부문이 의료공급을 담당하되, 정부가 강력하게 규제

⑤ 공공부문이 최소한의 역할을 하는 경우

이 분류를 적용하면 한국은 ③에 가장 가깝다. 공공부문이 공급하는 서비스를 민간부문도 동시에 공급하며, 민간이 공급하지 않는 서비스는 제도로 봉쇄되기보다는 민간부문이 참여하기에는 충분한 경제적 동기가 없는 경우로 한정된다.

민간부문의 공공성 강화는 공공-민간의 역할분담을 전제하면서, 아울러 민간부문 보건의료에 대한 문제의식을 기초로 한다. 단순한 역할분담을 넘어 현재 민간이 공급하는 보건의료의 공공성을 높여야 한다는 인식에서 출발하는 것이다. 민간부문의 공적 역할(공공성)은 자발적이라기보다는 제도와 정책에 따라 강제되는 것을 뜻하며, 그런 의미에서 국가 또는 정부의 제도적 개입이라고 해도 좋다.

정부의 개입은 방법과 개입의 수준에 따라 여러 가지로 나뉘는데, 주로 정보 제공, 규제, 의무 부여, 재정조달, 서비스 공급 등으로 분류한다(Musgrove, 1996). 재정과 서비스가 통합된 개념인 자원배분을 따로 구분할 수도 있다. 이들은 엄격하게 나누기 어렵고, 여러 방식을 한꺼번에 사용하는 상황도 많다.

민간부문의 공공성은 공공부문의 개입에 크게 의존하되, 그것만으로 결정되지 않는다. 개입하는 쪽에서는 개입 정도가 높은 재정조달과 서비스 공급에 관심을 두지만, 공공성 강화의 가능성이 개입 정도와 비례하는지는 구체적 맥락에 따라 다르다.

민간의 공공성 강화를 논의하는 데는 몇 가지 전제가 필요하다. 먼저 이 말 자체가 의미하듯, 공공성 관점에서는 민간의 공공성 강화가 근본적 처방보다는 점증적 개선을 벗어나기 어렵다. 예컨대, 공급 주체의 구성, 즉 민간-공공의 조합을 고정된(바꿀 수 없는) 환경으로 간주하고, 전면적 공공화와 같은 급진적 대

안은 고려하지 않는다. 재원조달 또한 다양한 방식과 구성을 논의하고 새로운 시도들이 있지만, 재원조달의 주체 문제, 즉 재원조달에서 공공부문이 하는 역할은 근본적으로 변화하지 않는다고, 즉 어느 정도까지는 공공과 민간의 조합 또는 균형이 유지된다고 가정한다.

국내외를 가릴 것 없이 공공-민간 조합은 역사적 산물이다. 1990년대 이후 유럽 여러 나라를 중심으로 기존 공공부문에 대한 개혁 논의를 진행했으나, 국가적 차원에서 의료공급 구조는 크게 바뀌지 않았다. 경로의존성이 강한 보건의료체제와 제도는 변화가 크지 않고, 흔히 현상 유지status quo 경향이 나타난다. 일부 개발도상국이나 신생국, 또는 급격한 정치적 변혁을 겪는 일부 국가를 제외하면, 민간화와 공공화의 어느 쪽이든 체계를 근본적으로 다시 구축하기 어렵다.

논의를 이렇게 한정하는 것이 꼭 바람직하지는 않다. 점증주의적 접근의 중요한 단점은 자칫 현상을 유지하는 결과를 초래하고 상상력을 제한하는 것이다. 공공과 민간의 구조는 말할 것도 없고 그 역할을 결정하는 환경적 요인도 그냥 둔 채, 기술적이고 미시적인 해결책에만 관심을 기울이는 것은 곤란하다. 현실에 토대를 둔 요구를 먼저 고려하더라도, 구조와 토대에 연관된 근본적 문제의식과 긴장을 유지하는 것이 필요하다.

점증적 접근과 함께 여기서는 공공성 강화 또는 공공부문 강화를 지향하는 방향성도 미리 밝힌다. 민간부문의 역할을 적정화하는 것도 논의에 포함하지만, 현존하는 민간부문의 지속가능성이나 민간부문 확대를 목표로 하는 것은 아니다. 공공부문의 역할도 민간을 보완하는 소극적인 수준보다는 더 적극적이어야 하는 것으로 보며, 공공부문이나 공공보건의료의 기능은 자유주의 또는 시장적 시각보다는 평등 지향적 또는 비시장적 관점에 기초한다.

1. 공공부문과 민간부문의 역할

한국에서 민간부문의 공공성을 강화하는 것은 공공과 민간이 어떻게 역할을 분담할 것인가 하는 질문과 밀접한 관련이 있다. 민간은 공공성과 아무런 관련이 없다고 판단하면, 민간과 공공성을 연결할 기반은 사라진다. 공공부문이 민간부문의 공적 역할을 강제할 수 있다고 가정하면, 공공과 민간의 역할분담과 민간이 공공성을 실천하고 실현할 방법을 구상해야 한다. 결국, 민간의 공공성과 공공성 강화를 논의하려면, 앞서 설명한 공공성과 공공보건의료 논의 전체를 동원해야 한다. 여기서는 현실적 과제에 초점을 맞추어 보건의료서비스의 생산과 공급을 둘러싼 논의를 보완하고자 한다.

1) 의료서비스의 특성

보건의료는 이질적 특성을 보이며, 여러 보건의료의 구체적 특성에 따라 공공부문과 민간부문의 역할은 달라진다. 비교적 드문 감염병을 진단하고 치료하는 보건의료와 흔한 질환을 수술하는 보건의료에서 공공과 민간의 역할이 같을 수 없다. 여기서는 보건의료를 하나의 재화로 볼 때 역할분담의 논리를 어떻게 구성할 수 있는지 앞서 설명한 머스그로브Philip Musgrove의 논의를 요약한다(Musgrove, 1996). 주로 경제학적 관점에 기초한 것으로, 좀 더 자세한 내용은 제13장을 참고하기 바란다.

보건의료 중 일부는 공공재나 가치재의 특성이 있다. 경제학에서 공공재는 누구나 소비에서 배제되지 않고, 한 사람이 소비하더라도 다른 사람의 소비를 줄이지 않는 재화로 정의한다. 국방, 등대, 가로등 등이 대표적인 예로 꼽히며, 보건의료에서는 전염병 유행을 예방하는 것과 같은 공중보건서비스가 이에 속한다. 가치재는 일반 시민이나 소비자보다 정부나 전문가 등이 그 가치가 더 크다고 믿는 재화로, 교육, 예방의료서비스, 금연, 의료보험 등이 이에 해당한다. 공공재는 특성상 누구도 소비에 필요한 비용을 지출하려 하지 않기 때문에 시장실패를 교정하는 데 정부 개입이 필요하다고 본다. 가치재 또한 의사결정자인 정부가 '최선의 지식'을 보유한다고 가정하고, 공공부문이 개입해야 한다고 이해한다.

비용이 그리 비싸지 않고 개인을 대상으로 하는 일반적 보건의료 범주에는 다양한 여러 보건의료서비스가 포함된다. 가벼운 질환에 대한 치료, 예방, 건강증진을 위한 모든 서비스가 이 범주에 속한다고 할 것이다. 보건의료를 시장기전에 의존하는 경우, 이 범주에 속하는 재화는 시장의 완전성 여부에 따라 공공부문이 개입해야 하는지 결정된다.

개인을 대상으로 하지만 값이 비싼 보건의료도 있는데, 이에 대해서는 비용에서 발생하는 위험을 사회화할 필요가 있다. 개인에 대한 보건의료라도 위험을 개인이 통제할 수 없고 개인이 부담할 수 있는 비용한계를 넘으면, 사회적(집단적)으로 위험을 공유하고 분담해야 한다. 위험을 사회화하는 데는 개입과 제도가 필요하고, 주로 공공부문이 이 역할을 하게 된다.

보건의료를 시장에서 거래할 수 있는 재화로 간주하면, 이런 분류에 따라 공공부문은 공공재의 공급과 값비싼 의료의 위험을 분산하는 데 집중해야 한다. 경제적 특성에만 초점을 맞추면 보건의료의 다른 특성에 소홀한 것이 이런 접근의 한계다. 공공과 민간의 관계와 역할 구분을 논의하는 데는 특히 정치적·문화적·사회적 환경과 이와 연관된 보건의료의 특성을 무시하기 어렵다. 사회경제체제로는 큰 차이가 없는 미국과 영국이 보건의료와 공공성에서는 명확한 대조를 보이는 이유는 보건의료의 경제적 특성보다는 비시장적 특성에서 차이가 나기 때문이다.

2) 경제적 특성에 따른 전통적 역할

효율성을 핵심 기준으로 할 때도 공공부문과 민간부문의 역할을 이분법으로 나누기는 어렵다. 미시적 효율, 즉 기관이나 조직 차원의 효율성은 대조할 수 있으나 거시적 효율성은 다른 문제이며, 효율성 외의 다른 기준, 예를 들어 질이나 형평성을 중시하면 이분법적 구분은 더 부적절하다. 현재로는 공공부문이 반드시 더 높은 공공성을 실현한다고 할 수 없으며, 민간부문이 항상 더 효율적인 것도 아니다. 현재 상태가 지속하면, 공공부문의 거시적 효율성이 더 높을 것으로 예상한다.

경제적 논리로는, 특히 시장기전에 의존하는 정도가 높은 체계에서는 보건의료의 특성에 따라 공공부문과 민간부문의 주된 역할을 구분한다. 전통적으로 가장 익숙하고 자주 쓰이는 기준은 효율성과 형평성이다. 효율성과 형평성 모두 중요한 사회적 가치이자 공공성을 구성하는 가치임을 인정하면, 민간부문이 전자에 중점을 두는 것과 비교하여 공공부문은 후자에 강조점을 둔다.

공공부문의 역할이라는 데 큰 반론이 없는 영역이 있다. 전형적인 공공재(공중보건, 환경 등)나 일부 가치재(예방적 서비스)는 공공부문이 책임지는 것을 당연하게 받아들인다. 가치재는 공공재보다 조금 더 복잡한데, 재화 또는 서비스에 대한 지식이 중요하고 소비자의 지식이 정부나 전문가의 그것에 근접할수록 공공부문의 역할은 줄어들 가능성이 크다. 전통적으로 공공부문의 책임이었던 예방접종이 점차 민간부문으로 옮겨 가는 상황이 이를 반영한다.

비용이 비싸지 않은 일반적인 보건의료에서는 대체로 민간부문의 역할이 크다. 보건의료가 보통의 상품에 얼마나 가까운지에 따라 공공과 민간의 역할이 달라지는데, 응급의료와 같이 시장실패가 클수록 공공부문의 역할은 커지는 경향을 보인다.

경제학에서는 보건의료의 시장실패가 주로 정보 불균형과 외부 효과 때문에 발생한다고 본다. 필요하지 않은 수요를 유발하거나 서비스의 질을 평가하기 어려운 것이 정보 불균형의 대표적 예에 속한다. 시장실패를 보완하는 공공부문의 역할은 시장실패가 명백한 부분을 보완하거나 교정하는 데 집중되고, 이는 다시 시장실패를 개선(완화)하는 방법과 직접 서비스를 공급하는 방법으로 나뉜다. 보건의료의 질을 평가하여 공표하는 역할이 전자의 예이고, 구매력이 없는 빈곤층에 직접 보건의료를 제공하는 것은 후자에 속하는 방법이다.

민간과 시장의 역할을 중심에 놓고 보건의료 특성별로 공공이 시장실패를 보완한다고 하면, 공공부문의 역할은 최소한으로 줄어든다, 공공부문이 해야 할 바람직한 역할은 시장이나 시장실패를 보완하는 데 그치고, 시장이 잘 작동하는 영역에는 개입하지 않는다. 시장을 보완할 때 정부가 개입하는 방법으로는 정보 공급이 우선순위가 높고 규제가 다음 순서이다. 의무 부여와 재정조달이 그 뒤를 따르고, 직접 서비스 공급은 우선순위가 가장 낮아 일종의 최후 수단이다(Musgrove, 1996).

일반적으로 값이 비싼 개인 보건의료에도 국가와 정부의 개입을 인정한다.

사회 구성원 사이에서 위험을 분산하는 것과 관계된 것이므로 제도와 체계를 만드는 등 집합적 수준에서 공공부문이 개입해야 한다. 국가가 직접 개입하여 공적 의료보험을 만들고 운영하는 것이 대표적인데, 많은 나라에서 이런 정부의 역할을 인정하고 받아들인다.

어떤 의미에서 효율성보다 더 중요한 공적 가치가 형평성이다. 형평을 어떤 범위에서 어떻게 규정하더라도, 나아가 보건의료를 주로 시장기전에 의존해야 한다는 시각에서도, 형평은 가장 중요한 이론적·실천적 과제인 것이 현실이다. 형평성을 강조하는 강도와 초점은 보건의료의 시장적 특성을 어떻게 이해하는지에 따라 상당한 차이를 보인다. 보건의료가 일반적 재화에 가깝다고 생각할수록 형평성도 민간부문과 시장에 맡길 수 있다고 주장하는 경향이 나타난다. 사회보험을 통해 비용부담에 따른 접근성의 장애를 없애면, 시장을 통해서도 보건의료 이용의 형평을 보장할 수 있다는 것이다.

형평성을 달성하는 방법이 중요한데, 시장기전을 중시할수록 공급보다는 수요에 개입한다. 빈곤층의 의료이용을 보장하는 데 공공기관 등이 직접 서비스를 공급하는 방법보다 의료급여(한국)나 메디케이드(미국)를 통해 접근성을 보장하는 것이 수요 측면의 개입이다. 문제는 수요에 개입하는 것만으로는 불평등을 완화하는 데 한계가 있다는 것이다. 보건의료체계 내부 요인(가격 차이, 의료 제공자와의 상호관계, 수요보조의 차이 등)과 외부 요인(시간, 거리, 교통, 문화, 차별 등 의료이용의 사회적 결정요인)이 모두 영향을 미친다.

시장이 작동한 결과로 나타나는 분배의 불평등 문제야말로 공공부문이 시장에 개입하는 것을 정당화하는 가장 중요한 요인으로, 이 자체를 시장실패의 하나로 보기도 한다(최병선, 1992: 93). 형평성이 동반되지 않는 효율은 경제적으로도 바람직하지 않지만, 정치적으로는 더구나 지속하기 어렵다. 기본 보건의료에 접근하고 보건의료의 불평등을 완화하려는 공공부문의 개입은 폭넓게 수용하는 것이 일반적 추세이다.[1]

---

1   경제학적 관점에서 이 문제를 다룰 때도 형평과 빈곤 문제를 인정하지만, 경제학자 스스로 관심이나 비중이 놀랄 정도로 빈약하다고 인정한다(Rice and Unruh, 2009).

3) 시장실패를 보완할 수 있는가

시장실패의 조건에 따라 정보 제공, 유인과 규제, 의무화 등이 시장실패를 보완하는 중요한 수단으로 꼽힌다. 보건의료 공급에서도 공공부문은 재정조달과 직접 서비스 공급 외에 여러 가지 간접적인 수단을 통하여 민간에 개입한다. 공공부문의 개입은 체계의 공공성을 증진하는 것, 특히 민간의 공공성을 강화하는 것과 긴밀한 관계가 있다.

핵심 질문은 이런 개입이 (기술적으로) 효과를 달성하고 시장실패를 해결할 수 있는지 하는 점이다. 보건의료가 시장에 의존하는 정도가 클수록, 이 목적을 달성하려면 민간부문이 신속하고 효과적으로 선택할 수 있는 방식으로 개입해야 한다(Rice et al., 2000). 예를 들어, 환자에게 질에 대한 정보를 제공하여 민간 제공자의 질을 높이려 하면, 방법과 내용 모두 민간 제공자가 질을 개선하고 문제를 교정하는 데 바로 활용할 수 있어야 한다. 많은 국가에서는 공공부문이 이런 수단들을 보유하고 제대로 작동할 수 있는지 명확하지 않다. 간접적 수단이 제대로 작동하지 않으면, 공공부문은 시장실패를 보완하고 실패한 개입을 교정하기 위해 좀 더 직접적인 수단에 의존해야 한다.

시장실패를 보완하는 수단들이 얼마나 잘 작동하는지, 그리고 잘 작동할 수 있는지 판단하기는 쉽지 않다. 보건의료의 종류, 구체적 정책환경, 정부와 공공부문의 역량 등에 따라 천차만별의 양상을 보여 일관된 결론을 도출하기 어렵다. 성과가 일관되지 않은 것 자체가 시장실패를 보완하기 어렵다는, 즉 또 다른 실패라고 말하는 근거가 될 수도 있다. 공공부문이 개입했는데도 시장실패를 교정할 수 없는 경우는 일일이 열거할 수 없을 정도로 많다.

몇 가지 단편적인 예를 든다. 첫 번째는 정보 불균형을 보완하기 어렵다는 점이다. 보건의료의 질에 대한 정보를 제공하면 공급자와 환자들의 합리적인 선택에 영향을 미친다는 주장이 많지만, 실제 공급자와 이용자의 행동을 합리적으로 바꾼다는 근거는 부족하다. 정보에 접근하고, 해석하며, 이를 기초로 행동을 바꾸는 과정은 매우 복잡할 뿐만 아니라, 여러 다른 요인들이 개입하고 영향을 미친다. 심장수술의 결과나 항생제 처방률을 공개한 경험을 보더라도 그 효과는 미미하거나 불확실하다.

민간부문을 규제하면 충분한 효과가 나타난다는 근거도 빈약하다. 공공부문의 개입과 규제로 효과를 보기 어렵다는 주장은 새로운 것이 아니며, 특히 개발도상국에서는 이에 필요한 정부의 역량이 충분한지 회의적인 시각이 많다. 라틴아메리카의 몇몇 국가에서는 공공부문이 의료보험을 통해 재원을 조달했으나, 규제가 제대로 작동하지 않아 역선택, 비용 상승, 급여 제한 등이 나타나고 시장실패를 개선하지 못했다(Bertranou, 1999). 어떤 시장실패도 보완하지 못한다고 주장할 수는 없으나, 기존 방법과 수단으로 충분히 문제를 해결할 수 있다고 보기도 어렵다.

정보 제공, 유인, 규제 등 시장실패를 개선하는 수단들의 유효성 문제보다 더큰 관심은 공공부문이 의료를 직접 공급하는 것이 가능하고 또 바람직한지 하는 문제이다. 다른 어떤 것보다 이 문제에 대한 논란이 심한 데는 몇 가지 이유가 있는데, 재정과 관련성이 가장 중요하다. 대부분 국가에서 공공부문이 보건의료 재정을 책임지면서 선택할 수 있는 대안은 보건의료를 직접 공급하거나 민간부문으로부터 '구매'하는 것이다. 국가가 재정을 책임지는 상황이면 필수 보건의료를 공급하는 것 또한 책임을 져야 하고, 공공부문은 직접 보건의료를 공급할 것인지 아니면 민간부문에서 구매할 것인지 고민해야 한다. 신공공관리론의 등장과 더불어 더욱 예민하고 격렬한 논점이 된 것도 이러한 사정을 반영한다.

많은 국가에서 공공부문이 공공서비스를 공급하는 것이 당연했으나, 1980년대 후반부터 민간부문이 공공서비스 공급을 담당(대행)하는 대안이 힘을 얻었다. 이는 미국과 영국, 유럽 국가들의 정치와 정책 변화를 반영한 것으로, 공공서비스를 민간부문으로 이양하는 정부 개혁의 큰 흐름을 따른 결과다. 정부의 역할을 '방향 잡기' 위주로 개편하고 민간은 실행을 맡는 새로운 기능 분담은 신공공관리론이 주장하는 정부 개혁의 핵심 요소였다(오스본·게블러, 1994).

보건의료 내부의 동력도 이런 흐름과 일치한다. 민간부문과 시장은 보건의료 체계의 구성요소 중 재정조달보다는 보건의료 공급에 더 효과적으로 작동하고 대응할 수 있다(Rice et al., 2000). 1980년대 이후 정부 개혁의 흐름에서 민간부문의 역할을 강화하는 새로운 접근이 세계적인 주목과 관심을 끌었고, 구체적으로는 영국, 스웨덴, 뉴질랜드 등을 중심으로 이른바 구매자-공급자 분리와 내부 시장이라는 변화를 시도했다.

다양한 이론과 주장이 있으나, 공공과 민간의 역할분담은 근거에 기초하기보다 정치적 결정의 특성이 더 강하다. 정권 교체에 따라 또는 세계적 추세에 따라 이론과 주장의 강조점이 이동하는 것, 예를 들어 초기에는 공공의 비효율성과 관료주의가 초점이었으나 나중에는 참여와 거버넌스를 강조하는 등 근거의 유동성이야말로 이 문제의 정치성을 드러내는 중요한 근거라 할 수 있다.

문제는 이론과 실천 모두에서 공공과 민간의 '역할분담론'이 굳어져 방향을 거스르기 어려운 상태로 보인다는 점이다. 과거 공공부문이 보건의료를 공급하던 국가에서는 더 그렇고, 잉글랜드 등 일부 국가에서는 보수정당이 집권하면서 그 추세가 더 강화되었다. 역할분담을 통해 사회적 목표를 달성할 수 있는지 하는 근본 질문에는 답을 하지 못한 채 현실 정치와 이데올로기가 길을 정한 셈이다. 아직 남은 일부 논란을 열거하면 다음과 같다(Øvretveit, 1996).

첫째, 공공정책, 서비스, 프로그램 등의 목적을 어떻게 정할 것인가? 경찰이나 국방 등 명백히 공공의 성격을 지니는 서비스도 있지만, 그 성격이 명확하지 않은 것도 많다. 유럽 국가에서는 흔히 기초 교육이나 보건의료를 공공서비스로 이해하지만, 다른 나라에서는 꼭 그렇지도 않다. 한 사회가 의료를 공공서비스로 이해하지 않으면, 공공부문의 역할은 그만큼 축소될 가능성이 커진다.

둘째, 민간부문 서비스가 공공부문과 비교하여 더 효율적인가? 어떤 사회도 이 문제에 간단히 답할 수 없다. 효율성과 편익의 범위를 얼마나 넓게, 그리고 얼마나 장기적으로 보는가 하는 문제와 아울러 효과, 질, 또는 다른 성과를 어느 정도까지 고려하는지에 따라 달라지는 문제이기 때문이다. 민간부문의 역할을 어디까지 어떤 수준으로 규정하는지도 효율성을 판단하는 데 영향을 미친다.

셋째, 민간부문이 공공서비스를 제공하는 데에 따르는 윤리적 문제가 있다. 여기에는 두 가지 측면이 있는데, 하나는 공공재원으로부터 민간이 이익을 얻는 것이 윤리적인지 하는 문제이고, 다른 하나는 질병(건강하지 못함)을 통한 이익추구가 윤리적인지 하는 문제이다. 특히 민간부문이 영리 조직일 때는 논란이 커질 수 있다.

넷째, 정치적 측면, 고용, 산업 발전 등의 문제도 존재한다. 공공부문의 비중이 압도적으로 크고 역사가 오랜 유럽 국가들에서는 중요한 사회적 의제다. 과거 공공부문이 담당하던 역할을 민간부문으로 옮기면서 고용과 산업 성격의 공공부문이 쇠퇴하면 사회적 파장을 피하기 어렵다. 인력이 국경을 넘어 이동할수 있으면, 민영화에 따른 고용과 산업의 문제는 더욱 복잡하다.

이들 논점 가운데 특히 효율성 문제는 다른 나라에서도 논란거리가 될 가능성이 크다. 산출물을 어떻게 정의하는지가 효율성을 평가하는 핵심이라면, 어떤 사회도 효율성(또는 그 담론)의 정치에서 벗어나기 어렵다.

2. 한국에서 민간부문의 역할

공공부문과 민간부문의 역할은 하나의 상호작용이므로 두 부문을 완전히 따로 생각할 수 없다. 공공과 민간이 같은 기능을 놓고 경쟁한다고 생각할 수 있지만, 이 또한 두 부문이 상관관계에 있고 상호작용을 한다고 전제한다. 여기서는 현실의 민간부문을 인정하면서 점진적으로 공공성을 강화할 방법이 무엇인지에 초점을 맞춘다.

1) 민간부문의 역할: 규범적 접근

공공부문의 역할을 시장실패를 보완하는 것으로 한정하면, 보건의료를 직접 공급하는 방법은 다른 모든 수단이 작동하지 않을 때 고려하는 가장 강력한 개입이다. 한국에서도 공공재 또는 가치재의 성격을 가지는 보건의료, 즉 공중보건, 예방, 건강증진 서비스 등은 공공부문이 공급을 전담하는 데 크게 이론이 없다.

현실에서 제기되는 문제는 공공부문이 좁은 의미의 보건의료를 공급하는 것이 타당하고 바람직한지에 집중된다. 공공과 민간이 병존하는 상태를 넘어 민간부문의 비중이 공공을 압도하는 상황에서, 공공부문과 민간부문의 역할을 구분하는 데는 다음과 같이 순차적으로 질문하는 것이 도움이 될 수 있다(판단의 흐름을 나타낸 한 가지 예에 지나지 않는다).

- 첫째, 시장실패가 있는가?
- 둘째, 시장실패가 있다면, 다른 방법으로 시장실패를 개선할 수 있는가?
- 셋째, 시장실패를 개선할 수 있으면, 형평성에는 문제가 없는가?
- 넷째, 공적 서비스를 공급해야 할 때, 민간부문이 공공부문보다 효율적인가?

이러한 과정을 흐름도로 나타내면 대략 그림 30-1과 같은 것이 될 것이다.

시각에 따라 공공성의 정의와 가치 부여가 달라도 처음 질문에 대한 답은 크게 차이가 없을 것이다. 둘째 질문도 앞서 검토한 것과 같이 답할 수 있다. 보건의료를 공급하는 데 상당한 시장실패가 뒤따르는 조건에서 공공부문은 어떤 형태로든 공적 역할을 해야 한다. 시장실패가 나타나지 않는 일부 보건의료(그런 것이 있다면)에는 공공부문이 개입할 필요가 없거나 개입하더라도 최소한의 수준에 그칠 것이다. 의학적 필요성이 낮고 '사치재'에 해당하는 보건의료, 예를 들어 미용 목적의 성형수술이나 고가-고급의 예방 서비스가 이에 해당한다.

문제는 이러한 보건의료에서 실제 시장실패가 없고 공공성에도 영향을 주지 않는지 확신하기 어렵다는 점이다. 이는 많은 보건의료서비스 사이에서 경계를 구분하기 어렵고 서로 영향을 주고받는 특성, 즉 관계에서 연유하는 문제로, 상품형 서비스는 최소한 두 가지 경로를 통해 다른 보건의료와 연결된다. 하나는 필수-비필수의 구분이 모호하고 불안정하다는 점이다. 성형수술이라 하더라도 필수(의학적인 개입이 정당화되는 것)와 그렇지 않은 것을 나누기 어려울 때가 있고, 시기와 환경에 따라 기준이 바뀔 수도 있다. 얼굴에 있는 작은 흉터나 점을 고쳐야 한다는 필요는 의학적으로 필수인가 아닌가?

보건의료서비스 사이에 확산 또는 적하trickle down 효과가 나타나는 점도 고려해야 한다. 한 분야의 보건의료나 서비스는 흔히 다른 분야의 보건의료에 영향을 미치고 다른 (영역의) 보건의료 제공자에게도 전파된다. 성형외과가 시작한 미용 수술이나 시술이 다른 치료나 수술, 약품, 장비 등에 영향을 미치고, 안과,

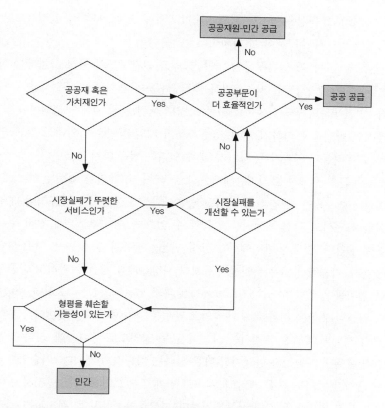

그림 30-1 / 공공부문과 민간부문의 역할분담을 위한 기준의 흐름

이비인후과, 치과 등도 미용 목적의 보건의료를 확장하는 것이 현실이다. 성형 수술이 시장 메커니즘을 따른다고 하지만, 다른 보건의료와 분리되어 공공성과 는 전혀 무관한 영역으로 존재한다고 생각할 수 없다. 현실에서 시장실패와 전 혀 무관한 보건의료는 드물다.

셋째 질문, 즉 형평을 훼손할 가능성에 대해서도 비슷한 논리를 적용할 수 있 다. 시장기전이 얼마나 완전하게 작동하는지 그 판단에 무관하게 건강과 보건 의료 시장에서 불평등이 나타나는 것은 피할 수 없고, 이런 의미에서 불평등은 시장실패 그 자체로 봐야 한다. 그뿐만 아니라 형평은 시장기전이 작동하게 하거나 시장의 효율성을 높이는 차원(도구적 가치)을 넘어, 사회적·윤리적으로 한 공동체가 반드시 추구해야 할 가치이다.

결국, 공공부문과 민간부문의 역할, 그리고 민간부문의 공적 가치를 실현하려는 과제에서는 시장실패를 보완하는 공공부문의 개입에 초점을 맞출 수밖에 없다. 민간부문의 공공성을 강화하는 방법도 이런 전제 위에 구성되어야 한다. 구체적인 방법을 논의하기 전에, 공공부문의 개입 방법은 다양하고 각 방법에 따라 실제 작동과 결과가 큰 차이가 날 수 있다는 점을 다시 강조한다.

민간부문이 우세한 보건의료체계에서 공공부문이 개입할 때는 흔히 정보 제공이나 규제, 유인 등 간접적 방법을 활용한다. 예를 들어 공공재정이 대부분 역할을 하면서도 직접 서비스를 공급할 수 없으면, 공공부문은 간접적 수단에 의존해야 한다. 공공성 관점에서는 간접 수단을 활용할 수 있는지, 어떤 수단이 가능한지, 기술적 방법은 무엇인지 등보다 시장실패를 개선·보완하고 공공성이라는 결과를 성취할 수 있는지, 즉 실제 효과가 있는지가 더 중요하다. 어떤 개입이 가능한지 묻는 것과 함께 개입의 효과성을 따져야 한다는 뜻이다.

간접 개입의 효과를 결정하는 요인들은 두 영역으로 나뉘는데, 하나는 간접 개입의 본질적 가능성과 한계이고 다른 하나는 기술적 문제이다. 기술적으로는 아무 문제가 없어도 간접 개입 그 자체로 한계가 있으면 효과를 달성하기 어렵다. 두 가지 영역은 완전히 구분되기보다는 상호의존적인데, 겉으로는 기술적인 문제로 보여도 실제로는 많은 문제가 본질적 한계를 반영한 것이다.

먼저 개입의 기술적 문제부터 살펴보자. 정보, 규제, 유인 등 각 개입 방법에 대한 미시적 검토를 뺀다면, 이런 여러 수단을 동원하고 집행하는 공공부문의 관리governance가 가장 중요한 기술적 요소라고 할 것이다. 일률적으로 답하기는 어려우나, 한국의 공공부문, 특히 정부가 수행하는 개입의 기술적 역량을 긍정적으로 평가하기는 어려울 것 같다. 예를 들면, 정보 제공의 예라 할 수 있는 의료기관의 질 평가와 공표가 질 개선으로 이어진다는 증거가 빈약하고, 의료인과 의료기관의 질과 안전규제도 실질적인 행동 변화를 유도한다고 하기 어렵다.

국가와 정부의 거버넌스가 단순히 행정감독이나 제재 이상임을 고려하면, 공공부문의 관리 역량은 더 부정적으로 평가할 수밖에 없다. 세계보건기구의 개념을 빌리면 국가는 단순한 대리인agency 기능을 넘어 책임자 역할stewardship을 해야 한다(Saltman and Ferroussier-Davis, 2000). 문제에 대응하는 반응적reactive 역할뿐 아니라, 새로운 상황에 대비하는 주도적proactive 역할이 필요하다는 것도 마찬가지다. 많은 개발도상국이 공공부문의 역량 부재를 고민하지만, 거버넌스 역량에 대한 필요와 이를 충족하는 정도로 보면 한국도 크게 더 나을 것이 없는 실정이다.

기술과 역량이 충분하지 못할 때 공공부문은 민간부문이 독과점하는 보건의료에 효과적으로 개입하지 못한다. 공공성을 강화하려는 공공부문의 개입이 효과를 보기 어려우면, 민간의 공공성 강화는 실패하고 공공부문이 직접 개입할 필요가 커진다(Jack, 1999: 196). 규제와 제재 등 개입을 신뢰할 수 없거나 효과가 기대에 미치지 못할 때, 공공부문은 직접적 수단, 예를 들어 개인 서비스를 공급하는 방법에 의존하게 된다.

다른 수단으로 시장실패를 충분히 개선하기 어렵거나 시장실패가 없더라도 형평성이 문제가 되면, 공공부문은 어떤 형태로든 보건의료 공급에 개입하고 민간부문은 이를 집행하거나 보완하는 역할을 한다. 이때 민간부문이 할 수 있는 최대한의 역할은 공공부문이 위임하는 일부 기능, 그중에서도 보건의료를 직접 제공하는 기능을 수행하는 것이다. 양이나 비중 기준으로는 위임받은 기능이 사소하지 않지만, 거버넌스 면에서는 보완적 역할 이상을 하기 어렵다.

문제를 단순화하면, 공공부문이 보건의료를 직접 공급할지, 또는 민간부문이 공급하게 할지 판단하는 기준은 (거시적) 효율성이다. 바로 여기에서 기술적 차원과는 다른, 개입의 본질적 한계가 드러난다. 관점과 가치판단이 결합하는 단계가 되면, 정치적 목표가 기술적 효율성을 좌우하게 된다.

효율성은 가치중립적 기준이기보다 목표와 산출에 따라 달라지는 가치지향적인 것이다. 기술적으로는 다른 것에 앞서 산출(물)을 명확하게 정의해야 효율성을 측정하고 비교할 수 있다. 예를 들어, 산출물을 '형평성 증진'으로 정의하면 '경영상태 개선'과는 효율성의 정의가 달라지고, 어떤 지표와 기준을 활용할 수 있는지도 다르다. 1990년대 이후 의료개혁을 추진하면서 내부 시장과 전략적 구매를 시도한 많은 국가가 효율성을 명확하게 정의하지 못했다(Light, 2000).

목표를 명확하게 정의하지 못하면 측정과 비교가 어렵고, 정책과 개혁의 효과를 평가하는 것도 불가능하다.

같은 정의와 기준을 적용해도 민간부문이 공공부문보다 효율적인지 명확하지 않다. 한국에서는 민간이 공공부문보다 효율적으로 보건의료를 공급한다는 것이 일반적 인식이나, 총량이든 부분적인 산출물이든 같은 기준으로 비교할 때 그렇지 않다는 주장도 있다(정형선·이기호, 1996). 산출물을 질, 효과성, 형평성 등으로 확장하면, 평가 결과는 더욱 복잡해질 가능성이 크다.

결국, 누구의 관점에서 어떤 기준을 적용할 것인지에 따라 평가는 달라진다. 예를 들어, 기관 관점의 효율성과 지역사회 또는 주민의 시각으로 보는 효율성은 전혀 다르다. 비교적 오래전 사례로, 대표적 공공의료기관인 한 지방의료원을 민간에 위탁하여 운영한 결과는 관점에 따라 효율성 정의가 어떻게 달라질 수 있는지 잘 보여준다.[2]

표 30-1, 표 30-2, 표 30-3은 1997~1998년 사이에 민간위탁으로 전환한 한 지방의료원(B, 도농 복합시 소재)과 그렇지 않은 다른 지방의료원(A, 광역시 소재)의 몇 가지 경영 지표를 비교한 것이다. 표에서 알 수 있듯이, B의료원에서 의료보호(현재의 의료급여) 입원환자 수는 대폭 줄고, 전체 환자와 의료보호 환자에 대한 진료비는 큰 폭으로 증가했다. 민간위탁 전의 진료비가 비교적 낮은 수준이었음을 고려하더라도, 민간위탁 후 운영의 효율성(혹은 수익성) 추구가 의료보호 환자 감소와 진료비 상승으로 나타난 것으로 보인다. B의료원이 병원 자체로는 효율적 운영을 했는지 모르지만, 그렇다 하더라도 그것은 한 병원의 미시적 효율성이 개선된 것에 지나지 않는다. 지역사회로서는 진료비 지출과 빈곤층의 의료 접근성 측면에서 효율성이 향상되었다고 평가하기 어렵다.

2001년 조사에서도 같은 경향을 볼 수 있다.[3] 그림 30-2와 그림 30-3에서는 의

---

2   민간위탁으로 전환한 지방의료원과 민간기관을 직접 비교할 수 없다는 점을 염두에 두어야 한다. 다른 결과는 고려하지 않았다는 점 때문에도 결론을 내리기는 어렵다. 산출물로서 건강수준이나 결과outcome가 투입이 증가한 것보다 더 큰 폭으로 좋아졌으면 다른 변화와 무관하게 긍정적으로 평가할 수도 있다.

표 30-1 / 100병상당 의료보호 입원환자 수

	1997년	1998년	증감 인원(명)	증감률(%)
A의료원	6,461	10,996	4,535	70.2
B의료원	8,871	7,092	▲1,779	▲20.1

자료: 지방공사의료원 경영평가 자료집(1994~1998년), 의료원연합회.

표 30-2 / 조정환자 1인당 1일 평균진료비

	1997년	1998년	증감 금액(원)	증감률(%)
A의료원	87,789	100,546	12,757	14.5
B의료원	52,367	107,276	54,909	104.9

자료: 지방공사의료원 경영평가 자료집(1994~1998년), 의료원연합회.

표 30-3 / 의료보호 조정환자 1인당 1일 평균진료비

	1997년	1998년	증감 금액(원)	증감률(%)
A의료원	74,835	82,613	7,778	10.4
B의료원	47,105	99,453	52,348	111.1

자료: 지방공사의료원 경영평가 자료집(1994~1998년), 의료원연합회.

료기관의 운영 주체가 민간부문으로 이전된 후 환자당 평균진료비와 의료보호 환자의 평균진료비가 급격하게 증가했다. 어떤 공공기관은 민간병원보다 진료비 수준이 더 높다.

효율성에 한정해도 관점에 따라 공공부문의 성과를 다르게 볼 수 있고, 따라서 현재로는 공공부문과 민간부문의 독점적 역할을 인정하기 어렵다. 이 사례에서 지방의료원은 소유 주체가 바뀌지 않았고 운영만 민간에 위탁했는데도 이

3　전국보건의료산업노동조합, 「지방공사의료원의 구조조정·민간위탁·민간매각과 노동조합의 대응」, 2001년 11월 13일.

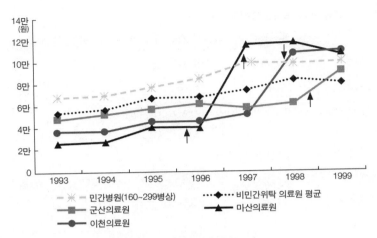

그림 30-2 / 민간과 공공병원의 입원환자 1인 1일당 평균진료비

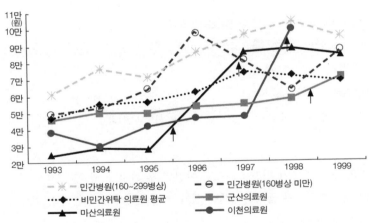

그림 30-3 / 민간과 공공병원의 입원 의료보호 환자 1인 1일당 평균진료비

런 결과가 나타났다. 한 사례이고 일시적·부분적 현상일 수도 있으나, 흔히 말하는 효율성의 관점과 기준이 객관적이거나 과학적이지 않다는 증거로는 충분할 것이다.

형평을 중요한 사회적 가치로 추구할 때 민간의 역할은 더 한계가 크다. 공공부문이 직접 보건의료를 공급하는 것이 형평을 달성하는 데 유리하다는 것은 한국뿐 아니라 여러 나라의 공통 경험이다. 대부분 국가에서 경제적 약자가 주로 공공부문을 이용하는 데 따른 당연한 결과다(Gwatkin, 2001).

지금까지 설명한 논거를 종합하면, 보건의료의 공공성 강화에서 민간부문의 역할을 적극적으로 고려해야 하는 영역은 그리 넓지 않다. 효율성 기준이 공공성의 중요한 평가요소라 하더라도, 민간부문이 일반적인 보건의료 공급을 독점 또는 주도해야 한다는 주장에는 동의하기 어렵다. 앞의 사례에서 민간이 운영하는 기관의 진료비가 급상승한 데서도 볼 수 있듯이, 사회적 효율성 또는 자원배분의 효율성allocative efficiency에서 민간부문이 우위에 있다고 할 근거가 약하다.

운영이나 재정효율성으로 범위를 좁혀도, 구조적 요인까지 고려하면 공공부문이 꼭 문제가 더 많은지 재검토해야 한다. 그동안 공공부문 자체로 다양한 개선과 개혁을 시도해온 점도 중요한 경험이자 새로운 조건이다. 공공부문이 좁은 의미의 효율성까지 개선하려는 움직임을 지속하고 그 성과도 있는 만큼,[4] 특히 공공성 관점에서 민간부문이 독점할 수 있는 공적 역할이 있는지는 의심스럽다.

현재 한국 보건의료의 현실을 고려하지 않고 말하면, 일반적인 보건의료 공급에서도 민간부문의 역할과 비중을 오히려 축소해야 한다고 주장하고 싶다. 형평과 사회적(지역사회) 효율성 측면에서 민간부문보다 공공부문이 보건의료 공급을 주도하는 것이 더 장점이 많다고 판단한다.

2) 민간부문의 역할: 현실적 접근

규범적 판단과는 별도로 공공부문과 민간부문의 역할분담은 현실의 제약조건을 벗어나기 어렵다. 보건의료 공급 구조(특히 소유 구조)는 완고하고 작은 변화조차 쉽지 않다. 이론적으로 공공부문이 직접 보건의료를 공급하는 쪽이 장

---

4 민간부문과 같은 차원에서 효율성을 추구하기보다 공공성을 훼손하지 않는 범위 안에서 효율성을 개선하는 것이 오히려 더 중요한 과제다.

점이 더 많다 하더라도, 현실은 민간이 압도적으로 우위에 있고 앞으로도 당분간 비슷한 상황이 지속할 전망이다.

이런 맥락에서 생각할 수 있는 과제는 단기 과제와 중기 과제에 한정되며, 더 구체적으로는 기존 보건의료 공급을 개선하고 아직 현실화하지 않은 미래의 보건의료 공급을 준비하는 것이다. 기존 공급에 대해서는 시장실패와 형평을 중심으로 이를 점증적으로 보완하는 역할을, 그리고 미래 보건의료에 대해서는 공공성을 강화할 수 있는 좀 더 근본적인 구조 변화를 구상할 필요가 있다.

일반적인 의료(주로 급성기 치료 기능)를 공급하는 기능은 진작부터 민간부문의 역할로 굳어져 있다. 이 상황이 근본적으로 바뀌지 않는 가운데 민간의 공공성을 강화하려면 (역설적으로) 공공부문이 제 역할을 하는 것이 중요하다. 민간이 보건의료를 공급하는 과정에서 드러내는 부정적 현상을 예방하고 교정하는 것이 초점이며, 이는 주로 당국으로서 공공부문이 해야 할 책임이다. 공공은 정보 제공, 규제와 유인, 의무화 등을 통해 시장실패를 보완하고 교정하는 역할을 한다.

현재는 어떤 기준으로도 이러한 공공부문 기능이 제대로 작동한다고 보기 어렵다. 시장실패는 제대로 보완되지 않은 채 여러 가지 문제를 한꺼번에 노출하는 상황이다. 공공부문이 시장실패를 보완하는 기능은 단순히 행정 규제와 처벌을 강화하거나 행정 조직을 정비하는 수준을 넘어, 보건의료 공급체계, 나아가 국가보건의료체계를 운영하는 주권자의 대리인 또는 책임자로서 역할을 해야 한다. 특히 여러 제도 변화와 새로운 정책 수단들을 일관된 목표로 묶어 제시하고, 시민(소비자, 대중), 전문 보건의료인과 보건의료기관, 산업, 정부와 정치권의 이해관계와 논의를 조정하고 주류화하는 것이 중요하다.

형평이나 접근성의 목표를 달성하는 데는 민간부문이 할 수 있는 역할이 더 작고, 상당 수준까지 공공부문이 직접 개입해야 한다. 특히 중요한 사회적 관심사인 취약지나 취약계층에 대한 보건의료 공급은 민간부문이 제대로 역할을 하기가 어렵다. 공공부문이 도시지역의 경제적 취약계층에 보건의료를 공급하는 것을 반대하는 의견이 많지만, 시장이 작동하는지와 무관하게 현실에서는 공공부문이 형평성과 접근성 문제를 해결할 수밖에 없다. 이른바 수요보조(건강보장을 통해 필요가 수요로 전환할 수 있게 하는 것)를 통해 민간이 공공과 동일한 공급자 역할을 할 수 있다고 하지만, 건강보험과 의료급여의 본인부담이 여전히 많고 급여도 제한적이어서 수요보조만으로는 형평과 접근성 문제를 해결하는 데 한계가 있다.

민간부문이 불평등 개선에 아무런 역할도 할 수 없는 것은 아니다. 공적 재원을 어떻게 활용하는가에 따라, 특히 공공부문이 전략적 구매를 어떻게 활용하는가에 따라 부분적으로 기여할 수도 있다. 부분적이라 하는 이유는 전제조건이 붙기 때문인데, 정부가 책임자 기능을 제대로 하지 못하면 재정기전만으로는 목표를 달성할 수 없다. 그나마 예방접종과 같이 투입과 산출이 비교적 명확하고 측정하기 쉬운 것은 괜찮으나, 성과물이 모호하고 측정도 어려울 때, 예를 들어 일반진료나 만성질환 관리 등은 정부가 책임자 구실을 하기가 더 어렵다.

민간부문에 공적 기능을 위임할 때는 이들의 근본 동기를 중요하게 고려해야 한다. 민간은 영리를 추구할 때는 물론, 공식적으로 비영리를 표방할 때도 대부분 자기 이익을 벗어나기 힘들다. 공공성에서 벗어나려는 동기가 약하거나 그런 동기를 규율하고 모니터링할 수 있는 조건이 되어야 민간부문의 공적 역할을 보장할 수 있다. 규율하고 모니터링을 할 수 있으려면, 공공부문은 관리와 운영 능력을 갖추어야 한다.

단기 과제와 달리 중기 과제를 도출하는 데는 건강과 보건의료의 변화를 이해하고 미래를 예측하는 것이 필요하다. 가장 중요한 고려사항은 질병의 변화와 인구 노령화로, 추세로 보면 새로운 보건의료 또는 변형된 보건의료에 대한 사회적 요구가 급격하게 증가할 것이 틀림없다. 노인보건의료, 예방 서비스와 건강증진, 정신보건의료, 만성질환 관리, 재활, 일상생활 지원 등의 요구가 전례 없이 큰 폭으로 늘고 또 중요해질 것이다.

이미 정립된 공급 구조가 덜 완강할수록 새로운 공공보건의료를 설계하기 쉽다. 급성기 진료를 제외한 나머지 보건의료는 아직 체계화가 미숙한 단계로, 새로운 공공보건의료체계를 구축하는 데는 이 상황이 역설적으로 도움이 될 수도 있다. 공공부문과 민간부문의 역할분담에서는 시장실패를 보완할 수 있는지, 민간이 공급하는 것이 더 효율적인지 등의 물음이 원칙적인 판단 기준이 될 것이다.

앞으로 점점 더 중요해질 새로운 보건의료를 누가 공급할 것인지는 쉽게 답할 수 없으나, 현재 구조를 그대로 지속하는 한 민간부문이 주도하기는 어려울 것으로 보인다. 민간이 시장화·상품화·영리화한 보건의료에 의존하는 것과 비교하여 새로운 필요와 요구는 상대적으로 덜 시장화·상품화·영리화한 것들이다. 예방과 건강증진, 요양, 만성질환 관리 등이 이에 해당하는 것으로, 이들에 대해서는 기존 체계와 새로운 요구 사이의 충돌, 즉 공공성 강화와 시장체계 편입을 둘러싼 경쟁과 갈등이 심화할 것으로 판단한다.

이런 배경에서 새로운 보건의료 필요와 요구에 대응하는 데는 공공부문이 더 적극적인 역할을 해야 한다는 전문가와 실무자가 많다. 거의 20년 전인 1999년에 조사한 결과를 보더라도, 보건소는 건강증진, 학교보건, 정신보건, 장애 재활, 영양 등에서 역할을 강화하고, 예방접종, 전염병, 모자보건, 일반질환 진료 등에서는 역할을 줄이는 것이 바람직하다는 것이 전문가 의견이었다(강민종, 1999). 이 결과는 새로운 비전보다는 주로 현실을 반영하고 보건소 기능을 이해하는 폭도 좁다는 한계가 있지만, 공공부문이 새로운 보건의료 요구를 적극적으로 수용해야 한다는 기본 방향을 제시했다는 의미가 있다.

공공부문이 적극적인 역할을 하더라도 민간부문 또한 어느 정도까지 공적 역할을 할 수 있다. 현실적으로 민간의 자원이 훨씬 더 우세하므로 가능성 정도가 아니라 적극적으로 공적 역할을 유도하는 것이 필요하다. 공공과 민간이 역할을 분담하는 방식은 다양하다. 공공부문이 재정을 조달한다고 전제하면, 공공부문이 비교적 쉽게 시장실패를 보완할 수 있는 영역, 즉 공급자와 소비자의 정보 격차가 작고, 투입과 산출의 정의와 측정이 명료하며, 공공부문의 개입이 간단한 사업에서는 민간부문도 일부 공적 역할을 담당할 수 있다. 투입과 산출물이 비교적 균질적인 예방접종, 건강검진, 영유아 관리, 가족계획, 간단한 급성기 진료, 노인에 대한 수발 등이 이에 해당한다. 역량을 갖춘 공공부문이 기획, 모니터링과 피드백, 조정과 통합 등을 책임지면, 민간부문이 어느 정도까지는 공적 역할을 할 수 있을 것이다. 현재 민간부문의 역할이 압도적으로 크고 시장실패의 부정적 영향도 비교적 작은 서비스는 앞으로도 상당 기간(중기적으로도) 민간부문이 주도할 것으로 예상한다.

이론적으로 공공과 민간의 역할 구분이 쉽지 않은 영역에서는 기능을 조정하거나 분담하기 어렵다. 공공보건의료가 간단한 일차의료를 담당해야 하는지는 일률적으로 판단하기 어려우나, 현실에서는 보건의료체계의 구조 때문에 공공과 민간이 경쟁하고 갈등할 가능성이 크다. 체계의 완결성이 미흡하여 원칙적인 기능 분담에 이르지 못하는 상황도 있을 것이다. 예를 들어, 지역사회 정신보건 서비스를 공공부문이 주도하는 구조에서도 공공부문 인력과 시설이 부족하면 민간이 일부 서비스를 맡아야 한다.

새로운 형태의 공급 방식인 '공공민간협력' 방식이 주목을 받는 이유는 현실을 반영한 때문이다. 이는 민영화나 민간위탁 등과 달리 사업목표를 문서로 정의하고, 산출물을 정확하게 규정하며, 비용과 수익은 시장이나 명시적 규제보다는 계약을 통해 소극적으로 규제한다(Gerrard, 2001). 이런 조건을 갖추면 민간이 공공을 활용하여 공적 역할을 할 수 있다는 주장도 있으나, 과제와 한계는 오랫동안 논란을 벌인 민영화와 다르지 않다는 견해도 있다(Ruane, 2001). 한국에서도 '공공민간협력' 모델이 이미 여러 차례 시도된 민간위탁이나 외주와 얼마나 다른지 의문이다.

공공과 민간부문의 역할분담은 사업목표, 종류, 접근 방법, 공공과 민간의 역량과 동기 등에 따라 변화할 수 있고, 그런 의미에서 맥락과 상황에 의존적이다. 더 정확하게 말하면, 공공부문이 얼마나 공공성을 실천하고 실현할 역량을 갖추었는지가 중요하다. 공공부문과 민간부문의 조합과 상호작용이 어떻든, 공공부문의 관리와 거버넌스가 민간부문의 공공성을 좌우한다는 것을 다시 강조한다. 공공부문이 어떤 지향을 유지하고 어느 정도나 효과적으로 민간부문에 개입할 수 있는지에 따라 공공성을 실현할 가능성은 근본적으로 달라진다.

제31장
보건의료 생산체제의 공공성 강화

생산체제를 논의하기 전에 이 개념이 가리키는 보편적인 정의부터 살펴보는 것이 좋겠다. 생산체제(또는 생산레짐production regime) 개념은 흔히 서구 자본주의 체계의 다양성을 설명하는 한 구성요소를 가리킨다. 자본주의 사회경제체제는 통일성이 있으면서도 다양한 구조와 행태로 나타나고, 이는 생산, 노동시장, 복지체제 사이의 여러 상호관련성을 반영한 결과다. 소스키스David Soskice는 여러 자본주의 유형을 구분하는 기준을 크게 생산체제와 복지체제로 개념화했는데, 그는 생산체제를 "시장과 시장 관련 제도를 통한 생산조직the organization of production through markets and market-related institutions"으로 정의한다(Soskice, 1999: 101~134). 생산체제는 자본주의 체제의 다양한 행위자(기업, 소비자, 피고용인, 자본 소유자)의 상호관계를 제도적으로 규정하고, 이는 흔히 유인(인센티브)과 제약 또는 게임의 규칙이 작용하는 틀이 된다.

소스키스는 서구 자본주의 체제의 생산레짐을 다시 자유시장경제liberal market economy와 조정시장경제coordinated market economy로 나누었다. 전자는 주로 앵글로색슨 국가에서 나타나는 것으로, 규제가 약한 노동시장, 단기적 시각을 갖는 금융 시스템과 기업, 경쟁적인 기업환경, 일반 교육에 의존하는 기술훈련 등의 특징을 보인다. 조정시장경제는 주로 유럽 대륙 국가와 노르딕 국가가 속하는 유형이다. 규제 수준이 높은 노동시장, 장기적 관점의 금융 시스템, 협력을 강조하는 노사관계와 기업 간 관계, 직업훈련에 대한 강조 등이 중요한 특성으로 나타난다.

생산레짐 개념을 활용하면 자본주의 사회경제체제의 여러 제도 사이에 나타나는 관련성과 그 결과인 경제적·사회적 과정을 설명할 수 있다(Gallie, 2007). 기술 습득, 소유와 경영의 관계, 계약과 하청, 생산과 혁신 전략, 노사관계, 복지레짐 등이 이에 속하는데, 공공성 관점에서는 특히 노동 경험의 특성을 결정한다는 점에 관심을 둘 필요가 있다. 생산레짐은 노동시장, 기업환경, 교육과 직업훈련 등을 통해 노동에 직접 영향을 미치고, 노동 경험은 고용의 질, 노동자의 동기, 직업 만족, 심리적 건강 등과 관계가 밀접하다.

자본주의 사회경제체제의 사회적 제도에서 생산레짐은 중요한 위상을 차지하지만, 그 논의는 주로 거시적·추상적 수준에 초점을 맞추고 세부 논의는 활발하지 않다. 생산레짐의 시각으로 보건의료와 체계를 보는 시도를 찾기 어려운 이유가 아닌가 한다. 보건의료를 생산의 대상으로 보는 경험이 적었던 것도 상황이 이렇게 된 한 가지 요인일 것이다. 앞서 서론에서 논의한 이론적 틀에 생산레짐이 포함되지 못한 이유도 같은 까닭인데, 생산체제 또는 생산레짐은 공공과 공공성을 새롭게 정립하는 데 이제부터 새로 고려해야 할 구성요소로 보는 것이 정확할 것이다.

1. 보건의료의 생산레짐

생산레짐을 주로 자본주의 체제의 다양성을 설명하는 개념으로 쓴다는 것은 앞서 언급한 것과 같다. 보건의료에서 생산레짐 개념을 활용할 때는 거시체제를 설명하는 개념을 그대로 가져다 쓰기 어렵다. 보건의료는 자본주의 체제를 구성하는 하나의 세부 영역으로, 체제의 다른 요소 또는 레짐과의 상호관련성 면에서 자본주의 체제의 생산레짐과는 일치하지 않는다. 예를 들어, 거시적 생산체제에서 중요한 요소인 금융 시스템은 보건의료 생산레짐에서는 크게 중요한 고려사항이 아니다.

차원의 문제를 제외하더라도 보건의료 생산레짐 개념에는 몇 가지 난점이 남는데, 그중 하나가 자본주의의 생산레짐 개념이 주로 시장을 통한 생산의 조직을 강조한다는 점이다. 소스키스의 정의를 그대로 따르면 보건의료는 생산레짐보다는 주로 복지레짐에 포함되는 것이 적절한 것으로 보인다. 보건의료 생산레짐에서 노동시장은 어느 정도 보편적 특성을 공유한다고 할 수 있지만, 금융, 자본과 투자, 경쟁, 생산과 소비의 관계 등은 전체 체제의 시장과는 다른 점이 많다. 생산레짐과 복지레짐이 독립적이기보다는 밀접한 관련이 있다는 점을 고려해도, 현실에서는 복지레짐과 연관성이 더 강하다고 할 것이다.

자본주의 체제의 보건의료 생산레짐이 다양성을 말할 정도로 분화되어 있는지도 해명해야 할 과제다. 자본주의 국가의 생산체제는 다양하지만, 국가 개입을 기준으로 할 때 보건의료체제의 성격은 대체로 수렴하는 경향을 보인다. 공공재정과 공적 서비스가 큰 비중을 차지하는 것이 대표적인데, 보건의료 생산체제의 제도, 체제적 특성에 큰 차이가 없으면 생산레짐을 정의하고 유형화하는 의의는 그만큼 줄어든다.

이러한(수렴되는) 보건의료체제는 보건의료를 넘어 복지레짐에, 그뿐만 아니라 체제 수준의 생산레짐이 변화하는 데도 영향을 미친다. '선진' 자본주의 체계에 속하는 대부분 국가에서 보건의료는 공공재정의 비중이 높은데, 전체 체제를 통해 시장의 여러 요소를 규제하지 않으면 이를 뒷받침할 수 없다. 수렴되는 보건의료 생산레짐이 자본주의 사회경제체제의 생산레짐 차이를 '완화'하는 역할을 할 가능성이 크다.

생산레짐 개념을 보건의료에 적용하는 데는 분명 한계가 있지만, 의의가 전혀 없다고 할 수는 없다. 가장 중요한 의미는 보건의료와 공공보건의료를 좀 더 폭넓게 그리고 정확하게 이해하는 데 도움이 되는 것이다. 보건의료가 자본주의 체제에서 생산되고 교환된다고 전제하면, 이 또한 전체 생산레짐의 영향력을 벗어날 수 없다. 보건의료를 생산하는 병원이나 시설의 소유와 경영, 서비스의 생산, 노사관계 등이 생산레짐에 직접 영향을 받을 뿐 아니라, 노동의 내용과 질, 고용, 직업 만족, 심리 등의 요인들도 생산레짐의 특성에 의존한다. 이런 요인은 보건의료를 생산하는 과정에서는 말할 것도 없고, 이용(소비)하는 과정에서도 중요한 역할을 한다. 예를 들어, 생산자의 노동 강도와 만족도는 생산되고 제공되는 보건의료서비스의 질에 직접 영향을 미친다.

보건의료에서 생산이 생산레짐 개념의 원형이라고 할 제조업의 그것과는 다르다는 점이 이론적·실천적 과제의 출발점이다. 서비스를 생산하는 과정은 물론이고, 전문직의 역할을 비롯한 조직 방식도 다르다(예: 병원). 차이가 나는 것은 틀림없지만, 이 차이 때문에 보건의료의 생산이 얼마나 다른지를 해명해야 한다. 체제(레짐)의 상보성相補性, complementarity 문제도 중요하다. 모든 세부(하부) 체제가 어느 정도까지 특수하다면, 생산의 특수성은 정도의 차이일 뿐 체제적 생산레짐의 산물이라 할 것이다.

1) 보건의료 생산조직과 그 특성

보건의료 생산조직은 탈역사적인 추상적 실재가 아니다. 의원, 병원, 요양시설 등의 생산조직은 건강과 보건의료, 의료기술에 따라 달라지며, 또한 자본주의 체제가 변화·발전하면서 이에 조응하여 다시 구성된다. 간단한 예로, 아직까지 운영 중인 한 대학병원의 50년 전 존재 방식은 현재와 전혀 달랐다(백병원70년사편찬위원회, 2002: 82).

> 병상은 70병상 규모였으며, 월평균 입원환자 180명, 외래환자 1020명이었다. 의료진은 일반외과 전문의 2명(레지던트 4명), 정형외과 전문의 1명(레지던트 2명), 신경외과 전문의 1명 외에도 마취과 전문의 2명, 방사선과 전문의 1명, 임상실험실 및 혈액은행 담당 전문의 1명 등 의사 14명, 간호사 20명으로 구성되었다. 그 밖에 약사 1명, 기사 4명, 사무원 11명이었다.

이 병원은 당시로는 큰 규모였으나, 지금 상황과는 비교가 되지 않는다. 생산조직으로서 특성도 마찬가지여서, 지금의 종합병원이나 대학병원과는 서비스의 생산 방식, 노동의 내용과 질, 노사관계 등이 근본적으로 다르다.

조건과 맥락에 따라 다르지만, 자본주의적 보건의료 생산조직의 대표이자 전형은 병원이다. 흔히 암묵적 또는 무의식적으로 인식하는 것과 달리, 병원이라는 생산조직의 구조와 기능, 특성은 처음부터 맥락적이라는 점을 다시 강조한다. 주로 입원환자를 돌보기 위한 의료시설로서 병원은 서양에서도 근대 이후에 확립되었다. 푸코의 분석에 따르면, 프랑스 혁명을 전후한 시기에 질병을 치료하는 가장 좋은 장소는 가정이었고, 병원은 가족이 없는 병자를 치료하거나 범죄자, 부랑자, 전염병자를 수용하는 시설이었다(푸코, 1993: 85~88). 1800년대 미국도 마찬가지여서, 정신질환, 전염병, 외지에서의 사고 등을 제외하면 대부분 질병을 가정에서 치료했다(Rosenberg, 1987: 4).

지금과 비슷한 의미의 병원이 성립된 것은 비교적 최근의 일로, 미국이나 유럽 국가에서도 1800년대 후반 이후에야 입원환자를 치료하는 병원이 발전하기 시작했다. 특히 시설, 장비, 인력, 조직 등이 현재 모습을 갖춘 것은 의학기술 발전과 밀접한 관련이 있는, 말하자면 현대적 현상이다. 방사선 촬영을 할 수 없고 마취 기술이 미흡하여 수술도 흔하지 않을 때, 병원이 어떤 구조로 어떤 기능을 할 수 있었는지 생각해보면 현대적 현상으로서 병원을 이해할 수 있다.

병원이 현대적 현상인 것은 같지만, 구체적인 구조, 기능, 특성은 한 가지가 아니다. 수백 개의 병실과 수술실, 큰 규모의 장비와 시설, 여러 직종의 인력 등은 전형적 구성요소일 뿐, 현대적 병원은 다양한 기능과 구조로 분화했고 현재도 그렇다. 예를 들어, 일부 국가에서 보편적 의료시설이 된 장기요양병원과 요양시설은 급성기 입원환자 진료를 주 기능으로 하는 병원과는 근본적으로 다르다. 지역사회에서 개업한 의사가 환자를 입원시키고 진료하는 미국의 개방형 병원 역시 다른 나라의 일반적 병원과는 차이가 크다. 인구, 사회경제, 보건의료, 과학기술이 변화함에 따라 병원은 더 급격하게 변화하고 분화할 가능성이 크다.

역사적 경험과 사회적 맥락에 따라 뚜렷한 차이가 있지만, 현대적 병원이 여러 중요한 특성을 공유하는 것도 분명하다. 자본주의 생산체제를 구성하는 많은 조직의 공통 특성(예: 관료제적 구조)은 다시 논의할 필요가 없겠으나, 병원이라는 생산조직의 고유한 특성 몇 가지는 공공보건의료와 공공성을 논의할 때도 중요한 의미가 있다.

병원 조직의 가장 두드러지는 특성 한 가지는 전문직의 역할이 크다는 점이다. 흔히 병원은 "행정적, 직업적 권위의 계선상 일정한 분화가 이루어진 조직"
으로 간주되고(팍스, 1993: 269), 특히 전문직의 자율성이 강한 조직적 특성을 보
인다. 권위의 기반은 행정적 영역과 전문적 영역으로 나뉘고, 전문적 영역 안에서
도 다양한 전문성이 병렬적으로 존재한다. 현대적 병원에서 전문적 권위 또는
권력이 작동하는 핵심 계선은 의사와 간호사 직군에 따른 것이나, 의료가 세분
화·전문화하면서 점점 더 많은 직군이 권한과 권력을 분리·강화하려 시도한다.

권위와 권력은 반드시 관계에 따른 문제, 예를 들어 지배와 종속, 갈등을 생
산한다. 생산레짐의 관점에서 가장 중요한 권력관계는 의사와 간호사 직군 사
이에 존재하는 것이다. 현대적 병원의 간호는 의사 조직에서 분리되어 독립적
인 위계 구조를 형성하고 일부 권력을 강화했으나, 의사직과의 권력 불평등과
불균형은 여전하다. 간호 전문직의 성장에 따라 부분적으로 더 높은 수준의 자
율성을 얻은 것도 의사직과 간호직 사이에 긴장과 갈등을 높이는 요인으로 작
용한다. 병원이 기술에 의존하는 정도가 높아지면서 기술을 통제하는 직종(예:
첨단 진단장비를 관리하는 인력)과 의사 사이에 긴장과 갈등이 발생하는 것은 새
롭게 나타나는 현상이다.

병원 조직의 또 다른 특성은 생산물(노동의 결과)과 관련이 있다. 생산물로서
보건의료는 무형의 서비스로, 같은 시간 같은 장소에서 생산하고 소비하는 특
성이 중요하다. 또한, 대부분 노동이 일대일 관계에서 이루어지므로, 표준화하
기 어렵고 질이 중요하며 개인요인과 상호작용의 영향이 크다. 생산물의 이러
한 특성은 노동 과정에도 영향을 미치는데, 외부자가 노동 과정에 개입하기 어
렵고 노동 과정을 통제하거나 관리하는 데 한계가 있다. 동기, 만족, 자율 등의
개인요인과 조직문화, 상호관계, 권력 등의 조직요인이 중요한 이유다.

2) 자본주의적 보건의료 생산체제

자본주의 체계의 보건의료 생산레짐은 자본주의 사회경제체제와 조응하면서
체제화한다. 현대적 병원이 전형적인 사례라 할 수 있다. 병원이 지금 모습을
갖춘 데는 보건의료의 특성(특히 역사적 특성)이 중요한 역할을 했으나, 현대적

병원은 자본주의 제조업과 긴밀한 상관관계가 있고 특히 테일러주의와 포드주의라는 새로운 생산체제의 영향을 크게 받았다. 이는 새로운 조직 원리와 노동방식을 토대로 성과와 효율성을 올리는 전략으로 발전한 것으로, 핵심은 제조업이었지만 병원도 이런 경향을 벗어날 수 없었다. 유명한 사례가 미국의 미시간대학병원이다. 이 병원은 1920년대 초 건물을 신축하면서 칸Albert Kahn이라고 하는 전문가에게 설계를 맡겼는데, 그는 인근 디트로이트의 포드자동차 공장을 설계한 사람이었다(Ahuja, 2011).

테일러주의는 노동 과정을 가능하면 작게 나누어 경험이 없거나 적은 노동자도 노동할 수 있게 하는 것을 목표로 삼는다. 간호를 예로 들면, 과거 정규 간호사가 담당하던 일을 잘게 나누어 조무사나 다른 보조 인력에 맡기는 것이 대표적 시도다. 미국 병원은 1930년대 중반부터 이런 원리를 적용하기 시작했다. 한편, 포드주의는 대량 생산, 기계화되고 표준화된 생산물, 수직적 계열화를 지향했다. 생산체제 측면에서 포드주의는 테일러주의와 결합하여 노동자를 기계의 부속물로 바꾸는 역할을 한 것으로 유명하다. 1980년대 이후 세계적으로 의료비용 절감 운동이 벌어짐에 따라 병원도 포드주의적 생산 방식을 수용하게 된다.

자본주의 사회경제체제와 보건의료(또는 병원)가 어떤 관계에 있는지에 따라 병원을 비롯한 보건의료 생산조직의 특성이 결정된다. 유일한 결정요인은 아니어도, 큰 영향을 받는다. 자본주의 체제를 전제할 때 보건의료조직은 최소한 세 가지 이상의 사회경제적 역할을 요구받는데, ① 건강한 노동력을 재생산하는 것, ② 자본의 이윤을 보호하고 이윤의 유출을 최소화하는 것, ③ 보건의료 자체가 이윤창출과 자본 축적의 주체가 되는 것이다. 이 중에서 거시적으로는 보건의료의 생산 양식(어떤 보건의료를 어떻게 생산할 것인가를 결정한다는 점에서)이,[1] 미시적으로는 이윤추구의 강도가 얼마나 강한지가 생산조직의 특성에 직접 영향을 미친다. 거시적 생산 양식과 미시적 동기는 병렬적이라기보다 한쪽이 다른 쪽을 규율하고 의존하는 관계이며, 미시적이라 표현한 이윤추구는 우연한

---

1   여기서 '생산 양식'은 마르크스에 의해 정식화된 경제적·역사적 개념이라기보다 보건의료 생산을 둘러싼 구조와 그들의 관계를 포괄적으로 나타내는 개념으로 이해해주기 바란다.

개인 성향이 아니라 생산체제의 특성에 따라 달라지는 구조적인 것이다.

보건의료의 생산 양식을 구성하는 요소인 생산조직의 소유 형태와 보건의료의 상품화 수준이 생산조직의 행동과 그 특성에 영향을 미친다. 생산조직을 누가 소유하는지 중요하다고 말하는 것은 새삼스럽다. 상품 생산의 주체가 기업인 경우를 생각해보면 소유에 따라 어떻게 이윤 동기가 다르고 생산조직의 행동이 달라지는지 알 수 있다. 보건의료서비스를 생산하는 병원도 마찬가지다. 영리를 추구하는 주식회사 병원과 정부가 소유한 공공병원은 이윤을 매개로 한 행동과 특성이 같을 수 없다. 이런 관계는 순환적이고 상호의존적인 것으로, 이윤을 창출할 가능성(예: 얼마나 상품화가 진전되고 시장이 확대되어 있는지)은 다시 소유관계에 영향을 미친다. 이윤과 자본 축적의 가능성이 클수록 새로운 자본과 자본가가 시장에 진입하고, 그 결과 시장은 더 커지고 상품화가 진전된다.

소유관계의 의미가 비교적 단순한 것과 대조적으로 상품화 수준이 생산조직에 미치는 영향은 복잡하다. 상품화를 상업화나 영리화 개념과 비슷하게 이해하는 경향이 있지만, 엄밀하게 말하면 상품화란 보건의료가 미시 수준에서 시장의 일반 상품과 비슷한 특성을 보이게 되는 것을 뜻한다. 상품'화'라는 말이 나타내듯, 이는 고정된 상태라기보다 진전되고 진행되는 변화와 추세를 가리킨다. 다른 측면에서는 상품이 아니던 재화와 서비스가 새로 상품이 되는 현상을 상품화로 볼 수 있는데, 상품이 새로 만들어지거나 상품으로 바뀌어 시장에 진입하고 가격을 매겨 거래하는 것을 말한다. 상업화는 보건의료가 상품화하는 것을 전제한 것으로, 주로 체계 수준의 경향을 가리킨다. 다음과 같은 설명이 상업화를 이해하는 전형적인 방식이다(Mackintosh and Koivusalo, 2005: 3).

- 보건의료서비스가 시장을 통해 지불 능력이 있는 사람에게 제공되는 것
- 현금 수입이나 이윤을 얻기 위해 의료서비스에 투자·생산·투입하는 것(민간부문과의 계약과 공적 의료보장에 공급하는 것 모두를 포함)
- 개인의 지불이나 민간보험을 통해 보건의료 재정을 마련하는 것

상품화는 시장을 통해, 그리고 시장의 도움을 받아 진행되는 동시에 시장을

확대하고 강화한다. 보건의료 시장은 양과 질 모두 빈약하고 부분적인 데서 출발하나(예: 성형수술이나 고급 건강검진), 상품이 다양해지고 양이 증가함에 따라 시장이 성장하고 성숙한다. 이때 보건의료 시장은 전체 보건의료체계의 특성(예: 공공부문의 비중)에 의해 규정되고 인력과 시설과 같은 자원과 재정의 영향을 받는다. 예컨대, 보건의료인력(의사나 간호사)을 노동력으로 이해하면 그 성격과 가치에 따라 보건의료 상품의 특성(가격이나 질)이 규정된다.

시장에 좀 더 직접적으로 개입하는 요소는 재정이다. 대부분의 자본주의 국가는 사회보장제도를 통해 보건의료 상품과 시장의 성격을 규정하고, 이 과정에서 재정이 핵심 역할을 한다. 국가 또는 보험자는 주로 진료비 지불(보상)제도라는 기전을 통해 생산조직에 재정을 배분하는데, 한국의 국민건강보험이 환자를 진료한 병원이나 의원에 진료비를 지급하는 것이 이 기전에 해당한다. 상품화의 진전 정도는 다양한 역사적·사회적 조건의 제약을 받지만, 진료비 지불제도의 영향력과 비교할 정도는 아니다. 예를 들어, 독일에서 의원은 총액계약제의 구조 안에서 행위별 보상제를 적용하고, 병원은 포괄보상(예를 들어 진단명 기준 질병군 DRG 방식)이 큰 비중을 차지한다.[2]

독일의 재정배분에서 고려해야 하는 또 다른 요소는 병원(민간병원을 포함)의 자본투자에 공공자금이 핵심 역할을 한다는 것이다. 이런 조건에서 보건의료의 상품화 정도, 그리고 그에 따른 병원의 동기와 행동은 행위별 보상의 적용을 받고 스스로 자본을 축적해야 하는 한국의 민간병원과는 근본적으로 다르다. 대체로 행위별 보상에서 상품화 수준이 높고 총액예산제 global budget와 같은 포괄형 bundled 보상에서 상품화 경향이 약하다.

보건의료 생산 양식의 특성은 보건의료조직의 이윤추구 특성, 즉 한 조직에서 이윤 동기가 얼마나 강하고 어떤 방식으로 이익이 실현되는지에 반영된다. 민간(개인)병원이 행위별 보상으로 진료비를 받는 체계에서 이익을 최대화하려면, 비용은 최소화하고 생산은 최대화해야 한다. 노동력을 사는 비용(인건비)을

2   각 지불 방식의 구체적 내용은 다음을 참고할 것. 김창엽, 『건강보장의 이론』(파주: 한울아카데미, 2018), 제12장.

줄이고 노동 강도를 강화하는 것이 이익의 기본 원리다. 또한, 이윤이 많은 상품을 더 많이 생산하고 판매할 수 있는 방향으로 생산 과정을 구축·재구축하려 할 것이다. 의원과 병원에서 의사 인건비의 특성이 달라지는 것도 이 때문이다. 의원에서 의사의 인건비는 상품(보건의료)의 가치(가격)에 반영되어 이윤으로 바로 전환되지 않지만 의사 노동력의 가치를 떨어뜨리면 상품 가치(가격, 수가)도 떨어진다, 병원에서 의사의 인건비는 상품 생산의 투입요소이자 비용으로, 다른 조건이 같으면 인건비를 줄일수록 이윤이 커진다(Joffe, 2007).

자본주의 생산체제가 일정 단계에 이르면 기존의 생산관계와 조화하지 않는데, 생산의 사회적 성격이 강화되는 것이 모순관계를 촉발하는 중요한 계기이다. 생산 과정이 복잡해지고 각 생산활동 사이에 상호의존성이 높아지면 높은 동기와 지식, 협력, 창의성이 중요해진다. 이때 두 수준의 의사결정 단계, 즉 사회적 의사결정과 각 생산 단위에서의 의사결정에서 모순이 발생할 수 있다(Devine, 1988: 122).

생산의 사회적 성격이 강화될수록 생산 주체 사이에 상호의존성이 강해지며, 이에 따라 체계를 포괄하는 계획을 수립하지 않으면 경제적 성과를 최대화할 수 없다. 한편, 상호의존성이 강할수록 각 생산 단위는 구체적으로 어떤 생산물을 누가 얼마나 생산할지 공동으로 결정해야 한다. 사회적 의사결정과 생산 단위에서의 의사결정 모두에서 조정된 계획과 민주적 의사결정의 필요성이 커진다.

보건의료의 생산은 사회적 성격이 더욱 강하다. 생산 주체와 생산활동 사이의 상호의존 정도는 어떤 분야보다 강한데, 한 지역에서 두 개의 병원이 분담해서 의료 필요를 충족하는 경우가 전형적 예이다. 의료 필요에 따라 보건의료서비스(생산) 총량을 결정하고 양과 질 모두 역할을 분담해야 한다. 재정은 물론이고 시설과 장비, 인력 등의 자원을 조정해야 사회적 효율성을 높일 수 있다. 노인에서는 급성질환 치료, 만성질환 관리, 재활, 돌봄 등을 둘러싼 보건의료 생산활동의 상호의존성이 더욱 강하다. 계획을 조정하고 의사결정을 민주화하지 않으면, 과잉(과소) 투자와 과잉(과소) 생산, 또는 질 저하와 같은 문제가 발생하게 된다(모순관계).

보건의료에서는 생산 과정의 성격뿐 아니라 산출물과의 긴장관계도 문제다.

산출물과의 긴장이란 건강의 성격에서 유래하는 것으로, 보건의료가 산출하는 (또는 산출할 것으로 기대되는) 건강은 권리 또는 불평등이라는 사회적 가치와 밀접하다. 자본주의적 보건의료 생산 양식은 처음부터 산출물이자 상품화한 건강과 갈등할 가능성이 있고, 상품의 성격과 이에 기초한 이윤추구가 강해질수록 모순관계가 분명해진다. 이윤을 중심으로 구축된 생산관계와 생산체제는 건강의 회복, 보건의료의 질, 형평, 권리 등의 가치와 충돌하고, 이는 기존의 생산관계를 불안정하게 한다. 수익만 강조하는 병원에서 일하는 보건의료전문직의 조직 몰입이나 직무 만족도가 떨어지는 이유는 이런 모순관계 속에서는 건강이나 보건의료 노동에 내재한 가치를 실현하기 어렵기 때문이다.

2. 생산레짐의 공공성

앞서 논의한 여러 주제에서 그랬지만, 생산레짐의 공공성 개념도 다차원적이다. 보건의료(생산) 조직에서는 목표와 서비스, 조직 행동, 인식과 문화 등을 공공성과 관계 있는 요소로 파악했다. 이를 이 장에서의 논의와 결합하면, 보건의료 생산레짐은 전형적인 자본주의적 생산체제에서 벗어날수록 공공성이 높다고 할 수 있다. 즉, 자본주의, 특히 신자유주의적 자본주의 생산레짐이 추구하는 것과 달리, 상품화·시장화 정도가 낮고 이윤 동기가 약하며, 조정된 계획과 민주주의가 작동할수록 공공적이다. 앞서 인용한 데빈Pat Devine 의 주장을 참고하면, 공공성이 높은 생산체제는 두 가지 수준, 즉 사회적 의사결정과 단위 생산조직의 의사결정 모두에서 이런 특성을 보인다.

생산레짐의 공공성에는 일차적으로 생산 단위의 사회적 소유가 중요하다. 데빈은 사회적 소유라는 요건을 충족하려면 두 가지 기준을 만족해야 한다고 주장했는데, 하나는 생산 수단이 사회의(공적) 이익에 봉사해야 하고, 다른 하나는 사회가 생산 수단을 배치할 수 있다는 것이다(Devine, 1988: 125). 이 두 가지 요건은 서로 연관되고 상호의존적이다.

사회적 소유 여부를 결정하는 데 소유 주체가 중요한 것은 더 강조할 필요가 없지만, 소유 주체를 바꾼다고 해서 생산체제가 저절로 사회화하는 것은 아니다. 데빈은 생산 수단의 사회화를 하나의 과정으로 이해해야 한다고 주장하는데, 특히 단위 생산조직을 사회화하려 할 때 이런 과정적 특성이 잘 드러난다. 단위 생산조직의 사회화는 사회적 수준의 결정-통제의 틀 안에서 개별 경제 단위가 자주적으로 관리하는 것self-management을 의미한다. 과거 유고슬라비아의 자주관리 방식은 생산조직의 사회화라기보다는 각 영역이 소유하고 운영하면서 이용current use과 이익 배분을 결정하는 형태였다(Devine, 1988: 128). 개별 생산 단위를 사회화한 것이 아니라 더 큰 범위에서 자기 이익을 실현하는 형태였으며, 어떤 측면에서는 오히려 소유권의 공공화에 반하는 시도로 해석할 수도 있다.

사회적 소유의 수준과 소유 주체의 성격이 보건의료 생산체제의 공공성에 핵심적 지위를 차지하는 것은 분명하지만, 대부분 자본주의 보건의료체계는 공공과 민간 또는 공사公私 혼합 형태로 사회적 소유는 불완전한 형태다. 생산 수단이 사회의 이익을 위해 쓰여야 한다는 기준을 적용하면, 현재로서는 공적 소유가 곧 사회적 소유라고 하기도 어렵다. 생산이 사회적으로 계획되고 조정되며 또한 의사결정이 민주적 원칙에 충실하다는 것이 사회적 소유의 또 다른 기준이 되어야 할 것이다.

생산 수단의 사회화가 이분법(완전한 사회화와 그 반대)까지는 아니어도 어느정도 범주를 구분할 수 있는 개념이라면, 생산레짐의 공공성은 특성상 연속적개념이다. 즉, 생산레짐의 세부 요소와 특성에 따라 공공성은 연속적으로 증가하거나 감소하는 것으로 볼 수 있다. 보건의료의 상품화와 시장화, 이윤 동기, 생산의 계획과 조정, 사회적 수준과 생산 단위 수준의 민주주의가 공공성 수준에 직접 영향을 미친다.

3. 자본주의 사회경제체제 안에서의 대안들

자본주의 사회경제체제 안에서 모색할 수 있는 보건의료 생산체제의 대안은 많지 않다. 생산체제는 대체로 국가 수준에서 규정되는 것으로, 현재로서는 국가 수준의 사회경제체제와 분리하여 건강과 보건의료의 대안적 생산체제를 구상할 수 있을지 판단하기 어렵다.

대안적 생산체제의 다른 축이라 할 수 있는 사회적 분업 문제는 더 불확실하다. 현재의 보건의료 생산체제에서 의사와 다른 직종의 관계나 역할분담을 생각하면, 이 문제의 어려움을 바로 알 수 있다. 분업화와 전문화를 중요한 특징으로 하는 현대 보건의료에서 사회적 분업의 대안을 마련하는 것은 도전적 과제다.

대안 생산체제는 단순히 생산 단위의 과제에 그치는 것이 아니라, 생산 양식의 영향을 같이 고려해야 한다. 같은 자본주의 사회경제체제 안에서도 보건의료의 생산 양식에 따라 생산체제의 성격이 달라지기 때문이다. 예를 들어, 영국과 미국의 자본주의 체제는 비슷한 점이 많으나, 보건의료의 생산체제는 모든 기준에서 같은 유형에 속한다고 하기 어렵다.

1) 공적 소유

자본주의 사회경제체제에서도 많은 나라의 보건의료 생산체제는 이미 공적 소유(현실에서는 정부 소유가 대부분이다)를 실현한 상태다. 스웨덴이나 영국 등 고소득국가는 물론이고 많은 개발도상국에서 대부분의 병원을 국가나 공공부문이 소유하고 운영한다. 이는 자본주의 생산체제에 다양한 하부 체제가 존재할 수 있음을 보이는 동시에 보건의료의 특수성을 나타내는 것이기도 하다.

생산체제의 대안이라는 기준으로 볼 때, 민간 소유를 공적 소유로 전환하는 것은 보건의료의 공공성을 강화하는 유력한 방법이다. 소유 주체를 바꾸는 것이 실질적 대안이 될 수 있는지는 일률적으로 답하기 어려운데, 자본주의 사회경제체제에서 보건의료 생산체제의 공적 소유에는 양면성이 있기 때문이다. 전체 사회경제체제와 분리된 공적 소유는 공공성을 촉진할 수 있는 잠재적 공간이지만, 동시에 전체 생산체제에 의존하면서 영향력을 극복하지 못하면 실질적 공공성을 실현하기 어렵다. 형식상의 공적 소유가 공공성 실현으로 이어질 가능성은 전체 사회경제체제를 구성하는 권력관계에 따라 달라진다. 공공성을 둘러싼 권력관계가 민간과 시장(자본)에 유리하면, 공공성은 자본주의 생산체제로부터 끊임없이 공격과 영향을 받아 결국 주권을 잃고 식민지가 될 수도 있다.

공적 소유가 공공성을 실현하는 데 작용하는 권력관계의 예는 다양하다. 미국의 공공병원인 보훈병원VA Hospital은 주로 보훈 대상자를 진료하는 것을 빼면 다른 병원과 크게 차이가 없다. 영국의 공영의료체계(국가보건서비스)는 자본주의 생산체제에서 떨어져 마치 독립한 것처럼 보이나, 공공보건의료를 흔들고 주류 생산체제에 흡수하려는 동력이 계속 작동한다. 보수당 집권 이후 영국(잉글랜드)의 NHS 개혁도 이런 시각에서 볼 수 있다. 보건의료와 그 레짐은 자본주의 사회경제체제의 중심부와 느슨하게 연결되지만, 사회경제체제의 권력관계와 완전히 분리되기 어렵다.

국가나 정부 소유를 넘어서 비영리의 민간 소유, 그중에서도 소유가 분산되거나 사회적인 경우를 공적 소유로 볼 수 있는가 하는 문제는 앞서 검토한 바 있다(제16장을 참고할 것). 생산체제라는 관점에서 이러한 소유 방식이 부분적으로라도 공공성을 실현할 가능성이 있으나, 생산체제의 특성과 생산 양식의 역할에 따라 영리를 추구하는 민간조직과 본질적인 차이가 없는 경우도 흔하다. 한국의 많은 비영리 의료기관들을 아직 대안적 생산체제라고 할 수 없는 이유가 이 때문이다. 앞에서 비교적 자세하게 논의했으므로 더 이상의 설명은 생략한다.

2) 참여와 민주주의

기업과 작업장에서 무엇을 어떻게 논의하고 결정하는지는 노동조건과 노동자의 동기에 큰 영향을 미치는데, 일방적 관리와 통제보다 합의와 동의에 기초한 방식이 노동의 몰입과 동기를 높인다(Gallie, 2007: 95). 노동자가 의사결정에 어떤 역할을 하는지는 곧 참여의 문제이며, 이는 노동자가 어떻게 대표되고 대표하는가 하는 민주주의의 과제로 수렴한다.

기업(작업장) 단위의 민주주의는 흔히 산업민주주의로 개념화하는데, 이는 기업으로부터 영향을 받거나 지배받는 사람들이 해당 기업활동을 통제할 권한을 획득하고 보유하는지의 문제로 집약할 수 있다. 통제는 주로 참여를 통해 실현되며, 수준과 방법, 목표에 따라 다양한 형태로 나타난다. 참여의 수준이나 영역에 따라 경영참여, 자본참여, 이익참여, 의사결정 참여 등으로 나누거나, 과정참여와 결과참여로 분류한다. 여러 분류 가운데 생산체제의 관심에 부합하는 것은 참여 수준에 따른 분류로, 이는 기업경영의 거시적 수준, 작업조직의 중범위 수준, 직무수행의 미시적 수준으로 나눌 수 있다(조돈문, 2002).

생산조직 전체(기업) 수준에서 이루어지는 참여를 흔히 경영참여라 부른다. 기업경영 전반 또는 생산활동에 대한 중요한 의사결정에 노동자(또는 그 대표)가 참여할 수 있는지의 과제로, 예를 들어 스웨덴과 독일의 공동결정체제에는 생산 목표, 생산품의 종류, 생산 방식, 기술 도입, 투자 규모, 신공장 건설 등의 의사결정에 노동자 대표가 참여한다(조돈문, 2002). 작업조직 수준에서 참여하는 것이 중간 수준의 참여이다. 생산 현장의 조직 단위인 작업 팀이 생산 목표, 목표달성 방법, 작업 방식, 충원과 교육, 직무 배분 등을 결정하는 권한을 이양받아 자율적으로 결정하는 것을 뜻한다. 미시적 수준은 개인 노동자에 대한 것으로, 노동자가 작업 방식과 작업 속도를 자율적으로 결정할 수 있는지에 관심을 둔다.

경영의 거시 수준에서 노동자들이 참여하는 문제는 보건의료 분야라고 해서 크게 다를 것이 없는 '일반적' 과제다. 작업조직과 직무수행 수준의 참여는 좀 다른데, 보건의료 생산체제에서 작업조직(작업 팀)은 이질적이면서(서로 다른 직종) 동시에 위계관계에 있는(예: 전문의와 전공의) 노동자로 구성된다. 개인이 자율적으로 일할 수 있는 정도도 크게 다르다. 작업조직과 개인의 자율성은 보건의료전문직의 상호관계나 지위에 따라 결정된다.

보건의료 생산조직에서 산업민주주의 차원의 참여를 시도하거나 실행한 경험은 매우 적다. 최근 보건의료 생산조직에 관심이 늘고, 특히 과거보다 그 안에서 일하는 인력의 건강과 복리에 민감한 것은 사실이다. 문제는 이런 측면에서 생산조직이 달성하려는 목표가 결국 새로운 기법으로 좀 더 좋은 성과를 내려는 '관리의 효과성'을 벗어나지 못한다는 데 있다. (개인적 접근은 말할 것도 없고) 조직적 변화를 시도할 때 리더십, 참여형 프로그램, 체계 개선 등 새로운 관리 기법에 초점을 맞추고, 변화의 의미도 직원의 건강과 복지를 증진할 수 있다는 수단의 차원을 벗어나지 못한다(Brand et al., 2017). 민주적 의사결정과 통제라는 내재적 가치를 성취하는 데 관심을 두기보다, 참여를 통해 직원들의 건강과 만족감을 높이고 이를 기초로 조직 성과와 경쟁력을 키울 수 있다는 논리다.

도구적 가치만으로는 참여와 민주주의를 강화하기 어려운데, 분명한 효과를 보증하지 못하는 참여는 좋은 수단으로 인정받을 수 없기 때문이다. 도구적 의미의 참여가 기존의 의사결정 구조와 거버넌스를 온존·강화하는 점도 중요하다. 참여의 대상, 방법, 강도 등은 체제 내에서 정해지고, 참여의 경험과 성과도 체제로 흡수된다. 한 가지 예로, 오스트레일리아 보건의료조직에서는 관리자가 직원의 참여 여부를 결정하고 참여가 경영에 도움이 될 때만 참여를 활용하는 것으로 나타났다(O'Donoghue, Stanton and Bartram, 2011). 참여가 기존 권력관계 안으로 흡수되고 경영의 도구로 활용되는 경우라 하겠다.

생산체제의 공공성 관점에서 참여와 민주주의는 기술, 관리, 형식과 제도에 속하기보다 권력관계의 원인이면서 결과인 문제다. 직원과 노동자에게 아무런 권력이 없으면 참여와 민주주의는 경영의 도구를 벗어나기 어렵고, 반대로 참여와 민주주의를 통하지 않고는 불평등한 권력관계를 바꿀 수 없다. 생산조직 자체로는 새로운 권력관계를 형성하기 어렵다는 점이 딜레마이고 과제다. 보건의료 생산조직의 특성인 전문직의 권력 독과점을 개선하는 과제는 더욱 어렵다.

보건의료 생산조직의 거버넌스가 조직 내부에 국한되지 않고 개방적이면, 참여와 민주주의는 조직 내·외부의 상호관계 또는 권력관계에도 영향을 받는다. 이에 중요한 한 가지 요소는 보건의료 생산조직의 지배 구조를 어떻게 구성하고 운용하는지 하는 문제다. 정부조직을 제외한 공공조직에서는 흔히 이사회가 지배 구조의 핵심에 위치하는데, 공식적으로는 조직의 권력체계는 말할 것도 없고 참여와 민주적 의사결정에도 큰 영향을 미친다. 문제는 지배 구조가 효과적으로 작동할 수 있는지에 집중되는데, 지금까지 경험은 대체로 부정적이다(Gorsky, 2008). 미흡한 민주주의와 대표성, 주인-대리인 문제, 구조를 벗어난 '일상적 정치politics as usual'의 힘 등이 한계로 작용한다.

지역사회와 주민, 환자의 참여와 이에 기초한 민주적 거버넌스는 단지 생산조직 내부의 권력에 개입하는 의미만 있는 것이 아니다. 생산레짐은 이론적으로 지역사회와 주민까지 포함한다. 지역주민, 환자, 지역의 정치·경제권력 또한 거버넌스를 구성하고 권력을 행사하는 주체로, 이들이 생산레짐에 참여하는 것은 결과(예: 계획의 품질이나 서비스의 질)에 무관하게 민주주의 체제에서 시민의 권리이기도 하다(Milewa, 2004).

생산조직 내부와 지역사회를 가리지 않고, 생산레짐의 민주화는 직접 민주주의에 큰 관심을 기울인다. 생산 주체가 국가와 정책보다 생산체제 또는 생산레짐에 더 근접하고 현실에서 이를 인식하고 감각하기 때문일 것이다. 직원과 노동자가 흔히 직접 민주주의 방식으로 의사를 표출하는 것도 이 때문이다. 하태규에 따르면 직접 민주주의를 보장하는 것은 다음 세 가지다(하태규, 2014).

> 그것은 ① 인민이 주기적이고 중층적으로 노동자총회와 인민총회로 집결하여 공적 사안에 대해 주권적 의사결정을 한다는 점, ② 이런 주권적 의사결정을 위한 세밀한 대안을 준비하고 총회에서 결정된 내용을 충실히 집행하는 역할을 수행하기 위해 전체 인민의 평균적 수준을 반영하며 일생 동안 번갈아서 평의회와 전문위원회라는 집행위원회로 선임되는 인민들이 상시 활동한다는 점, ③ 이 과정에서 발생할 수 있는 공적 의사결정과 집행의 내용 자체와 이를 책임진 당사자의 잘못을 다시 인민의 평균적 수준을 반영하는 인민의 대표자들이 재검토하여 교정하는 과정이 연결된다는 점이다.

이런 원리가 보건의료 생산체제에 그대로 적용될 리는 만무하나, 참여와 민주주의의 본질을 이해하는 데는 도움이 될 것으로 생각한다. 지방의료원의 기능과 사업을 직원, 주민, 환자가 모여 이런 방식으로 결정한다고 가정하면, 그것은 관리, 운영, 행정, 또는 정책, 제도, 사업이 아니라 바로 레짐 또는 체제를 기반으로 하는 것이다.

3) 사회적 분업

노동의 사회적 분업은 소유와 더불어 새로운 생산체제를 구성하는 핵심 요소이나, 현실적으로는 설득력 있는 대안을 내놓기 어렵다. 특히 보건의료체계와 생산조직은 자본주의 사회경제체제 안에서도 전문화와 분업의 수준이 가장 높은 영역이다. 어떻게 보면 현행 보건의료체제가 유지되고 재생산되는 핵심 기반이라 해도 좋을 정도다. 자본주의 사회경제체제의 토대인 현재의 분업체제를 근본적으로 개편하는 방안은 찾기 어렵고, 그나마 극소수 제안은 아직 대안이라기보다 상상의 수준에 머물러 있다.

유명한 제안이 앨버트가 말하는 '균형적 직군제Balance Job Complexes'이다. 그는 자본주의 사회경제가 필연적으로 초래하는 노동의 소외를 극복하려면, 현재의 사회적 분업체계를 노동의 가치를 고려한 균형적 직군제로 개편해야 한다고 주장했다(앨버트, 2003). 그가 말하는 직군제란 노동의 부담과 보상, 의사결정 과정에서 노동자들이 행사할 수 있는 영향력이 평균적으로 비슷하도록 여러 노동을 ('직군'으로) 조합한 일종의 순환노동제다. 보상과 의미, 보람이 큰 노동이 있고 그렇지 못한 노동이 있다고 할 때, 균형적 직군제에서는 가치의 총량이나 평균이 비슷하도록 여러 종류의 노동을 번갈아 담당한다. 병원 노동자를 예로 들면, 전체 노동시간 중 일부는 경영자로, 다른 일부 시간은 돌봄노동자로, 또 다른 시간에는 단순 노무직으로 일한다. 미리 정한 가치의 총량이나 평균은 모든 노동자에게 비슷하다.

균형적 직군제는 노동의 종류가 적고 부담과 보상이 비슷할수록 실행하기 쉬우나, 보건의료 생산조직은 사정이 다르다. 가장 큰 장애물은 지식과 기술, 전문성에 연관된 노동의 '가능성'에 제한이 있다는 점이다. 뇌수술을 전문으로 하는 의사, 중환자실 간호사, 초음파 진단기를 관리하는 기술자를 순환할 수는 없다. 의사를 비롯한 전문직의 업무를 직군에 포함할 수 없으면, 균형적 직군제는 무의미하다.

사회적 분업을 근본적으로 바꾸지 못하는 조건에서 현실적 방법(점진적이고 개량적인 방법이다) 한 가지는 분업이 초래하는 문제, 즉 노동의 부담과 보상, 의사결정의 영향력, 의미 등의 격차를 최소한으로 줄이는 것이다. 이는 조직 내부뿐 아니라 외부와 사회 전반의 변화가 동반되어야 할 과제인 동시에, 권력과 민주주의를 포함한 구조를 개혁하는 정치적 과제다.

점진적 방법이든 급진적 방법이든, 자본주의적 보건의료 생산체제의 사회적 분업을 재검토하는 것은 피할 수 없는 과제가 아닌가 한다. 경제적 보상의 격차가 크고 사회적인 대우가 크게 다른 상태에서는 당연히 노동의 소외가 나타난다. 생산레짐의 공공성을 보장할 수 없는 것은 두말할 것도 없다.

▌참고문헌

가라타니 고진(柄谷行人). 2012. 『세계사의 구조』. 조영일 옮김. 서울: 도서출판b.
_____. 2013. 『트랜스크리틱』. 이신철 옮김. 서울: 도서출판b.
_____. 2016. 『제국의 구조』. 최혜우 옮김. 서울: 도서출판b.
강민종. 1999. 「우리나라에서 보건의료의 공공성 향상을 위한 바람직한 보건소 역할 설정에 관한
　　연구: 델파이 기법의 적용」. 서울대학교 보건대학원 석사학위논문.
강성욱·심재선·권영대. 2006. 「다이아몬드 모델을 이용한 의료산업 경쟁력 고찰: OECD 7개국 비
　　교연구」. ≪보건경제와 정책연구≫, 제12권, 제1호, 1~32쪽.
강신욱 외. 2008. 『경제·사회 양극화에 대한 선진국의 정책 대응(총괄보고서)』. 서울: 경제·인문사
　　회연구회.
건강보험30주년기념사업추진위. 2007. 『통계로 본 건강보험 30년』. 서울: 국민건강보험공단, 건강
　　보험심사평가원.
건강보험심사평가원. 2011. 「국내 병원수 OECD 평균보다 많고 의료인력은 적어」. 서울: 건강보험
　　심사평가원.
_____. 2014. 『2013 요양급여 적정성 평가결과 종합보고서』. 서울: 건강보험심사평가원.
건강보험심사평가원, 국민건강보험공단. 2010. 『2009 건강보험통계연보』. 서울: 건강보험심사평
　　가원, 국민건강보험공단.
건강사회를 위한 보건의료인 연대회의. 1992. 『건강사회를 위한 보건의료』. 서울: 실천문학사.
경향신문. 1977. "시도립병원 군면보건소 제구실 못해". ≪경향신문≫, 1977년 5월 31일.
고든, 콜린(Colin Gordon). 2014. 「통치합리성에 대한 소개」. 콜린 고든 외 엮음. 『푸코 효과』. 심
　　성보 외 옮김. 서울: 난장.
국민건강보험공단. 2014. 「2014년 상반기 건강보험주요통계」. 원주: 국민건강보험공단.
권순만·유명순·오주환·김수정·전보영. 2012. 「보건의료 정책 의사결정과 시민참여」. ≪보건행정
　　학회지≫, 제22권, 제4호, 467~496쪽.
기획예산처. 2007. 『한국의 재정 어제 오늘 그리고 내일』. 서울: 기획예산처.
길먼, 샌더 I.(Sander I. Gilman)·저우 쉰(Zhou Xun). 2006. 『흡연의 문화사』. 이수영 옮김. 서울:
　　이마고.
김기태·김연민·박범용·박주희. 2012. 『신규 협동조합 유형의 운영 모델에 관한 연구』. 서울: 한국
　　협동조합연구소.
김남식(편). 1974. 『남로당연구자료집 제1집』. 서울: 고려대학교출판부.
김대중. 2012. 「프랑스 의료서비스공급체계와 시사점」. ≪Issue & Focus≫, 제163호. 서울: 한국보
　　건사회연구원.
김동노. 2014. 「개인주의, 공동체주의, 그리고 한국사회의 공공성」. ≪사회이론≫, 제45호, 77~110쪽.
김동진. 2013. 「우리나라 건강형평성 현황 및 대책」. ≪Issue & Focus≫, 제194호. 서울: 한국보건
　　사회연구원.

김동진·윤흰뫼·이정아·채희란. 2014. 「의료패널자료를 활용한 우리나라의 의료이용 불평등 측정」.
≪보건사회연구≫, 제34권, 제3호, 33~58쪽.

김동진·채수미·최지희·이정아·김창엽·박유경. 2017. 『국민의 건강수준 제고를 위한 건강형평성
모니터링 및 사업 개발』. 오송: 한국보건사회연구원.

김명희·이주희. 2013. 「한국의 건강형평정책의 현황과 과제」. ≪Journal of Korean Medical Asso-
ciation≫, 제56권, 제3호, 206~212쪽.

김상기. 2002. "취약 공공의료기관 민간과 연계 보완해야". ≪데일리메디≫, 2002년 7월 9일.

김새롬. 2019. 「건강증진사업에서 권력강화적 참여의 과정: 건강새마을 조성사업에 대한 심층사례
연구」. 서울: 서울대학교 박사학위논문.

김새롬·김창엽. 2018. 「건강 영역에서 권력강화적 참여의 개념과 전략」. ≪비판사회정책≫, 제59
호, 33~67쪽.

김선욱. 2003. 「다원주의의 논점들과 정치: 윤리적 관점」. ≪사회와 철학≫, 제6권, 7~38쪽.

김성수. 2004. 「산업정책과 복지정책의 조화와 갈등」. ≪한국사회와 행정연구≫, 제14권, 제4호,
1~22쪽.

김세훈. 2008. 「공공성에 대한 사회학적 이해」. 김세훈 외. 『공공성』. 파주: 미메시스.

김수춘·김은주. 1994. 『21세기를 향한 보건의료 정책과제』. 서울: 한국보건사회연구원.

김수희·이정열. 2013. 「결혼 이주 여성의 미충족 의료에 미치는 영향 요인 분석」. ≪Journal of
Korean Academy of Nursing≫, 제43권, 제6호, 770~780쪽.

김승환. 2000. 「우연성과 상황논리를 극복한 수원의료원 투쟁」. ≪현장에서 미래를≫, 제52호.

김유미·정최경희. 2013. 「건강위험요인에서의 불평등: 우리나라의 현황」. ≪Journal of Korean
Medical Association≫, 제56권, 제3호, 175~183쪽.

김의겸. 2005. "'우리사회 권력 시장으로 넘어간 듯' 노대통령 대기업 책임 강조". ≪한겨레신문≫,
2005년 5월 17일.

김일천. 1993. "國政결산-6共和國 5년) 全國民의료보험." ≪국정신문≫, 1993년 1월 21일.

김재훈. 1988. 「1950년대 미국의 한국원조와 한국의 재정금융」. ≪경제와 사회≫, 제1호, 131~164쪽.

김주환. 1992. 「의료공급체계, 무엇이 문제인가」. 서울대학교 의과대학 의료관리학교실 엮음. 『의
료, 좀더 알아둡시다』. 149~153쪽, 서울: 한울아카데미.

김진현·고영·정영진·이경아·배현지·박은영. 2012. 『보훈의료서비스 효율성 강화방안』. 서울: 국
가보훈처, 서울대학교.

김창근. 2009. 「신자유주의 세계화에 대한 경제적인 지역화 대안」. ≪마르크스주의 연구≫, 제6권,
제4호, 12~55쪽.

김창엽. 2011. 『일차보건의료와 보건진료원제도』. 서울: 서울대학교 보건대학원.

_____. 2012. 「한국 보건의료의 공공성: 경로의존 또는 "근대화"」. 한국사회사학회 추계학술대회
발표자료.

_____. 2018a. 『건강보장의 이론』. 파주: 한울아카데미.

_____. 2018b. 「헌법 개정과 건강권 강화의 방향」. 2018년 한국법률가대회 발표자료.

김창엽·김명희·이태진·손정인. 2015. 『한국의 건강 불평등』. 서울: 서울대학교출판문화원.

김춘미·박명숙·김은만. 2011. 「여성결혼이민자의 보건의료 이용실태와 보건의료요구도 조사」. ≪지

역사회간호학회지≫, 제22권, 제3호, 333~341쪽.

김한나·이정찬·김계현. 2011. 「'무상의료' 관련 논의의 현황 및 문제점」. 서울: 대한의사협회 의료정책연구소.

김현지. 2006. 「주민발의 조례제정을 통한 공공병원(성남시립병원) 설립운동」. 성남: 성남시립병원설립운동본부.

김형우. 2018. "의료 사각지대 단양 … 군수 후보들 의료원 설립 한목소리". ≪연합뉴스≫, 2018년 6월 3일.

김호기. 2002. 「시민사회의 유형과 '이중적 시민사회'」. ≪시민과세계≫, 제1호, 38~53쪽.

노대명·김신양·장원봉·김문길. 2010. 『한국 제3섹터 육성방안에 대한 연구』. 서울: 한국보건사회연구원.

다운스, 앤서니(Anthony Downs). 2013. 『경제 이론으로 본 민주주의』. 이기훈·김은덕 옮김. 서울: 후마니타스.

다카오카 히로유키(高岡裕之). 2013. 「체력·인구·민족: 총력전체제와 후생성」. ≪한림일본학≫, 제23호, 21~35쪽.

도영경. 2017. 「환자경험평가를 통한 환자중심성 향상: 근거, 의의, 과제」. ≪HIRA 정책동향≫, 제11권, 제3호, 7~24쪽.

동아일보. 1994. "'환자는 왕' 병원 서비스 경쟁". ≪동아일보≫, 1994년 12월 26일.

듀이, 존(John Dewey). 2014. 『공공성과 그 문제들』. 정창호·이유선 옮김. 서울: 한국문화사.

라이트, 에릭 올린(Erik Olin Wright). 2012. 『리얼 유토피아』. 권화현 옮김. 파주: 들녘.

롤스, 존(John Rawls). 2003. 『정의론』. 황경식 옮김. 서울: 이학사.

리프킨, 제러미(Jeremy Rifkin). 2005. 『유러피언 드림』. 이원기 옮김. 서울: 민음사.

마뚜라나, 움베르또(Humberto Maturana)·바렐라, 프란시스코(Francisco Varela). 2007. 『앎의 나무』. 최호영 옮김. 서울: 갈무리.

마르크스, 칼(Karl Marx)·엥겔스, 프리드리히(Friedrich Engels). 1989. 『독일 이데올로기 I』. 김대웅 옮김. 서울: 두레.

매일경제신문. 1976. "68곳에 거점병원". ≪매일경제신문≫, 1976년 3월 30일.

문옥륜. 2000. 「우리 나라 공공보건의료의 역사적 전개과정」. 대한공공의학회 창립기념 심포지움.

문정주. 2013. 「우리나라 공공병원 현황진단」. ≪복지동향≫, 제175호, 34~39쪽.

문창수. 1970. 「시도립병원의 경영현황과 개선방안」. ≪지방행정≫, 제19권, 제206호, 188~197쪽.

민중대통령후보 백기완 선거대책본부. 1993. 「민중대통령후보 3대 선거강령과 13대 선거공약」. 『'진보의 새시대'는 오는가』. 서울: 새벽별.

박봉상 외. 1990. 『90년대 보건의료정책의 발전방향』. 서울: 한국보건사회연구원.

박삼영·장민영·박선희·나백주·김은영·김순영. 2013. 「기초지방자치단체 보건의료 지출수준의 결정요인」. ≪보건행정학회지≫, 제23권, 제1호, 59~65쪽.

박상섭. 2008. 『국가·주권』. 서울: 소화.

박창규. 2002. 「12월 대선과 민주노동당의 진보적 구조개혁」. ≪노동사회≫, 제69호, 41~48쪽.

박형근·박연서. 2011. 「1990년대 중반 이후 병상 공급 및 환자들의 병원이용 양상 변화에 관한 분석」. ≪보건경제와 정책연구≫, 제17권, 제1호, 145~172쪽.

반 뒬멘, 리하르트(Richard van Dülmen). 2005. 『개인의 발견』. 최윤영 옮김. 서울: 현실문화연구.

배상수. 2010. 「보건소 기능 개편방안」. ≪의료정책포럼≫, 제9권, 제1호, 120~126쪽.

백병원70년사편찬위원회. 2002. 『백병원70년사 I』. 김해: 인제대학교출판부.

버틀러, 에이먼(Eamonn Butler). 2013. 『공공선택론 입문』. 황수연 옮김. 부산: 리버티.

보건복지부. 1995. 『1995 보건복지백서』. 과천: 보건복지부.

_____. 2006a. 『2006 보건복지백서』. 과천: 보건복지부.

_____. 2006b. 「차관지원의료기관 연체금 감면 지원 실시」. 2006년 7월 10일.

_____. 2013. 「공공보건정책 추진 방향」.

_____. 2014. 『2012년 기준 국민의료비 추계 및 국민보건계정』. 세종: 보건복지부.

_____. 2018. 『2016년 국민보건계정』. 세종: 보건복지부.

보건사회부. 1968. 『1967 보건사회통계연보』. 서울: 보건사회부.

_____. 1969. 『사회개발장기전망(초안완성)』. 서울: 보건사회부.

_____. 1981. 『보건사회』. 서울: 보건사회부.

보건사회부 사회보장심의위원회. 1968. 『사회개발 제1집: 기본구상(시안)』. 서울: 보건사회부.

보건의료노조. 2002. 「국립대병원 국민여론조사결과」. 2002년 3월 12일.

블래키, 노먼(Norman Blaikie). 2015. 『사회연구의 방법론』. 이기홍 옮김. 파주: 한울아카데미.

서경필·노준량·김용진·안혁·이영균. 1994. 「서울대학교 병원에서 시행한 개심술 현황」. ≪순환기≫, 제24권, 제6호, 753~761쪽.

서병훈 외. 2011. 『왜 대의민주주의인가』. 서울: 이학사.

송은철·신영전. 2014. 「재난적 의료비 지출이 빈곤화 및 빈곤 지속에 미치는 영향」. ≪보건행정학회지≫, 제24권, 제3호, 242~253쪽.

순딘, 얀(Jan Sundin)·빌네르, 샘(Sam Willner). 2012. 『스웨덴 공중보건 250년사』. 신영전·박세홍 옮김. 파주: 한울아카데미.

신광영. 1995. 「시민사회 개념과 시민사회 형성」. 유팔무·김호기. 『시민사회와 시민운동』. 80~123쪽, 서울: 한울아카데미.

신재우. 2017. "선진국도 부러워하는 '한국형 의료복지' 세우다". ≪연합뉴스≫, 2017년 7월 4일.

신좌섭. 2001. 「군정기의 보건의료정책」. 서울: 서울대학교 석사학위논문.

신진욱. 2007. 「공공성과 한국사회」. ≪시민과 세계≫, 제11호, 18~39쪽.

심재우. 2010. 「조선시대의 유언비어와 익명서」. 한국역사연구회. Available at http://bit.ly/2TUWurs (Accessed on February 18, 2019).

안두순. 1998. 「독일의 사회적 시장경제」. 서울: 프리드리히에베르트재단.

안성용. 2012. "'나오지 마세요' 한마디로 일 끊기는 재가요양보호사". ≪노컷뉴스≫. 2012년 10월 19일. Available at https://www.nocutnews.co.kr/news/975981 (Accessed on July 15, 2016)

안철현. 1993. 「한국 자본주의 발전에 있어서 1950년대 국가의 역할」. 서울: 서울대학교 박사학위논문.

앨버트, 마이클(Michael Albert). 2003. 『파레콘』. 김익희 옮김. 서울: 북로드.

양재진. 2001. 「구조조정과 사회복지」. ≪한국정치학회보≫, 제35권, 제1호, 211~231쪽.

염재호·김영대·권효진. 2007. 『정책 환경변화에 따른 정부와 민간의 역할 재정립 연구』. 서울: 한국정책학회.

오스본, 데이비드(David Osborne)·게블러, 테드(Ted Gaebler). 1994. 『정부혁신의 길』. 서울: 삼성경제연구소.

오영호. 2013. 「우리나라 공공보건의료의 정책방향과 과제」. ≪Issue & Focus≫, 제203호, 1~8쪽.

오유미·김혜정·홍경수. 2011. 「대한민국 건강도시 평가(2008-2010)」. ≪보건교육·건강증진학회지≫, 제28권, 제3호, 99~111쪽.

OECD. 2012. 『OECD 보건의료의 질 평가: 한국편』. 서울: OECD/Korea Policy Centre.

오종희. 2012. 「2011 경제발전경험모듈화사업: 지역거점 공공병원 현대화 사업」. 과천: 기획재정부.

월트, 길(Gill Walt). 2016. 『건강정책의 이해』. 김창엽 옮김. 파주: 한울아카데미.

윤강재·최지희·조병회. 2013. 『보건의료서비스 분야 소비자 위상과 권리』. 서울: 한국보건사회연구원.

윤견수. 2011. 「관료제의 합리성과 공직의 질」. 한국행정학회 하계학술대회 자료집, 1~19쪽.

윤석준·김선민·강철환·김창엽·신영수. 1997. 「우리나라 전산화 단층촬영기의 도입에 영향을 미치는 요인에 관한 연구」. ≪대한예방의학회지≫, 제30권, 제1호, 195~207쪽.

윤영채·이광순. 2009. 「조직시민행동의 선행요인과 성과평가에 미치는 영향」. ≪행정논총≫, 제47권, 제1호, 209~232쪽.

은재호. 2009. 「프랑스 복지행정의 이념과 실용주의」. ≪한국행정학보≫, 제43권, 제1호, 69~96쪽.

이나미. 2013. 「개화파의 공공성 논의」. ≪공공사회연구≫, 제3권, 제1호, 150~181쪽.

이병문·김덕식. 2013. "우리나라 국민, 의료서비스 만족도 세계 1위". ≪매일경제≫, 2013년 6월 13일.

이상영. 2000. 「보건복지 자원관리의 적정화」. ≪보건복지포럼≫, 제40호, 37~43쪽.

이상일·옥민수. 2014. 「환자안전 관리의 현황과 개선 방향」. ≪HIRA정책동향≫, 제68호, 5~15쪽.

이상화. 2005. 「리더십과 권력에 대한 여성주의적 재개념화」. ≪여성학논집≫, 제22권, 제1호, 3~22쪽.

이승훈. 2008. 「근대와 공공성 딜레마」. ≪민주사회와 정책연구≫, 제13호, 13~45쪽.

이용설. 1947. 「보건후생행정에 대하야」. ≪조선의학신보≫, 제2호, 17쪽.

이정만. 2008. 「일본 삼위일체개혁의 추진과정과 성과」. ≪한국행정학보≫, 제42권, 제1호, 383~405쪽.

이주하. 2010. 「민주주의의 다양성과 공공성: 레짐이론을 중심으로」. ≪행정논총≫, 제48권, 제2호, 145~168쪽.

이춘성. 2012. 『독수리의 눈, 사자의 마음, 그리고 여자의 손』. 파주: 쌤앤파커스.

이태진·이혜재·김윤희. 2012. 「한국의료패널 1차년도 자료를 이용한 과부담의료비 분석」. ≪보건경제와 정책연구≫, 제18권, 제1호, 95~111쪽.

이한빈. 1959. 「예산면에 나타난 사회보장제도」. ≪국회보≫, 제24호, 74~77쪽.

이해종. 2008. 『우리 나라 병원산업의 성장 과정 및 성공요인 분석』. 서울: 대한병원협회·연세대학교 의료복지연구소 병원경영연구센터.

이혁수·최윤주. 2017. 「과부담의료비와 미충족의료 경험에 관한 연구」. ≪비판사회정책≫, 제55호, 7~38쪽.

이홍구. 2013. "진주의료원 폐업 '도민은 찬성 시민은 반대'". ≪경남일보≫, 2013년 5월 22일.

임시정부수립대책협의회. 1947. 『임시정부수립대강』.

전보영·최수민·김창엽. 2012. 「지역의 경제수준에 따른 의료자원 분포의 형평성 분석」. ≪보건행
    정학회지≫, 제22권, 제1호, 85~108쪽.

전일본민주의료기관연합회. 2014. 『차별없는 평등의료를 지향하며』. 박찬호 옮김. 서울: 건강미디
    어협동조합.

전종휘. 1987. 『우리나라 현대의학 그 첫 세기』. 서울: 인제연구장학재단.

정명채·최경환·김은순. 1999. 『농어촌 의료서비스 체계 개선방안』. 서울: 한국농촌경제연구원.

정형선·이기효. 1996. 「공공병원의 효율성과 사회적 역할」. ≪보건행정학회지≫, 제6권, 제2호, 1~
    13쪽.

정형준. 2018. 「2019년도 보건복지 예산안 분석: 보건의료 분야」. ≪복지동향≫, 2018년 11월호.

조대엽. 2012. 「현대성의 전환과 사회 구성적 공공성의 재구성: 사회 구성적 공공성의 논리와 미시
    공공성의 구조」. ≪한국사회≫, 제13권, 제1호, 3~62쪽.

조돈문. 2002. 「산업민주주의 결핍과 노동자 불만: 대우자동차 사례를 중심으로」. ≪산업노동연구≫,
    제8권, 제1호, 39~74쪽.

조석주·강인성. 2006. 『지방자치단체의 주민참여수준 진단과 발전방안』. 서울: 한국지방행정연구원.

조승래. 2010. 『공화국을 위하여』. 서울: 길.

_____. 2014. 『공공성 담론의 지적 계보』. 서울: 서강대학교출판부.

조택·송희준·김호섭·이원희. 2005. 『정부산하기관 관리체계 개선 연구』. 서울: 한국행정연구원.

주동률. 2008. 「가장 합당한 자유주의를 위하여: 롤즈 정의론의 배경, 내용, 특징과 논점들」. ≪철
    학과 현실≫, 제77호, 240~255쪽.

지주형. 2013. 「정치경제학의 방법론적 토대들: 사상사적 흐름과 이론적 비판」. ≪인문논총≫, 제
    32호, 133~168쪽.

진덕규. 1988. 『현대정치사회학이론』. 서울: 삼영사.

최병선. 1992. 『정부규제론』. 서울: 법문사.

최용준·윤태호·신동수. 2012. 「건강 형평성의 관점에서 본 제3차 국민건강증진종합계획 평가」.
    ≪비판사회정책≫, 제37호, 367~400쪽.

최희경. 2007. 「건강보험수가 결정과정의 정치경제학」. ≪보건과 사회과학≫, 제22호, 67~95쪽.

코헨, 진 L.(Jean L. Cohen)·아라토, 앤드루(Andrew Arato). 2013a. 『시민사회와 정치이론 1』. 박
    현신·이혜경 옮김. 파주: 한길사.

_____. 2013b. 『시민사회와 정치이론 2』. 박현신·이혜경 옮김. 파주: 한길사.

콜리어, 앤드류(Andrew Collier). 2010. 『비판적 실재론』. 이기홍·최대용 옮김. 서울: 후마니타스.

팍스, 르네이 C.(Renée C. Fox) 1993. 『의료의 사회학』. 조혜인 옮김. 서울: 나남.

푸코, 미셸(Michel Foucault). 1993. 『임상의학의 탄생』. 홍성민 옮김. 서울: 인간사랑.

_____. 2011. 『안전, 영토, 인구』. 심세광 옮김. 서울: 난장.

_____. 2014. 「통치성」. 콜린 고든(Colin Gordon) 외 엮음. 『푸코 효과』. 심성보 외 옮김. 서울: 난장.

프레이저, 낸시(Nancy Fraser). 2010. 『지구화 시대의 정의』. 김원식 옮김. 서울: 그린비.

하버마스, 위르겐(Jürgen Habermas). 2001. 『공론장의 구조변동』. 한승완 옮김. 서울: 나남.

하비, 데이비드(David Harvey). 2007. 『신자유주의: 간략한 역사』. 최병두 옮김. 파주: 한울아카데미.

하태규. 2014. 「참여계획경제의 대외경제관계 모델 연구」. ≪경제와 사회≫, 제103호, 196~246쪽.

한국개발연구원. 1976. 『장기경제사회발전 1977-91년』. 서울: 한국개발연구원.

한국보건사회연구원. 2017. 『2017년 빈곤통계연보』. 오송: 한국보건사회연구원.

한상태. 1998. 「공공의료기관의 현황 및 대안」. 공공의료기관의 올바른 개혁을 위한 공청회 자료 집. 서울: 전국보건의료산업노동조합.

한승연. 2010. 「일제시대 근대 '국가' 개념 형성과정 연구」. ≪한국행정학보≫, 제44권, 제4호, 1~ 27쪽.

한주성·김창엽. 2017. 「건강보험정책심의위원회 가입자 단체의 의사결정 참여에 영향을 미치는 요인」. ≪보건행정학회지≫, 제27권, 제4호, 336~346쪽.

허갑수. 2005. 「병원조직의 직무특성과 조직몰입에 관한 실증적 연구」. ≪인적자원관리연구≫, 제 12권, 제1호, 21~45쪽.

홍윤기. 2002. 「시민민주주의론」. ≪시민과 세계≫, 제1호, 15~37쪽.

홍창빈. 2018. "제주 영리병원 공론조사, 배심원단 투표 최종 '불허' 결정". ≪헤드라인제주≫, 2018 년 10월 4일.

후버, 에버린(Everlyne Huber)·스테픈스, 존(John Stephens). 2002. 「세계화, 경쟁력, 그리고 사회 민주주의 모델」. ≪국가전략≫, 제8권, 제1호, 5~25쪽.

久礼義一·平峯潤. 2010. 「生活保護制度の現状と課題」. ≪人権教育思想研究≫, 第13号, pp.32~51.

国家戦略特区ワーキンググループ. 2013. 「国家戦略特区において検討すべき規制改革事項等につ いて」.

近藤克則(編). 2013. 『健康の社会的決定要因』. 東京: 日本公衆衛生協会.

大阪府. 2008. 「公立病院改革に関する指針(案)」.

非営利協同総合研究所いのちとくらし(編). 2007. 『日本の医療はどこへいく: 「医療構造改革」と非 営利·協同』. 東京: 新日本出版社.

伊関友伸. 2014. 『自治体病院の歴史』. 東京: 三輪書店.

_____. 2017. 「最近の公立病院政策の変遷と新旧公立病院改革ガイドライン」. ≪社会保障研究≫, 第 1券, 第4号, pp.778~796.

日本経済新聞. 2014. "東京圏特区は医療先行. 政府、混合診療3病院で". ≪日本経済新聞≫, 2014 年 12月 10日.

池上直己. 2017. 『日本の医療と介護. 歴史と構造、そして改革の方向性』. 東京: 日本経済新聞出版社.

総務省. 2007. 「公立病院改革ガイドライン」. 東京: 総務省.

_____. 2014. 「公立病院改革プラン実施状況等の調査結果」. 東京: 総務省.

総務省自治財政局. 2018. 「平成29年度地方公営企業決算の概況」. 東京: 総務省.

厚生労働省. 2012. 「平成24年度国民健康保険助成費の概要」. 東京: 厚生労働省.

Agency for Healthcare Research and Quality. 2014. *2013 National Healthcare Disparities Report*. Rockville, Maryland: AHRQ.

Ahuja, Nitin K. 2011. "Fordism in the Hospital: Albert Kahn and the Design of Old Main, 1917–

25." *Journal of the History of Medicine and Allied Sciences*, 67(3):398~427.

Alestalo, Matti, Sven E. O. Hort, and Stein Kuhnle. 2009. "The Nordic Model: Conditions, Origins, Outcomes, Lessons." Berlin: Hertie School of Governance.

America's Essential Hospitals. 2018. *Essential Data: Our Hospitals, Our Patients —Results of America's Essential Hospitals 2016 Annual Member Characteristics Survey.* Washington, DC: America's Essential Hospitals.

Amouzou, Agbessi, Naoko Kozuki, and Davidson Gwatkin. 2014. "Where is the gap?: The contribution of disparities within developing countries to global inequalities in under-five mortality." *BMC Public Health*, 14(1):216.

Andersen, Jørgen Goul. 2012. "The Concept of Universalism and its Operationalisation in a Mixed Economy of Welfare." Aalborg: Centre for Comparative Welfare Studies, Institut for Økonomi, Aalborg Universitet.

Andersen, Torben M., Bengt Holmström, Seppo Honkapohja, Sixten Korkman, Hans Tson Söderström, and Juhana Vartiainen. 2007. "The Nordin Model: Embracing globalization and sharing risks." Helsinki: The Research Institute of the Finnish Economy.

Apel, Karl-Otto. 1980. *Towards a Transformation of Philosophy.* London: Routledge and Kegan.

Appleby, John, Rowena Crawford, and Carl Emmerson. 2009. "How cold will it be? Prospects for NHS funding: 2011-17." London: The King's Fund.

Appleby, John, Tony Harrison, Loraine Hawkins, and Anna Dixon. 2012. "Payment by Results." London: The King's Fund.

Arendt, Hannah. 1970. *On Violence.* Orlando: Harcourt Brace Jovanovich, Publishers.

Arnstein, Sherry R. 1969. "A ladder of citizen participation." *Journal of the American Institute of Planners*, 35(4):216~224.

Arrow, Kenneth J. 1963. "Uncertainty and the welfare economics of medical care." *American Economic Review*, 53(5):941~973.

Baiocchi, Gianpaolo, Patrick Heller, and Marcelo Kunrath Silva. 2011. *Bootstrapping Democracy: Transforming Local Governance and Civil Society in Brazil.* Stanford, California: Stanford University Press.

Baldwin, Robert, Martin Cave, and Martin Lodge. 2012. *Understanding Regulation: Theory, Strategy, and Practice.* Oxford: Oxford University Press.

Barros, Aluísio J. D., Carine Ronsmans, Henrik Axelson, Edilberto Loaiza, Andréa D. Bertoldi, Giovanny V. A. França, Jennifer Bryce, J. Ties Boerma, and Cesar G. Victora. 2012. "Equity in maternal, newborn, and child health interventions in Countdown to 2015: A retrospective review of survey data from 54 countries." *The Lancet*, 379(9822):1225~1233.

Becker, Bettina, and Silke Uebelmesser. 2010. "Health Insurance Competition in Germany – the Role of Advertising." *Schmollers Jahrbuch*, 130(2):169~194.

Belsky, Jay, Edward Melhuish, Jacqueline Barnes, Alastair H. Leyland, and Helena Romaniuk. 2006. "Effects of Sure Start local programmes on children and families: Early findings from a quasi-experimental, cross sectional study." *British Medical Journal*, 332(7556):1476~1481.

Bénabou, Roland, and Jean Tirole. 2006. "Incentives and prosocial behavior." *American Economic Review*, 96(5):1652~1678.

Benhabib, Seyla. 1986. *Critique, Norm, and Utopia*. New York: Columbia University Press.

Benington, John, and Mark H. Moore. 2011. *Public Value: Theory and Practice*. Basingstoke: Palgrave Macmillan.

Bertranou, Fabio M. 1999. "Are market-oriented health insurance reforms possible in Latin America?: The cases of Argentina, Chile and Colombia." *Health Policy*, 47(1):19~36.

Besley, Timothy, and Maitreesh Ghatak. 2005. "Competition and incentives with motivated agents." *American Economic Review*, 95(3):616~636.

Black, Julia. 2000. "Proceduralizing Regulation: Part I." *Oxford Journal of Legal Studies*, 20(4): 597~614.

_____. 2002. "Critical reflections on regulation." London: Centre for Analysis of Risk and Regulation, London School of Economics and Political Science.

_____. 2005. "Proceduralisation and polycentric regulation." *Revista Direito GV*, Especial 1, Novembro, pp.99~130.

Blake, Peter. R., Katherine J. McAuliffe, John Corbit, et al. 2015. "The ontogeny of fairness in seven societies." *Nature*, 528:258~261.

Boddington, Paula, and Ulla Raisanen. 2009. "Theoretical and practical issues in the definition of health: Insights from aboriginal Australia." *Journal of Medical Philosophy*, 34(1):49~67.

Boorse, Christopher. 1997. "A rebuttal on health." pp.1~134 in *What is Disease?*, edited by James M. Humber and Robert F. Almeder. Totowa, New Jersey: Humana Press Inc.

Bortz, Walter M. 2005. "Biological basis of determinants of health." *American Journal of Public Health*, 95(3):389~392.

Borzaga, Carlo, and Giulia Galera. 2012a. "The concept and practice of social enterprise. Lessons from the Italian experience." *International Review of Social Research*, 2(2):85~102.

_____. 2012b. "Summary Report: Promoting the Understanding of Cooperatives for a Better World." in *Promoting the Understanding of Cooperatives for a Better World*, edited by Carlo Borzaga and Giulia Galera. Venice: Euricse and the International Co-operative Alliance.

Boufford, Jo Ivey, and Phillip R. Lee. 2001. "Health Policies for the 21st Century: Challenges and Recommendations for the U.S. Department of Health and Human Services." New York: Milbank Memorial Fund.

Bozeman, Barry, and Stuart Bretschneider. 1994. "The 'publicness puzzle' in organization theory: A test of alternative explanations of differences between public and private organizations." *Journal of Public Administration Research and Theory: J-PART*, 4(2):197~223.

Brand, Sarah L., Jo Thompson Coon, Lora E. Fleming, Lauren Carroll, Alison Bethel, and Katrina Wyatt. 2017. "Whole-system approaches to improving the health and wellbeing of healthcare workers: A systematic review." *PLoS One*, 12(12):e0188418-e18.

Breslow, Lester. 1989. "Health status measurement in the evaluation of health promotion." *Medical Care*, 27(3):S205~S216.

Bronfenbrenner, Urie. 1979. *The Ecology of Human Development*. Cambridge, Mass.: Harvard University Press.

_____. 1994. "Ecological models of human development." pp.1643~1647 in *The International Encyclopedia of Education*, edited by Torsten Husén and Postlethwaite T. Neville. New York: Elsevier Science.

Brunner, Eric, and Michael Marmot. 2006. "Social organization, stress, and health." pp.6~30 in *Social Determinants of Health*, edited by Michael Marmot and Richard G. Wilkinson. Oxford: Oxford University Press.

Buchanan, James M., and Gordon Tullock. 1999. *The Calculus of Consent*. Indianapolis: Liberty Fund.

Burström, Bo. 2015. "Sweden — Recent Changes in Welfare State Arrangements." *International Journal of Health Services*, 45(1):87~104.

Busse, Reinhard, and Miriam Blümel. 2014. "Germany: Health system review." *Health Systems in Transition*, 16(2):1~296.

Busse, Reinhard, Miriam Blümel, Franz Knieps, and Till Bärnighausen. 2017. "Statutory health insurance in Germany: A health system shaped by 135 years of solidarity, self-governance, and competition." *The Lancet*, 390(10097):882~897.

Byrkjeflo, Haldor. 2005. "The Rise of a Healthcare State? Recent Healthcare Reforms in Norway." Bergen: Stein Rokkan Centre for Social Studies, Bergen University.

Calhoun, Craig. 2011. "Civil society and the public sphere." pp.311~323 in *The Oxford Handbook of Civil Society*, edited by Michael Edwards. New York: Oxford University Press.

Central Intelligence Agency. 2014. "The World Factbook — Country Comparison: Infant Mortality Rate." Washington, DC: CIA.

Chambers, Simone. 2002. "A critical theory of civil society." pp.90~110 in *Alternative Conceptions of Civil Society*, edited by Simone Chambers and Will Kymlicka. Princeton, N.J.: Princeton University Press.

Chambers, Simone, and Jeffrey Kopstein. 2006. "Civil society and the state." in *The Oxford Handbook of Political Theory*, edited by John S. Dryzek, Bonnie Honig, and Anne Phillips. Oxford: Oxford University Press.

Charles, Cathy, and Suzanne DeMaio. 1993. "Lay participation in health care decision making: A conceptual framework." *Journal of Health Politics, Policy and Law*, 18(4):881~904.

Charns, Martin P., and Gary Young. 2012. "Organization design and coordination." in *Shortell and Kaluzny's Health Care Management: Organization, Design and Behavior*, edited by Lawton Robert Burns, Elizabeth H. Bradley, and Bryan J. Weiner. Clifton Park, New York: Delmar Cengage Learning.

Chevreul, Karine, Isabelle Durand-Zaleski, Stéphane Bahrami, Cristina Hernández-Quevedo, and Philipa Mladovsky. 2010. *France: Health System Review*. Copenhagen: European Observatory on Health Systems and Policies.

Christensen, Tom, Per Lægreid, Paul G. Roness, and Kjell Arne Røvik. 2007. *Organization Theory and the Public Sector: Instrument, Culture and Myth*. London: Routledge.

Clemens, Michael, and Gunilla Pettersson. 2008. "New data on African health professionals abroad." *Human Resources for Health*, 6(1):1.

Cohen, Jean L. and Andrew Arato. 1992. *Civil Society and Political Theory*. Cambridge, Mass.: MIT Press.

Cohen, Joshua, and Joel Rogers. 1995. *Associations and Democracy*. London: Verso.

Collins-Nakai, Ruth. 2006. "Leadership in medicine." *McGill Journal of Medicine*, 9(1):68~73.

Commission on the Future of Health and Social Care in England. 2014. "The UK private health market." London: The King's Fund.

Cooper, Zack, Stephen Gibbons, and Matthew Skellern. 2014. "Independent Sector Treatment Centres in the English NHS: Effects on neighbouring NHS hospitals." London: Department of Social Policy, London School of Economics.

Cornwall, Andrea. 2008. "Deliberating Democracy: Scenes from a Brazilian Municipal Health Council." *Politics & Society*, 36(4):508~531.

Cutler, David, Angus Deaton, and Adriana Lleras-Muney. 2006. "The determinants of mortality." The National Bureau of Economic Research. Cambridge, Mass.: NBER.

D'Aunno, Thomas A., and Mattia J. Gilmartin. 2012. "Motivating people." in *Shortell and Kaluzny's Health Care Management: Organization, Design and Behavior*, edited by Lawton Robert Burns, Elizabeth H. Bradley, and Bryan J. Weiner. Clifton Park, New York: Delmar Cengage Learning.

Dahlgren, Göran. 2014. "Why public health services? Experiences from profit-driven health care reforms in Sweden." *International Journal of Health Services*, 44(3):507~524.

Dahlgren, Göran, and Margaret Whitehead. 1991. "Policies and strategies to promote social equity in health." Stockholm: Institute of Futures Studies.

_____. 2006. *European Strategies for Tackling Social Inequities in Health: Levelling Up*. Part 2. Copenhagen: WHO Regional Office for Europe.

Daniels, Norman. 2008. *Just Health: Meeting Health Needs Fairly*. Cambridge: Cambridge University Press.

Daniels, Norman, and James E. Sabin. 1997. "Limits to health care: Fair procedures, democratic deliberation, and the legitimacy problem for insurers." *Philosophy & Public Affairs*, 26(4): 303~350.

_____. 2002. *Setting Limits Fairly*. Oxford: Oxford University Press.

Davies, Jonathan S. 2003. "Partnerships versus regimes: Why regime theory cannot explain urban coalitions in the UK." *Journal of Urban Affairs*, 25(3):253~270.

Deber, Raisa, Lutchmie Narine, Pat Baranek, Natasha Sharpe, Katya Masnyk Duvalko, Randi Zlotnik-Shaul, Peter Coyte, George Pink, and Paul Williams. 1998. "The public-private mix in health care." pp.423~545 in *Striking a Balance: Health Care Systems in Canada and Elsewhere*, edited by National Forum on Health. Sainte-Foy, Québec: Éditions Multi-Mondes.

Defourny, Jacques, and Marthe Nyssens. 2008. "Social enterprise in Europe: recent trends and developments." *Social Enterprise Journal*, 4(3):202~228.

Department of Health. 2014. "International Comparisons of Health and Wellbeing." London: Department of Health.

Devine, Pat. 1988. *Democracy and Economic Planning*. Cambridge: Polity Press.

Dewey, John. 1927. *The Public and Its Problems*. New York: H. Holt and Company.

Diderichsen, Finn, and Johan Hallqvist. 1998. "Social inequalities in health: Some methodological considerations for the study of social position and social context." in *Inequality in Health — A Swedish Perspective*, edited by B. Arve-Parés. Stockholm: Swedish Council for Social Research.

Diderichsen, Finn, Eva Varde, and Margaret Whitehead. 1997. "Resource allocation to health authorities: The quest for an equitable formula in Britain and Sweden." *British Medical Journal*, 315(7112):875~878.

Do, Young Kyung, and Karen N. Eggleston. 2011. "Educational disparities in quality of diabetes care in a universal health insurance system: Evidence from the 2005 Korea National Health and Nutrition Examination Survey." *International Journal for Quality in Health Care*, 23(4):397~404.

Domashneva, Helena. 2013. "NGOs in Cambodia: It's Complicated." *The Diplomat*. Available at http://thediplomat.com/2013/12/ngos-in-cambodia-its-complicated/ (Accessed on July 12, 2017).

Donabedian, Avedis. 1980. *The Definition of Quality and Approaches to Its Assessment*. Ann Arbor, Michigan: Health Administration Press.

Donato, Fabio, Elena Borin, and Francesco Badia. 2014. "Co-governing public value in local authorities." pp.269~289 in *Public Value Management, Measurement and Reporting*, edited by James Guthrie, Giuseppe Marcon, Salvatore Russo, and Federica Farneti. Bingley: Emerald Group Publishing Limited.

Donelan, Karen, Marilyn Falik, and Catherine M. DesRoches. 2001. "Caregiving: Challenges and implications for women's health." *Women's Health Issues*, 11(3):185~200.

Dumontet, Magali, Thomas Buchmueller, Paul Dourgnon, Florence Jusot, and Jérôme Wittwer. 2017. "Gatekeeping and the utilization of physician services in France: Evidence on the Médecin traitant reform." *Health Policy*, 121(6):675~682.

Dunbar, Norah E., and Judee K. Burgoon. 2005. "Perceptions of power and interactional dominance in interpersonal relationships." *Journal of Social and Personal Relationships*, 22(2):

207~233.

Egerter, Susan, Colleen Barclay, Rebecca Grossman-Kahn, and Paula Braveman. 2011. "Violence, Social Disadvantage and Health." Princeton: Robert Wood Johnson Foundation.

Elovainio, Riku, and David B. Evans. 2013. "Raising and Spending Domestic Money for Health." London: The Royal Institute of International Affairs.

Elston, Thomas, Muiris MacCarthaigh, and Koen Verhoest. 2018. "Collaborative cost-cutting: Productive efficiency as an interdependency between public organizations." *Public Management Review*, 20(12):1815~1835.

Esping-Andersen, Gøsta. 1999. *Social Foundations of Postindustrial Economies*. Oxford: Oxford University Press.

Farrants, Kristin, and Clare Bambra. 2018. "Neoliberalism and the recommodification of health inequalities: A case study of the Swedish welfare state 1980 to 2011." *Scandinavian Journal of Public Health*, 46(1):18~26.

Feldstein, Paul J. 1999. *Health Care Economics*. New York: Delmar Publishers.

Figueras, Josep, Ray Robinson, and Elke Jakubowski. 2005. *Purchasing to Improve Health Systems Performance*. Maidenhead: Open University Press.

Flay, Brian R. 1986. "Efficacy and effectiveness trials (and other phases of research) in the development of health promotion programs." *Preventive Medicine*, 15(5):451~474.

Fosse, Elisabeth. 2009. "Norwegian public health policy: Revitalization of the social democratic welfare state?" *International Journal of Health Services*, 39(2):287~300.

Foucault, Michel. 2008. *The Birth of Biopolitics: Lectures at the Collège de France, 1978-79*. Basingstoke: Palgrave Macmillan.

Frezzo, Mark. 2015. *The Sociology of Human Rights: An Introduction*. Cambridge: Polity Press.

Fried, Bruce, Sharon Topping, and Amy C. Edmondson. 2012. "Teams and team effectiveness in health services organizations." in *Shortell and Kaluzny's Health Care Management: Organization, Design and Behavior*, edited by Lawton Robert Burns, Elizabeth H. Bradley, and Bryan J. Weiner. Clifton Park, New York: Delmar Cengage Learning.

Friedli, Lynne. 2009. "Mental Health, Resilience and Inequalities." Copenhagen: WHO Regional Office for Europe.

Friedman, Milton. 2007. "The social responsibility of business is to increase its profits." pp.173~178 in *Corporate Ethics and Corporate Governance*, edited by Walther Ch. Zimmerli, Markus Holzinger, and Klaus Richter. Berlin, Heidelberg: Springer.

Gaffney, Declan, Allyson M. Pollock, David Price, and Jean Shaoul. 1999. "NHS capital expenditure and the private finance initiative—expansion or contraction?" *British Medical Journal*, 319(7201):48~51.

Galaskiewicz, Joseph, and Wolfgang Bielefeld. 2003. "The behavior of organizations." in *The Study of the Nonprofit Enterprise*, edited by Helmut K. Anheier and Avner Ben-Ner. New York: Kluwer Academic/Plenum Publishers.

Gallie, Duncan. 2007. "Production regimes and the quality of employment in Europe." *Annual Review of Sociology*, 33:85~104.

Gandjour, Afschin. 2008. "Mutual dependency between capabilities and functionings in Amartya Sen's capability approach." *Social Choice and Welfare*, 31(2):345~350.

Gerrard, Michael B. 2001. "Public-private partnerships." *Finance & Development*, 38(3):48~51.

Glaser, William A. 1993. "How expenditure caps and expenditure targets really work." *The Milbank Quarterly*, 71(1):97~127.

Global Health Workforce Alliance. 2008. "Scaling Up, Saving Lives." Geneva: Global Health Workforce Alliance.

Goddard, Maria, and Peter Smith. 2001. "Equity of access to health care services: Theory and evidence from the UK." *Social Science & Medicine*, 53(9):1149~1162.

Goddard, Maria, Hugh Gravelle, Arne Hole, and Giorgia Marini. 2010. "Where did all the GPs go? Increasing supply and geographical equity in England and Scotland." *Journal of Health Services Research & Policy*, 15(1):28~35.

Gordon, George G. 1991. "Industry determinants of organizational culture." *The Academy of Management Review*, 16(2):396~415.

Gorsky, Martin. 2008. "Community involvement in hospital governance in Britain: Evidence from before the National Health Service." *International Journal of Health Services*, 38(4):751~771.

Green, Larry A., George E. Fryer, Jr., Barbara P. Yawn, David Lanier, and Susan M. Dovey. 2001. "The ecology of medical care revisited." *New England Journal of Medicine*, 344(26):2021~2025.

Greer, Scott L., and Michelle Falkenbach. 2017. "Social partnership, civil society, and health care." pp.139~155 in *Civil Society and Health*, edited by Scott L. Greer, et al. Copenhagen: The European Observatory on Health Systems and Policies.

Griffiths, Jesse, Matthew Martin, Javier Pereira, and Tim Strawson. 2014. "Financing for development post 2015: Improving the contribution of private finance." Belgium: European Union.

Gwatkin, Davidson R. 2001. "Poverty and inequalities in health within developing countries: Filling the information gap." pp.217~246 in *Poverty, Inequality and Health: An International Perspective*, edited by David A. Leon and Gillian Walt. Oxford: Oxford University Press.

Habermas, Jürgen. 1990. *Moral Consciousness and Communicative Action*. Cambridge: Polity Press.

Hall, David. 2015. "Why Public-Private Partnerships Don't Work." Ferney-Voltaire Cedex: Public Services International.

Hall, Peter A., and David Soskice. 2001. *Varieties of Capitalism: The Institutional Foundations of Comparative Advantage*. New York: Oxford University Press.

Ham, Chris, Beccy Baird, Sarah Gregory, Joni Jabbal, and Hugh Alderwick. 2015. "The NHS under the coalition government. Part one: NHS reform." London: The King's Fund.

Hannibalsson, Jón Baldvin. 2018. "From Neoliberal Ruins To Recovery: Iceland Is Real Poster-Boy." *Social Europe*, Available at https://www.socialeurope.eu/from-neoliberal-ruins-to-recovery-iceland-is-real-poster-boy(Accessed on January 10, 2019)

Hansmann, Henry B. 1980. "The role of nonprofit enterprise." *The Yale Law Journal*, 89(5): 835~901.

Hanson, Kara, and Peter Berman. 1998. "Private health care provision in developing countries: A preliminary analysis of levels and composition." *Health Policy & Planning*, 13(3):195~211.

Hardin, Garrett. 1968. "The tragedy of commons." *Science*, 162:1243~1248.

Haugaard, Mark. 2012. "Editorial: reflections upon power over, power to, power with, and the four dimensions of power." *Journal of Political Power*, 5(3):353~358.

Hay, Colin. 2006. "(What's Marxist about) Marxist state theory?" pp.59~78 in *The State: Theories and Issues*, edited by Colin Hay, Michael Lister, and David Marsh. New York: Palgrave Macmillan.

Hay, Colin, and Michael Lister. 2006. "Introduction: Theories of the state." pp.1~20 in *The State: Theories and Issues*, edited by Colin Hay, Michael Lister, and David Marsh. New York: Palgrave Macmillan.

High Level Forum on Aid Effectiveness. 2005. "The Paris Declaration on Aid Effectiveness." Paris: OECD.

Hoffmeyer, Ullrich K., and Thomas R. McCarthy. 1994. *Financing Health Care*, Vol. I. Dordrecht: Kluwer Academic Publishers.

Hurley, Jeremiah. 2000. "An overview of the normative economics of the health sector." pp.55~118 in *Handbook of Health Economics*, edited by Anthony J. Culyer and Joseph P. Newhouse. Amsterdam: Elsevier.

Ikegami, Naoki, and John Creighton Campbell. 1996. *Containing Health Care Costs in Japan*. Ann Arbor: University of Michigan Press.

Innovative Financing Initiative. 2014. "Innovative Financing for Development: Scalable Business Models that Produce Economic, Social, and Environmental Outcomes." Dalberg & Global Development Incubator.

Institute of Medicine. 1988. *The Future of Public Health*. Washington, DC: National Academy Press.

Jack, William. 1999. *Principles of Health Economics for Developing Countries*. Washington, DC: World Bank.

Jessop, Bob. 1990. *State Theory: Putting the Capitalist State in Its Place*. Cambridge: Polity Press.

Joffe, Jerome. 2007. "The evolution of capitalist relations of production in U.S. medical practice: An outline." pp.203~237 in *Transitions in Latin America and in Poland and Syria*, edited by Paul Zarembka. Amsterdam: Elsevier.

Jones, Alison Snow, and Parsa S. Sajid. 2009. "A Primer on Health Care Safety Nets." Princeton: Robert Wood Johnson Foundation.

Kalb, Johanna. 2006. "The Institutional Ecology of NGOs: Applying Hansmann to International Development." *Texas International Law*, Journal 41(2):297~320.

Kim, Dongjin, Hosung Shin, and Chang-yup Kim. 2012. "Equitable access to health care for the elderly in South Korea: Is income-related inequality in health care utilization more pronounced?" *Research on Aging*, 34(4):475~496.

Kleczkowski, Bogdan M., Milton I. Roemer, and Albert van der Werff. 1984. *National Health Systems and Their Reorientation towards Health for All*. Geneva: World Health Organization.

Kleinman, Arthur. 1980. *Patients and Healers in the Context of Culture: An Exploration of the Borderland between Anthropology, Medicine, and Psychiatry*. Berkeley: University of California Press.

Knowles, Emma. 2014. "HFMA evidence to the Health Committee's inquiry into public expenditure on health and social care." Bristol: Healthcare Financial Management Association.

Kowalczyk, Liz. 2005. "Hospitals strive to reduce waiting lines for beds." *Boston Globe*, March 2, 2005.

Krasner, Stephen D. 1983. *International Regimes*. Ithaca: Cornell University Press.

Krieger, Nancy. 2001. "Theories for social epidemiology in the 21st century: An ecosocial perspective." *International Journal of Epidemiology*, 30(4):668~677.

_____. 2008. "Proximal, distal, and the politics of causation: What's level got to do with it?" *American Journal of Public Health*, 98(2):221~230.

_____. 2014. "Discrimination and health inequities." in *Social Epidemiology*, edited by Lisa F. Berkman, Ichiro Kawachi, and M. Maria Glymour. Oxford: Oxford University Press.

Krishna, Anirudh. 2007. "For reducing poverty faster: Target teasons before people." *World Development*, 35(11):1947~1960.

Kruk, Margaret E, Marta R. Prescott, Helen de Pinho, and Sandro Galea. 2011. "Equity and the child health Millennium Development Goal: The role of pro-poor health policies." *Journal of Epidemiology and Community Health*, 65(4):327~333.

Larson, James S. 1999. "The conceptualization of health." *Medical Care Research and Review*, 56(2):123~136.

Lee, Helen, Laura Hill, and Shannon McConville. 2012. "Access to the Health Care Safety Net in California." San Francisco: Public Policy Institute of California.

Levesque, Jean-Frederic, Mark F. Harris, and Grant Russell. 2013. "Patient-centred access to health care: Conceptualising access at the interface of health systems and populations." *International Journal for Equity in Health*, 12(1):18.

Lewis, Richard, and John Appleby. 2006. "Can the English NHS meet the 18-week waiting list target?" *Journal of the Royal Society of Medicine*, 99(1):10~13.

Leys, Colin. 2005. "The end of freedom from fear?" The Paul Noone Memorial Lecture delivered at the NHS Consultants' Association Conference, University College London, 8 October 2005. Available at: https://www.nodo50.org/fadsp/archivos/ProfColinLeystextofPaulNoon-electure.pdf (Accessed on October 26, 2016)

Light, Donald W. 2000. "Sociological Perspectives on Competition in Health Care." *Journal of Health Politics, Policy and Law*, 25(5):969~974.

Limwattananon, Supon, Viroj Tangcharoensathien, and Phusit Prakongsai. 2007. "Catastrophic and poverty impacts of health payments: Results from national household surveys in Thailand." *Bulletin of the World Health Organization*, 85:600~606.

Little, Daniel. 2017. "The culture of an organization." in *Understanding Society*. Available at https://understandingsociety.blogspot.kr/2017/12/the-culture-of-organization.html (Accessed on December 30, 2018)

Lucas, Caroline. 2015. "The NHS is teetering on the brink of privatisation. We must stand up for it." *The Guardian*, 11th March, 2015.

Mackenbach, Johan P. 2011. "Can we reduce health inequalities? An analysis of the English strategy (1997–2010)." *Journal of Epidemiology and Community Health*, 65(7):568~575.

Mackintosh, Maureen, and Meri Koivusalo. 2005. "Health systems and commercialization: In search of good sense." in *Commercialization of Health Care: Global and Local Dynamics and Policy Responses*, edited by Maureen Mackintosh and Meri Koivusalo. Basingstoke: Palgrave Macmillan.

MacRae, Heather. 2006. "Rescaling gender relations: The influence of European Directives on the German gender regime." *Social Politics: International Studies in Gender, State & Society*, 13(4):522~550.

Magnussen, Jon, Karsten Vrangbæk, Richard B. Saltman, and Pål E. Martinussen. 2009. "Introduction: the Nordic model of health care." in *Nordic Health Care Systems: Recent Reforms and Current Policy Challenges*, edited by Jon Magnussen, Karsten Vrangbæk, and Richard B. Saltman. Maidenhead: Open University Press.

Mahdon, Michele. 2006. "Public Value and Health." London: The Work Foundation.

Martinussen, Pål E., and Jon Magnussen. 2009. "Health care reform: the Nordic experience." in *Nordic Health Care Systems: Recent Reforms and Current Policy Challenges*, edited by Jon Magnussen, Karsten Vrangbæk, and Richard B. Saltman. Maidenhead: Open University Press.

Mason, Anne, Andrew Street, and Rossella Verzulli. 2010. "Private sector treatment centres are treating less complex patients than the NHS." *Journal of the Royal Society of Medicine*, 103(8):322~331.

Matsumoto, Masatoshi, Kazuo Inoue, and Eiji Kajii. 2008. "A contract-based training system for rural physicians: Follow-up of Jichi Medical University graduates (1978-2006)." *The Jour-*

nal of Rural Health, 24(4):360~368.

Maxwell, Joseph A. 2012. *A Realist Approach for Qualitative Research*. Thousand Oaks, California: Sage Publications.

McKeown, Thomas. 1979. *The Role of Medicine*. Oxford: Basic Blackwell.

McLeroy, Kenneth R., Daniel Bibeau, Allan Steckler, and Karen Glanz. 1988. "An ecological perspective on health promotion programs." *Health Education & Behavior*, 15(4):351~377.

Middleton, John. 2017. "Public health in England in 2016 — the health of the public and the public health system: A review." *British Medical Bulletin*, 121(1):31~46.

Milewa, Timothy. 2004. "Local participatory democracy in Britain's health service: Innovation or fragmentation of a universal citizenship?" *Social Policy & Administration*, 38(3):240~252.

Ministry of Health and Care Services. 2011. "The Norwegian Public Health Act." in ACT 2011-06-24 no. 29. Oslo: Ministry of Health and Care Services.

Mitnick, Barry M. 1980. *The Political Economy of Regulation: Creating, Designing, and Removing Regulatory Forms*. New York: Columbia University Press.

Morris, Steven. 2001. "A tragedy born of hope and ambition." *The Guardian*, 19th July, 2001.

Moulton, Stephanie. 2009. "Putting together the publicness puzzle: A framework for realized publicness." *Public Administration Review*, 69(5):889~900.

Muhammad, Anu. 2015. "Bangladesh — A Model of Neoliberalism. The Case of Microfinance and NGOs." *Monthly Review*, 66(10):35~36.

Muschell, Jeff. 1995. "Privatization in Health." Geneva: World Health Organization.

Musgrove, Philip. 1996. *Public and Private Roles in Health: Theory and Financing Patterns*. Washington, DC: World Bank.

Mutua, Makau. 2002. *Human Rights: A Political and Cultural Critique*. Philadelphia: University of Pennsylvania.

National Association of Community Health Centers. 2018. *Community Health Center Chartbook 2018*. Bethesda, Maryland: National Association of Community Health Centers.

National Association of County and City Health Officials. 2013. "What is a Local Health Department?" Washington, DC: NACCHO.

Navarro, Vicente. 2014. "The Case of Mondragon." *Counterpunch*. Available at https://www.counterpunch.org/2014/04/30/the-case-of-mondragon/ (Accessed on January 20, 2015)

New York State Department of Health. 2014. "Cardiovascular Disease Data and Statistics." New York.

NHS England. 2013. "Transforming Participation in Health and Care." London: NHS England.

Noack, Horst. 2011. "Governance and capacity building in German and Austrian public health since the 1950s." *Public Health Reviews*, 33(1):264~276.

Nolte, Ellen, and Martin McKee. 2004. "Does Health Care Save Lives? Avoidable Mortality Revisited." London: Nuffield Trust.

Nordenfelt, Lennart. 2007. "The concepts of health and illness revisited." *Medicine, Health Care and Philosophy*, 10(1):5~10.

O'Donoghue, Peter, Pauline Stanton, and Timothy Bartram. 2011. "Employee participation in the healthcare industry: The experience of three case studies." *Asia Pacific Journal of Human Resources*, 49(2):193~212.

OECD. 2010. *2009 Health at a Glance*. Paris: OECD.

_____. 2014. *OECD Health Statistics 2014*. Paris: OECD.

_____. 2017. *Health at a Glance 2017*. Paris: OECD.

_____. 2018. *OECD Health Statistics 2018*. Paris: OECD.

Oliver, Adam, and Elias Mossialos. 2004. "Equity of access to health care: Outlining the foundations for action." *Journal of Epidemiology and Community Health*, 58(8):655~658.

Omitoogun, Wuyi. 2003. *Military Expenditure Data in Africa: A Survey of Cameroon, Ethiopia, Ghana, Kenya, Nigeria and Uganda*. Oxford: Oxford University Press.

Organisation for Economic Co-operation and Development. 2002a. Distributed Public Governance: Agencies, Authorities and Other Government Bodies. Paris: OECD.

_____. 2002b. "Participatory Decision-making for Sustainable Consumption." Paris: OECD.

_____. 2010. *Risk and Regulatory Policy*. Paris: OECD.

_____. 2011. *Health at a Glance 2011: OECD Indicators*. Paris: OECD.

Osborne, David, and Ted Gaebler. 1992. *Reinventing Government: How the Entrepreneurial Spirit is Transforming the Public Sector*. New York: Addison-Wesley.

Øvretveit, John. 1996. "Beyond the public-private debate: The mixed economy of health." *Health Policy*, 35(1):75~93.

Papanicolas, Irene, Liana R. Woskie, and Ashish K. Jha. 2018. "Health care spending in the United States and other high-income countries." *Journal of American Medical Association*, 319(10):1024~1039.

Park, Yukyung, Chang-yup Kim, Myoung Soon You, Kun Sei Lee, and Eunyoung Park. 2014. "Public participation in the process of local public health policy, using policy network analysis." *Journal of Preventive Medicine & Public Health*, 47(6):298~308.

Parsons, Talcott. 1971. *The System of Modern Societies*. Englewood Cliffs: Prentice-Hall.

Patrick, Donald L., and Pennifer Erickson. 1993. *Health Status and Health Policy: Quality of Life in Health Care Evaluation and Resource Allocation*. New York: Oxford University Press.

Pauly, Mark, and Michael Redisch. 1973. "The not-for profit hospital as physicians' cooperative." *American Economic Review*, 63(1):87~99.

Pettit, Philip. 2012. *On the People's Terms: A Republican Theory and Model of Democracy*. Cambridge: Cambridge University Press.

Physicians for Human Rights. 2004. "An action plan to prevent brain drain: Building equitable health systems in Africa." Boston: Physicians for Human Rights.

Pierson, Christopher. 2004. *The Modern State*. London: Routledge.

Pollock, Allyson. 2012. "How PFI is crippling the NHS." *The Guardian*, 29th June, 2012.

Pollock, Allyson, and David Price. 2013. "Duty to care: In defence of universal health care." London: Centre for Labour and Social Studies.

Pollock, Allyson, David Price, and Moritz Liebe. 2011. "Private finance initiatives during NHS austerity." *British Medical Journal*, 342:417~419.

Pollock, Allyson, and Sylvia Godden. 2008. "Independent sector treatment centres: Evidence so far." *British Medical Journal*, 336(7641):421~424.

Pörn, Ingmar. 1993. "Health and adaptedness." *Theoretical Medicine and Bioethics*, 14(4):295~303.

Povlsen, Lene, Leena Eklund Karlsson, Susann Regber, Gabriella Sandstig, and Elisabeth Fosse. 2014. "Are equity aspects communicated in Nordic public health documents?" *Scandinavian Journal of Public Health*, 42(3):235~241.

Powell, Martin. 1997. "Socialism and the British National Health Service." *Health Care Analysis*, 5(3):187~194.

Prokhovnik, Raia. 1999. *Rational Woman. A Feminist Critique of Dichotomy.* London: Routledge.

Prosser, Tony. 2010. *The Regulatory Enterprise: Government, Regulation, and Legitimacy.* Oxford: Oxford University Press.

Puchala, Donald J., and Raymond F. Hopkins. 1982. "International regimes: Lessons from inductive analysis." *International Organization*, 36(2):245~275.

Raphael, Dennis. 2006. "Social determinants of health: Present status, unanswered questions, and future directions." *International Journal of Health Services*, 36(4):651~677.

Reich, Michael. 2002. "Public-private partnerships for public health." Cambridge, Mass.: Harvard Center for Population and Development Studies.

Reid, Robert John, Jeannie Haggerty, and Rachael McKendry. 2002. "Defusing the confusion: Concepts and measures of continuity of health care." Vancouver, B. C.: Centre for Health Services and Policy Research, University of British Columbia.

Reynolds, Lucy, and Martin McKee. 2012. "Opening the oyster: The 2010~11 NHS reforms in England." *Clinical Medicine*, 12(2):128~132.

Rice, Thomas, and Lynn Unruh. 2009. *The Economics of Health Reconsidered.* Chicago: Health Administration Press.

Rice, Thomas, Brian Biles, E. Richard Brown, Finn Diderichsen, and Hagen Kuehn. 2000. "Reconsidering the role of competition in health care markets: Introduction." *Journal of Health Politics, Policy and Law*, 25(5):863~873.

Robertson, Ann. 1998. "Critical reflections on the politics of need: Implications for public health." *Social Science & Medicine*, 47(10):1419~1430.

Rosenbaum, Sara, Jennifer Tolbert, Jessica Sharac, Peter Shin, Rachel Gunsalus, and Julia Zur. 2018. "Community Health Centers: Growing Importance in a Changing Health Care System." Issue Brief. San Francisco: Kaiser Family Foundation.

Rosenberg, Charles E. 1987. *The Care of Strangers: The Rise of America's Hospital System.* New York: Basic Books.

Ruane, Sally. 2001. "A clear public mission? Public-private partnerships and the recommodification of the NHS." *Capital & Class,* 25(1):1~6.

Rucht, Dieter. 2010. "Civil society theory: Habermas." pp.412~416 in *International Encyclopedia of Civil Society,* edited by Helmut K. Anheier, Stefan Toepler, and Regina List. New York: Springer.

Sainsbury, Diane. 1999. *Gender and Welfare State Regimes.* Oxford: Oxford University Press.

Sainsbury, Diane, and Ann Morissens. 2002. "European Anti-Poverty Policies in the 1990s: Toward a Common Safety Net?" Luxembourg Income Study Working Paper, No.307.

Saltman, Richard B., and Hans F. W. Dubois. 2004. "The historical and social base of social health insurance systems." pp.21~33 in *Social Health Insurance Systems in Western Europe,* edited by Richard B. Saltman, R. Busse, and Josep Figueras. Maidenhead: Open University Press.

Saltman, Richard B., and Odile Ferroussier-Davis. 2000. "The concept of stewardship in health policy." *Bulletin of the World Health Organization,* 78:732~739.

Saracci, Rodolfo. 1997. "The world health organisation needs to reconsider its definition of health." *British Medical Journal,* 314(7091):1409~1410.

Saunders, John. 2000. "The practice of clinical medicine as an art and as a science." *Medical Humanities,* 26(1):18~22.

Sayer, Andrew. 1992. *Method in Social Science: A Realist Approach.* London: Routledge.

Scott, Patrick G., and Santa Falcone. 1998. "Comparing public and private organizations." *The American Review of Public Administration,* 28(2):126~145.

Scott-Samuel, Alex. 2015. "Personal Health Budgets in England: Mood music or death knell for the National Health Service?" *International Journal of Health Services,* 45(1):73~86.

Seedhouse, David. 2001. *Health: The Foundations for Achievement.* Chicester: John Wiley & Sons Inc.

Segall, Alexander, and Jay Goldstein. 1989. "Exploring the correlates of self-provided health care behaviour." *Social Science & Medicine,* 29(2):153~161.

Sen, Amartya. 1992. *Inequality Reexamined.* Cambridge, Mass.: Harvard University Press.

_____. 1999. *Development as Freedom.* New York: Knopf.

_____. 2002. "Why health equity?" *Health Economics,* 11(8):659~666.

_____. 2009. *The Idea of Justice.* Cambridge, Mass.: Belknap Press of Harvard University Press.

Senior, Kathryn. 2012. "Figures and Facts About UK Private Healthcare." PrivateHealthAdvice.

Shaller, Dale. 2007. "Patient-centered care: What does it take?" Washington, DC: The Commonwealth Fund.

Shapiro, Ian. 1996. *Democracy's Place.* Ithaca: Cornell University Press.

Shearing, Clifford D. 1993. "A Constitutive Conception of Regulation." pp.67~79 in *Business Re-*

gulation and Australia's Future, edited by Peter Grabosky and Braithwaite John. Canberra: Australian Institute of Criminology.

Shi, Leiyu, and Douglas A. Singh. 2010. *Essentials of the U.S. Health Care System*. Sudbury, Mass.: Jones and Bartlett Publishers.

Siciliani, Luigi, Valerie Moran, and Michael Borowitz. 2014. "Measuring and comparing health care waiting times in OECD countries." *Health Policy*, 118(3):292~303.

Simon, Herbert. 2000. "Public administration in today's world of organizations and markets." *PS: Political Science & Politics*, 33(4):749~756.

Smith, Martin. 2006. "Pluralism." pp.21~38 in *The State: Theories and issues*, edited by Colin Hay, Michael Lister, and David Marsh. New York: Palgrave Macmillan.

Snell, Anita J., Don Briscoe, and Graham Dickson. 2011. "From the inside out: The engagement of physicians as leaders in health care settings." *Qualitative Health Research*, 21(7):952~967.

Social Exclusion Unit. 2004. "Tackling Social Exclusion: Taking stock and looking to the future." London: Social Exclusion Unit, Office of the Deputy Prime Minister.

Soskice, David. 1999. "Divergent production regimes: Coordinated and uncoordinated market economies in the 1980s and 1990s." pp.101~134 in *Continuity and Change in Contemporary Capitalism*, edited by Herbert Kitschelt, Peter Lange, Gary Marks, and John D. Stephens. Cambridge: Cambridge University Press.

Sterman, John D. 2006. "Learning from evidence in a complex world." *American Journal of Public Health*, 96(3):505~514.

Stiglitz, Joseph E. 2000. *Economics of the Public Sector*. New York: W. W. Norton & Company Incorporated.

Stone, Clarence N. 1989. *Regime Politics: Governing Atlanta, 1946-1988*. Lawrence, Kan.: University Press of Kansas.

Suhrcke, Marc, Martin McKee, Regina S. Arce, Svetla Tsolova, and Jørgen Mortensen. 2005. *The Contribution of Health to the Economy in the European Union*. Luxembourg: Office for Official Publications of the European Communities.

Taylor, Charles. 1995. *Philosophical Arguments*. Cambridge, Mass.: Harvard University Press.

The Commonwealth Fund. 2011a. *Chartpack: National Scorecard on U.S. Health System Performance, 2011*. New York: The Commonwealth Fund.

———. 2011b. *Why Not the Best? Results from the National Scorecard on U.S. Health System Performance, 2011*. New York: The Commonwealth Fund.

———. 2014. *Mirror, Mirror on the Wall, 2014 Update*. New York: The Commonwealth Fund.

The Henry J. Kaiser Family Foundation. 2017. "Medicaid Pocket Primer." Menlo Park, California: The Henry J. Kaiser Family Foundation.

———. 2019. "Medicaid Financing: The Basics." Menlo Park, California: The Henry J. Kaiser Family Foundation.

The London Economic Plan and Major Industries. 2010. "Private Healthcare in London." Available at http://www.uncsbrp.org/privatehealthcare.htm (Accessed on October 23, 2014).

Thomson, Michael, Alexander Kentikelenis, and Thomas Stubbs. 2017. "Structural adjustment programmes adversely affect vulnerable populations: A systematic-narrative review of their effect on child and maternal health." *Public Health Reviews*, 38:13.

Trägårdh Lars. 2007. *State and Civil Society in Northern Europe*. New York: Berghahn Books.

Tullock, Gordon. 2008. "Public choice." pp.722~727 in *The New Palgrave Dictionary of Economics*. Volume 6., edited by Steven N. Durlauf and Lawrence E. Blume. Basingstoke: Palgrave Macmillan.

Vallgårda, Signild. 2011. "Addressing individual behaviours and living conditions: Four Nordic public health policies." *Scandinavian Journal of Public Health*, 39(6 suppl.):6~10.

van Riemsdijk, Micheline. 2010. "Neoliberal reforms in elder care in Norway: Roles of the state, Norwegian employers, and Polish nurses." *Geoforum*, 41(6):930~939.

Viberg, Nina, Birger C. Forsberg, Michael Borowitz, and Roger Molin. 2013. "International comparisons of waiting times in health care – Limitations and prospects." *Health Policy*, 112(1):53~61.

Vladeck, Bruce C., and Thomas Rice. 2009. "Market failure and the failure of discourse: Facing up to the power of sellers." *Health Affairs*, 28(5):1305~1315.

Wagstaff, Adam, and Sarah Bales. 2012. "The Impacts of Public Hospital Autonomization." Washington, DC: The World Bank.

Ware Jr., John E., and Barbara Gandek. 1998. "Overview of the SF-36 Health Survey and the International Quality of Life Assessment (IQOLA) Project." *Journal of Clinical Epidemiology*, 51(11):903~912.

Ware Jr., John E., Robert H. Brook, Allyson R. Davies, and Kathleen N. Lohr. 1981. "Choosing measures of health status for individuals in general populations." *American Journal of Public Health*, 71(6):620~625.

Warner, Mildred. 2012. "Profiting from public value? The case of social impact bonds." in *Creating Public Value in a Multi-Sector, Shared-Power World*. Minneapolis: University of Minnesota Press.

Webster, Charles. 2002. *The National Health Service: A Political History*. Oxford: Oxford University Press.

White, Kevin. 1991. "Marxist approaches to the sociology of health." *Current Sociology*, 39(2): 23~49.

WHO Commission on Macroeconomics and Health. 2001. *Macroeconomics and Health: Investing in Health for Economic Development*. Geneva: World Health Organization.

WHO Commission on Social Determinants of Health. 2008. *Closing the Gap in a Generation. Health Equity through Action on the Social Determinants of Health*. Geneva: World Health Organization.

Wilkinson, Amanda, and Lisa Whitehead. 2009. "Evolution of the concept of self-care and implications for nurses: A literature review." *International Journal of Nursing Studies*, 46(8): 1143~1147.

Wilson, James. 2009. "Towards a normative framework for public health ethics and policy." *Public Health Ethics*, 2(2):184~194.

Wilson, Patricia M., Sally Kendall, and Fiona Brooks. 2007. "The Expert Patients Programme: A paradox of patient empowerment and medical dominance." *Health and Social Care in the Community*, 15(5):426~438.

Winters, Matthew S. 2012. "The obstacles to foreign aid harmonization: Lessons from decentralization support in Indonesia." *Studies in Comparative International Development*, 47(3): 316~341.

Wintour, Patrick. 2014. "David Cameron pledges to protect the English NHS budget in real terms." *The Guardian*, 1st October, 2014.

World Health Organization. 2000. *The World Health Report 2000. Health Systems: Improving Performance*. Geneva: World Health Organization.

_____. 2006. *World Health Report 2006: Working Together for Health*. Geneva: World Health Organization.

_____. 2007. *Everybody's business: Strengthening health systems to improve health outcomes: WHO's framework for action*. Geneva: World Health Organization.

_____. 2008. "Social determinants of health." Geneva: World Health Organization.

Wright, Erik Olin. 2010. *Envisioning Real Utopias*. London: Verso.

Xu, Ke, David B. Evans, Kei Kawabata, Riadh Zeramdini, Jan Klavus, and Christopher J. L. Murray. 2003. "Household catastrophic health expenditure: A multicountry analysis." *The Lancet*, 362(9378):111~117.

Xu, Ke, Priyanka Saksenaa, and Alberto Holly. 2011. "The Determinants of Health Expenditure: A Country-Level Panel Data Analysis." Geneva: World Health Organization.

김대중 정부 398

┃지은이

김창엽

의학과 건강정책을 공부하고 현재 서울대학교 보건대학원 교수로 재직 중이다. 민간독립연구소(사
단법인)인 '시민건강연구소'의 이사장과 소장으로도 일한다. 건강보장, 건강권, 건강 불평등과 건강
정의, 건강체제개혁 등이 주요 연구 분야이며, 최근에는 '비판건강연구'에 관심을 두고 가능성을 모
색하는 중이다. 최근 펴낸 책으로는 『건강보장의 이론』(2018, 개정판), 『건강정책의 이해』(2016,
역서), 『한국의 건강 불평등』(2015, 편저), 『불평등 한국, 복지국가를 꿈꾸다』(2015, 공저), 『건강
할 권리』(2013), 『무상 의료란 무엇인가』(2012, 공저) 등이 있다.

한울아카데미 2173

건강의 공공성과 공공보건의료

ⓒ 김창엽, 2019

지은이 | 김창엽
펴낸이 | 김종수
펴낸곳 | 한울엠플러스(주)
편집 | 배소영

초판 1쇄 발행 | 2019년 8월 8일
초판 2쇄 발행 | 2020년 10월 15일

주소 | 10881 경기도 파주시 광인사길 153 한울시소빌딩 3층
전화 | 031-955-0655
팩스 | 031-955-0656
홈페이지 | www.hanulmplus.kr
등록 | 제406-2015-000143호

Printed in Korea.
ISBN 978-89-460-7173-5 93510 (양장)
       978-89-460-6684-7 93510 (무선)

※ 책값은 겉표지에 표시되어 있습니다.
※ 이 도서는 강의를 위한 무선판을 따로 준비했습니다. 강의 교재로 사용하실 때는 본사로 연락해주십시오.